Modern Functions of Cardiac Pacemaker

心脏起搏器现代功能详解

第 2 版

Modern Functions of Cardiac Pacemaker

心脏起搏器现代功能详解

第 2 版

主　编　吉亚军　陈顾江　杨亚莉　吴　弘

副主编　李则林　鲁志兵　吴师伟　张余斌
　　　　郑新权　侯剑飞

北京大学医学出版社

XINZANG QIBOQI XIANDAI GONGNENG XIANGJIE（DI ER BAN）

图书在版编目（CIP）数据

心脏起搏器现代功能详解 / 吉亚军等主编. —— 2 版.
北京：北京大学医学出版社，2024. 10. —— ISBN 978-7-5659-3277-9

Ⅰ. R318.11

中国国家版本馆 CIP 数据核字第 2024FK4653 号

心脏起搏器现代功能详解（第 2 版）

主　　编：吉亚军　陈顾江　杨亚莉　吴　弘
出版发行：北京大学医学出版社
地　　址：（100191）北京市海淀区学院路 38 号　北京大学医学部院内
电　　话：发行部 010-82802230；图书邮购 010-82802495
网　　址：http://www.pumpress.com.cn
E - mail：booksale@bjmu.edu.cn
印　　刷：北京信彩瑞禾印刷厂
经　　销：新华书店
责任编辑：高　瑾　　**责任校对**：靳新强　　**责任印制**：李　啸
开　　本：889 mm×1194 mm　1/16　　**印张**：26　　**字数**：730 千字
版　　次：2024 年 10 月第 2 版　2024 年 10 月第 1 次印刷
书　　号：ISBN 978-7-5659-3277-9
定　　价：268.00 元

编者名单

主　编　吉亚军　海宁市人民医院
陈顾江　海宁市人民医院
杨亚莉　仙桃市第一人民医院
吴　弘　海军军医大学长海医院

副主编　李则林　浙江省中西医结合医院
鲁志兵　武汉大学中南医院
吴师伟　武汉市第四医院
张余斌　浙江大学医学院附属第一医院
郑新权　浙江大学医学院附属第一医院
侯剑飞　郴州市第一人民医院

编　者（按姓名汉语拼音排序）
白　梅　创领心律管理医疗
陈丽娜　厦门市中医院
陈松文　上海市第一人民医院
陈　婷　美敦力（上海）管理有限公司
陈学颖　复旦大学附属中山医院
陈咏华　瑞安市人民医院
崔　晓　浙江大学医学院附属第一医院
戴　静　昆明市中医医院
冯　莉　海宁市人民医院
千青晖　海宁市人民医院
侯小锋　江苏省人民医院
黄丹鸿　江门市中心医院
黄　玥　嘉兴大学附属医院
蒋　寅　海宁市人民医院
金　鄂　荆门市中心医院
兰华仙　温州医科大学附属第二医院
黎　明　华中科技大学同济医学院附属协和医院
李枚娟　厦门大学附属心血管病医院
李晓枫　中国医学科学院阜外医院
李　颖　宜昌市中心人民医院
林中园　海宁市人民医院
刘　宇　南京鼓楼医院
马　英　山西省心血管病医院
沈纯阳　海宁市人民医院
苏锦锋　荆门市人民医院
孙沁雪　昆明医科大学第二临床医学院
孙　帅　山西省人民医院
孙　钰　海宁市人民医院
谭贺怡　佛山复星禅诚医院
汪　琛　雅培医疗用品（上海）有限公司
汪春庆　青海大学附属医院
王　玮　波科国际医疗贸易（上海）有限公司
魏　添　百多力（北京）医疗器械有限公司
吴华萍　海宁市人民医院
吴建敏　温州医科大学附属第二医院
吴晓卯　浙江省中西医结合医院
徐海军　美敦力（上海）管理有限公司
徐进林　仙桃市第一人民医院
杨蓓蓓　温州医科大学附属第一医院
杨　羽　百多力（北京）医疗器械有限公司
姚　娟　海宁市人民医院
应伟俊　海宁市人民医院
苑翠珍　北京大学人民医院
张　博　仙桃市第一人民医院
张　渊　海宁市人民医院
张志国　吉林大学第一医院
赵　凤　厦门市苏颂医院
周　鹏　瑞安市人民医院
周永芳　波科国际医疗贸易（上海）有限公司
周宇明　海宁市人民医院

前　言

“江汉曾为客，相逢每醉还。浮云一别后，流水十年间。”

初读唐朝诗人韦应物《淮上喜会梁川故友》这首诗的时候，我还以为“流水十年间”这句诗使用了夸张的修辞手法。但是，再拿起《心脏起搏器现代功能详解》这本书的时候，经好友一再提醒，我才发现，这本书出版已经7年了。这时我才知道，所有这些诗人的情感，就如我们这些热爱起搏器的人们对于这本书的情感一样，满腹着热爱、喜欢和不舍。

七年流水，如白驹过隙，一瞬间而已。

这7年来收到很多朋友及专家的反馈，很欣慰的是众多信息都是反映这本书内容之详尽、功能之全面、介绍之精细，既可以作为一本工具书帮助大家增加对于各种不同厂家、不同型号的起搏器知识的了解，又可以在分析起搏器图形、需对其功能进行定性的时候，参照书中内容进行查对，对大家学习提升和日常临床工作都有着巨大的帮助；但同时，一本书的第一版就如同任何产品的第一代，总会是不完善和存在需要改进的地方，陆陆续续收到很多朋友对于书中错误之处的修正意见，我们都一一收集，并在书中一一核对，进行修正，在此，再次感谢各位朋友对于《心脏起搏器现代功能详解》一书的厚爱，正是你们的督促使得本书越来越完善，也诞生了更有生命力、更完善的第二版。

7年了，心电领域的发展日新月异，起搏领域的发展更是一日千里，不少起搏器厂商也推出了新的起搏器功能及算法，这些起搏器功能和算法使得起搏器更具仿生性，更加贴近心脏的生理功能。因此，本书内容也需要及时更新，以满足当今临床的需要。同时，第一版图书也已于去年全部售罄，我们还在不断地收到很多朋友求购的消息，经过深思熟虑，以及与出版社的再三沟通，《心脏起搏器现代功能详解》一书决定再版。

本书第二版的主要特点有以下两点，第一，书中对第一版中的错误进行修正，使得内容更为准确和权威；第二，由于散点图现在已经成为临床动态分析中心电工作者最常用的工具，并且经过这七年的进一步研究和发展，起搏散点图的图形模板已初步建立，使得我们分析更有针对性，散点图形也更具特异性，所以在新一版中加入起搏器特殊功能的散点图表现，使大家能够通过起搏散点图快速地进行起搏器功能的定性和定量分析，此部分要感谢黄玥、戴静、吴晓卯等老师的付出。

起搏的发展是迅速的，产品的更新是飞速的，新的技术及功能不断涌现，起搏器的知识内容随时随地都在大量的更新，所以想编撰一本完美无误的起搏心电图工具书，几乎是不可能的，虽然我们已经倾尽全力，但因笔者水平所限以及对于起搏器的认识总会有所偏差，内容难免会有错误及遗漏之处，敬请各位老友像对待本书第一版一样，对第二版保有热情，并批评指正。本书编写过程中，得到了很多老师和朋友无私的帮助和支持，在此再次表示衷心的感谢。

《心脏起搏器现代功能详解》第2版的定稿日，恰逢中国医师节的七岁生日，一个呱呱落地，一个正值少年，我们这本书会伴随着医师节一起成长，一起成熟，我希望这是起搏器的2.0，未来会有3.0、4.0、5.0……

希望这本书能和医师节一起，陪伴各位老友和起搏器粉丝们直到永远。

吉亚军　杨亚莉

2024年8月19日

目　　录

第一章　起搏器的模式及计时

第一节　起搏器的起搏模式

NBG 编码

起搏器的起搏模式是起搏器最基础的参数之一，常用 3～4 位英文字母表示（如 DDDR，VVI 等），用于对起搏器性能及工作方式的识别，即 NBG 编码（NASPE/BPEG Generic Pacemaker Code）。

1974 年由 Parsonnet、Furman 及 Smyth 三位学者最早推荐以三位字母的编码来表示起搏器的性能及工作方式，1981 年三位学者将三位编码扩展为五位编码。1987 年，北美起搏电生理学会（NASPE）和英国起搏电生理学会（BPEG）对上述五位编码进行修改后，形成 NBG 编码（表 1-1），2001 年 NASPE 修订了 NBG 编码，去掉了部分不常用的代码，并将第五位字母的含义改为"多部位起搏"（表 1-2）。

表 1-1　NBG 编码

位置	Ⅰ	Ⅱ	Ⅲ	Ⅳ	Ⅴ
类型	心腔起搏	心腔感知	感知后反应	可程控程度、频率调整	抗心动过速治疗功能
	O＝无起搏 A＝心房 V＝心室 D＝双腔（A＋V）	O＝无感知 A＝心房 V＝心室 D＝双腔（A＋V）	O＝无反应 T＝触发 I＝抑制 D＝双重（T＋I）	O＝无程控功能 P＝1～2 个简单的程控功能 M＝2 种以上参数的多功能程控 C＝遥测功能 R＝频率调整	O＝无此功能 P＝抗心动过速起搏 S＝电转复 D＝双重（P＋S）
仅用于厂家	S＝单腔（A 或 V）	S＝单腔（A 或 V）			

表 1-2　修订的 NBG 编码

位置	Ⅰ	Ⅱ	Ⅲ	Ⅳ	Ⅴ
类型	心腔起搏	心腔感知	感知后反应	频率调整	多部位起搏
	O＝无起搏 A＝心房 V＝心室 D＝双腔（A＋V）	O＝无感知 A＝心房 V＝心室 D＝双腔（A＋V）	O＝无反应 T＝触发 I＝抑制 D＝双重（T＋I）	O＝无调整 R＝频率调整	O＝无多部位 A＝心房 V＝心室 D＝双重（A＋V）
仅用于厂家	S＝单腔（A 或 V）	S＝单腔（A 或 V）			

修订的 NBG 编码仍由五位字母组成，不同位置的字母代表不同的含义，临床上最常用到的是前四位字母。出于书写习惯和便捷性的考虑，如果第四、第五个字母均为 O，这两位字母通常可以省略，例如 AAIOO 等价于 AAI，VOOOO 等价于 VOO，DDDOO 等价于 DDD。同理，如果第五个字母为 O，这个字母也可以省略，例如 DD-IRO 等价于 DDIR。

1. 第一位字母（位置Ⅰ）代表起搏的心腔，其中 A＝心房起搏，V＝心室起搏，D＝双腔起搏（A＋V，即心房和心室均能起搏）；O＝无起搏。单腔起搏器在出厂时并不会特别标注是单腔心房起搏器还是单腔心室起搏器，厂家统一以字母 S 代表单腔（A 或 V），此位置 S＝单腔起搏（A 或 V）。

2. 第二位字母（位置Ⅱ）代表感知的心腔，其中 A＝心房感知，V＝心室感知，D＝双腔感知（A＋V，即心房和心室均能感知）；O＝无感知，S＝单腔感知（A 或 V）。

3. 第三位字母（位置Ⅲ）代表起搏器感知到心腔电活动后的反应，T＝感知事件后触发起搏脉冲发放；I＝感知事件后抑制起搏脉冲发放；D＝双重（T＋I），即感知事件后会抑制一个心腔起搏脉冲的发放，又会触发另一个心腔起搏脉冲的发放；比如在 DDD 模式下起搏器感知到自身心房波（AS 事件）时会抑制心房脉冲的发放，同时启动感知房室间期（SAV 间期），如果在 SAV 间期中无心室感知事件（VS 事件），则在 SAV 间期结束后触发心室脉冲的发放；如果在 SAV 间期中有 VS 事件，则也会抑制心室脉冲的发放。

4. 第四位字母（位置Ⅳ）代表起搏器的频率调整（Rate Modulation）功能。R＝有频率调整功能，即频率适应性功能；O＝无频率调整。频率适应性功能，包括了我们所熟知的传感器频率（起搏频率随传感器自动调整），也包括了起搏器参数随心脏频率变化自动调整功能（例如 AV 间期或不应期的频率适应性调整功能）。

5. 第五位字母（位置Ⅴ）代表起搏器的多部位起搏，O＝无多部位起搏，A＝心房多部位起搏（例如双心房起搏、单心房多部位起搏或二者皆有），V＝心室多部位起搏（例如双心室起搏、心室多部位起搏或二者皆有）。CRT 三腔起搏器的起搏模式可以表示为 DDDOV/DDDRV。

常用起搏模式

一、DDD/DDDR 模式

DDD 及 DDDR 模式下，AA 间期为当前的起搏频率间期，AV 间期为设置值，起搏的 AV 间期（PAV）与感知的 AV 间期（SAV）分别设置；在某些特殊功能（如频率适应性 AV 间期等）运行时，AV 间期会出现变化。当前的起搏频率可以是传感器频率（DDDR 模式），也可以是低限频率。某些特殊功能运行时，当前的起搏频率可以快于或慢于传感器频率及低限频率。快于当前起搏频率的不应期外的自主心房激动会触发心室跟踪起搏，但心室起搏频率不能超过上限跟踪频率。自主心房激动较慢时，起搏器以低限频率或传感器频率进行起搏，但不能高于传感器上限频率（图 1-1）。其运作方式有以下特点：

1. 无自身事件感知时的运作方式：当起搏器未感知到自身心房、心室激动时，起搏器以当前起搏频率间期工作。心房起搏由前一心房起搏或心室起搏事件触发（根据不同计时方式而定）；心房起搏启动 PAV 间期触发心室跟踪起搏；心电图表现为房室顺序起搏（AP-VP），此时与其他具有房室顺序起搏表现的起搏模式（DDI、DOO、DVI 等）无法区分。

2. 对心房感知事件的反应：不应期外的心房感知事件终止 AA 间期及 VA 间期，同时触发 SAV 间期及下一个 AA 间期。不应期内的心房感知事件不会触发心室跟踪起搏也不重整起搏频率间期。

3. 对心室感知事件的反应：

（1）AV 间期内有心室感知事件，会终止 AV 间期并抑制 AV 间期结束时心室起搏脉冲的发放。

（2）VA 间期内不应期外的心室感知事件：

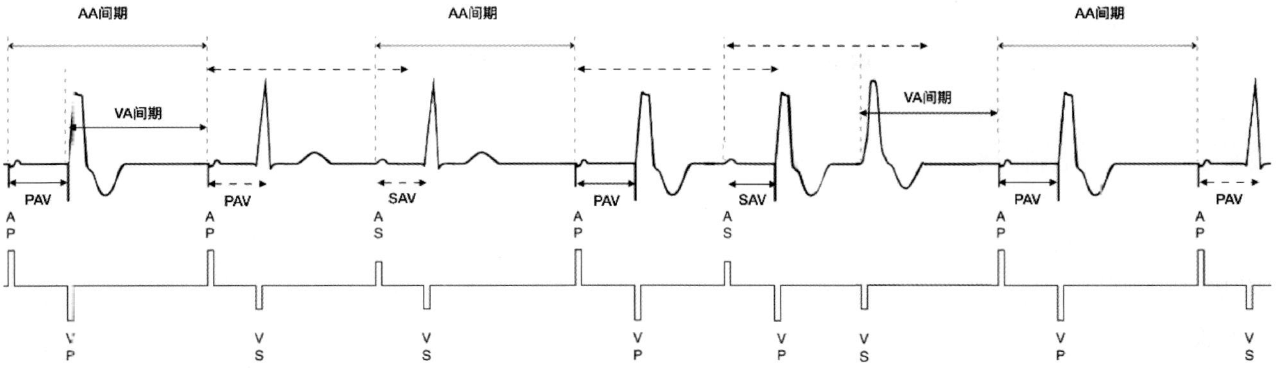

图 1-1　DDD(R) 起搏模式示意图

VA 间期内仅有心室感知事件，无心房感知事件（包括不应期内及不应期外感知事件），此心室感知事件会被认定为室性早搏（PVC）；VA 间期内不应期外的心室感知事件前如果有不应期内的心房感知事件（AR），部分品牌起搏器也会认定其为室性早搏（详见第五章），此心室感知事件不论是否被认定为室性早搏，都会终止 AA 间期及 VA 间期，并触发新的 VA 间期。起搏器认定的室性早搏会启动室性早搏反应（如果该功能开启）。

（3）不应期内的心室感知事件不会重整起搏频率间期，但美敦力起搏器会触发上限跟踪频率限制（图 1-2）。

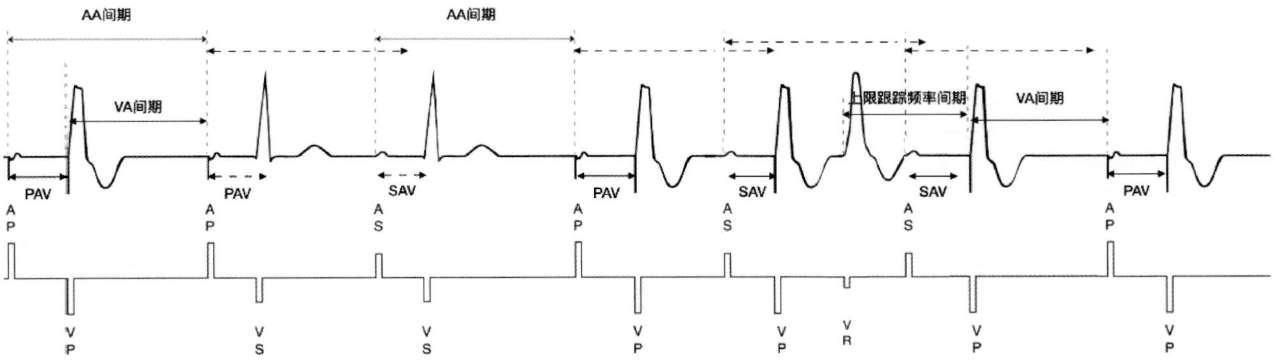

图 1-2　美敦力起搏器 DDD(R) 起搏模式下心室不应期事件（VR）

二、DDI /DDIR 模式

DDI(R) 模式下，AA 间期、VV 间期为当前的起搏频率间期，当前的起搏频率可以是低限频率或传感器频率（DDIR 模式），在某些特殊功能运行时起搏频率可能会快于或慢于低限频率或传感器频率。起搏的 AV 间期（PAV）为设置值，某些特殊功能运行时，AV 间期会出现变化。DDI(R) 模式时，感知的 AV 间期（SAV）不可用。其运作方式特点有（图 1-3）：

1. 无自身事件感知时的运作方式：当起搏器未感知到自身心房、心室激动时，起搏器以当前起搏频率间期工作。心房起搏由前一心室起搏事件触发；心房起搏启动 PAV 间期并在 PAV 间期结束时发放心室起搏脉冲，心电图表现为房室顺序起搏（AP-VP），此时与其他具有房室顺序起搏表现的起搏模式（DDD、DOO、DVI 等）无法区分。

2. 对心房感知事件的反应：所有心房事件均不会触发心室跟踪起搏，即无 VAT（AS-VP）工作方式，这是 DDI(R) 模式与 DDD(R) 模式最大的区别。VA 间期内不应期外的心房感知事件，会终止 VA 间期并抑制 VA 间期结束时心房起搏脉冲的发放，并启用 VV 间期发放心室起搏脉冲。不应期内的心房感知事件不会抑制心房起搏脉冲发放也不会重整起搏频率间期。

3. 对心室感知事件的反应：

(1) PAV 间期内无心室感知事件，PAV 间期结束时发放心室起搏脉冲并启动下一个 VA 间期及 VV 间期。PAV 间期内有心室感知事件，会终止 PAV 间期并抑制 PAV 结束时的心室起搏脉冲，同时以此心室感知事件为起点启动下一个 VA 间期及 VV 间期；此时实际心房起搏频率会快于设置的当前起搏频率（图 1-4）。

(2) VA 间期内有不应期外的心室感知事件，会终止 VA 间期及 VV 间期，并以此心室感知事件为起点启动下一个 VA 间期及 VV 间期。

(3) 当 VA 间期内不应期外的心房感知事件抑制了心房起搏脉冲的发放，并启用 VV 间期发放心室起搏脉冲时，如果 VV 间期内出现不应期外心室感知事件，则终止 VV 间期并以此心室感知事件为起点启动下一个 VA 间期及 VV 间期。

三、DVI/DVIR 模式

DVI(R) 模式下，AA 间期为当前的起搏频率间期，当前的起搏频率可以是低限频率或传感器频率（DVIR 模式）。起搏的 AV 间期为设置值，某些特殊功能运行时，AV 间期会出现变化。DVI(R) 模式心房无感知功能，无感知的 AV 间期。

DVI(R) 模式下，不同品牌起搏器的运作方式有所不同（波士顿科学起搏器无 DVI 模式选项）。

1. 美敦力起搏器：心房起搏后触发起搏的 AV 间期及 AA 间期，AV 间期内无心室感知事件出现，AV 间期结束时发放心室起搏脉冲；AV 间期内有不应期外心室感知事件，终止 AV 间期。VA 间期内如果无不应期外的心室感知事件，AA 间期结束时发放心房起搏脉冲。VA 间期内有不

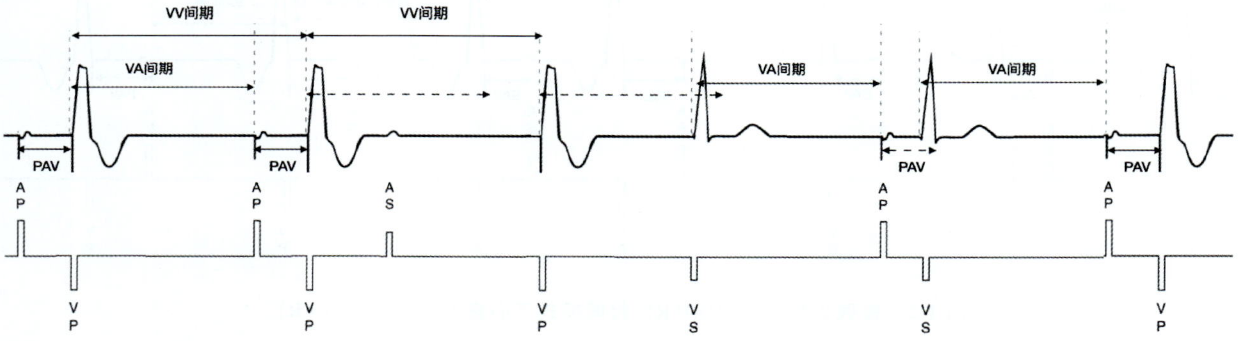

图 1-3　DDI(R) 起搏模式示意图

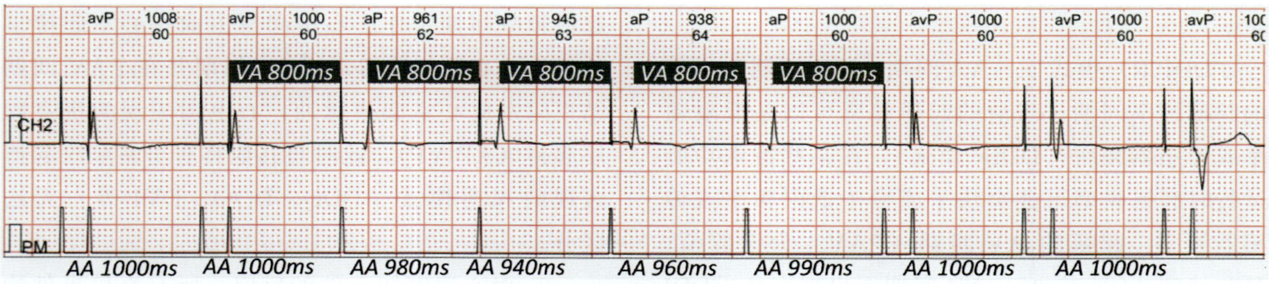

图 1-4　DDI 起搏模式实例

圣犹达双腔起搏器，设置模式 DDI，基本频率 60 次/分，PAV 间期 200 ms。图中当 AV 间期内出现自身 QRS 波（VS）时，启动 VA 计时触发下一个心房起搏，此时的心房起搏频率快于程控设置的基本频率

应期外心室感知事件，终止AA间期并触发新的VA间期，在此期间无不应期外心室感知事件出现，VA间期结束时发放心房起搏脉冲（图1-5，图1-6）。

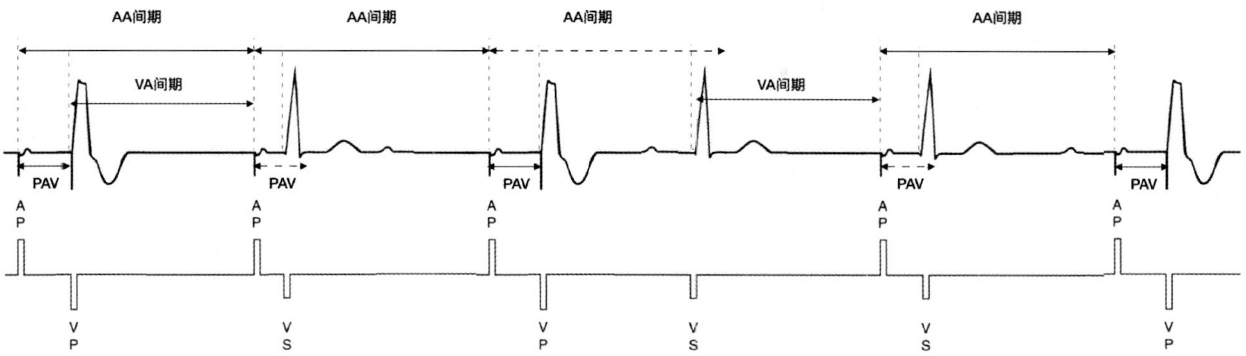

图1-5　美敦力起搏器DVI(R)起搏模式示意图

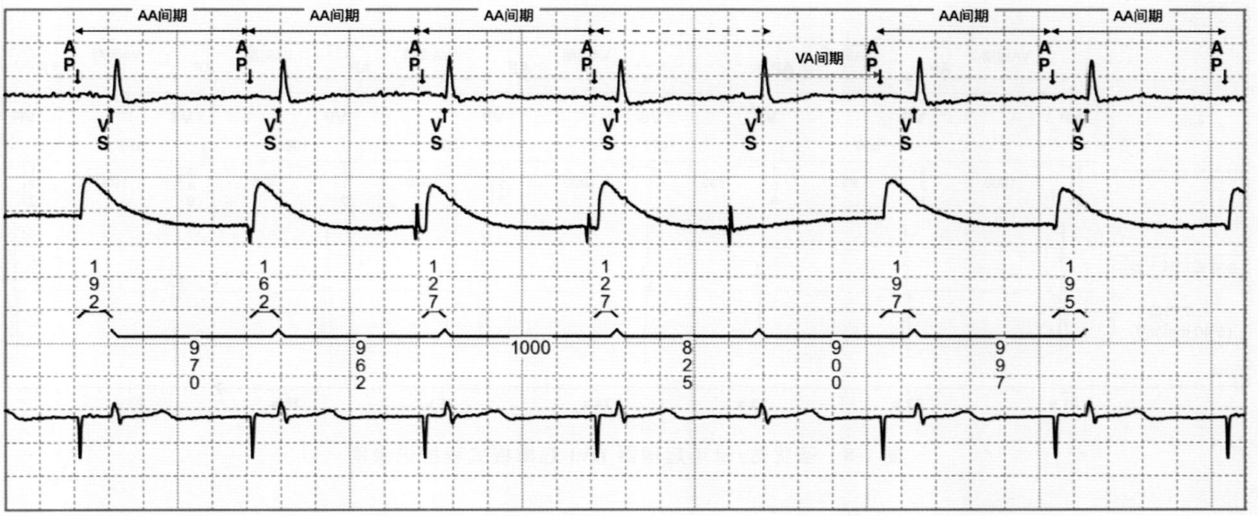

图1-6　美敦力起搏器DVI起搏模式程控记录图

2. 雅培（圣犹达）起搏器、百多力起搏器：心房起搏后触发起搏的AV间期，AV间期内无心室感知事件出现，AV间期结束时发放心室起搏脉冲并触发VA间期。VA间期内无不应期外心室感知事件，VA间期结束时发放心房起搏脉冲；VA间期内有不应期外的心室感知事件会重整VA间期（图1-7）。AV间期内有不应期外心室感知事件，会终止AV间期并触发VA间期；此时，会出现实际心房起搏频率快于当前设置频率的现象（图1-8）。

四、VDD/VDDR模式

VDD(R)模式下，心房无起搏功能，VV间期为当前起搏频率间期，当前的起搏频率大多为低限频率或传感器频率（VDDR模式）；某些特殊功能运行时，起搏频率会出现变化。感知的AV间期为设置值，某些特殊功能运行时感知的AV间期可能会出现变化。

其运作特点有：

1. 无自身事件感知时：起搏器以当前起搏频率间期起搏心室，VV间期结束时发放心室起搏脉冲并触发新的VV间期。此时心电图与同等条件下VVI、VOO、VVT等心室单腔起搏模式表现一致。

2. 对心房感知事件的反应：VV间期内出现不应期外的心房感知事件，终止VV间期并触发

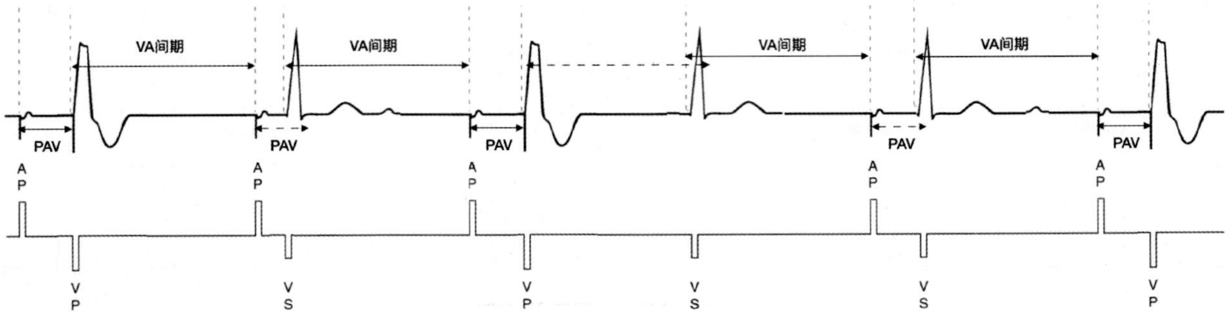

图 1-7　雅培（圣犹达）起搏器 DVI(R) 起搏模式示意图

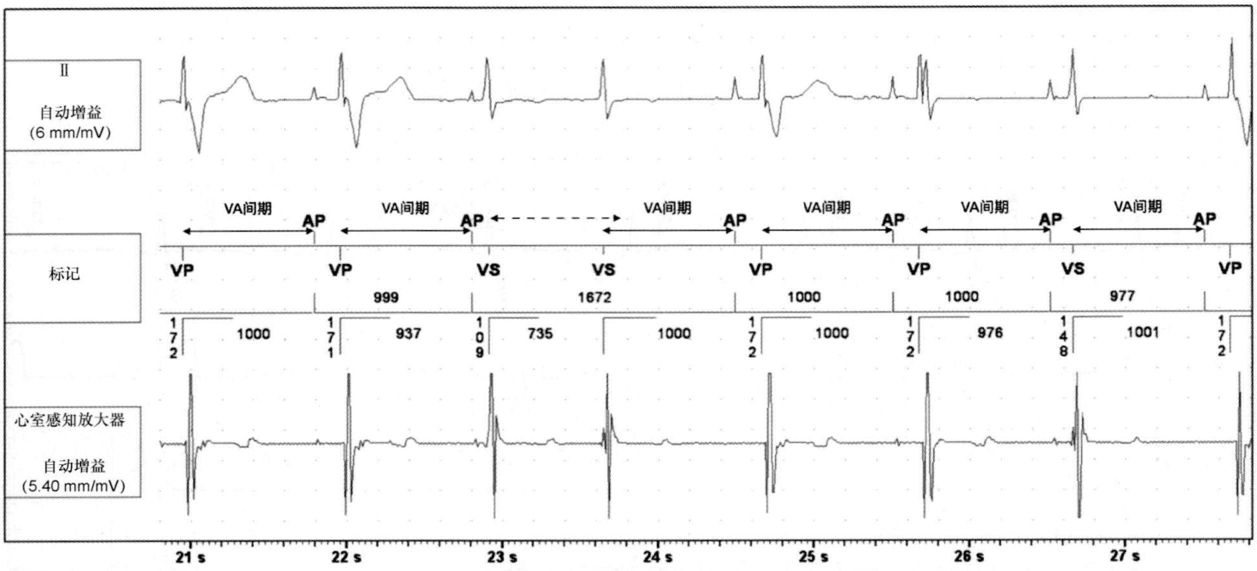

图 1-8　圣犹达/雅培起搏器 DVI 起搏模式程控记录图

SAV 间期；SAV 间期内有心室感知事件出现，终止 SAV 间期并触发新的 VV 间期；SAV 间期内无心室感知事件出现，SAV 间期结束时发放心室起搏脉冲并触发新的 VV 间期。由心房感知事件触发的心室起搏频率受上限跟踪频率限制（图 1-9）。于 VV 间期末（大于 VV-SAV）发生的自主 P 波会触发心室跟踪起搏，此时的心室频率会低于设置的当前起搏频率（图 1-10）。

3. 对心室感知事件的反应：VV 间期内出现不应期外的心室感知事件，终止 VV 间期并触发

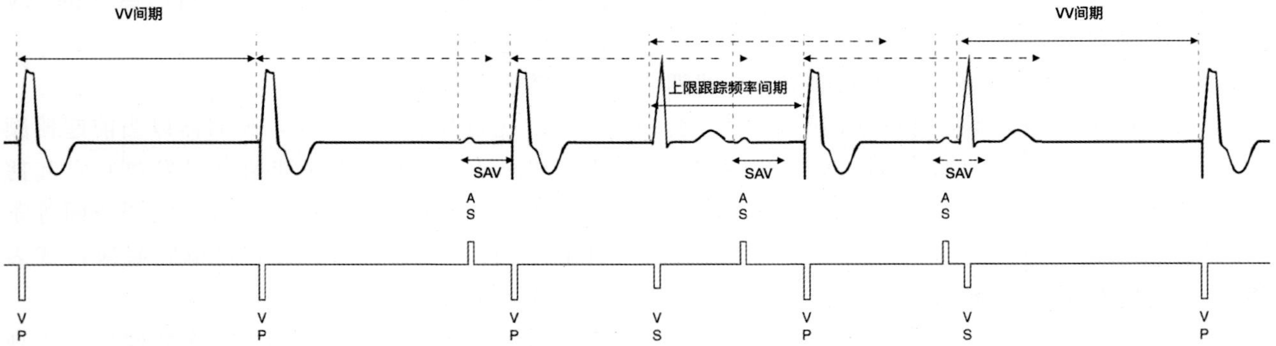

图 1-9　VDD(R) 起搏模式示意图

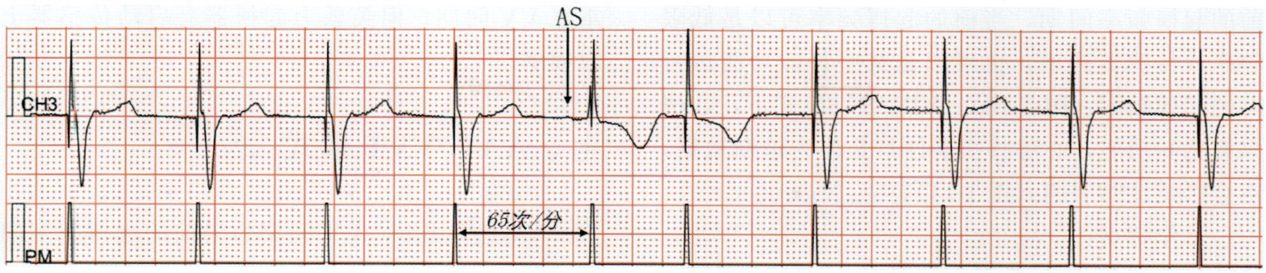

图 1-10　VDD 起搏模式实例

美敦力 Sensia SED01 双腔起搏器，设置模式 VDD，低限频率 70 次/分，上限跟踪频率 130 次/分，SAV 间期 120 ms。图中见发生较晚的自身 P 波（AS）触发心室跟踪起搏，此时的心室起搏频率（65 次/分）低于设置的低限频率

新的 VV 间期。

五、AAI(R)/ADI(R) 模式

AAI(R) 及 ADI(R) 模式下，AA 间期为当前的起搏频率间期，当前的起搏频率可以是低限频率或传感器频率，也可以是某些特殊功能运行时的起搏频率（图 1-11）。ADI(R) 模式下，心室只有感知功能，心室感知事件仅作为诊断数据，不会影响计时周期（图 1-12）。

运作特点：

1. AA 间期内无不应期外心房感知事件，AA 间期结束时发放心房起搏脉冲，并触发新的 AA 间期。

2. AA 间期内不应期外的心房感知事件会重整 AA 间期。

3. AA 间期内不应期内的心房感知事件不会重整 AA 间期，也不会触发传感器上限频率间期。

六、VVI(R)/VDI(R) 模式

VVI(R) 及 VDI(R) 模式下，VV 间期为当

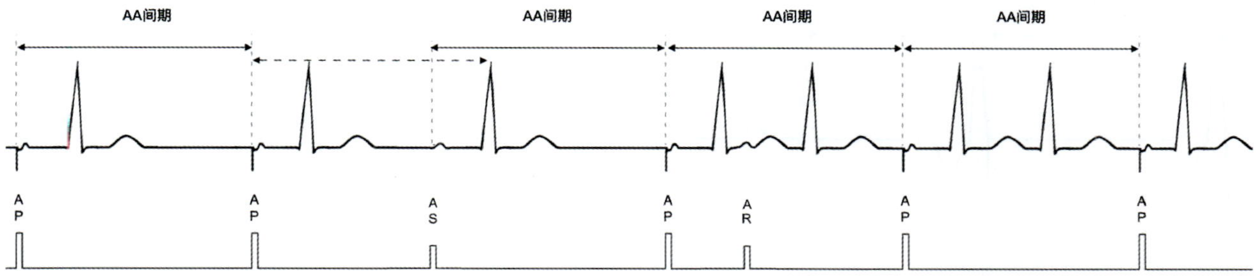

图 1-11　AAI(R) 起搏模式示意图

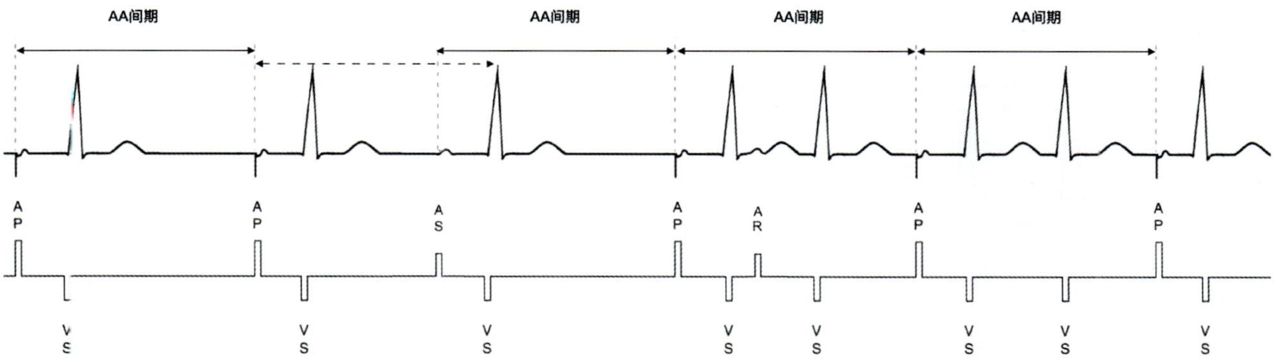

图 1-12　ADI(R) 起搏模式示意图

前的起搏频率间期，当前的起搏频率可以是低限频率或传感器频率，也可以是某些特殊功能运行时的起搏频率（图 1-13）。VDI(R) 模式下，心房只有感知功能，心房感知事件只是作为诊断数据，不会影响计时周期（图 1-14）。

运作特点：

1. VV 间期内无不应期外的心室感知事件，VV 间期结束时发放心室起搏脉冲并启动新的 VV 间期。

2. VV 间期内不应期外的心室感知事件会重整 VV 间期。

3. VV 间期内不应期内的心室感知事件不会重整 VV 间期；但美敦力起搏器会启动传感器上限频率。

七、AAT/VVT 模式

VVT 模式下，VV 间期为当前的起搏频率间期。AAT 模式运行方式与 VVT 模式相同。

运作特点（图 1-15）：

1. VV 间期内不应期外的心室感知事件会终止 VV 间期并触发心室起搏，触发新的 VV 间期。

2. VV 间期内不应期内的心室感知事件不会重整 VV 间期也不会触发心室起搏。

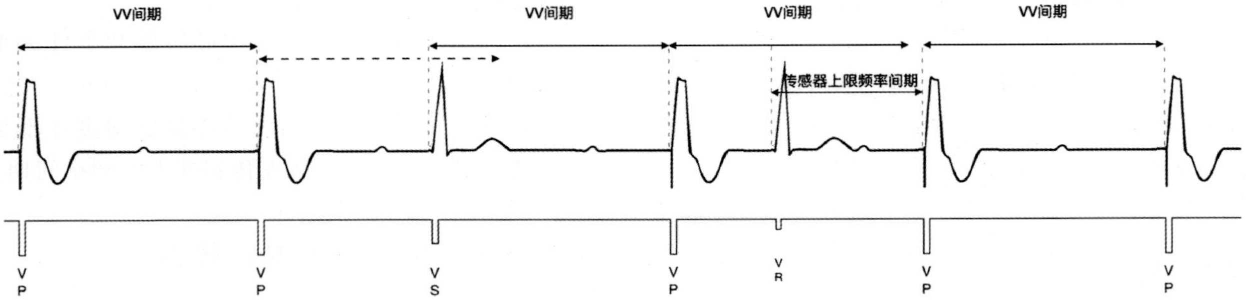

图 1-13　美敦力 VVI(R) 起搏模式示意图

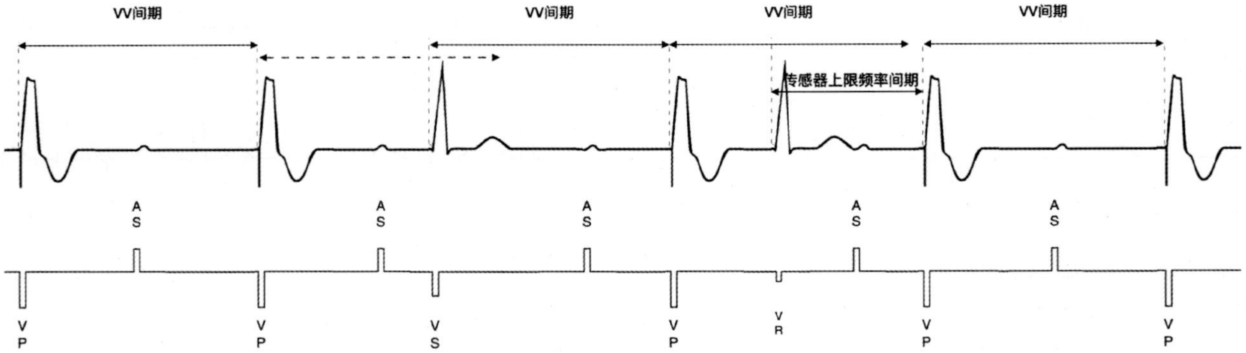

图 1-14　美敦力 VDI(R) 起搏模式示意图

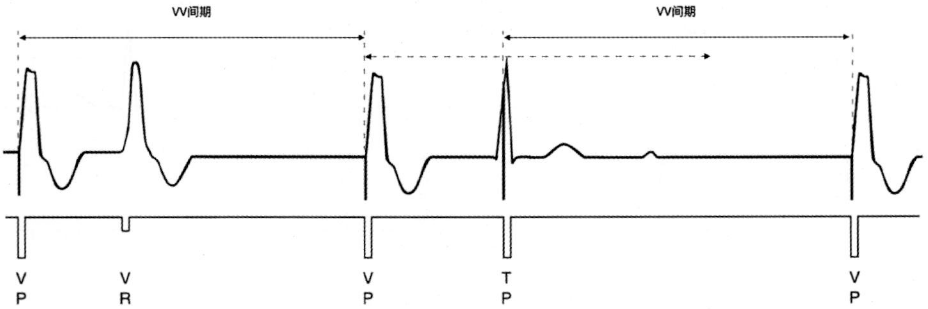

图 1-15　VVT 起搏模式示意图

八、DOO（R）/VOO（R）/AOO（R）模式

DOO（R）/VOO（R）/AOO(R) 模式下，起搏器无感知功能，自身心房及心室激动会被起搏器忽略。

1. DOO(R) 模式下：AA 间期为当前的起搏频率间期，心房起搏事件触发 AA 间期及 PAV 间期，PAV 间期结束时发放心室起搏脉冲，AA 间期结束时发放心房起搏脉冲并触发下一个 PAV 间期及 AA 间期（图 1-16）。

2. VOO(R) 模式下：VV 间期为当前的起搏频率间期，心室起搏事件触发 VV 间期，VV 间期结束时发放心室起搏脉冲并触发下一个 VV 间期（图 1-17）。

3. AOO(R) 模式下：AA 间期为当前的起搏频率间期，心房起搏事件触发 AA 间期，AA 间期结束时发放心房起搏脉冲并触发下一个 AA 间期（图 1-18）。

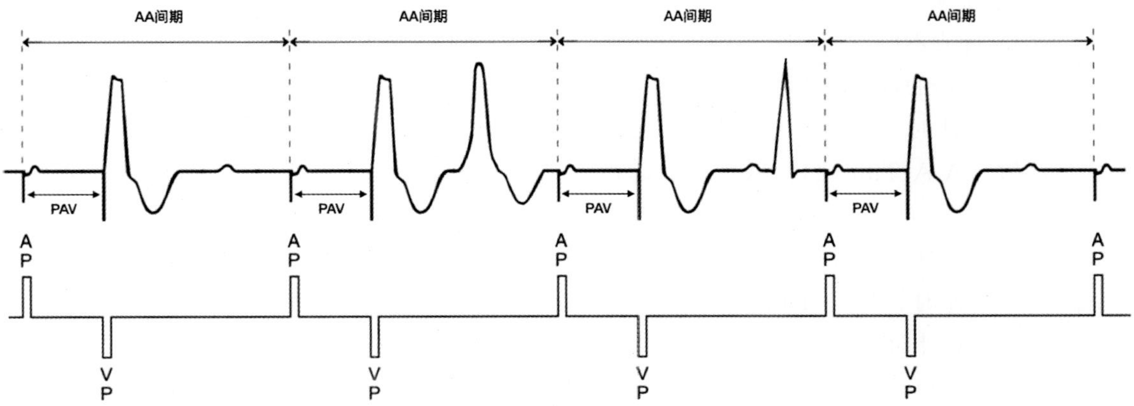

图 1-16　DOO(R) 起搏模式示意图

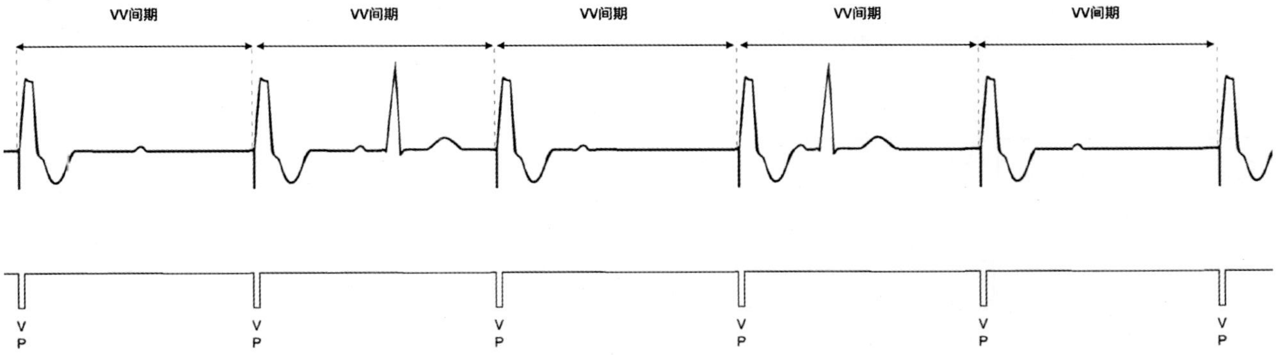

图 1-17　VOO(R) 起搏模式示意图

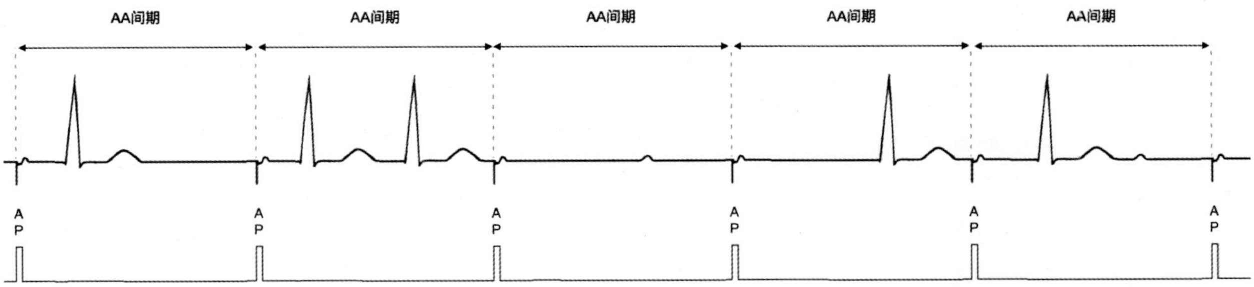

图 1-18　AOO(R) 起搏模式示意图

第二节　起搏器的计时方式

双腔起搏器 DDD(R) 模式可以最大程度模拟正常人心脏电活动的顺序，保持房室同步起搏。在 DDD(R) 模式下，心房、心室同时具有起搏及感知功能，脉冲发生器需要精确控制心房、心室起搏脉冲发放的时机；此时起搏器的工作状态与起搏模式、起搏频率、不应期、特殊功能等多个参数有关。除此之外，起搏器的计时方式也是保证起搏器正常工作的一个重要规则；起搏器的计时方式非可程控参数，不同品牌或不同系列起搏器的计时方式有所不同，目前起搏器的计时方式可分为三种：

1. 基于心房的计时（Atrial Based Timing）：也称为 A-A 计时（A-A Timing），以百多力起搏器为代表。

2. 基于心室的计时（Ventricular Based Timing）：也称为 V-V 计时（V-V Timing），较早期的起搏器多采用 V-V 计时，如 Vitatron 的非数字化起搏器（C 系列之前）。

3. 改良的 A-A 计时：目前多数起搏器采用改良的 A-A 计时，如美敦力起搏器、Vitatron 的数字化起搏器，雅培（圣犹达）起搏器、波士顿科学起搏器、创领起搏器。

以上三种计时方式均是指起搏器工作在 DDD（R）模式下。分别介绍如下：

一、A-A 计时

A-A 计时下，可被跟踪的心房事件（AS/AP）到下一个心房起搏事件（AP）的间期等于当前的起搏频率间期。

起搏器定义的室性早搏（PVC）会重整计时间期，室性早搏至下一个心房起搏事件的间期等于当前的起搏频率间期。

位于 VA 间期内不应期外的心室感知事件（VS），如果其前有不应期内心房感知事件（AR），可能不会被起搏器定义为室性早搏；在采用 A-A 计时的起搏器中，此 VS 事件至下一个心房起搏事件的间期同样等于当前的起搏频率间期（图 1-19）。

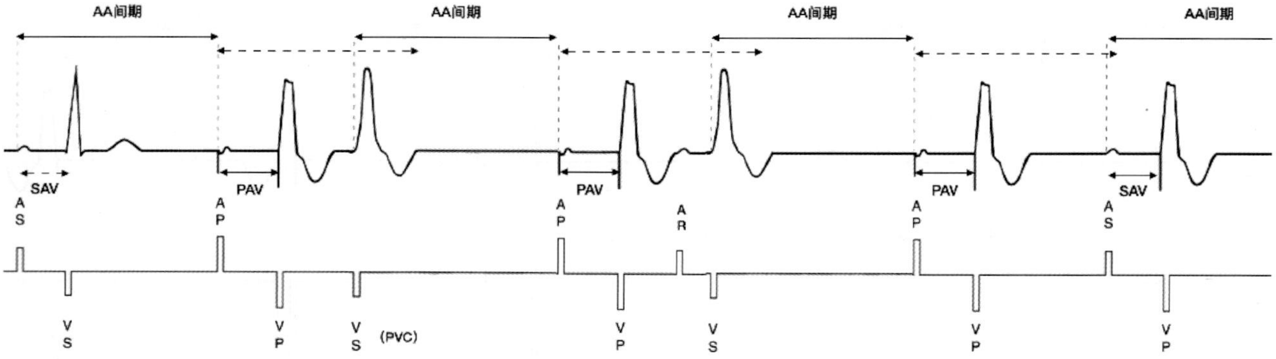

图 1-19　A-A 计时方式示意图

二、V-V 计时

V-V 计时是以心室（VS/VP）事件为基准，心室起搏事件或不应期外的心室感知事件作为起点，触发 VA 间期，VA 间期＝起搏频率间期－PAV 间期。VA 间期内无不应期外心房或心室事件，VA 间期结束时发放心房起搏脉冲。V-V 计时的起搏器，VA 间期相对固定，保持房室同步的情况下，自身心室下传会导致心房起搏频率发生变化（图 1-20）。

三、改良的 A-A 计时

改良的 A-A 计时是对以上两种计时方式的综合，其运行规则是在保持房室同步时按 A-A 计时，在房室失同步时按 V-V 计时。

对于房室失同步的认定，不同品牌起搏器有

所不同。一般来说，室性早搏、起搏器文氏现象，以及某些特殊功能导致AV间期出现明显变化时（如心室自动阈值测试），多数品牌起搏器会认定为房室失同步而按V-V计时。

位于VA间期的不应期外心室感知事件（VS），如果其前有不应期内心房感知事件（AR），可能不会被起搏器定义为室性早搏，此VS事件后仍按V-V计时，即VS事件至下一个心房起搏事件的间期等于VA间期（图1-21）。

波士顿科学起搏器同样采用改良的A-A计时，但其运行较为特殊。在保持房室同步的情况下，如果心室为自身下传事件（VS），其后按A-A计时，即此VS事件后的心房起搏与其前的心房（AS/AP）事件的间期为当前的起搏频率间期；如果心室为起搏（VP）事件，其后按V-V计时，即此VP事件到下一个心房起搏脉冲的间期等于VA间期（图1-22）。

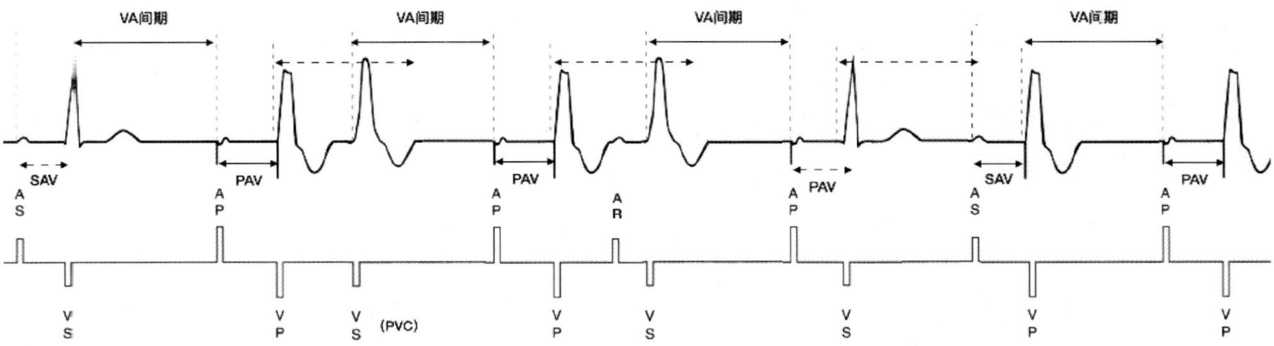

图1-20　V-V计时方式示意图

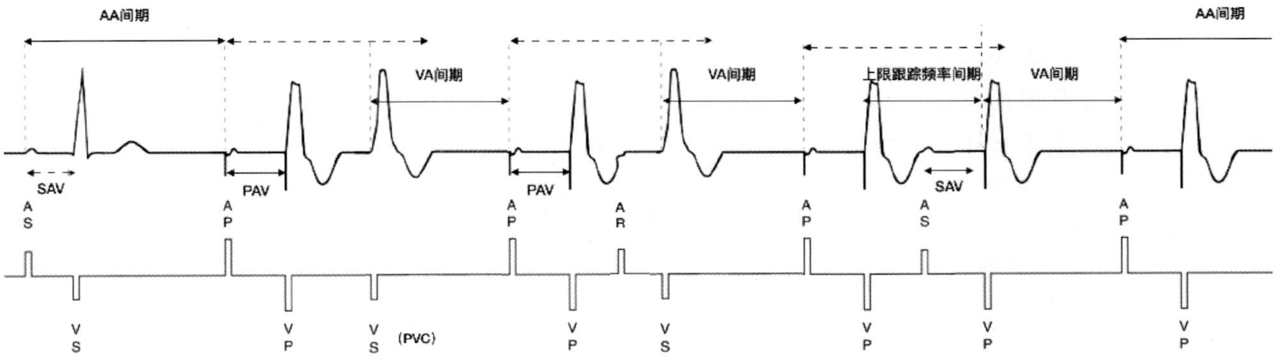

图1-21　改良的A-A计时方式示意图

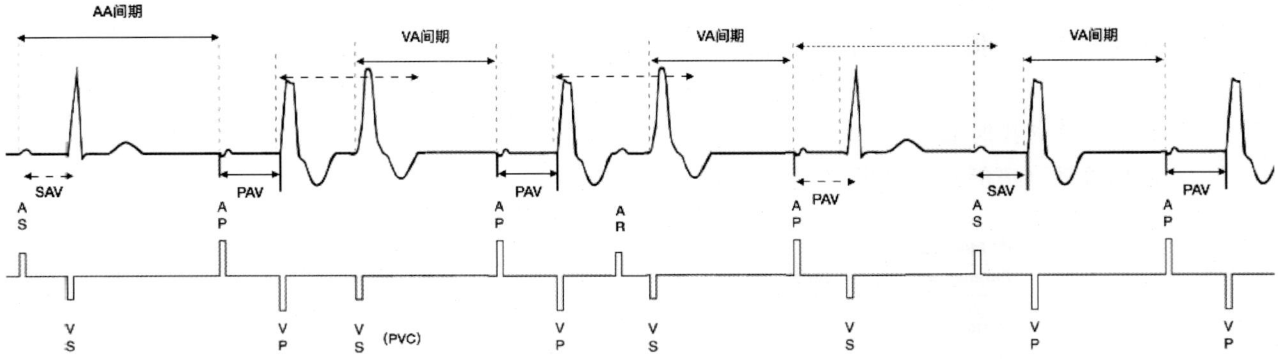

图1-22　波士顿科学改良的A-A计时方式示意图

第三节　起搏器的时间间期

频率及频率间期

心脏起搏器是通过脉冲发生器发放电刺激信号，刺激心肌激动及心脏收缩，从而达到治疗某些心律失常所导致的心脏功能障碍的目的。心脏起搏器由程控设置的起搏参数驱动进行工作，现代起搏器可程控参数较多，起搏频率是最基本的一个参数。起搏器工作中涉及频率的参数有多个，如低限频率、上限跟踪频率、传感器最大频率、睡眠频率、休息频率、滞后频率等，以决定不同状态下的起搏频率。起搏频率换算成时间后即为频率间期，如低限频率设置为 60 次/分，低限频率间期即为 1000 ms（60000/60＝1000 ms）。

一、低限频率及低限频率间期

低限频率（Lower Rate）是起搏器在相应起搏模式下正常工作时的最低起搏频率，设置低限频率的目的是保证患者在非活动状态下起搏器能够提供足够的心率支持；在频率应答模式下，如果起搏器传感器未被激活，此时传感器频率等于低限频率。低限频率换算后即为低限频率间期。不同厂商对于低限频率的命名有所不同，如低限频率（Lower Rate；美敦力/Vitatron 公司）、基本频率（Base Rate；雅培/圣犹达公司）、基础频率［Basic Rate；百多力公司/创领（索林）公司］、低限频率（Lower Rate Limit；波士顿科学公司）等。

在某些情况下，起搏器的实际工作频率会快于或慢于低限频率（以美敦力起搏器为例）：

（1）自动模式转换时或转换后；

（2）心房颤动（房颤）传导反应（Conducted AF Response，CAFR）运行时；

（3）窦性优先（Sinus Preference）功能运行时；

（4）睡眠频率（Sleep Rate）运行时；

（5）频率骤降反应（Rate Drop Response）运行时的干预频率；

（6）滞后频率（Hysteresis Rate）运行时；

（7）安全阈值测试（Threshold Margin Test）时频率为 100 次/分；

（8）达到择期更换指征（Recommended Replacement Time，RRT/ERI）时；

（9）模式转换后的超速起搏（Post Mode Switch Overdrive Pacing，PMOP）运行时；

（10）心房优先起搏（Atrial Preference Pacing）运行时；

（11）心房/心室自动阈值管理功能运行时；

（12）频率适应性起搏（传感器驱动的起搏频率）。

二、滞后频率及滞后频率间期

起搏器以低限频率或传感器频率（频率适应性起搏）工作时，为鼓励自身心律出现，尽可能减少不必要的起搏，起搏器设置了频率滞后（Hysteresis Rate）功能；不同起搏器厂家的类似功能名称有所不同（详见第二章）。频率滞后功能设置的起搏频率即滞后频率，换算后为滞后频率间期。

1. 滞后频率设置一般有两种方式：

（1）一种为固定数值（X 次/分），多低于低限频率（图 1-23）。

Medtronic

Parameter	Series	Settings	Tolerances	Notes
Single Chamber Hysteresis	All	40, 50, 60 min^{-1}, Off	± 1 min^{-1}	

图 1-23　美敦力单腔频率滞后参数设置表

（2）另一种为较当前的工作频率下降某一数值（－X 次/分），即低于低限频率或传感器频率 X 次/分。滞后频率与当前起搏频率相关（低限频率或传感器频率），非固定数值（图 1-24）。

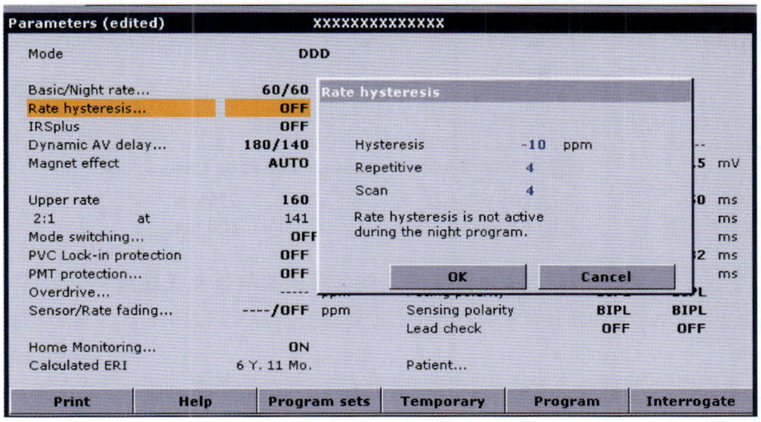

图 1-24　百多力起搏器频率滞后程控设置界面

2. 滞后频率激活通常有两种方式：

（1）被动方式：即感知到自身心肌除极时激活滞后频率（如 AAI、DDD 起搏器感知到自身 P 波，VVI 起搏器感知到自身 QRS 波），滞后频率间期内无自身心肌除极波出现，以滞后频率起搏一次或数次后恢复至当前工作频率（低限频率或传感器频率）。

（2）主动方式：即间隔一定时间或心搏数后，起搏器主动尝试以滞后频率工作，如果感知到自身心肌除极波，则维持滞后频率；滞后频率间期内无自身心肌除极波出现，以滞后频率起搏一次或数次后恢复至当前工作频率（低限频率或传感器频率）。此种方式通常被称为搜索滞后或扫描滞后（图 1-24）。

三、睡眠频率

正常人新陈代谢昼夜交替，夜间新陈代谢慢，副交感神经活性增强，心率变慢。为模拟正常人的生理节律，美敦力起搏器有睡眠功能（Sleep Function）。在设定的睡眠时间段以较低的起搏频率工作，此起搏频率低于低限频率，称为睡眠频率（Sleep Rate）。百多力起搏器有夜间频率（Night Rate），Vitatron 起搏器有夜间低限频率（Night Lower Rate），运作方式和心电图表现基本类似。

四、休息频率

休息频率（Rest Rate）与睡眠功能类似，同样是模拟正常人的生理节律；但与睡眠功能不同的是，休息频率是由起搏器的传感器驱动的，当起搏器传感器感知到患者处于休息状态时，会以休息频率进行工作，休息频率多低于低限频率。雅培（圣犹达）起搏器和创领（索林）起搏器有休息频率功能。

五、上限跟踪频率

双腔起搏器以 DDDR、DDD、VDD 模式工作时，当自身心房率快于低限频率时，起搏器感知到 P 波后会触发心室起搏。为避免在快速性房性心律失常发生时心室起搏频率过快，起搏器设置了上限跟踪频率（Upper Tracking Rate），即在感知到自身 P 波后所能触发的最大心室起搏频率。在自身 P 波频率快于上限跟踪频率时，因心室起搏频率受上限跟踪频率限制，会导致起搏器文氏现象（图 1-25）。上限跟踪频率也被称为最大跟踪频率（Max Tracking Rate）。

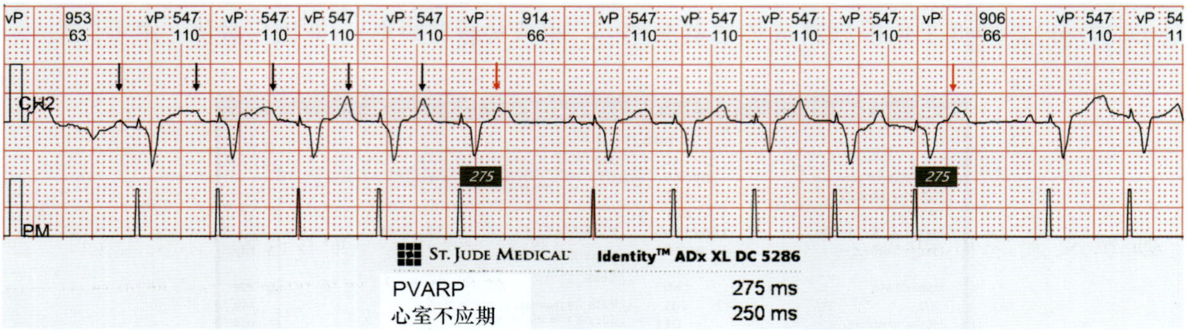

图 1-25　上限跟踪频率限制导致的起搏器文氏现象

圣犹达 5286 起搏器植入术后，图中窦性频率 116 次/分，起搏器设置 SAV 间期 150 ms，最大跟踪频率 110 次/分，心室后心房不应期（PVARP）275 ms。图中黑色箭头处可见 SAV 间期逐搏延长，直到 P 波落入 PVARP 后不再触发心室起搏（红色箭头处）。在此之前，心室跟踪起搏频率始终固定在上限跟踪频率 110 次/分，出现了“起搏器文氏”现象

六、传感器上限频率及 ADL 频率

在频率适应性起搏模式下，传感器上限频率（Upper Sensor Rate）用于限制患者处于活动时传感器驱动的最大起搏频率，也被称为最大传感器频率（Max Sensor Rate）。传感器上限频率与上限跟踪频率两者相互独立，传感器上限频率可以大于、等于或小于上限跟踪频率。

ADL 频率（Activities of Daily Living Rate，ADL Rate）是美敦力起搏器在频率适应性起搏模式下增加的一个参数，用于机体处于日常活动（如散步、一般家务劳动等）时由传感器驱动所达到的频率。ADL 频率设置至少高于低限频率 20 次/分，低于传感器上限频率 10 次/分。

七、模式转换后基本频率

起搏器在患者发生快速性房性心律失常时，如达到自动模式转换条件，会自动转换为非心房跟踪模式。自动模式转换后，为了补偿房室失同步对于心功能的负面影响，大多数起搏器设置了一个自动模式转换期间可以单独程控的起搏频率；雅培（圣犹达）起搏器称为模式转换后基本频率（AMS Base Rate），Vitatron 起搏器称为快速性心律失常回落频率（Tachy Fallback Rate），百多力起搏器称为模式转换期间的基础频率（Mode Switch Basic Rate），波士顿科学起搏器称为 ATR 下限频率（ATR Lower Rate Limit）。创领起搏器与美敦力起搏器无此参数，但美敦力起搏器发生自动模式转换后均强制开启频率应答功能。

八、其他频率设置

除了以上与起搏频率相关的可程控参数外，起搏器在某些特殊功能运行时会设置相关的起搏频率，以保证特殊功能的运行；如预防血管迷走性晕厥的功能（美敦力的频率骤降反应，雅培起搏器的高级滞后）会设置干预频率，预防快速性房性心律失常的相关功能同样会设置干预频率或最大起搏频率。

单腔起搏器的时间间期

心脏起搏器系统由脉冲发生器与导线组成，目前单腔起搏器的脉冲发生器出厂时并无 AAI 或 VVI 起搏器之区别，出厂时的销售编码为 SSI；导线植入心房时则为 AAI 起搏器，导线植入心室时则为 VVI 起搏器。多数单腔起搏器出厂默认的起搏模式为 VVI 模式，如果导线植入心房，需要

术前或术中程控为 AAI 模式，否则可能会导致部分功能的异常。

单控起搏器工作时的状态与起搏模式、起搏频率、不应期及特殊功能的运行相关。以 VVI（R）模式为例：

一、频率及频率间期

单鞚起搏器工作时，目前的工作频率与起搏器的模式、是否开启频率适应性起搏以及某些特殊功能的开启有关。工作频率可以是低限频率、传感器频率、滞后频率、某些特殊功能运行时的起搏频率，其决定下一次起搏脉冲发放的时间（图 1-26）。

二、不应期

由起搏或感知事件触发，用于防止心脏事件（如自身 QRS 波、T 波）或非心脏信号被起搏器感知后不恰当地抑制正常起搏脉冲的发放。不应期多分为两部分，不应期的起始部分为空白期，空白期内起搏器不会感知任何信号；空白期之外的不应期部分有感知功能（图 1-27，图 1-28）。不应期内的感知信号不会重整起搏频率间期（图 1-29），但会触发一个新的不应期（噪声采样期）。不同品牌起搏器的噪声采样期长短不同，美敦力起搏器的噪声采样期与设置的不应期相同（图 1-30），其他品牌起搏器的噪声采样期明显短于设置的不应期（详见噪声反转章节）。起搏间期内不应期外的感知信号会终止当前起搏（逸搏）间期，并触发新的逸搏间期。

美敦力起搏器运行在 VVIR 及 VDIR 模式时，不应期内的心室感知事件同时会启动传感器上限频率间期（图 1-13），以避免过快频率的心室起搏。

三、起搏间期

目前起搏器的工作频率间期，为连续两个起搏脉冲之间的时间间距。AAI(R) 起搏器可以用 AA 间期表示，VVI(R) 起搏器用 VV 间期表示。

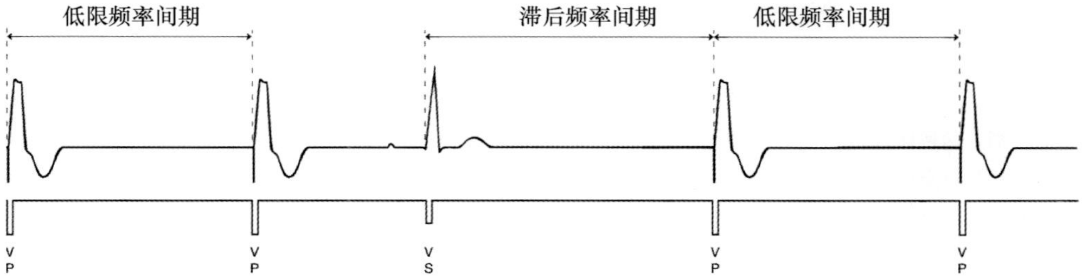

图 1-26　美敦力起搏器单腔滞后运作示意图

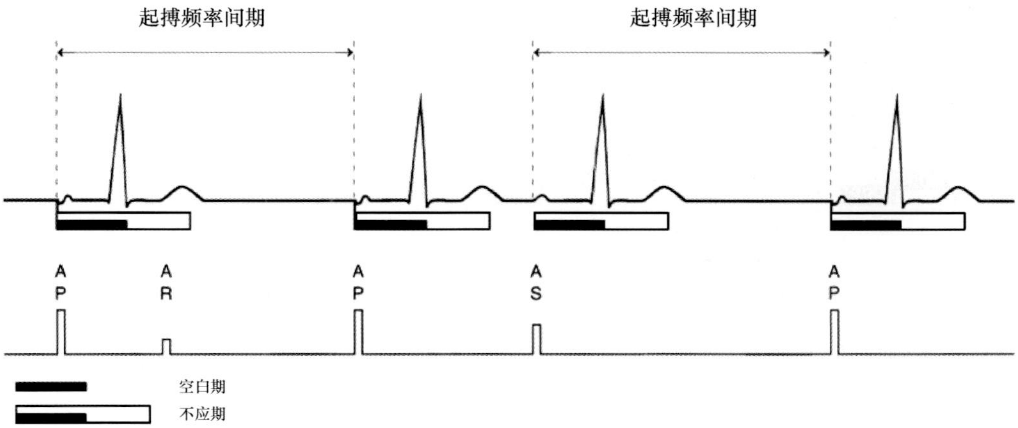

图 1-27　AAI 模式下心房不应期示意图

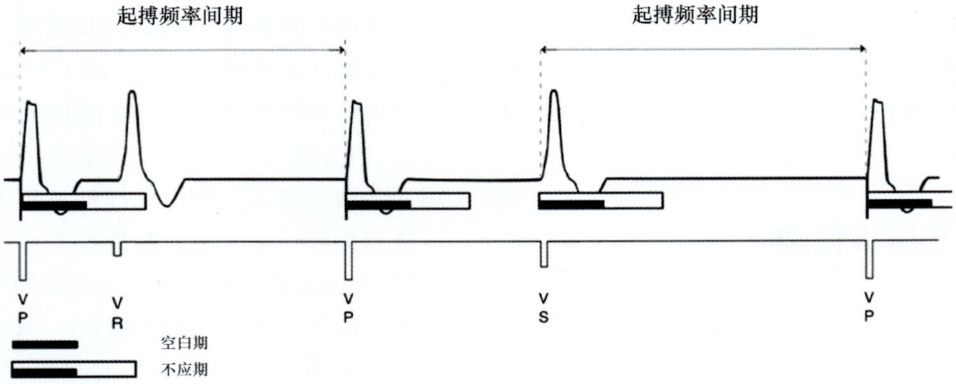

图 1-28　VVI 模式下心室不应期示意图

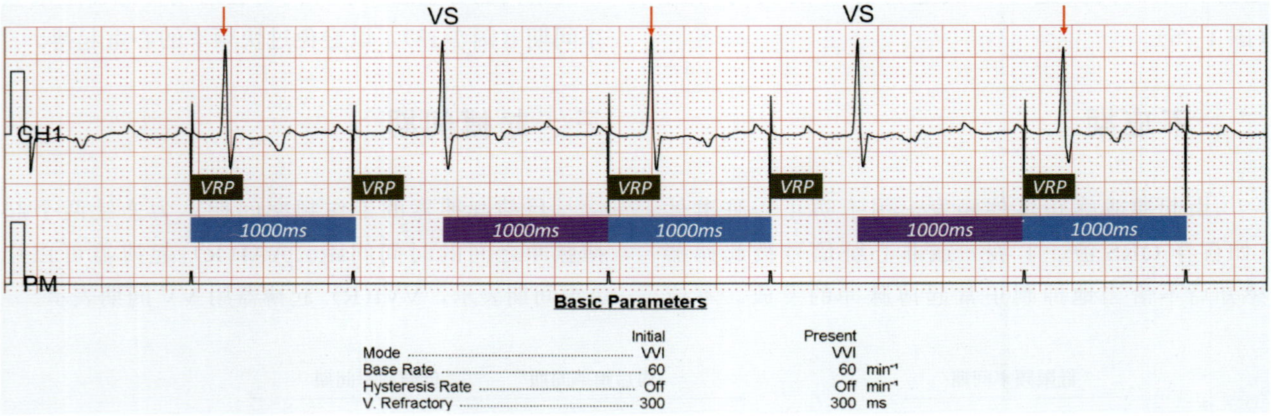

图 1-29　不应期内心室事件不重整基本频率间期

圣犹达单腔起搏器，起搏模式 VVI，基本频率 60 次/分，心室不应期（VRP）300 ms。图中见起搏脉冲均未夺获心室，说明存在心室起搏功能不良。部分自身 QRS 波（VS）重整了基本频率间期，部分未重整基本频率间期的 QRS 波（红箭头所示）位于 VRP 内，不能判断为心室感知功能不足

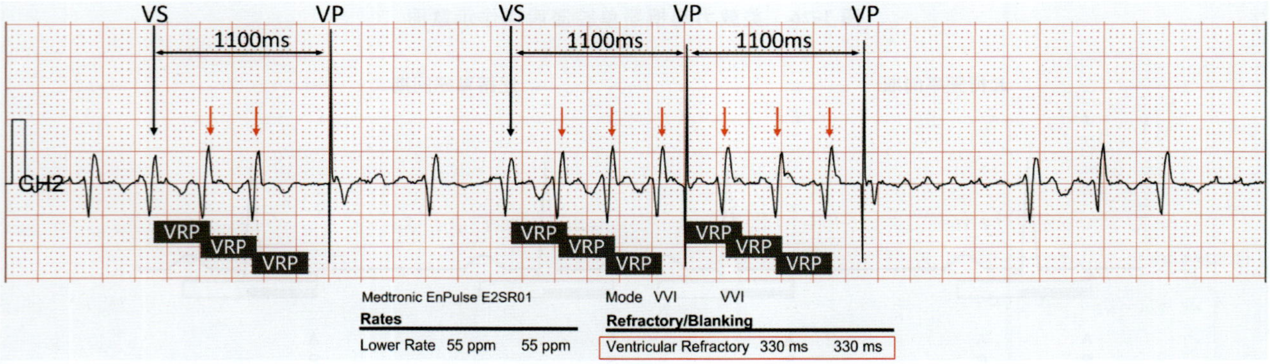

图 1-30　美敦力起搏器快室率心房颤动触发心室噪声反转

美敦力心室单腔起搏器，起搏模式 VVI，低限频率 55 次/分，心室不应期 330 ms。图中红箭头所示自身 QRS 波均未重整低限频率间期，因为其位于前次心室事件所触发的心室不应期/噪声采样期内

四、逸搏间期

逸搏间期为起搏脉冲信号与其前不应期外感知事件之间的时间间距。正常情况下，逸搏间期与起搏间期相等（图 1-31）；但在某些特殊功能运行时，逸搏间期可长于起搏间期（频率滞后），也可短于起搏间期（室率稳定功能等）。

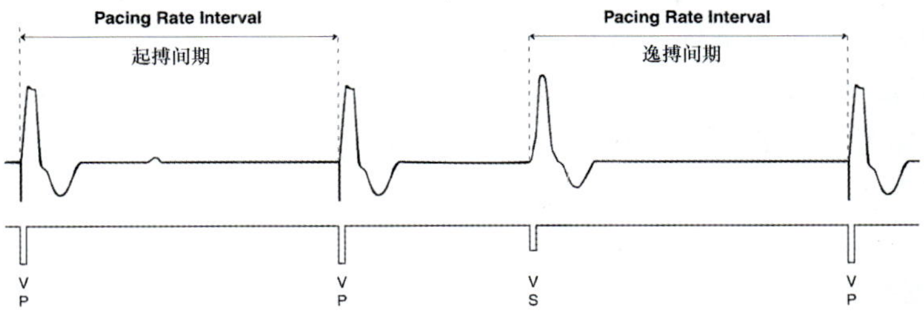

图 1-31　VVI 模式下起搏/逸搏间期示意图

双腔起搏器的时间间期

双腔起搏器有心房及心室两个通道，两者相互独立又相互联系，同时也可能会相互干扰。双腔起搏器工作较为复杂，其工作状态与多个参数相关，如起搏模式、起搏器计时、不应期、AV 间期、VA 间期、上限跟踪频率以及特殊功能等，下面以 DDD(R) 模式为例介绍（图 1-32）。

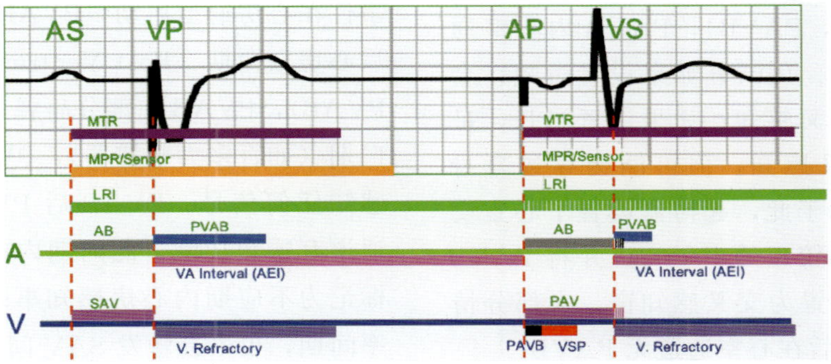

图 1-32　双腔起搏器的时间间期示意图

一、起搏频率间期

双腔起搏器的起搏频率间期与起搏模式、是否开启频率适应性起搏以及某些特殊功能有关。工作频率可以是低限频率、传感器频率、滞后频率、某些特殊功能运行时的起搏频率，其决定下一次心房起搏脉冲发放的时间。以低限频率间期为例，心房起搏事件或不应期外的心房感知事件触发低限频率间期，其后的 VA 间期内无心房或心室感知事件出现，低限频率间期结束时发放心房起搏脉冲；VA 间期内如出现心房或心室感知事件，则会重整低限频率间期或 VA 间期。

二、AV 间期

AV 间期（AV Interval，AVI）又称 AV 延迟（AV Delay，AVD），可分为起搏的 AV 间期（Paced AV Interval，PAVI）和感知的 AV 间期（Sensed AV Interval，SAVI）；起搏的 AV 间期又被称为 AV 间期，感知的 AV 间期又被称为 PV 间期。一般来说，PAV 间期和 SAV 间期分别单独设置，

默认情况下 PAV 间期比 SAV 间期长 30～65 ms，各品牌起搏器有所不同；部分品牌起搏器仅设置 PAV 间期，同时通过设置感知补偿来确定 SAV 间期（SAV 间期＝PAV 间期－感知补偿）。

AV 间期由心房起搏或不应期外的心房感知事件触发，AV 间期内有心室感知事件（自身 QRS 波）出现时，抑制心室起搏脉冲发放，并结束 AV 间期；AV 间期内无心室感知事件出现，则 AV 间期结束时发放心室起搏脉冲，并结束 AV 间期。

三、心房后心室空白期

心房起搏触发 AV 间期，AV 间期内心室通道需要感知有无自身 QRS 波出现，但心房起搏后如果心室通道感知到心房起搏脉冲信号（交叉感知），会抑制其后的心室起搏脉冲发放。对于起搏依赖患者，可能会导致长时间的心室停搏而发生危险（图 1-33）。为避免交叉感知导致不恰当的心室起搏抑制，心房起搏脉冲后在心室通道开启一个空白期，即心房后心室空白期（Post Atrial Ventricular Blanking，PAVB），PAVB 内心室通道不会感知任何信号。PAVB 如果设置过短，会导致不能有效避免交叉感知；如果设置过长，虽然可以有效避免交叉感知，但可能会导致自身 QRS 波未被感知。基于此，起搏器设置了心室安全起搏功能，即设置较短的 PAVB，并将 PAVB 后的一段时间间期设置为交叉感知窗。大部分情况下，心房感知事件后在心室通道无 PAVB。

四、心室安全起搏

心室安全起搏（Ventricular Safety Pacing，VSP）仅在心房起搏后启动。心房起搏脉冲发放后，在心室通道开启 PAVB，紧随其后为交叉感知窗，交叉感知窗间期为 PAVB 结束至 AP 后 70～120 ms 处，不同品牌起搏器有所不同（详见第八章）。交叉感知窗内心室通道如果有感知事件出现，此时起搏器不必鉴别该事件为交叉感知还是自身 QRS 波，起搏器都会在交叉感知窗结束后发放心室起搏脉冲。如果交叉感知窗中心室通道感知到的是心房起搏脉冲信号（即交叉感知），VSP 可以避免交叉感知所导致的心室起搏抑制。如果交叉感知窗中心室通道感知事件是自身 QRS 波，因 AV 间期较短，心室起搏脉冲位于自身 QRS 波后的绝对不应期中，成为无效刺激，不会导致竞争性起搏。

五、心室后心房不应期及总心房不应期

心室后心房不应期（Post Ventricular Atrial Refractory Period，PVARP）由心室起搏或感知事件在心房通道启动，PVARP 的初始部分为心室后心房空白期（Post Ventricular Atrial Blanking，PVAB），PVAB 在部分品牌起搏器被称为交叉空白期（如百多力起搏器），PVAB 内心房通道不会感知任何信号。PVAB 后 PVARP 的部分，心房通道有感知功能，此间期内的心房感知事件会被标记为不应期内心房感知事件，不会重整起搏频率间期，也不会触发 SAV 间期，但会被起搏器记录并与很多功能的运行相关，如自动模式转换、室性早搏反应、非竞争性心房起搏等。

PVARP 用于防止心房通道的交叉感知（感知心室起搏脉冲信号）、远场感知（感知到心室 QRS

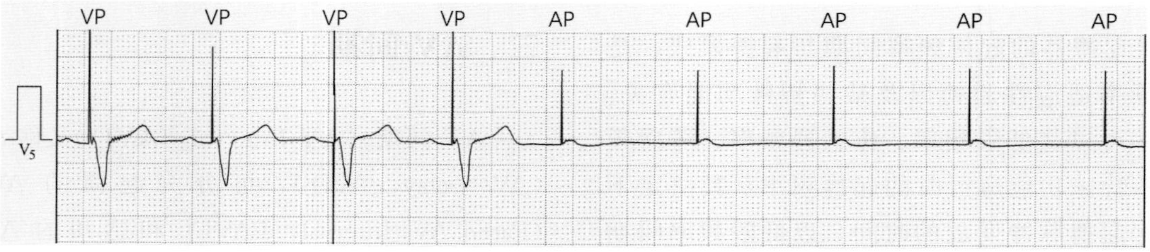

图 1-33　交叉感知导致的心室起搏抑制（耿旭红供图）

双腔起搏器植入术后，图中起始 4 个心搏为起搏器在感知自身 P 波后触发心室起搏（VP），其后 5 个心房起搏（AP）后未见自身下传 QRS 波及心室起搏脉冲发放，考虑为心室通道感知了心房起搏脉冲信号，从而抑制了心室起搏脉冲的发放

波、T 波）对于起搏器功能的影响（图 1-34），同时也可以防止逆传 P 波被心室跟踪而诱发起搏器介导性心动过速（Pacemaker Mediated Tachycardia，PMT）。

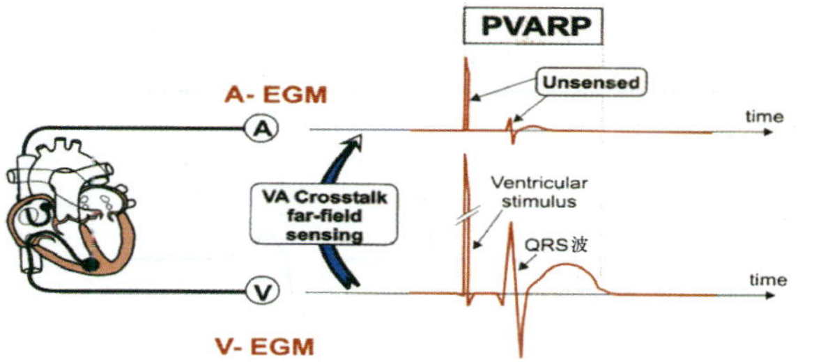

图 1-34　PVARP 示意图

图中显示当起搏器发放一个心室起搏脉冲夺获心室后，心室通道（V-EGM）中可以见到有一个钉样刺激脉冲信号与一个 QRS 信号，在心房通道（A-EGM）相应位置也可以看到矮小一点的类似信号，PVARP 的目的就是避免起搏器感知这些不需要被感知的信号

总心房不应期（Total Atrial Refractory Period，TARP）= AVI + PVARP，在 DDD（R）、VDD 模式下，总心房不应期的长短决定 2∶1 阻滞点（图 1-35）。大多数起搏器中，AV 间期及 PVARP 为可程控参数，总心房不应期为计算所得。但百多力起搏器总心房不应期和 AV 间期为可程控参数，PVARP 为计算所得；如果总心房不应期为固定值，AV 间期设置较长，会导致 PVARP 过短。基于此，百多力起搏器额外增加了一个可程控参数——最短 PVARP，用于避免由于 AV 间期设置过长而导致的 PVARP 过短。

六、心室不应期

心室不应期（Ventricular Refractory Period，VRP）由心室起搏或感知事件（包括室性早搏）在心室通道启动，为可程控参数。心室不应期初始部分为心室空白期，心室空白期内对任何信号不产生感知；出现在空白期后心室不应期内的感知事件会被标记为心室不应期感知，不会重整起搏频率间期，但会重整心室噪声采样期（美敦力起搏器噪声采样期等于心室不应期，其他品牌起

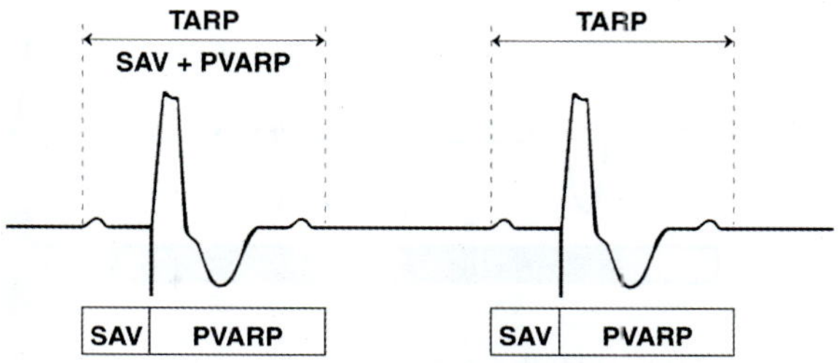

图 1-35　总心房不应期与 2∶1 阻滞示意图

在 DDD(R)、VDD 模式下，SAV＋PVARP＝TARP，决定 2∶1 阻滞点。假设 SAV 为 150 ms、PVARP 为 250 ms，则 TARP 为 400 ms，那么当自身心房频率超过 150 次/分时，即会发生 2∶1 房室传导阻滞。SAV＝感知的 AV 间期；PVARP＝心室后心房不应期；TARP＝总心房不应期

搏器心室噪声采样期多明显短于心室不应期），部分品牌起搏器会重整 PVARP 及上限跟踪频率（美敦力起搏器）。

心室不应期用于防止心室起搏或感知事件后自身 QRS 波再次被心室感知、T 波被心室感知而导致的起搏器工作异常。

七、VA 间期

VA 间期（VA Interval，VAI）又称心房逸搏间期（Atrial Escape Interval，AEI），是指双腔起搏器中心室起搏或感知事件至下一个心房起搏事件的间期。VA 间期属于非程控参数，为计算所得，VAI＝起搏频率间期－PAV 间期。在以下情况下，心房起搏脉冲由 VA 间期触发：

1. 在 DDI(R) 模式工作时，心房起搏由 VA 间期触发。

2. 采用改良心房计时的起搏器在 DDD(R) 模式工作状态下，出现房室失同步时（如室性早搏、起搏器文氏传导、因特殊功能导致 AV 间期明显变化时），下一次心房起搏由 VA 间期触发。

3. 在采用心室计时的起搏器以 DDD(R) 模式工作时，心房起搏脉冲由 VA 间期触发。

4. 波士顿科学起搏器的计时方式与其他品牌起搏器有所不同，DDD(R) 模式下，心室起搏事件后，下一个心房起搏脉冲由 VA 间期触发（图 1-36）。

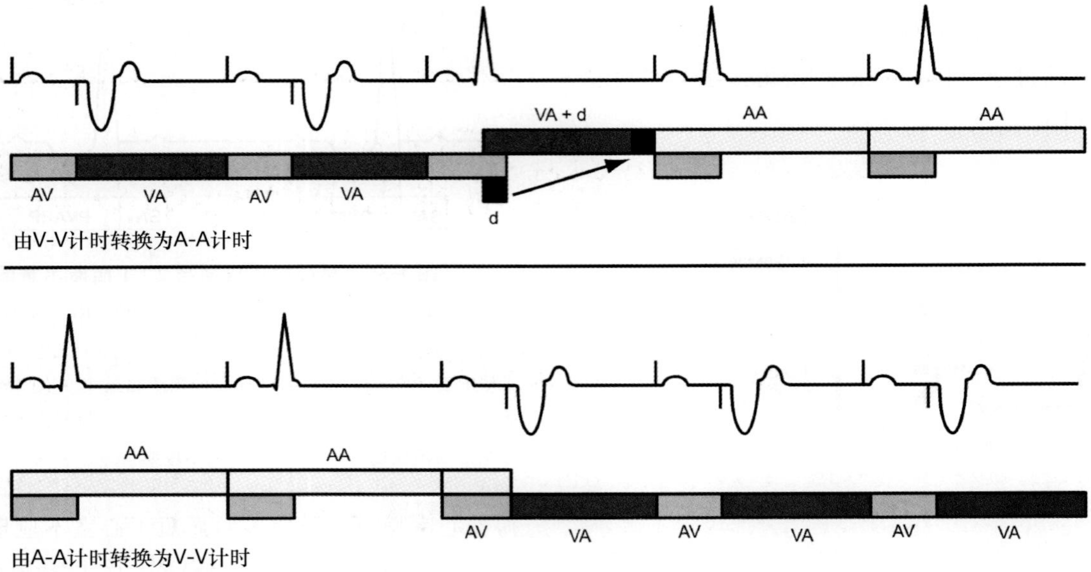

图 1-36　波士顿科学起搏器计时示意图

八、上限跟踪频率

上限跟踪频率（Upper Tracking Rate，UTR）又称最大跟踪频率（Maximum Tracking Rate，MTR），其目的是限制在心房跟踪模式下，快速性房性心律失常发生时触发过快频率的心室起搏。在 VDD、DDD(R) 模式下，上限跟踪频率由心室感知或起搏事件触发（美敦力起搏器不应期内的心室感知事件同样会启动上限跟踪频率限制）(图 1-2)。

（吉亚军　陈顾江　李则林　张余斌）

第二章　窦性节律管理

第一节　鼓励自主心律功能

传统的右心室心尖部的起搏会导致心室失同步、左心室结构改变以及增加心力衰竭（心衰）住院的风险，是一种有悖于正常生理状态的起搏模式。右心耳部位的心房起搏，也存在诸多的弊端，如房间传导时间延长有引起折返性房性心律失常的可能、左心房充盈时间缩短及左右心房不同步收缩造成心输出量减少、不必要的心房起搏增加耗能等。这些情况对于没有频率应答功能的AAI或DDD起搏而言，由于基础起搏频率较低，相对影响较小。而对于具有频率应答功能的AAIR或DDDR起搏模式而言影响较大，因为高于基本起搏频率但低于传感器频率的窦性激动都将被抑制，从而导致心房起搏比例增加。

因此，各个起搏器厂家都有鼓励自身窦性节律，使起搏器工作更接近人体正常的生理规律，同时降低起搏百分比和电池能耗的相关起搏器功能。根据运作原理基本可以分为两类。一类是以感知或搜索到自身节律后降低起搏频率的功能，如美敦力公司的窦性优先功能，Vitatron公司的心房滞后、精确的心房起搏、条件滞后，圣犹达公司的滞后频率功能，波士顿科学公司的频率滞后功能，百多力公司的频率滞后、重复频率滞后、扫描频率滞后功能。一类是根据患者的活动状态主动降低起搏频率的功能，如Vitatron公司的夜间低限频率，百多力公司的夜间模式，美敦力公司的睡眠功能，圣犹达公司的休息频率等。

窦性优先功能——美敦力

窦性优先功能（Sinus Preference）是美敦力公司设计的一种在双腔频率应答模式（DDDR）下尽可能增加对自身P波的跟踪，减少心房起搏的程序。它可以使一些低于传感器频率，但不是特别慢的窦性激动能够自主激动心房，降低心房起搏比例。其运作原理如下：

一、相关程控设置（图2-1）

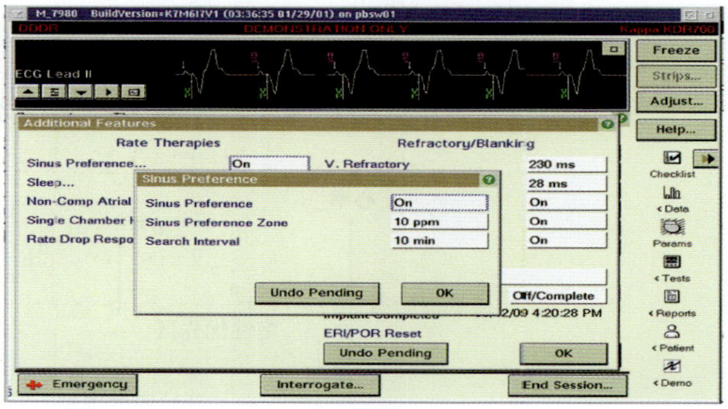

图2-1　窦性优先的程控设置

1. 窦性优先区（Sinus Preference Zone）：为实现窦性激动优先的目的，该程序首先设定一个频率范围，上限为传感器频率；下限为从传感器频率起始下降一定范围，并高于起搏器低限频率的某一水平；这个频率区间称为窦性优先区。程控范围：3次/分、5次/分、10次/分、15次/分、20次/分；默认设置10次/分。该频率区间可随传感器频率的变化而变化，但两者之间的差值始终保持不变。

2. 搜索间期（Search Interval）：搜索自身窦性节律的时间间隔；程控范围：5 min、10 min、20 min、30 min 可选，默认设置 10 min。

二、运作方式

窦性优先功能有两种运作模式，分别是窦性搜索模式和窦性突破模式。

1. 窦性搜索模式（Sinus Search Operation）：当起搏器以传感器频率工作时，如果窦性激动的频率一直不能增快并超过传感器频率时，起搏器将间隔一定的时间区限（搜索间期）后，逐渐下降起搏频率，如果在窦性优先区内的某一点感知到自身心房激动，即开始窦性跟踪，心房起搏被抑制。此后，只要不低于窦性优先区下限的窦性激动都将抑制心房起搏脉冲的发放。当窦性激动的频率持续低于窦性优先区的下限并触发连续 8 次心房起搏事件时，窦性优先功能失活，起搏器将逐渐提高起搏频率至传感器频率，并维持到下一次搜索间期的到来（图 2-2）。

2. 窦性突破模式（Sinus Breakthrough Operation）：在以传感器频率起搏时，如果窦性激动的频率增快并超过传感器频率，则起搏器将跟踪自身窦性节律；此后，即使窦性频率下降低于传感器频率，只要不低于窦性优先区下限，都将抑制心房起搏脉冲的发放。当窦性激动的频率持续低于窦性优先区的下限并触发连续 8 次心房起搏事件时，窦性优先功能失活，起搏器将逐渐提高起搏频率至传感器频率并重置搜索间期；反之，窦性优先功能都将持续有效（图 2-3）。

三、与其他功能的相互影响

1. 心房优先起搏和窦性优先功能不能同时启用。

2. AAIR<=>DDDR（MVP 模式）模式下无法开启，只有在 DDDR 模式下可以开启。

3. 窦性优先功能在因快速心房事件发生模式

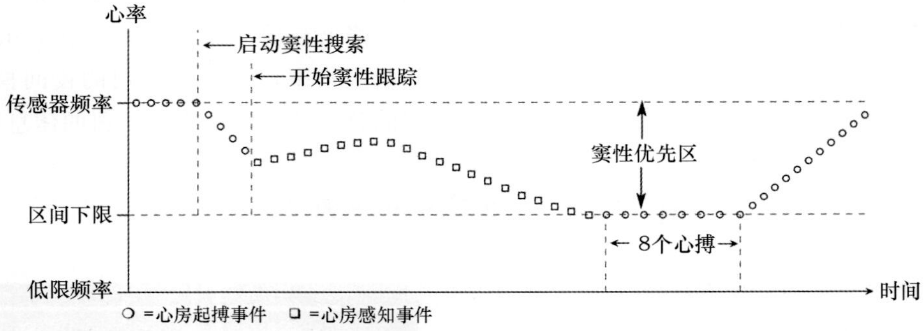

图 2-2 窦性搜索模式运作示意图

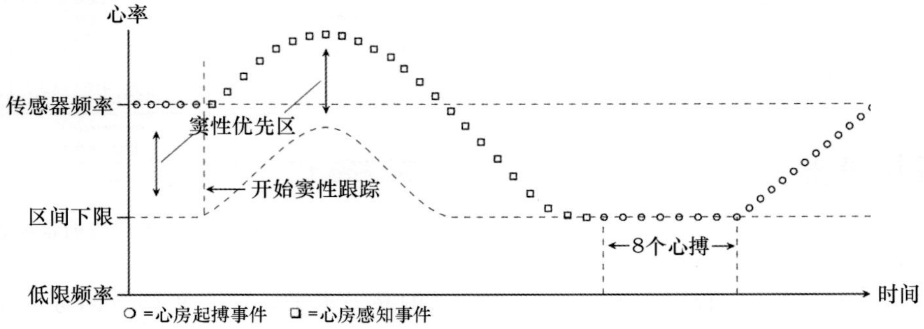

图 2-3 窦性突破模式运作示意图

转换、起搏器转为非心房跟踪模式时将暂时关闭，直到起搏器重新恢复心房跟踪模式时再次开启。

窦性优先功能是对频率适应性起搏的一种改良，其目的是尽可能地减少不必要的心房起搏，但不会为了减少心房起搏而放弃频率适应性起搏；因为频率适应性起搏也是模仿窦房结变时功能的生理性起搏功能；因此，窦性优先区的下限总是高于起搏器的低限起搏频率。

睡眠功能——美敦力

美敦力公司的睡眠功能（Sleep Function）可以在一个特定的睡眠周期，以较低的睡眠频率取代低限频率起搏，从而降低起搏比例；该功能可用于所有的起搏模式。

一、相关程控参数

睡眠功能可以程控打开或关闭（On/Off），其打开后有 3 个程控参数：

1. 上床时间（Bed Time）：12：00AM，12：15AM，12：30AM……11：45PM；默认 10：00PM。

2. 清醒时间（Wake Time）：12：00AM，12：15AM，12：30AM……11：45PM；默认 08：00AM。上床时间和清醒时间必须至少相差一个小时。

3. 睡眠频率（Sleep Rate）：30 次/分、35 次/分、40 次/分……90 次/分（除外 65 次/分和 85 次/分）；默认 50 次/分。

二、运作方式

1. 在设定好的上床时间后的 30 min 内，起搏器将逐渐降低起搏频率至睡眠频率（图 2-4）。在睡眠期间起搏频率保持不变（图 2-5），直到程控

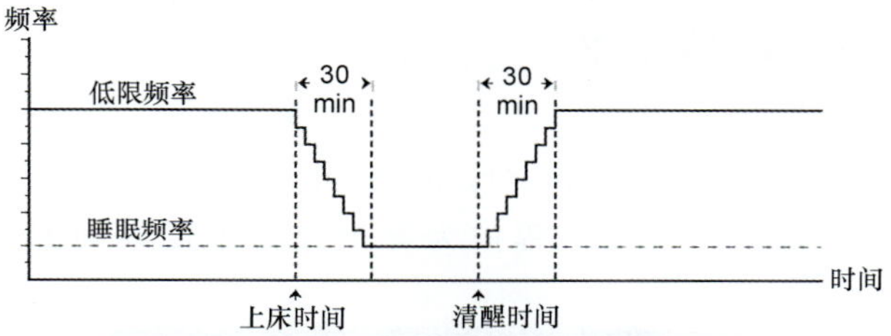

图 2-4　睡眠功能运作示意图

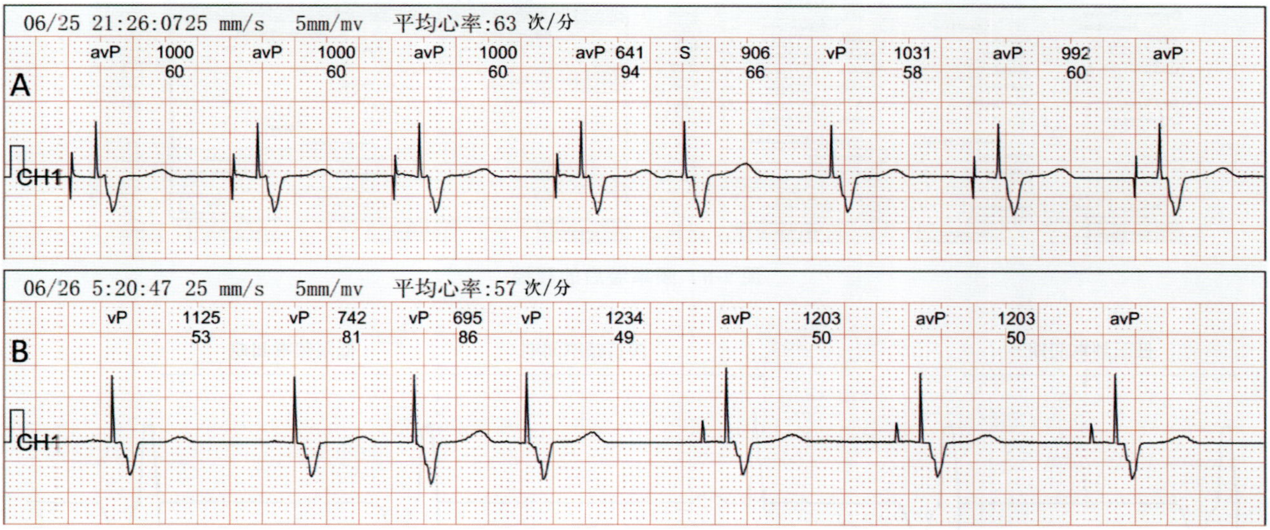

图 2-5　睡眠功能运作实例

美敦力 Relia RED01 双腔起搏器，低限频率 60 次/分，上限跟踪频率 130 次/分，PAV 间期150 ms，SAV 间期 120 ms；睡眠功能开启，Sleep Rate 50 次/分，Bed Time 10：00PM，Wake Time 06：30AM。图 A 为非睡眠时间起搏器以低限频率工作，图 B 为起搏器以睡眠频率工作

设置的清醒时间。在程控设置的清醒时间之后的30 min内，起搏器逐渐提高起搏频率至低限频率或传感器频率。

2. 在起搏器上放置磁铁或程控头将终止睡眠功能，起搏频率恢复至低限频率，睡眠功能将在下一个上床时间重新启动。

3. 当睡眠功能处于激活状态时，频率骤降反应（Rate Drop Response ，RDR）功能暂时失效。睡眠功能与心房优先起搏（Atrial Preference Pacing）功能不能同时开启。

单腔滞后与频率滞后功能——美敦力

美敦力起搏器的单腔滞后（Single Chamber Hysteresis）功能在感知到自主心律时以滞后频率工作，以鼓励自主心律，减少不必要的起搏，单腔滞后功能仅适用于单腔起搏模式，在AAI、ADI、VVI、VDI、AAT和VVT模式下可用。在ICD平台起搏器如Enrhythm/Advisa系列此功能称为频率滞后（Rate Hysteresis）。

一、程控参数（图 2-6）

单腔滞后：40次/分、50次/分、60次/分；OFF。滞后频率无法程控为等于或高于低限频率，也不宜低于低限频率值30次/分以上，以避免心率骤降。

二、运行方式

单腔滞后功能开启后，当感知到自主心律时，起搏器会立即以滞后频率工作，滞后频率设置多低于低限频率，以鼓励自主心律的出现。当自主心律低于滞后频率时，起搏器以滞后频率起搏一次后会导致单腔滞后的失活，起搏器工作频率恢复至低限频率以保证必要的起搏心律支持（图2-7）。

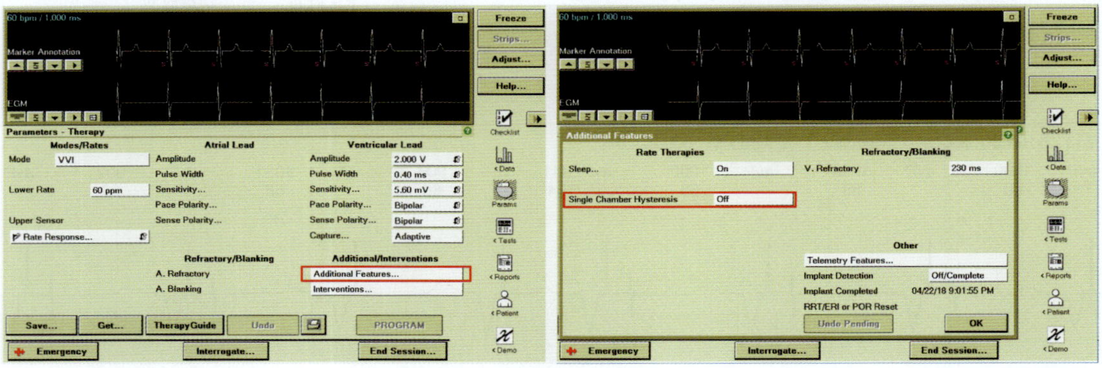

图 2-6 频率滞后的程控

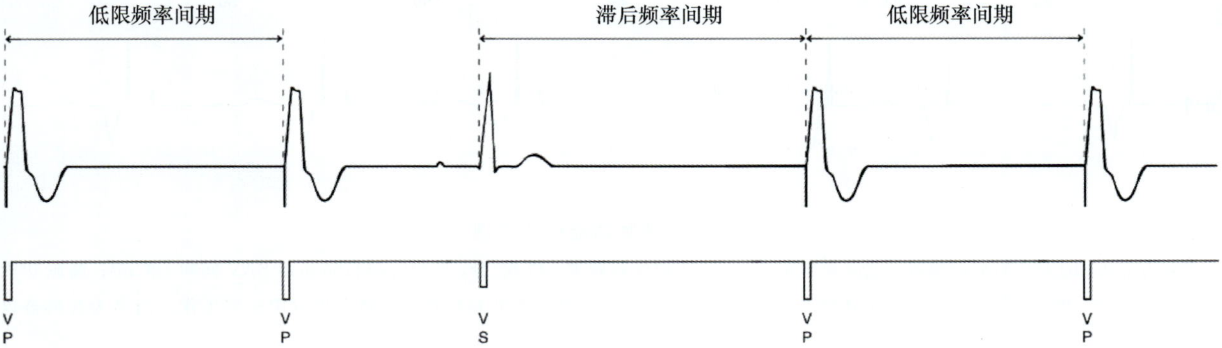

图 2-7 单腔滞后运作示意图

三、与其他功能的相互影响

1. 心房优先起搏：单腔滞后功能与心房优先起搏、心房频率稳定及室率稳定程序不能同时开启。

2. 睡眠功能：当睡眠频率程控设置等于或低于滞后频率时，睡眠功能运行时单腔滞后功能不能激活。

心房滞后功能——Vitatron

Vitatron 公司的心房滞后（Atrial Hysteresis）功能通过延长逸搏间期来鼓励更多的自身心房事件，降低心房起搏比例。心房滞后功能在 DDD(R)、VDD(R) 及 AAI(R) 模式下运行；该功能无法被程控关闭，如果开启精确的心房起搏（Refined Atrial Pacing）功能，起搏器自动关闭心房滞后功能。不同型号起搏器、不同起搏模式下的心房滞后功能运行略有差异。

一、激活条件

1. 双腔模式：DDD(R)、VDD(R) 模式下（图 2-8，图 2-9），跟踪窗口（具体概念参见 Vitatron 生理性频率带章节）内的心房感知事件（AS）启动心房滞后功能，一次心房起搏事件或心室起搏事件（VDD 模式）后暂停。

2. 单腔模式：在 AAI(R) 模式下，心房滞后功能则会在任一心房感知事件后启动，一次心房起搏事件后暂停。

二、滞后值

1. Vitatron CA1、CA3 及 TA1 起搏器：心房逸搏间期延长值为 40 ms；其他产品在 DDDR 模式下的延长值为 64 ms，在 DDD 及 AAI(R) 模式下为 40 ms。

2. VDD(R) 模式：在 VDD(R) 模式下心房滞后功能尤为重要。其心室逸搏间期延长值为低限频率间期的 12.5%；更长的逸搏间期使得自身窦性频率较慢时也能维持房室同步，保持心房辅助泵的作用（图 2-9）。

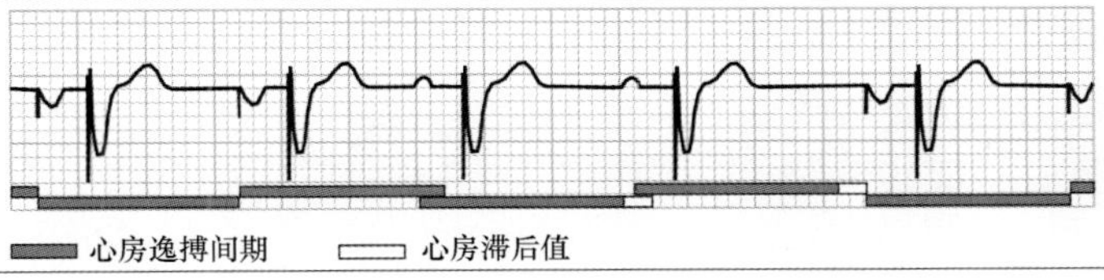

图 2-8　DDD(R) 模式下心房滞后运作示意图

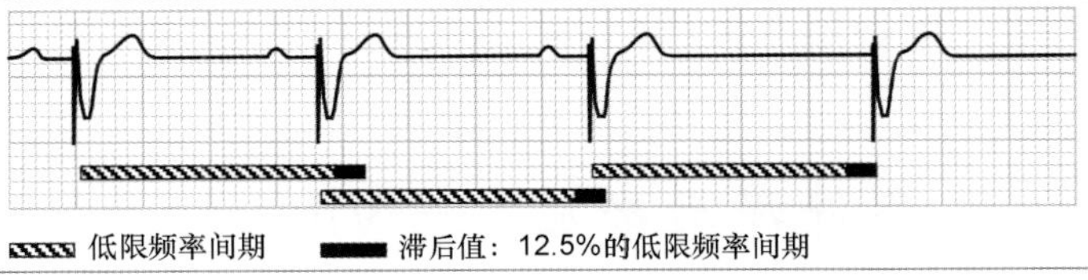

图 2-9　VDD(R) 模式下心房滞后运作示意图

精确的心房起搏功能——Vitatron

Vitatron 公司的精确的心房起搏（Refined Atrial Pacing，RAP）功能与心房滞后（Atrial Hysteresis）功能一样，通过延长逸搏间期来鼓励更多的窦性心律，从而减少心房起搏比例，相比后者，精确的心房起搏功能的延长量更大。

精确的心房起搏功能在 DDD(R) 及 AAIR 模式可以程控开启或关闭，其心房逸搏间期延长值程控范围：100 ms—(25 ms 递增)—200 ms，从而能更大程度也更灵活地鼓励窦性心律出现。但要注意的是，该延长值的设定受最大起搏频率的限制，其值的设定不能使起搏间期延长大于最大起搏频率减去 30 次/分的间隔（例如最大起搏频率 150 次/分，起搏间期 400 ms；150－30＝120 次/分，起搏间期 500 ms；因此心房逸搏间期的延长值不能超过 100 ms）。可以通过调整心房起搏的滞后值和最大起搏频率使之相适应（图 2-10）。

RAP 功能开启后，心房滞后功能自动关闭；当其关闭时或在 VDD(R) 模式下，心房滞后功能自动开启（图 2-11）。

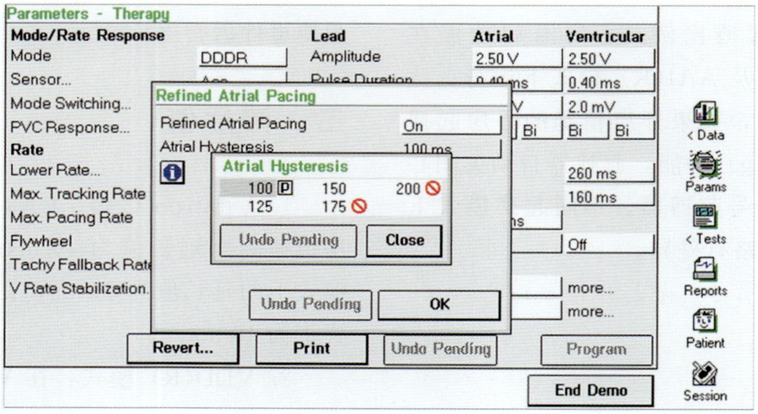

图 2-10　RAP 的程控

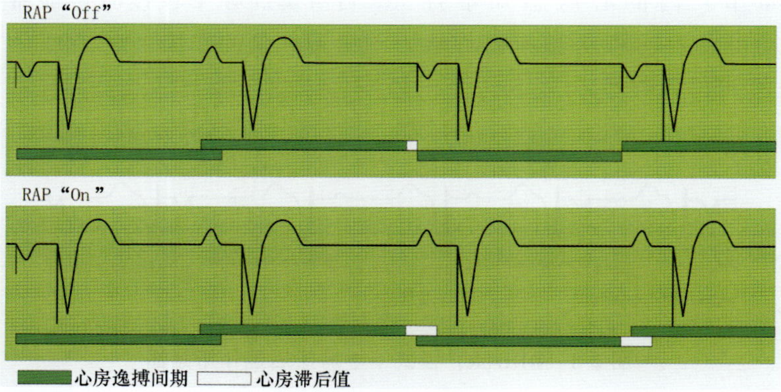

图 2-11　RAP 开启（On）与关闭（Off）的差异

条件滞后功能——Vitatron

Vitatron 公司的条件滞后（Conditional Hysteresis）功能仅适用于单腔起搏器，在 VVI、VVT、AAI 及 AAT 模式下运行，在双腔起搏器中即使程控为单腔起搏模式也无法开启。

一、条件滞后频率带

条件滞后频率带的下限为滞后频率，等于低限频率－频率滞后值［0 次/分—(5 次/分递增)—

30次/分，可程控]，且滞后频率不能低于40次/分；频率带上限等于低限频率+15次/分。

二、运作方式

条件滞后功能开启后，首先以低限频率为基准规定了一个条件滞后频率带，起搏器根据落在该带中的平均心房率的不同，确定不同的滞后频率起搏；在鼓励自身心律的同时防止频率骤降带来的不适或不良事件。起搏器根据落在该频率带中的平均心房率的不同位置，将条件滞后频率带分为三块区域：

1. 低限频率至频率带下限（滞后频率），包括低限频率在内。

2. 低限频率至频率带上限（低限频率+15次/分），并且平均心房率更接近于频率带上限。

3. 低限频率至频率带上限，并且平均心房率更接近于低限频率。

如图2-12所示，若平均心房率落在滞后频率带的区域①中，如果发生频率骤降事件，自身心房率低于滞后频率带下限（⑥）时，起搏器首先会以滞后频率发放一次起搏脉冲，之后以低限频率（⑤）发放起搏脉冲。若平均心房率落在滞后频率带的区域②或③中，如果发生频率骤降事件，起搏器发放的第一个起搏脉冲的频率将处于低限频率至滞后频率之间，之后以低限频率起搏。当在区域②中时，第一个起搏脉冲的频率会更接近于低限频率；当在区域③中时，第一个起搏脉冲会更接近于滞后频率；起搏脉冲发放的位置与平均心房率有关，二者之间线性相关。

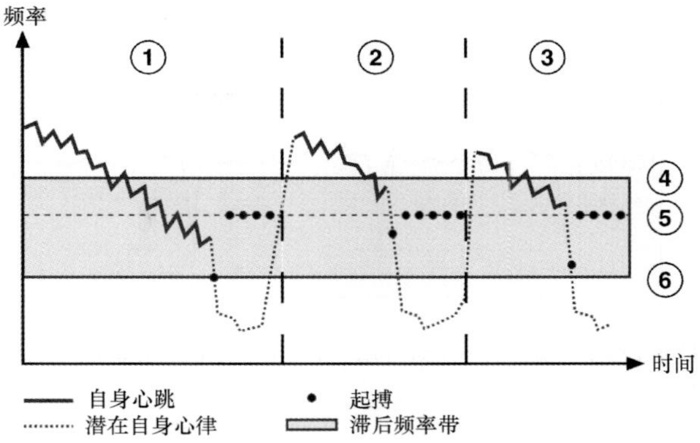

图2-12　条件滞后功能运作示意图

夜间低限频率功能——Vitatron

Vitatron公司起搏器的夜间低限频率（Night Lower Rate）功能允许起搏器在夜间睡眠时间内以低于低限频率进行起搏，以模拟正常心脏在夜间心率逐渐变慢至最低心率这一生理现象。降低夜间的起搏频率可以增加患者的舒适度，降低起搏百分比；同时减少电能消耗、延长起搏器工作时间。在所有起搏模式下均可运行（除OOO模式外）。

一、相关程控参数

1. 夜间低限频率（Night Lower Rate）：40次/分—(5次/分递增)—130次/分。

2. 夜间起始时间（Start of Night）：18:00—(5 min递增)—02:55。

3. 夜间结束时间（End of Night）：04:00—(5 min递增)—11:55。

需要注意的是，夜间低限频率的启动/终止取决于起搏器内置时间，因此当患者所处时间与起搏器时间不一致时（例如跨时区旅行），则可能给患者造成不便，这时需要及时程控调整起搏器时间。

二、运作方式

当起搏器时间到达夜间起始时间时，起搏器将从低限频率/传感器频率开始逐渐降低起搏频率至夜间低限频率（图2-13）；当起搏器时间到达夜间结束时间时，起搏频率逐渐升高至低限频率/传感器频率。整个频率变化过程相对平缓，从60次/分降至50次/分大约需要10 min，以避免频率的突然变化给患者带来不适（图2-14）。

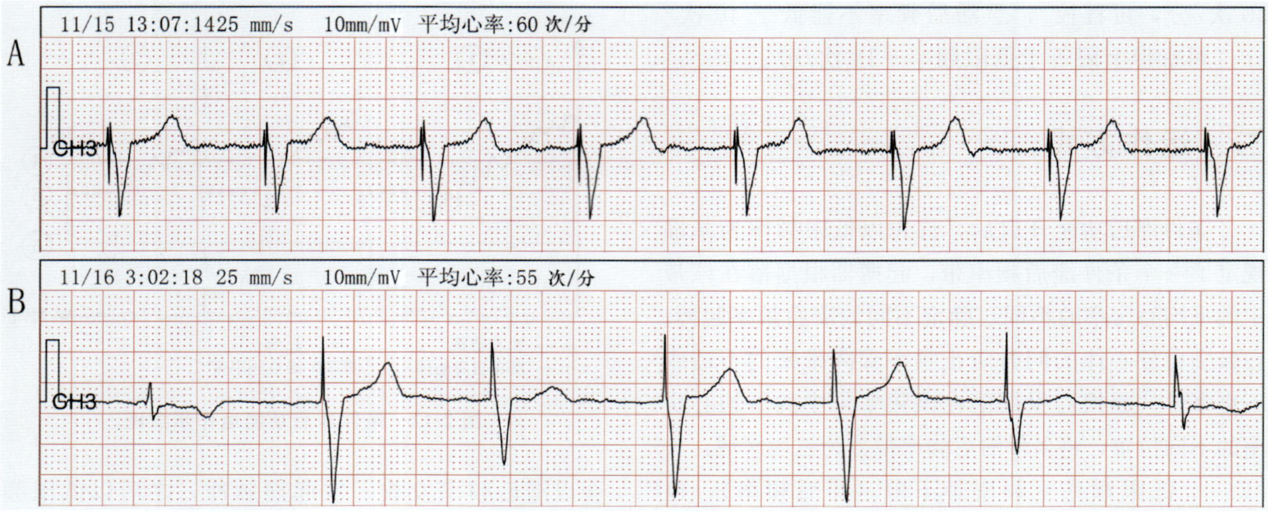

图 2-13　夜间低限频率实例

Vitatron C10S 单腔起搏器，设置模式 VVI，低限频率 60 次/分，夜间低限频率 55 次/分，夜间起始时间 22:00，夜间结束时间 06:00。图 A 为白天以低限频率起搏，图 B 为夜间以夜间低限频率起搏

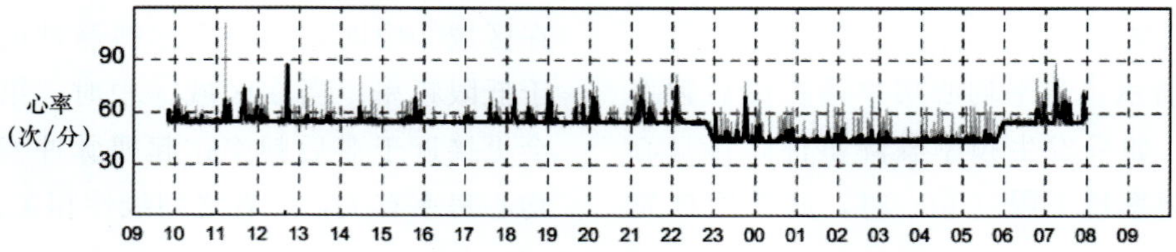

图 2-14　夜间低限频率趋势图

滞后频率功能——雅培（圣犹达）

圣犹达公司的滞后频率（Hysteresis Rate）功能是一个低于基本起搏频率的设置，以鼓励患者自身节律。可在 DDD（R）、VDD（R）、AAI（R）、AAT（R）以及 DDI（R）、DVI（R）、VVI（R）、VVT（R）模式下运作。

一、相关程控设置（图 2-15）

1. 滞后频率（Hysteresis Rate）：

程控范围：Off；30 次/分—（5 次/分递增）—

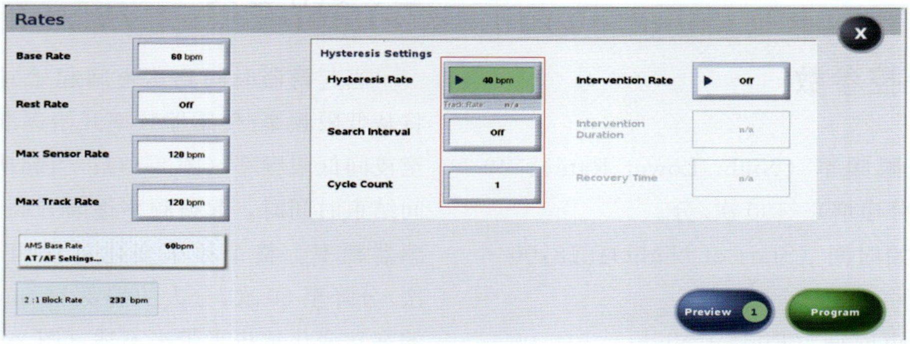

图 2-15　滞后频率功能的程控设置

130 次/分；130 次/分—(10 次/分递增)—150 次/分。在 Accent 系列为 Off；30 次/分—(5 次/分递增)—150 次/分。CRT-D 及 ICD 起搏器中为：Off；30 次/分—(5 次/分递增)—95 次/分。默认“Off”。

2. 搜索间期（Search Interval）：

程控范围：Off，1 min，5 min，10 min，15 min，30 min；默认设置“5”，起搏器会每隔 5 min 搜索 1 次。

3. 搜索周期（Cycle Count）：

程控范围：1，2…16；默认值为“1”。如选择“1”，每次搜索将降低起搏频率 1 次；在以滞后频率工作时，如果发生 1 次起搏则该功能失活。

二、运作方式

1. 滞后频率被程控打开时，在基本起搏频率之上的自身感知事件将激活滞后频率功能。起搏器也可以定时（搜索间期）将起搏频率降低至滞后频率以搜索数次（搜索周期）自身心律，如果有自身感知事件，则维持滞后频率；如果未搜索到自身心律，则以滞后频率连续起搏数次（搜索周期）后恢复基本起搏频率。

2. 在 DDD(R)、VDD(R)、AAI(R)、AAT(R) 等以心房为基础的起搏模式下由 P 波触发滞后频率设置（图 2-16），在 DDI(R)、DVI(R)、VVI(R)、VVT(R) 模式下由 R 波触发（图 2-17）。

3. 当传感器驱动频率运作时，滞后频率将失活。当滞后搜索正在运行时，预计的 AICS/VIP 搜索将被推迟。如果 AF Suppression 功能开启时，滞后频率将被自动关闭。

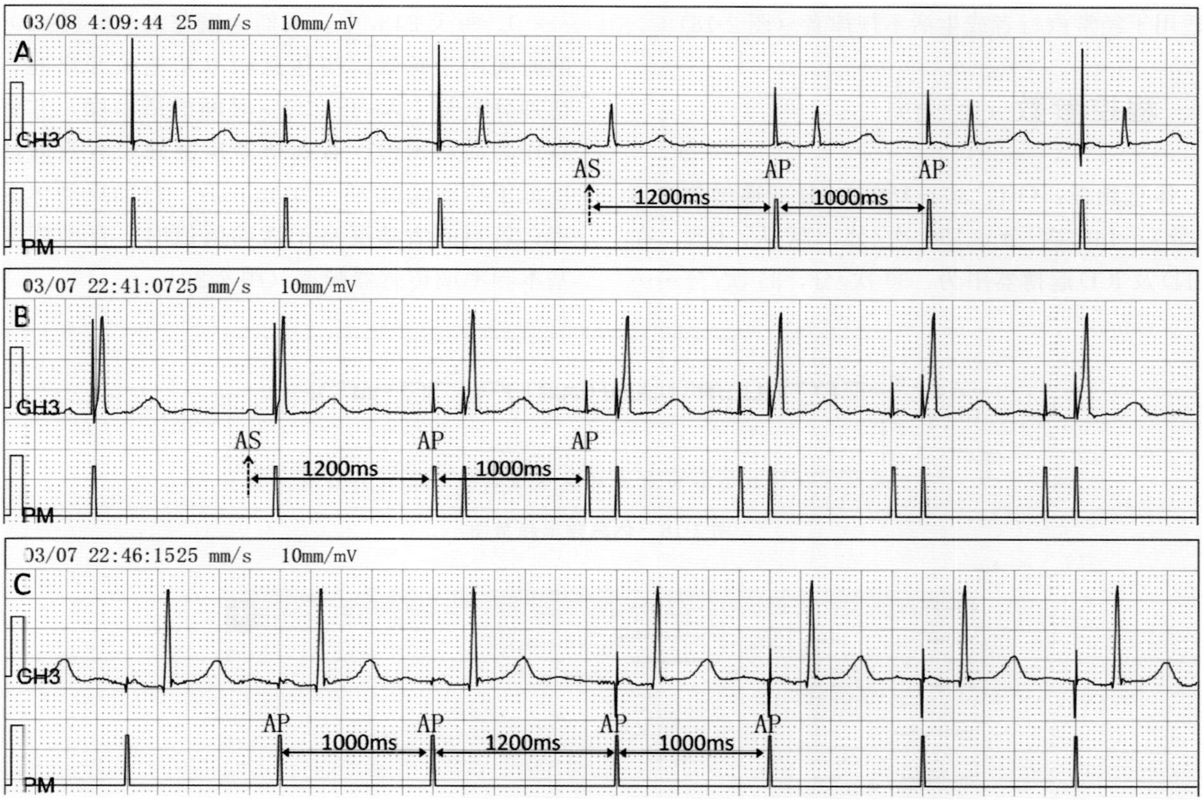

图 2-16　DDD 模式下 P 波触发滞后频率功能

圣犹达 Verity ADx XL DC 5256 起搏器，设置起搏模式 DDD，基本频率 60 次/分，最大跟踪频率 110 次/分，滞后频率 50 次/分，搜索间期 5 min，搜索周期数为 1；上图为非连续记录。图 A 起搏器在感知房性早搏（AS）后触发滞后频率，在 1 次心房起搏（AP）后恢复基本频率起搏。图 B 起始起搏器以滞后频率工作，当滞后频率间期内无自身心房感知后以滞后频率起搏 1 次，然后恢复基本频率；5 min 后起搏器主动降低心房起搏频率至滞后频率 1 次，未搜索到自身心房事件后恢复基本频率起搏（图 C）

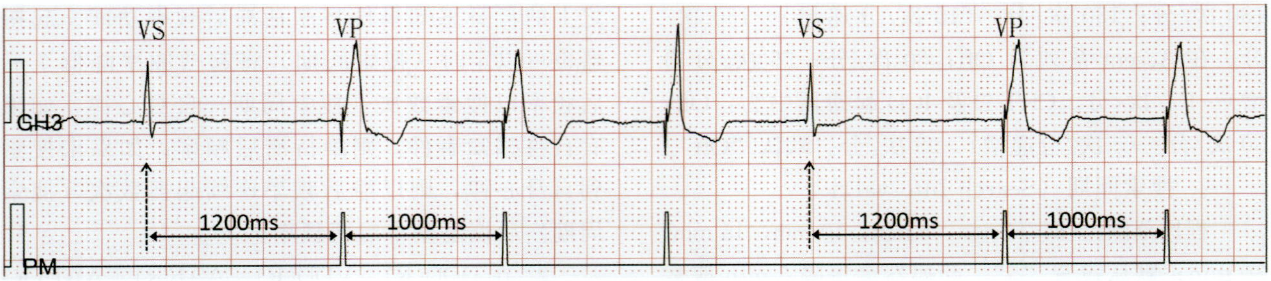

图 2-17　VVI 模式下 R 波触发滞后频率

圣犹达 Zephyr XL DR 5826 起搏器，设置起搏模式 VVI，基本频率 60 次/分，滞后频率 50 次/分，搜索间期关闭，周期数为 1。起搏器在感知自身 R 波（VS）后触发滞后频率，在 1 次心室起搏（VP）后恢复基本频率起搏

休息频率功能——雅培（圣犹达）

当人体处于睡眠状态或长时间的休息状态时，圣犹达的休息频率（Rest Rate）功能允许起搏器将起搏频率降低到低于基本频率。起搏器通过判断患者的活动状态而不是基于时钟触发休息频率功能，故适用于经常旅行者或生活不规律者（图 2-18）。

一、程控参数（图 2-19）

休息频率：Off，30～130 次/分（递增幅度 5 次/分），140 次/分，150 次/分；默认：Off。在 CRTD 及 ICD 起搏器中为：30 次/分，35 次/分……95 次/分。

二、运作方式

1. 每天 24 h 中，人们大概花上 7 h（约 29%）的时间用于睡眠。当休息频率功能被开启时，起搏器分析每 7 天内这 29%时间的活动度，并将该点作为活动阈值。若起搏器检测到患者当前活动度低于活动阈值 15～20 min 后，自动启动休息频率；若当前活动度高于活动阈值时，自动恢复到基本频率或传感器频率（图 2-20）。

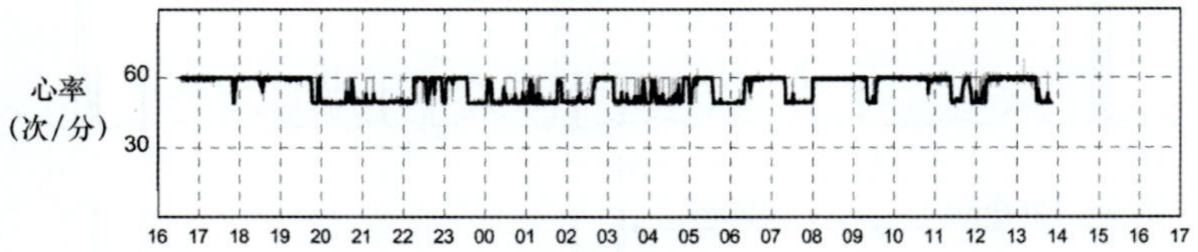

图 2-18　休息频率趋势图

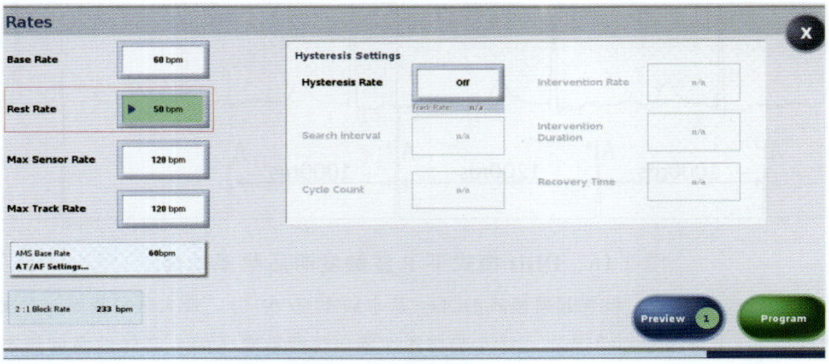

图 2-19　休息频率功能程控界面

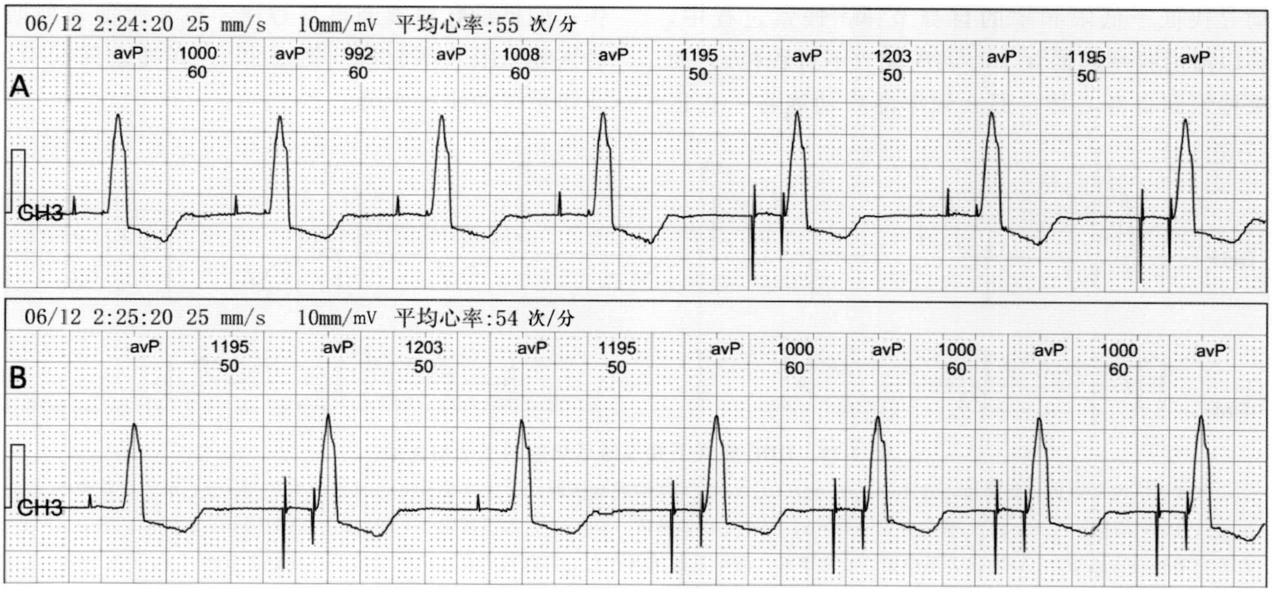

图 2-20　休息频率运作实例

圣犹达 Victory XL DR 5816 起搏器，设置起搏模式 DDD，基本频率 60 次/分，休息频率 50 次/分，最大跟踪频率 110 次/分，滞后频率关闭。图 A、B 为非连续记录，当起搏器感知患者活动度低于活动阈值后启动休息频率（A 图），连续运作约 1 min 后休息频率终止（B 图）

2. 为了保证收集的活动数据的可靠性，在植入后至少 7 天内不建议开启休息频率功能。卧床患者将不测量 7 天内睡眠和清醒之间的活动变化，因此活动阈值保持相同。

3. 休息频率功能运行时，滞后频率、滞后伴搜索和高级滞后功能均暂时失活。模式转换后，当起搏器以 AMS 基本频率工作时，休息频率参数为程控设置的基本起搏频率。

频率滞后功能——波士顿科学

频率滞后（Rate Hysteresis）功能是波士顿科学（Boston Scientific）公司起搏器在感知到自身节律后将起搏频率降低至一预先设定好的值（滞后偏移值），以促进更多的自身心律活动的功能。可在 DDD(R)、DDI(R)、AAI(R) 以及 VVI(R) 模式下运作。

一、相关程控设置

1. 滞后偏移值（Hysteresis Offset）：以低限频率或传感器指示频率为基准，频率滞后的下降值，程控范围“－80 次/分，－75 次/分……－5 次/分，Off；默认 Off”。

2. 滞后搜索（Search Hysteresis）：确定是否开启滞后搜索及搜索间隔的心动周期数，程控范围“Off，256，512，1024，2048，4096；默认 Off”；搜索间隔的心动周期必须为连续的起搏事件。

二、运作方式

1. 在 DDD、DDI 及 AAI 模式下：不应期外的心房感知事件激活频率滞后功能，在一次心房起搏后终止（图 2-21），或在 DDD 模式下自身心房频率超过最大跟踪频率（MTR）后终止。

2. 在 VVI 模式下：则是由不应期外的自身心室事件激活频率滞后功能，在一次心室起搏后终止。

3. 在频率应答模式下：根据传感器指示频率和程控设置的滞后偏移值确定一个“动态的”滞后频率（图 2-22）。

4. 如果开启滞后搜索：起搏器会间隔一定数量的心动周期后，将起搏频率降至滞后频率，主动寻找低于低限频率的自身节律。搜索过程中，会以滞后频率起搏 8 个心动周期（不可程控）；如果搜索到自身心律，那么频率滞后功能将一直运作；如果没有搜索到自身心律，在 8 次搜索周期后恢复低限频率起搏（图 2-23）。在搜索周期中，节律平滑功能被禁用。

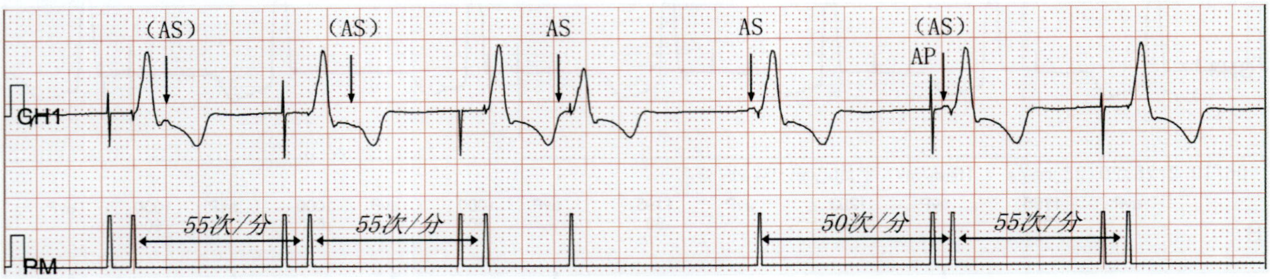

图 2-21　DDD 模式下频率滞后功能的激活与失活

患者因三度房室传导阻滞植入波士顿科学 ALTRUA 40 S404 双腔起搏器，设置模式 DDD，低限频率 55 次/分，最大跟踪频率 130 次/分；PAV 间期 80～150 ms，感知补偿－30 ms；频率滞后偏移值－5 次/分，滞后搜索 256 周期；PVARP 240～250 ms。图中 AS 代表不应期外心房感知，(AS) 代表不应期内心房事件。图中见起搏器存在心房起搏不良，可见缓慢的自身心房节律（↓），起始 3 个心搏起搏器以低限频率起搏，在 AS 事件后激活频率滞后（50 次/分），1 个 AP 事件后失活

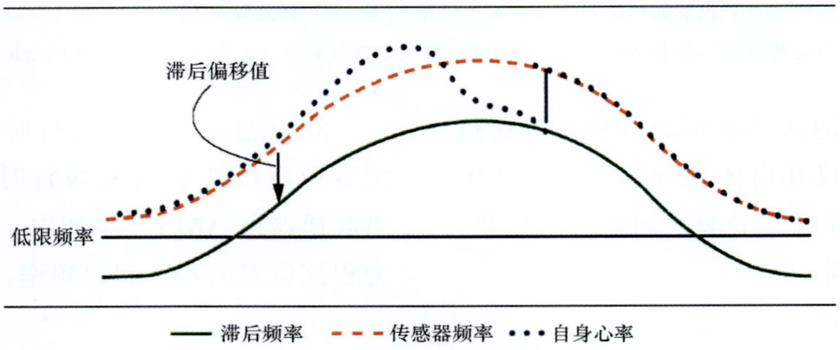

图 2-22　频率应答模式下频率滞后功能运作示意图

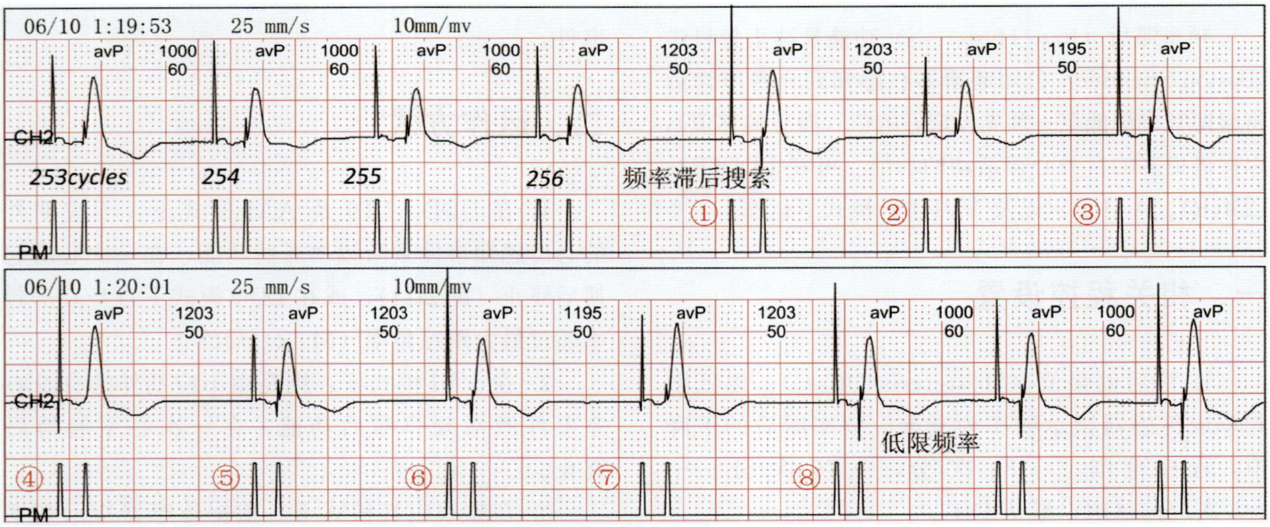

图 2-23　DDD 模式下频率滞后搜索

波士顿科学 ALTRUA 50 S503 双腔起搏器，设置模式 DDD，低限频率 60 次/分，最大跟踪频率 130 次/分；PAV 间期 80～150 ms，感知补偿－30 ms；开启 AV 搜索滞后，搜索间隔 32 个心动周期，AV 延长值 30%；频率滞后偏移值－10 次/分，滞后搜索 256 周期。上图为连续记录，起搏器在连续 256 个心房起搏事件后启动频率滞后搜索，因未搜索到自身心律，8 个搜索周期后恢复低限频率起搏。上图中可见 PAV 间期不等，为 AV 搜索滞后运作所致

频率滞后功能——百多力

百多力公司（Biotronik）鼓励自身节律的相关功能有频率滞后（Rate Hysteresis）、重复滞后（Repetitive Hysteresis）、扫描滞后（Scan Hysteresis）。

一、相关程控参数（图 2-24）

1. 频率滞后（Rate Hysteresis）：是指在基础起搏频率或传感器频率基础上降低起搏频率的幅度，Philos Ⅱ 及以前的起搏器程控范围：Off，−5……(5)……−50 次/分；E 系列起搏器为：Off，−5……(5)……−90 次/分。

2. 重复滞后（Repetitive Hysteresis）：Philos Ⅱ 及以前的起搏器程控范围：Off，1……(1)……10；E 系列起搏器为：Off，1……(1)……15。

3. 扫描滞后（Scan Hysteresis）：Philos Ⅱ 及以前的起搏器程控范围：Off，1……(1)……10；E 系列起搏器为：Off，1……(1)……15。

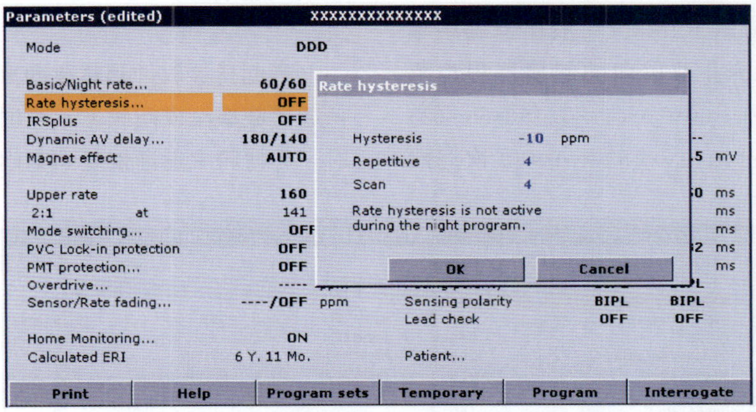

图 2-24　Philos Ⅱ 频率滞后功能程控界面

二、运作方式

1. 频率滞后：在感知自身心搏后，以比基础频率或传感器频率慢的滞后频率（基础频率/传感器频率－频率滞后值）工作，如果在滞后频率间期内没有自身心跳被感知，则以滞后频率发放起搏脉冲，然后恢复基础频率/传感器频率工作。对于开启频率应答功能的起搏器，其滞后频率是动态变化的，但滞后开启后的起搏频率不能低于 30 次/分。

2. 扫描滞后：扫描滞后是频率滞后功能的扩展，当起搏器连续 180 个心房起搏事件后，主动降低起搏频率至滞后频率工作（扫描）数个心动周期（程控的扫描周期个数）。如果其间出现自身心律，则维持滞后频率；如果其间未出现自身心律，则在扫描周期数结束后回到基础频率（图 2-25）。该设置可以提高发现自身心律的机会。

3. 重复滞后：重复滞后也是频率滞后功能的扩展，起搏器在感知自身心搏后以滞后频率工作，抑制起搏器脉冲发放，并重复数个心动周期（可程控）；期间若没有感知到自身心搏，则以滞后频率起搏重复周期数后恢复基础频率/传感器频率。

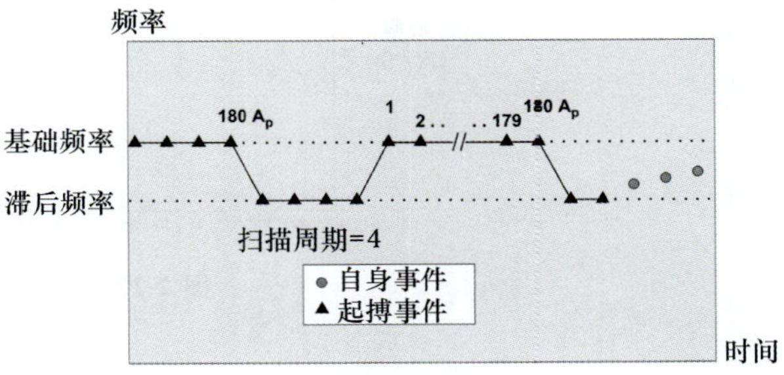

图 2-25　扫描滞后功能运作示意图

后两者必须在频率滞后功能开启的状态下才可以被程控设置。该功能在 DVI 和 DVIR 模式下无法启用，在夜间模式工作时失活或不能低于夜间频率。重复滞后和扫描滞后功能必须在心室自动阈值功能（Active Capture Control）关闭下才可以被激活。

夜间模式——百多力

百多力的夜间模式（Night Mode）与 Vitatron 公司起搏器的夜间低限频率类似，也通过设置夜间频率、夜间起始时间和结束时间来控制起搏器在夜间睡眠时间段降低起搏频率。

一、程控参数（图 2-26）

1. 夜间频率（Night Rate）：一般比基础频率低 5～10 次/分；PhilosⅡ及以前的起搏器程控范围：Off，30……(1)……60……(1)……88……(2)……122……(3)……140……(5)……180 次/分；E 系列起搏器最大频率可到 200 次/分。

2. 夜间开始（Night Begins）：一般晚于睡觉 30 min 开始。

3. 夜间结束（Night Ends）：一般早于起床 30 min 结束。

二、运作方式

当起搏器时钟到达夜间开始时间时，将逐渐降低起搏频率至夜间频率；当时钟到达夜间结束时间时，起搏频率逐渐恢复到基础频率（图 2-27）。

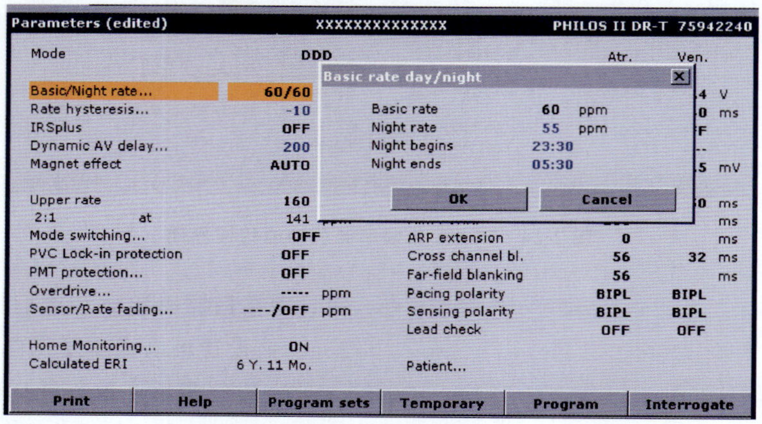

图 2-26　夜间模式程控设置界面

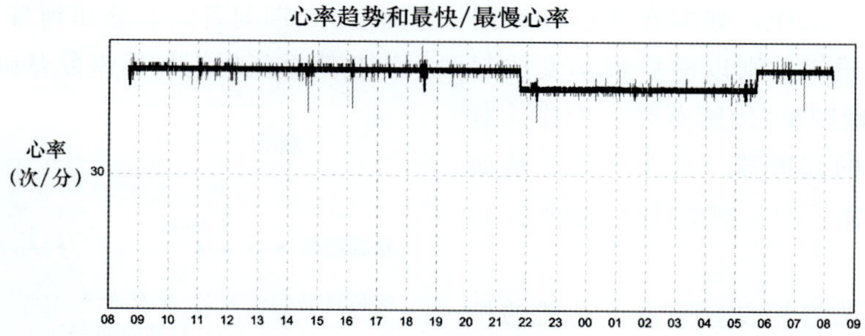

图 2-27　开启夜间模式的心率趋势图

（陈顾江　郑新权　张余斌）

第二节 保持频率平滑功能

生理性频率和生理性频率带——Vitatron

生理性频率（Physiological Rate）和生理性频率带（Physiological Band）是 Vitatron 公司起搏器所特有的一种对心房节律的分类方法。Vitatron 起搏器的许多起搏疗法都会基于该分类方法做出反应；例如飞轮模式（Flywheel），逐跳转换（Beat-to-Beat Mode Switching），房性早搏后反应（Post-PAC Response）等。因此，掌握这些相关概念是分析 Vitatron 起搏心电图的基础。

一、生理性频率和生理性频率带的定义

1. 生理性频率是起搏器根据自身窦性频率计算得出的动态平均值；正如窦性频率不是一成不变的，考虑到心率的自然波动，将生理性频率上下一定的频率范围称为生理性频率带（图 2-28）或生理性窗口（Physiological Window）(图 2-29)。生理性频率带的上限等于生理性频率+15 次/分或 30 次/分（由模式转换灵敏度 Standard/Moderate 决定，可程控），不低于 100 次/分且不超过最大跟踪频率；生理性频率带下限等于生理性频率−15 次/分（与模式转换灵敏度无关）且不低于低限频率或传感器频率。生理性窗口内的心房感知被定义为生理性（窦性）节律；生理性窗口之后的心房感知被归类为缓慢性房性心律失常；生理性窗口之前的心房感知被归类为快速性房性心律失常。

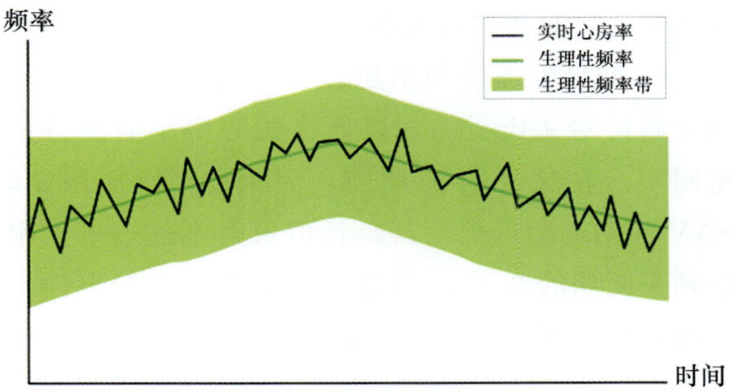

图 2-28　生理性频率和生理性频率带

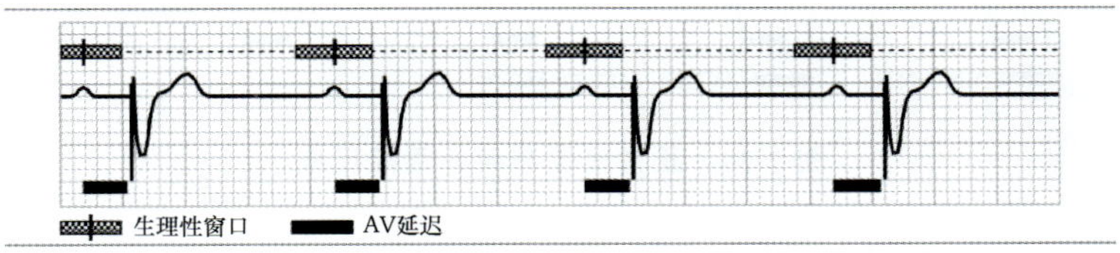

图 2-29　生理性窗口示意图

2. 生理性频率不是一个固定的频率，为了尽可能靠近窦性心律，起搏器根据监测的心房事件，不断更新生理性频率。但不是所有的心房事件（感知和起搏）都将更新生理性频率。只有落在生理性窗口的心房感知才会更新生理性频率。如果感知的心房频率快于平均心房率，则生理性频率每搏上升 2 次/分，反之每搏下降 2 次/分。例如，从 80 次/分的生理性频率在 4 s 内可能降低 10 次/分。心房起搏事件会使生理性频率以每搏 2 次/分的幅度向低限频率或传感器频率靠近（ASP 和 PVC-Astim 时的 AP 除外）。

3. 对生理性频率带产生影响的参数有：

（1）模式转换灵敏度（MS Sensitivity）；

（2）最大跟踪频率（Maximum Tracking Rate，MTR）；

（3）低限频率（Lower Rate，LR）；

（4）最大起搏频率（Maximum Pacing Rate，MPR）。

二、心房跟踪反应

生理性窗口用于心房感知事件的分类但不决定心房跟踪，心房跟踪行为取决于跟踪窗口。多数情况下，生理性窗口与跟踪窗口是相等的，因起搏器参数（模式转换状态 Auto/Fixed 及模式转换灵敏度）设置的不同，跟踪窗的大小也发生相应的变化，在某些情况下，跟踪窗口可能比生理性窗口要长。

1. 落在跟踪窗口内的生理性心房感知事件会触发 AV 延迟，如果在 AV 延迟结束前没有自身心室事件，将发放心室刺激脉冲（图 2-30）。飞轮频率、低限频率或传感器频率决定了跟踪窗口何时结束，如果在跟踪窗口结束时仍未有心房感知事件发生，起搏器将发放心房起搏脉冲。

2. 如果生理性频率超过了最大跟踪频率，将触发起搏器文氏行为，以便在快心房率时维持房室同步。在文氏行为期间，因为受 MTR 限制，SAV 间期逐渐延长，其延长值最大不超过最大跟踪频率间期的 20%；超过这个范围的心房事件不会被跟踪（图 2-31）。然后起搏器将以飞轮频率、传感器频率和低限频率中的最快值起搏心室；或跟踪下一个生理性 P 波，或在心房逸搏间期后发放心房起搏。当心房感知事件频率达到最大跟踪频率的 1.25 倍时将触发模式转换。

3. 当起搏器判断存在缓慢性心律失常时，即在生理性窗口结束前没有心房感知事件；起搏器会在逸搏间期结束时开始起搏（图 2-32B）。逸搏频率采用低限频率、传感器频率、飞轮频率（详见飞轮模式）或运动后反应频率中频率最快者。如果在生理性窗口后、跟踪窗口内有过缓的心房感知事件，将被跟踪起搏（图 2-32C）。

4. 当起搏器感知到快速性房性心律失常时，即在生理性窗口开始之前感知到心房事件，起搏器将模式转换为非跟踪模式（详见 Beat-to-Beat Mode Switching）；一旦房性心动过速结束，将通过 ASP 功能及时恢复房室同步。

5. 对跟踪窗产生影响的参数：

（1）模式转换（Mode Switching）：Auto（生理性频率带上限），Fixed（最大跟踪频率）；

（2）模式转换灵敏度（MS Sensitivity）：Moderate（生理性频率带上限加 30 次/分，下限减 15 次/分）；Standard（生理性频率带上限加 15 次/分）；

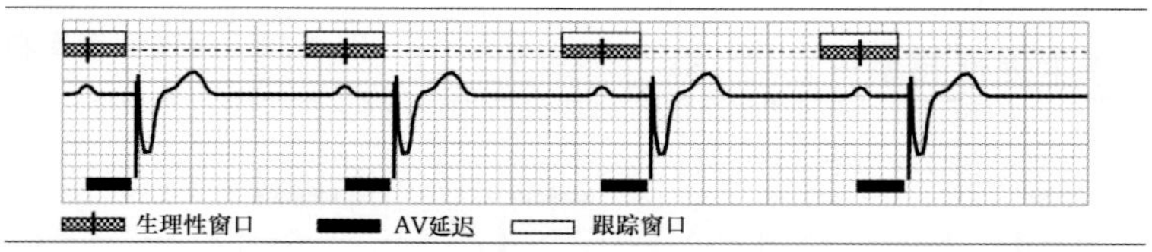

图 2-30　正常窦性节律的跟踪反应

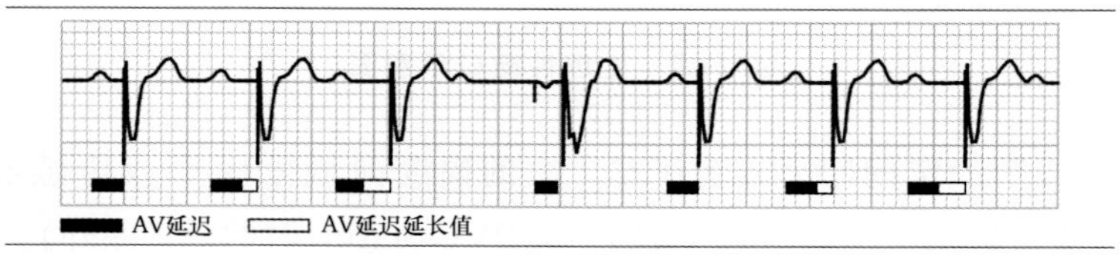

图 2-31　文氏行为示意图

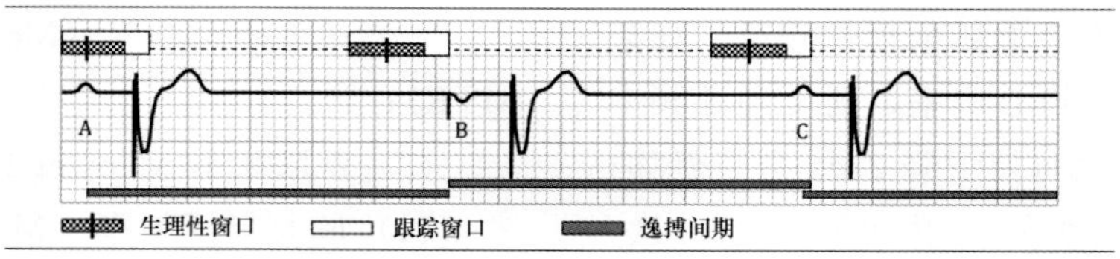

图 2-32　逸搏起搏反应（飞轮模式关闭）

（3）低限频率（Lower Rate，LR）；

（4）飞轮频率（Flywheel Rate）；

（5）快速性心律失常回落频率（Tachy Fall-back Rate）；

（6）传感器频率（Sensor Rate）；

（7）心房颤动治疗频率（AF Therapy Rate）；

（8）最大跟踪频率（Maximum Tracking Rate，MTR）。

飞轮模式——Vitatron

飞轮模式（Flywheel Mode）可以控制突发心动过缓后的起搏逸搏频率，防止心率骤降。该功能在 DDD(R)、DDI(R)、VDD(R)、VVI(R)、AAI(R)、AAT 和 VVT 模式下可以程控开启或关闭。

其运作方式为：

1. 飞轮模式开启时，跟踪模式下在跟踪窗口内没有检测到心房事件，则在跟踪窗口结束时以当前飞轮频率开始起搏。非跟踪模式下，当自身心率低于当前生理性频率 15 次/分时启动飞轮频率起搏（图 2-33）。

2. 飞轮模式开启后，其起搏频率逐搏缓慢下降，直至感知到自身事件或到达传感器频率或低限频率。飞轮频率降低的速度与起搏模式有关；例如，飞轮频率从 100 次/分降低至 60 次/分，在 VDD(R) 模式下大约需要 16 s（约逐搏下降 2 次/分）；而在其他模式大约需要 1 min（约逐搏下降 0.5 次/分）。

3. 飞轮模式的起始频率＝生理性频率带的下限；最大飞轮频率＝最大传感器频率＝最大起搏频率。

飞轮模式带来的这种频率缓着陆可防止频率快速变化导致的不适症状。它既可以防止心房率骤降同时也能避免因模式转换造成的心室率骤降。换言之，心房颤动患者在非跟踪模式下发生心室率骤降时，一样可以启动飞轮模式（图 2-34）。

建议在 DDD(R) 模式下，特别是对于有阵发性停搏的患者开启飞轮模式，以便优化模式转换的运作。在 VDD 模式下，则建议关闭飞轮模式，以避免丧失房室同步。

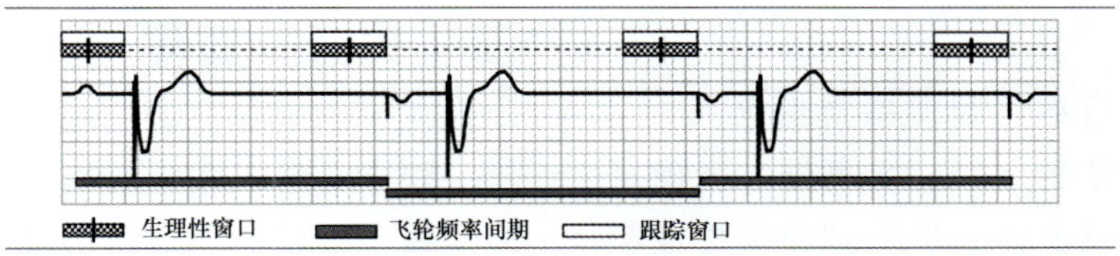

图 2-33 飞轮频率防止频率骤降示意图

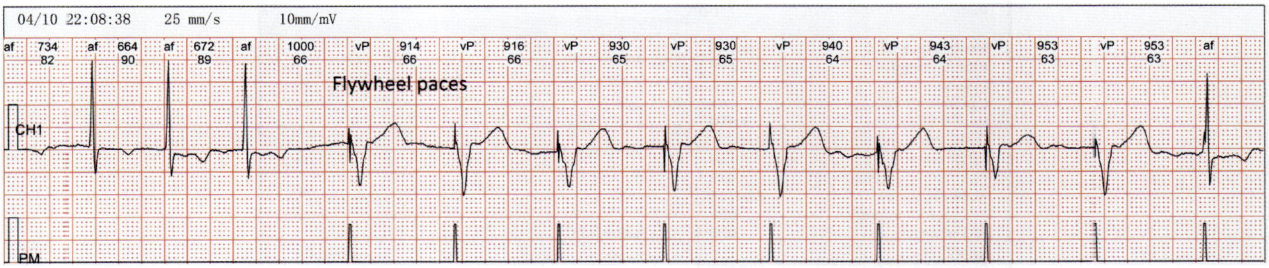

图 2-34 VVI 下飞轮模式运作

Vitatron C10 S 起搏器，设置模式 VVI，低限频率 60 次/分，最大起搏频率 120 次/分，Flywheel“On”。上图为心房颤动心律，当自身心室频率突然下降时，起搏器以高于低限频率的飞轮频率（当前平均心室率－15 次/分）起搏心室，然后逐渐降低起搏频率，避免了心室频率骤降

频率递减功能——百多力

百多力起搏器的频率递减（Rate Fading，RF）功能可以在自身频率突然下降时，起搏器以一个缓慢递减频率进行起搏，防止频率骤降的同时，又能保持心室率的相对稳定。其运作原理如下：

一、相关程控参数

频率递减功能可以程控开启或关闭：ON/OFF。如开启后，其相关程控参数有（图 2-35）：

1. RF 频率增加值（RF Rate Increase）：每搏增加 1 次/分、2 次/分、4 次/分、8 次/分可选。

2. RF 频率降低值（RF Rate Decrease）：每搏递减 0.1 次/分、0.2 次/分、0.5 次/分、1.0 次/分可选。

3. 最大 RF 频率（Max RF Rate）：即最大递减频率，等于最大传感器频率或 120 次/分（无频率应答功能起搏器）。

二、运作方式

频率递减功能开启后，起搏器将根据当前 4 个自主心跳的平均心房率（AS-AS 事件）来确定一个递减起搏频率，用于频率骤降时的保护性起搏。该频率约比平均心率慢 10 次/分。递减频率也会随着自身心率和起搏频率逐搏变化，并受 RF 频率增加值和 RF 频率降低值的影响；因此，有时实际递减起搏频率会低于目标递减起搏频率。

递减起搏频率随着自身心率的增加而按照 RF 频率增加值逐搏递增（例如每搏递增 2 次/分）；当自身心率突然下降，且骤降频率＞10 次/分，起搏器将以当前的递减频率（比平均心率低 10 次/分）开始并以 RF 频率降低值进行频率递减起搏（例如每搏递减 0.5 次/分），直至达到基础频率/传感器频率或感知到自身心跳事件（图 2-36）。

以下情况时可以出现递减起搏频率骤降大于 10 次/分：

1. 如果自身心率大于最大传感器频率或最大 RF 频率 10 次/分以上时出现频率骤降（图 2-37）。

2. 当自身心率上升过快，递减频率受限于 RF 频率增加值无法同步加快，导致实际递减频率低于目标递减频率时（图 2-38）。

三、失活或暂停

频率递减功能在磁铁模式下暂停工作，当起搏器处于 ERI 状态或备用模式时该功能失活。

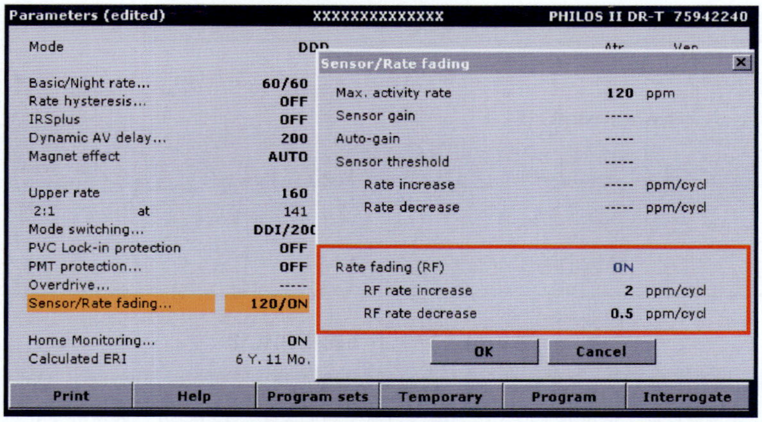

图 2-35 频率递减的程控设置

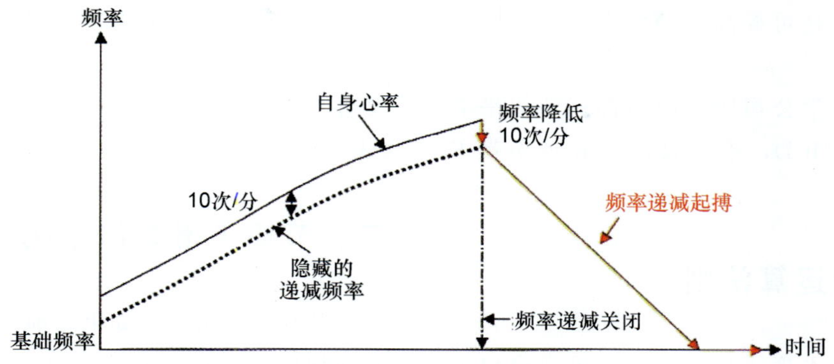

图 2-36　频率递减功能运行示意图（一）

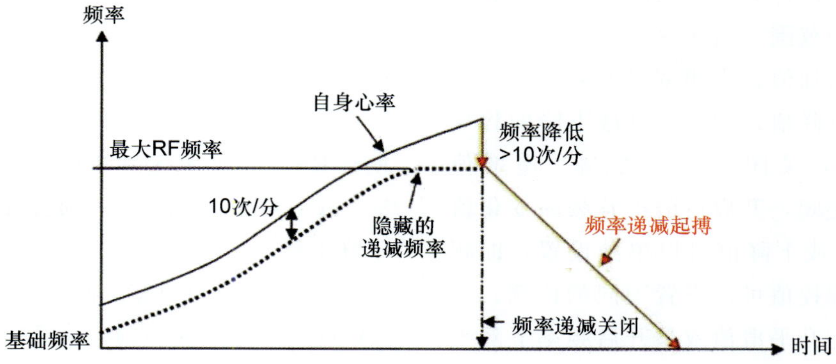

图 2-37　频率递减功能运行示意图（二）

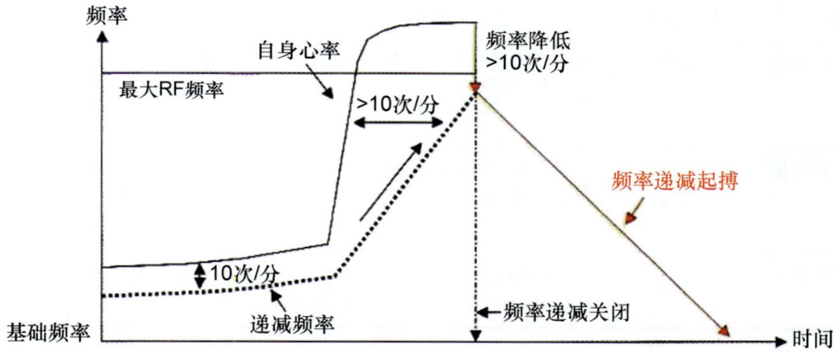

图 2-38　频率递减功能运行示意图（三）

节律平滑功能——波士顿科学

节律平滑（Rate Smoothing，RS）功能是波士顿科学公司开发的保持心率稳定的功能。它的作用是控制起搏器对心房或心室频率波动导致起搏间期的突然改变而做出的反应。它使用一个之前 R-R 间期的百分比，增加或降低起搏频率，从而提供“平滑”效应。节律平滑功能不仅适用于心室，也同样适用于心房的频率控制。适用于心室起搏频率会突然变化的患者，包括：窦房结功能障碍，如窦性停搏、慢-快综合征或房室传导阻滞，心室或心房期前收缩（PVC/PAC），间歇的短阵室上性心动过速和（或）心房颤动患者。可预防与起搏频率变化相关的症状，如呼吸困难、心悸或头昏眼花，还可提高运动耐力和血流动力学表现。

目前波士顿科学公司所有产品都有节律平滑功能，包括 Brady/ICD，单腔双腔带 R 或不带 R 模式。

一、节律平滑运算法则

节律平滑的基本算法是确定 2 个平滑窗口为下一心动周期服务。一个心室频率窗口、一个心房频率窗口，在逐搏计算心率的基础上，控制起搏频率的允许变动范围。当频率上升时，它控制起搏频率的允许增加值，当频率降低时，它控制起搏频率的允许下降值；频率上升或下降的程控范围可以选择为：关闭、3%～24%（递增值 3%），默认值为关闭，开启后的推荐频率变化值为 6%。频率上升或下降值可以单独设置，即频率上升或下降的程控值可以设置不同的比例，也可以只开启频率上升平滑值或只开启频率下降平滑值。允许的最大起搏频率范围为 80～185 次/分，默认值为 130 次/分；同时，节律平滑起搏周期的变化亦受低限频率间期或滞后间期的限制（表 2-1）。

二、节律平滑算法举例

以图 2-39 为例，如果之前的频率为 75 次/分，RR 间期为 800 ms，设定的 AV 间期为 150 ms，开启节律平滑功能，频率允许下降值（Rate Smoothing Down）= 6%，频率允许上升值（Rate Smoothing Up）= 9%；800 ms × 6% = 48 ms，800 ms×9%=72 ms。那么下一心动周期：

1. 心室窗口（VV 间期）：等于之前的 RR 间期± RS%，即 V-V = 800 ms－ 72 ms 或 V-V = 800 ms＋48 ms；下一心室起搏的 VV 间期将平滑下降不慢于 848 ms 或平滑上升不快于 728 ms。

2. 心房窗口（VA 间期）：等于心室窗口—AV 间期，即 V-A=(848 ms 或 728 ms)－150 ms；下

表 2-1　节律平滑程控参数表

参数	注释标记	描述	可程控值
节律平滑上升值	AP↑ VP↑	当频率增加时，控制起搏频率的允许上升值	Off，3%～24%（递增值 3%） 默认值=Off 推荐值：6%
节律平滑下降值	AP↓ VP↓	当频率降低时，控制起搏频率的允许下降值	Off，3%～24%（递增值 3%） 默认值=Off 推荐值：6%
最大起搏频率	N/A	在非跟踪模式（DDI/SSI）中，被用作为“假的”上限频率限制	80～185 次/分（递增值 5 次/分） 默认值=130 次/分

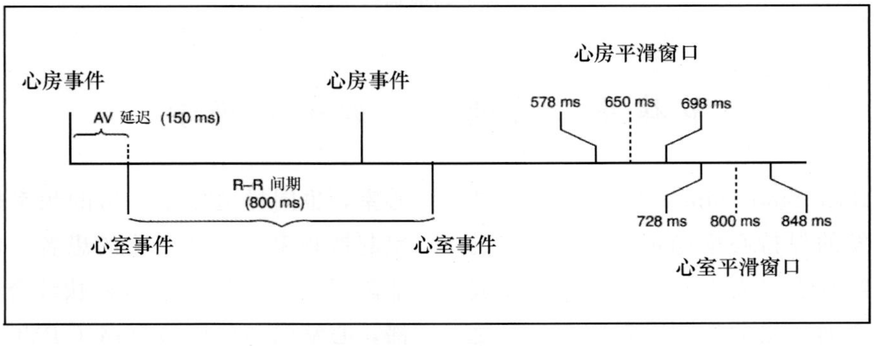

图 2-39　节律平滑算法示意图

一心动周期心房起搏的 VA 间期将平滑下降不慢于 698 ms 或平滑上升不快于 578 ms。

三、节律平滑对房性早搏的反应

在双腔起搏器中，由于节律平滑功能运作；当心房率突然发生改变时，对于可跟踪的自身心房激动，如位于节律平滑心房上升窗口内的将会抑制心房起搏脉冲的发放，如该心房激动没有下传心室，心室起搏将会于心室平滑上升窗口结束时发放，此时可能会看起来像非心房跟踪模式。当出现自身心房事件而激活频率滞后（Rate Hysteresis，RH）功能时，RS 功能使起搏频率更加稳定地平滑下降至滞后频率（图 2-40），减少因起搏频率变化带来的症状。在快速的房性心律失常突发时，RS 功能使起搏心率缓慢上升，在快速性心律失常突然终止时，控制心率缓慢平滑下降，在房性心动过速时，几乎没有因起搏导致的心室率的明显波动（图 2-41）。

波士顿科学起搏器在启动 AV 间期滞后搜索时，为保持心室率的稳定，其第一个 AV 间期的延长是通过心房脉冲提前发放，最后恢复程控 AV 间期时通过心房脉冲延迟发放来实现的。在 AV 滞后搜索的 8 个心动周期内如果感知到快速的自身心房/心室激动，也会启动节律平滑功能，也不影响动态 AV 间期功能运作（图 2-42）。

四、节律平滑对室性早搏的反应

没有节律平滑功能状态下，室性早搏后如果出现可跟踪的心房感知（逆传或自身 P 波），起搏器将会以程控的 SAV 间期跟踪起搏心室（图 2-43），

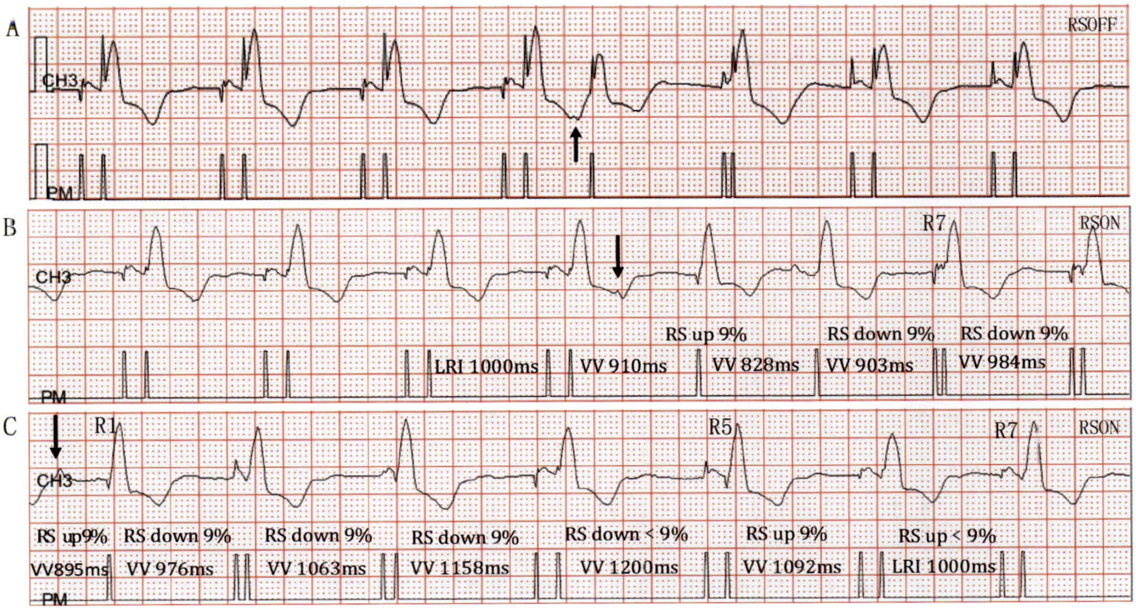

图 2-40　节律平滑功能对房性早搏的反应

植入波士顿科学 ALTRUA 50 S503 双腔起搏器，起搏模式 DDD，低限频率 60 次/分，滞后频率 50 次/分，上限频率 130 次/分。开启动态 AV 间期功能，设置 PAV 间期 80～150 ms，SAV 间期感知偏移值－30 ms。图中底部 PM 为起搏脉冲标记通道（下同）。图 A 为未开启节律平滑功能，当出现房性早搏（↑示）后起搏器以上限频率跟踪起搏心室，然后下一心动周期以低限频率起搏心室，产生明显的长短周期。图 B、C 为连续记录，开启节律平滑功能，频率允许变动范围（RS down 和 RS up）为 9%；当图 B 中起搏器感知房性早搏（↓示）后，并不以程控的 SAV 间期跟踪起搏心室，而是以逐搏缩短 VV 间期 9%起搏心室，当在下一个心动周期内没有感知到提前的自身心房事件后心室起搏频率将逐搏节律平滑下降（RS down）9%，心房起搏为 VV 间期一动态 AV 值。图 C 又因房性早搏（↓示）使 R1 起搏频率上升 9%，然后继续每搏频率平滑下降直至滞后频率 50 次/分，R5 受滞后频率限制频率平滑下降值＜9%。由于在滞后频率期间没有搜索到自身心律，下一跳开始频率平滑上升 9%，R7 受低限频率 60 次/分限制，频率平滑上升值＜9%而以低限频率起搏。开启节律平滑功能后消除了由于房性早搏引起的起搏频率的明显变化

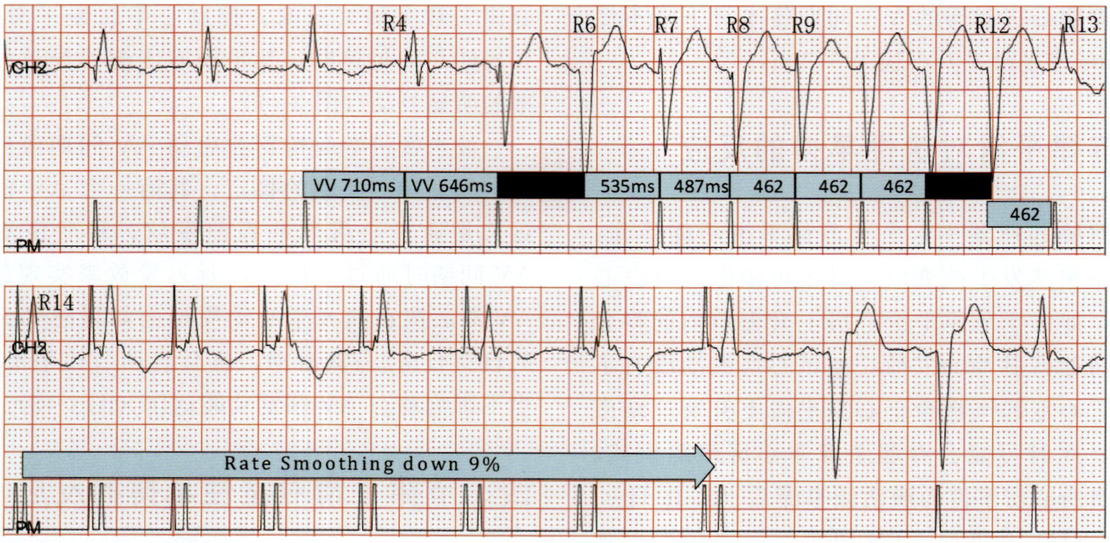

图 2-41 房性心动过速的节律平滑效应

因窦性心动过缓，间歇二度Ⅱ型房室传导阻滞，完全性左束支传导阻滞植入波士顿科学 ALTRUA 50 S503 双腔起搏器，低限频率 60 次/分，开启动态 AV 间期功能，设置 PAV 间期 80～150 ms，SAV 间期感知偏移值－30 ms，开启节律平滑功能，频率允许变动范围：节律平滑下降（RS down）和节律平滑上升（RS up）均为 9%。上图为连续记录，自 R4 后开始发生短阵房性心动过速，至 R13 起搏器启动节律平滑上升（RS up），其中 R4～R8 每搏 RS up 9%；R9～R13 受上限频率限制，RS up 小于 9%或维持在上限频率不变；自 R14 开始，房性心动过速终止，开始节律平滑下降（RS down），每搏 RS down 9%。在节律平滑上升期间，因 R6 早于心室平滑上升窗口出现、R12 快于上限频率出现抑制了心室起搏脉冲；其余的心室起搏均形成不同程度的室性融合波

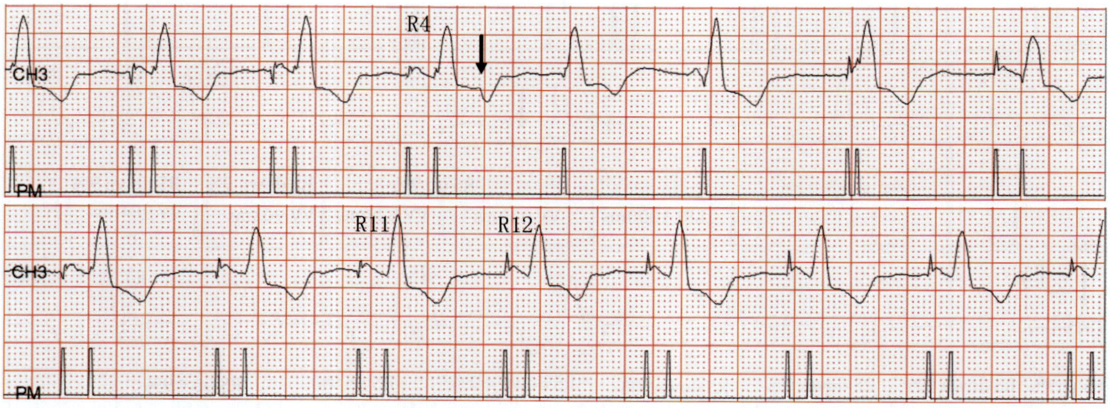

图 2-42 AV 滞后搜索期间感知房性早搏节律平滑功能运作

与图 2-40 为同一患者，上图 R4～R11 起搏器延长 AV 间期搜索自身房室传导，在搜索期间感知房性早搏（↓示）后启动节律平滑上升 1 次，然后连续节律平滑下降至滞后频率再平滑上升至低限频率。至 R11 达到 AV 滞后搜索 8 个周期，R12 恢复至程控 AV 间期

如果没有可跟踪的心房感知，起搏器将会以低限频率起搏，从而产生节律的明显变化。在节律平滑功能开启时，室性早搏也会触发节律平滑功能，但首先室性早搏必须符合起搏器对室性早搏的定义，即该自身 QRS 波之前没有心房感知或起搏事件。虽然室性早搏抑制了依据原来起搏间期发放的房室起搏脉冲，但通过节律平滑上升（RS up）使当前预计的起搏间期平滑上升 RS%，如果是单发室性早搏，室性早搏后预计的节律平滑上升窗口内没有自身心房或心室事件，那么起搏间期将平滑下降 RS%，通过 RS%的一增一减，使室性早搏至下一心室起搏之间的间期与室性早搏前连续两个心室起搏之间的间期的差别非常之小（图 2-44），不仔细测量容易被忽视。连续的室性早搏

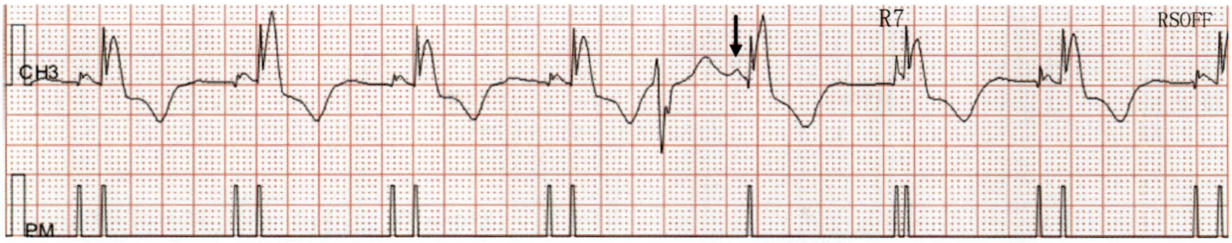

图 2-43　未开启节律平滑时起搏器对室性早搏的反应

波士顿科学 ALTRUA 50 S503 双腔起搏器，低限频率 60 次/分，滞后频率 50 次/分。开启动态 AV 间期功能，设置 PAV 间期 80～150 ms，SAV 间期感知偏移值－30 ms。未开启节律平滑功能状态下，当起搏器感知到室性早搏后自身心房事件（↓示）时即以程控的 SAV 间期起搏心室，下一心动周期因没有自身事件，起搏器以低限频率起搏房室导致心动周期长短变化明显。R7 由于动态 AV 间期原因 AV 间期明显缩短

或短阵室性心动过速可使节律平滑窗口连续上升，虽然室性早搏时起搏被抑制，但我们可以通过最后一个室性早搏至其后的心室起搏间期来推算期间经历了多少个 RS up（图 2-45）。

五、节律平滑与其他程控功能的相互影响

为保证其他程控功能达到预期效果，节律平滑功能在以下情况时暂停工作：

（1）ATR 非跟踪模式期间。

（2）PMT 预防法则被触发后。

（3）在突发心动过缓反应（SBR）功能开启时。

（4）在自动心室阈值测试期间（图 2-46）。

（5）在频率滞后搜索（Rate Hysteresis Search）的 8 个心动周期期间（图 2-47）。

（6）双腔模式下心室频率规整（Ventricular Rate Regulation，VRR）功能开启时。

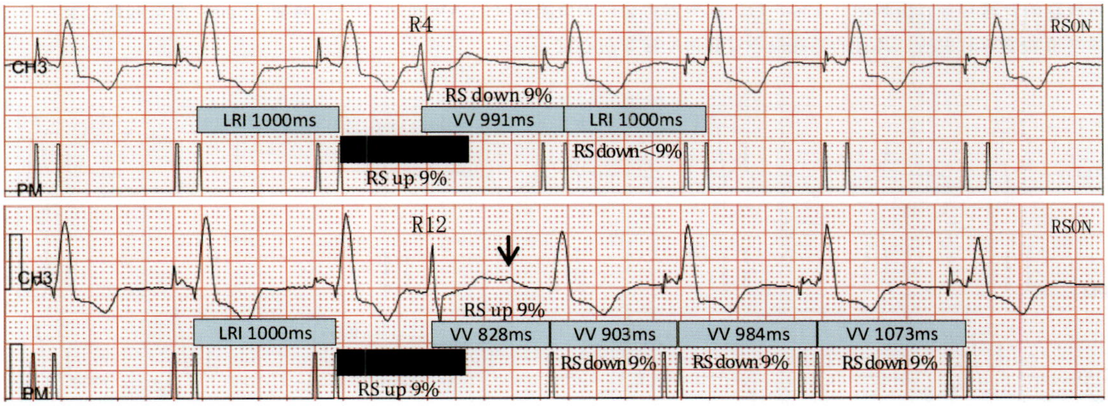

图 2-44　节律平滑对单发室性早搏的反应

波士顿科学 ALTRUA 50 S503 双腔起搏器，低限频率 60 次/分，滞后频率 50 次/分，开启动态 AV 间期功能，设置 PAV 间期 80～150 ms，SAV 间期感知偏移值－30 ms，开启节律平滑功能，频率允许变动范围 RS down 和 RS up 均为 9%。上图起搏器在感知室性早搏（R4）后启动节律平滑上升，在低限频率基础上 VV 间期缩短 9%，在室性早搏后一心动周期没有感知自身房室激动，起搏频率平滑下降 9%，在下一心动周期受低限频率限制频率平滑下降幅度小于 9%；由于本例患者频率允许变动范围 RS down 和 RS up 均为 9%，室性早搏导致的频率平滑上升 1 次和下降 1 次使室性早搏后的 VV 间期几乎等于低限频率间期，难以与没有开启节律平滑时室性早搏后起搏器以低限频率起搏相区别。而在室性早搏（R12）后由于可跟踪的自身 P 波（↓示）的出现，下一 VV 间期为 828 ms，显然心室起搏窗口经历了 2 次 RS up 9%；同时自身 P 波激活了频率滞后，在以后的几个心动周期中起搏频率逐渐平滑下降至滞后频率 50 次/分

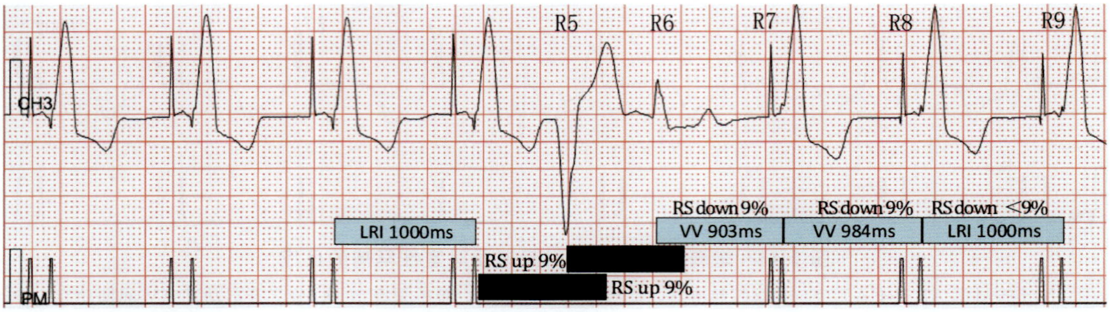

图 2-45　节律平滑对成对室性早搏的反应

因窦性心动过缓，间歇二度Ⅱ型房室传导阻滞，完全性左束支传导阻滞植入波士顿科学 ALTRUA 50 S503 双腔起搏器，低限频率 60 次/分，开启动态 AV 间期功能，设置 PAV 间期 80～150 ms，SAV 间期感知偏移值－30 ms，开启节律平滑功能，频率允许变动范围 RS down 和 RS up 均为 9%。图中可见在低限频率起搏的基础上，起搏器感知连续两个室性早搏（R5R6）启动 2 次节律平滑上升（RS up 9%），在 R6-R7 间没有感知的自身房室事件，启动节律平滑下降（RS down 9%）2 次（R7R8），至 R9 平滑至低限频率

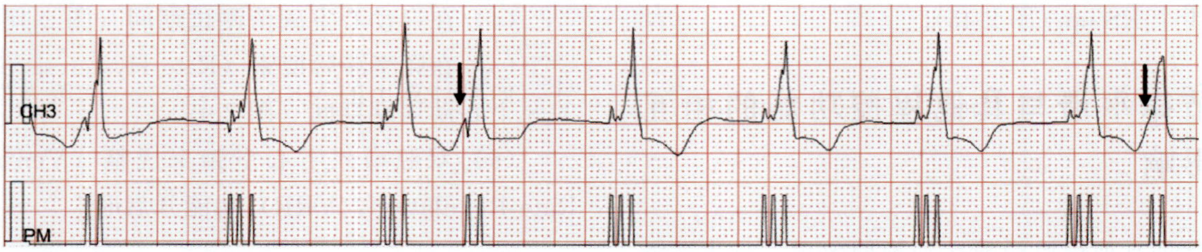

图 2-46　阈值搜索期间节律平滑功能暂停

波士顿科学 ALTRUA 50 S503 双腔起搏器，开启节律平滑功能。起搏器在执行自动心室阈值测试期间，在感知到可跟踪的快速自身心房激动（↓示）后，起搏器将会以阈值测试时的 AV 间期（SAV 间期 30 ms）跟踪起搏心室，节律平滑功能暂时失活，其目的是确保心室起搏能够夺获心室

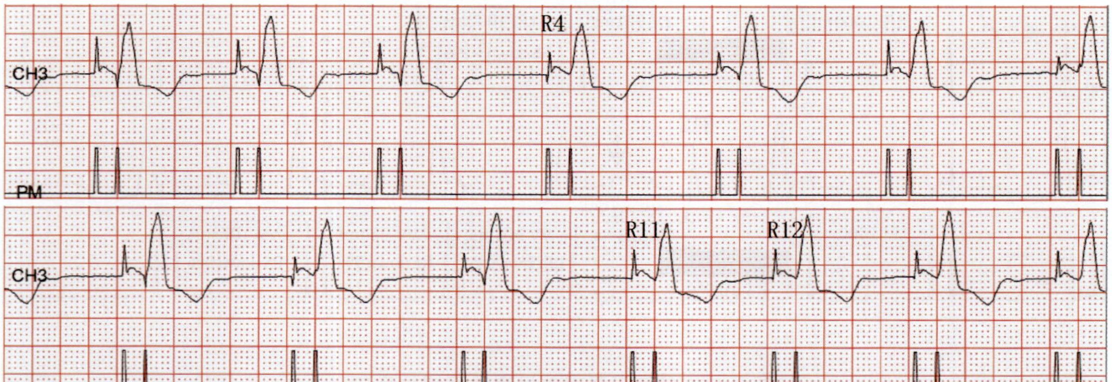

图 2-47　频率滞后搜索期间节律平滑不运作

波士顿科学 ALTRUA 50 S503 双腔起搏器，开启节律平滑功能。上图 R4 开始起搏频率由低限频率 60 次/分直接降至滞后频率 50 次/分，执行频率滞后搜索，在至 R11 的 8 个搜索周期内没有搜索到自身心律，然后（R12）起搏频率直接上升至低限频率。波士顿科学起搏器在进行频率滞后搜索时，为了尽量搜索到自身节律，期间节律平滑功能不运作，与感知自身 P 波启动频率滞后时起搏频率会逐渐平滑下降不同

（陈顾江　吉亚军　张余斌）

心室频率稳定功能——美敦力

室性早搏后通常会跟随较长的代偿间歇，从而形成心动周期的短长交替，这种现象有时跟快速的室性心律失常的发作相关。美敦力起搏器的心室频率稳定功能（Ventricular Rate Stabilization，VRS）在双腔模式时可以在感知室性早搏后提高起搏频率来消除短长周期，然后再逐渐降低起搏频率至基础起搏频率或出现自身心律；在心室单腔起搏模式时可以维持心室频率稳定。VRS可以在DDDR、DDD、DDIR、DDI、VVIR、VVI以及MVP模式（以DDD/DDDR模式工作时）下运作。

一、相关程控参数（图2-48）

1. 心室频率稳定（V. Rate Stabilization）：On、Off；默认Off。

2. VRS最大频率（Maximum Rate）：80次/分，85次/分……120次/分；默认120次/分。

3. 起搏间期增量（Interval Increment）：50 ms，60 ms……150 ms……400 ms；默认150 ms。

二、运作方式

当起搏器在DDDR、DDD、DDIR、DDI、VVIR或VVI模式下工作时，可以激活心室频率稳定功能。VRS将作为一个恒定的频率平滑算法，当R-R间期的中位数对应的心室频率小于或等于85次/分的固定频率时，VRS才起作用。R-R间期中位数的定义是最近12次测量的心室间期的中值。

对于每一个提前出现的心室感知事件，起搏器会基于该心搏的联律间期，加上程控的起搏间期增量，确定VRS起搏频率（但不超过程控设置的VRS最大频率）。如果计算出的VRS起搏频率快于起搏器当前工作频率，且没有心室感知事件时，则采用VRS频率起搏（图2-49）。然后根据最后一次心室间期重新计算下一次的VRS起搏间期，起搏间期逐搏延长（程控的起搏间期增量），直至达到低限频率/传感器频率或出现自身感知事件。如果计算出的VRS起搏频率（如晚发室性早搏时）低于起搏器当前工作频率，则采用当前起搏频率。

在双腔起搏模式下，为维持房室同步，VRS会自动将心房起搏相应提前发放。心室频率稳定功能是对提前发生的单个自身心室激动的一种反应，它对持续的心动过速不做出反应。

三、程控及相关注意事项

1. 在DDIR或DDI模式下，当VRS增加起搏频率时，动态PVARP可以降低在高传感器频率下竞争性心房起搏的可能性。

2. 在DDIR和VVIR模式下房颤传导反应（CAFR）和VRS不能同时开启。

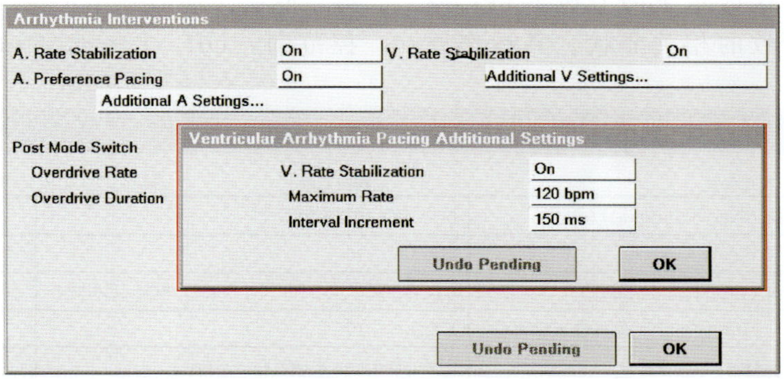

图2-48　VRS的程控设置

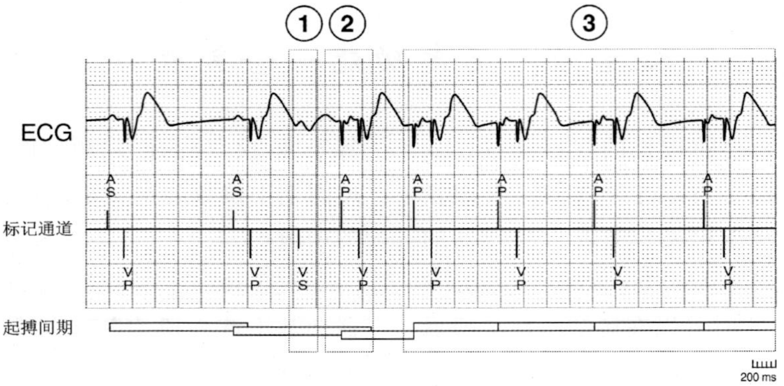

图 2-49 DDD 模式下 VRS 运作示意图

①室性早搏（VS）造成短的 V-V 间期。②VRS 以先前的 V-V 间期加上程控的起搏间期增量对心室进行起搏；为维持房室同步，心房起搏相应提前。③随后的起搏间隔按照程控的起搏间期增量逐搏延长

3. 心室频率稳定和频率滞后功能不能同时开启。

4. 自动模式转换期间 VRS 不工作。

5. 如果同时开启心房频率稳定（ARS）、心房优先起搏（APP）和心室频率稳定等加快起搏频率的功能，起搏器将采用频率最快的功能算法。

6. 在以下情况时，VRS 起搏暂停至少 12 个心室周期：

（1）ATP 治疗。

（2）人工程控。

（3）系统测试。

第三节 频率骤降的干预功能

高级滞后功能——雅培（圣犹达）

雅培（圣犹达）起搏器自 Identity DR 起搏器开始具有高级滞后（Advanced Hysteresis）功能，该功能是在频率滞后（Hysteresis Rate）功能基础上的进一步强化。除了具备频率滞后搜索的一般功能，每隔一定时间就自动延长起搏间隔来搜索自身心律活动之外，还会在发生频率骤降事件时，触发较快频率的心脏起搏，以防止发生心率骤降所致的相关症状。其运作原理如下：

一、相关程控参数（表 2-2，图 2-50）

1. 搜索间隔（Search Interval）：该设置控制起搏器按程控设定的时间间隔，周期性地降低起搏频率至滞后频率，以搜索自身心律活动。程控范围：Off，1 min，5 min，10 min，15 min，

表 2-2 圣犹达部分型号高级滞后程控参数

程控参数	程控范围	默认值
搜索间隔（Search Interval）(min)	Off，1，5，10，15，30	Off
搜索周期（Cycle Count）	1，2，3，···16	
干预频率（Intervention Rate）	Off，自身频率+0，+10，+20，+30、80、90 ···120次/分	Off
干预时间（Intervention Duration）(min)	1，2，3，···10	3
恢复时间（Recovery Time）	Fast，Medium，Slow，Very Slow	Medium

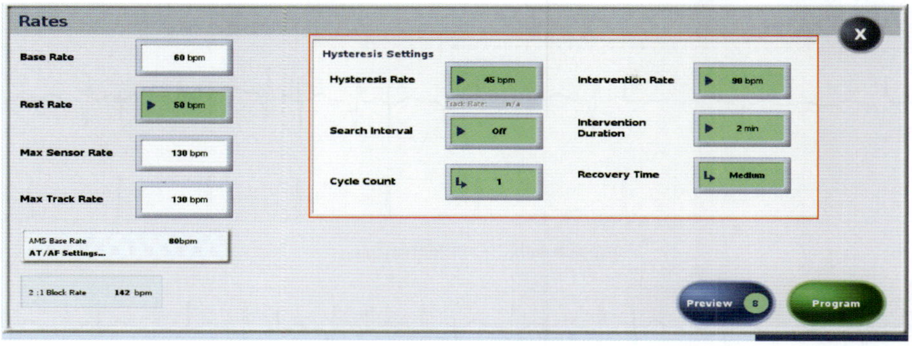

图 2-50 高级滞后的程控设置界面

30 min；默认设置“5 min”，起搏器会每隔 5 min 搜索 1 次。

2. 搜索周期（Cycle Count）：该设置控制每次频率滞后搜索的心动周期数，也是频率滞后功能失活的心动周期数。程控范围：1，2……16；默认值为“1”。如选择“1”，每次搜索将降低起搏频率 1 次；在以滞后频率工作时，如果发生 1 次起搏则该功能失活。

3. 干预频率（Intervention Rate）：是在发生频率骤降事件且自身频率值低于预先设置的滞后频率值后，为避免频率骤降反应的起搏频率。程控范围：Off，基础频率，自身频率＋0 次/分，＋10 次/分，＋20 次/分，＋30 次/分、80 次/分、90 次/分……120 次/分；默认“Off”。

4. 干预时间（Intervention Duration）：发生频率骤降事件后以干预频率起搏的时间。程控范围：1 min，2 min，3 min……10 min，默认“3 min”。

5. 恢复时间（Recovery Time）：干预时间结束后，起搏频率恢复至基本频率的速度。程控范围：快（Fast）、中（Medium）、慢（Slow）、很慢（Very Slow）；默认“中”。

二、运作方式

1. 开启频率滞后及高级滞后功能后，起搏器会按照设定的搜索间隔将起搏频率降低至滞后频率数次（搜索周期）以搜索自身心律。如果在搜索过程中感知到了自身心律，起搏器将启用滞后频率工作；如果没有自身心律感知，则在搜索结束后恢复基本频率起搏。如果在搜索周期之外感知到自身心律活动，依然会触发频率滞后功能。在 DDD(R)、AAI(R) 及 VDD(R) 模式中，起搏器通过感知自身 P 波来触发频率滞后功能，而在 DDI(R)、VVI(R) 及 DVI(R) 模式中则是通过感知自身 R 波来触发。

2. 起搏器在滞后频率工作状态下，当自身频率低于预先设置的滞后频率值时，首先起搏器以滞后频率起搏数次（搜索周期数），同时起搏器判断发生了频率骤降事件，在频率滞后功能失活后立即以干预频率起搏一定时间（干预时间）（图 2-51）。干预时间结束后起搏频率将逐渐恢复到基本频率，这个过程的快慢由恢复时间控制（图 2-52）。

3. 在患者休息时或者夜间睡眠时，如果自身频率降低至滞后频率以下，高级滞后功能将触发不恰当的高频率起搏，会给患者带来不适。可以通过开启休息频率功能来避免此种现象。

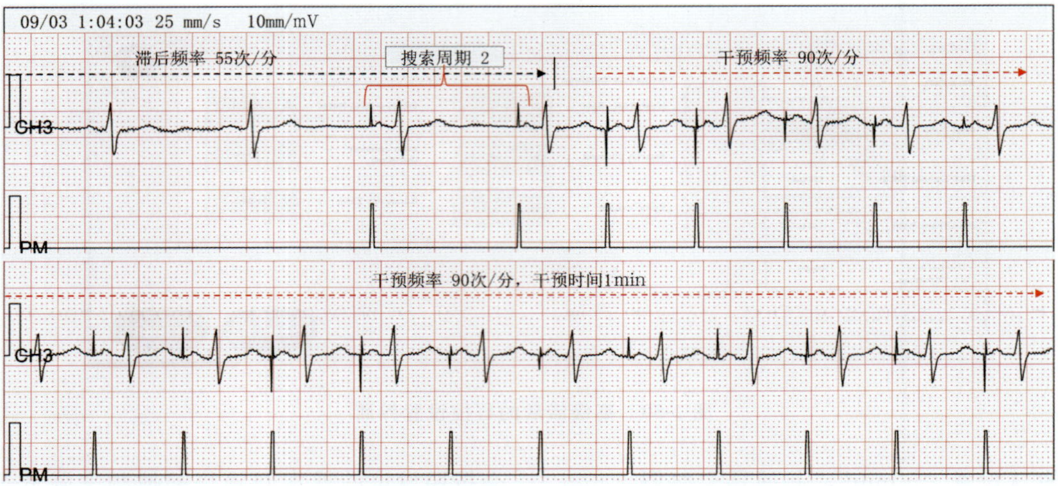

图 2-51 高级滞后功能启动实例

圣犹达 Accent MRI 2224 双腔起搏器，设置模式 DDD，基本频率 60 次/分，滞后频率 55 次/分，最大跟踪频率 130 次/分，搜索间隔“1 min”，搜索周期“2”，干预频率“90 次/分”，干预持续时间“1 min”，恢复时间“中”；PAV 间期 180 ms，SAV 间期 150 ms，开启 VIP 功能，VIP 扩展值 150 ms。上图为连续记录，可见起搏器在 VIP 及频率滞后功能激活状态下运作时，当发生 2 次连续心房起搏后，起搏器判断发生了频率骤降事件；其后立即触发干预频率起搏，该频率将持续起搏 1 min

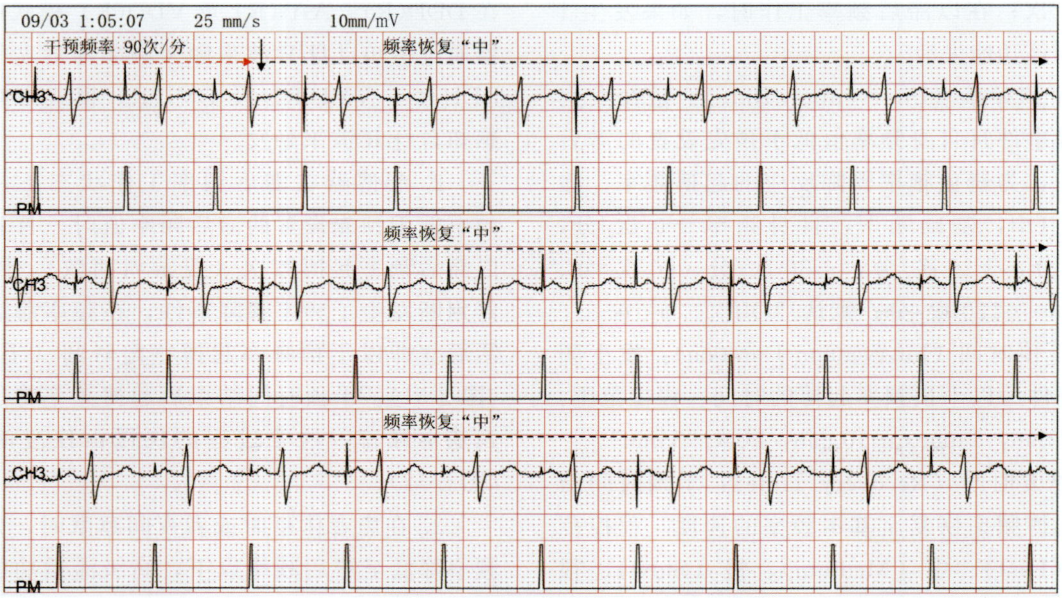

图 2-52 高级滞后之频率恢复

病例同上，上图为连续记录。图中开始起搏器处于干预频率起搏阶段，自↓处达到干预时间，其后开始进入频率恢复阶段，起搏器以“中”速缓慢降低起搏频率，直到基本频率为止

频率骤降反应功能——美敦力

美敦力（Medtronic）起搏器的频率骤降反应（Rate Drop Response，RDR）功能的目的是当突然发生心率骤降事件时以较高频率持续起搏心脏，以防止例如心源性晕厥或者混合性颈动脉综合征

所致的晕厥以及相关症状（例如摔倒或受伤）的发生，但不适用于永久性心房颤动的患者。其运作原理如下：

一、相关程控参数（图 2-53，图 2-54）

1. 频率骤降反应（Rate Drop Response）：Advisa 系列有该选择项“On/Off”，之前的起搏器在频率骤降检测方式中选择。

2. 频率骤降检测方式（Detection Type）：有骤降检测（Drop Detection）和低限频率检测（Low Rate Detection）两种检测方式可以选择，也可以两种同时开启（Both）。

3. 低限频率（Low Rate）：启用低限频率检测方式时触发 RDR 反应的频率，Advisa 系列起搏器 RDR 开启时低限频率自动设置为 45 次/分。

4. 骤降幅度（Drop Size）：定义频率骤降事件的参数之一，指自身心率在检测时间窗内从峰值心室率降低的幅度。

5. 骤降频率（Drop Rate）：定义频率骤降事件的参数之一，指自身心率在检测时间窗内骤降至该频率以下。

程控参数	程控范围	默认值
Rate Drop Response[a]	On; Off◈	Off
Detection Type	Drop◈; Low Rate; Both	Drop
Drop Size	10; 15 … 25◈ … 50 bpm	25 bpm
Drop Rate	30; 40 … 60◈ … 100 bpm	60 bpm
Detection Window	10; 15; 20; 25; 30 s 1◈; 1.5; 2; 2.5 min	1 min
Detection Beats	1; 2; 3◈ beats	3 beats
Intervention Rate	70; 75 … 100◈ … 150 bpm	100 bpm
Intervention Duration	1; 2◈ … 15 min	2 min

图 2-53　Advisa 系列 RDR 程控参数

程控参数	程控范围	默认值
Detection Type	Low Rate, Drop, Both, Off	Off
Intervention Rate	60, 70, 75 … 120 min^{-1} 125, 130, 135 … 180 min^{-1} (except 65 and 85 min^{-1})	100 min^{-1}
Intervention Duration	1, 2, 3 … 15 minutes	2 min
Detection Beats	1, 2, 3 beats	2 beats
Drop Rate	30, 40, 50 … 100 min^{-1}	50 min^{-1}
Drop Size	10, 15, 20 … 50 min^{-1}	25 min^{-1}
Detection Window	10, 15, 20 … 30 seconds 1, 1.5, 2, 2.5 minutes	25 s

图 2-54　Adapta/Versa/Sensia/Relia 系列 RDR 程控参数

6. 检测时间窗（Detection Window）：计算频率变化的时间窗口。

7. 检测心搏数（Detection Beats）：高频率起搏干预前，符合频率骤降事件的自身心搏数或低限频率起搏次数。

8. 干预频率（Intervention Rate）：频率骤降事件后干预起搏的频率。

9. 干预持续时间（Intervention Duration）：干预频率起搏的持续时间。

二、运作方式

RDR 功能仅在 AAI<=>DDD（MVP），DDD 和 DDI 模式下可用，在 DDI 模式下适用于房室传导功能完好的患者，在 DDD 模式下可应用于完全性或间歇性房室传导阻滞的患者。该功能的运作是分阶段进行的（图 2-55）。检测阶段，起搏器检测自身心率下降是否符合程控设置的频率骤降标准；干预阶段，在程控设置的干预时间内以干预频率快速起搏；然后进入频率回降（Step Down）阶段，起搏频率逐渐减低，直至感知到自身窦性心律或低限起搏频率。

1. 检测阶段：RDR 算法设置了 2 种检测方式来检测频率骤降事件，二者可单独或同时程控开启。

（1）骤降检测：针对“频率骤降已定义”时使用；起搏器监测的是 V-V 间期的变化。骤降检测功能开启后，当起搏器在检测时间窗内检测到自身心室频率下降至骤降频率以下，降低幅度相比峰值心室率（Peak Ventricular Rate，定义为连续 2 跳最快心室率中较慢的一次）大于骤降幅度，且自身心搏数等于检测心搏数时，频率骤降反应

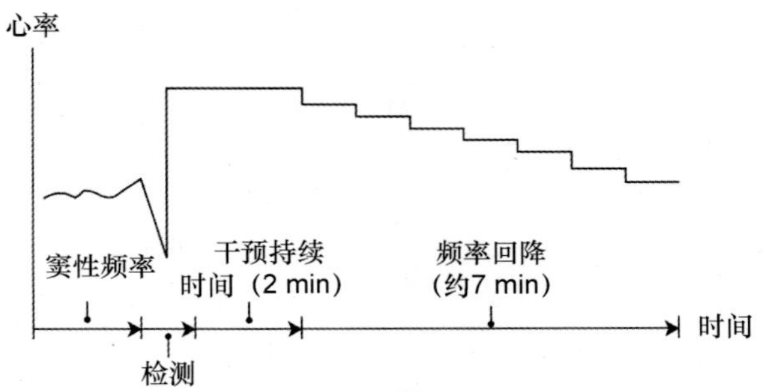

图 2-55　Advisa 系列 RDR 运作示意图

开始运行。起搏器将以干预频率起搏一定时间（干预时间）（图 2-56）。

（2）低限频率检测：针对“频率骤降未定义且难以确定”状态时使用；起搏器监测 A-A 间期的变化（DDI 模式下同时监测 V-V 间期的变化）。低限频率检测功能开启后，当起搏器检测到自身心房率（DDI 模式时则会监测自身心室率）低于低限频率，同时起搏器以低限频率起搏的次数等于检测心搏数后，起搏器将以干预频率开始起搏（图 2-57）。

在骤降检测和低限频率检测方式均开启时，自身频率变化满足任一检测条件，频率骤降反应即会启动（图 2-58）。

2. 干预频率起搏与频率回降：频率骤降反应开始运行后，起搏器将以干预频率起搏一定时间（即干预时间）；在干预时间结束后，进入频率回降阶段，起搏频率以 5 次/分的幅度逐渐下降，直至检测到连续 3 次非不应期心房感知事件（AS）或达到低限频率（图 2-59）。需要注意的是，当起搏频率因频率回降达到低限频率时，除非之后再次感知到自身窦性节律，否则低限频率检测不会

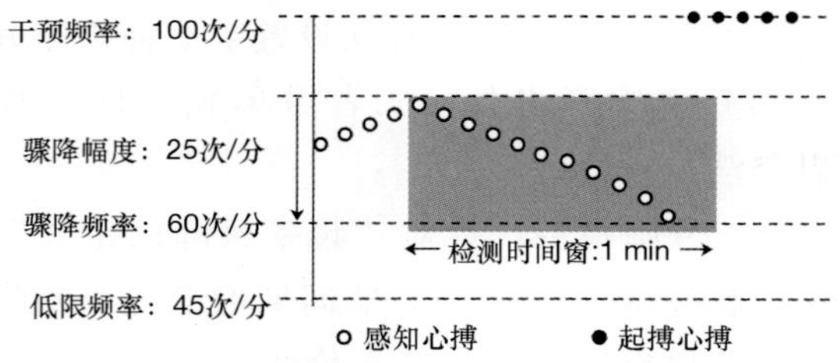

图 2-56　Drop Detection 运作示意图

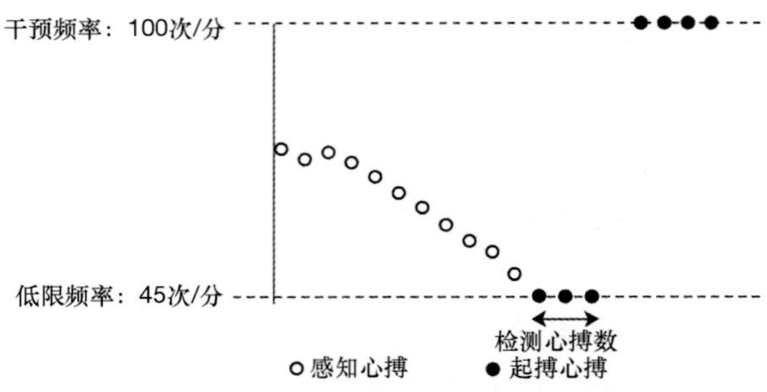

图 2-57　Low Rate Detection 运作示意图

再次启动。

三、合并其他特殊功能情况

1. 在睡眠时，窦性频率有时会低于低限起搏频率，如果此时开启 RDR 的低限频率检测，会引起不合适的高频率起搏。这时可以关闭低限频率检测功能，或者开启睡眠频率（Sleeping Funtion），即可避免这种情况。睡眠频率工作阶段，RDR 功能会处于暂停状态。

2. 在 RDR 功能开启时，模式转换（Mode Switch）、心房优先起搏（Atrial Preference Pacing）、心房频率稳定（Atrial Rate Stabilization）、心室频率稳定（Ventricular Rate Stabilization）、频率适应性 AV 间期（Rate Adaptive AV）、Sensor-Varied PVARP 及自动 PVARP（Automatic PVARP）等功能将无法运作。

3. 在起搏器进行阈值搜索时，RDR 功能会暂时停止运作直至阈值搜索结束。

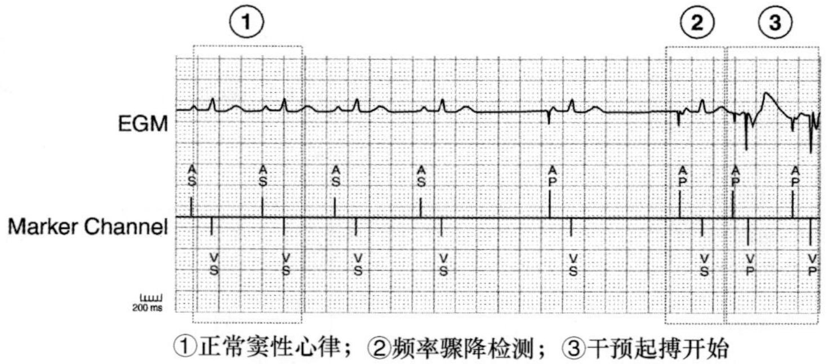

①正常窦性心律；②频率骤降检测；③干预起搏开始

图 2-58　RDR 运作举例

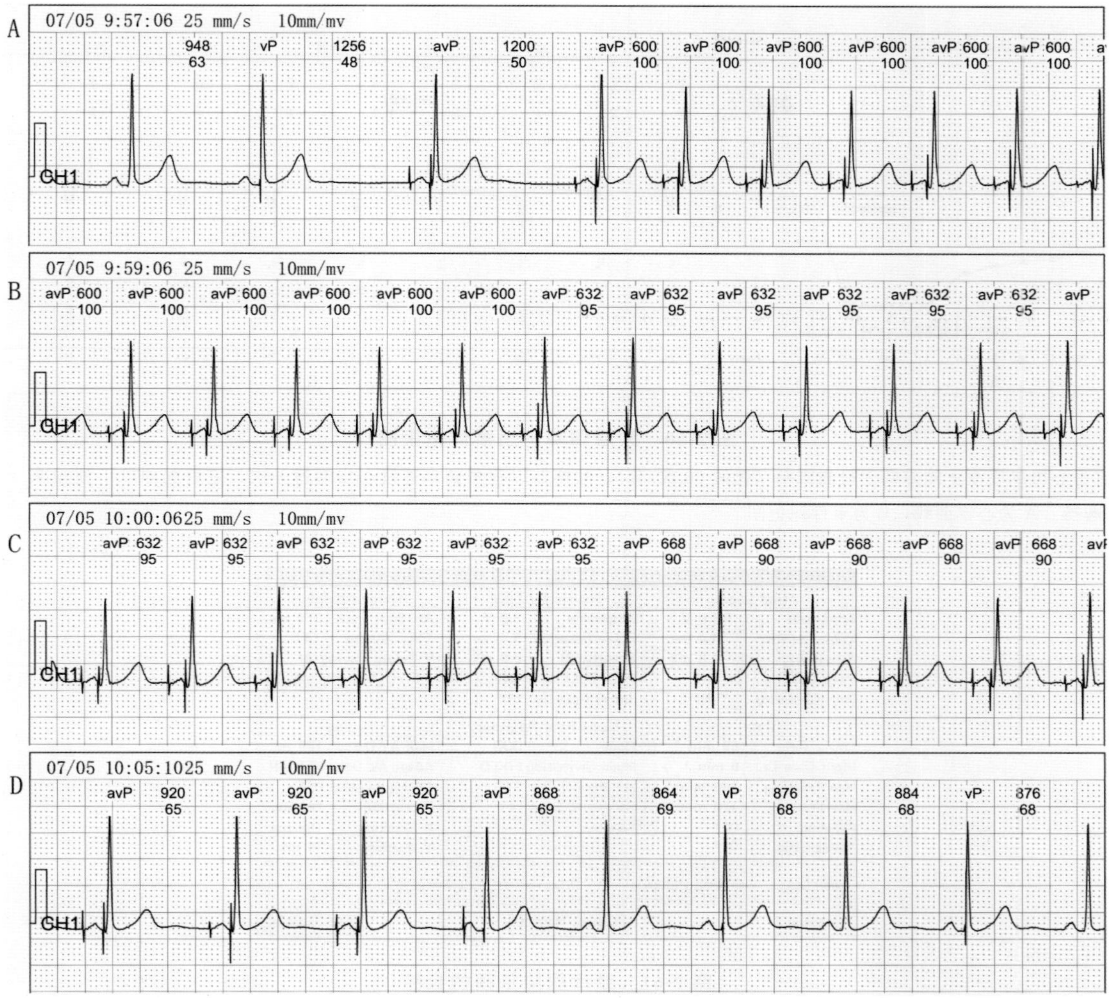

图 2-59 RDR 运作实例

因病态窦房结综合征植入美敦力 Advisa DR MRI A3DR01 起搏器，希氏束区域起搏，设置模式 DDD，低限频率 50 次/分，频率适应性 AV 功能开启；Rate Drop Response On；Detection Type——Drop；Drop Size 25 次/分；Drop Rate 60 次/分；Detection Window 1 min；Intervention Rate 100 次/分；Intervention Duration 2 min；上图为 RDR 运作时非连续记录片段。图 A 为患者发生频率骤降，起搏器以低限频率起搏 2 跳后启动 100 次/分的干预频率起搏；图 B 为干预频率起搏 2 min 后进入频率回降阶段，起搏频率降低 5 次/分；1 min 后再次降低 5 次/分（图 C）；图 D 为频率回降至 65 次/分阶段，出现连续自身 P 波被感知，RDR 运作终止

频率骤降干预功能——Vitatron

Vitatron 公司的频率骤降干预（Sudden Rate Drop Intervention）功能应用于该公司相对早期的起搏器产品（如 Clarity 系列），目前比较少见；已经被飞轮模式（Flywheel）和运动后反应（Post-Exercise Response）功能所取代。

其运作原理是在自身心房率突然下降，达到频率骤降检测频率（Detection Rate）时，起搏器将以一个较快的频率（干预频率，Intervention Rate）对心脏进行起搏（图 2-60，图 2-61），以防止心率骤降所致的相关症状发生。频率骤降干预功能仅在 DDD 或 DDI 模式下才会运作。

频率骤降干预与频率回退功能不能同时运作。如果开启频率骤降功能，但设置的低限频率高于干预频率，则干预频率将被自动调整为大于低限频率 10 次/分。同时，干预频率不能超过最大传感器频率。

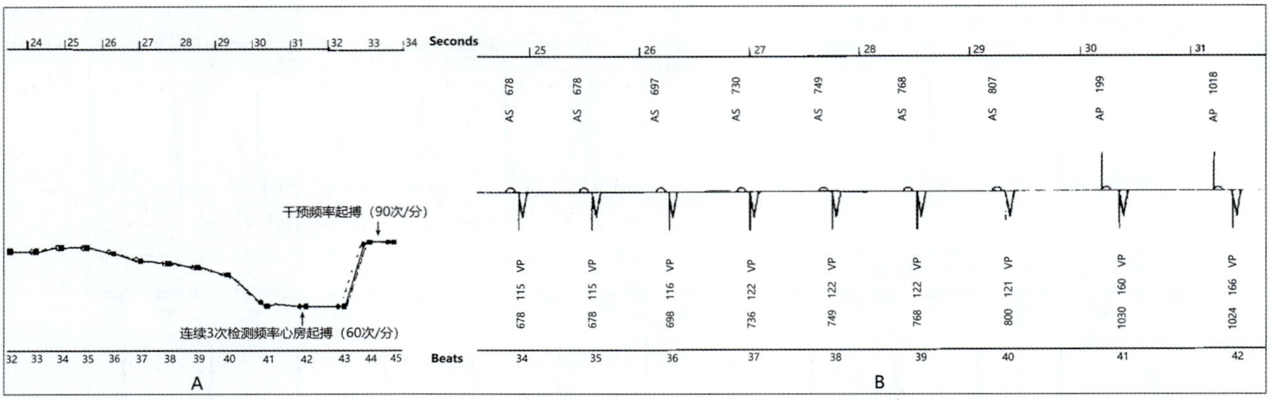

图 2-60　频率骤降干预事件记录图

当自身心房率逐渐下降并低于检测频率（此例 60 次/分），起搏器以检测频率连续心房起搏 3 次，之后起即以干预频率（此例 90 次/分）起搏。A 为心率曲线，B 为事件标记图

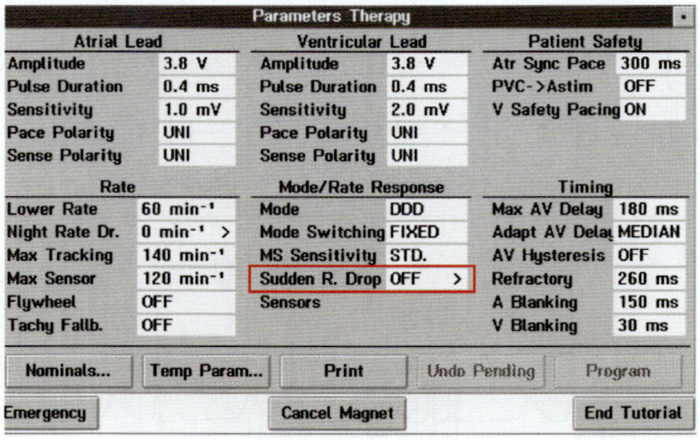

图 2-61　频率骤降干预的程控

突发心动过缓反应功能——波士顿科学

波士顿科学起搏器的突发心动过缓反应（Sudden Brady Response，SBR）功能，可以在自身心房率突然下降时触发一个较快频率的起搏，以防止发生心率骤降所致的相关症状。存在于 ACCOLADE、PROPONENT、ESSENTIO、ALTRUA 2、FORMIO、VITALIO、INGENIO 及 ALTRUA 系列起搏器中，在 DDD（R）模式下可用，其运作原理如下：

一、相关程控参数（图 2-62、图 2-63）

1. 突发心动过缓反应（Sudden Brady Response）：

程控参数	程控范围	默认值
Sudden Brady Response (SBR)[f i]	Off; On	Off
SBR Atrial Paces Before Therapy[i]	1; 2; ……; 8	3
SBR Atrial Pacing Rate Increase[i] (min^{-1})	5; 10; ……; 40	20
SBR Therapy Duration[i] (min)	1; 2; ……; 15	2
SBR Inhibit During Rest[i]	Off; On	On

图 2-62　SBR 功能程控参数

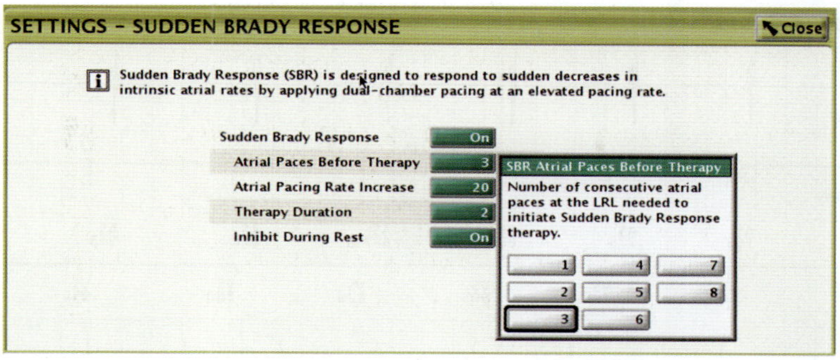

图 2-63　波士顿科学 INGENIO 系列起搏器 SBR 设置参数程控界面

Off/On，默认 Off。

2. SBR 检测时间（SBR Detect Time）：默认 1 min，不可程控；ALTRUA 系列可程控，范围：1～15 min，默认 5 min。

3. SBR 治疗前的心房起搏（SBR Atrial Paces Before Therapy）：1～8 次，默认 3 次；ALTRUA 系列称之为 SBR Number of Beats，默认 4 次。

4. SBR 心房起搏频率增量（SBR Atrial Pacing Rate Increase）：5～40 次/分，默认 20 次/分；ALTRUA 系列称之为 SBR Therapy Rate Offset，默认 5 次/分。

5. SBR 治疗持续时间（SBR Therapy Duration）：1～15 min，默认 2 min；ALTRUA 系列默认 10 min。

6. SBR 休息抑制（SBR Inhibit During Rest）：Off/On，默认 On。ALTRUA 系列称之为 SBR MVOffset，程控范围：Off，10%～50%，默认 Off。

二、运作方式（图 2-64，图 2-65）

1. 触发条件：起搏器根据 SBR 检测时间内的连续自身心房信号，计算平均心房率并实时更新。同时对比当前实时心房频率与平均心房率的差值，以决定是否启动 SBR 治疗及确定治疗频率。当自身心房率下降的幅度超过平均心房率 10 次/分后，起搏器先以 SBR 治疗前的心房起搏工作数次，然后再决定是否启动心房加速起搏。

2. SBR 治疗前的心房起搏：当自身心房率突然下降超过平均心房率 10 次/分，并且低于低限频率或传感器频率之后，起搏器会以低限频率或传感器频率连续起搏一定周期数，即 SBR 治疗前的心房起搏。在此周期中，若发生心房感知事件，则 SBR 算法将被重整。

3. SBR 治疗：当 SBR 运作条件满足，且在

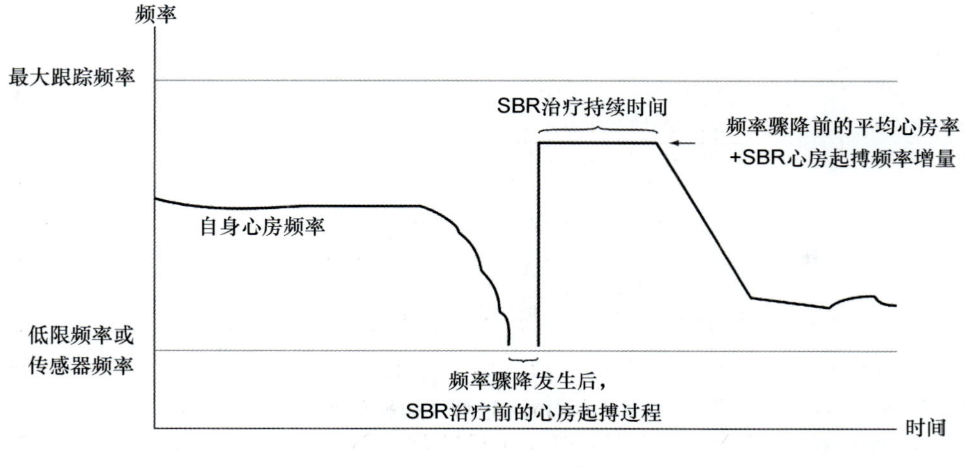

图 2-64　SBR 运作示意图

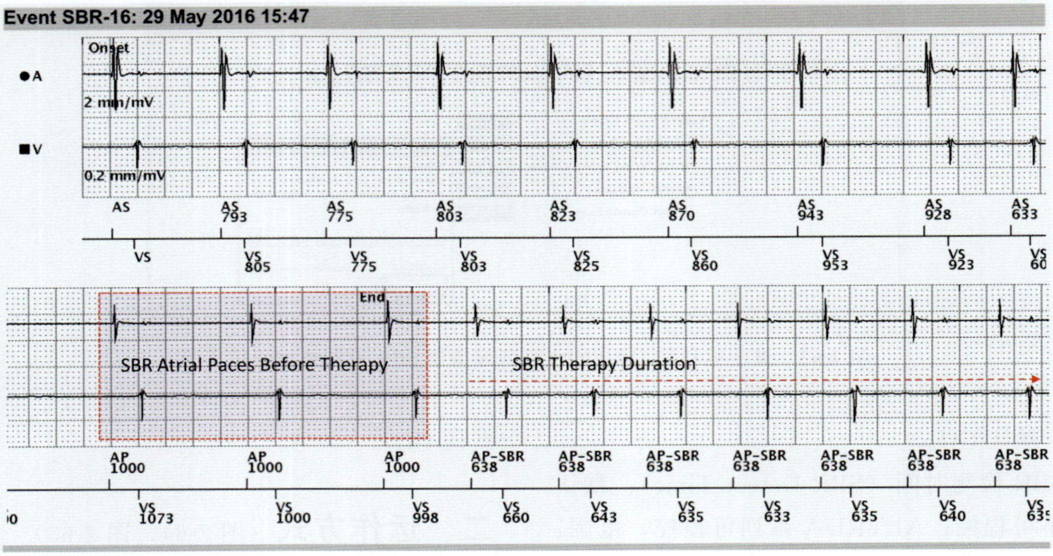

图 2-65 SBR 事件腔内图

波士顿科学 INGENIO J174 起搏器，设置模式 DDD，低限频率 60 次/分，最大跟踪频率 115 次/分，PAV 间期 250 ms，SAV 间期 230 ms，PVARP 240～280 ms；SBR 功能开启，SBR 相关参数为默认值。上图为从程控仪获取的 SBR 事件记录，图中标记●A 代表心房感知通道，■V 代表心室感知通道。图中见当自身心房频率逐渐下降并低于低限起搏频率后，起搏器以低限频率起搏 3 次（红框所示）；随后启动 SBR 治疗，治疗起搏频率为 94 次/分（AP-AP 638 ms），推测频率骤降前 1 min 平均心房率为 74 次/分

SBR 治疗前的心房起搏中未感知到自身心房信号，起搏器将启动 SBR 治疗并维持一定时间（SBR 治疗持续时间）。起搏器根据患者心房频率下降之前的平均心房率，加上程控的 SBR 心房起搏频率增量确定 SBR 治疗起搏频率。在 DDD(R) 模式下采用以下频率中较快的一个：平均心房率＋SBR 心房起搏频率增量（但不能超过最大跟踪频率）或传感器频率（仅限于 DDDR 模式）。

4. 在 SBR 治疗结束后，起搏间期将会以每搏递增 12%（不可程控）的幅度平滑降低起搏频率，直到感知到自身心房信号或者起搏频率降至低限频率/传感器频率。

5. SBR 休息抑制：SBR 休息抑制是指起搏器通过检测每分通气量（Minute Ventilation，MV）来判断自身心房率下降是生理性（例如睡眠状态）还是病理性的。当 SBR 休息抑制功能开启后，起搏器将持续采集最近 1 周患者每天的 MV 值，并计算出最低 MV 值和对比 MV 值（最低 MV 值的 1.5 倍，ALTRUA 系列可程控 10%～50%）。当 SBR 运作条件满足后，起搏器会对比当前 MV 值和对比 MV 值，如果当前 MV 值小于对比 MV 值，提示患者处于休息状态，SBR 治疗将被抑制；如果当前 MV 值大于或等于对比 MV 值，SBR 治疗将得以运作（图 2-66）。

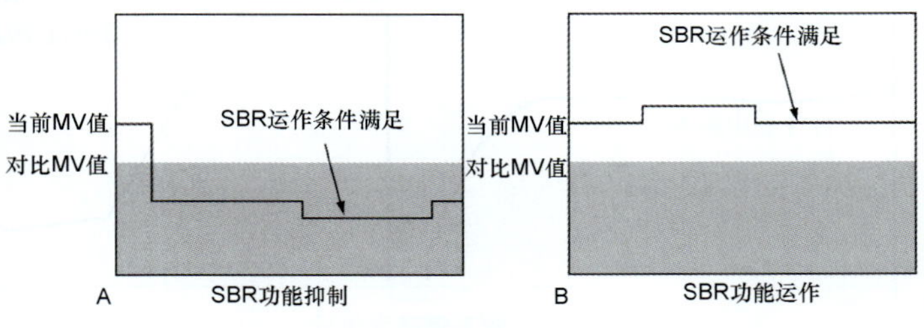

图 2-66 SBR 休息抑制运作示意图

A. 当前 MV 值＜对比 MV 值，SBR 功能被抑制；B. 当前 MV 值＞对比 MV 值，SBR 功能运作

三、与其他起搏功能的相互影响

1. 节律平滑（RS）、心房优先起搏（AP/ProACt）与 SBR 功能不能同时开启。

2. 在 ATR 心房频率回退时 SBR 也不会被激活。

3. RYTHMIQ 功能在 AAI(R) 模式下运行时，心房频率的下降也不会触发 SBR 治疗；RYTHMIQ 在 DDD(R) 模式下运行时 SBR 可以运作，一旦房室传导搜索成功，SBR 治疗将被终止。

4. 在 SBR 治疗过程中，频率滞后功能失活。

5. 如果启动了手动或自动阈值测试，SBR 治疗持续时间将提前结束。

（陈顾江　张余斌　吉亚军）

第三章　快速性房性心律失常管理

第一节　预防快速性房性心律失常发作

非竞争性心房起搏功能——美敦力

美敦力公司非竞争性心房起搏（Non-Competitive Atrial Pacing，NCAP）功能的目的是避免发生在心房易损期中的心房起搏，预防心房颤动（房颤）发生。起搏器工作中，当房性早搏落在 PVARP 内，被感知但不能被跟踪时，起搏器顺序发放 A-V 脉冲，心房起搏脉冲可能会落在房性早搏触发的心房肌易损期中（图 3-1），从而导致房颤发生（图 3-2）。

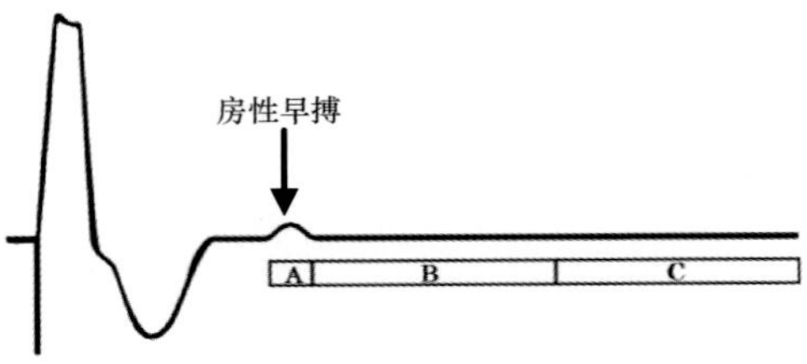

图 3-1　房性早搏后不同时间心房起搏刺激的安全性

如果一次房性早搏没有被跟踪，接下来的心房起搏脉冲落在 A 区（心房绝对不应期）的话，心房肌不会发生反应，起搏是安全的；如果心房刺激落在 B 区（心房相对不应期），可能会引起快速性房性心律失常，而 C 区属于心房肌不应期之外，会发生正常夺获，起搏是安全的

一、工作原理

非竞争性心房起搏的工作方式是在 PVARP 内感知心房事件后开启一个 300 ms（部分型号起搏器可程控）的 NCAP 间期，在这个间期内不允许发放心房起搏脉冲，如果预计的心房起搏脉冲位于 NCAP 间期内，则推迟心房起搏脉冲至 NCAP 间期结束时发放，此时，因心房起搏脉冲推迟，其后 AV 间期将缩短（最小值 30 ms，部分早期型号为 80 ms）(图 3-3)，以维持相对稳定的心室率；如果预计的心房起搏脉冲位于 NCAP 间期之外，则心房起搏脉冲及其后的 AV 间期不受影响。

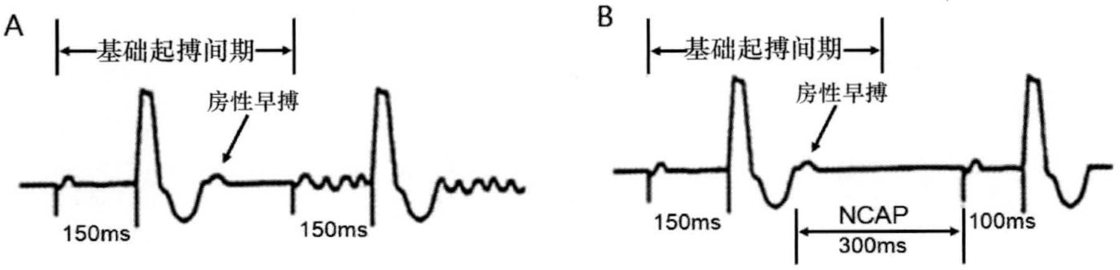

图 3-2　NCAP 功能作用示意图

A. 房性早搏落入 PVARP 中未引发心室跟踪，其后的心房起搏脉冲落入房性早搏的心房肌易损期中，诱发房颤。B. 非竞争性心房起搏功能开启后，落入 PVARP 中的房性早搏开启 300 ms 的 NCAP 间期，心房起搏脉冲在 NCAP 间期之外发放，此时，已脱离房性早搏触发的心房肌易损期，避免由心房起搏脉冲导致的快速性房性心律失常

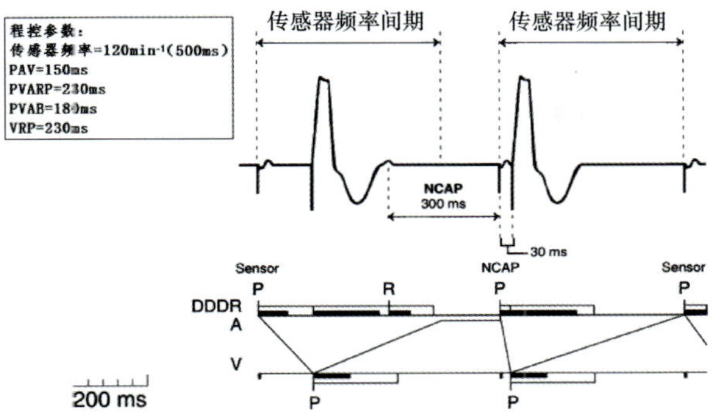

图 3-3　NCAP 运作算法示意图

(一) NCAP 对心房时间间期的影响

当 NCAP 程控为开启（ON）时，心室后心房不应期（PVARP）内的心房感知事件（AR）将会开启一个 NCAP 间期（300 ms，部分型号可程控），心房起搏脉冲不可落于此间期内。

1. 如果起搏器以传感器频率或低限频率工作，预计心房起搏脉冲位于 NCAP 间期内，则推迟心房起搏脉冲至 NCAP 间期结束时发放，其后 AV 间期缩短以维持心室率稳定（图 3-4，图 3-5）。AV 间期缩短的量取决于预计的 AP 被推迟了多少，故 NCAP 使预计 AP 推迟引起的短 AV 间期可长短不一（图 3-6，图 3-7），但受最短 AV 间期限制。

2. 如果预计心房起搏位于 NCAP 间期之外，则不影响起搏器计时周期，心房起搏按预计位置发放，其后 AV 间期不受影响（图 3-8）。

3. NCAP 间期内的心房感知事件会触发一个新的 NCAP 间期，如果此心房感知事件位于原 PVARP 内，仅触发 NCAP 间期，不触发 AV 间期；如果此心房感知事件位于原 PVARP 外，不会触发 NCAP 间期，仅触发 SAV 间期，如果 SAV 间期内无心室感知事件，AV 间期结束时发放心室起搏脉冲（VP）（图 3-7）。

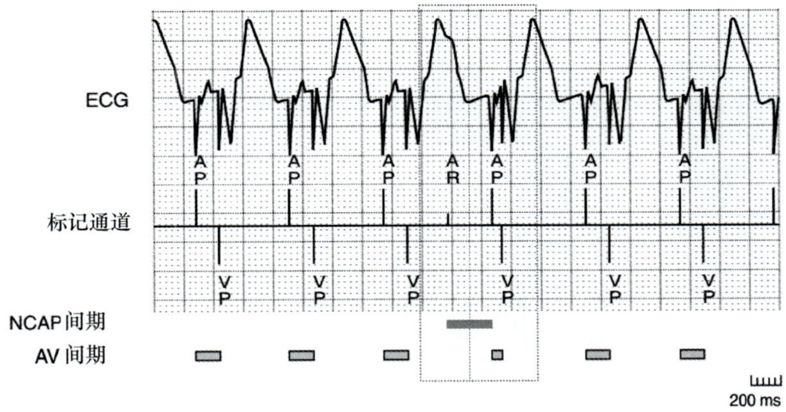

图 3-4　NCAP 使预计的心房起搏推迟，其后 AV 间期缩短

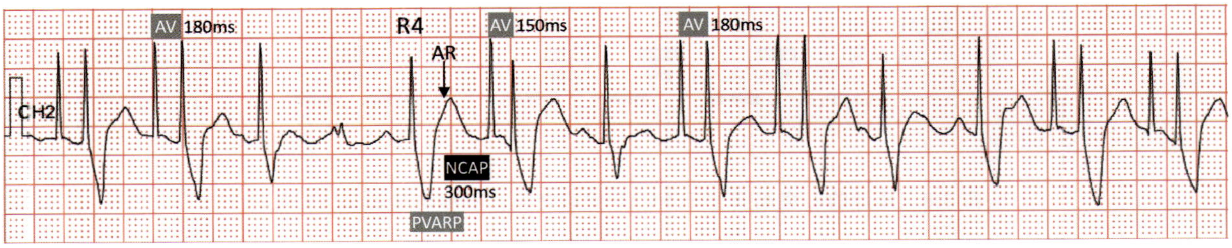

图 3-5　NCAP 使预计的心房起搏推迟，其后 AV 间期缩短实例

美敦力 Advisa DR MRI A3DR01 双腔起搏器，DDDR 起搏模式，设置 PAV 间期 180 ms、SAV 间期 150 ms，Auto PVARP 345 ms，NCAP 间期 300 ms。图中可见在开始两次房室顺序起搏（传感器频率间期 660 ms）后患者发生了短阵房性心动过速，其中一个房性 P 波（↓示）位于起搏 QRS（R4）触发的心室起搏后心房不应期（PVARP）内而成为 AR 事件，并触发 300 ms 的 NCAP 间期，使其后的心房起搏推迟，AV 间期缩短至 150 ms

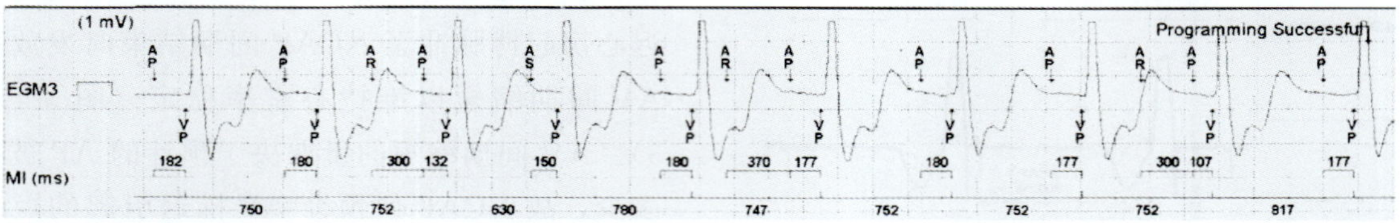

图 3-6　不同时期 AR 事件对其后 AV 间期的影响（一）

图为美敦力起搏器患者程控仪记录的腔内电图，当前频率间期约 750 ms，设置 PAV 间期 180 ms，SAV 间期 150 ms，心室后心房空白期（PVAB）150 ms。图中见 3 个 AR 事件，其中第 1 和第 3 个 AR 事件触发 NCAP 使预计的 AP 推迟，其后 VA 延长、AV 缩短；第 2 个 AR 事件发生相对较早，预计的 AP 在 NCAP 间期之外（AR-AP：370 ms），其后心房起搏按预计发放，AV 间期不受影响

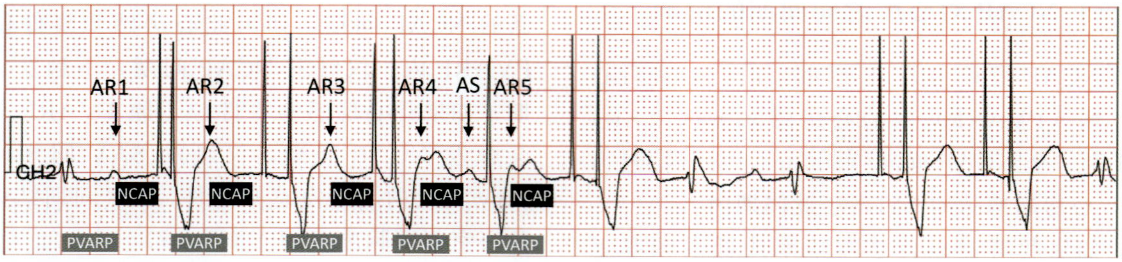

图 3-7　不同时期 AR 事件对其后 AV 间期的影响（二）

美敦力 Advisa DR MRI A3DR01 双腔起搏器，DDDR 起搏模式，设置 PAV 间期 180 ms、SAV 间期 150 ms，PVAB 150 ms，NCAP 间期 300 ms，当前起搏频率间期 750 ms，Auto PVARP 390 ms。图中可见 5 个 AR 事件，其中 AR1 和 AR3 发生较晚，均使其后预计的 AP 推迟、AV 缩短；AR2 和 AR5 发生较早，在其后的 NCAP 间期以及 VA 间期内均没有再次感知心房事件，下一心动周期以程控 AV 房室顺序起搏；而在 AR4 之后于 NCAP 间期及 PVARP 之外、VA 间期之内发生一个 AS 事件触发 AV 间期，起搏器以 VAT 方式跟踪起搏心室

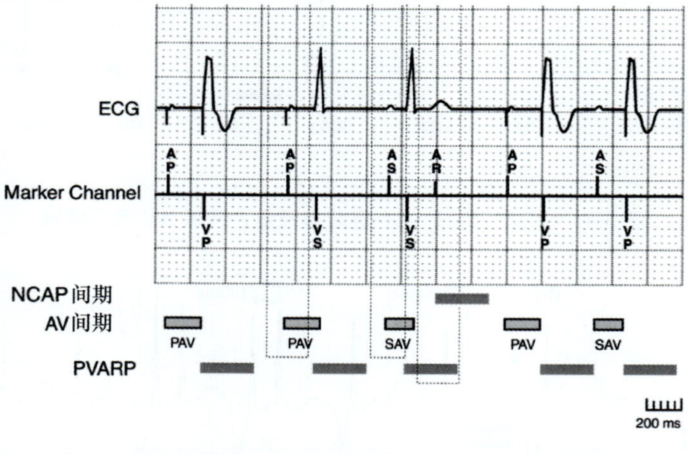

图 3-8　预计的心房起搏位于 NCAP 间期之外，不影响其后的 AV 间期

Marker Channel：标记通道

（二）NCAP 对心室时间间期的影响

1. 如果预计的心房起搏（AP）位于 NCAP 间期之外，即 NCAP 未影响 AP 的发放，其后的 AV 间期不受影响（图 3-7）。

2. 如果预计的心房起搏（AP）位于 NCAP 间期内而导致 AP 推迟发放，其后的 AV 间期缩短，AP 较预计的位置推迟多少，则 AV 间期缩短多少，以维持稳定的心室率，但 AV 间期最短不能短于 30 ms（美敦力 Sigma 系列以后的起搏器，之前的起搏器此数值为 80 ms）。如果传感器频率或低限频率较快，同时 PVARP 设置较长，AP 推迟后如果与预计的 VP 间期小于 30 ms（早期型号为 80 ms），由于受最短 AV 间期限制，会导致心室起搏（VP）脉冲推迟发放，从而引起 VV 间期轻度长于低限频率间期或传感器频率间期。而下一个心动周期启动 AA 计时，心房起搏将按照当前基础频率间期发放，并按程控 AV 间期后触发心室起搏，从而会导致 VV 间期延长（图 3-9）。

3. 落入心室后心房空白期（PVAB）中的心房事件不开启 NCAP 间期：非竞争性心房起搏的设置保证了对于落在 PVARP 中的房性早搏，其后的心房起搏脉冲至少在距其 300 ms 以后发放，此时，心房起搏脉冲已经脱离了房性早搏的折返期或易损期，避免了心房起搏诱发快速性房性心律失常的发生。

二、与其他功能的相互作用

1. 当自动模式转换程控为“开启”（ON），起搏器发生自动模式转换，变为非心房跟踪模式时，NCAP 功能自动失活，起搏器模式再次转换为心房跟踪模式时自动重新激活。

2. 即使 NCAP 功能被程控为关闭（OFF），当起搏器介导性心动过速干预（PMTI）功能及室性早搏反应（PVC Response）功能工作时，NCAP 功能自动激活一个心动周期。

3. MVP 开启，起搏器运行在 AAI(R) 模式时，如果 NCAP 开启，不应期内的心房感知（AR）会开启 NCAP 间期，如果下一个预计的心房起搏脉冲位于 NCAP 间期内，则会导致该心房起搏脉冲推迟至 NCAP 结束时发放（图 3-10，图 3-11）。

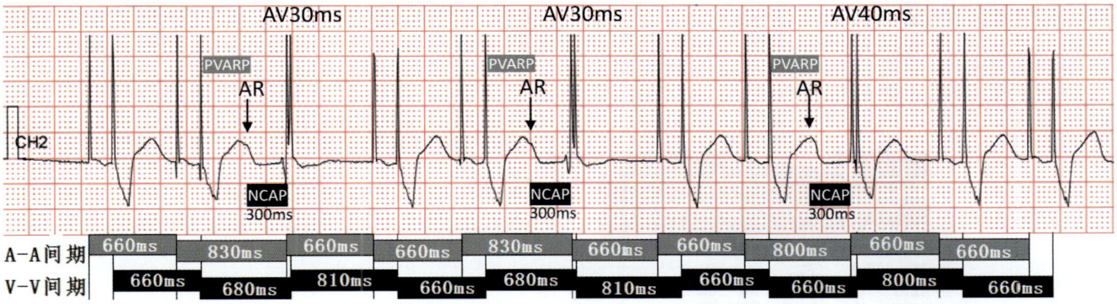

图 3-9　NCAP 对心室时间间期的影响

美敦力 Advisa DR MRI A3DR01 双腔起搏器，DDDR 起搏模式，设置 PAV 间期 180 ms、SAV 间期 150 ms，NCAP 间期 300 ms，当前起搏频率间期 660 ms，Auto PVARP 345 ms。可见房性早搏三联律均落在 PVARP 内成为 AR 事件并触发 NCAP 间期，前两次 AP 推迟后因不能维持距离预计 VP≥30 ms，故 VP 亦被推迟 20 ms（VV 间期 680 ms）；而第三次 NCAP 使 AP 推迟后距离预计的 VP 为 40 ms，故 VV 间期不变（660 ms）。所有的因 NCAP 使 AP 推迟导致 AV 间期缩短后的下一心动周期，由于正常的 AA 计时和程控 AV 间期导致 VV 间期明显延长（810/800 ms）

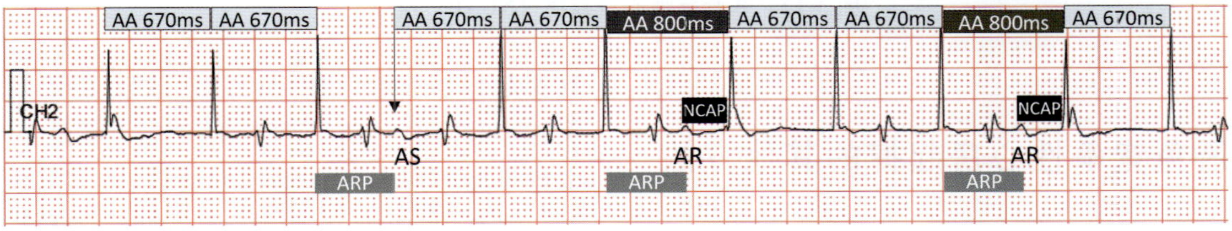

图 3-10　MVP（AAIR）模式下 NCAP 功能运作（一）

美敦力 Advisa DR MRI A3DR01 双腔起搏器，AAIR-DDDR（MVP）起搏模式，NCAP 间期 300 ms；图中处于 AAIR＋起搏模式，当前起搏频率间期 660 ms，动态心房不应期为 660×75％＝495 ms。可见频发房性早搏，第一个房性早搏（AS）位于心房不应期（ARP）外重整了心房起搏间期（670 ms），后面 2 次房性早搏均落于 ARP 内触发 NCAP 间期，使预计的心房起搏被推迟导致 AA 间期延长（800 ms）

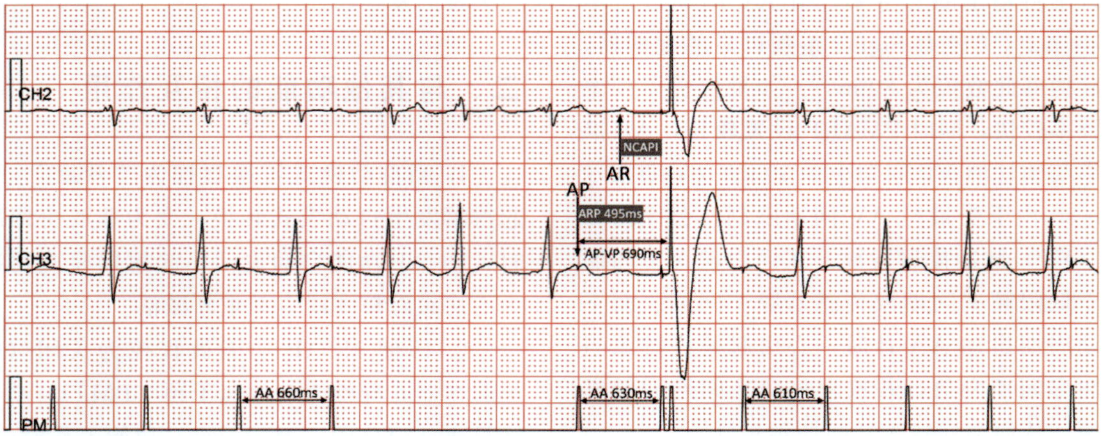

图 3-11　MVP（AAIR）模式下与 NCAP 功能运作（二）

美敦力 Advisa DR MRI A3DR01 双腔起搏器，起搏模式 AAIR⇔DDDR，NCAP 间期 300 ms，开启心房优先起搏功能；图中处于 AAIR＋起搏模式，传感器频率间期 660 ms。在感知自身快速心房事件后心房起搏频率间期缩短 50 ms（AA 间期 610 ms），动态心房不应期（ARP）为 660×75%＝495 ms。在一次心房起搏（↓示）没有下传心室之后，按照 MVP 运作规则，将在预计的心房起搏后 80 ms 处发放心室备用起搏（610＋80 ms），但在心房起搏触发的 ARP 内感知到一次房性早搏（AR），启动 NCAP 间期使预计的心房起搏推迟，AV 间期缩短至大约 60 ms，而不是通常所见 MVP 模式下发生房室传导中断时心房起搏与心室备用起搏间隔 80 ms

三、NCAP 的程控（图 3-12）

1. 非竞争性心房起搏可程控为 ON 或 OFF。

2. NCAP 间期（ms）：200，250，300，350，400（部分型号为 300，不可程控）。

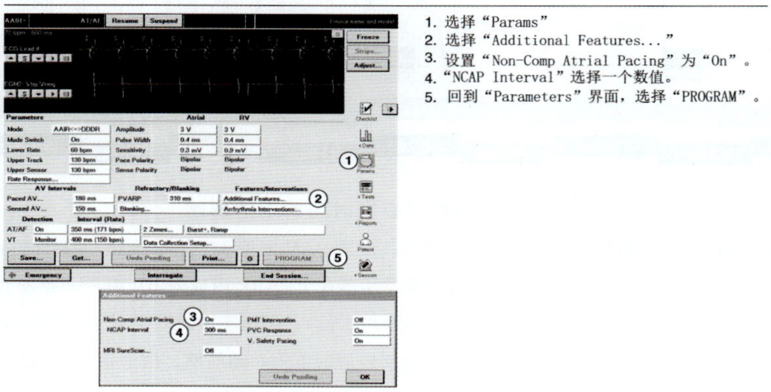

图 3-12　非竞争性心房起搏（NCAP）程控

四、避免竞争性心房起搏的其他方法

如果 NCAP 功能关闭或不可用，可通过程控改变起搏器参数，使 PVARP 结束至预计的下一次心房起搏的间期不小于 300 ms，可最大程度减少竞争性心房起搏。程控方法包括：降低低限频率，降低传感器上限频率，缩短 PAV，缩短 PVARP 等（表 3-1）。

表 3-1　避免竞争性心房起搏的其他方法

起搏模式	起搏参数	可程控方案
AAIR；AAI	起搏间期	降低最大传感器频率（AAIR）
		降低低限频率
	心房不应期	缩短心房不应期
DDDR；DDD；DDIR；DDI	起搏间期	降低最大传感器频率
		降低低限频率
		重新设置心室率稳定程序（VRS）(关闭或降低最大治疗频率)
	PAV	缩短 PAV
		开启频率适应性 AV 间期
		如果频率适应性 AV 间期开启，降低最小 PAV 数值
	PVARP	缩短 PVARP
		设置 PVARP 为“Varied”
		如果 PVARP 设置为“Varied”，缩短 PVAB
		关闭室性早搏反应

心房频率稳定功能——美敦力

美敦力公司的心房频率稳定（Atrial Rate Stabilization，ARS）功能的目的是消除房性早搏后的长间歇，保持心房率平稳，从而预防由于房性早搏前后的短-长-短间歇而诱发的房性心律失常（图 3-13）。ARS 可在 DDDR、DDD、AAIR、AAI 及 MVP（AAIR<=>DDDR 或 AAI<=>DDD）模式下运作。

一、相关程控参数（图 3-14）

1. 心房频率稳定（A. Rate Stabilization）：Off/On。

2. 最大治疗频率（Maximum Rate）：ARS 激活后的最大起搏频率，程控范围：80 次/分，85 次/分……100 次/分……150 次/分。

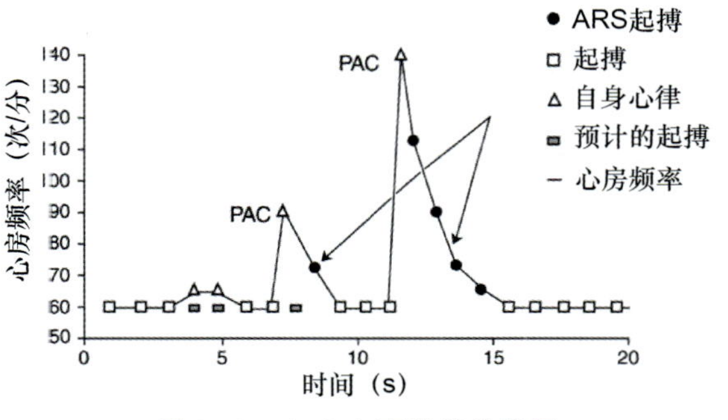

图 3-13　ARS 心率变化趋势图

PAC：房性早搏

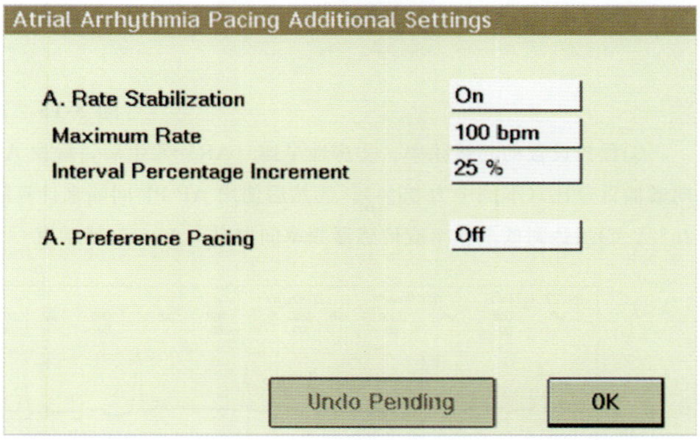

图 3-14　心房频率稳定的程控界面

3. 起搏间期增加百分比（Interval Percentage Increment）：ARS 起搏的时间间期增量，程控范围：12.5%，25%，50%。

二、运作方式

1. 在起搏器检测到房性早搏后即触发心房频率稳定功能，第一个心房频率稳定性起搏以上一次心房事件与房性早搏之间的间期为基础，按程控的起搏间期增加百分比确定，然后逐搏延长起搏间期增加百分比直至低限频率、传感器频率或下一次心房感知（图 3-16）。

如房性早搏为不应期内心房感知（AR），其后无 VS 事件，则第一个心房频率稳定性起搏以房性早搏联律间期为基础，按程控的起搏间期增加百分比确定，第二个心房频率稳定性起搏以房性早搏前后两个心房事件间期（AP-PP 间期）为基础，按程控的起搏间期增加百分比确定（图 3-15），然后以连续 2 次心房频率稳定性起搏间期为基础，逐搏延长起搏间期直至低限频率、传感器频率或下一次心房感知。AR 事件后如有 VS 事件，则该 VS 事件被起搏器定义为室性早搏，将按当前起搏频率下的 VA 间期发放下一个心房起搏，该 AR 事件不会触发 ARS 起搏（图 3-16）。

2. 当心房频率稳定功能被激活时，每个心房事件（包括 AS 事件、AP 事件或 AR 事件）都被起搏器计数，用于计算一个新的起搏间期增加百分比的基础。

3. 在模式转换（包括 PMOP）期间或检测到心律失常事件时，心房频率稳定和心房优先起搏都暂停运作。

4. 如果心房频率稳定，心房优先起搏，心室频率稳定功能同时开启，起搏器将采用以上三者中最快的起搏频率工作。

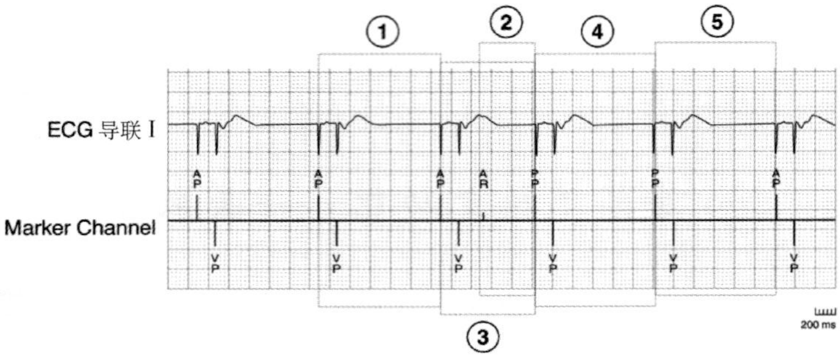

图 3-15　ARS 运作示意图

①程控设置的起搏频率。②房性早搏（AR）发生后，触发 ARS 起搏（PP 标记），第 1 个 ARS 起搏在 AP-AR 间隔基础上加上起搏间期增加百分比（本例中为 25%）。③然后使用 AP-PP 间隔来计算随后的 ARS 起搏间期。④第 2 个 ARS 起搏间隔比前一个 AP-PP 间隔长 25%。⑤当达到低限频率或传感器频率间期时，ARS 起搏结束

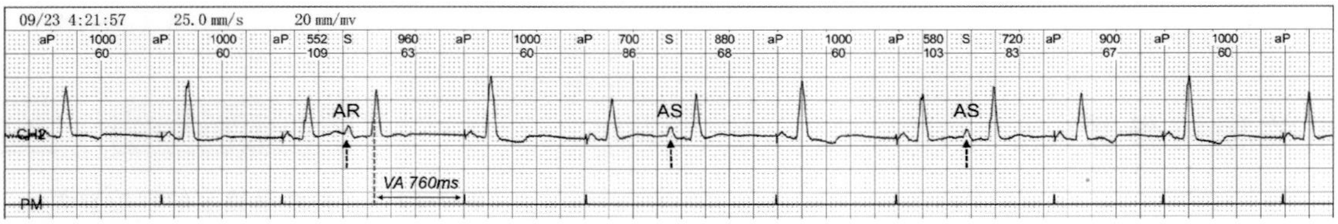

图 3-16　ARS 运作实例

美敦力 Advisa DR MRI A3DR01 起搏器，起搏模式 DDD，低限频率 60 次/分，上限频率 130 次/分，PAV 间期 240 ms、SAV 间期 200 ms。A. Rate Stabilization：On；Maximum Rate：100 次/分；Interval Percentage Increment：25%。图中可见 3 个房性早搏（↑示），第一个房性早搏联律间期最短，为 PVARP 内心房感知（AR）未触发心室跟踪起搏，其后有自身下传 QRS 波，该 QRS 波被起搏器定义为“室性早搏”，下一个心房起搏由“室性早搏”以 VA 间期（1000－240＝760 ms）触发，该 AR 事件未启动 ARS 起搏。其他两个房性早搏均为不应期外心房感知（AS），其后均可见 ARS 功能启动所导致的心房起搏频率的变化

心房优先起搏功能——美敦力

20 世纪 80 年代有研究人员发现，应用 90 次/分或稍高于窦性心律的频率起搏心房，可以减少阵发性房颤的发生机会。但对于长时间高频率起搏，患者常常不能耐受；而且长时间的高频率起搏可能会产生心动过速性心肌病或导致起搏器电池提前耗竭。

心房优先起搏（Atrial Preference Pacing，APP）功能是根据自身心房频率来动态调整心房起搏频率，其目的是始终以略高于自身心房频率进行起搏，以抑制房性早搏，进而预防由于房性早搏而

诱发的快速性房性心律失常，同时最大限度地避免简单提高起搏频率所带来的不良后果（图 3-17）。

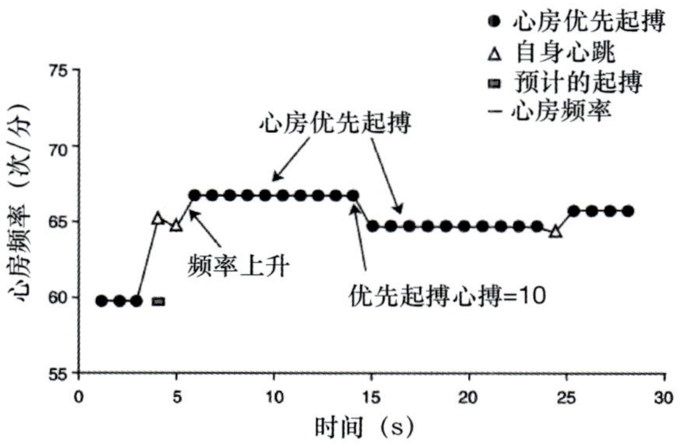

图 3-17　APP 频率趋势图

一、相关程控参数（图 3-18）

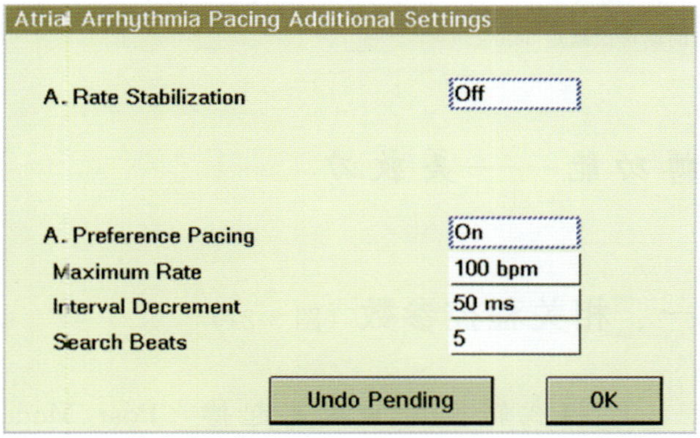

图 3-18　心房优先起搏的程控设置

1. 心房优先起搏（A. Preference Pacing）：On/Off，默认 Off。

2. 最大治疗频率（Maximum Rate）：80 次/分，85 次/分……100 次/分……150 次/分；默认 100 次/分。

3. 起搏间期缩短值（Interval Decrement）：30 ms，40 ms，50 ms……100 ms，150 ms；默认 50 ms。

4. 优先起搏心搏（Search Beats）：5，10……25，50；默认 10。

心房优先起搏可在 DDDR、DDD、AAIR、AAI 及 MVP（AAIR＜＝＞DDDR 或 AAI＜＝＞DDD）模式下运作，与单腔心房滞后、睡眠功能、窦性优先、频率骤降反应无法同时开启。

二、运作方式

1. 心房优先起搏功能被程控开启后，每一次不应期外的心房感知，起搏器都按设定的起搏间期缩短值提高起搏频率，直至没有自身心房感知出现。

2. 心房优先起搏维持一定的个数（Search Beats）后，起搏间期延长 20 ms（不可程控）；如无心房感知，在程控的心房起搏个数后，起搏间期再次延长 20 ms，直至起搏频率降至低限频率或传感器频率（图 3-19）。如果在此期间再次出现心房感知，则起搏间期再次缩短，增加起搏频率直

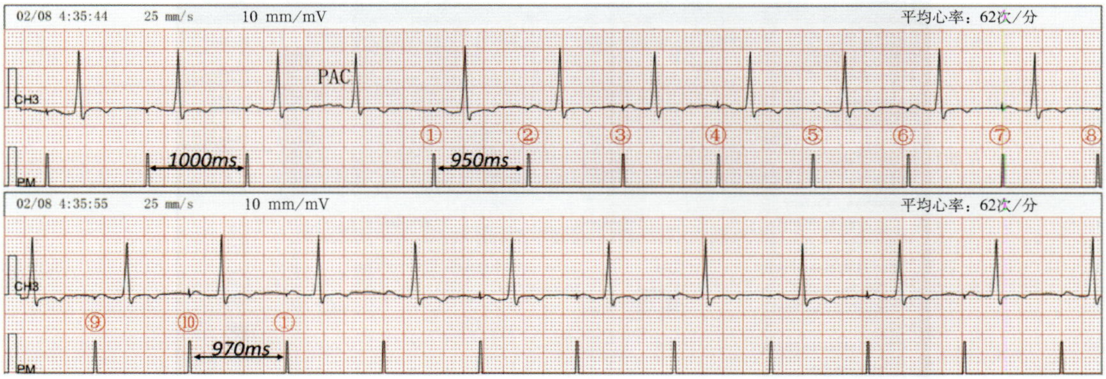

图 3-19　APP 运作实例（一）

美敦力 Advisa DR MRI A3DR01 起搏器，开启 MVP 模式（AAIR＜＝＞DDDR），低限频率 60 次/分，上限频率 130 次/分。A. Preference Pacing：On；Maximum Rate：100 次/分；Interval Decrement：50 ms；Search Beats：10。上图为连续记录，起始为低限频率起搏，房性早搏（PAC）触发心房优先起搏，心房起搏间期缩短 50 ms（A-A 950 ms），以该频率起搏 10 次后，心房起搏间期延长 20 ms（A-A 970 ms）

至无自身心房感知出现，如此反复，使心房始终保持起搏状态（图 3-20）。心房起搏频率受最大治疗频率限制。

3. 在模式转换（包括 PMOP）期间心房优先起搏暂停运作。NCAP 功能可以推迟预计的心房优先起搏，以保障房性早搏与心房优先起搏的间距不小于 NCAP 间期。在 ACM 和 VCM 运作期间，自身心房感知不会导致心房起搏频率增加。

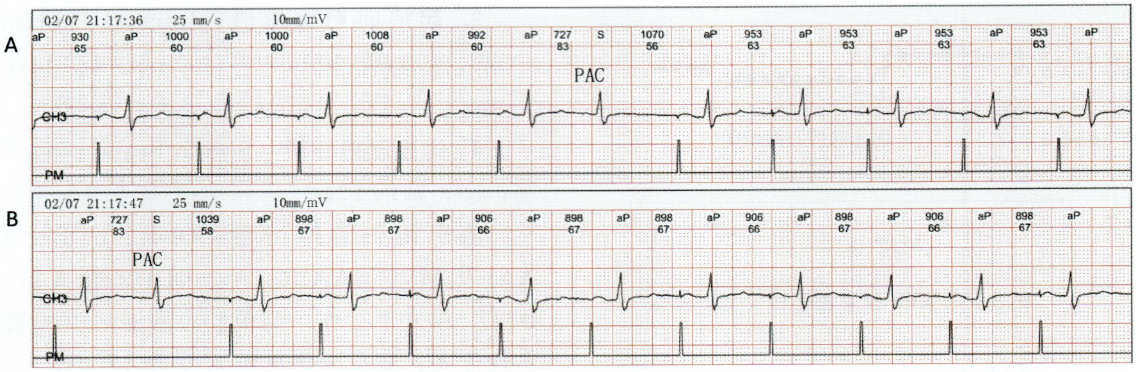

图 3-20 APP 运作实例（二）

病例同上。图 A、B 为连续记录，图 A 起始为低限频率起搏，房性早搏（图 A 所示 PAC）后心房起搏间期缩短 50 ms，在程控的心房优先起搏心搏期间再次感知房性早搏（图 B 所示 PAC）后，心房起搏间期再次缩短 50 ms

模式转换后的超速起搏功能——美敦力

模式转换后的超速起搏（Post Mode Switch Overdrive Pacing，PMOP）功能目的是在快速性房性心律失常终止后，以较高的频率起搏心房并维持一段时间，从而稳定房颤后心房易损期的电活动，以预防房颤终止后的早期复发。

一、相关程控参数（图 3-21）

1. 模式转换后的超速起搏（Post Mode Switch Overdrive Pacing）：On/Off；默认 Off。

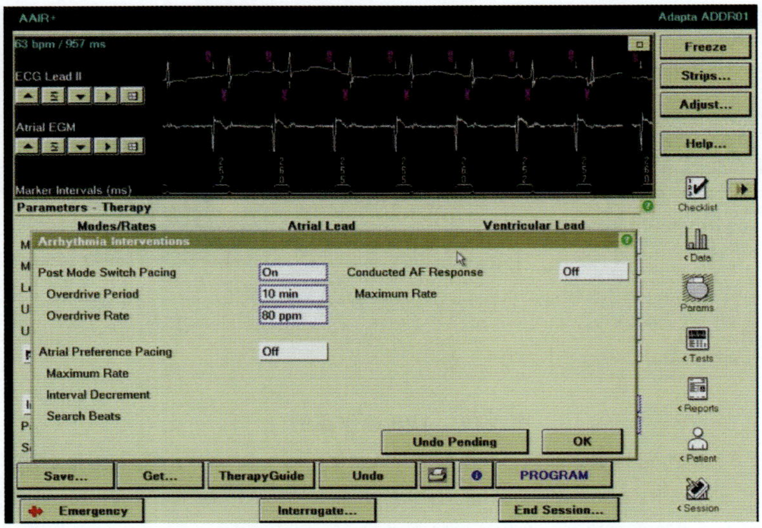

图 3-21 PMOP 程控界面

2. 超速起搏频率（Overdrive Rate）：70 次/分，75 次/分，80 次/分……120 次/分可选；默认 80 次/分。

3. 超速起搏持续时间（Overdrive Duration）：0.5 min，1 min，2 min，3 min，5 min，10 min，20 min，30 min，60 min，90 min，120 min 可选，默认 10 min。

PMOP 在 DDDR、DDD 或 MVP（AAIR＜＝＞DDDR 或 AAI＜＝＞DDD）模式下可以开启，打开前必须把模式转换设置为 ON。

二、运作方式

1. 其工作方式是在达到模式转换条件的快速性房性心律失常终止后，继续以 DDIR 模式工作，逐渐提高心房起搏频率（每次脉冲间隔减小 70 ms）至程控的超速起搏频率，并维持一段时间（Overdrive Duration），然后逐渐降低起搏频率（每次脉冲间隔增加 70 ms）至传感器频率/低限频率或心房自主心律出现（图 3-22）。

2. 推荐超速起搏的持续时间不少于 10 min，超速起搏频率建议调高至患者能耐受范围的较高频率。该功能被激活后，在符合条件的房性心律失常后开始工作，在 PMOP 工作期间，仍遵循窦性优先原则和省电原则，避免不必要起搏。

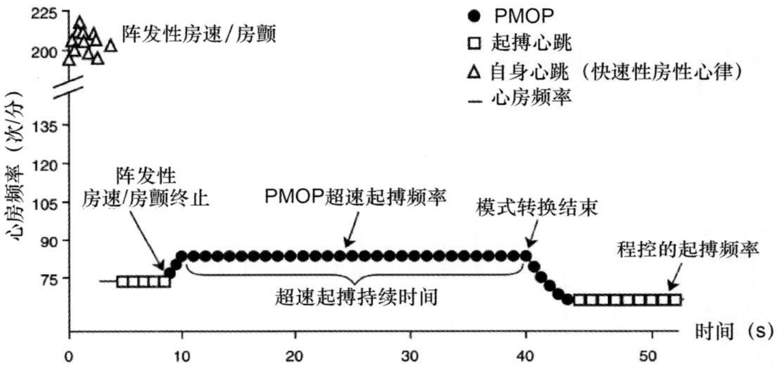

图 3-22　PMOP 运作示意图

房性早搏抑制功能——Vitatron

房性早搏抑制（PAC Suppression）功能的原理是通过提高心房起搏频率来降低房性早搏发生率，进而预防由房性早搏所导致的房颤发生。

一、相关可程控参数（图 3-23）

1. 触发的超速抑制起搏（Triggered Overdrive）：On；Off。

2. 房性早搏抑制（PAC Suppression）：On；Off。

二、工作原理

当起搏器感知到房性早搏后，开始以生理性频率＋15 次/分的频率快速起搏（图 3-24）；由于房性早搏常常会连续出现，为有效抑制房性早搏的发生，该频率将持续起搏 600 跳（频率稳定期）。在频率稳定期间发生的房性早搏不会引起额外的心房起搏频率增加。在频率稳定期结束后，起搏频率将缓慢下降，直到低限起搏频率，或者检测到正常的窦性心律（图 3-25）。

如果频率稳定起搏期间感知到快速性房性心律失常 5 s 后，或跟踪到正常窦性节律，则房性早搏抑制程序自动提前终止。

三、与其他起搏器设置的相互影响

1. 当模式转换功能（Mode Switching）设置

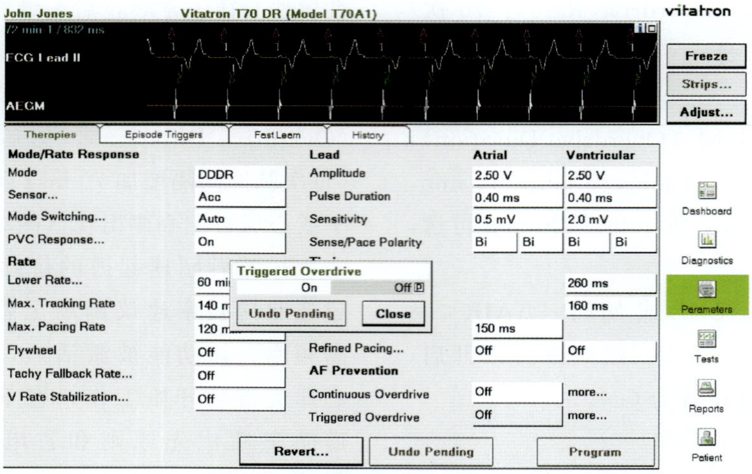

图 3-23　房性早搏抑制程控界面

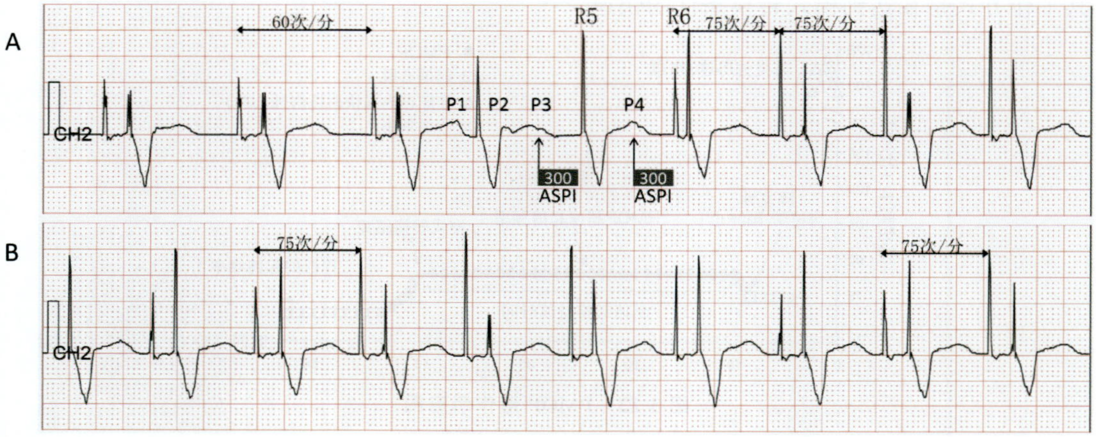

图 3-24　房性早搏抑制功能运作实例

Vitatron T70 DR 双腔起搏器，设置模式 DDDR，低限频率 60 次/分，最大跟踪频率 140 次/分，最大起搏频率 120 次/分，PAV 间期 180 ms，SAV 间期 140 ms，Mode Switching：Auto，PVAB 150 ms，心房同步起搏间期（ASPI）300 ms；开启房性早搏后反应（Post-PAC Response）和房性早搏抑制功能，图 A、B 为连续记录。图 A 开始为低限起搏频率 60 次/分，连续发生 4 次房性早搏，起搏器在感知房性早搏 P1 后跟踪起搏并启动房性早搏抑制功能，下一跳心房起搏频率增加 15 次/分，R5 因 P3 启动的 ASPI 致心房起搏取消，R6 可见 P4 触发的 ASPI 致 PAV 间期缩短。R6 后起搏器持续以 75 次/分的频率起搏

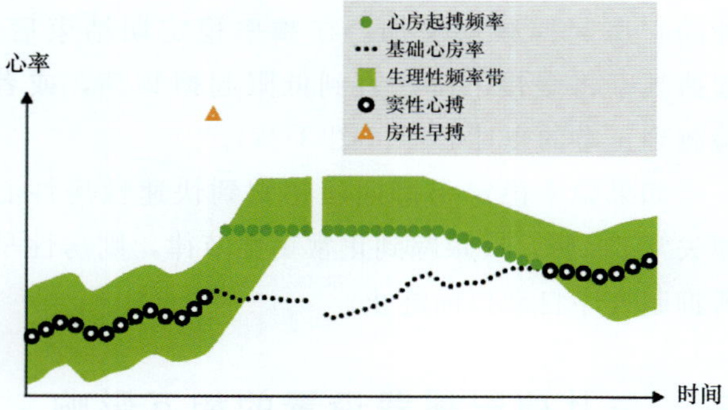

图 3-25　房性早搏抑制功能运作示意图

为“Fixed”时，房性早搏抑制功能不能激活。

2. 如果同时开启 Post-PAC Response（房性早搏后反应）和房性早搏抑制功能，未下传房性早搏后的第 1 次心房起搏频率由 Post-PAC Response 决定，之后的心房起搏由房性早搏抑制功能决定。房性早搏下传后 1 跳的心房起搏频率由房性早搏抑制功能决定。

3. 如果有连续 5 次位于生理性频率带内的心房感知被起搏器跟踪起搏心室，这种节律将被起搏器判断为正常窦性节律。

房性早搏后反应功能——Vitatron

房性早搏后反应（Post-PAC Response）功能是起搏器在检测到房性早搏后，通过改变房性早搏后2跳的心房起搏频率，去除房性早搏（PAC）后长间歇，使早搏后心率平稳过渡，从而避免“长-短”周期现象造成的心肌易颤性增加，预防房颤的发生。

一、相关可程控参数

1. 触发的超速抑制起搏（Triggered Overdrive）：On；Off。

2. 房早后反应（Post-PAC Response）：On；Off。

二、工作原理

房性早搏后第1跳心房起搏频率＝（生理性频率＋房早频率）/2，房性早搏后第2跳频率为生理性频率；随后起搏频率恢复到房性早搏之前的频率（图3-26）。在一阵房性心动过速或者房性早搏已经启动过Post-PAC Response后，在房性心动过速后6个心动周期之内或者房性早搏后2～3个心动周期内再次出现的房性早搏不再触发房性早搏后反应。

三、与其他起搏器设置的相互影响

1. 当模式转换功能（Mode Switching）设置为“Fixed”时，房性早搏后反应不能激活。

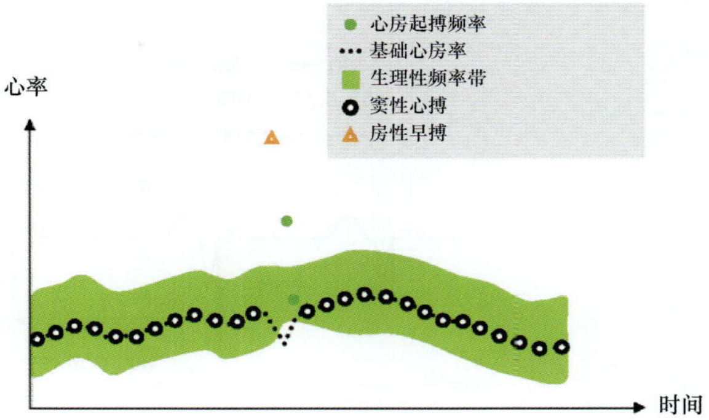

图3-26 Post-PAC Response工作示意图

2. 如果同时开启房性早搏后反应和房性早搏抑制功能，未下传房性早搏后的第1次心房起搏频率由房性早搏后反应功能决定，之后的心房起搏由房性早搏抑制功能决定。房性早搏下传后的心房起搏由房性早搏抑制功能决定。

3. 房性早搏后反应触发的心房同步起搏间期（ASPI）可能短于程控的ASP间期。

四、当起搏器检测到房性早搏时，可能出现以下情况

1. 联律间期较长的房性早搏可以被心室跟踪起搏，但跟踪的心室频率不能超过生理性频率30～40次/分和最大跟踪频率。房性早搏被跟踪时的AV间期等于100次/分时的频率适应性AV间期，如果超过生理性频率30次/分，AV间期可以延长，其延长值不超过最大跟踪频率间期的20%（图3-27）。

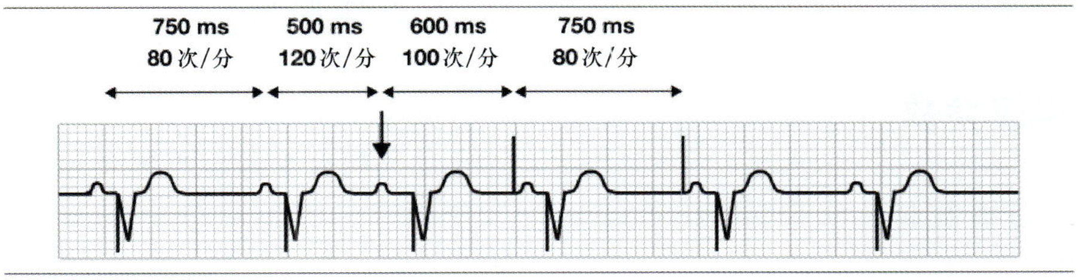

图3-27 房性早搏被跟踪时AV间期延长

图中见生理性频率80次/分时，发生一次房性早搏（↓示），房性早搏联律间期500 ms，频率120次/分，超过了生理性频率30次/分，SAV间期被延长。启动房性早搏后反应功能，下一跳心房起搏频率100次/分

2. 短联律间期的房性早搏，不能被心室跟踪时，通过启动 ASP 来恢复房室同步。这将导致出现单次较长的心室周期，可能会出现略低于低限频率的情况（图 3-28）。

3. 短联律间期的房性早搏自身下传时，由于心室起搏频率不能超过生理性频率 30 次/分，因此，此时房性早搏后的心房起搏间期将比预计的延长（图 3-29）。

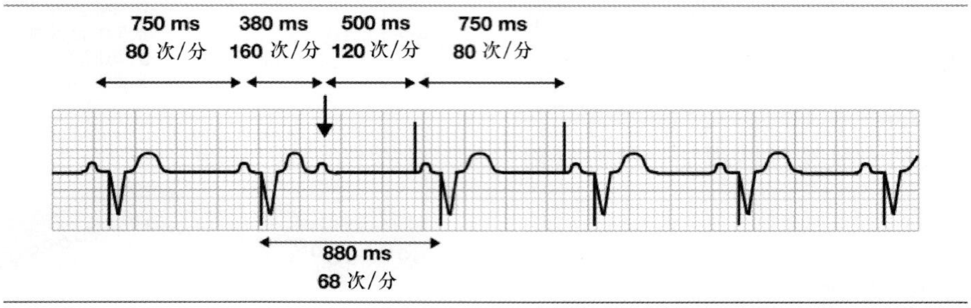

图 3-28 房性早搏后反应功能致心室频率低于低限频率

图中见生理性频率 80 次/分时，发生一次房性早搏（↓示），房性早搏联律间期 380 ms，频率 160 次/分，超过最大跟踪频率，起搏器不跟踪。房性早搏后反应功能后下一跳心房起搏频率 120 次/分；心室频率 68 次/分，低于当前低限频率

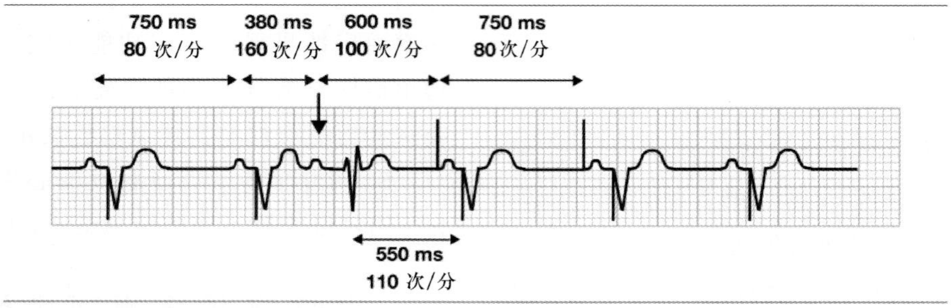

图 3-29 房性早搏后反应功能受生理性频率限制

图中见生理性频率 80 次/分时，发生一次房性早搏（↓示），房性早搏联律间期 380 ms，频率 160 次/分，超过最大跟踪频率，起搏器不跟踪但通过自身下传心室。房性早搏后反应功能后下一跳心房起搏频率应该为 120 次/分，但实际心房起搏频率为 100 次/分；因为心室起搏频率不能大于 110 次/分（80＋30 次/分）

房颤后反应功能——Vitatron

房颤后反应（Post-AF Response）功能的目的是阻止快速性房性心律失常包括心房颤动、心房扑动、房性心动过速终止后的早期复发。

一、相关可程控参数

1. 触发的超速抑制起搏（Triggered Overdrive）：On；Off。

2. 房颤后反应（Post-AF Response）：Off，70 次/分-(以 10 次/分递增)-120 次/分。

3. AF 减速率（AF Deceleration）：Fast、Medium、Slow。

二、工作原理

其工作原理是在快速性房性心律失常结束 6 个心动周期后提高起搏频率至程控设置的房颤后反应频率（Post-AF Response rate）（图 3-30），并以该频率持续起搏 600 跳（频率稳定期）。在频率稳定期结束后，按照程控设置的 AF 减速率（AF Deceleration，程控范围：Fast、Medium、Slow，对应起搏频率从 120 次/分下降到 100 次/

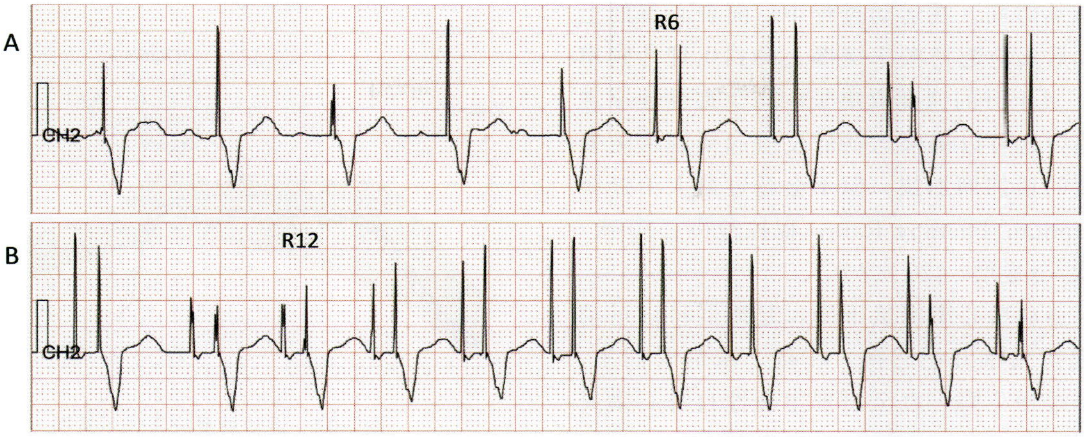

图 3-30　Post-AF Response 运作实例

V tatron T70 DR 双腔起搏器，设置模式 DDDR，低限频率 60 次/分，最大跟踪频率 140 次/分，最大起搏频率 120 次/分，PAV 间期 180 ms，SAV 间期 140 ms，Mode Switching：Auto，PVAB150 ms，ASPI 300 ms；Post-AF Response 90 次/分，Max. Therapy Rate100 次/分，飞轮功能打开；图 A、B 为连续记录。图 A 中 R6 前为快速性房性心律失常，起搏器以 DDIR 模式工作，起搏频率 70 次/分。R6 处房性心律失常终止，模式转换为 DDDR，继续以 70 次/分的频率起搏 6 次后（R12）频率突然加快至 90 次/分，符合 Post-AF Response 运作表现

分所需时间分别大约为：45 s、90 s、180 s）逐渐下降起搏频率直到低限频率，或者跟踪到正常的窦性心律（图 3-31）。

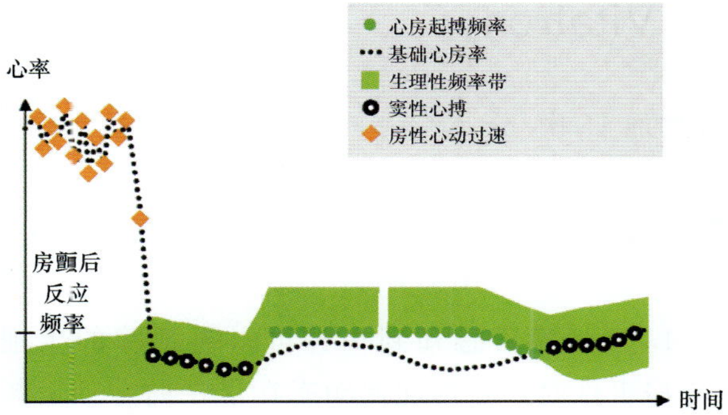

图 3-31　房颤后反应工作示意图

如果频率稳定，起搏期间感知到快速性房性心律失常 5 s 后，或跟踪到正常窦性节律，则频率稳定期提前终止。

三、与其他起搏器设置的相互影响

1. 房颤后反应设置的起搏频率必须大于低限频率，但不能超过最大治疗频率［Maximum Therapy Rate；程控范围：70 次/分-（10 次/分递增）-120 次/分］。

2. 当模式转换功能（Mode Switching）设置为“Fixed”时，房颤后反应不能被激活。

运动后反应功能——Vitatron

运动后反应（Post-Exercise Response）功能的目的是限制运动后心房频率的过快下降，防止心房不应期离散度增加所诱发的房颤。

一、相关可程控参数

1. 触发的超速抑制起搏（Triggered Overdrive）：On；Off。

2. 运动后反应（Post-Exercise Response）：On；Off。

二、运作原理

运动后反应可以控制运动后心房起搏频率的

水平和持续时间。在运动过程中，随着心率的上升，运动后反应起搏频率缓慢上升到生理性频率的90%，其上升的速度取决于它与生理性频率之间的差值，这可以确保运动后反应起搏频率随着运动强度的增加而加快，但不会超过最大治疗频率［Maximum Therapy Rate；程控范围：70次/分-(10次/分递增)-120次/分］。

如果运动后心率突然下降，起搏器将以运动后反应起搏频率开始起搏，在接下来的时间里，起搏频率缓慢下降，直至出现生理性自身心率或起搏低限频率（图3-32）。

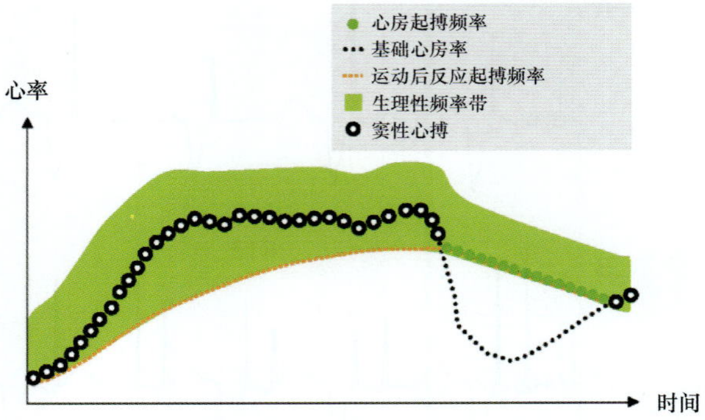

图3-32　运动后反应工作示意图

三、与其他起搏器设置的相互影响

1. 当模式转换功能（Mode Switching）设置为"Fixed"时，或精确的心房起搏功能（Refined Atrial Pacing，RAP）打开时，运动后反应功能不能激活。

2. 当运动后反应和起搏调控功能（Pace Conditioning）同时开启时，起搏调控将控制运动后的起搏频率。

3. 当运动后反应功能开启，同时设置的最大起搏频率与最大治疗频率相差大于15次/分时，建议打开飞轮功能（Flywheel），以防止起搏频率下降过快。

起搏调控功能——Vitatron

起搏调控（Pace Conditioning）功能的目的是通过提供稳定和持续的心房起搏，保持心房电活动的均匀性和稳定性，从而抑制突发房颤的发生。其缺点是快速起搏后部分患者可能会有不适症状，心房起搏比例增加会导致耗电量的增加。

一、起搏调控的程控参数

1. Pace Conditioning（Off、Soothing、Smooth、Standard）。

2. 房颤减速率（AF Deceleration）（Fast，Medium，Slow）。

3. 最大治疗频率（Maximum Therapy Rate）（70次/分，80次/分，90次/分，100次/分，110次/分，120次/分）。

如有心房感知，选择Soothing时，心房起搏频率增加3次/分，Smooth增加10次/分，Standard增加15次/分。

二、运作原理

1. 当起搏器感知到一种可以被跟踪的生理性心房事件时，心房起搏频率在潜在的生理性频率基础上增加3次/分、10次/分、15次/分，其频率上限为最大治疗频率（图3-33）。一旦心房起搏恢复，将按照房颤减速率（AF Deceleration）的设置逐渐降低起搏频率直到低限频率，或起搏器再次感知到另一个生理心房事件重新启动起搏调控，如此反复（图3-34），其能够保持>95%的心房起搏。

2. 房性早搏（PAC）、快速的心房感知事件（TS）等非生理性心房活动以及房性心动过速后6个心动周期之内感知的生理性心房活动不会触发起搏调控功能。

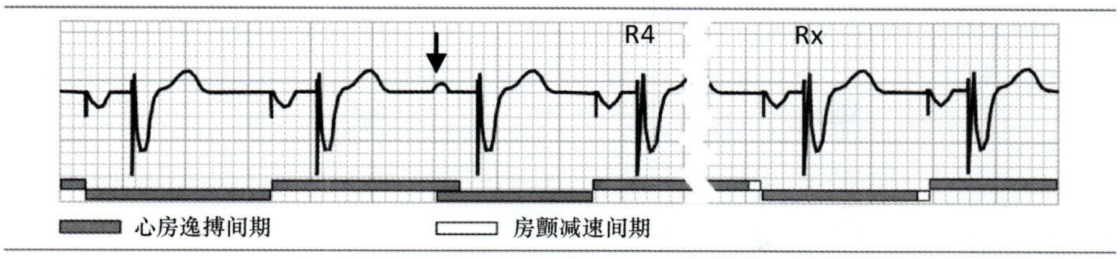

图 3-33　起搏调控示例

起搏调控功能开启时，如果感知到自身生理性心房事件（↓示）后起搏频率加快（R4），然后再根据设置的房颤减速率逐渐降低起搏频率

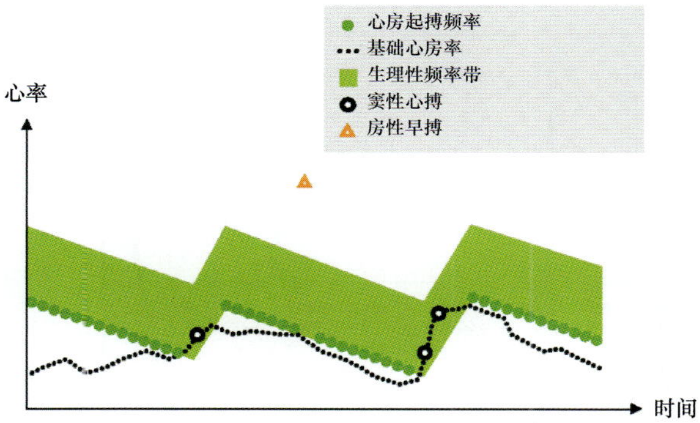

图 3-34　起搏调控工作示意图

3. 当感知到连续的生理性心房事件时，程序规定在第一个心房事件后增加起搏频率，之后每一个生理性心房事件，起搏频率按固定速度逐渐增加，但不超过最大治疗频率。

4. 在发生房室文氏现象时，起搏调控将以最大治疗频率起搏，预防与此相关的频率下降。

三、与其他起搏器设置的相互影响

1. 当模式转换功能（Mode Switching）设置为“Fixed”时，起搏调控不能激活。

2. 房性早搏后反应（Post-PVC Response）和精确的心房起搏（Refined Atrial Pacing）功能打开时，起搏调控不能激活。

3. 运动后反应和起搏调控功能同时开启时，起搏调控将控制运动后的起搏频率。

4. 当起搏调控和飞轮功能都开启时，飞轮功能只在最大治疗频率之上发挥作用。

房颤抑制功能——雅培（圣犹达）

房颤抑制（AF Suppression）功能的工作方式是动态心房超速抑制（Dynamic Atrial Overdrive，DAO），通过以稍高于自身心房率的频率起搏，达到超速抑制心房异位活动，预防房性心律失常的目的；在 AAI(R) 及 DDD(R) 模式下可用。

一、运算法则

1. 算法启动：当房颤抑制功能开启后，起搏器如果在 16 个心动周期内感知到 2 个 P 波（仅限于警觉期内的 P 波），起搏器启动超速起搏（图 3-35）。

2. 超速起搏频率：超速起搏频率由起搏器内

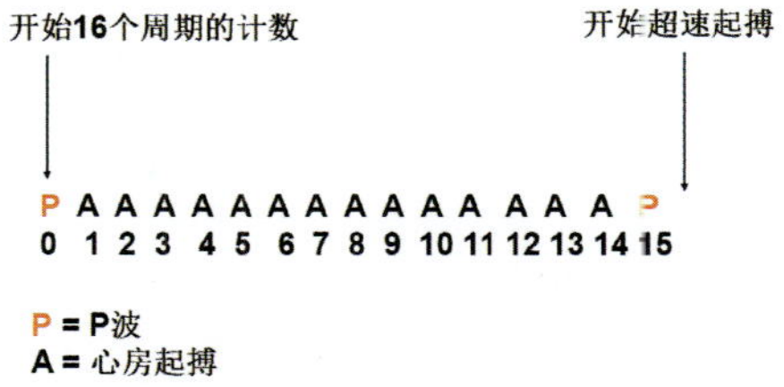

图 3-35　房颤抑制功能启动示意图

的工作平台决定，不可程控；当前的心房起搏频率被用于决定心房频率的增加值。在计算超速起搏频率时，起搏器将使用以下参数中的一个：

（1）下限超速起搏频率（LRO）：起搏的心房频率低于 60 次/分，增加幅度为 10 次/分。

（2）上限超速起搏频率（URO）：起搏的心

房频率高于 150 次/分，增加幅度为 5 次/分。

(3) 起搏的心房频率在 60 次/分和 150 次/分之间，增加幅度为 5～10 次/分，由起搏器自动计算（图 3-36）。

3. 超速起搏周期：接着起搏器以超速起搏频率工作一定的心动周期数（超速起搏周期，可程控），如果在超速起搏周期内再次感知到 2 个 P 波，起搏器立即提高超速起搏频率（图 3-37A），直至达到最大房颤抑制频率（图 3-38）。

4. 频率恢复：如果在超速起搏周期内感知到的 P 波未达到 2 个，则进入频率恢复阶段，心房起搏频率逐渐下降（图 3-39）。如果超速起搏频率≤100 次/分，每一个起搏周期将增加 12 ms；超速起搏频率>100 次/分，每一个起搏周期增加 8 ms；直至基本频率、传感器指示频率或休息频率三者中的最快频率。在频率恢复期间如果感知到 2 个 P 波，则再次提高心房起搏频率超速起搏，如此反复（图 3-37B）。

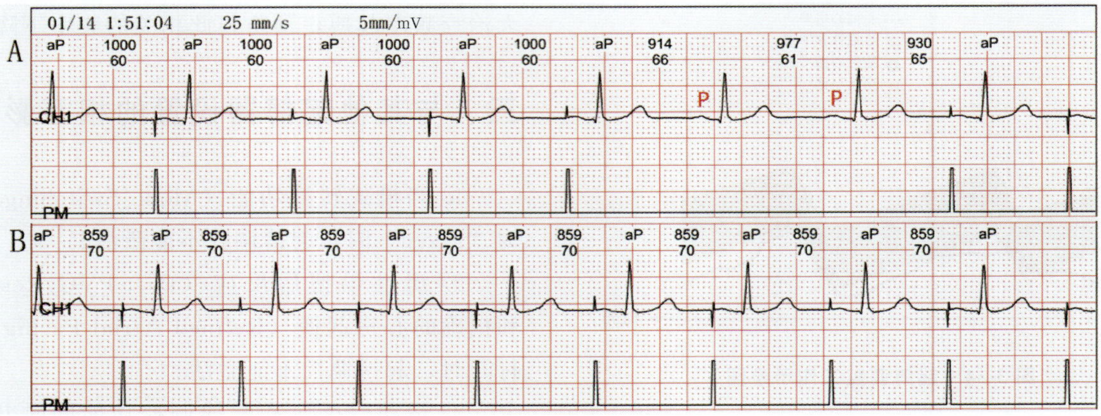

图 3-36 心房超速起搏的启动

圣犹达 Victory XL DR 5816 双腔起搏器，设置起搏模式 DDD，基本频率 60 次/分，最大跟踪/传感器频率 130 次/分，PAV 间期 200 ms，SAV 间期 150 ms，VIP 125 ms；房颤抑制功能打开，超速起搏周期 15，最大房颤抑制频率 120 次/分。上图 A、B 为连续记录，起搏器以基本频率起搏时，连续感知两个自主 P 波后，房颤抑制功能启动，心房起搏频率增加至 70 次/分

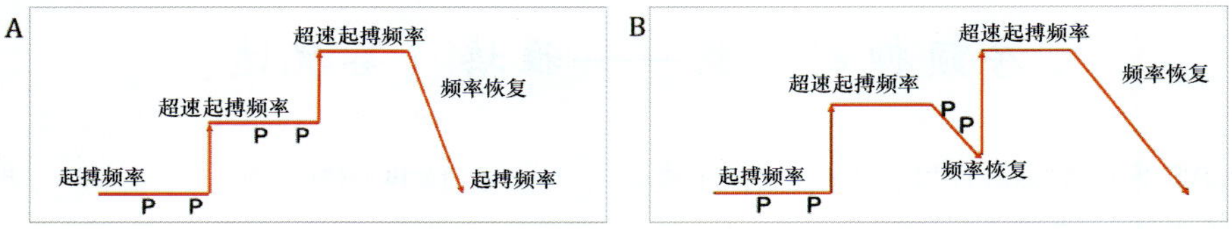

图 3-37 房颤抑制功能起搏频率变化示意图

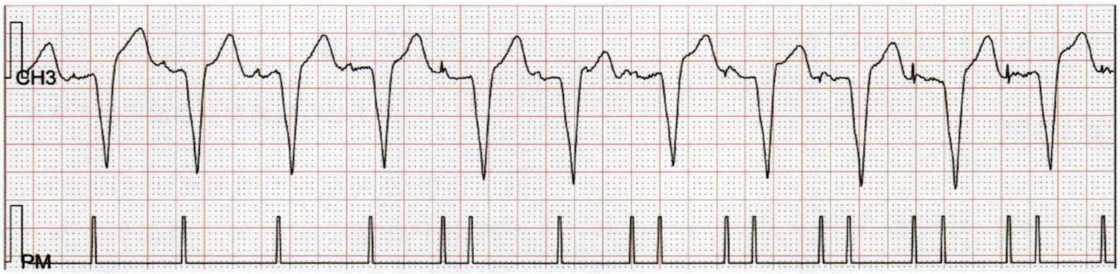

图 3-38 最大房颤抑制频率

圣犹达 Accent DR 2112 双腔起搏器，设置起搏模式 DDD，基本频率 60 次/分，最大跟踪频率 130 次/分，PAV 间期 200 ms，SAV 间期 160 ms；房颤抑制功能打开，超速起搏周期 15，最大房颤抑制频率 90 次/分。图中见当起搏器以最大房颤抑制频率工作时，即使有超过 90 次/分的自身 P 波出现，心房超速起搏频率也不会再增加

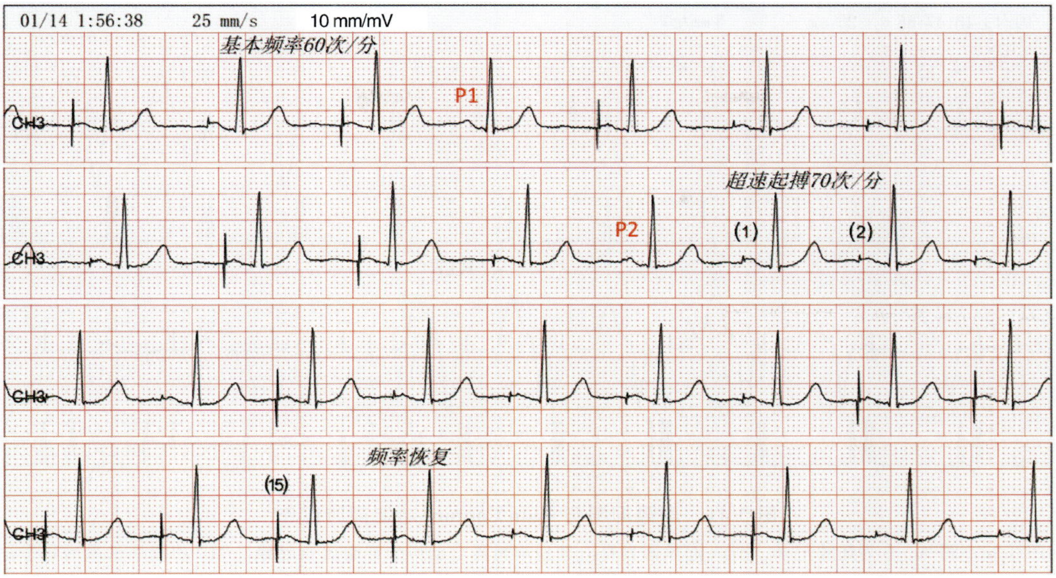

图 3-39　超速起搏周期与频率恢复（病例同图 3-36）

二、房颤抑制的可程控参数（图 3-40）

1. AF Suppression：ON；OFF。

2. 超速起搏周期（Overdrive Pacing Cycle）：5～40，增幅 5；默认值 15。

3. 最大房颤抑制频率（Maximum AF Suppression Rate）：80～180 次/分，增幅 5 次/分[Victory 系列之前的起搏器最大房颤抑制频率不可程控，为最大传感器频率（MSR），Victory 系列及之后的起搏器可独立程控，但不能高于 MSR]。

三、与其他功能的相互影响

1. 频率滞后：AF Suppression 与双腔滞后功能作用相反，不能同时打开。

2. Auto Capture 起搏系统：对运算法则无影响（图 3-41）。

3. ACap Confirm 运算法则激活，对超速起搏周期的影响有限。

4. PVC 选项：对运算法则无影响。

5. 频率适应性 PVARP/VREF：当房颤抑制打开时，自动程控为中（如果已经程控为高，则仍为高）；缩短 PVARP/VREF 可允许更高的上限频率、更高的 2∶1 限制频率，且产生更长的警

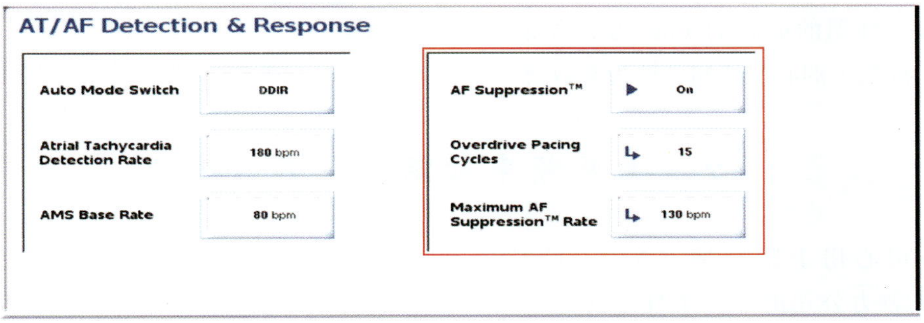

图 3-40　房颤抑制的可程控参数

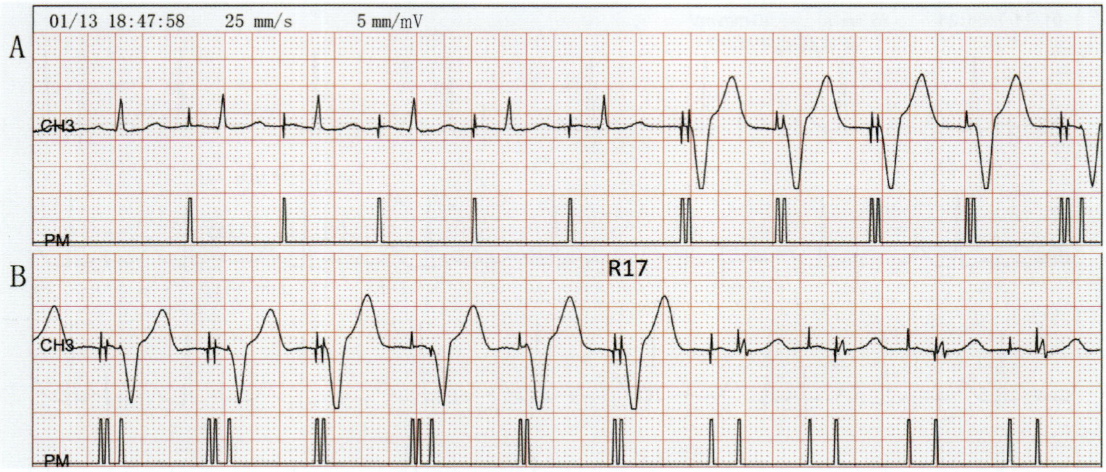

图 3-41　房颤抑制与 Auto Capture 功能同时运作

病例同图 3-36，图 A、B 为连续记录。图 A 起始因自身 P 波使起搏器启动房颤抑制超速起搏，VIP 功能处于激活状态；期间 Auto Capture 功能按时启动自动阈值搜索，至 B 图 R17 处心室阈值测试结束，房颤抑制也进入频率恢复阶段。自动阈值搜索结束后 VIP 功能暂时失活

觉期。

6. 心房感知和夺获测试：阈值测试将抑制房颤抑制运算法则，直至测试结束。

7. 自动模式转换（AMS）：在 AMS 期间，房颤抑制处于待机状态，房颤抑制工作期间，不能完全避免房颤/房性心动过速的发生，所以确保 AMS 打开。

8. 磁铁应用：当应用磁铁时，房颤抑制暂停。

9. 择期更换指征（Elective Replacement Indicator，ERI）：发生 ERI 时，房颤抑制功能关闭。

心房保护间期——雅培（圣犹达）

心房保护间期（Atrial Protect Interval，API）设置的目的是避免在心房（感知或起搏）频率增加的情况下因心房警觉期缩短而发生心房竞争性起搏，减少不必要的心房起搏。

心房保护间期是圣犹达公司 Verity 及以后系列起搏器的一个内置参数，无法程控。其工作方式为在 DDD(R) 和 DDI(R) 模式下，不管心房起搏频率如何，VA 间期的最后 125 ms 为心房保护间期，心房保护间期中的心房感知事件为有效感知事件，其实质是在心房频率增加的情况下相对延长了心房警觉期，缩短了 PVARP（图 3-42）。

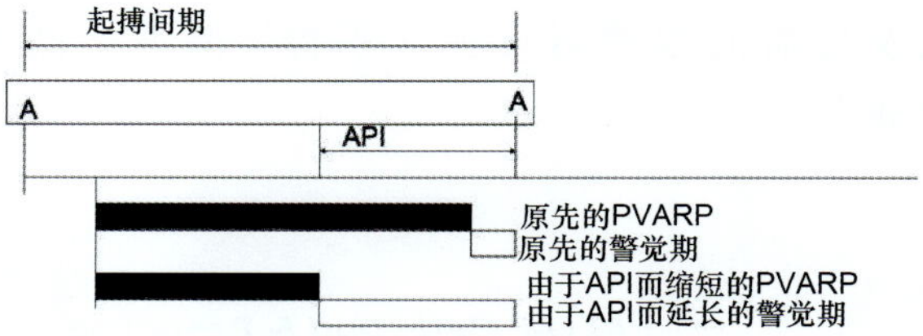

图 3-42　心房保护间期示意图

心房上限频率功能——百多力

百多力公司心房上限频率（Atrial Upper Rate）功能与美敦力公司的非竞争性心房起搏的工作原理基本一样，是为了防止心房起搏脉冲落在心房易损期上，从而预防房颤发生。

一、程控参数

Evia 系列之前的起搏器心房上限频率间期不

可程控，为 200 次/分（300 ms）；而 E 系列起搏器可设置为关闭（OFF）或 240 次/分（250 ms）。

二、工作方式

为在心室后心房不应期（PVARP）中每个心房感知事件都触发一个心房上限频率间期（AUI），其后的心房起搏只能在心房上限频率间期之外发放。当因为心房上限频率间期限制而导致起搏基础间期延长时，为保证稳定的心室率，AV 延迟会缩短（图 3-43，图 3-44）。

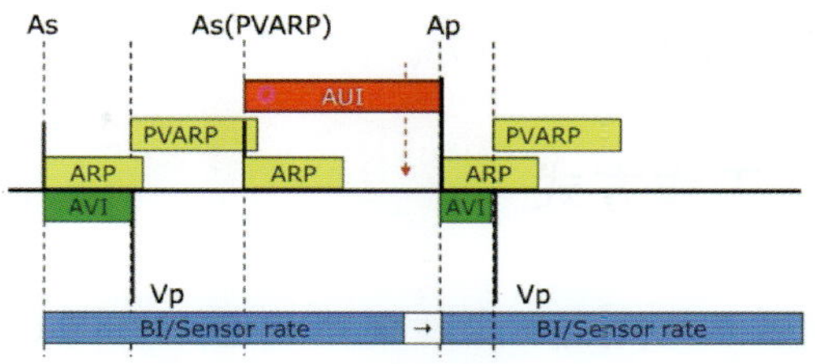

图 3-43　心房上限频率示意图（引自杨羽）

AUI：心房上限频率间期；BI/Sensor rate：基础频率间期/传感器频率。AVI：房室间期；ARP：心房不应期；PVARP：心室后心房不应期；As：心房感知；Ap：心房起搏；Vp：心室起搏

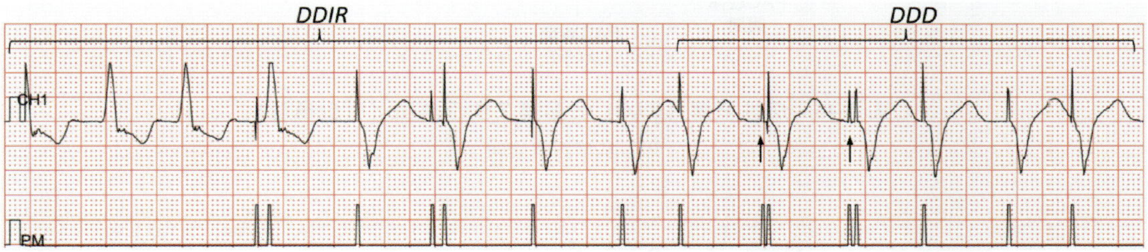

图 3-44　心房上限频率实例

百多力 Evia DR-T 双腔起搏器，设置起搏模式 DDD，基础频率 60 次/分，上限跟踪频率 130 次/分，心房上限频率 240 次/分，PAV 间期 210 ms，感知校正－45 ms；模式转换 160/DDIR，模式转换后基础频率＋10 次/分，开启模式转换期间的频率稳定功能。上图为患者发生房颤时，起搏模式在 DDIR-DDD 之间转换，在 DDD 模式下工作时可见心房上限频率运作导致的 AV 间期缩短（↑）

房性早搏后起搏功能——百多力

百多力房性早搏后起搏（Post PAC Pacing）功能的作用是保持房性早搏后的心率平稳，防止短-长周期出现，从而预防房颤的发生。

一、可程控参数（图 3-45）

1. Post PAC Pacing：ON；OFF。

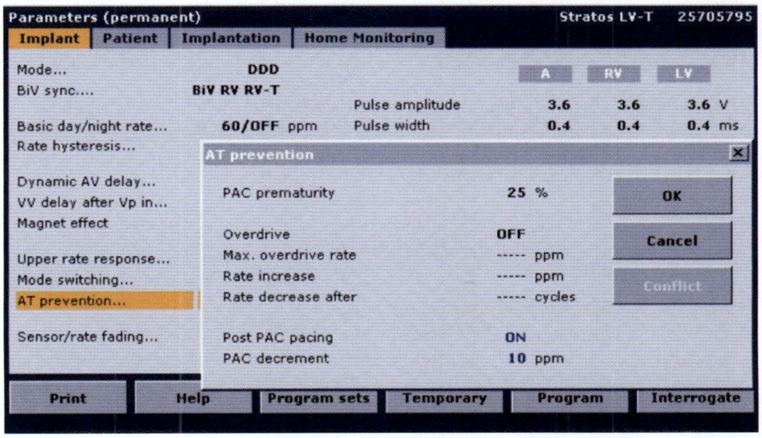

图 3-45　房性早搏后起搏的程控

2. PAC 减量（PAC Decrement）：5 次/分……40 次/分；增幅 5 次/分。

二、工作方式

起搏器检测到房性早搏后，下一次心房起搏的频率＝房性早搏联律间期的频率－PAC 减量；然后，心房起搏频率逐搏降低，频率下降值为 PAC 减量，直至基础频率或传感器频率。起搏频率最快不能超过上限跟踪频率（UTR）（图 3-46）。

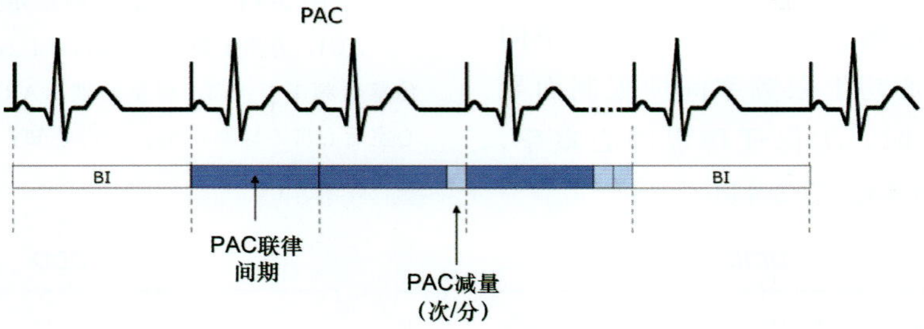

图 3-46　房性早搏（PAC）后起搏工作示意图（引自杨羽）

BI：基础频率间期

超速起搏功能——百多力

百多力超速起搏（Overdrive Pacing）功能的目的是通过持续的超过自身心率的心房起搏来抑制异位房性激动，从而减少房颤发生。

一、可程控参数（图 3-47）

1. 最大超速起搏频率（Max. Overdrive Rate）：100……160 次/分。

2. 频率增加（Rate Increase）：Low，Medium，High；Low＝4 次/分；Medium＝8 次/分；High＝12 次/分。

3. 多少心动周期后频率开始降低（Rate Decrease After）。

二、工作方式

在任何的心房感知（AS）事件后将触发心房起搏频率增加，直至最大超速起搏频率，心房连续起搏一定的心搏数后（可程控），起搏频率下降，每次下降 1 次/分（不可程控），直至传感器

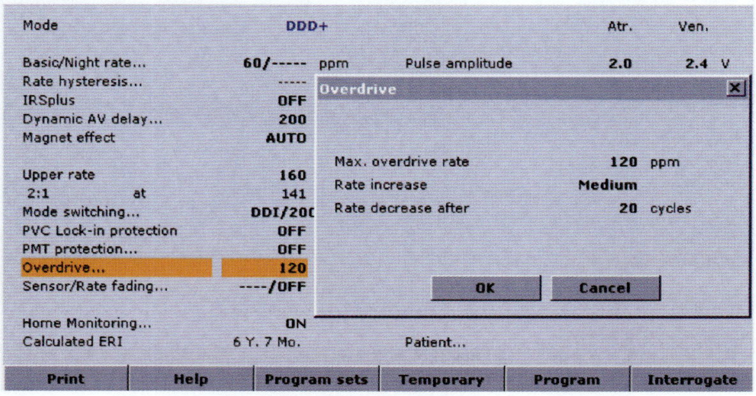

图 3-47　超速起搏的程控界面

频率或基础频率，如在此期间再次出现心房感知事件，则重复以上程序，如此反复（图 3-48）。

三、超速起搏的自我保护机制

1. 如果自主心房率超过“最大超速起搏频率”（MOR），则超速起搏自动失活。

2. 最后的 64 000 个心动周期的平均心房率是否超过平均的安全频率（ASR）[ASR=（MOR+BR）/2]（注：BR 为基础频率）。如果超过 ASR，则超速起搏失活，起搏频率逐渐降低至基础频率。如果低于 ASR，则超速起搏重新激活。由于平均心房率超过 ASR，导致超速起搏 4 次失活，则超速起搏永久关闭，只能在下次随访时重新激活。

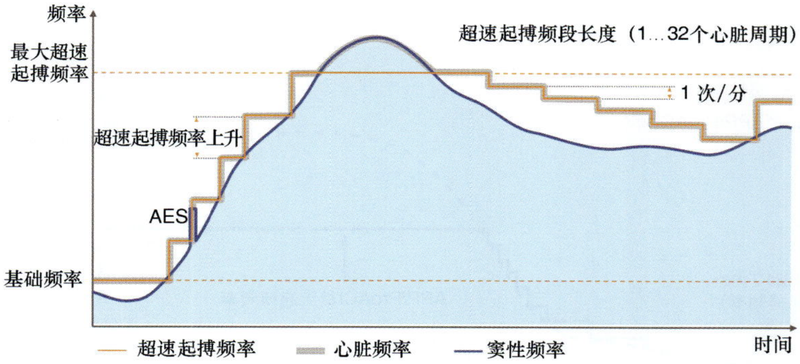

图 3-48　超速起搏工作示意图（引自杨羽）

心房起搏优先与 ProACt 功能——波士顿科学

在波士顿科学 ACCOLADE，PROHOLDENT，FORMIO，VITALIO 和 INGENIO 系列起搏器中具有心房起搏优先（Atrial Pacing Preference，APP）与 ProACt 功能。

心房起搏优先和 ProACt 功能的目的是通过增加起搏频率来提高心房起搏比率，从而降低房性心律失常的发作。APP 和 ProACt 应用的算法基本相似，但 ProACt 算法主要针对房性早搏（PAC）事件，而 APP 算法主要针对非房性早搏的心房感知事件。APP 可以在 DDI（R）和 DDD（R）模式下运作，APP/ProACt 的起搏频率受 APP/ProACt MPR 限制。

一、相关程控参数

1. APP/ProACt：Off/On，默认 Off。

2. APP/ProACt 最大起搏频率（APP/ProACt Max Pacing Rate）：50 次/分，55 次/分……185 次/分；默认 80 次/分。

二、运作方式

1. 波士顿科学起搏器对 PAC 的定义：如果一次心房感知事件与之前心房事件的间期小于平均 A-A 间期（之前 4 个 A-A 间期的平均值）的 75%，并且小于 600 ms，则该感知事件被定义为 PAC。心房起搏和心房感知事件都用于确定 A-A 间期，心房起搏事件不会被定义为 PAC（图 3-49）。

如果 ATR 模式转换正在进行，则不检测 PAC。如果计算平均心房间期中使用的任何一个 A-A 间期超过 2000 ms，只按 2000 ms 计算。

2. 心房起搏优先（APP）：心房起搏优先是一种在不符合 PAC 定义的非不应期心房感知事件发生时，通过增加心房起搏频率来促进心房起搏的算法。当发生 AS-VS 事件时，APP 将下一个周期的 A-A 间期缩短 10 ms，以确保心房起搏。当发生一个 AS-VP 事件时，APP 将下一个周期的 V-V 间期缩短 10 ms（图 3-50）。

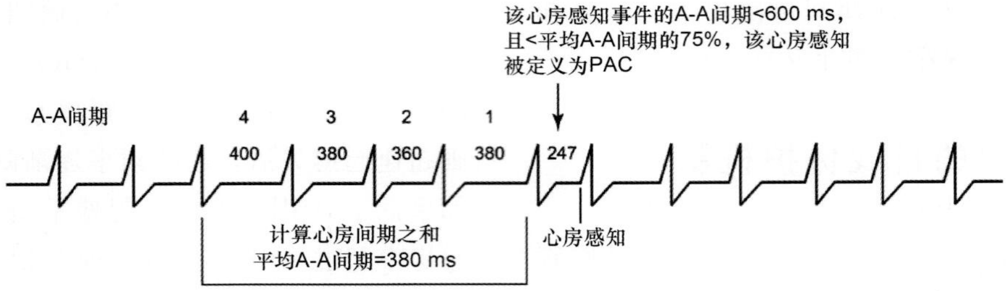

图 3-49　PAC 算法示意图

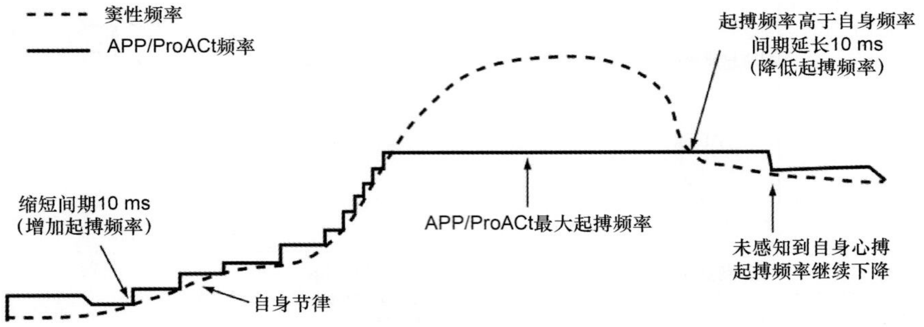

图 3-50　APP 运作示意图

此外，如果连续 4 次心动周期出现下列情况时，V-A 间期将逐搏延长 10 ms，起搏频率逐渐降低到低限频率水平：

（1）只有不应期内心房事件；

（2）无心房事件；

（3）PAC；

（4）心房起搏。

在 V-A 间期逐渐延长过程中，如果发生心房感知事件，APP 算法重启。

3. ProACt：ProACt 可增加 PAC 时的起搏频率，从而增加心房起搏的可能性。如果先前的心房事件被定义为 PAC，则 ProACt 算法计算 PAC 前 V-V 间期的 75%，并应用于下一个心动周期，以促进心房起搏。如果连续 4 个周期出现非 PAC 感知、无心房事件或心房起搏，将延长 V-V 间期 10 ms，起搏频率逐渐下降到低限频率。在 V-V 间期延长过程中，如果再次出现 PAC，ProACt 算法重启。

当 APP/ProACt 处于活动状态时，SBR 和频率滞后功能失活。此外，节律平滑运作的起搏频率将低于 APP/ProACt 的最大起搏频率。

第二节　自动模式转换

自动模式转换——雅培（圣犹达）

自动模式转换（Auto Mode Switch，AMS）是为了防止起搏器在 DDD(R) 或 VDD(R) 模式下跟踪快速性房性心律失常。当 AMS 功能开启后，如果发生快速性房性心律失常，起搏模式由心房跟踪模式自动转换为非心房跟踪模式。有所不同的是，圣犹达公司起搏器自动模式转换不是根据当时实际的心房频率，而是根据心房过滤频率（Filtered Atrial Rate，FAR）是否达到房性心动过速检测频率来决定是否启动模式转换。

一、相关程控参数（图 3-51）

1. 自动模式转换（Auto Mode Switch）：OFF；DDI(R)；VVI(R)（表 3-2）。

表 3-2　不同起搏器类型的 AMS 选项

起搏器类型	AMS 选项
DDD	OFF；DDI
DDDR	OFF；DDI；DDIR
VDD	OFF；VVI
VDDR	OFF；VVI；VVIR

2. 房性心动过速检测频率（Atrial Tachycardia Detection Rate，ATDR）：110～300 次/分（110～150 次/分，增幅 5 次/分；160～200 次/分，增幅 10 次/分；225～300 次/分，增幅 25 次/分）。Trilogy 系列起搏器：最大跟踪频率＋20 次/分到 300 次/分（增幅为 10 次/分）。

（1）在 Affinity、Entity、Frontier Ⅱ、Frontier、Integrity、Identity ADx、Identity、Integrity ADx、Verity 系列起搏器中 ATDR 默认值为 225 次/分。

（2）Sustain、Victory、Zephyr、Accent 系列起搏器的 ATDR 默认值为 180 次/分。

（3）Trilogy 系列起搏器的默认设置为 220 次/分。

（4）ATDR 设置必须至少比最大跟踪频率（Maximum Tracking Rate，MTR）或最大传感器频率（Maximum Sensor Rate，MSR）高出 20 次/分。

3. AMS 基本频率（AMS Base Rate）：基本频率至基本频率＋35 次/分（增幅 5 次/分）；Accent 系列起搏器：40～170 次/分（增幅 5 次/分）。

（1）Frontier Ⅱ、Integrity AFx DR、Integrity DR、Identity ADx DR、Identity DR、Integrity ADx DR、Verity ADx、Accent 系列起搏器，默认设置 60 次/分（图 3-52）。

（2）Sustain、Victory、Zephyr、Unify、Fortify 系列起搏器，默认设置 80 次/分（图 3-53）。

当起搏器发生模式转换时，可以单独程控模式转换后的基本频率，其临床目的是用一个增加的心室起搏频率来补偿房室同步丧失所导致的心输出量的减少（图 3-54）。

二、运作方式

1. 圣犹达公司起搏器的自动模式转换设置了心房过滤频率间期（Filtered Atrial Rate Interval，FARI），当快速性房性心律失常发生时，心房过滤频率间期逐渐缩短，直至达到房性心动过速检测频率才发生模式转换，时间大约延迟 2.5 s。当快速性房性心律失常终止后，心房过滤频率间期逐渐延长，直到心房过滤频率小于最大跟踪频率或最大传感器频率时，发生模式反转换，同样，时间延迟约 2.5 s。这样设置的目的是通过心房过滤频率的过渡减少心室率的大起大落，保持模式

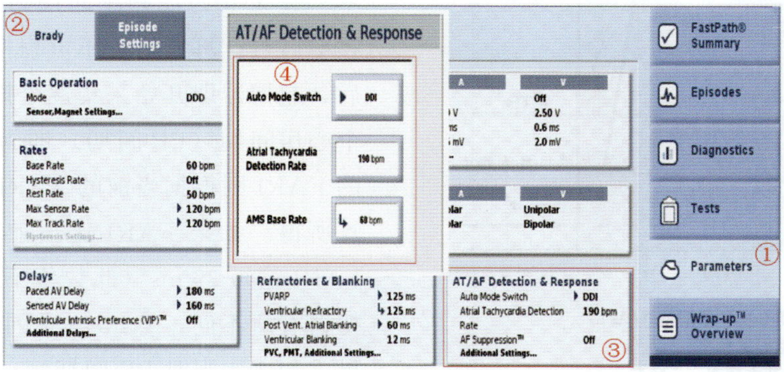

图 3-51　自动模式转换程控界面

由 Parameters（参数）/Brady（心动过缓）/AT/AF Detection & Response（房性心动过速/房颤检测与反应）进入

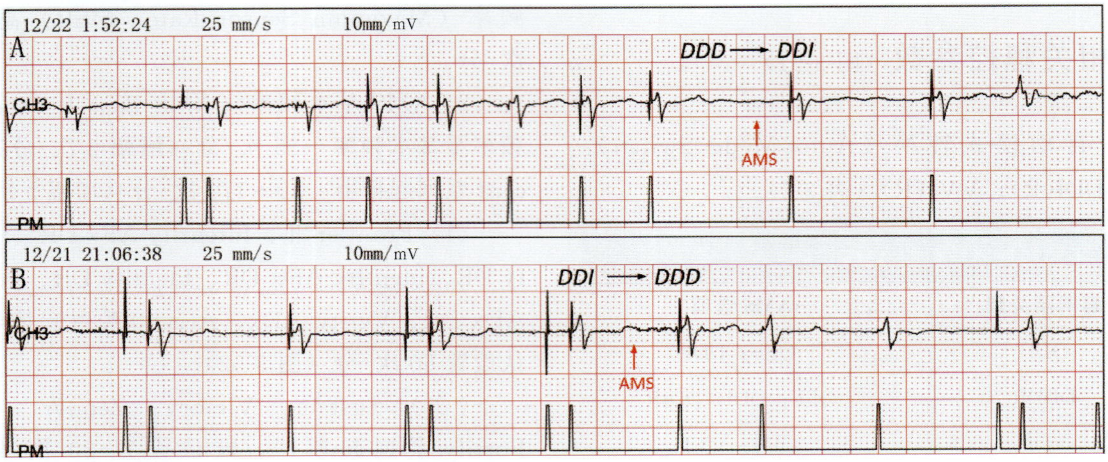

图 3-52 Verity 系列模式转换

Verity ADx XL DC 5256 起搏器，设置模式 DDD，基本频率 60 次/分，最大跟踪频率 120 次/分，SAV/PAV 间期 150/170 ms，自动模式转换：DDI，房性心动过速检测频率 225 次/分，AMS 基本频率 60 次/分；上图 A、B 为非连续记录，基础心律为房颤。图 A 为心房感知符合模式转换条件后由 DDD 模式转换为 DDI 模式，以 AMS 基本频率（60 次/分）工作；图 B 为由 DDI 模式转换为 DDD 模式

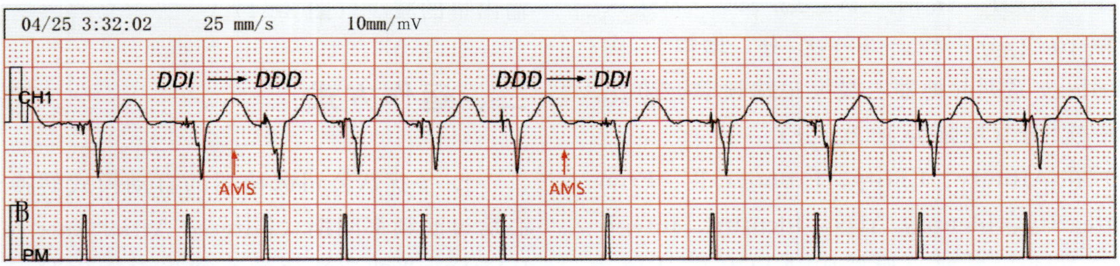

图 3-53 Unify CRT-D 起搏器模式转换

Unify 3231-40 CRT-D 起搏器，设置模式 DDDR，LV→RV：30 ms，基本频率 60 次/分，最大跟踪/传感器频率 110 次/分，SAV/PAV 间期 100/150 ms，自动模式转换：DDIR，房性心动过速检测频率 180 次/分，AMS 基本频率 80 次/分。上图为发生房性心动过速时，起搏模式在 DDDR 及 DDIR 之间转换，在 DDIR 模式下以 AMS 基本频率（80 次/分）工作

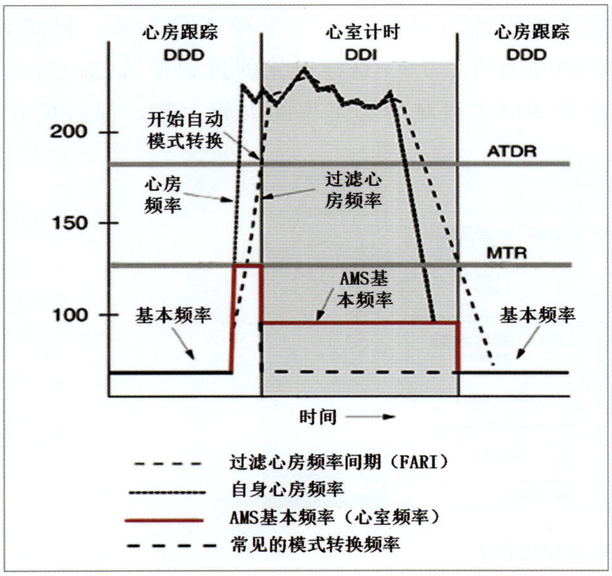

图 3-54 模式转换起搏频率变化示意图

转换时心室率相对平滑；同时，可以防止短阵快速性房性心律失常所引起的反复模式转换，减少模式转换的次数。

2. 心房过滤频率间期为起搏器根据实际心房频率后台计算所得，不可程控。当 AMS 功能开启后，起搏器即开始采集逐个搏动计算 FARI，第一个心房间期（PP 间期）即为第一个 FARI，此后的 FARI 则根据当前的 FARI 与 PP 间期比较后计算所得。如果 FARI 比当前的 PP 间期长，那么 FARI 缩短 39 ms（此数值不可程控，不同型号起搏器有所不同，Trilogy 系列起搏器为 38 ms），如果 FARI 比当时 PP 间期短，则 FARI 延长 23 ms（Trilogy 系列起搏器为 25 ms）。

3. 当 FARI＜ATDR 间期时，起搏器将发生模式转换，由心房跟踪模式转换为非心房跟踪模式，同时必须有一个心室起搏事件，才能发生模式转换（图 3-55A）。

4. 当 FARI 比 MTR 或 MSR 间期（其中较短的间期）更长时，起搏器将从非心房跟踪模式转换为心房跟踪模式（图 3-55B）。

三、与其他功能的相互影响

1. 心房不应期（PVARP）：起搏器发生自动模式转换后，在非心房跟踪模式期间，心室事件后无 PVARP，仅有心室后心房空白期（Post Ventricular Atrial Blanking，PVAB），在模式转换期间，最短的 PVAB 为 110 ms（较早期的起搏器如：Affinity DC、DR、VDR；Entity™；Frontier Ⅱ；Frontier；Integrity AFx DR；Integrity DR；Trilogy™ DC＋、DR＋系列起搏器最短的 PVAB 为 80 ms）（图 3-56）。

2. 休息频率（Rest Rate）：当起搏器发生自动模式转换，工作于 AMS 基本频率时，休息频率仍按照原设置参数运行。

3. 房颤抑制（AF Suppression）：发生自动模式转换时，房颤抑制算法自动失活。

4. 磁铁反应（Magnet Response）：磁铁反应

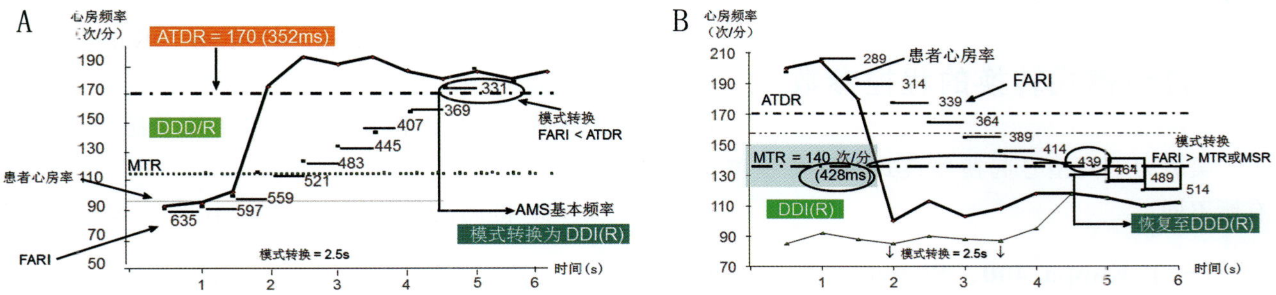

图 3-55　自动模式转换示意图

图 A 为正转换，房性心动过速发作时，FARI 逐渐缩短，当 FARI 短于房性心动过速检测频率（ATDR）间期时，发生模式转换，由 DDD(R) 转换为 DDI(R)。图 B 为反转换，当房性心动过速终止后，FARI 逐渐延长，当 FARI 长于最大跟踪频率（MTR）间期或最大传感器频率（MSR）间期时，起搏模式由 DDI(R) 转换为 DDD(R)

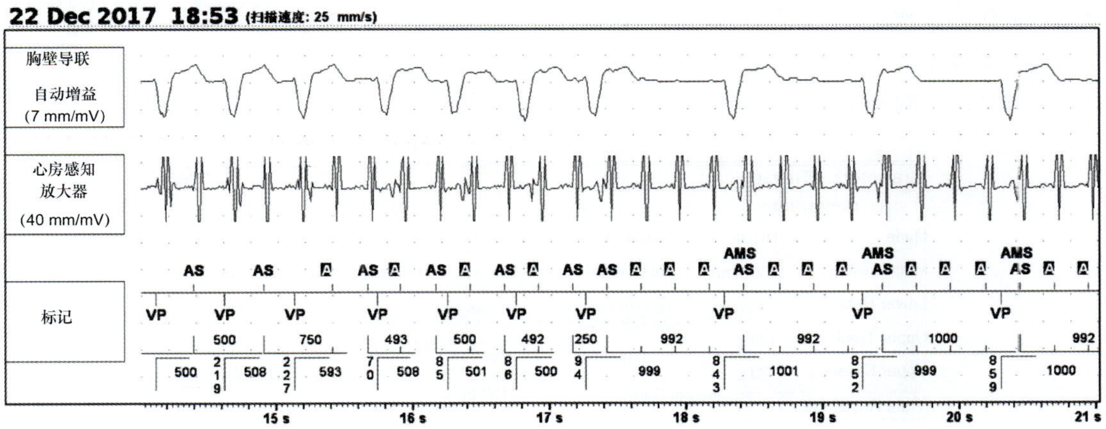

图 3-56　模式转换腔内图

Verity ADx XL DC 5256 起搏器，设置模式 DDD，基本频率 60 次/分，最大跟踪频率 120 次/分，SAV/PAV 间期 150/170 ms，频率适应性 AV“高”，最短 AV 间期 70 ms；自动模式转换：DDI，房性心动过速检测频率 225 次/分，AMS 基本频率 60 次/分，PVARP 275 ms，PVAB 100 ms。图中患者发生了快速性房性心律失常，起始处部分心房波位于心室后心房空白期未被感知，起搏器以最大跟踪频率起搏；其后房性心动过速被检出，约 2.5 s 后触发模式转换，以 AMS 基本频率起搏。在 DDD 模式下，VP 后 PVAB 外 PVARP 内的心房事件为不应期感知（黑框 A）；模式转换为 DDI 后，可见原来在相应位置的心房事件成为有效感知（AS）

设置为电池测试（Battery Test）时，当磁铁放置于脉冲发生器上方时起搏器会启动磁铁频率，在此期间，自动模式转换算法暂时失活。

5. PMT 选项（PMT Options）：在自动模式转换期间，两种干预 PMT 的算法（10 跳> PMT 及自动检测）均处于失活状态。

自动模式转换——美敦力

美敦力起搏器当感知的心房频率超过模式转换检测频率或符合模式转换条件时，将触发模式转换；由跟踪模式转为非心房跟踪模式（DDIR 或 VDIR），即正转换；在快速性房性心律失常持续期间，维持非心房跟踪模式；当快速性房性心律失常终止后，自动转换为心房跟踪模式，即反转换。

一、自动模式转换的程控参数

美敦力不同型号起搏器模式转换可程控参数有所不同：

（一）Kappa 400、Sigma 系列及 Thera 系列起搏器（图 3-57）

1. 模式转换（Mode Switch）：On；Off。

2. 检测频率（Detect Rate）：120 次/分，125 次/分，130 次/分……190 次/分。Thera 系列起搏器检测频率最高为 175 次/分，如果上限跟踪频率（Upper Tracking Rate，UTR）被设置为 175 次/分或 180 次/分时，检测频率最高可分别被设置为 185 次/分或 190 次/分。

（二）Kappa 600/700/800/900、Enpulse、Relia、Sensia、Versa、Adapta 系列（图 3-58）

1. 模式转换（Mode Switch）：On；Off。

2. 检测频率（Detect Rate）：120 次/分，125 次/分，130 次/分……220 次/分。Kappa 600/700/800 系列检测频率最高为 200 次/分。检测频率设置至少比上限跟踪频率及上限传感器频率快 10 次/分。

3. 检测间期（Detect Duration）：No Delay，

Pacemaker Model: Medtronic Adapta L ADDRL1

Permanent Parameters (> indicates changes)

Modes

	Initial	**Final**
Mode	AAIR<=>DDDR	AAIR<=>DDDR
Mode Switch	On	On
Detection Rate	175 bpm	175 bpm
Detection Duration	No Delay	No Delay
Blanked Flutter Search	On	On

图 3-58 Adapta 系列起搏器模式转换程控参数

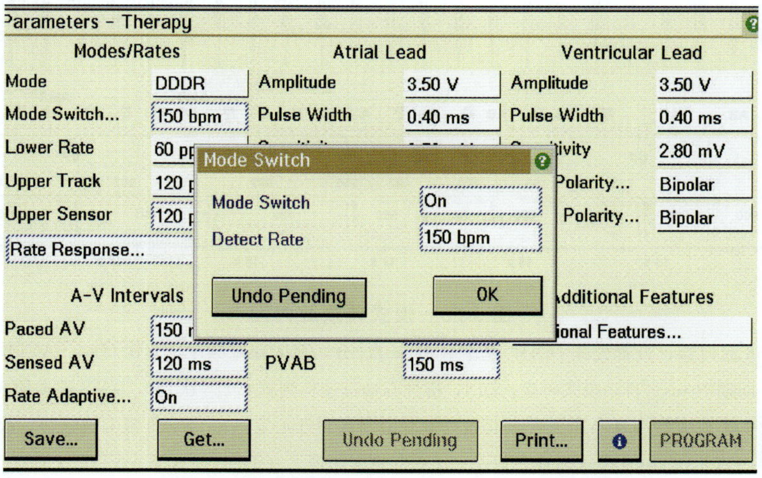

图 3-57 Sigma300 的模式转换设置界面

10 s，20 s……60 s。Kappa 600/800 系列起搏器检测间期固定设置为“No Delay”，不可更改。空白期心房扑动（房扑）搜索开启时，检测间期只能设置为“No Delay”。

4. 空白期房扑搜索（Blanked Flutter Search）：On；Off。

（三）ICD、CRTD 及 ICD 平台起搏器如 AT 500、Enrhythm、Advisa 系列（图 3-59）

1. 模式转换（Mode Switch）：On；Off。

2. 无单独“检测频率”设置，当脉冲发生器以 AT/AF 检测（AT/AF Detection）标准确定快速性房性心律失常诊断成立时即启动自动模式转换。

二、自动模式转换运行条件

（一）Kappa 400 系列及之前起搏器，包括 Sigma 系列及 Thera 系列起搏器自动模式转换算法

1. 启动条件：起搏器对于快速性房性心律失常的定义基于平均心房率（Mean Atrial Rate，MAR）和程控设置的模式转换检测频率，当平均心房率快于设定的模式转换检测频率时，立即转换为非心房跟踪模式。

平均心房率是最近三个心房周期（A-A 间期）（不包括 AS-AP 和 AR-AP）的平均值，不断滚动计算。

2. 终止条件：当出现 5 个连续的心房起搏或平均心房率回到上限跟踪频率以下时，转换为心房跟踪模式。

（二）4/7 模式转换，应用于 Kappa 600/700/800/900、Enpulse、Relia、Sensia、Versa、Adapta 系列起搏器

1. 启动条件：4/7 模式转换方式对于快速性房性心律失常的定义基于程控的检测频率及检测间期。

（1）当起搏器检测到快速的自主心房节律超过模式转换的检测频率时，会持续监测 A-A 间期，如果连续 7 个 A-A 间期中有任何 4 个 A-A 间期快于模式转换的检测频率，启动自动模式转换过程。此时的 A-A 间期不包括 AS-AP、AR-AP 和 AP-AR-AP 序列。

（2）如果设置了检测间期，一旦快速性房性心律失常诊断成立，同时启动检测间期倒计时。在检测间期内，起搏器会以每 8 个 A-A 间期为一组，监测每组的第 8 个 A-A 间期是否短于模式转换的检测频率间期。一旦检测间期结束，即启动模式转换。

（3）空白期房扑搜索功能开启时，如果检测到符合该功能启动条件的连续的 A-A 间期，即使心房频率未达到模式转换的检测频率，起搏器也会启动空白期房扑搜索功能，以查找是否存在因自主 P 波落在心房空白期中未被感知而导致对于快速性房性心律失常的漏诊断。如果确定存在 2：1 空白期心房事件，且实际心房频率快于模式转换频率时，立即进行模式转换（详见空白期房扑搜索）。

2. 终止条件：连续 5 个心房起搏或连续 7 个

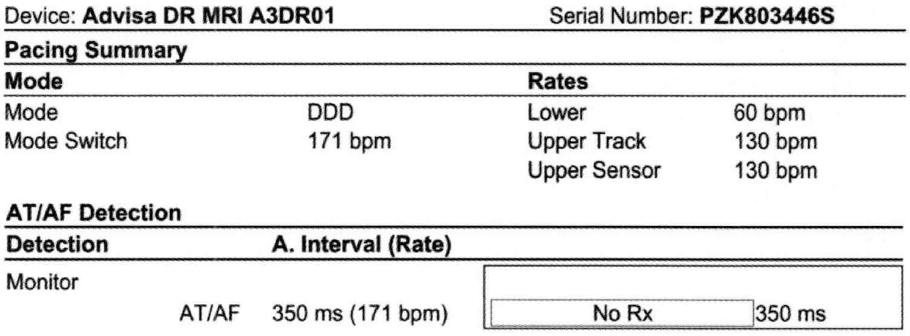
Device: **Advisa DR MRI A3DR01**　　Serial Number: **PZK803446S**

Pacing Summary

Mode		**Rates**	
Mode	DDD	Lower	60 bpm
Mode Switch	171 bpm	Upper Track	130 bpm
		Upper Sensor	130 bpm

AT/AF Detection

Detection		**A. Interval (Rate)**		
Monitor				
	AT/AF	350 ms (171 bpm)	No Rx	350 ms

图 3-59　Advisa 系列起搏器模式转换程控参数

心房感知低于上限跟踪频率（UTR）。

（三）ICD、CRTD及ICD平台起搏器如AT 500、Enrhythm、Advisa系列起搏器模式转换算法

1. 启动条件：当同时符合以下两个条件时，起搏器确认发生了快速性房性心律失常，并立即进行模式转换。

（1）每个心室周期内至少有2个心房感知且至少持续3个心室周期。

（2）最近的12个A-A间期的中位数短于程控的AT/AF间期（AT/AF interval）。

2. 终止条件：连续5个心动周期房室关系为1：1，且5个心动周期全部长于程控的AT/AF间期。

三、自动模式转换过程

（一）正转换

1. 当起搏器检测到快速性房性心律失常，符合以上自动模式转换条件时，由程控的心房跟踪模式转换为非心房跟踪模式（DDIR或VDIR），即正转换。为补偿房室失同步对于心功能的影响，所有美敦力起搏器（包括DDD型起搏器）在模式转换后均强制开启频率应答功能，整个非心房跟踪模式期间，持续以传感器频率工作（表3-3）。

表3-3 起搏模式转换

心房跟踪模式		非心房跟踪模式
DDDR	⇄	DDIR
DDD	⇄	DDIR
VDD	⇄	VDIR
AAIR<=>DDDR	⇄	DDIR
AAI<=>DDD	⇄	DDIR

2. 为避免心室频率的骤降，模式转换后设置了一个心室率调整阶段，即模式转换后第一个心搏频率间期与模式转换前最后一个心搏的心室频率间期相等（不超过上限跟踪频率）；其后以此频率间期为基础，每搏延长或缩短40 ms，逐渐过渡至传感器频率（图3-60）。

3. AT500起搏器，模式转换为非心房跟踪模式（DDIR）后，为避免心室频率的突然变化，起搏器会逐渐降低起搏频率至传感器频率。其算法如下：起搏频率间期＝前一心搏V-V间期（起搏或感知）＋70 ms，起搏频率下限为传感器频率（图3-61）。

（二）反转换

1. 快速性房性心律失常终止后，达到了模式反转换的条件，如果模式转换后的超速起搏

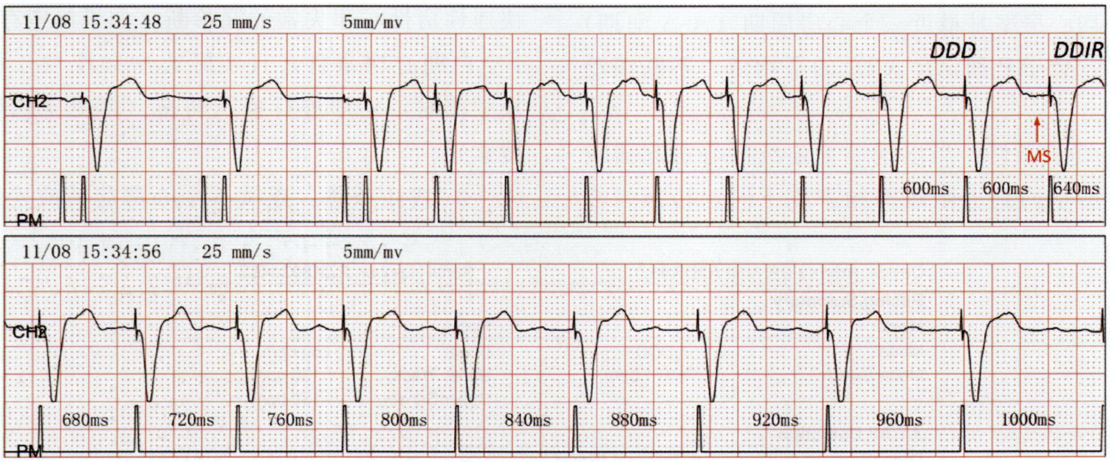

图3-60 4/7模式转换方式

美敦力Sensia L SEDRL1双腔起搏器，设置模式DDD，Mode Switch“On”，Detect Rate 175次/分，Detect Duration“No Delay”，低限频率60次/分，上限频率120次/分，PAV间期150 ms，SAV间期120 ms。图中见患者发生心房扑动后，起搏模式由DDD转换为DDIR，心室频率间期每搏延长40 ms直至低限频率

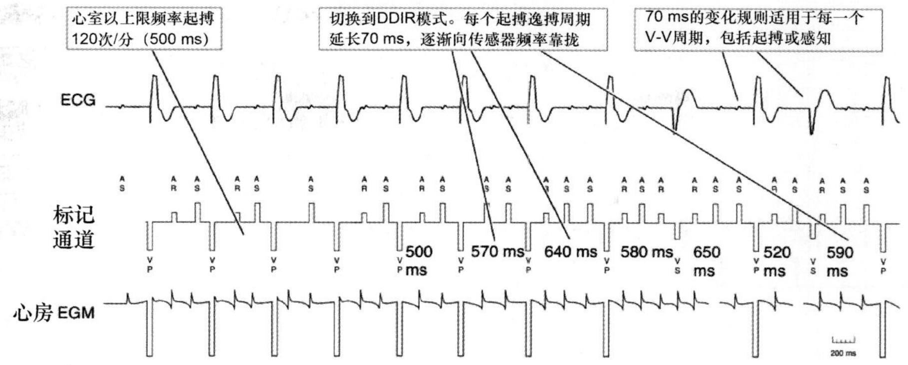

图 3-61　AT500 起搏器模式转换期间的频率变化规则

（PMOP）功能未开启，立即转换为程控的起搏模式。模式转换后为了避免频率骤降，同样设置了一个频率调整阶段。

（1）如果起搏模式转换为 DDD，存在频率调整过程。模式转换后第一个心搏以 V-V 计时，频率为传感器频率；其后为改良的 A-A 计时，起搏频率间期以传感器频率间期为基础，每搏延长 40 ms，直至低限频率（图 3-62A）；期间如有 AS 感知则跟踪起搏（图 3-63）。如反转换前的传感器频率已降至低限频率，则无频率调整可见（图3-64）。

（2）如果起搏模式转换为 DDDR，继续以传感器频率工作或直接跟踪自身心房频率（AS），无频率调整过程（图 3-62B）。如反转换前的频率调整未降至传感器频率，则与 DDD 模式类似，频率调整继续（图 3-65）。

（3）如果起搏器程控为 VDD 模式，快速性房

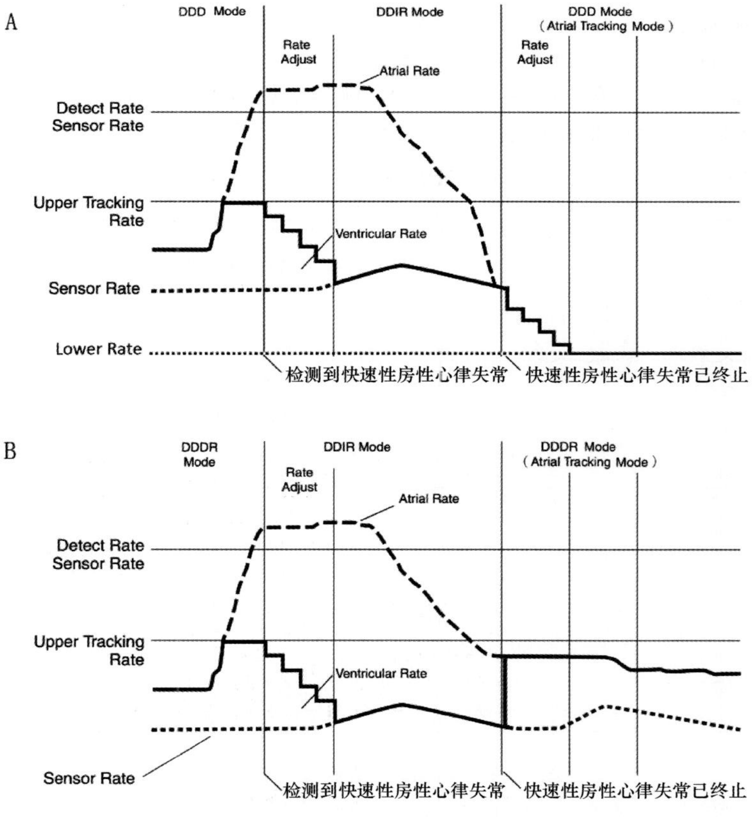

图 3-62　PMOP 关闭时的模式转换示意图

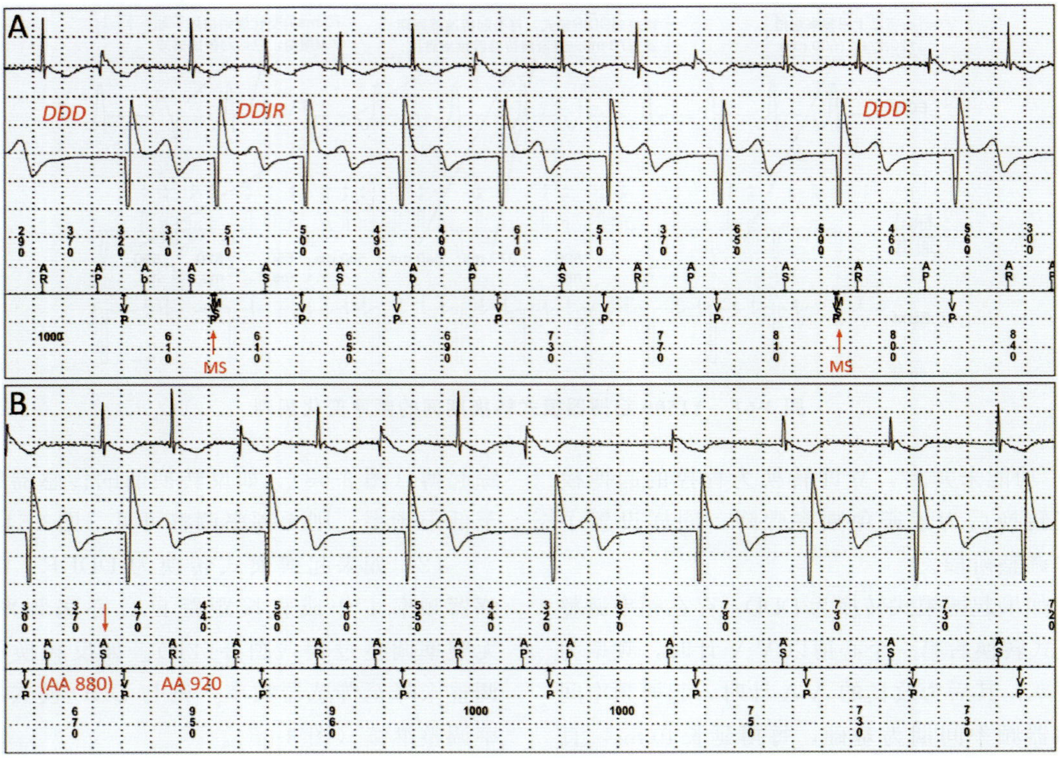

图 3-63　Advisa 起搏器模式转换腔内图

美敦力 Advisa DR MRI A3DR01 双腔起搏器，设置模式 DDD，Mode Switch“171 次/分”，低限频率 60 次分，上限频率 130 次/分，PAV 间期 180 ms，SAV 间期 150 ms。图 A、B 为连续记录，第一行为心房腔内电图，第二行为心室腔内电图，第三行为标记通道。图 A 起始为 DDD 模式，低限频率起搏，由于心房感知事件（该患者存在间歇心房远场感知）符合模式转换条件，起搏模式转换为 DDIR，可见心室起搏间期逐搏延长 40 ms；至图 A 右侧，由于连续 5 个心室周期中心房感知事件符合模式反转换条件，模式转换为 DDD；转换后第一个心动周期为 VV 计时，其后心房起搏间期逐搏延长 40 ms，直至低限频率间期；期间如有 AS（↓）感知则跟踪起搏，不影响心房起搏频率调整的计数（AA 880 ms）

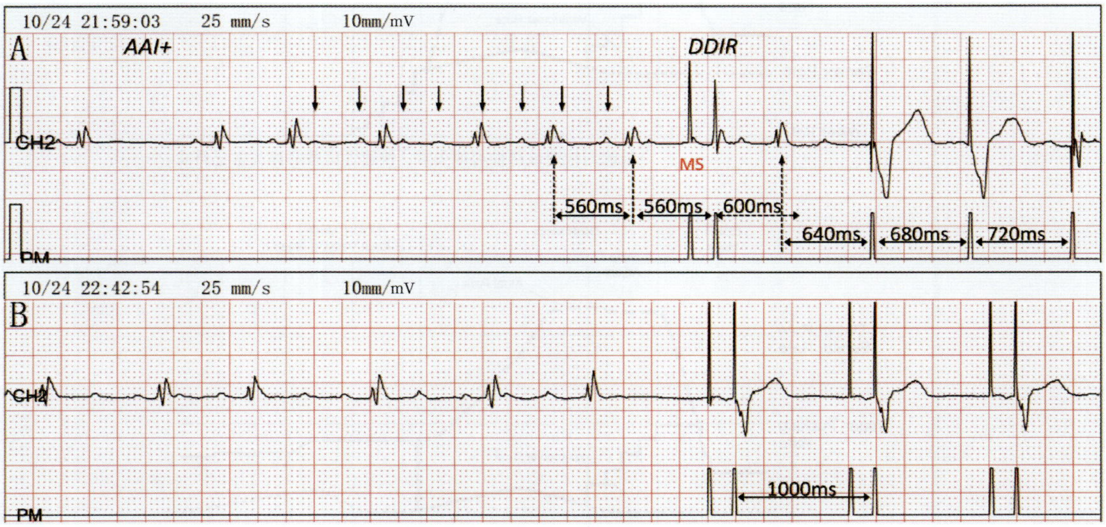

图 3-64　Advisa 起搏器模式转换实例

美敦力 Advisa DR MRI A3DR01 双腔起搏器，设置模式 AAI<=>DDD，Mode Switch“171 次/分”，PMOP 关闭，低限频率 60 次分，上限频率 130 次/分，PAV 间期 180 ms，SAV 间期 150 ms；A、B 两图为非连续记录。图 A 起始为 AAI+模式，患者发生了心房扑动，当心房感知事件符合模式转换条件后，起搏模式转换为 DDIR，可见频率调整。B 图时频率调整已达低限频率，心房扑动终止后以低限频率起搏

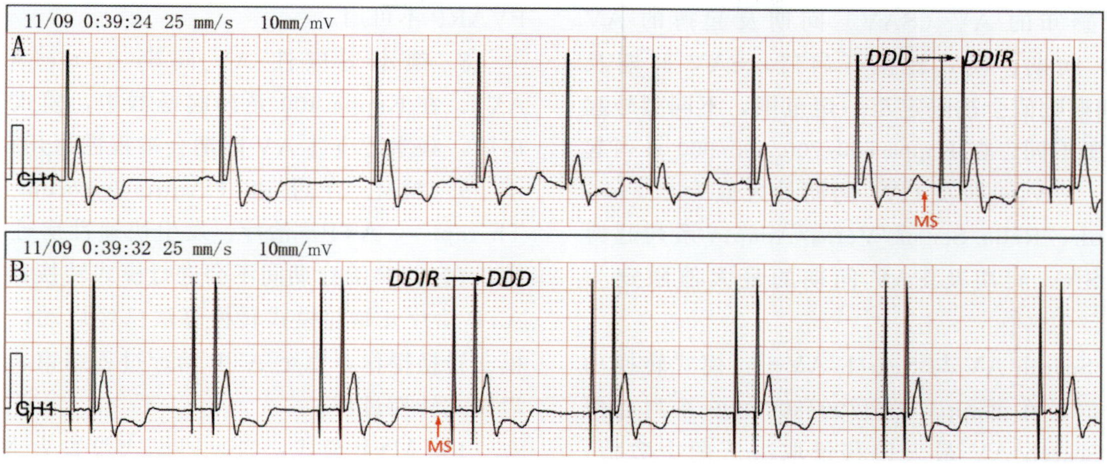

图 3-65 DDD-DDIR-DDD 模式转换之频率调整

美敦力 Sensia L SEDRL1 双腔起搏器，设置模式 DDD，Mode Switch "On"，Detect Rate 175 次/分，Detect Duration "No Delay"，低限频率 60 次分，睡眠频率 50 次/分，上限频率 120 次/分，PAV 间期 150 ms，SAV 间期 120 ms。上图 A、B 为连续记录，图 A 中在短阵心房扑动后，起搏模式由 DDD 转换为 DDIR，并启动频率调整，在连续 5 次心房起搏后模式转换为 DDD；由于当前起搏频率未降至目标频率（睡眠频率），频率调整继续

性心律失常终止后，达到模式转换条件，起搏器立即自 VDIR 模式转换为 VDD 模式，无频率调整过程。

2. 当快速性房性心律失常终止后，达到了模式反转换的条件，如果模式转换后的超速起搏（PMOP）功能开启（详见 PMOP 章节），立即启动模式转换后的超速起搏（图 3-66）。

（1）PMOP 启动后，起搏器继续以 DDIR 模式工作，频率由传感器频率逐渐过渡（起搏频率间期逐搏递减 70 ms）至程控的超速起搏频率（Overdrive Rate），并持续至超速起搏间期（Overdrive Duration）结束。

（2）超速起搏间期结束后，立即转换为心房跟踪模式，起搏频率逐渐过渡至低限频率或传感器频率（起搏频率间期逐搏递增 70 ms）。

四、与其他功能的相互影响

1. 模式转换后的超速起搏（PMOP）：PMOP 的超速起搏频率范围为高于低限频率，但低于上限跟踪频率。

2. 在 Kappa 400 系列起搏器中，开启模式转换后，上限传感器频率会被设置为等于上限跟踪频率。

3. 频率骤降反应（Rate Drop Response，RDR）：频率骤降反应和模式转换不能同时开启。

4. 心室后心房空白期（PVAB）：模式转换功能开启时，PVAB 的最大值不超过 200 ms。

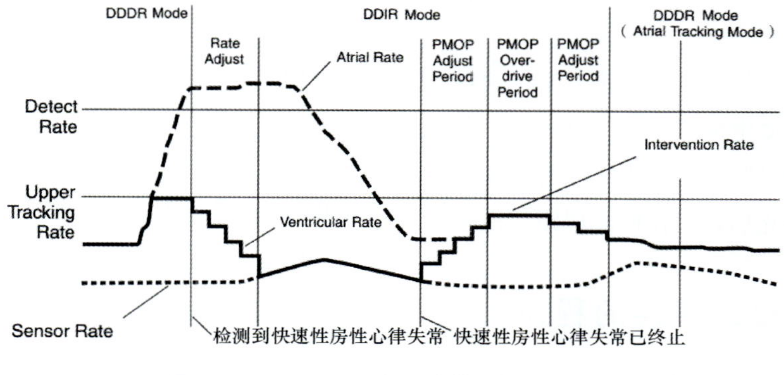

图 3-66 PMOP 开启时的模式转换示意图

5. 感知的 AV（SAV）间期及起搏的 AV（PAV）间期：模式转换开启后，SAV 间期及 PAV 间期数值会被限定至一定范围，不同型号起搏器有所不同，在 Kappa 600/700/800/900 系列起搏器中，SAV 间期及 PAV 间期最大值为 250 ms；在 Enpulse/Relia/Sensia/Versa/Adapta 系列起搏器中，SAV 间期及 PAV 间期的最大值限定为 350 ms。

6. Search AV 与 Search AV＋：模式转换功能开启时，在 Kappa 600/700/800/900 系列起搏器中，Search AV 最大偏移量取决于两个数值：250 ms 减程控的 SAV 数值/110 ms。Search AV 最大偏移量为以上两者数值较小者。在 Enpulse/Relia/Sensia/Versa/Adapta 系列起搏器中，当 SAV 和 PAV 被程控为大于 310 ms 或者因 Search AV＋开启，SAV 延长后最大值大于 310 ms，起搏器会弹出警告：模式转换功能将被延迟或阻止。

7. Sensor-varied PVARP：在 DDDR 模式和 DDD 模式下，模式转换开启后，Sensor-varied PVARP 不可用。

8. 频率适应性 AV 间期（Rate Adaptive AV）：在 Kappa 400 系列起搏器中，模式转换开启后，频率适应性 AV 间期会被程控为开启。

9. 抗心动过速（Antitachycardia Pacing Therapies，ATP）治疗：发生快速性房性心律失常，在 ATP 治疗期间不会进行模式转换；如果在 ATP 治疗开始前模式转换算法已经启动，会暂停模式转换操作，直至 ATP 治疗过程结束，重新开启模式转换过程。

10. MVP 模式：当起搏模式设置为 MVP 模式（AAIR＜＝＞DDDR 或 AAI＜＝＞DDD）时，模式转换会被自动设置为开启。

11. 快速性房性心律失常发生时，如果模式转换为非心房跟踪模式，以下功能暂时失活：PMT 干预（PMT Intervention）、PVC 反应（PVC Response）、心房频率稳定（Atrial Rate Stabilization，ARS）、心房优先起搏（Atrial Preference Pacing，APP）。

模式转变与模式转换——百多力

百多力公司起搏器在快速性房性心律失常时有两种算法可以避免快速的心室跟踪：一种称为模式转变（Mode conversion），另一种为模式转换（Mode switching）。

模式转变算法较为特殊，与心房噪声反转算法类似，其核心是超过设置频率的心房感知事件不触发心室跟踪；结果类似于 Vitatron 起搏器的 Beat-to-Beat 即刻模式转换，但如果快速性房性心律失常持续时间超过起搏频率间期，会产生竞争性心房起搏。

模式转换与美敦力公司的 4/7 模式转换类似，快速性房性心律失常发生时，当达到模式转换条件，立即从心房跟踪模式转换为非心房跟踪模式；快速性房性心律失常终止后，转换回心房跟踪模式。

一、模式转变与模式转换的程控

1. 模式转变的可程控参数（图 3-67）：模式转变干预频率（Intervention rate）：该参数为非程控设置，与心房不应期设置相关。计算公式为：模式转变干预频率（次/分）＝60000/心房不应期数值（ms）。百多力 E 系列之前起搏器心房不应期设置与其他品牌起搏器有所不同，其程控设置的心房不应期＝AV 延迟（AV 间期）＋心室后心房不应期，相当于其他品牌起搏器的总心房不应期（TARP）。

2. 模式转换的可程控参数（图 3-68）：

（1）干预频率（Intervention rate）：100 次/分……（增幅 10 次/分）……250 次/分（部分型号为 110～250 次/分）。

（2）模式转换为（Switch to）：DDI；DDIR；VDI；VDIR（表 3-4，表 3-5）。

（3）激活标准（Onset criterion）：X out of 8，X＝3……（增幅 1）……8。

（4）结束标准（Resolution criterion）：Z out of 8，Z＝3……（增幅 1）……8。

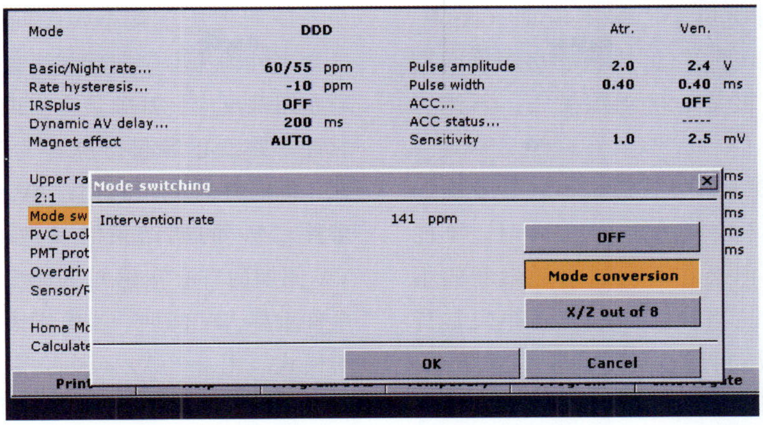

图 3-67　模式转变的程控

由“Parameters/Mode switching”进入，选择“Mode conversion”；如 ARP 设置为 425 ms，Intervention rate=60000/425=141 次/分

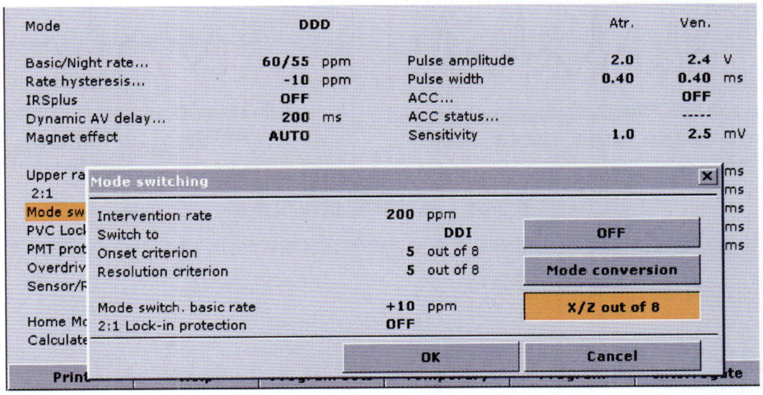

图 3-68　模式转换的程控

由“Parameters（参数）/Mode switching（模式转换）”进入，选择“X/Z out of 8”

表 3-4　Philos 与 Philos Ⅱ转换后模式

程控起搏模式	模式转换后可程控起搏模式	
	频率适应性	非频率适应性
DDDR	DDIR	DDI
DDTR/A	DDIR	DDI
DDTR/V	DDIR	DDI
VDDR	VDIR	VDI
DDD	DDIR	DDI
DDT/A	DDIR	DDI
DDT/V	DDIR	DDI
VDD	VDIR	VDI

（5）模式转换基础频率（Mode switch basic rate）：OFF；+5 次/分……（增幅 5 次/分）……+30 次/分。

（6）模式转换期间的频率稳定功能（Rate stabilization）：OFF；ON（E 系列起搏器）。

（7）2∶1 锁定保护（2∶1 Lock-in protection）：OFF；ON（Philos Ⅱ及以后起搏器）。

表 3-5　E 系列起搏器转换后模式

程控起搏模式	模式转换后起搏模式	
	频率适应性	非频率适应性
DDDR, DDD-CLS and DDDR-ADIR	DDIR	N/A
VDDR	VDIR	N/A
DDD and DDD-ADI	DDIR	DDI
VDD	VDIR	VDI

E 系列起搏器（Evia、Entovis、Estella、Effecta、Ecuro、Eluna、Epyra、Etrinsa），如果程控的起搏模式开启频率应答功能或闭环刺激模式，只能转换为频率应答模式；如果程控为非频率应答模式，模式转换后既可以为频率应答模式，也可以为非频率应答模式

二、模式转变与模式转换的运作过程

1. 模式转变：与噪声反转运作方式完全相同，模式转变功能开启后，当发生快速性房性心

律失常，心房频率间期短于心房不应期（ARP）时，不触发心室跟踪（图 3-69）；当心房频率间期长于心房不应期时，恢复心房跟踪模式。具体算法为：

（1）程控为 DDD(R) 模式时，模式转变功能开启后，当出现心房不应期感知（Ars）时，不能触发心室跟踪反应，但会在心房通道触发新的不应期，即不应期重整。当快速性房性心律失常持续时，下一次心房激动再次落入心房不应期中，再次重整心房不应期，如此反复，直至基础频率间期结束。此时，因持续心房不应期重整导致心房不应期延长至整个 VA 间期，在此期间的心房感知事件均为不应期感知事件而不触发 AV 间期及心室跟踪反应。基础频率间期结束时发放心房起搏脉冲，并以心房起搏脉冲为起点，重置心房不应期，同时开启 AV 间期；AV 间期内如无心室感知事件，AV 间期结束时发放心室起搏脉冲。如果 VA 间期内有心室感知事件出现，则以此心室感知事件重整 VA 间期，心电图表现类似于 DVI(R) 起搏模式（图 3-70A）（因百多力起搏器为纯心房计时，此时 VA 间期等于基础频率间期，与真正 DVI 模式时的心室计时方式还是有所不同，图 3-70B）。

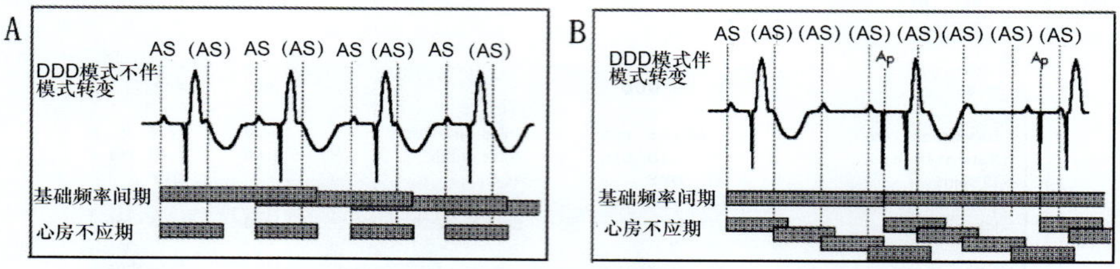

图 3-69 模式转变运作示意图

图 A 无模式转变运作，房性心动过速时呈 2：1 跟踪起搏心室；图 B 开启模式转变，不应期内心房感知重整心房不应期，使起搏器呈类 DVI 起搏。AS＝心房感知，（AS）＝不应期内心房感知

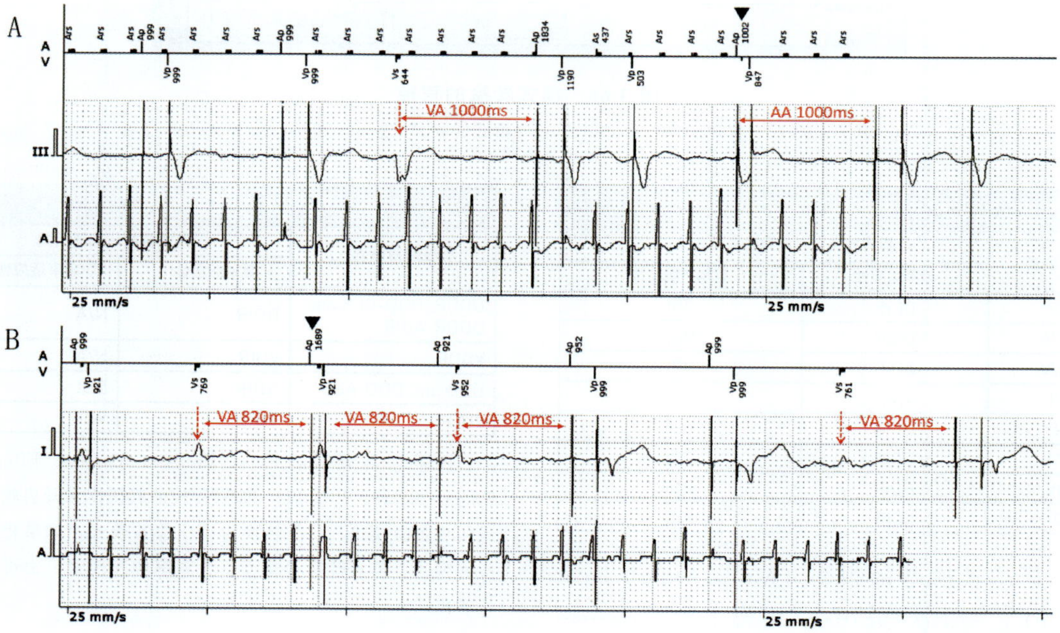

图 3-70 模式转变与 DVI 模式的区别

百多力 Philos D 双腔起搏器，设置模式 DDD，基础频率 60 次/分，上限跟踪频率 120 次/分；开启动态 AV，PAV 间期 180 ms 至 140 ms，感知补偿－45 ms 。图 A 为开启模式转变，干预频率 141 次/分，心房扑动触发模式转变，酷似 DDD 模式伴心房感知功能不足，标记通道可见每个心房信号都被起搏器所感知。图 B 为设置成 DVI 模式时的程控记录图。可见在感知 VS 及安全 AV 延迟功能（▼示）触发时两者计时的不同

当快速性房性心律失常终止，心房感知事件落于心房不应期外，立即开启 AV 间期，AV 间期内如无心室感知事件，AV 间期结束时发放心室起搏脉冲，心电图表现恢复为 DDD(R) 模式。

（2）程控为 VDD(R) 模式时，模式转变功能开启后，当发生快速性房性心律失常时，落在心房不应期内的心房感知事件不会触发 AV 间期及心室跟踪反应，同样会触发新的心房不应期，当房性心律失常频率间期短于心房不应期且持续时，会导致心房不应期的持续重整，直至基础频率间期结束时，发放心室起搏脉冲并以此心室起搏脉冲重整心房不应期（心房通道）及心室不应期（心室通道），如果心室不应期外有心室感知事件出现，则以此心室感知事件重整心房不应期（心房通道）及心室不应期（心室通道），此时，心电图表现类似于 VVI(R) 起搏模式。当快速性房性心律失常终止后，心房激动落于心房不应期外时，立即开启 AV 间期，AV 间期内如无心室感知事件，AV 间期结束时发放心室起搏脉冲，心电图表现恢复为 VDD(R) 模式。

2. 模式转换：模式转换的工作方式类似于美敦力公司的 4/7 模式转换功能。快速性房性心律失常发生时，当心房频率快于程控设置的模式转换干预频率并达到程控的模式转换激活标准时，立即发生模式转换。快速性房性心律失常终止后，心房频率降至模式转换的干预频率以下且达到模式转换结束标准时，转换为心房跟踪模式，以保证房室同步。

（1）模式转换的算法：模式转换采用 X/Z out of 8 算法，X out of 8 为正转换标准，Z out of 8 为逆转换标准，即连续 8 个 A-A 间期中有 X 个 A-A 间期小于程控的模式转换干预频率间期，进行正转换，由心房跟踪模式转为非心房跟踪模式。8 个 A-A 间期中有 Z 个 A-A 间期大于模式转换干预频率间期，进行逆转换，由非心房跟踪模式转换为心房跟踪模式。8 个 A-A 间期动态滚动计数，X、Z 可分别程控，用以控制正、逆转换速度；X、Z 数值越小，越容易达到模式转换所需条件，正、逆转换的速度越快，反之则越慢（图 3-71）。

（2）快速性房性心律失常发生时，起搏模式自动转换为非心房跟踪模式期间，AV 间期自动变为 100 ms，不可更改（图 3-72）。

（3）E 系列起搏器具有模式转换期间的频率稳定功能，目的是在转换为非心房跟踪模式期间，尽可能减小心室频率的突然变化，使心室频率规整，其算法类似于频率递减功能，当模式转换期间的频率稳定功能开启时，起搏器以最近 4 次的心室率作为平均心室率，起搏频率为平均心室率－10 次/分，当出现自身心室率较快时，起搏频率加快，无自身心率出现时，起搏频率逐渐减慢直至达到模式转换基础频率或传感器频率（图 3-73）。

（4）2∶1 锁定保护：心房扑动发生时，常常

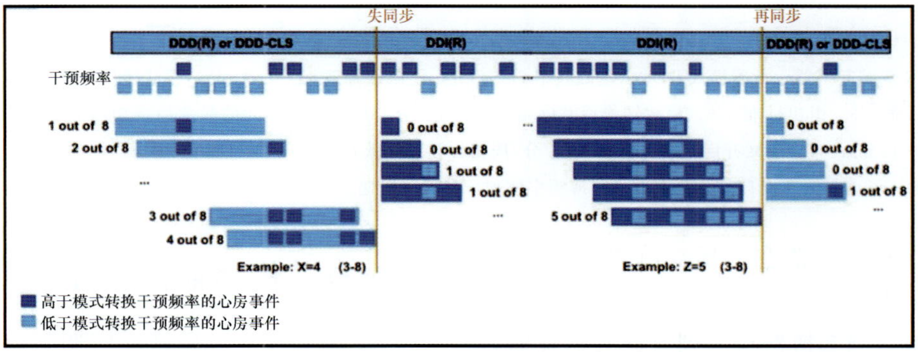

图 3-71　模式转换工作示意图

正转换标准设置为：4 out of 8（X＝4），当连续 8 个心房事件中有 4 个心房事件频率超过模式转换干预频率，立即进行模式正转换，房室失同步。逆转换标准为 5 out of 8（Z＝5），当连续 8 个心房事件中有 5 个心房事件频率低于模式转换干预频率时，立即进行模式逆转换，重新恢复房室同步

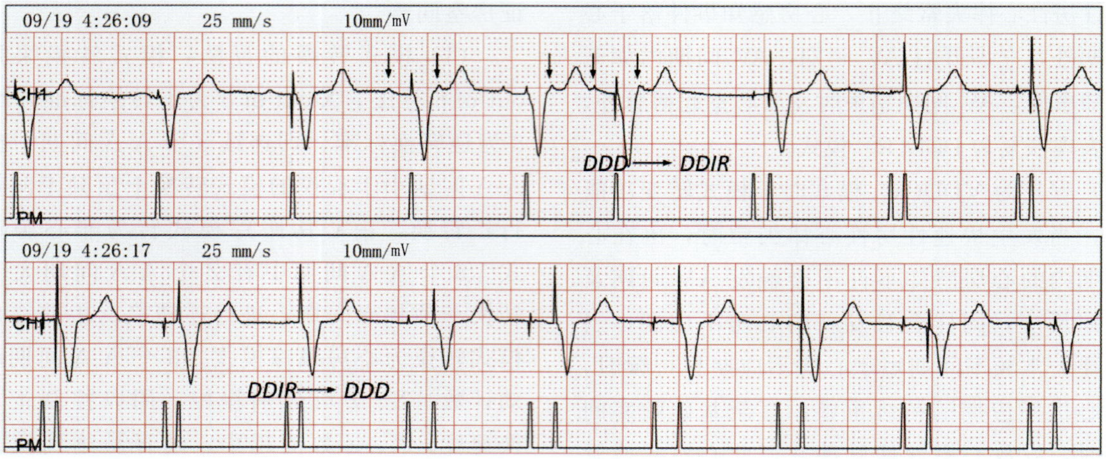

图 3-72　模式转换实例

百多力 Evia DR-T 双腔起搏器，设置模式 DDD，基础频率 60 次/分，夜间频率 55 次/分，上限跟踪频率 130 次/分；模式转换干预频率 160 次/分，模式转换为 DDIR，激活标准 5/8，退出标准 5/8，模式转换后基础频率＋10 次/分，模式转换期间的频率稳定功能开启，动态 AV 延迟 180～100 ms，感知校正－45 ms。上图为连续记录，患者发生短阵房性心动过速，当 5 次心房频率（↓）达到模式转换激活标准后，起搏模式转换为 DDIR，PAV 间期 100 ms，连续 6 次 DDI 起搏后转换回 DDD 模式。由于模式转换期间频率稳定功能开启，在转换为 DDIR 模式时，起搏频率由夜间频率逐渐增加 10 次/分；转换回 DDD 模式后，起搏频率逐渐向夜间频率过渡

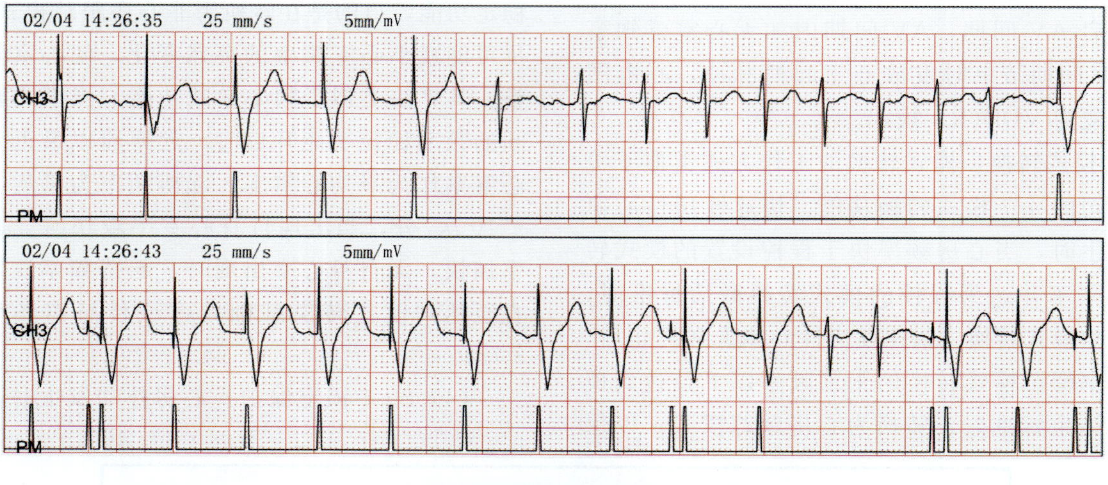

图 3-73　模式转换期间的频率稳定功能实例

百多力 Evia DR 双腔起搏器，设置模式 DDD，基础频率 60 次/分，上限跟踪频率 130 次/分；模式转换干预频率 160 次/分，模式转换为 DDIR，激活标准 5/8，退出标准 5/8，模式转换后基础频率＋10 次/分，模式转换期间的频率稳定功能开启，动态 AV 延迟 140～180 ms，感知校正－45 ms；频率递减开启，频率增加 4 次/分/周期，频率降低 0.5 次/分/周期。上图为连续记录，患者发生房颤后，起搏模式转换为 DDIR；可见在快速性自身心室率后，起搏频率增加，然后缓慢递减。DDIR 模式期间 PAV 间期为 100 ms

会出现一个心房扑动波落在远场空白期中未被起搏器感知，而表现为 2∶1 心室跟踪，从而不能正确进行模式转换，当起搏器检测到有此种可能时，启动 2∶1 锁定保护程序，从而及时进行模式转换，避免不恰当的快速心室跟踪反应（2∶1 锁定保护具体算法见本章第三节）。

三、与其他功能的相互作用

1. 磁铁反应：磁铁反应期间模式转换暂时失活，E 系列起搏器在磁铁反应 10 个非同步起搏的心搏后模式转换功能重新激活。

2. 择期更换指征（RRT）：当起搏器处于择期更换指征（RRT）状态时，E 系列之前起搏器

模式转换功能自动失活，而E系列起搏器模式转换功能仍处于激活状态。

3. 闭环刺激（Closed Loop Stimulation，CLS）模式：在CLS模式下，模式转变无法开启。

4. CRT（D）：在百多力E系列CRT（D）中，如果双心室起搏（BIV pacing）设置为关闭，2∶1锁定保护不可用。

5. 在Axios系列起搏器之前（如Actros系列起搏器）仅有模式转变功能，无模式转换功能；Axios系列起搏器开始两个功能均有，可分别程控开启，两者无法同时开启；E系列起搏器无模式转变功能，仅有模式转换功能。

逐跳模式转换功能——Vitatron

Vitatron起搏器的逐跳模式转换（Beat-to-Beat Mode Switching）功能可以在DDD(R)及VDD(R)模式下激活。当检测到符合定义的快速性房性心律失常时，只需一跳，即可由跟踪模式转换为非跟踪模式。在非跟踪模式期间，起搏器在心室起搏的基础上同时监测心房，以检测窦性心律的恢复情况。当快速性房性心律失常终止后通过心房同步起搏（Atrial Synchronization Pacing，ASP）重建房室同步，即反转换。这种逐跳模式转换对快速性房性心律失常的即刻反应时间平均为0.7 s。

一、相关程控参数及意义

1. 模式转换（Mode Switching）：有两种选择，Fixed（固定）和Auto（自动），部分早期起搏器只有“Fixed”选项；出厂设置为“Fixed”。当选择“Auto”状态时，跟踪窗口上限等于生理性窗口上限（生理性频率带上限）；当选择“Fixed”状态时，跟踪窗口上限等于最大跟踪频率（MTR）。

2. 模式转换灵敏度（Mode Switching Sensitivity）：也有两种选择，Standard（标准）和Moderate（适中）。该设置可以影响生理性窗口的上限；当选择“Standard”时，生理性窗口上限＝生理性频率＋15次/分；当选择“Moderate”时，生理性窗口上限＝生理性频率＋30次/分。

3. 快速性心律失常回落频率（Tachy Fallback Rate）：程控范围Off，45次/分-(5次/分递增)-100次/分。在快速性房性心律失常发作期间，起搏器以低限频率非跟踪模式起搏时，对维持患者日常活动来说可能偏慢。设置一个高于低限频率的快速性心律失常回落频率可以限制起搏频率的明显下降。快速性心律失常回落频率相当于快速性房性心律失常发作时的低限频率。快速性房性心律失常结束，模式反转换时，在VDD(R)模式下，为避免房室同步性的丧失，将立即转回到该模式下程控设置的起搏频率；而在DDD(R)模式下，逐渐向低限频率/传感器频率递减。例如，从85次/分的快速性心律失常回落频率降低至60次/分大约需要1 min。建议根据患者日常活动的程度来设置快速性心律失常回落频率，在频率应答模式下不需要设置快速性心律失常回落频率。

4. 夜间快速性心律失常回落频率（Night Tachy Fallback Rate）：程控范围Off，45次/分-(5次/分递增)-100次/分。为避免夜间快速性房性心律失常发作时出现不适当的高频率心室起搏；在程控的夜间时间开始/结束时，起搏频率将在快速性心律失常回落频率和夜间快速性心律失常回落频率之间逐渐过渡。

除非针对患者的身体状况有个体化的设置要求，通常建议使用以下模式转换设置：在DDDR模式下，老年患者建议选择“Auto”，模式转换灵敏度设置为“Standard”；年轻患者建议选择“Auto”，模式转换灵敏度设置为“Moderate”。在VDDR模式下，所有患者可以选择“Auto”或“Fixed”，模式转换灵敏度设置为“Moderate”。

二、运作方式

1. 正转换：Vitatron公司双腔起搏器的计时规则与众不同，由于生理性频率和生理性频率带以及心室后只有心房空白期而无PVARP的设计（VP/VS事件后仅有PVAB，其中VS后的PVAB默认为50 ms；VP后的PVAB默认为150 ms），使得它不需要同其他厂商的双腔起搏器（一般对心房感知事件的频率和次数有一定要求）一样，只要某个心房感知事件落在PVAB之外、跟踪窗口之前而被起搏器认为是快速性心房事件，起搏器不再跟踪此心房事件，并立刻转换为非跟踪模式，即逐跳模式转换。之前若为DDD(R)模式则转换为DDI(R)模式；若为VDD(R)模式则转换为VDI(R)模式。其对房性心律失常的反应取决于模式转换和模式转换灵敏度的程控设置。

（1）当模式转换设置为“Auto”时，跟踪窗口上限与生理性窗口上限同步，超过生理性频率带上限的心房感知即会触发模式转换。选择不同的模式转换灵敏度可以调整跟踪窗口的上限，跟踪窗口的下限不受影响。

1）当模式转换灵敏度为“Standard”时，跟踪窗口上限＝生理性频率＋15次/分。

2）当模式转换灵敏度为“Moderate”时，跟踪窗口上限＝生理性频率＋30次/分。以适合自身心率变化较大患者，避免频繁模式转换（图3-74）。

（2）当模式转换设置为“Fixed”时，跟踪窗口大于生理性窗口，其上限等于最大跟踪频率（MTR），此时，心房感知事件频率超过1.25×MTR时，才会触发模式转换（图3-75）。

2. 非跟踪模式：由跟踪模式转换为非跟踪模式时，之前若为DDD(R)则转换为DDI(R)；若为VDD(R)则转换为VDI(R)。在非跟踪模式期间，若快速性房性心律失常持续，起搏器以程控设置的逸搏频率起搏心室，该频率可以是低限频率/传感器频率/快速性心律失常回落频率/房性早搏抑制起搏频率等之中频率最快者（图3-76）。

3. 反转换：在非跟踪模式工作期间，起搏器持续监测心房频率，每个快速的心房感知事件（TS）会触发ASP间期；在ASP间期之内不可以发放心房起搏。当快速性房性心律失常终止后下一跳，即可通过ASP重建房室同步并转回原来的工作模式，即反转换（图3-77）。

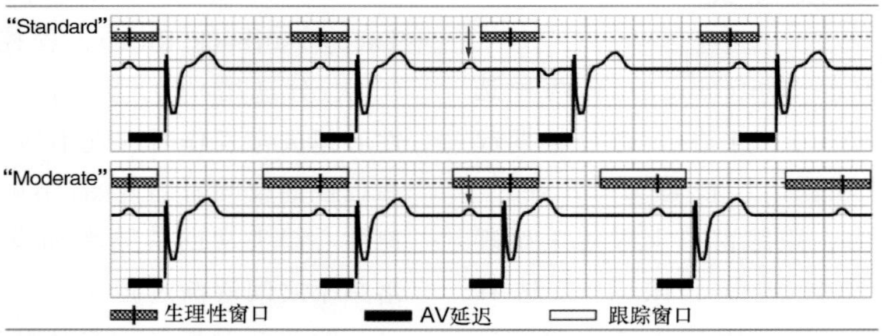

图3-74　模式转换灵敏度对跟踪窗口的影响

相同频率的房性早搏（↓示），在“Standard”设置下不跟踪，在“Moderate”设置下可以被跟踪

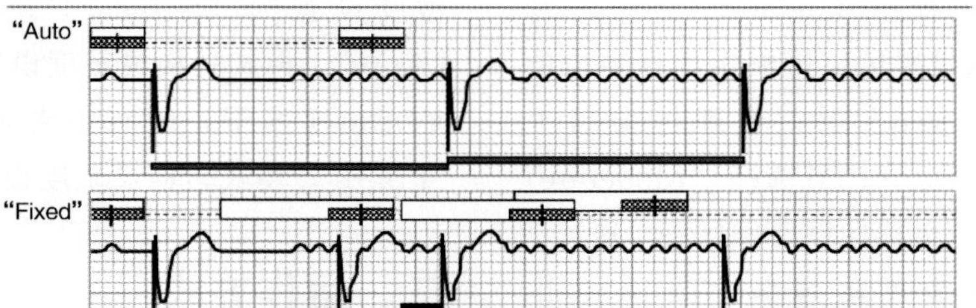

图3-75　模式转换设置对跟踪窗口的影响

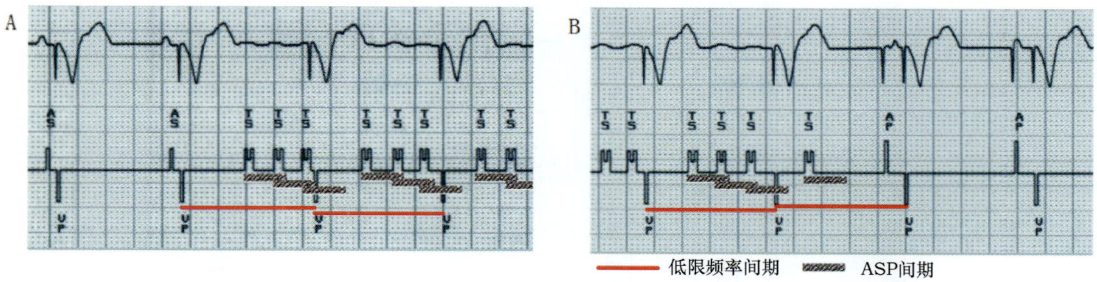

图 3-76　逐跳模式转换与 ASP 反应

A. 当起搏器感知到第一个快速性心房事件（TS）后，起搏器将会以感知事件为起点，启动一个 ASP 间期，间期内再次出现快速性心房感知事件（TS），重整 ASP 间期；以此类推，直至低限频率（或飞轮频率、传感器频率中较高的一个），发放心室起搏脉冲。B. 当在整个 ASP 间期中未出现心房感知事件，则在下一个预计的心室起搏前一个 AV 间期的位置发放心房起搏（且该脉冲落于 ASP 间期外），房室同步建立，从非跟踪模式逐跳转回跟踪模式

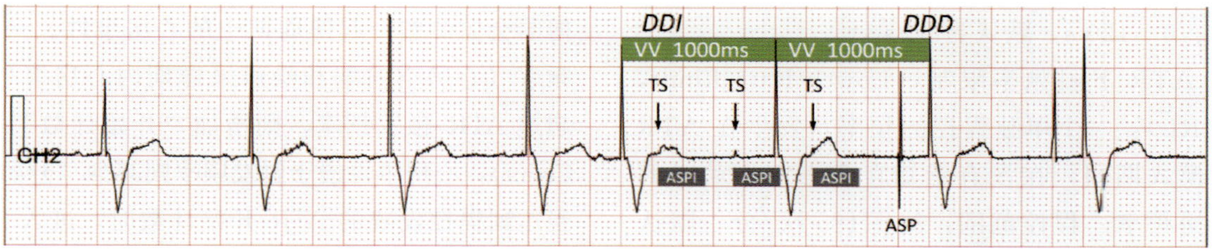

图 3-77　Beat-to-Beat 模式转换实例

Vitatron C50 D 双腔起搏器，设置模式 DDD，低限频率 60 次/分，最大跟踪频率 140 次/分，PAV 间期 200 ms，SAV 间期 160 ms，ASP 间期（ASPI）300 ms；Mode Switching ："Auto"，MS Sensitivity："Standard"。图中见患者发生了短阵房性心动过速，第 2 个房性 P 波频率超过跟踪窗口上限，起搏器不跟踪并触发模式转换；房性心动过速终止后通过 ASP 在下一跳即恢复房室同步

房性心动过速反应功能——波士顿科学

波士顿科学起搏器的房性心动过速反应（Atrial Tachy Response，ATR，部分型号起搏器称为 ATR Mode Switch）功能可以在房性心律失常时，发生自动模式转换；将起搏模式从 DDD(R) 转换为 DDI（R）/VDI(R)，或从 VDD(R) 转换为 VDI(R)。它可以限定房性心动过速发生后心室以最大跟踪频率起搏的时间，当没有发生模式转换之前，允许有间歇性房性心动过速被跟踪，将由于跟踪房性心动过速而引起的患者症状减至最少。适用于有快速心房率并接受双腔起搏治疗的患者。

一、相关程控参数（图 3-78）

1. 触发频率（Trigger Rate）：起搏器定义房性心动过速时频率；程控范围：100 次/分……(10 次/分递增)……200 次/分，默认为 170 次/分。

2. 开始计数（Entry Count）：启动持续时间和结束计数器所需的等于或超过 ATR 触发频率的心房周期数；程控范围：1～8 个周期，默认为 8 个周期。

3. 持续时间（Duration）：在非跟踪时间和非跟踪模式启动之前被计数的心室周期数；程控范围：0……(8 个递增)……2048 个周期，默认为 8 个周期。该参数与开始计数的设置可以决定模式转换的速度。

4. 频率回退模式（Fallback Mode）：一旦持续时间满足后，起搏器转为非跟踪模式（频率回退模式），并保持到结束计数标准满足。程控范围：VDI(R)，DDI(R)，部分型号起搏器默认为 VDI，部分默认为 DDI。

5. 频率回退时间（Fallback Time）：模式转换开始后心室起搏频率降至 ATR 下限频率限制(ATR-LRL）或传感器指示频率所需的时间。程

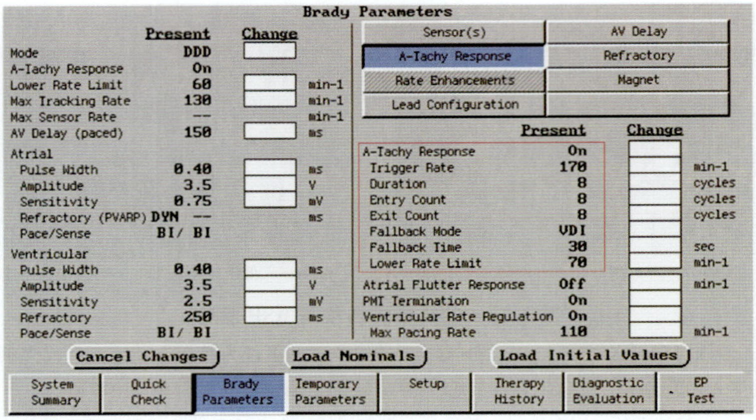

图 3-78 ATR 程控界面

控范围：0～120 s，默认为 30 s。

6. ATR 下限频率限制（Lower Rate Limit，ATR-LRL）：一个单独程控的频率，发生在 ATR 非跟踪模式期间，在没有感知自身心室活动时的心室起搏频率。程控范围：30～185 次/分，默认为 70 次/分。

7. 退出计数（Exit Count）：终止持续时间或非跟踪模式并返回正常的程控模式所需的低于 ATR 触发频率的心房周期数。程控范围：1～8 个周期，默认为 8 个周期。该参数可以决定模式反转换的速度。

二、运作方式（图 3-79）

1. ATR 开始计数阶段：ATR 功能开启后，起搏器会监测整个起搏周期中的心房事件。一旦心房频率（心房空白期和噪声采样期内心房事件除外）超过 ATR 触发频率，则增加“开始计数”（Entry Count），心房事件慢于触发频率则减少“开始计数”，当达到程控设置的 ATR 开始计数时，进入 ATR 持续时间（Duration）阶段。这种算法可以避免短暂的、非持续性的快速性房性心律失常引起模式转换。

2. ATR 持续时间阶段：在该阶段起搏器继续以跟踪模式起搏，同时激活 ATR 退出计数（计算方法同开始计数，并在非跟踪模式阶段保持激活）。如果在程控设置的心室起搏周期数（Duration）内房性心动过速持续则进入模式转换及频率回退阶段（图 3-80）。如果在该时间段内 ATR 退出计数归 0，则终止 ATR 持续时间且不会发生模式转换，ATR 算法将被重置。

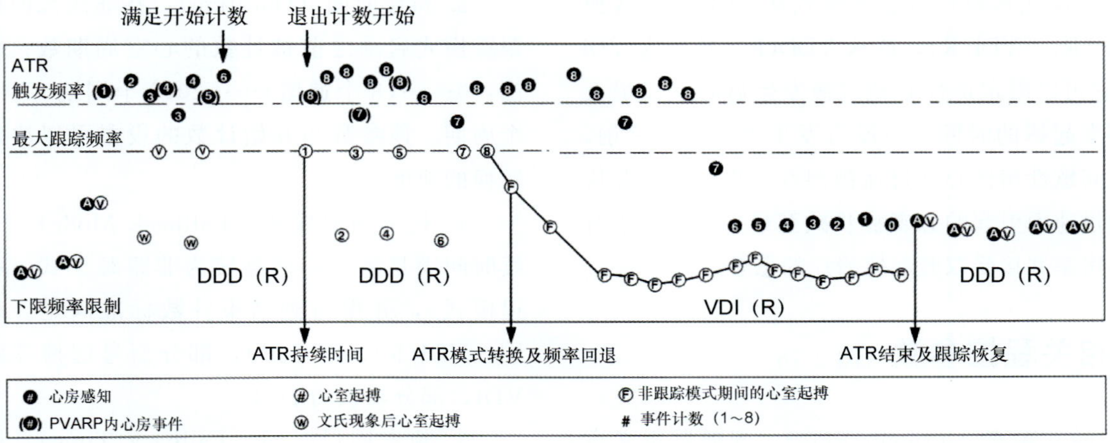

图 3-79 ATR 运作示意图

设置参数：开始计数＝6 周期，退出计数＝8 周期，持续时间＝8 周期，频率回退模式＝VDI(R)，频率回退时间＝5 s

3. 模式转换及频率回退阶段：在 ATR 持续时间阶段，心房频率超过触发频率且计数≥退出计数时，立即模式转换并开始频率回退。此时为保持心室率平稳，在设置的频率回退时间内，心室起搏频率逐渐下降至传感器频率或 ATR 下限频率限制（ATR-LRL）。

4. 跟踪恢复：在非跟踪模式工作期间，当心房频率低于 ATR 触发频率且周期数符合退出计数的条件时，起搏器立即模式转换为跟踪模式，ATR 算法将被重置（图 3-81）。如果开启了 RYTHMIQ 功能，那么起搏模式会自动切换回 ATR 之前的模式［AAI(R) 或 DDD(R) 模式］。

三、与其他起搏功能的相互影响

在非跟踪模式期间，以下功能将被禁用：

(1) 节律平滑功能（Rate Smoothing）在回退到达 ATR-LRL 或传感器指示频率之前被禁用。如果启用了心室频率规整（VRR），则在整个模式转换中禁用。

(2) 频率滞后（Rate Hysteresis）。

(3) 延长型 AV 搜索（AV Search +）。

(4) 心房起搏优先（APP/ProACt）。

(5) 心房不应期扩展（PVARP Extension）。

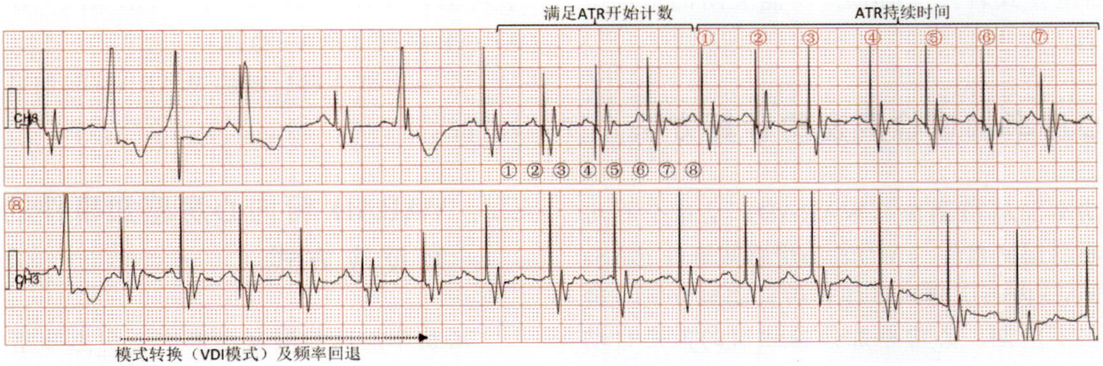

图 3-80 ATR 之模式转换 DDD→VDI

波士顿科学 INSIGNIA I Entra 986 双腔起搏器，ATR Mode Switch “On”，ATR 触发频率＝170 次/分，开始计数＝8 周期，退出计数＝8 周期，持续时间＝8 周期，频率回退模式＝VDI，频率回退时间＝30 s，ATR 下限频率限制＝70 次/分。图中见患者发生了房性心动过速，当连续 8 个心房频率（黑色数字）大于 ATR 触发频率后，进入 ATR 持续时间，起搏器保持 DDD 起搏模式 8 个心室周期（红色数字），期间高于 ATR 触发频率计数≥8 个，随后模式转换为 VDI，起搏频率逐渐减慢

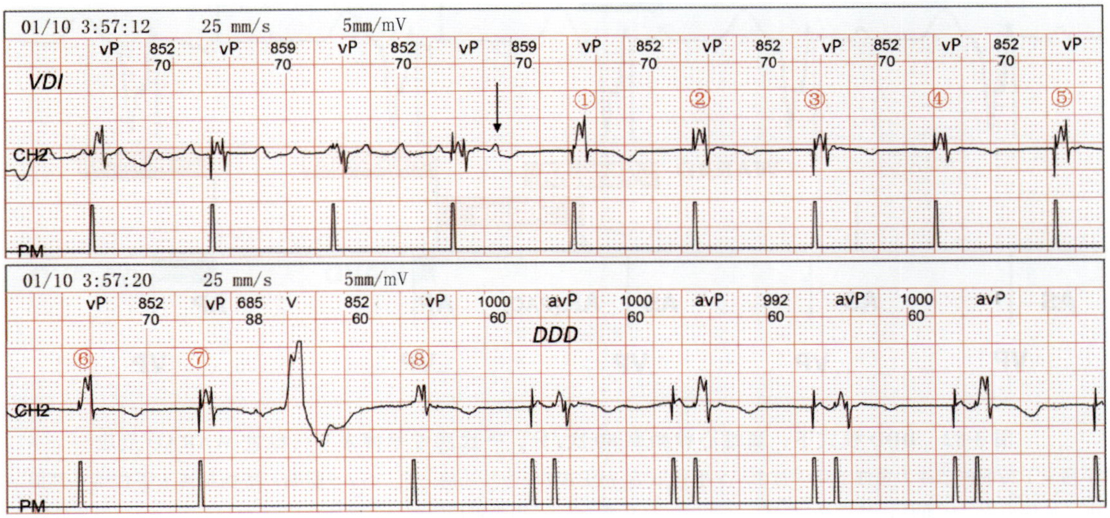

图 3-81 ATR 之模式转换 VDI→DDD

病例同上，图中见心房扑动终止后（↓），起搏器继续以 VDI 模式，70 次/分的 ATR 下限频率起搏 8 次后，转换为 DDD 模式，低限频率 60 次/分

心房率加速检测窗（WARAD）——创领心律医疗

创领心律医疗（索林）起搏器的心房率加速检测窗（Window of Atrial Rate Acceleration Detection，WARAD）用于区分正常 P 波（窦性 P 波）和异常 P 波（房性心动过速、心房扑动、心房颤动等），进而鉴别房性心律失常与窦性心动过速，以避免起搏器不适当的持续快频率心室起搏及随之可能带来的不良血流动力学后果。WARAD 在心房跟踪模式［DDD(R) 模式及 VDD(R) 模式］和 SafeR 模式下运行。需要注意，WARAD 在回退模式转换（FMS）功能关闭的情况下仍可开启。

一、心房率加速检测窗的计算方法

心房率加速检测窗（WARAD）是每个心房事件［心房起搏事件（AP）、心房感知事件（AS）和 WARAD 内心房感知事件］后自动触发的一种动态心房不应期。心房率加速检测窗的值是自动计算的（图 3-82）：

1. ①当 A-A 间期频率＜80 次/分时：当前节律均为窦性节律（AS-AS），没有房性期前收缩（PAC）或心房脉冲（AP）时，WARAD＝62.5%×前一个 AS-AS 间期；当前节律中存在 PAC 或 AP 时，WARAD＝62.5%×前 8 个 A-A 间期的平均值，A-A 包括 AS-AS、AS-AP、AP-AS 和 AP-AP 序列。②当 A-A 间期频率≥80 次/分时：当前节律均为窦性节律（AS-AS），没有房性期前收缩（PAC）或心房脉冲（AP）时，WARAD＝75%×前一个 AS-AS 间期；当前节律中存在 PAC 或 AP 时，WARAD＝75%×前 8 个 A-A 间期的平均值，A-A 包括 AS-AS、AS-AP、AP-AS 和 AP-AP 序列（图 3-82）。

2. AR 事件后启动的 WARAD 间期最大值为 500 ms。

二、WARAD 窗内心房感知事件的定性及反应方式

心房率加速检测窗会根据心房感知事件是否落在 WARAD 中来判断当前心房感知事件是否为异常 P 波，进而做出不同反应：

1. 在心房跟踪模式下，当心房感知事件落在

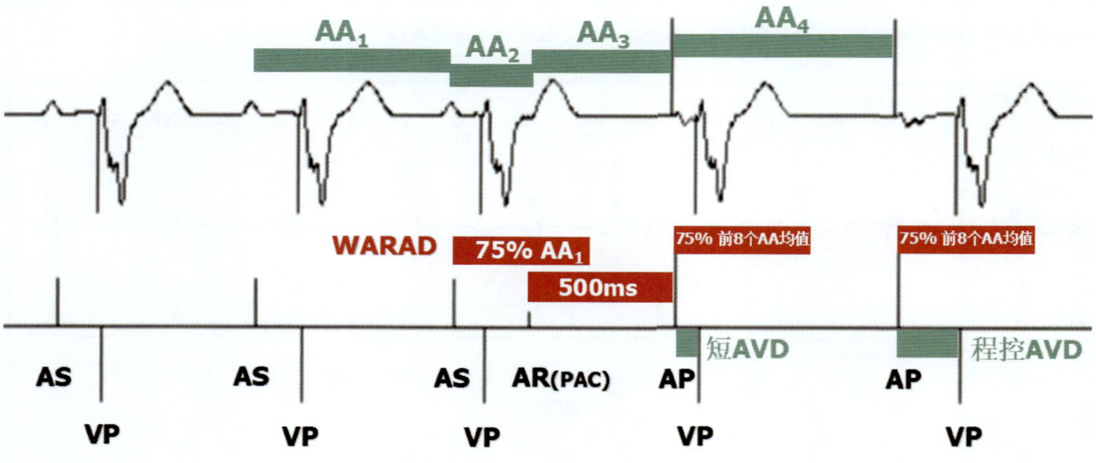

图 3-82 DDD 模式下，窦性心律频率 80 次/分，一次房性早搏未下传触发 WARAD 反应

房性早搏未下传前的节律为窦性节律，每个 AS 事件后的 WARAD＝75%×前一个 AS-AS 间期；房性早搏未下传落在其前 AS 事件的 WARAD 中，被标记为 AR 事件，其后 WARAD＝500 ms；AR 后 500 ms 内未再检测到 AR 事件，故在 AR 后 500 ms 位置处发放 AP，该 AP 后的 WARAD＝75%×前 8 个 A-A 间期的平均值，并在一次短 AV 间期后发放 VP；随后在 WARAD 内再无 AR 事件，AV 间期恢复到程控值。WARAD＝心房率加速检测窗；AS＝心房感知事件；AR＝WARAD 内心房感知事件；AP＝心房起搏事件；VP＝心室起搏事件

WARAD 外时，起搏器会将该事件标记为 AS 事件，并在感知的 AV（SAV）间期结束后起搏心室。

2. 在心房跟踪模式下，当心房感知事件落在 WARAD 内时，该事件会被定义为房性期前收缩（PAC）并标记为 AR 事件，起搏器不会对其进行跟踪起搏，并在 AR 事件后 500 ms 外才能发放下一个心房起搏（即 AR-AP 间期必须≥500 ms）。如预计的 AP 在 500 ms 内，将被推迟发放，如预计的 AP 在 500 ms 外，则不受影响。在一个短 PAV 间期（短 PAV 间期＝运动 AV 间期与 110 ms 间较小的值）后发放心室脉冲（VP），且该 VP 脉冲位置距离其前的心室事件必须≥500 ms（V-V 间期≥500 ms，即心室频率≤120 次/分），否则该心室脉冲不会发放。

若 AR 事件后的 500 ms（WARAD）内还存在一个 AR 事件，则起搏器会在第二个 AR 后的 31 ms 处发放心室脉冲（即 AR-VP 间期＝31 ms），且该 VP 脉冲位置距离其前的心室事件必须≥500 ms（V-V 间期≥500 ms，即心室频率≤120 次/分），否则该心室脉冲同样也不会发放（图 3-83）。当发生持续的房性心律失常时，起搏器会以≤120 次/分（即 Vp-Vp 间期≥500 ms）的心室频率进行心房跟踪起搏，此时的起搏器模式仍是 DDD（R）模式。

值得一提的是，当同时开启回退模式转换（FMS）功能时，第一个 AR 后即会进入 FMS 疑问阶段（Suspicion Phase），如果随后没有 AR 事件出现，则退出疑问阶段；反之当房性心律失常持续，并符合 FMS 的模式转换条件时，起搏模式将转为 DDI（R）模式，详见“回退模式转换（FMS）”章节。

3. 上述情况的前提均是 AR 事件（PAC）无法下传心室形成自身 QRS 波的情况；当出现 AR-VS 序列时（图 3-84），由于存在 VS 事件，故其后不会出现典型对 WARAD 反应（短 AP-VP 脉冲序列），该 AR 事件将重整一次 AA 间期；如果还同时开启回退模式转换（FMS）功能，此时 AR 后即会进入 FMS 疑问阶段。如果随后无 AR 事件出现，则退出 FMS 疑问阶段。

4. 在 SafeR 模式下，AR 后的心房逸搏间期将不再固定为 500 ms，而是等于低限频率间期或传感器频率间期。

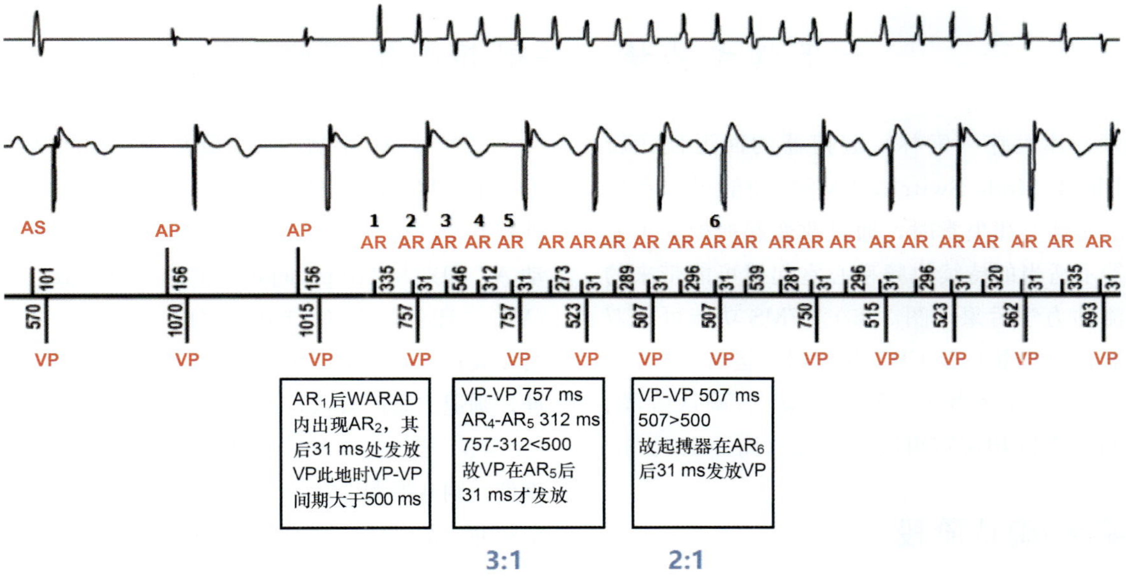

图 3-83　DDD 模式下，突然发生房性心律失常时的 WARAD 反应

房性心律失常发生时，第一个心房感知事件落在其前 AP 后的 WARAD 内，标记为 AR 事件（AR1），AR_1 后的 WARAD 内还存在另一个 AR 事件（AR_2），起搏器在 AR_2 后 31 ms 处发放 VP，此时 VP-VP 间期＝757 ms（＞500 ms）；随后房性心律失常依然持续，每个 AR 事件均会触发一个最大 500 ms 的 WARAD。AR3、AR4 和 AR5 所在的 VP-VP 间期的长度为 757 ms，AR4-AR5 间期为312 ms，757－312＝445 ms＜500 ms，故 VP 在 AR5 后 31 ms 才发放。由于 WARAD 功能的心室频率限制（VP-VP 间期≥500 ms），图中呈现出 N：1（3：1 和 2：1）的心房跟踪起搏

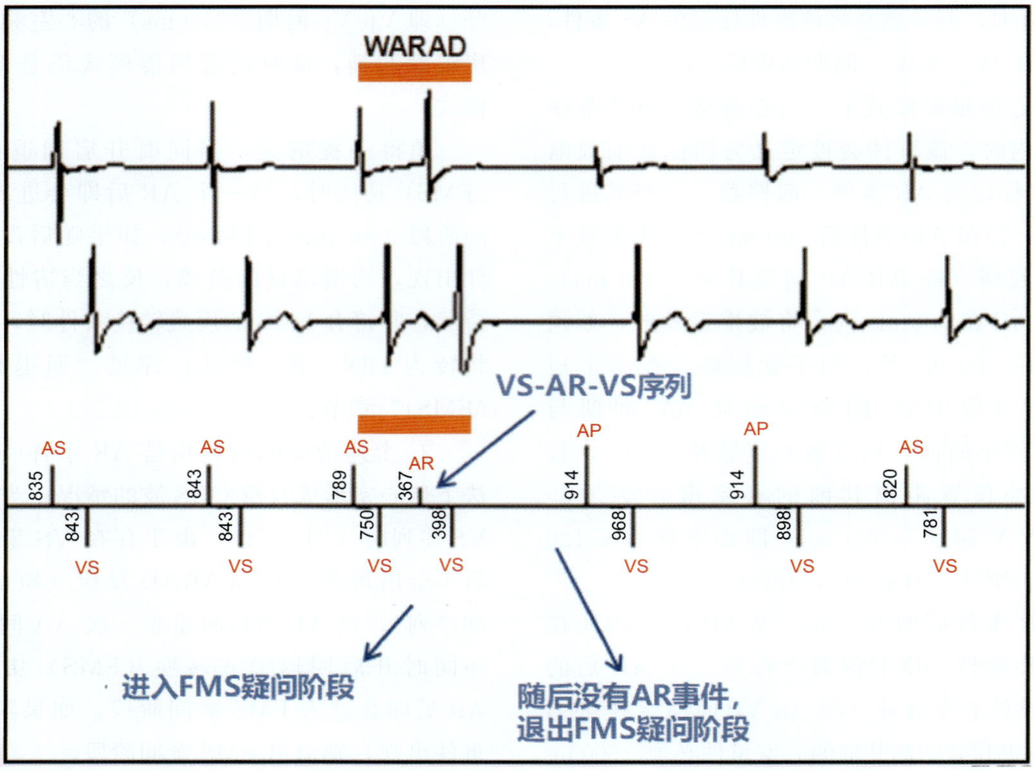

图 3-84 DDD 模式下，AR-VS 序列触发的 WARAD 反应

当房性早搏（PAC）事件能够下传心室而形成 AR-VS 序列时，AR 后进入 FMS 疑问阶段，但由于存在 VS 事件，故不会出现典型对 WARAD 反应（短 AP-VP 脉冲序列），如随后无 AR 事件出现，则退出 FMS 疑问阶段

回退模式转换——创领心律医疗

创领心律医疗（索林）起搏器的回退模式转换（Fallback Mode Switch，FMS）功能可以在发生持续的房性心律失常时，通过改变起搏模式来避免起搏器不适当的持续快频率心室起搏可能带来的不良血流动力学后果（图 3-85）。FMS 功能可在双腔起搏器、双腔 ICD 及 CRT 起搏器中运行。

FMS 功能可分为 3 个阶段，疑问/确认阶段、房室失同步阶段和房室再同步阶段（图 3-85）。

一、疑问/确认阶段

1. 疑问阶段（Suspicion Phase）（图 3-86，图 3-87）

（1）在心房跟踪模式下，当 WARAD 内存在心房感知事件（AR），FMS 功能即会进入疑问阶段（Suspicion Phase）。

（2）该 AR 会启动一个最大 500 ms 的 WARAD，下一个心房脉冲（AP）必须在 AR 事件后 500 ms 以外发放，并在一个短 PAV 间期（短 PAV 间期＝运动 AV 间期与 110 ms 间较小的值）后发放心室脉冲（VP），且心室频率≤120 次/分，否则该心室脉冲不会发放；此时 AR 事件所在的 V-V 间期内存在 AP 脉冲，则退出疑问阶段，AV 间期也将回到程控值。

（3）若 AR 事件后的 WARAD 内再出现一个 AR 事件，则起搏器会在第二个 AR 后的 31 ms 处发放心室脉冲（即 AR-VP 间期＝31 ms），且心室频率≤120 次/分，否则该心室脉冲不会发放；此时 AR 事件所在的 V-V 间期内缺少 AP 脉冲，仍将维持疑问阶段。

（4）若 AR 事件后的 500 ms 内再出现一个 VS 事件，则由于此时 AR 事件所在的 V-V 间期内仍缺少 AP 脉冲，疑问阶段仍将维持。

（5）在疑问阶段，起搏器将以≤120 次/分的

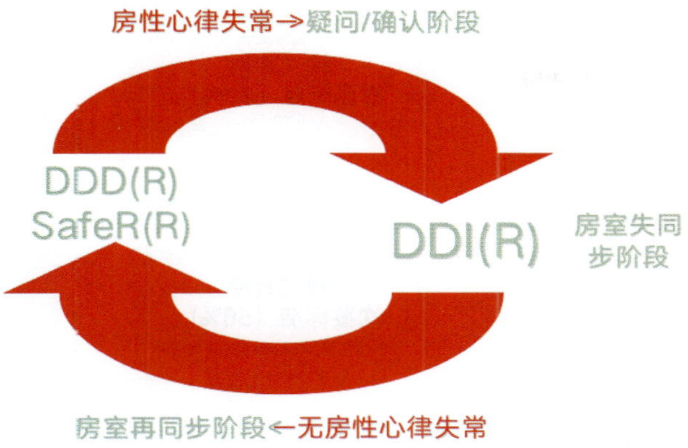
房性心律失常→疑问/确认阶段
DDD(R)
SafeR(R)
DDI(R)
房室失同步阶段
房室再同步阶段←无房性心律失常

图 3-85　回退模式转换（FMS）功能运行示意图

FMS 功能的运行基于心房率加速检测窗（WARAD）功能对房性心律失常的检测：当检测到发生房性心律失常时，WARAD 首先将以≤120 次/分的心室起搏频率维持 N：1 的心房跟踪起搏，当房性心律失常持续符合模式转换条件时，FMS 就会将起搏模式从 DDD(R) 或 SafeR(R) 模式转为 DDI(R) 模式，而当房性心律失常停止后，FMS 功能又会将起搏模式回退为之前的起搏模式

心室起搏频率维持 N：1 的心房跟踪起搏。

2. 确认阶段（Confirmation Phase）（图 3-88）

（1）确认阶段和疑问阶段同时进行。

（2）确认阶段：当房性心律失常持续并符合首要标准（First Criterion，强标准）或次要标准（Second Criterion，弱标准）时，FMS 就会将起搏模式从当前起搏模式转为 DDI(R) 模式。

（3）首要标准：当房性心律失常可被良好感知时采用；当起搏器记录到在 32 个心室周期（V-V）中，至少有 28 个心室周期（≥28）处于疑问阶段，则房性心律失常得到确认，FMS 就会将起搏模式从当前起搏模式转为 DDI(R) 模式（大约在房性心律失常持续 15 s 后发生模式转换）。

（4）次要标准：心房心律失常无法被良好感知时（如心房颤动）采用。当房性心律失常电位的振幅较低不容易被起搏器感知时，采用第一标准就不适合了；因此，当起搏器记录到在 32 个

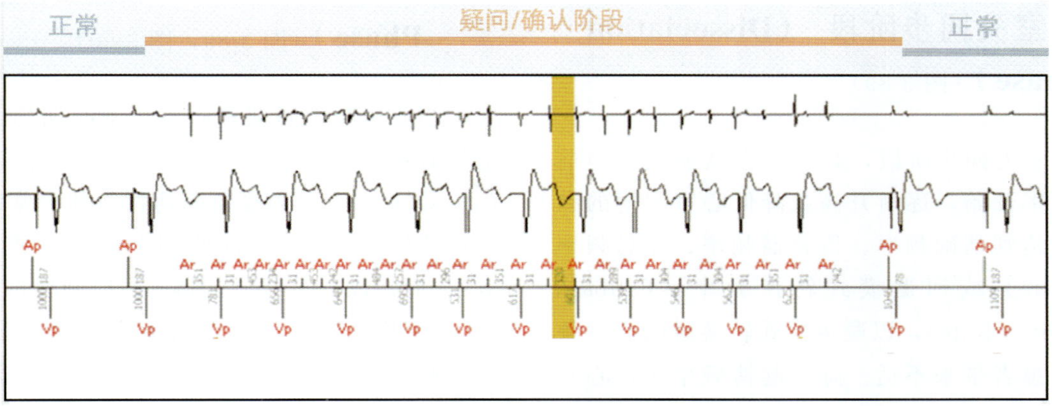

图 3-86　FMS 功能疑问/确认阶段示意图（一）

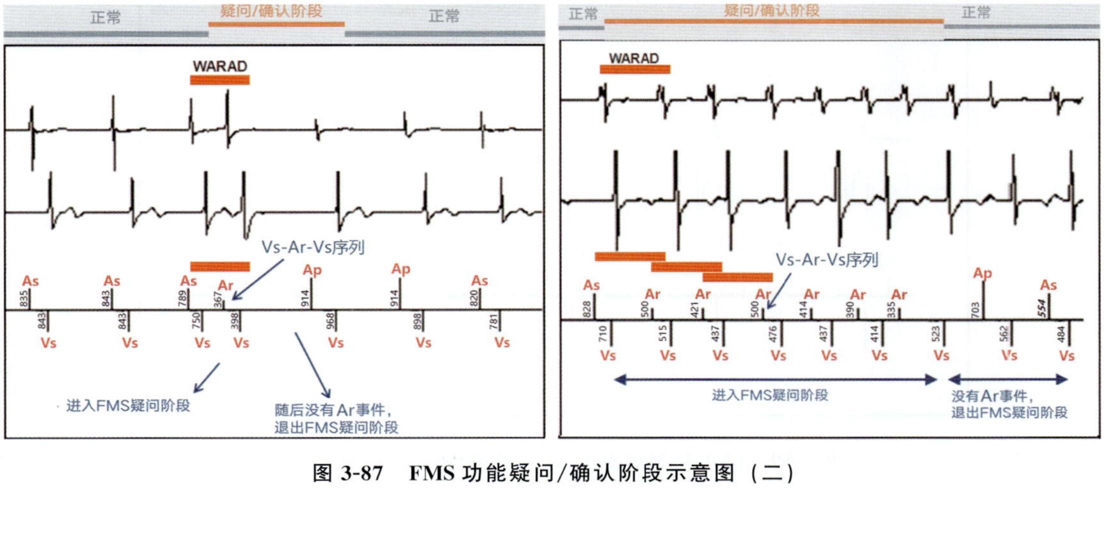

图 3-87　FMS 功能疑问/确认阶段示意图（二）

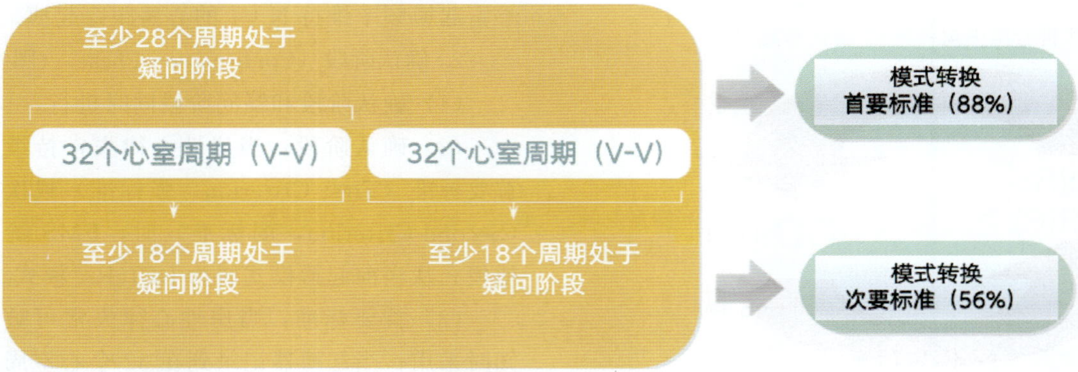

图 3-88　FMS 功能确认阶段示意图

心室周期（V-V）中，至少有 18 个心室周期（≥18）处于疑问阶段后，其会再观察 32 个心室周期（V-V），如果同样至少有 18 个心室周期（≥18）处于疑问阶段，则房性心律失常得到确认，FMS 就会将起搏模式从当前起搏模式转为 DDI(R) 模式。

二、房室失同步阶段 （Dissociation Phase）（图 3-89）

在房室失同步阶段，起搏器会从模式转换前的起搏频率开始，逐渐升高或降低心室起搏的频率，直至达到基础频率、传感器频率、休息频率（Rest Rate）或回退模式转换频率（Fallback Mode Switch Rate），以避免模式转换时的心室频率震荡给患者带来不适。降低起搏频率时，心室起搏频率间期将每 12 个心脏周期增加 30 ms（直至达到基础频率、传感器频率、休息频率或回退模式转换频率）；而当开启频率应答功能而升高起搏频率时，心室起搏频率间期则会将每 12 个心脏周期减少 65 ms 直至达到传感器频率。

三、房室再同步阶段 （Reassociation Phase）（图 3-89，图 3-90）

当心房频率间期和心室频率间期均大于上限起搏频率间期＋63 ms（且该值不小于 500 ms＋63 ms）时，起搏器会判断房性心律失常结束，此时起搏模式不会立即转回 DDD 模式（或 SafeR 模式），而将以 DDI 模式起搏一段时间后再转回。

1. 当房性心律失常结束后有窦性心律出现时，起搏器仍将以短 AV 间期（110 ms 或运动 AV

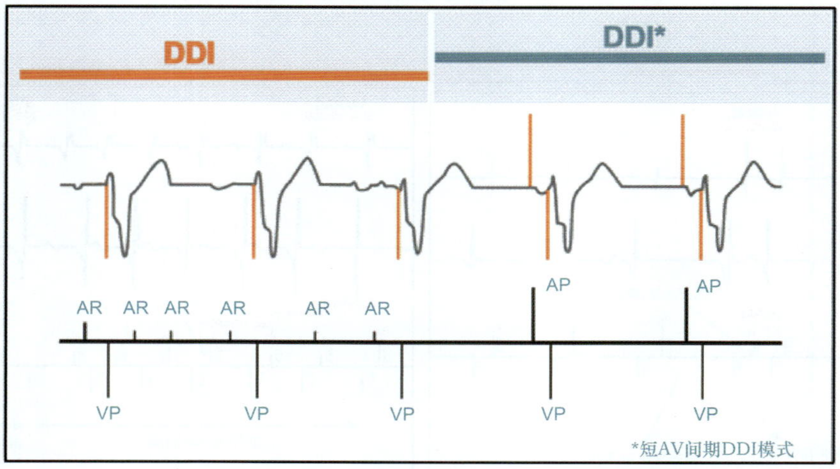

图 3-89　FMS 功能房室失同步-再同步阶段示意图（一）

间期）DDI模式起搏（较短的AV间期可以在不降低心室起搏频率的前提下增加不应期外的心房感知窗），并且心室起搏频率间期则会将12个心脏周期减少65 ms直至达到窦性频率。在转回DDD模式（或SafeR模式）前，起搏器将在DDI模式再维持12个心脏周期。

2. 当房性心律失常结束后没有窦性心律出现（图3-90），起搏器将以短AV间期（110 ms或运动AV间期）DDI模式起搏维持24个心脏周期。如果最后的12个周期中无不应期内心房感知事件（AR），起搏模式将转回DDD模式（或SafeR模式）；如果有AR事件，则重新计数并保持DDI模式，直至出现最后的12个周期中无AR事件再转回DDD模式（或SafeR模式）。

3. 需要注意，在转回DDD模式后的首个心脏周期仍为短AV间期（110 ms或运动AV间期），随后将以自动AV间期（Automatic AV delay）进行房室顺序起搏。

四、程控

回退模式转换功能可在DDD和SafeR模式下开启（图3-91）。

可程控参数：Mode Switch：On；Off。

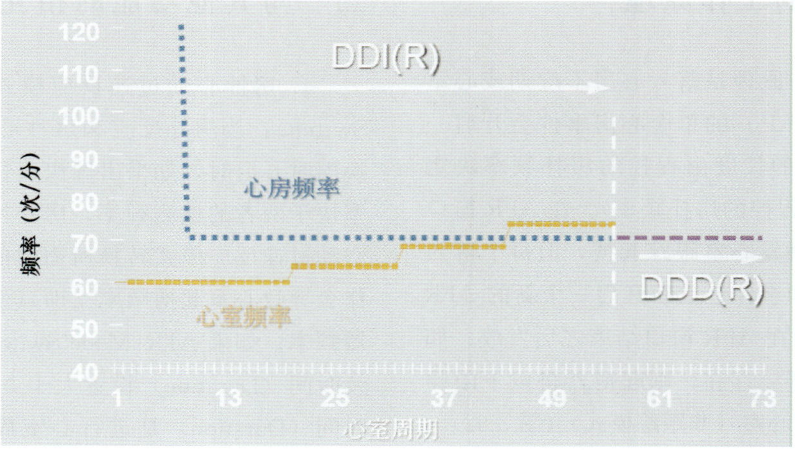

图3-90　FMS功能房室失同步-再同步阶段示意图（二）

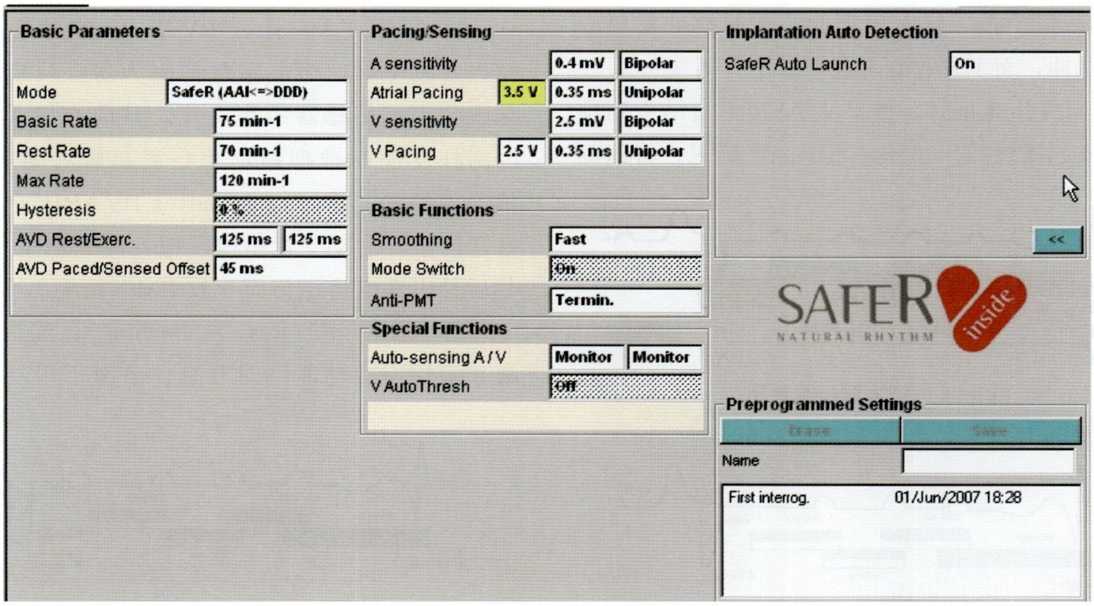

图3-91　回退模式转换程控界面

第三节　心房扑动管理

房扑反应功能——波士顿科学

波士顿科学公司心房扑动（房扑）反应（Atrial Flutter Response，AFR）功能的目的是当患者发生心房扑动时，如果心房率超过AFR程控频率，起搏器会马上转换为非跟踪模式工作，防止发生在心房易损期内的竞争性起搏。

一、房扑反应的工作原理

房扑反应的工作原理是落入心房不应期或心室后心房不应期（PVARP）的单个心房事件会开启一个AFR窗口，窗口的长度由程控的房扑频率决定（窗口长度=60 000/程控的房扑频率）。在AFR窗口内的心房事件不会触发心室跟踪起搏，但每个落入AFR窗口的心房感知事件会重新开启一个新的AFR窗口，心房起搏必须在AFR窗口结束之后发放。如果不应期心房感知持续存在，则起搏器将以下限频率或传感器频率起搏心室（非跟踪模式）（图3-92）。

1. 当房扑终止时，如果AFR窗口在预定的心室起搏之前结束，且AFR窗口结束到预定的心室起搏之间<50 ms，将在预定的心室起搏处发放心室起搏脉冲，而不发放心房起搏脉冲（图3-93）。

2. 当房扑终止时，如果从AFR窗口结束到预定的心室起搏之间>50 ms，但<AV延迟，将即刻发放心房起搏脉冲，并在预定的心室起搏处发放心室起搏脉冲，使AV间期短于程控值（图3-94）。

3. 当房扑终止时，如果从AFR窗口结束到预定的心室起搏之间间隔>AV延迟，其后的心房、心室起搏脉冲不受影响。

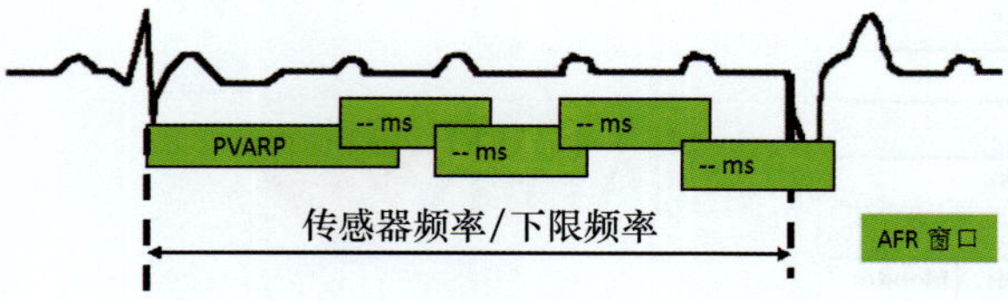

图3-92　AFR窗口示意图

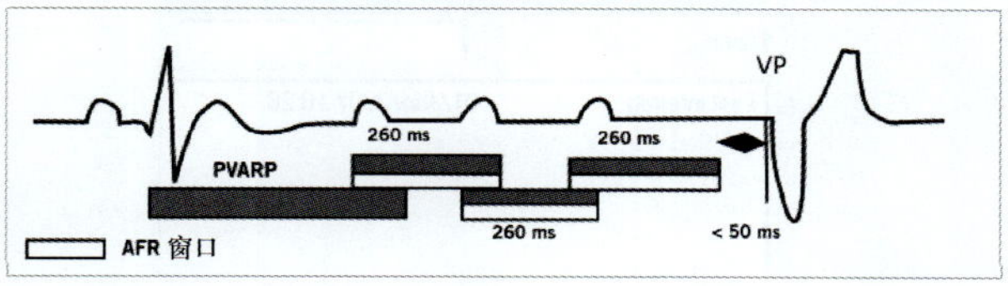

图3-93　AFR致AP取消示意图

二、与其他功能的相互影响

1. 房性心动过速反应模式转换（ATR Mode Switch）：当房扑反应和房性心动过速反应模式转换同时开启时，如果出现快速性房性心律失常，频率快于两者的检测频率，房扑反应会明显延长房性心动过速反应模式转换所需时间。因为房扑反应运作会导致心室起搏频率立即减慢至低限频率或传感器频率；如果ATR Mode Switch功能同时开启且持续时间（Duration）设置大于0，由于ATR的持续时间（Duration）是进行心室周期的计数，较慢的心室频率会导致达到计数所需周期数的时间更长，从而导致模式转换所需时间更长（图3-95）。

2. PVC/PAC after PVARP：快速性房性心律失常发生时，当心室起搏因为房扑反应运行以低限频率或传感器频率工作，其前心房起搏脉冲因房扑反应而被抑制，此心室起搏后的PVARP值为程控的"PVC/PAC after PVARP"，即此心室起搏事件启动室性早搏反应，因其房室失同步，其后易出现室房逆传而导致PMT发生。

3. 节律平滑（Rate Smoothing）：如果节律平滑和房扑反应功能同时开启，节律平滑功能会在

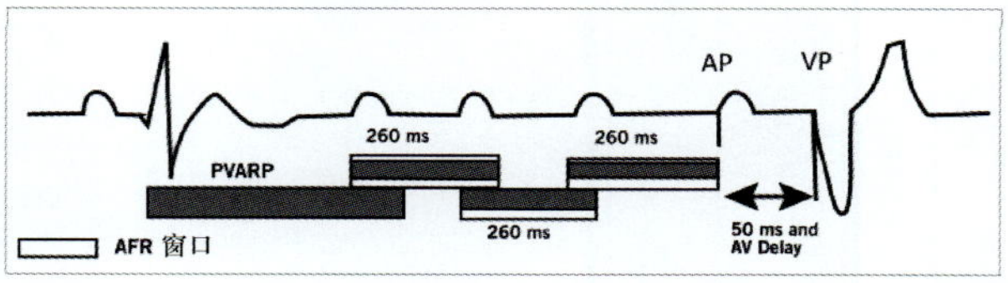

图3-94　AFR致AV间期缩短示意图

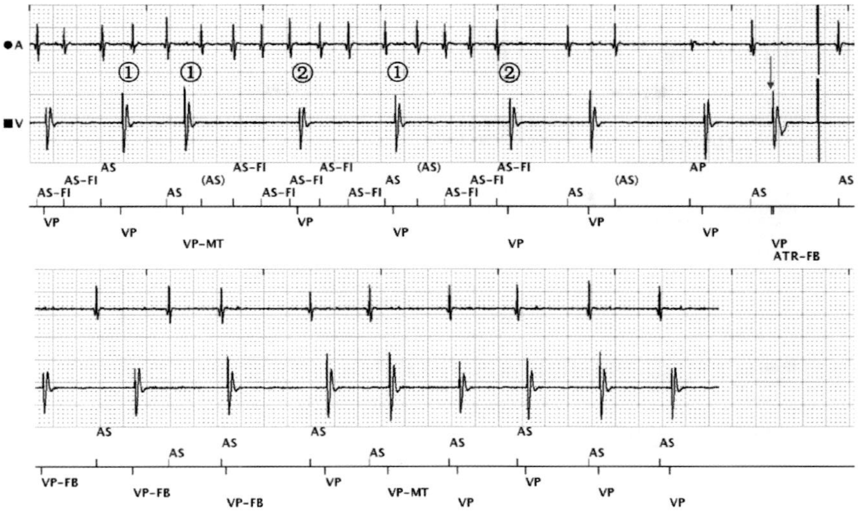

图 3-95 ATR 及 AFR 事件记录图

波士顿科学 ALTRUA 50 S503 双腔起搏器，程控参数见图 3-97。图中 AS 代表不应期外心房感知，（AS）代表不应期内心房感知，AS-Fl 代表 AFR 窗口内感知，ATR 代表发生 ATR 模式转换，VP-FB 代表模式转换后起搏频率回退，VP-MT 代表最大跟踪起搏频率。上图可见患者发生了短阵快速性房性心律失常，频率达到 AFR 及 ATR 模式转换触发频率。图中可见位于 AFR 窗口以外的心房感知可以被心室跟踪起搏（①示），连续的 AFR 窗口内感知导致 AP 被取消，心室以低限频率起搏（②示）。红箭头处满足 ATR Mode Switch 条件，模式转换为 VDI，心室起搏频率逐渐回退至模式转换后的低限频率（70 次/分）

房性心律失常开始及终止时控制心室起搏频率。

（1）节律平滑下降：节律平滑会缓慢降低心室起搏频率至传感器频率或低限频率。

（2）节律平滑上升：当房性心律失常终止，如果窦性频率快于传感器频率或低限频率，节律平滑会缓慢升高心室起搏频率直至心室起搏与窦性 P 波同步。

三、程控

1. 房扑反应在 DDD(R)、DDI(R) 模式下可用。任何时候，当 DDI(R) 模式开启时，房扑反应会被自动设置为 230 次/分，如果不需要，可以程控关闭（图 3-96）。

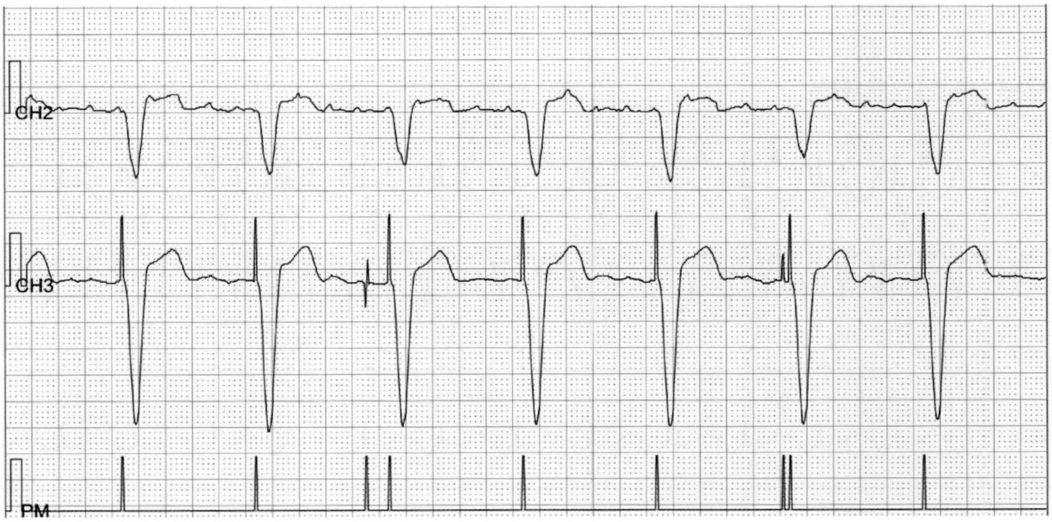

图 3-96 DDI 模式下 AFR 功能运作

波士顿科学 ALTRUA 60 S602 双腔起搏器植入术后，因患者发生房扑，起搏模式设置为 DDI，低限频率 60 次/分，AV 延迟 200 ms，PVARP 250 ms，AFR230 次/分。图中可见由于 AFR 运作，当 AFR 窗口（260 ms）结束到预定的心室起搏>50 ms，但<AV 延迟时，导致 2 次起搏的 AV 间期短于程控值的现象

2. 程控值：关闭（OFF），130～230 次/分（以 10 次/分递增）。DDD(R) 模式下初始设置为关闭，DDI(R) 模式下初始设置为 230 次/分（图 3-97）。

Boston Scientific	ZOOM ® View™ Device Settings Report	Report Created 02 Jul 2017
	Device ALTRUA 50 S503/577899	Last Office Interrogation 02-JUL-2017; Implant Date 10 MAY 2015

Atrial Tachy			
ATR Mode Switch Details		**Atrial Tachy Response**	
ATR Mode Switch	On	Atrial Flutter Response	200 min⁻¹
Trigger Rate	170 min⁻¹	PMT Termination	On
Duration	8 cycles	**Ventricular Rate Regulation**	On
Entry Count	8 cycles	Maximum Pacing Rate	100 min⁻¹
Exit Count	8 cycles	**Atrial Overdrive**	
Fallback Mode	VDI	Atrial Pacing Preference	Off
Fallback Time	30 sec	Maximum Pacing Rate	-- min⁻¹
Lower Rate Limit	70 min⁻¹	Search Interval	-- cycles
Brady			
Settings			
Mode	DDD	Paced AV Delay	80 - 200 ms
Lower Rate Limit	60 min⁻¹	Sensed AV Offset	-30 ms
Maximum Tracking Rate	110 min⁻¹	A-Refractory (PVARP)	240 - 250 ms
Maximum Sensor Rate	-- min⁻¹	V-Refractory (VRP)	250 ms
		PVARP after PVC/PAC	400 ms

图 3-97　ATR 及 AFR 的程控参数

空白期房扑搜索功能——美敦力

美敦力公司的空白期房扑搜索（Blanking Flutter Search，BFS）功能，可以在自动模式转换功能开启状态下，当快速性房性心律失常发作时，能够将心房跟踪模式自动转换为非心房跟踪模式。

在自动模式转换过程中，起搏器需要识别快速性房性心律失常；但在房扑发生时，常常会发生部分 F 波与 QRS 波重叠，落入心室后心房空白期（PVAB）中而不能被计数，使心房频率不能被准确计算，起搏器不能及时进行自动模式转换，常呈 2∶1 心室跟踪起搏（图 3-98）。美敦力公司针对这一问题，自 Kappa700 系列后的起搏器中设置了空白期房扑搜索功能，当起搏器检测到当前工作状态为 AS-VP，有可能为房扑或房性心动过速（房速）2∶1 心室跟踪时，会启动空白期房扑搜索功能，以尽可能识别房扑或房速，并及时进行模式转换（图 3-99）。空白期房扑搜索在 DDD(R)、VDD(R) 模式下可用。

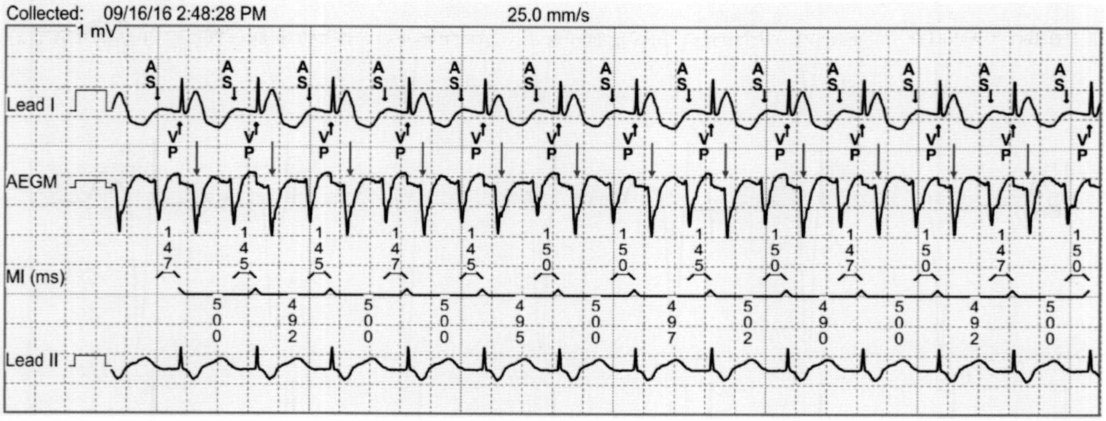

图 3-98　房扑时 2∶1 心室起搏程控记录图

美敦力 Sensia L SEDRL1 起搏器。房扑发生时，部分心房事件落入心室后心房空白期（箭头所示）未被起搏器感知，未能及时进行模式转换而呈 2∶1 起搏心室

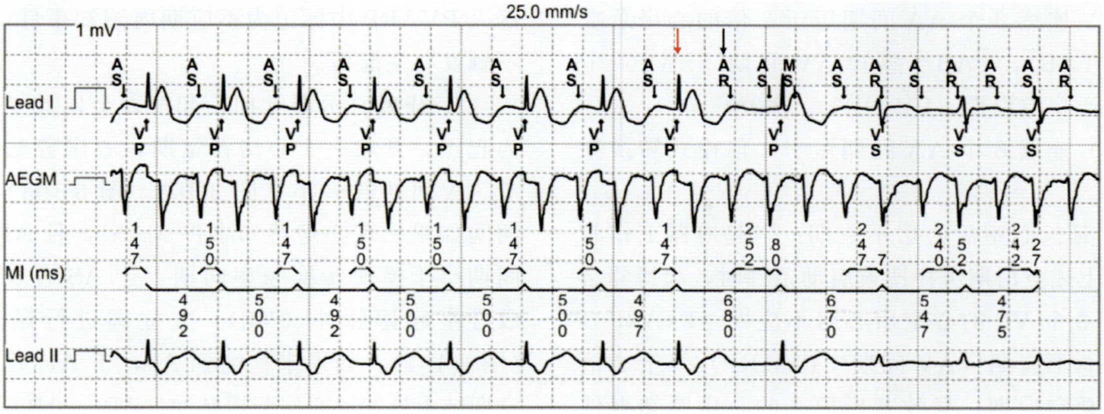

图 3-99　空白期房扑搜索成功并自动模式转换

美敦力 Sensia L SEDRL1 起搏器，DDD 起搏模式，设置低限频率 60 次/分，上限频率 130 次/分，模式转换检测频率 175 次/分，SAV 间期 150 ms，PAV 间期 180 ms。图中见患者发生了房扑，起搏器开始只感知到一个心房事件，一个 F 波落在心室后心房空白期，呈 2∶1 起搏心室。因开启了 BFS 功能，在第 8 个 VP（红箭头示）后起搏器延长 PVARP 致使原来的 AS 事件变为 AR 事件（黑箭头示）不被跟踪起搏心室，并以 AR 为起点开启心房警觉期，在 AR 后 252 ms 处感知到原来隐藏于心房空白期的心房事件（标为 AS），AR-AS 频率超过模式转换频率，起搏器在 AS 后 80 ms 处发放心室起搏并立即模式转换（MS）为非心房跟踪模式

一、空白期房扑搜索算法

1. 空白期房扑搜索启动条件：当起搏器工作方式同时满足以下三个条件时，空白期房扑搜索功能开启运行（图 3-100，图 3-101）。

（1）起搏器以 AS-VP 工作方式运行。

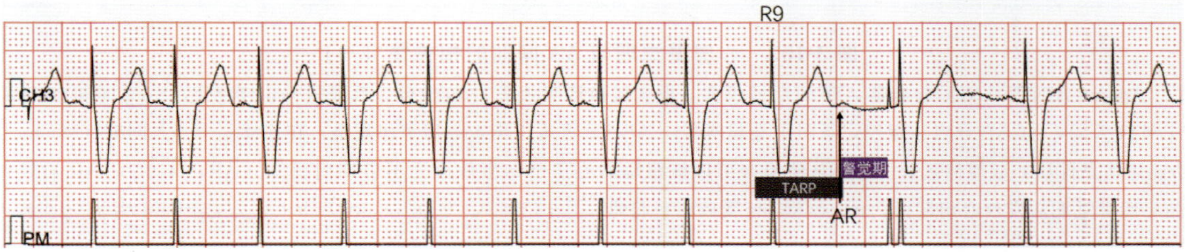

图 3-100　DDD 起搏模式下 BFS 功能运作实例

美敦力 Relia RED01 双腔起搏器，DDD 起搏模式。设置低限频率 60 次/分，上限频率 130 次/分，模式转换检测频率 175 次/分，SAV 间期 120 ms，PAV 间期 150 ms，PVAB 180 ms，BFS 功能开启，NCAP 功能开启。图中见起搏器以 AS-VP 方式工作，心房频率规整，AA 间期（590 ms）符合 BFS 功能运作条件。起搏器在 R9 后延长 PVARP 使原来可以被跟踪的自主 P 波成为不应期内感知（AR，↑示）。AR 后经约 320 ms 的心房警觉期后发放心房起搏，AP 后 80 ms 发放心室起搏

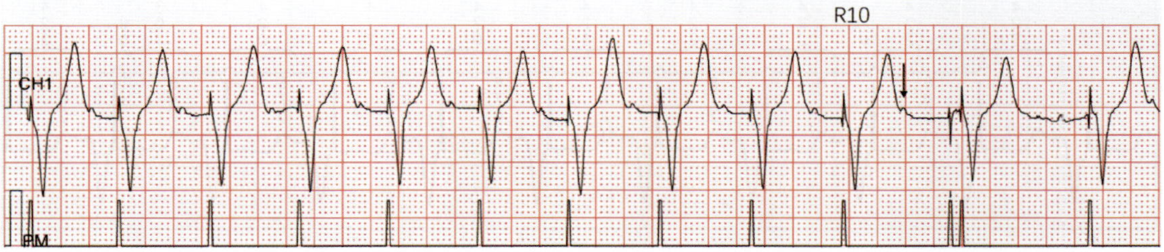

图 3-101　Search AV＋功能运作中触发 BFS

美敦力 Relia RED01 双腔起搏器，DDD 起搏模式。设置低限频率 60 次/分，上限频率 130 次/分，模式转换检测频率 175 次/分，SAV 间期 120 ms，PAV 间期 150 ms，开启 Search AV＋功能（AV 最大增加值 170 ms），PVAB 180 ms，BFS 功能开启，NCAP 功能开启。图中见起搏器在 Search AV＋功能运作中，当前 SAV 间期约 180 ms，以 AS-VP 方式工作，心房节律规整，AA 间期（640 ms）符合 BFS 功能运作条件。起搏器在 R10 后延长 PVARP 使原来可以被跟踪的自主 P 波成为不应期内感知（AR，↓示），AR 后经约 300 ms 的心房警觉期后发放心房起搏，AP 后 80 ms 发放心室起搏

（2）连续 8 个 AA 间期短于 2 倍的心房总空白期（TAB），TAB＝感知 AV 间期（SAV）＋心室后心房空白期（PVAB）。

（3）连续 8 个 AA 间期短于 2 倍模式转换频率间期。

2. 延长心室后心房不应期：当起搏器工作状态符合上述空白期房扑搜索启动条件时，起搏器会延长第 8 个 VP 的心室后心房不应期（PVARP），使心房总不应期（AV 间期＋PVARP）等于 2 倍的心房总空白期，导致其后原来的心房感知事件落入 PVARP 中标记为不应期内感知事件（AR），不触发心室起搏。

3. 开启心房警觉期：起搏器会以此 AR 事件为起点，开启一个心房警觉期，心房警觉期略长于 AA 间期的一半（图 3-102，图 3-103）。在此期间如果出现心房感知事件（AS），且 AR 至 AS 间期小于模式转换频率间期，于 AS 后 80 ms 发放心室起搏脉冲（VP），并立即进行模式转换（图 3-104）。如果未检测到 AS，于 AR 后心房警觉期结束处发放心房起搏脉冲（AP），AP 后 80 ms

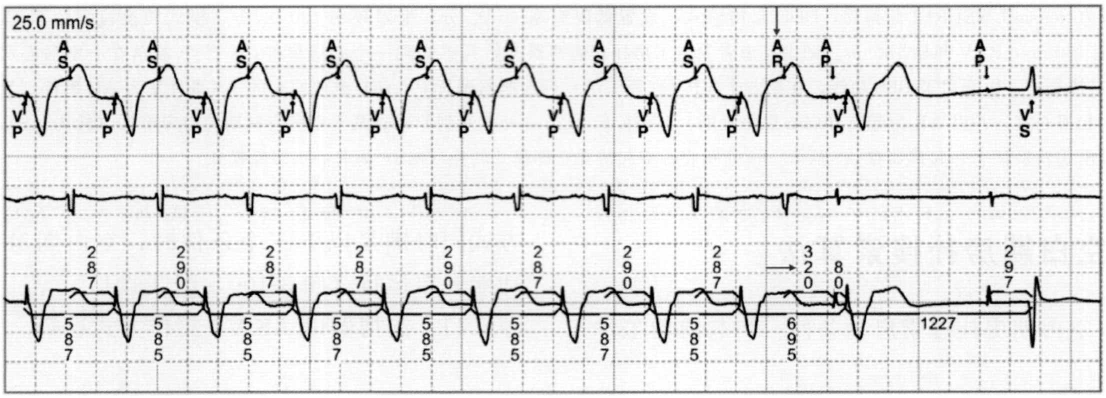

图 3-102　心房警觉期与 AA 间期的相关性（一）

美敦力 Adapta ADDR01 双腔起搏器，DDD 起搏模式，模式转换检测频率 175 次/分，低限频率 55 次/分，SAV 间期 290 ms，PVAB 180 ms，PMTI 关闭，NCAP 开启。程控记录图中见起搏器以 AS-VP 方式工作，心房节律规整，在连续 8 个 AA 间期（585 ms 左右）符合 BFS 功能运作条件后，起搏器延长 PVARP 使原来可以被跟踪的心房感知事件成为不应期内感知（AR，↓示），AR 后经约 320 ms（→示）的心房警觉期后发放心房起搏，AP 后 80 ms 发放心室起搏

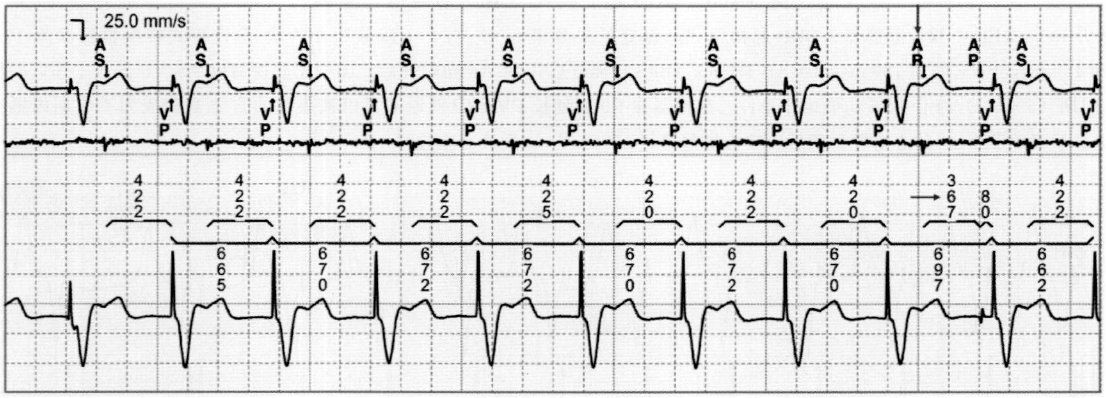

图 3-103　心房警觉期与 AA 间期的相关性（二）

美敦力 Sensia SED01 双腔起搏器，DDD 起搏模式，模式转换检测频率 175 次/分，低限频率 55 次/分，SAV 间期 420 ms，PVAB 200 ms，PVARP 200 ms，PMTI 关闭，NCAP 开启。程控记录图中见起搏器以 AS-VP 方式工作，心房节律规整，在连续 8 个 AA 间期（670 ms 左右）符合 BFS 功能运作条件后，起搏器延长 PVARP 使原来可以被跟踪的心房感知事件成为不应期内感知（AR，↓示），由于 AA 间期相对较长，此时 AR 后心房警觉期相应延长至约 367 ms（→示），AP 后 80 ms 发放心室起搏

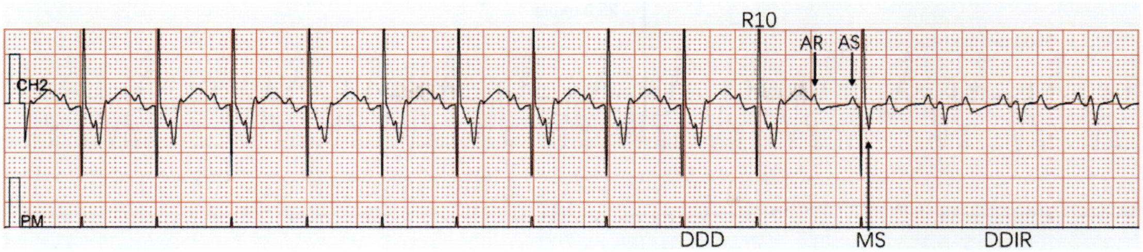

图 3-104　BFS 运作实现模式转换

美敦力 Relia RED01 双腔起搏器，DDD 起搏模式。设置低限频率 60 次/分，上限频率 130 次/分，模式转换检测频率 175 次/分，SAV 间期 140 ms，PAV 间期 180 ms，PVAB180 ms，BFS 功能开启，NCAP 功能开启。图中可见，当患者发生了阵发性房扑，开始一个 F 波落在 PVAB 内，起搏器呈 2∶1 跟踪起搏心室；当连续 8 个起搏器感知的 AA 间期符合 BFS 运作条件后，起搏器延长 PVARP 致使原来的 AS 事件变为 AR 事件，并在心房警觉期内感知到原来隐藏于心房空白期的心房事件（AS），AR-AS 频率超过模式转换频率，起搏器在 AS 后 80 ms 处发放心室起搏并立即模式转换（MS）为 DDIR 模式

发放心室起搏脉冲（VP），并于 90 s 后重新进行检测。

4. VDD 模式下 AR 后心房警觉期内出现心房感知（AS）事件，AS 后 80 ms 发放心室起搏脉冲，并立即进行模式转换（图 3-105）；如心房警觉期内无心房感知（AS）事件，低限频率间期内出现心房感知事件（AS），AS 后 80 ms 发放心室起搏脉冲（图 3-106），并于 90 s 后重新检测；如心房警觉期内无心房感知（AS）事件，同时其后低限频率间期内无心房感知事件（AS），于低限频率间期结束时发放心室起搏脉冲，并再次延长 PVARP 一个心搏（图 3-107）。

二、与其他功能的相互影响

1. 开启非竞争性心房起搏（NCAP）情况下，如果 AR 后心房警觉期小于非竞争性心房起搏间期，且在此间期内无 AS 事件，其后 AP 推迟至 AR 所触发的 NCAP 间期结束发放，同时 AV 间期在 80 ms 基础上缩短，AP 推迟多少，AV 间期缩短多少，最短为 30 ms（图 3-108，图 3-109）。

2. AR 后心房警觉期及其后的 AV 间期受低限频率或传感器频率限制，如果其后预计的 VP

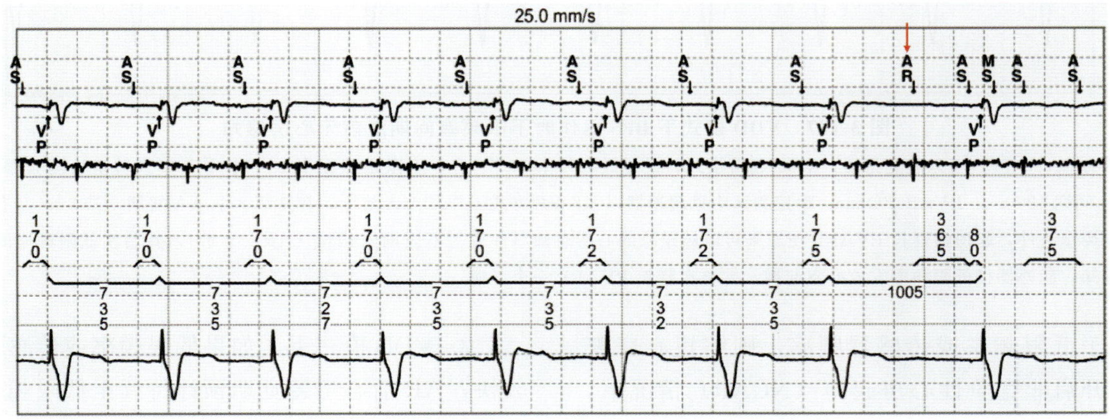

图 3-105　VDD 模式下 BFS 运作触发模式转换

美敦力 Sensia SED01 双腔起搏器，VDD 起搏模式，设置低限频率 60 次/分，上限跟踪频率 130 次/分，模式转换检测频率 155 次/分，SAV 间期 170 ms，PVAB 200 ms。程控记录图见患者发生了房性心动过速，起搏器呈 2∶1 跟踪起搏心室，当连续 8 个 AS-AS 间期（735 ms）符合 BFS 功能运作条件，起搏器延长 PVARP 使原来可以被跟踪的心房感知事件成为不应期内感知（AR，↓示），在心房警觉期内感知到 AS 事件且 AR-AS 频率大于模式转换检测频率，起搏器在 AS 后 80 ms 发放心室起搏并立即模式转换（MS）

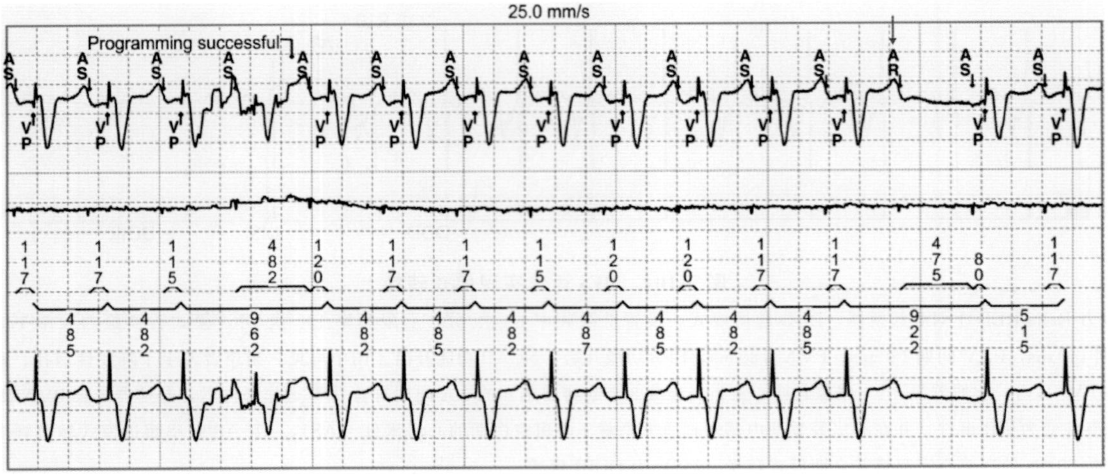

图 3-106　VDD 模式下 BFS 运作时心房警觉期之外的心房感知事件

美敦力 Sensia SED01 双腔起搏器，VDD 起搏模式，设置低限频率 55 次/分，上限跟踪频率 130 次/分，模式转换检测频率 175 次/分，SAV 间期 120 ms，PVAB 200 ms。程控测试中见起搏器以 AS-VP 方式工作，A-A 规则，在连续 8 个 AA 间期（485 ms 左右）符合 BFS 功能运作条件，起搏器延长 PVARP 使原来可以被跟踪的心房感知事件成为不应期内感知（AR，↓示），其后的 AS 事件发生在心房警觉期之外，低限频率间期之前，起搏器在 AS 后 80 ms 发放心室起搏，没有触发模式转换

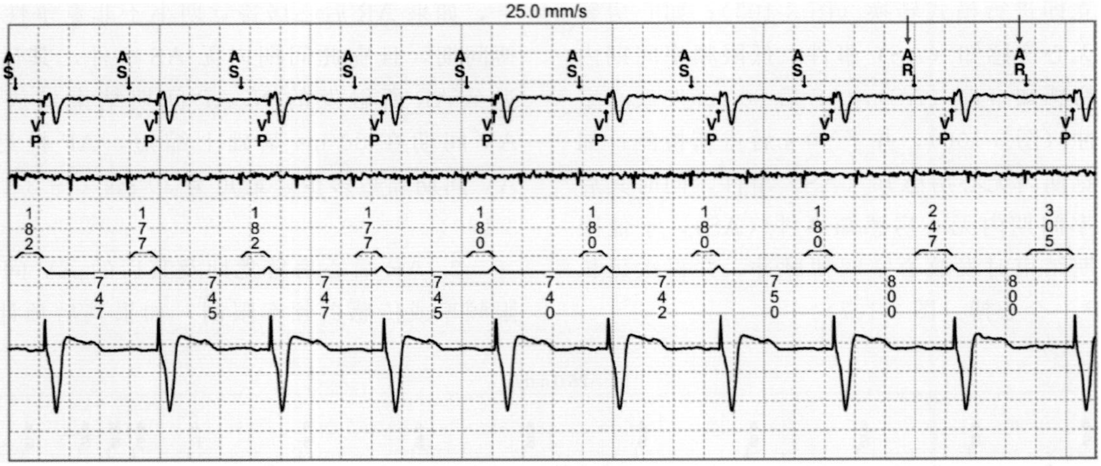

图 3-107　VDD 模式下 BFS 运作时下限频率间期之前无心房感知

美敦力 Sensia SED01 双腔起搏器，VDD 起搏模式，设置低限频率 75 次/分，上限跟踪频率 130 次/分，模式转换检测频率 155 次/分，SAV 间期 180 ms，PVAB 200 ms。程控测试中见起搏器以 AS-VP 方式工作，A-A 规则，在连续 8 个 AA 间期（750 ms 左右）符合 BFS 功能运作条件，起搏器延长 PVARP 使原来可以被跟踪的心房感知事件成为不应期内感知（AR，↓示），其后在低限频率间期之前无心房感知，起搏器按低限频率发放心室起搏，并再次延长 PVARP 一个心搏

频率低于低限频率或传感器频率，则缩短心房警觉期。开启非竞争性心房起搏（NCAP）情况下，心房警觉期最短为 NCAP 间期；如预计的 VP 频率仍低于低限频率或传感器频率，下一步缩短 AV 间期，最短为 30 ms（图 3-110）。在开启非竞争性心房起搏（NCAP）情况下，如果低限频率及传感器频率较快，可能会导致 BFS 运作后的 VV 间期低于低限频率或传感器频率（图 3-110）。

3. VDD 模式下，如果低限频率或传感器频率较快，AR 后心房警觉期预计持续至低限频率间期结束后，则于低限频率间期结束时发放心室起搏脉冲，并结束心房警觉期。

4. 空白期房扑搜索（BFS）与 PMTI（起搏器介导性心动过速干预）同时开启情况下，如出现较快频率 AS-VP 起搏方式，同时符合两者运行条件，先运行 PMTI（图 3-111）。

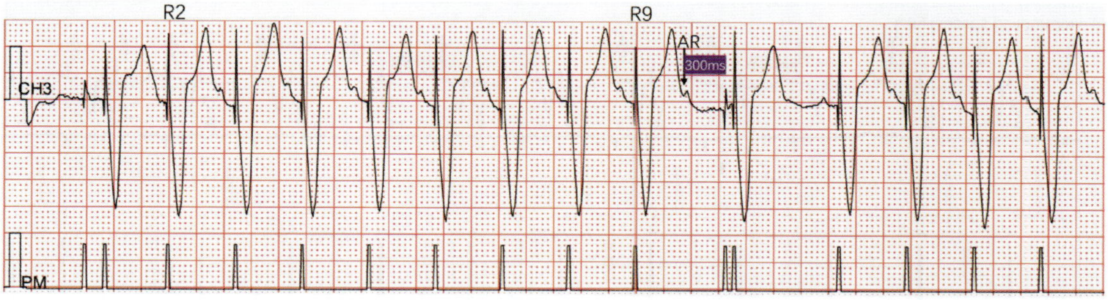

图 3-108　BFS 与 NCAP 功能的相互影响实例图

美敦力 Adapta ADDR01 双腔起搏器，DDDR 起搏模式，模式转换检测频率 175 次/分，低限频率 60 次/分，SAV 间期 120 ms，PV-AB 180 ms，PMTI 关闭，开启 BFS 及 NCAP 功能。图中见从 R2 开始起搏器以 AS-VP 方式工作，心房节律规整，连续 8 个 AA 间期（490 ms）符合 BFS 功能运作条件。起搏器在 R9 后延长 PVARP 使原来可以被跟踪的自主 P 波成为不应期内感知（AR），由于 NCAP 功能同时运作的原因，AR 开始经 300 ms 的心房警觉期后发放心房起搏，AV 间期缩短至 60 ms；由此 AP 被推迟了约 20 ms，推算原心房警觉期为 280 ms 左右

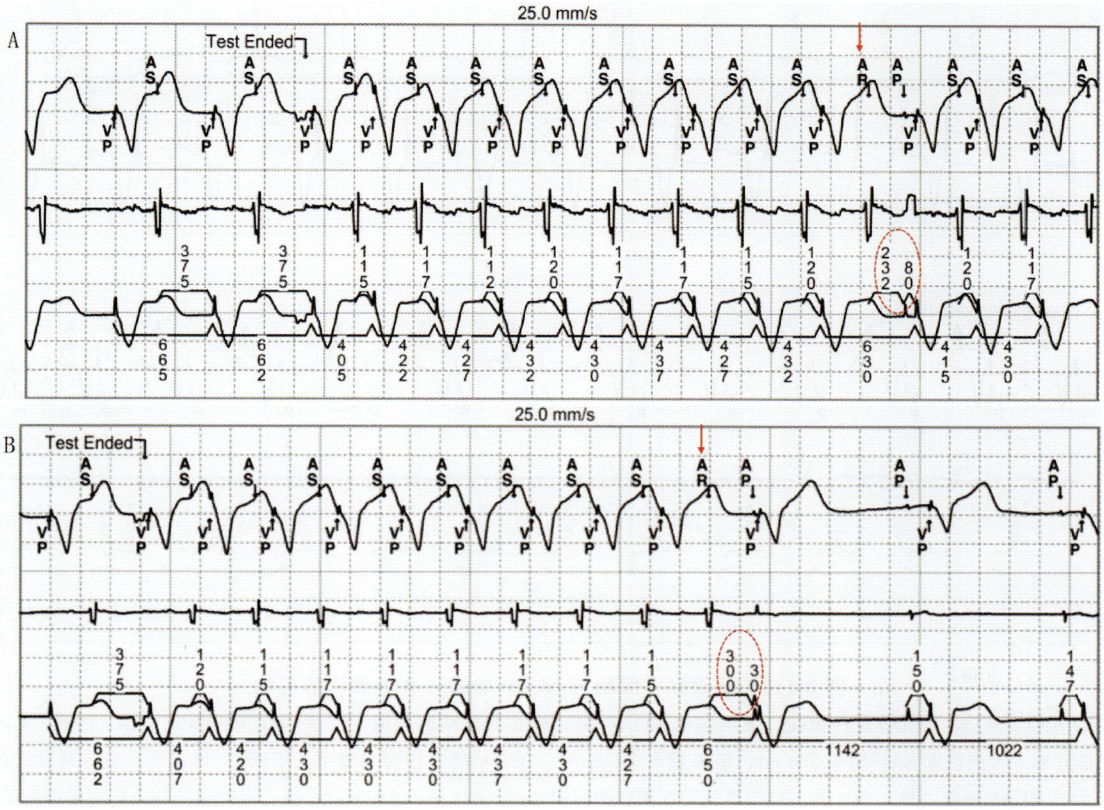

图 3-109　NCAP 功能对 BFS 运作的影响

美敦力 Adapta ADDR01 双腔起搏器，设置 DDDR 起搏模式，模式转换检测频率 175 次/分，上限频率 150 次/分，低限频率 55 次/分，SAV 间期 120 ms，PVAB 180 ms，PMTI 关闭，BFS 功能开启；A 图关闭 NCAP 功能，B 图开启 NCAP 功能。程控测试中应用 VDI 模式进行室房逆传检测并诱发 PMT，测试终止后起搏器以 AS-VP 方式工作，连续 8 个 AA 间期（430 ms）符合 BFS 功能运作条件。起搏器在第 8 个 VP 后延长 PVARP 使原来可以被跟踪的心房感知事件成为不应期内感知（AR，↓示）。A 图在 NCAP 功能关闭情况下，AR 后的心房警觉期为 232 ms，AP-VP 80 ms（圈示）。B 图在 NCAP 功能开启情况下，AR 后的心房警觉期延长至 300 ms，AP-VP 30 ms（圈示），由于 NCAP，此处 AP 被推迟约 70 ms，VP 被推迟约 20 ms

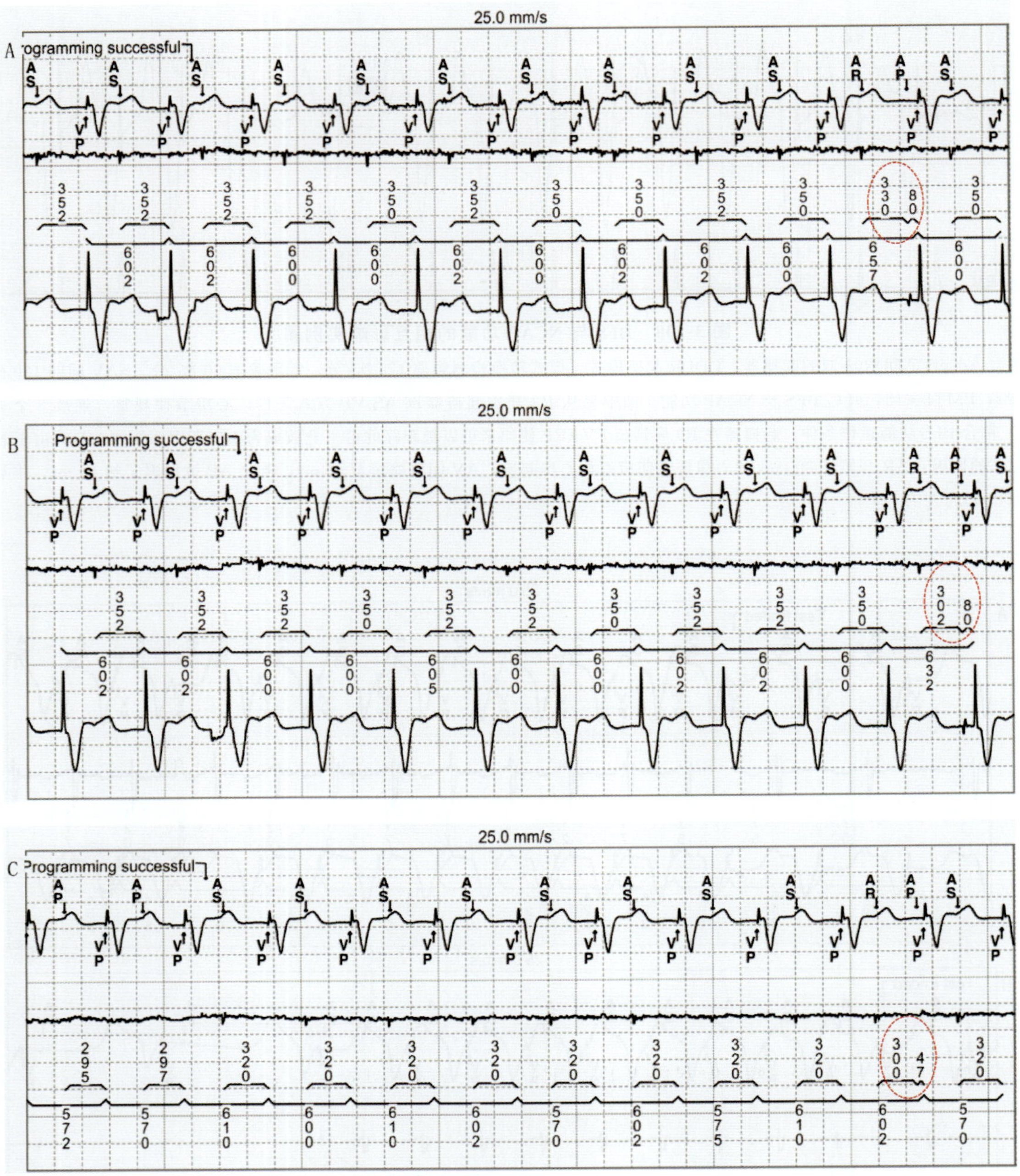

图 3-110　低限频率间期与 NCAP 功能对 BFS 运作的影响

美敦力 Sensia SED01，DDD 起搏模式，上限频率 130 次/分，模式转换检测频率 155 次/分，PVAB 200 ms，PMTI 关闭，BFS、NCAP 功能开启。A 图设置 SAV 间期 350 ms，低限频率 70 次/分，BFS 功能运作时（圈示，下同），预计的心房起搏（心房警觉期 330 ms）位于 NCAP 间期之外，预计的心室起搏位于低限频率间期之前（632 ms<850 ms），故心房警觉期与 AV 间期均未受影响。B 图将低限频率提高至 95 次/分，在 AA 间期基本不变的情况下，BFS 运作时 VV 间期受低限频率间期限制（632 ms），AV 间期 80 ms 不变，起搏器首先缩短心房警觉期至 302 ms。C 图将低限频率提高至 100 次/分，SAV 间期 320 ms，PVAB 200 ms；BFS 功能运作时 VV 间期受低限频率间期限制（602 ms），心房警觉期因 NCAP 限制最短 300 ms，预计的心房起搏被推迟，使 AV 间期缩短至 47 ms。D 图将低限频率提高至 105 次/分，BFS 功能运作时心房警觉期因 NCAP 限制，最短 300 ms，预计的心房起搏被推迟使 AV 间期缩短至 30 ms（最短值），因仍不能保证心室起搏位于低限频率间期之内，此处 VP 推迟了约 10 ms（VV 间期 580 ms，105 次/分对应的 VV 间期约 570 ms）

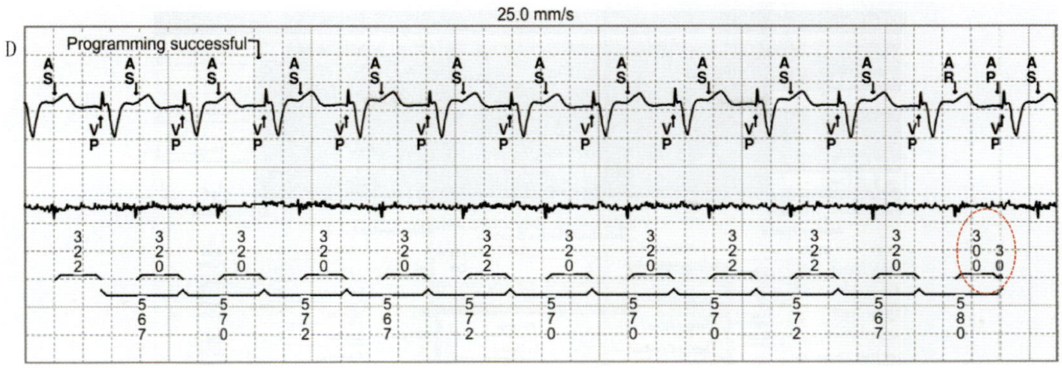

图 3-110（续）

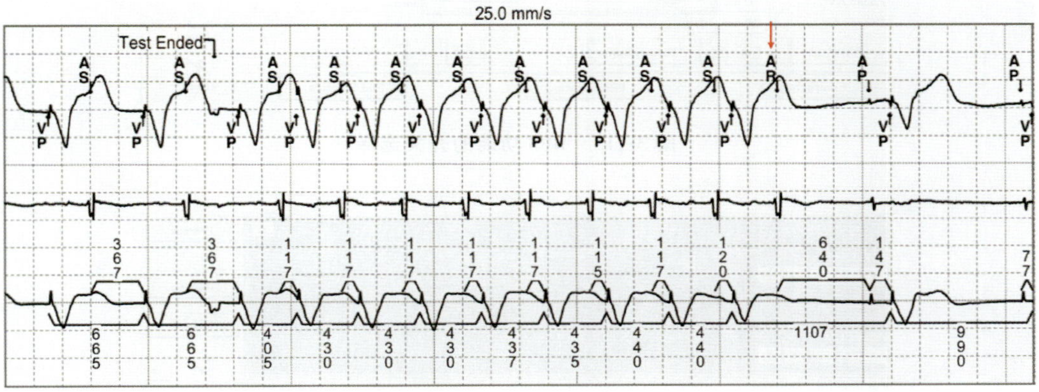

图 3-111　PMTI 功能优先于 BFS 功能

美敦力 Adapta ADDR01 双腔起搏器，DDDR 起搏模式，模式转换检测频率 175 次/分，低限频率 55 次/分，SAV 间期 120 ms，PAV 间期 150 ms，PVAB 180 ms，开启 PMTI、NCAP、BFS 功能。程控测试中应用 VDI 模式进行室房逆传检测并诱发 PMT，测试终止后起搏器以 AS-VP 方式工作，连续 8 个 AA 间期 440 ms 左右，VA 间期 320 ms 左右，同时符合 BFS 及 PMTI 运作条件，起搏器首先运作 PMTI 功能，在第 9 个 VP 后 PVARP 将延长至 400 ms，使原来被跟踪的 AS 成为不应期内感知（AR，↓示），并成功终止 PMT，其后以低限频率，程控 AV 间期起搏

三、程控

美敦力公司自 KAPPA 700 系列后的双腔起搏器具有空白期房扑搜索功能，但双腔 ICD、CRT（D）及 ICD 平台起搏器如 Enrhythm 系列、Advisa 系列起搏器无此功能。

空白期房扑搜索可程控为开启或关闭（图 3-112至图 3-114）。

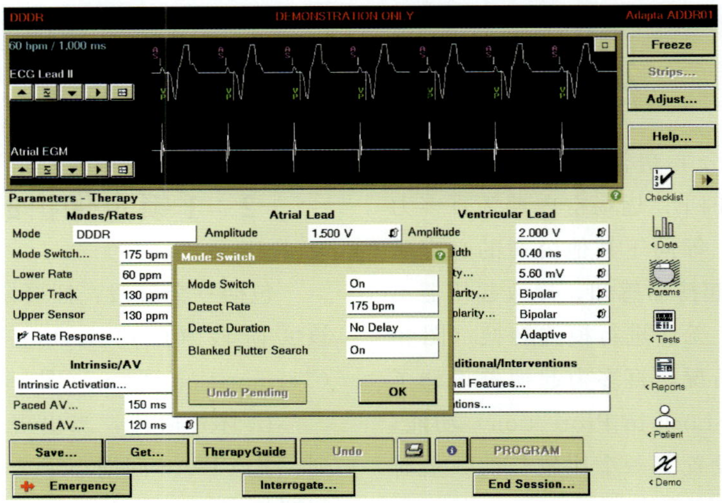

图 3-112　在模式转换设置中找到 BFS 选项

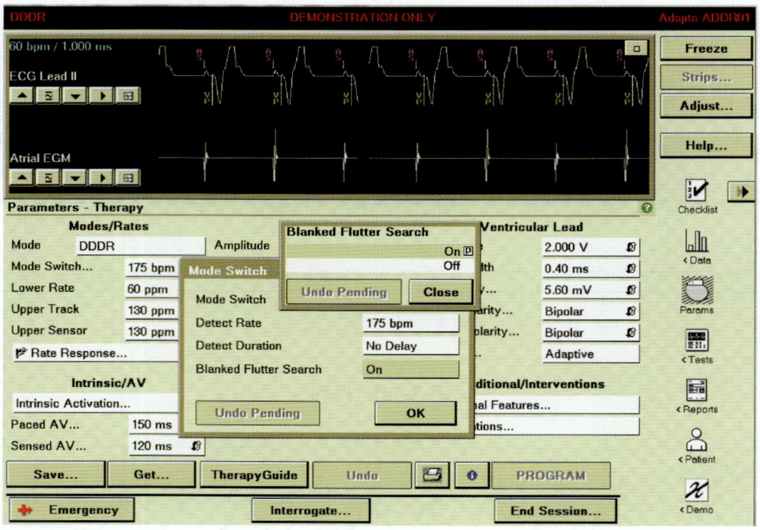

图 3-113　BFS 功能的开关选择

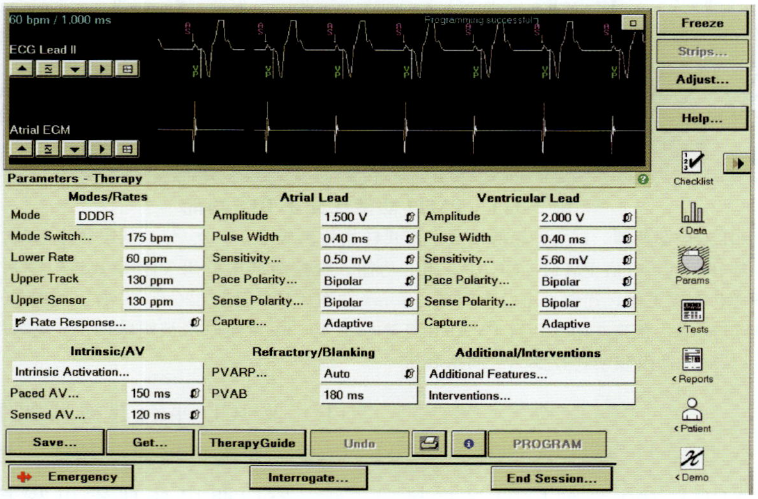

图 3-114　BFS 功能程控相关参数设置

2∶1 锁定保护功能——百多力

房扑发作时，部分心房波落入远场空白期（Far-Field Blanking，FFB；远场空白期为百多力公司使用的名称定义，等同于其他公司的心室后心房空白期），而不被起搏器感知，导致起搏器不能正确计算心房频率，无法进行模式转换（图 3-115）。为了避免这种情况，百多力起搏器设计了 2∶1 锁定保护（2∶1 Lock-in Protection）功能，特别是当远场空白期设置了一个比较长的数值时（≥125 ms），建议开启该功能。

一、2∶1 锁定保护的算法

包括三个阶段：怀疑阶段（Suspicion Phase）、核实阶段（Confirmation Phase）和终止阶段（Termination Phase）(图 3-116)。

1. 怀疑阶段：当出现 8 个连续的 VP-AS 序列，其 VP-AS 间期小于 2∶1 锁定保护的 VP-AS 间期长度标准，且其 VP-AS 间期差值小于 40 ms

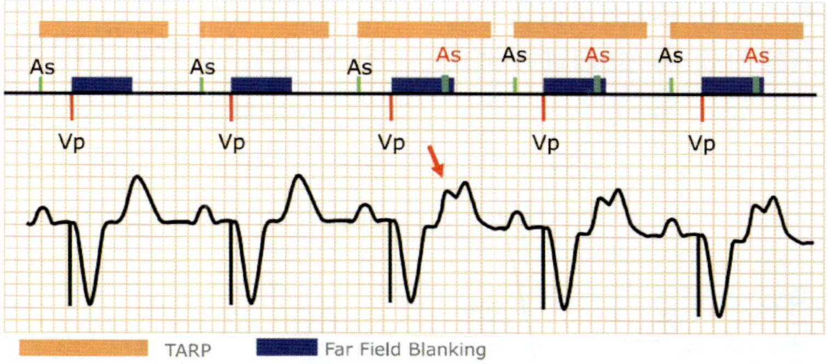

图 3-115　房扑时部分心房波落入远场空白期

TARP：总心房不应期；Far Field Blanking：远场空白期；As：心房感知；Vp：心室起搏。上图示房扑发作时，部分房扑波（红色 As 标记）落入远场空白期而不能被心房通道感知，起搏器感知到的心房频率为实际心房频率的一半，低于模式转换频率，不能进行模式转换

（E 系列起搏器为 50 ms），起搏器怀疑存在 2∶1 锁定现象，进入核实阶段。

2. 核实阶段：延长 AV 间期，延长值为 VP 后远场空白期（VP 后心房空白期），AV 间期最长为 300 ms（仅一次），同时启动 Mini. PVARP（最小心室后心房不应期）。此时，如果有隐藏于远场空白期中的房扑波，将会被暴露在 AV 间期中而被心房通道感知（标记为 Ars，心房不应期感知），此时 2∶1 锁定状态被确认（图 3-116）。如果延长的 AV 间期中无心房感知事件（Ars），2∶1 锁定状态未被确认，AV 间期逐渐缩短至程控值，于 120 s 后重新检测（图 3-117）。

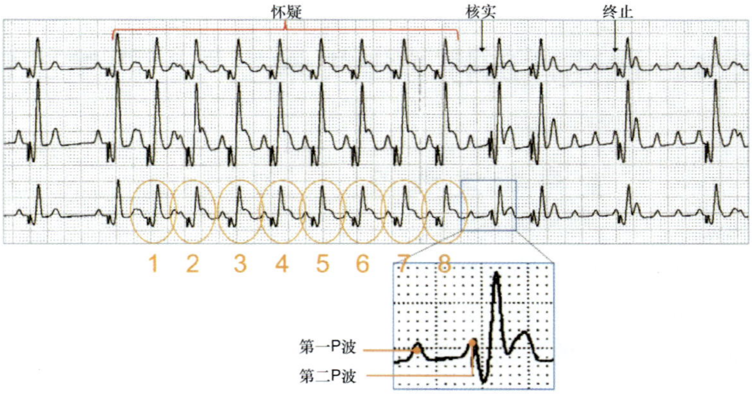

图 3-116　2∶1 锁定保护运作示意图

上图所示第二个心搏后出现房扑，频率 250 次/分，8 个 AS-VP 序列后，起搏器延长 AV 间期至 300 ms，而房扑波间隔为 240 ms，导致原来落入远场空白期中的房扑波落入 AV 间期而标记为 Ars（下图所示），AS-Ars 频率超过了模式转换的频率，起搏器立即转换为非跟踪模式

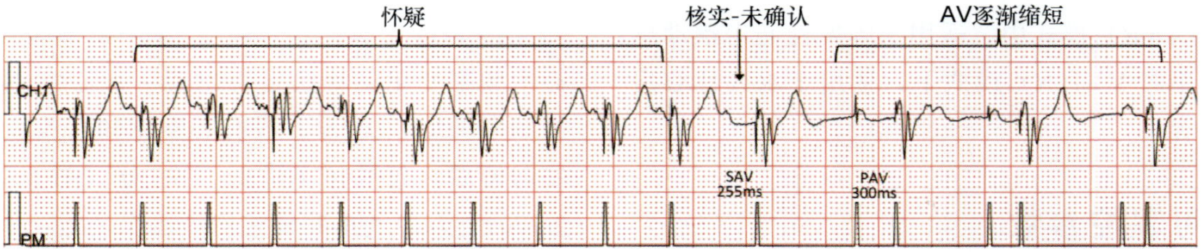

图 3-117　2∶1 锁定保护运作实例

百多力 Evia DR-T 双腔起搏器，设置起搏模式 DDD，基础频率 60 次/分，上限频率 130 次/分，PAV 间期 180 ms 至 140 ms，感知校正 −45 ms；PVARP 275 ms，VA Criterion 350 ms，VP 后远场空白期 150 ms，2∶1 锁定保护开启。上图为窦性心动过速，频率 120 次/分，VA 间期及频率符合 2∶1 锁定怀疑标准，起搏器将 SAV 间期延长 150 ms，至 255 ms（当前动态 SAV 间期为 105 ms），未发现不应期内心房感知，2∶1 锁定未确认，其后 AV 延长值逐渐减小。在 AV 间期延长状态下见部分自身 P 波位于 PVARP 内

3. 终止阶段：如果2∶1锁定状态被确认，且AS-Ars频率超过模式转换的频率，立即进行模式转换（图3-116）。

二、2∶1锁定保护的程控

开启（ON）、关闭（OFF）；2∶1锁定保护程控由“Parameters/Mode switching”进入，可选择开启（ON）或关闭（OFF）（图3-118）。

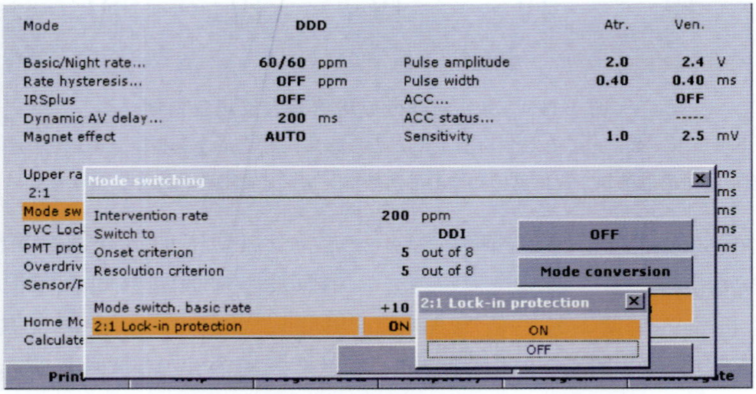

图3-118　2∶1锁定保护的程控

第四节　快速性房性心律失常发作时心室率管理

室率稳定程序——Vitatron

Vitatron公司室率稳定程序（Ventricular Rate Stabilization，VRS）的目的是在快速性房性心律失常发作期间，通过围绕潜在的平均心室率设置起搏频率，消除房性心律失常期间的长短周期现象，维持心室频率稳定，从而降低心房颤动和扑动时不等比例房室传导引起的不适症状。可以在DDD(R)及VVI(R)模式下程控开启，在双腔DDD(R)模式中，适用于阵发性心房颤动患者；在单腔VVI(R)模式下，适用于永久性心房颤动患者。

一、可程控参数

1. 室率稳定程序（V Rate Stablization）：OFF，ON。

2. 最大治疗频率（Max. Therapy Rate）：70次/分……(10次/分递增)……120次/分，为VRS及房颤预防功能启动时可以提供的最大起搏频率。

二、运作方式

室率稳定程序的基本原理是在快速性房性心律失常发作期间保持心室频率的稳定，在逸搏期间保持动态适应，在连续起搏时频率缓慢下降。心室频率变化的算法是每出现一次心室感知，起搏频率增加2次/分；没有心室感知，连续4次心室起搏后，起搏频率降低1次/分（图3-119，图3-120）。双腔和单腔模式均可运作。

1. 双腔模式：在双腔模式下，当起搏器检测到房性心律失常发作时，VRS被激活。起搏器根据平均心室率设置一个略低的起搏频率来稳定心室率。在每次心室感知事件后，起搏频率增加，

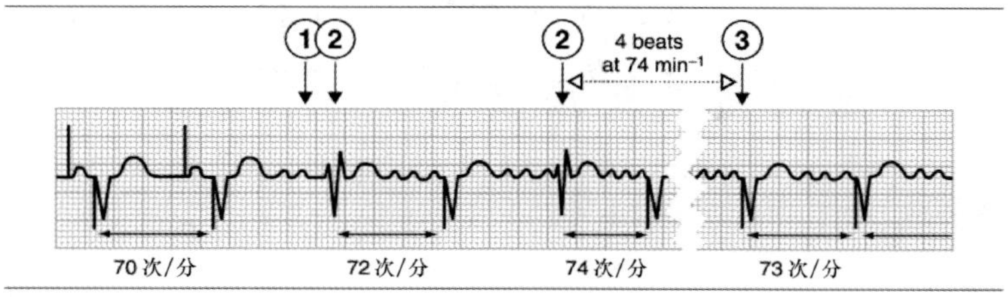

图 3-119　双腔模式 VRS 运作示意图

①快速性房性心律失常开始；②感知自身心室事件（VS）后起搏频率增加 2 次/分；③连续 4 次心室起搏后频率降低 1 次/分

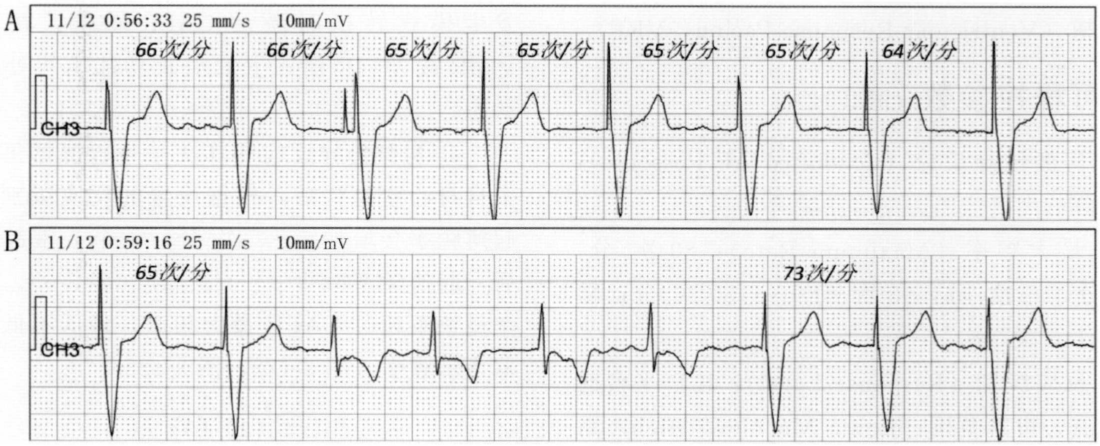

图 3-120　双腔模式 VRS 实例

Vitatron C50 D 双腔起搏器，设置起搏模式 DDD，低限频率 60 次/分，最大跟踪频率 140 次/分，PAV 间期 190 ms，SAV 间期 150 ms，ASP 间期 300 ms；Mode Switching：“Auto”；MS Sensitivity：“Standard”。VRS：“On”，Max. Therapy Rate：100 次/分。上图为发生心房颤动时触发模式转换及 VRS 功能，A、B 为非连续记录。图 A 见在连续心室起搏的情况下，每 4 跳起搏频率降低 1 次/分，房室起搏时 AV 间期 80 ms；图 B 见在连续感知 4 个自身心室事件后，心室起搏频率增加了 8 次/分

最高不超过最大治疗频率。当没有心室感知事件时，逐渐降低起搏频率，直到出现另一个心室感知事件或达到低限起搏频率。当快速性房性心律失常终止时（6 个心动周期没有符合快速性房性心律失常的心房感知事件），VRS 失活。然后以固定的速度继续降低起搏频率直至低限频率（例如，从 120 次/分降低至 100 次/分大约需要 45 s）。

2. 单腔模式：单腔模式中，如果 VRS 功能被程控开启，将始终处于激活状态。起搏器在连续两次心室感知事件后增加起搏频率来稳定心室率，随后每次心室感知事件后起搏频率增加，但不高于最大治疗频率。在心室起搏事件之后，降低起搏频率，直到出现另一个心室感知事件或达到低限频率。

三、与其他起搏功能的相互影响

1. 当模式转换设置为“固定”时，VRS 不能程控开启。

2. 当 VRS 处于激活状态时，禁用适应性 AV 延迟和 AV 延迟扩展。

3. 当 VRS 激活状态下发生心房跟踪或房室起搏时，SAV 间期为 45 ms，PAV 间期为 80 ms（图 3-120）。

4. 当 VRS 提高心室率和生理性窗口时，部分心房事件可能会落在空白期，部分心房感知位于生理性窗口，这可能会导致起搏器错误地将心房率判断为生理性频率而使 VRS 过早失活。

5. 单腔模式下，当条件滞后程控开启时，VRS 不能被程控开启。

房颤传导反应功能——美敦力

美敦力公司的房颤传导反应（Conducted AF Response，CAFR）功能能够在房颤发作期间，逐跳调整心室起搏频率，消除长 RR 间期，使之接近平均心室率，从而减少心室律的不规则性。在美敦力早期的起搏器，该功能被命名为心室反应性起搏（Ventricular Response Pacing，VRP）。

一、可程控参数（图 3-121）

1. 房颤传导反应（Conducted AF Response）：OFF，ON。

2. 最大频率（Maximum Rate）：80 次/分，85 次/分，90 次/分，95 次/分……130 次/分；默认设置 110 次/分。

3. 反应级别（Response Level）：ICD 平台起搏器具有，可选范围：Low，Medium，High；默认 Medium。

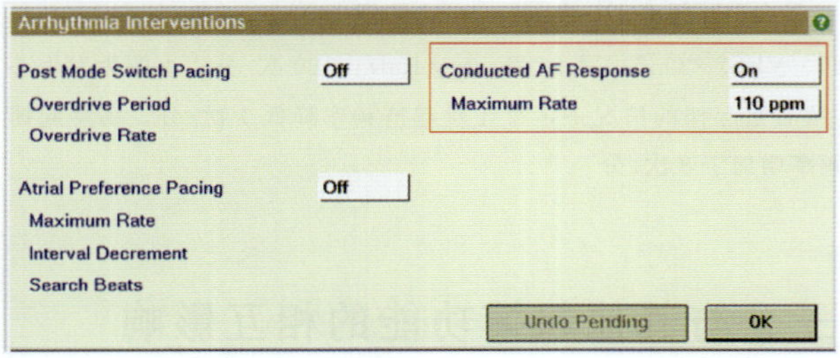

图 3-121 CAFR 的程控

二、运作方式

1. 房颤传导反应只在非跟踪模式下运作，当程控设置为“ON”时，在 DDDR、DDD、AAIR<=>DDDR 或 AAI<=>DDD 模式下，发生模式转换时激活 CAFR 功能；在 DDIR、VDIR 或 VVIR 模式下 CAFR 功能始终处于激活状态。

2. 房颤传导反应的算法是当起搏器每感知一个自身心室事件后，根据设置的反应级别，心室起搏频率会增加 1～3 次/分；一个心室起搏事件后，起搏频率减少 0～1 次/分（表 3-6）。起搏频率最快不超过 CAFR 最大频率，最低不低于传感器指示频率（图 3-122，图 3-123）。

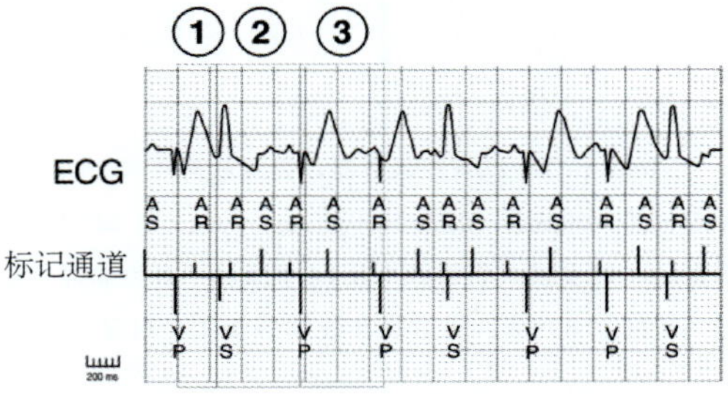

图 3-122 CAFR 运作示意图

①如果 CAFR 反应级别程控为“Low”或者“Medium”，在 VP-AR-VS 序列后起搏频率增加 1 次/分；②VS-VP 序列后起搏频率保持不变；③VP-VP 序列后起搏频率降低 1 次/分

表 3-6 CAFR 频率变化表

	CAFR反应级别		
	Low	Med	High
最近的心搏序列	CAFR频率调整如下		
VP - VP	subtract 1 min^{-1}	subtract 1 min^{-1}	subtract 1 min^{-1}
VS - VP	no change	no change	no change
AP - VS	subtract 1 min^{-1}	subtract 1 min^{-1}	subtract 1 min^{-1}
VP - AS - VS(a)	add 1 min^{-1}(b)	add 1 min^{-1}(b)	add 2 min^{-1}(c)
VS - AS - VS(a)	add 1 min^{-1}(b)	add 2 min^{-1}(b)	add 3 min^{-1}(c)
VP-VS(d)	add 1 min^{-1}(d)	add 1 min^{-1}(d)	add 2 min^{-1}(c)
VS-VS(d)	add 1 min^{-1}(d)	add 2 min^{-1}(d)	add 3 min^{-1}(c)

(a) 包括不应期内心房感知或无心房感知事件。
(b) 除非当前的VV间期频率比当前的CAFR起搏频率超出5次/分以上，否则没有变化。
(c) 除非当前的VV间期频率比当前的CAFR起搏频率超出1次/分以上，否则没有变化。
(d) 在VVI或VVIR模式时

三、与其他起搏功能的相互影响

1. 当起搏模式为 DDIR 或 VDIR 时，CAFR 与 Search AV＋不能同时激活。

2. 在 DDIR 和 VVIR 模式下，CAFR 与心室频率稳定功能（VRS）不能同时打开。

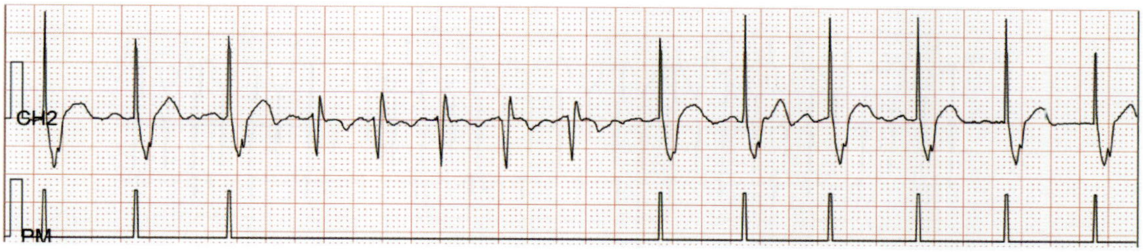

图 3-123　CAFR 运作实例

美敦力 Advisa DR MRI A3DR01 起搏器，起搏模式 AAIR＜＝＞DDDR，设置低限频率 60 次/分，上限跟踪频率 130 次/分，PAV 间期 150 ms，SAV 间期 120 ms。Conducted AF Response：On，Response Level：Medium；Maximum Rate：110 次/分。上图为患者发生阵发性房颤后，起搏模式转换为 DDIR，可见在感知连续的自身心室事件后，心室起搏频率增加，连续的心室起搏后频率逐渐降低

心室频率规整功能——波士顿科学

波士顿科学公司的心室频率规整（Ventricular Rate Regulation，VRR）功能也具有在房颤发作期间，通过心室起搏来规整不稳定的自身下传心室率的作用，从而改善血流动力学，减少心室率不稳定导致的症状。

一、可程控参数（图 3-124）

1. 心室频率规整（Ventricular Rate Regulation）：ON，OFF；双腔模式默认“ON”，单腔模式默认“OFF”。

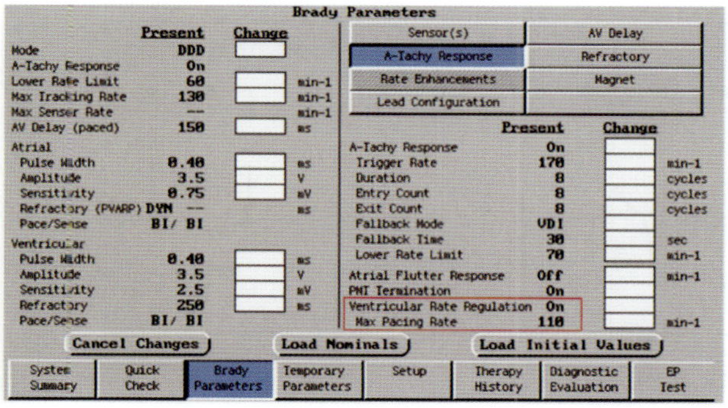

图 3-124　VRR 的程控界面

VRR 程控由“Brady Parameters/A-Tachy Response”进入

2. VRR 最大起搏频率（VRR Maximum Pacing Rate）：ALTRUA 50/60 系列起搏器，程控范围：60 次/分—(5 次/分递增)—150 次/分；默认 110 次/分。ACCOLADE、PROPONENT、FORMIO、VITALIO 及 INGENIO 系列起搏器，程控范围：50 次/分-(5 次/分递增)-185 次/分；默认 130 次/分。

二、运作方式

1. VRR 指示频率：采用加权平均算法，根据之前 VRR 起搏间期和当前心搏（起搏或感知）间期来计算下一个 VRR 起搏间期。心室起搏事件将降低 VRR 指示频率，而心室感知事件增加 VRR 指示频率（图 3-125）。使心室起搏间期跟随自身频率变化而呈动态变化，自身心室律越不规则，则心室起搏越多；而自身心室律较规则时，心室起搏会较少。VRR 指示频率受低限频率和 VRR 最大起搏频率的限制，其计算方法如下：

（1）VRR 激活时初始的 VRR 间期等于最后 32 个心搏的平均 RR 间期。

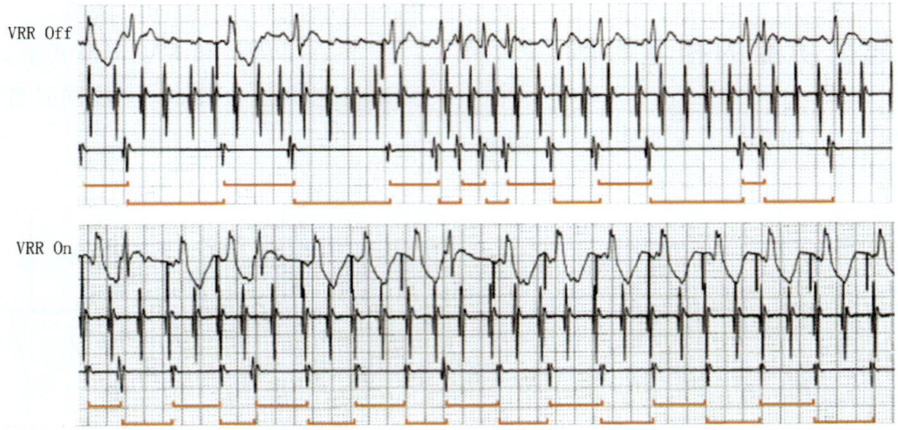

图 3-125　VRR 对心室频率的影响

上图 VRR 关闭（VRR Off）时，心室 RR 间期明显不规则；VRR 开启（VRR On）后，心室 RR 间期较为规则。图中第 1 行为体表心电图，第 2 行为心房腔内图，第 3 行为心室腔内图

（2）当前心搏为心室起搏时：VRR 间期＝0.07(最近的 VV 间期×1.2)＋0.93(之前的 VRR 间期)。

（3）当前心搏为心室感知时：VRR 间期＝0.07(最近的 VV 间期×1.1)＋0.93(之前的 VRR 间期)。

2. 跟踪模式下 VRR 被程控设置为“ON”时，只有在发生 ATR 模式转换时 VRR 才会被激活；一旦房性心律失常终止，恢复跟踪模式时，VRR 功能失活（图 3-126）。

3. 在非跟踪模式下程控设置为“ON”时，VRR 将持续活跃，在每个心动周期中都会更新 VRR 指示频率，维持心率的平滑变化。

三、与其他起搏功能的相互影响

如果在跟踪模式下，节律平滑和心室频率规整同时被设置为“ON”，当在 ATR 模式转换期间 VRR 处于活动状态时，节律平滑将被禁用，一旦 ATR 终止，节律平滑将被重新启用。

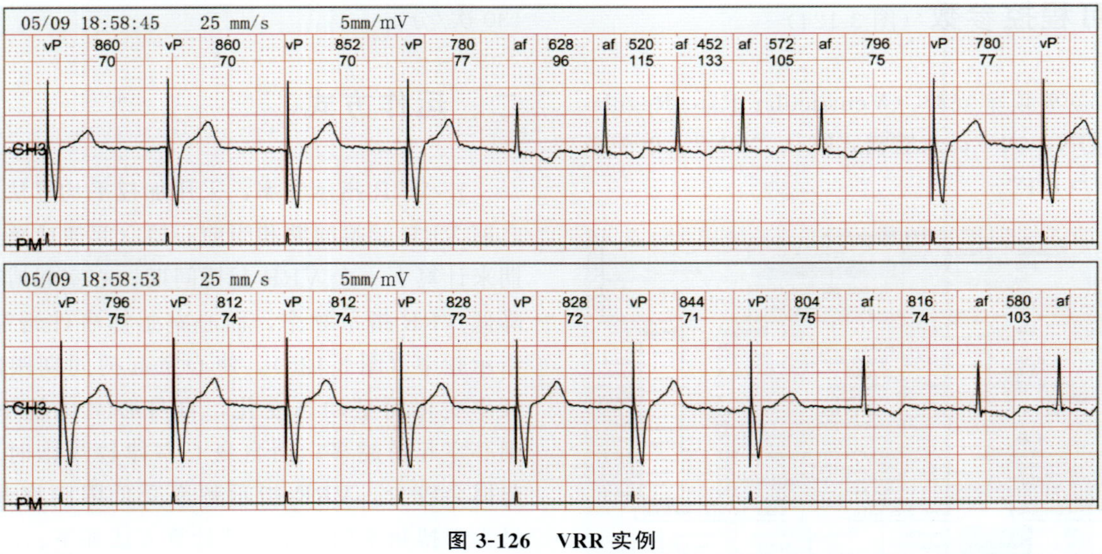

图 3-126　VRR 实例

波士顿科学 ALTRUA 50 S503 双腔起搏器，ATR Mode Switch：On，频率回退模式＝VDI，ATR 下限频率限制＝70 次/分；VRR：On，VRR 最大起搏频率 110 次/分。上图为连续记录，患者发生房颤，触发 ATR 反应，模式转换为 VDI。图中起始起搏器以 ATR 下限频率（70 次/分）起搏，在出现连续的自身下传心室事件后，因 VRR 的作用，起搏频率增加；心室起搏事件后，起搏频率逐渐下降

模式转换期间的频率稳定功能——百多力

百多力公司的E系列双腔起搏器具有模式转换期间的频率稳定功能（Rate Stabilization），可以在发生快速性房性心律失常时，转换为非跟踪模式后保持心室频率的平稳变化。详见自动模式转换章节。

（吉亚军 陈顾江）

第五节 终止房性心动过速

心房反应性抗心动过速起搏治疗功能——美敦力

心房反应性抗心动过速起搏治疗（Atrial Reactive ATP™）功能是美敦力公司起搏器在发生房性心动过速和心房扑动时发放抗心动过速起搏治疗（Anti-Tachy Pacing，ATP）以期恢复窦性心律的程序。该功能用于美敦力公司ICD平台的起搏器如AT500、Enrhythm及Advisa系列起搏器。

一、程控（图3-127）

1. AT/AT Detection，可程控选项：On；Monitor。房性心动过速/心房扑动的检测与治疗，设置为“Monitor”时仅检测，不进行ATP治疗。

2. Zones，可程控选项：1；2。设置心房检测的间期和区域。区域（Zones）设为1，只需程控房性心动过速/心房扑动间期；区域（Zone）设为2，增加了一个快房性心动过速/心房扑动（Fast AT/AF）区，两者频率单独设置，并可分别选择不同的ATP治疗方案。

3. Anti-Tachy Pacing（ATP）：选择合适的心房ATP治疗方案。

4. Episode Duration Before Rx Delivery：房性心动过速/心房扑动诊断成立至心房ATP治疗发放的时间。

5. Reactive ATP（Rhythm Change & Time Interval）。

6. Stop Atrial Rx After（shared）：如果频率加速发生或者心房电极位置可疑，可以选择是否关闭心房ATP治疗。

7. Duration to Stop：房性心动过速/心房扑动事件超过程控的数值时关闭心房ATP治疗。

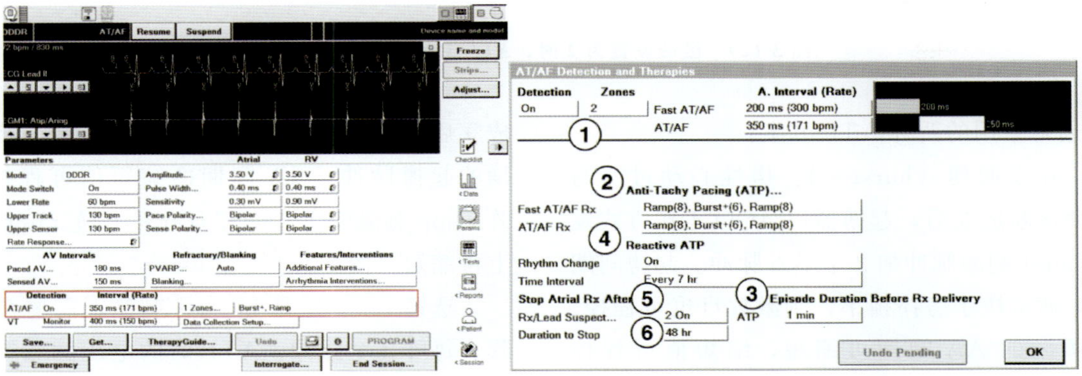

图3-127 心房反应性抗心动过速起搏治疗的程控界面

二、有关功能的运作

1. 心房反应性抗心动过速治疗通过两种临床相关事件，可多次发放程控的 ATP 治疗方案。①心律失常节律改变（Rhythm Change）：周期长度或规律性改变。②持续时间（Time Interval）：如 1 次事件治疗都发放后还没有终止，间隔多长时间后可以再重新开始治疗，最多间隔 48 h（关、2 h、4 h、7 h、12 h、24 h、36 h、48 h）。如果将此节律改变选项打开，在房性心律失常发生时，机器会检测规则性和 AA 间期长度的改变。在 AT/AF 区域被细分成一系列更窄的区间（细分的间期默认，不可程控），每个区间的 AT/AF 事件都可以发放一个疗程的 ATP。规则和不规则的房性心律失常都会有自己一系列的细分区间。如果 AA 间期或规则性发生改变，节律会转变进入新的细分区间，机器就会重新开启新的疗程。

2. 区域（zone）设为 1 时，如图 3-128，AT/AF 的检测区域会被分成很多小的区域，每个区间都有自己的一个疗程 ATP 治疗方案。如果节律改变（Rhythm Change）选项打开，当节律由于 AA 时间间期或者规则性发生改变进入不同的细分区间时，机器根据新的细分区间的设置发放 ATP 治疗。细分区间的数量取决于 AT/AF 时间间期的设置。

3. 区域（zones）设为 2 时，如图 3-129。房性心律失常检测区域有 2 个，AT/AF 区域的分区取决于所设置的时间间期。快速的 AT/AF 区域不会再细分区间，Reactive ATP 治疗对此区域没有影响。

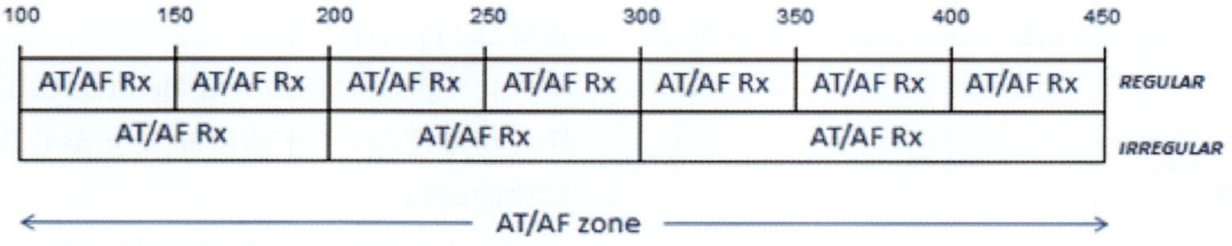

图 3-128　区域设为 1 时，AT/AF 检测区域的分区

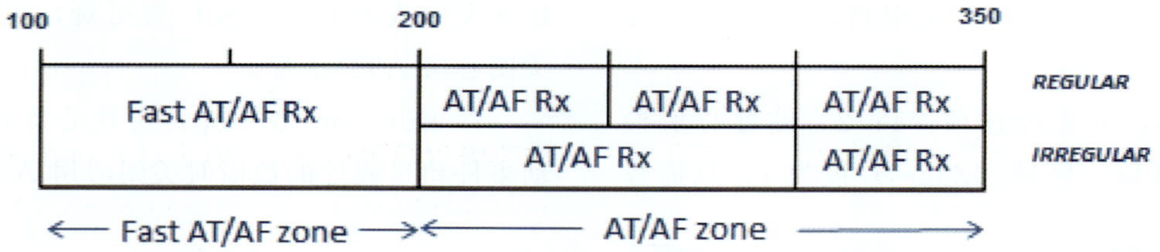

图 3-129　区域设置为 2 时，AT/AF 检测区域的分区

4. 通常采用的两种 ATP 方案：

（1）猝发起搏（burst＋）：房性心动过速与心房扑动诊断成立后，起搏器以 AOO 工作方式发放一串 burst 刺激脉冲加 2 个早发脉冲。起搏间期可程控，通常快于房扑频率，刺激数目也可程控。第 2 阵刺激的 AA 间期可缩短，缩短值可程控（图 3-130）。

（2）频率递增起搏（ramp）：房速与房扑诊断成立后，起搏器以 AOO 工作方式发放一串频率递增的起搏脉冲。AA 间期的缩短值可程控。第 2 阵 ramp 刺激的 AA 间期可在第一阵 ramp 的基础上再缩短（图 3-131）。

选择 ramp 还是 burst＋刺激，需要几次、几阵，每阵几个脉冲，ATP 时的电压脉宽等，都可以根据需要来程控。ATP 发放的前提是房速/房扑的检测与治疗开启，如果程控为监测（Moni-

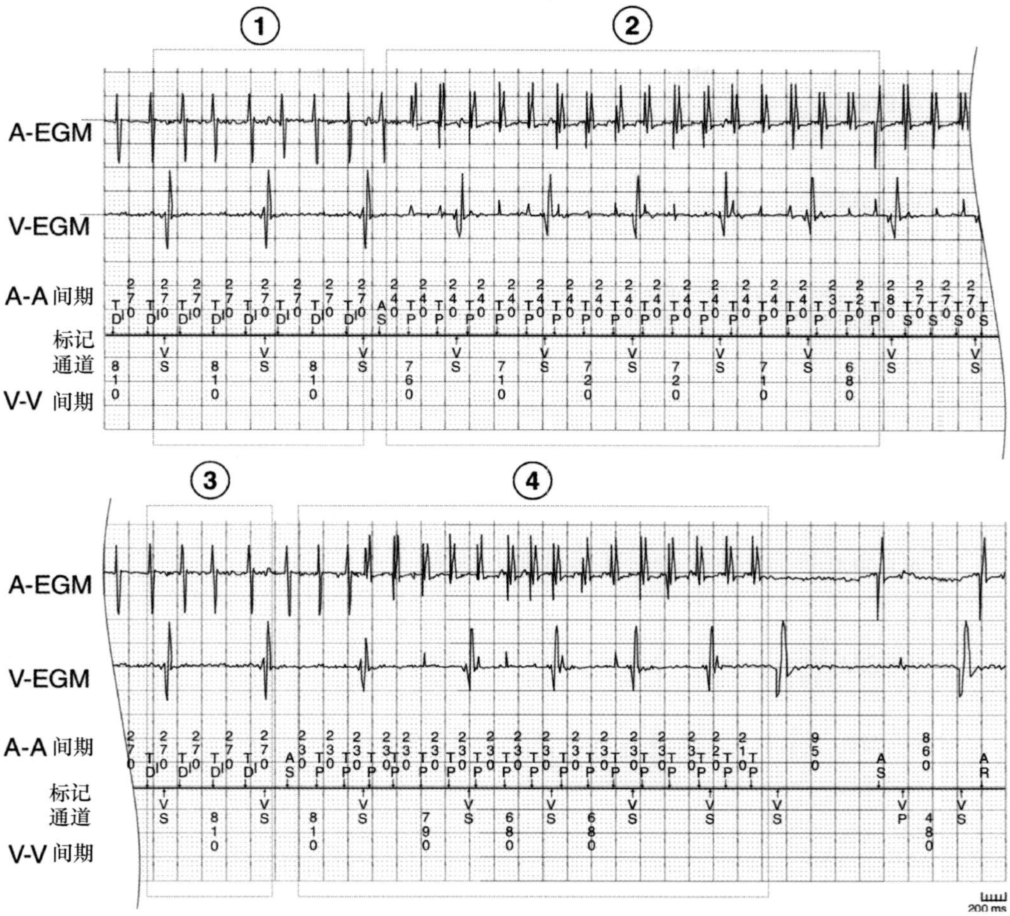

图 3-130 burst+运行腔内图记录

①检测到房性心动过速/心房扑动（AT/AF）事件。②第一阵 burst+刺激，15 个周长为 240 ms 的心房刺激，其后跟随两个间期逐搏缩短 10 ms 的刺激脉冲，第一阵 burst+刺激未能转复 AT/AF 事件。③重新检测 AT/AF 事件。④第二阵 burst+刺激，15 个周长为 230 ms 的心房刺激，其后跟随两个间期逐搏缩短 10 ms 的刺激脉冲，成功终止 AT/AF 事件

tor)，则只检测记录房速与房扑事件，但不会发放 ATP 治疗。心房反应性 ATP 的设置对于合并有阵发性房速/房扑的患者可提供更多的恢复窦性心律的可能。

三、开启此功能时的注意事项

1. 有心室预激的患者，不可使用 ATP 疗法。

2. 在植入时和当心房 ATP 治疗功能启用时，按照编程设置的 ATP 输出设置执行测试，以保证心室夺获不会发生。当电极导线安置在心房较低位置时，这尤其重要。

3. 在心房电极导线成熟之前（大约在植入后 1 个月），不要编程设置 AT/AF 检测为“开”或者启动自动心房 ATP 治疗功能。如果心房电极导线脱位并迁移到心室内，起搏器可能会不当地探测到 AT/AF，输送心房 ATP 到心室，并可能诱发威胁生命的室性心动过速。

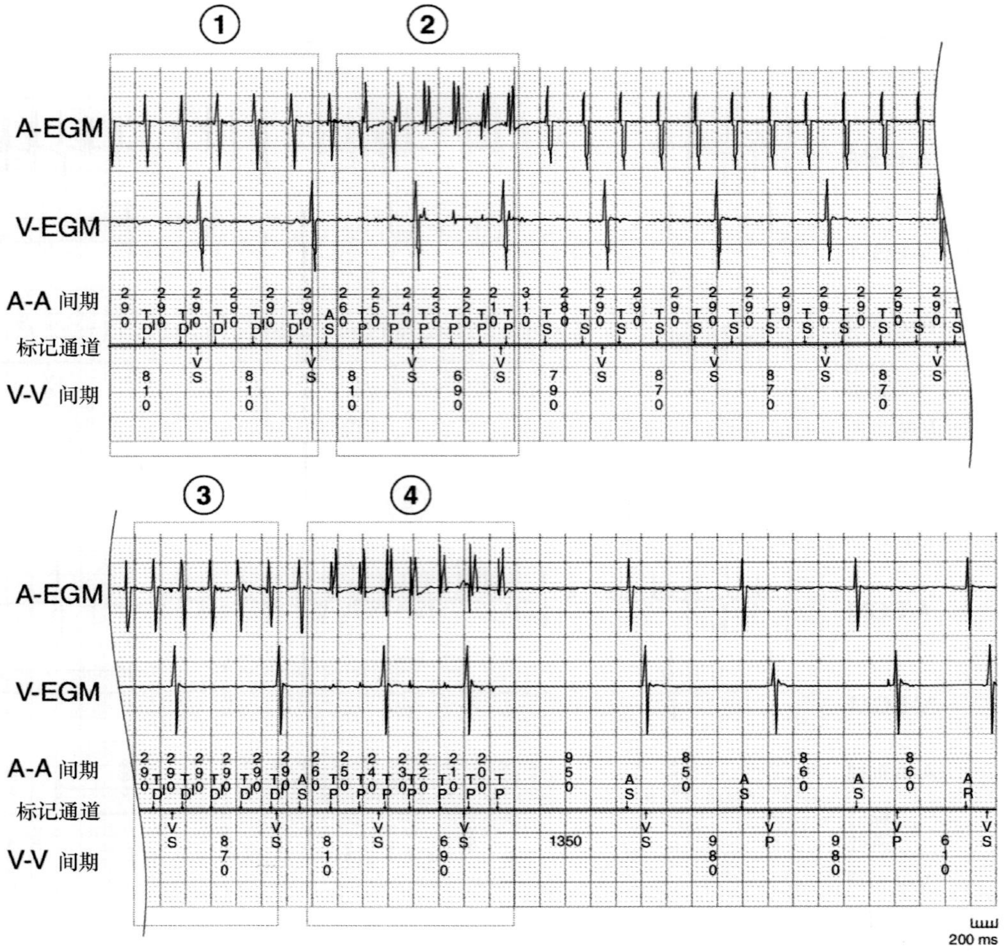

图 3-131　Ramp 运行腔内图记录

①检测到 AT/AF 事件。②第一阵 Ramp 刺激，6 个刺激脉冲，第一个刺激脉冲周长为 260 ms，其后的刺激脉冲逐搏缩短 10 ms，未能终止 AT/AF 事件。③重新检测 AT/AF 事件。④发放第二阵 Ramp 刺激，7 个刺激脉冲，第一个刺激脉冲周长为 260 ms，其后的刺激脉冲逐搏缩短 10 ms，成功终止 AT/AF 事件

（陈　婷　吉亚军）

第四章　房室传导管理

第一节　AV 滞后（搜索）功能

房室收缩与心室收缩的同步性是心脏生理功能的重要部分，房室同步保证了心房辅助泵的作用，减少了心脏舒张功能的受损；心室的同步性包括左、右心室的同步，室间隔与左心室游离壁的同步，左心室游离壁不同节段心室肌的同步，对保护心室的收缩功能十分重要。而传统的右心室心尖部起搏类似于左束支传导阻滞，可使 QRS 时限延长、心室收缩不同步，进而导致心室重构和心功能受损。长期作用可引起左心房、左心室的扩张，增加房颤及心力衰竭（心衰）加重发生的概率。对于因窦房结病变或间歇性房室传导阻滞而室内传导功能良好的起搏器植入者来说，AV 滞后（搜索）功能可以增加自身下传的机会，从而带来更佳的血流动力学效应，并节约起搏器电能。

AV 延迟滞后与扫描功能——Vitatron

Vitatron 公司的 AV 延迟滞后与扫描（AV Delay Hysteresis and Scanning）功能的作用是鼓励房室结下传，开启该功能后，起搏器将以被动（滞后）和主动（扫描）的方式工作，AV 延迟延长值固定为 64 ms（图 4-1）。

一、AV 延迟滞后

任何时间在正常 AV 间期内感知到自主 R 波

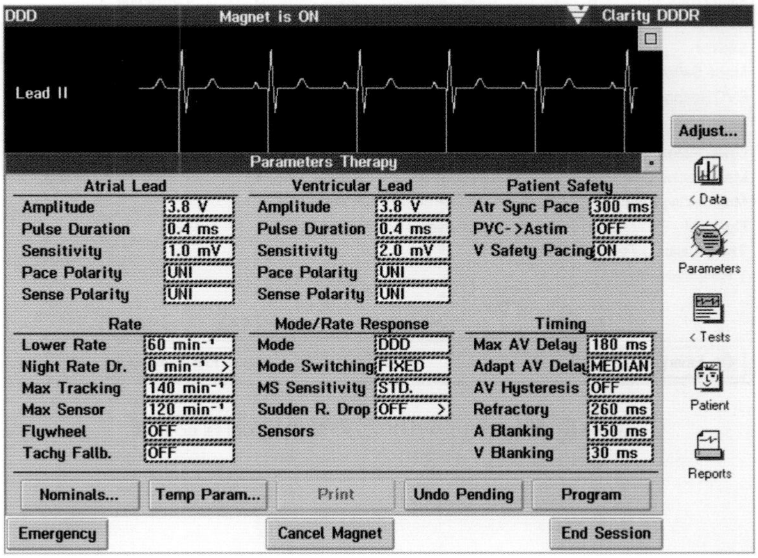

图 4-1　Vitatron Clarity 860 起搏器 AV 延迟滞后与扫描程控界面

(VS)后，AV 延迟(AV Delay)在其基础上延长 64 ms，并保持延长，直至出现心室起搏后恢复至正常值。

二、AV 延迟扫描

连续 32 个心室起搏后，AV 延迟主动在正常值基础上延长 64 ms 搜索自主传导，如果有自主下传 R 波出现，则 AV 延迟保持延长，直至出现心室起搏后恢复至正常值。如果无自主下传 R 波出现，1 次心室起搏后 AV 延迟恢复至正常值。

精确的心室起搏功能——Vitatron

精确的心室起搏（Refined Ventricular Pacing，RVP）功能是 Vitatron 公司对 AV 延迟滞后与扫描功能的进一步优化与增强。

一、RVP 的可程控参数（图 4-2,表 4-1）

（1）最大的 AV 延迟值：可达 365 ms。

（2）自主 AV 传导扫描间隔：30/60/120 个心动周期可选。

（3）AV 延迟延长值：60/80/100/120 ms 可选。

表 4-1　RVP 的程控参数

AV 延长值设置（ms）	AV 扫描（VP 事件）
60	30
80	30
100	60
120	120

二、工作原理

与 AV 延迟滞后与扫描基本相同，也是在感知一次自主传导 R 波触发 AV 延迟（AV Delay）延长或一定数量的心室起搏后主动延长 AV 延迟，1 次心室起搏后 AV 延迟恢复至正常值（正常值可以为：频率适应性 AV 延迟或程控的固定 PAV/SAV）。在 DDD(R)、DDI(R)、VDD(R) 模式下可用（图 4-3 至图 4-5）。

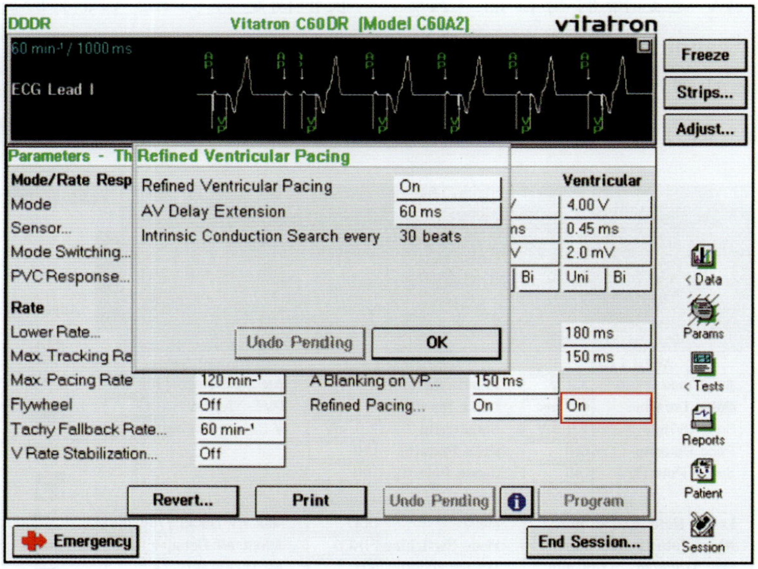

图 4-2　Vitatron C60DR 起搏器 RVP 的程控界面

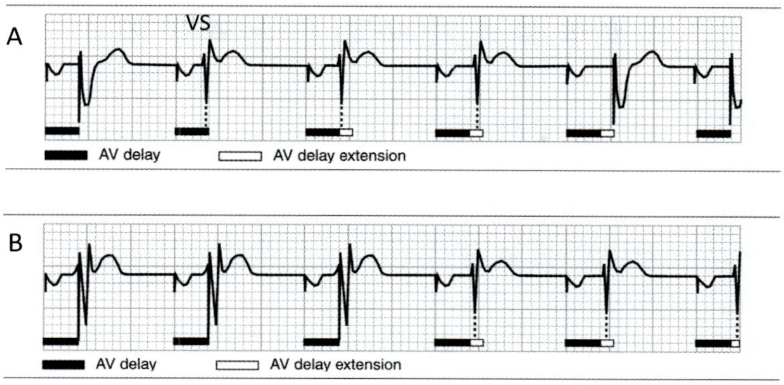

图 4-3　RVP 运作示意图

图 A 示在正常 AV 间期内感知 VS 后触发 RVP 运作，图 B 示在满足一定次数的心室起搏事件（VP）后 RVP 主动延长 AV 延迟搜索自主传导。AV delay：AV 延迟；AV delay extension：AV 延迟延长

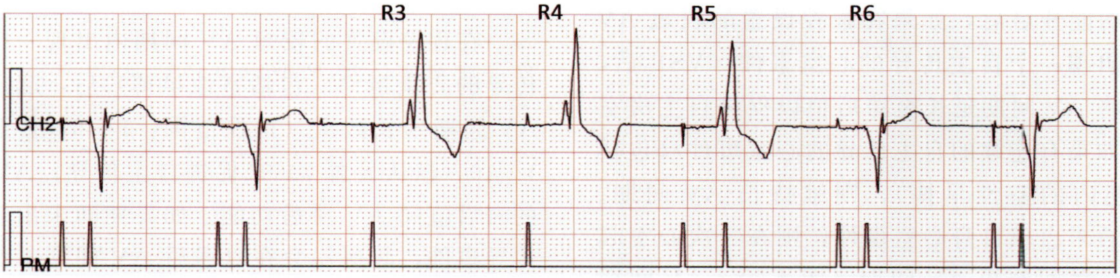

图 4-4　RVP 运作实例

Vitatron T60 DR 双腔起搏器，设置模式 DDD，PAV 间期 190 ms，SAV 间期 150 ms，低限频率 55 次/分，最大跟踪频率 130 次/分，RVP 功能开启。图中 R3 为起搏器在预定的 VP 事件后启动 RVP 搜索到的 VS 事件，其后 AV 延迟继续延长，R5 为心室起搏与自身下传 R 波形成伪融合（PAV 间期 290 ms），下一跳（R6）AV 延迟恢复正常值。该患者存在完全性右束支传导阻滞

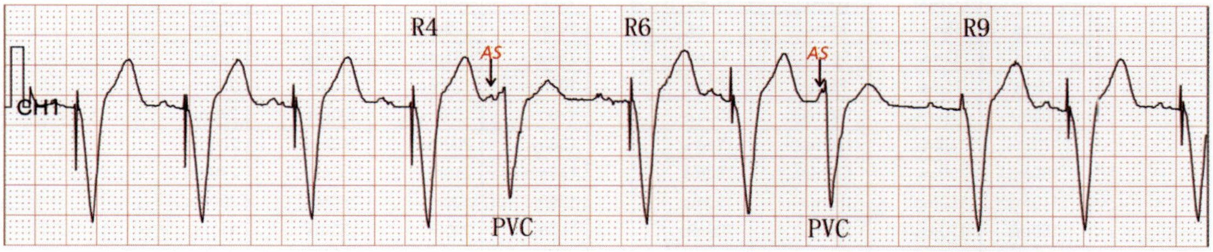

图 4-5　舒张晚期室性早搏触发 RVP

Vitatron T70 DR 双腔起搏器，设置模式 DDDR，低限频率 60 次/分，最大跟踪频率 140 次/分，最大起搏频率 120 次/分，PAV 间期 180 ms，SAV 间期 140 ms，RVP 功能开启。图中见 R4、R6、R9 的 SAV 间期为 200 ms（延长了 60 ms），其中 R4 为起搏器在预定的 VP 事件后启动 RVP 搜索，延长 AV 延迟后未搜索到自身事件，下一跳的 AV 延迟理应恢复至正常值。R6、R9 的 AV 延迟延长是因为其前都出现了一个舒张晚期的室性早搏（PVC），室性早搏之前的自身 P 波被起搏器感知（AS），室性早搏被起搏器判断为自身下传事件，激活 RVP 运作

自主心律支持功能——百多力

百多力的自主心律支持（Intrinsic Rhythm Support，IRSplus/I-Opt）功能，实质上就是百多力的 AV 滞后（AV Hysteresis）、AV 重复滞后（AV Repetitive Hysteresis）和 AV 扫描滞后（AV Scan Hysteresis）的一键激活功能（这三种 AV 滞后功能也可以独立开启），通过延长 AV 间期来促进自主房室传导，减少不必要的心室起搏，适用于有间歇性房室传导阻滞的患者。

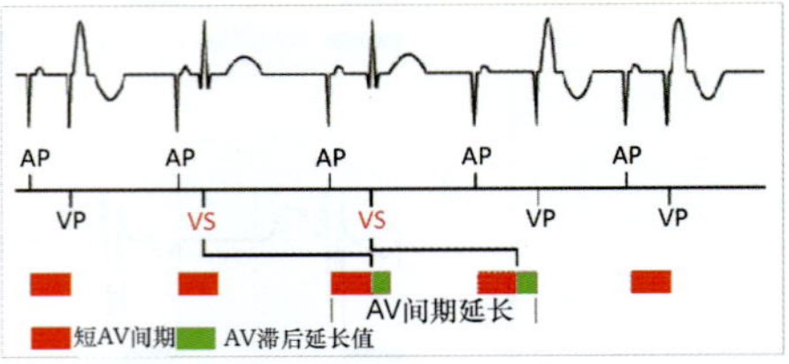

图 4-6　AV 滞后（AV Hysteresis）运作示意图

一、AV 滞后（AV Hysteresis）

该功能开启后，如果在程控设置的较短 AV 间期内出现一个自主传导的心室事件（VS）后，起搏器将 AV 间期延长至滞后值以促进自主房室传导，如果有连续的自主传导的心室事件（包括 AV 间期内的室性早搏），则维持长 AV 间期。如果之后未出现自身心室事件，则在 1 次心室起搏后下一跳回到短 AV 间期（图 4-6）。AV 间期的滞后值随程控 AV 间期及滞后程度设置（Low、Medium、High 三个档位）的不同而不同（图 4-7）。

二、AV 重复滞后（AV Repetitive Hysteresis）

在程控设置的较短 AV 间期内出现一个自主传导的心室事件（包括室性早搏）后，起搏器将 AV 间期延长数次（程控范围：1～6，E 系列为 1～10，默认设置 5）来促进自主传导；AV 间期的滞后值同 AV 滞后功能。如果期间未出现自主传导事件，起搏器会在以滞后 AV 间期工作数次（程控数＋1）后恢复至较短的 AV 间期；如果期间出现自主传导事件，则维持长 AV 间期，并且重置“重复”次数（图 4-8，图 4-9）。

AV Setting	Low (1.15x)	Medium (1.3x)	High (1.5x)
15ms	15ms	15ms	15ms
50ms	50ms	50ms	50ms
75ms	75ms	75ms	100ms
100ms	120ms	130ms	150ms
120ms	140ms	160ms	170ms
130ms	150ms	170ms	180ms
140ms	160ms	180ms	190ms
150ms	170ms	190ms	200ms
160ms	180ms	200ms	225ms
170ms	190ms	225ms	225ms
180ms	200ms	225ms	250ms
190ms	225ms	250ms	250ms
200ms	225ms	250ms	300ms
225ms	250ms	300ms	300ms
250ms	300ms	300ms	300ms
300ms	300ms	300ms	300ms

Philos Ⅱ系列

AV Setting	Low	Medium	High
15ms	85ms	125ms	165ms
50ms	120ms	160ms	200ms
75ms	145ms	185ms	225ms
100ms	170ms	210ms	250ms
120ms	190ms	230ms	270ms
130ms	200ms	240ms	280ms
140ms	210ms	250ms	290ms
150ms	220ms	260ms	300ms
160ms	230ms	270ms	310ms
170ms	240ms	280ms	320ms
180ms	250ms	290ms	330ms
190ms	260ms	300ms	340ms
200ms	270ms	310ms	350ms
225ms	295ms	335ms	375ms
250ms	320ms	360ms	400ms
300ms	370ms	410ms	450ms
350ms	420ms	450ms	450ms

E系列

图 4-7　百多力 Philos Ⅱ 和 E 系列起搏器的 AV 滞后值对应

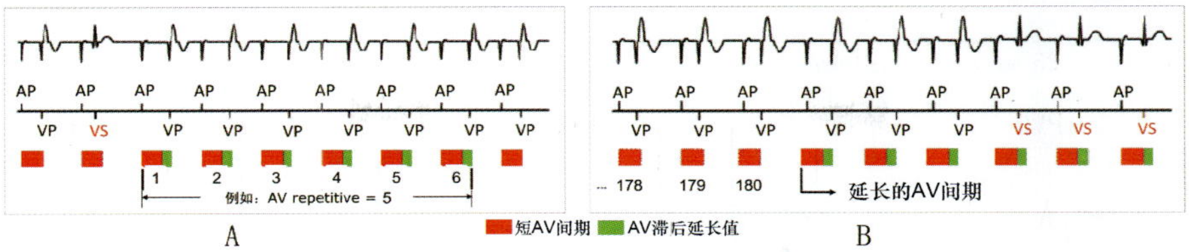

图 4-8　AV 重复滞后（A）和 AV 扫描滞后（B）运作示意图

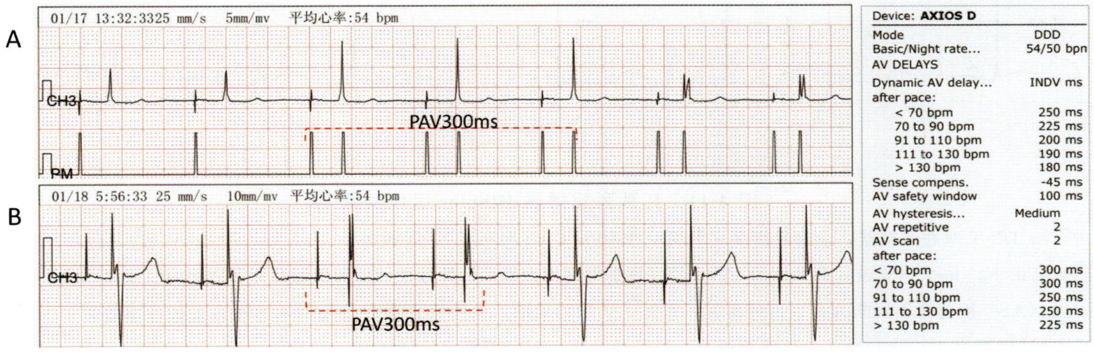

图 4-9　AV 重复滞后和 AV 扫描滞后运作实例

百多力 AXIOS D 双腔起搏器，A、B 图为非连续记录，右侧为程控参数。起搏模式 DDD，基础频率 54 次/分，开启动态 AV，PAV 间期 180～250 ms，感知校正－45 ms，AV 滞后 Medium，AV 重复/扫描滞后周期 2。A 图中见起搏器在搜索到自主房室传导以 AP-VS 方式工作时，在 3 次长 AV（300 ms）心室起搏后 AV 间期缩短。B 图为起搏器执行 AV 扫描滞后，在 2 次长 AV 心室起搏后未搜索到自主房室传导，其后 AV 间期缩短

三、AV 扫描滞后（AV Scan Hysteresis）

在连续 180 个 VP 事件后，起搏器将主动延长 AV 间期数次（程控范围：1～6，E 系列为 1～10，默认设置 5）来促进自主房室传导，AV 间期的滞后值沿用 AV 滞后功能。如果未搜索到自主房室传导，AV 间期于延长程控设置次数后缩短；如果搜索到自身房室传导，其后运作同 AV 重复滞后（图 4-8，图 4-9）。

四、自主心律支持（IRSplus/I-Opt）

IRSplus/I-Opt 功能其实是 AV 滞后、AV 重复滞后和 AV 扫描滞后功能的一键启动程控方式。选择开启该功能后，起搏器将会自动默认设置 AV 间期滞后值为 300 ms（E 系列为 400 ms），AV 重复滞后及扫描滞后次数均为 5 次（图 4-10 至图 4-12）。

I-Opt Parameters

Function	I-Opt	Standard Program
AV Hysteresis	300 ms	OFF
AV Scan Hysteresis	5	
Repetitive AV Hysteresis	5	

Philos Ⅱ系列

Function	I-Opt	Standard Program
AV Hysteresis	400 ms	OFF
AV Scan Hysteresis	5	
Repetitive AV Hysteresis	5	

E系列

图 4-10　IRSplus/I-Opt 默认参数

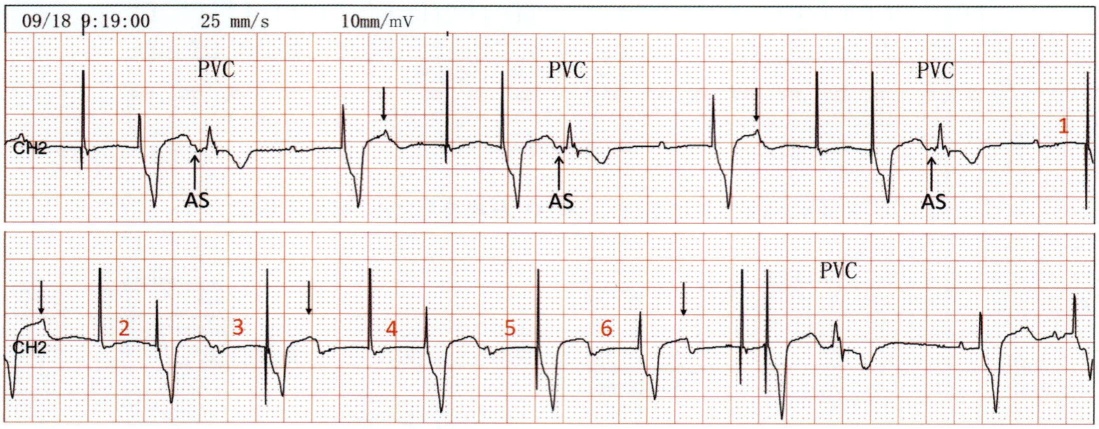

图 4-11　E 系列起搏器 IRSplus 运作实例

百多力 Evia DR-T 双腔起搏器，设置起搏模式 DDD，基础频率 60 次/分，上限频率 130 次/分，PVARP 320 ms，PAV 间期 140～180 ms，感知校正－45 ms；AV 滞后 IRSplus，AV 重复/扫描周期均为 5。上图为在 AV 扫描滞后运作过程中，室性早搏（PVC）前因存在自身 P 波（AS）被起搏器判断为自主传导事件，重整 AV 滞后周期。在连续 6 个心动周期未出现自主传导事件后，AV 间期缩短。图中见滞后 PAV 间期为 400 ms，由于 AV 间期延长，导致部分自身 P 波落在 PVARP 内（↓示）未被心室跟踪。最后一个室性早搏前没有自身 P 波，未触发 AV 重复滞后

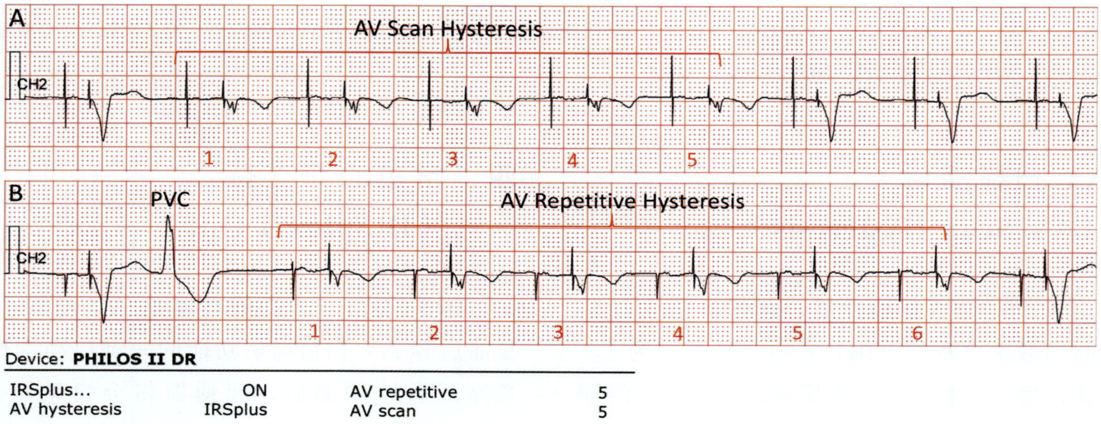

图 4-12　PhilosⅡ起搏器 IRSplus 运作实例

百多力 PhilosⅡDR 双腔起搏器，DDD 起搏模式，基础起搏频率 60 次/分，PAV 间期 200 ms，开启 IRS plus 功能，默认滞后 AV 间期 300 ms，扫描及重复周期均为 5。图 A 为运行 AV 扫描滞后，AV 间期延长 5 次未搜索到自主传导后缩短。图 B 在一次室性早搏（PVC，该室性早搏被心房电极远场感知在先，起搏器判断为自主传导事件）后触发 AV 重复滞后，AV 间期延长 6 次未搜索到自主传导后缩短至 200 ms

自动自主传导搜索功能——雅培（圣犹达）

圣犹达公司自 Trilogy DR 系列起搏器即具有此功能，但被称为＋AV/PV 滞后；Affinity 系列至 ADx 系列起搏器开始命名为自动自主传导搜索（Autointrinsic Conduction Search ，AICS）。

一、AICS 可程控选项

AV 延长值范围：10～120 ms（不同机型程控

范围会有所不同），默认值为关闭（图 4-13）。

二、运作方式

1. 定时搜索自身传导：AICS 功能主要通过定期（每 5 min）自动延长 AV 间期，即在设置的基础 AV 间期上加一个变量值（可程控），以搜索自身房室传导。如有自身下传 R 波出现，AV 间期保持延长，鼓励自身下传；如无自身下传 R 波出现，则在 1 次心室起搏后恢复原有的 AV 间期设置（图 4-14，图 4-15）。

2. 如果自身心率或传感器频率＞90 次/分，则 AICS 功能失活。

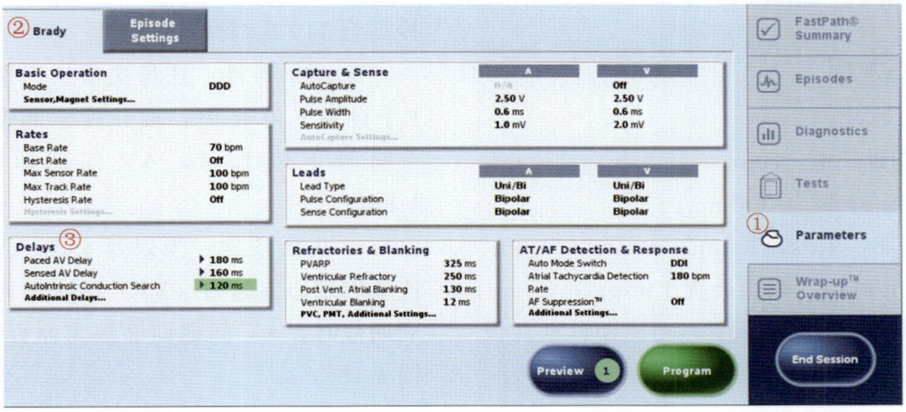

图 4-13　AICS 的程控

由参数①，心动过缓②、间期③进入

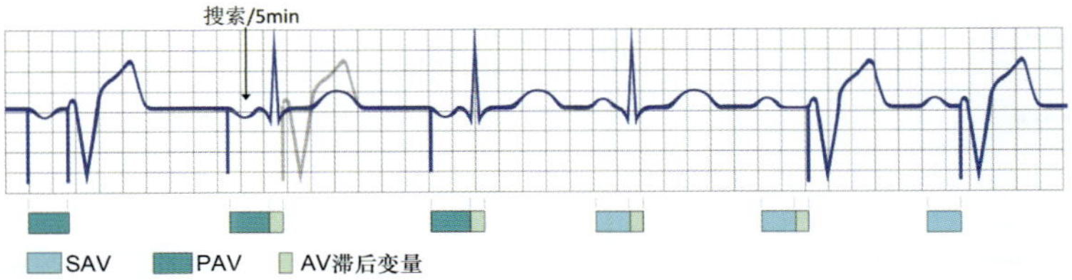

图 4-14　AICS 运作示意图

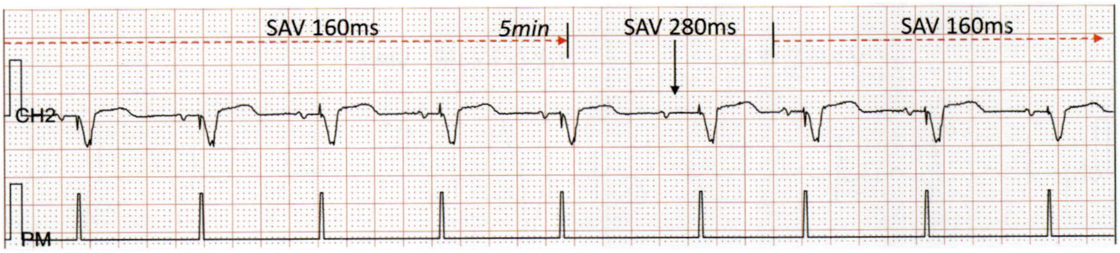

图 4-15　AICS 搜索实例

圣犹达 Verity ADx 5256 双腔起搏器，设置模式 DDD，基本频率 60 次/分，最大跟踪频率 100 次/分，PAV 间期 190 ms，SAV 间期 160 ms；AICS 120 ms。上图为起搏器以程控 AV 间期连续心室起搏 5 min 后，启动 AICS 将 AV 间期延长 120 ms，未搜索到自身房室传导，下一跳 AV 间期恢复至程控值

心室自身优先功能——雅培（圣犹达）

心室自身优先（Ventricular Intrinsic Preference，VIP）功能是圣犹达公司对 AICS 运算法则的一个增强，应用于 Victory 及以后的起搏器，在 DDD(R) 及 VDD(R) 模式下运作。

一、可程控选项

1. AV 间期延长值：50 ms、75 ms……150 ms、160 ms……200 ms；默认 100 ms。

2. 搜索间期：30 s，1 min、3 min、5 min、10 min 和 30 min 可选，默认设置 1 min。

3. 搜索周期：1、2 或 3 个心动周期，默认设置 1（图 4-16）。

二、运作方式

1. VIP 将工作频率上限由 AICS 的 90 次/分提高至 110 次/分。

2. 激活条件：在每次搜索周期内一旦搜索到 1 个自身下传 R 波，或在搜索间期外连续出现 3 个自身下传 R 波，AV 间期即保持延长（图 4-17）。

3. 失活条件：当以延长的 AV 间期工作时，连续出现心室起搏（VP）的次数等于设置的搜索周期数时，AV 间期即缩短为原程控值（图 4-17，图 4-18）。

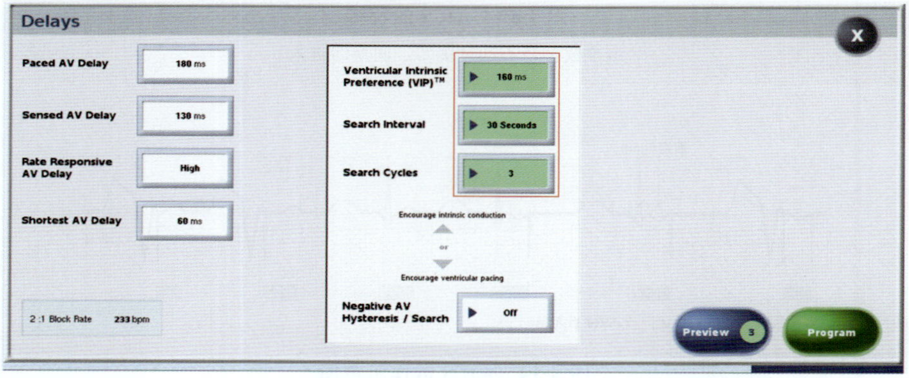

图 4-16　VIP 的程控参数设置

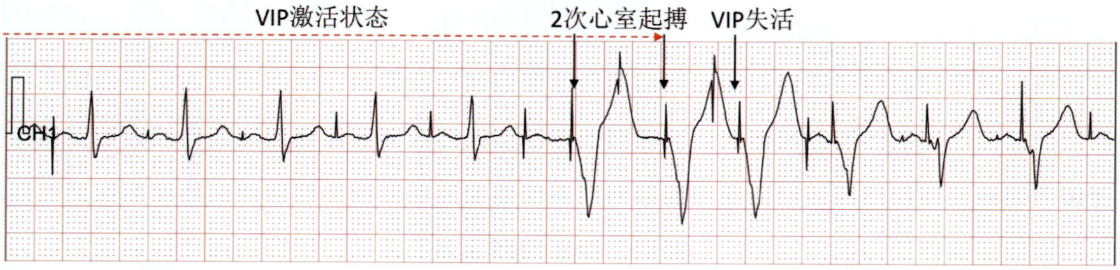

图 4-17　VIP 失活实例

圣犹达 Accent MRI 2224 双腔起搏器，设置模式 DDDR，基本频率 60 次/分，最大频率 130 次/分，PAV 间期 180 ms，SAV 间期 150 ms；VIP 功能开启，VIP 扩展值 150 ms，搜索间期 1 min，搜索周期 2。上图起始见起搏器在 VIP 激活状态下呈 AP-VS 工作，在 2 次长 AV 间期（AV330 ms）心室起搏后，VIP 功能失活，AV 间期缩短至 180 ms

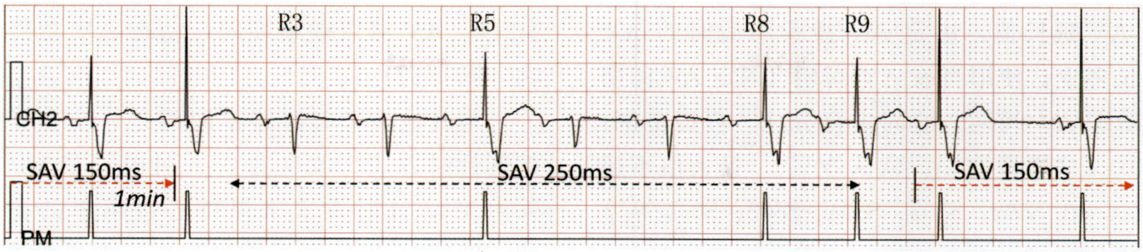

图 4-18 VIP 的激活与失活

圣犹达 Victory 双腔起搏器，设置模式 DDD，基本频率 60 次/分，最大频率 130 次/分，PAV 间期 200 ms，SAV 间期 150 ms；VIP 功能开启，VIP100 ms，搜索间期 1 min，搜索周期 2。上图为起搏器以程控 AV 间期连续心室起搏 1 min 后，启动 VIP 搜索自主传导成功（R3），AV 间期保持延长（SAV 间期 250 ms）。1 次心室起搏（R5）后 AV 间期继续保持延长，至 R8、R9 连续 2 次心室起搏满足 VIP 失活条件，其后 AV 间期恢复至程控值

4. 在以下情况时 VIP 功能不能开启：

（1）基础起搏频率＞110 次/分。

（2）开启频率适应性 AV 间期。

（3）非右心室起搏模式。

（4）开启 AV 负滞后搜索功能。

5. 在以下情况时 VIP 功能暂停：

（1）自身心房频率或传感器频率＞110 次/分。

（2）夺获或感知测试期间。

（3）自动模式转换期间。

（4）自动除颤功能被激活期间。

AV 搜索滞后及延长型 AV 搜索滞后功能——波士顿科学

AV 搜索滞后（AV Search Hysteresis，AVSH）及延长型 AV 搜索滞后（AV Search＋，AVSH＋）功能属于波士顿科学公司起搏器的 AV 间期滞后搜索功能，在 DDD(R)、VDD(R) 模式下可用。通过延长 AV 间期搜索自身的 QRS 波以鼓励自身传导，减少心室起搏比例；可以改善患者的血流动力学表现，并延长起搏器的使用寿命。

一、AV 搜索滞后（AV Search Hysteresis，AVSH）

（一）相关程控参数（图 4-19）

1. AV 搜索间隔：搜索间隔控制 AV 搜索功能运作的频率，要求必须是连续的心室起搏。程控范围：Off，32～1024 个心动周期（2 的幂数，

Boston Scientific	ZOOM ® View™ Device Settings Report	Report Created 26 Sep 2016
	Device ALTRUA 50 S503/577611	Last Office Interrogation 26-SEP-2016 Implant Date 08 JAN 2016

Brady

Settings

Mode	DDD	**Output**	
Lower Rate Limit	60 min⁻¹	● A	2.5 V @ 0.40 ms
Maximum Tracking Rate	120 min⁻¹	■ V	AUTO 1.0 V @ 0.40 ms
Maximum Sensor Rate	-- min⁻¹	**Sensitivity**	
Paced AV Delay	80 - 200 ms	● A	0.75 mV
Sensed AV Offset	-20 ms	■ V	2.5 mV
A-Refractory (PVARP)	240 - 250 ms	**Leads**	Split
V-Refractory (VRP)	250 ms	● A	
PVARP after PVC/PAC	400 ms	Pace	Unipolar
AV Search Hysteresis		Sense	Bipolar
Search Interval	32 cycles	Safety Switch	--
AV Increase	30 %		

图 4-19 AV 搜索滞后的程控参数

默认为 Off)。

2. AV 延长值：决定 AV 搜索滞后时的 AV 间期延长多少，使用当前 AV 间期（固定 AV 间期或当前动态 AV 间期）的固定百分比。程控范围：10%～100%（增量 10%，默认 30%）。最大值不超过 300 ms（在 S502、S503、S504、S602、S603 等型号不超过 400 ms）。

如果开启心室自动夺获功能，起搏器认为发生失夺获时会延长下一个 AV 间期 64 ms 以排除融合波，此时的 AV 间期最大可以达到 364 ms/464 ms。

（二）运作方式

当开启 AV 搜索滞后功能时，起搏器会每隔指定的搜索间隔（Search Interval）后延长 AV 间期 8 次以搜索自身房室传导。在搜索的过程中，如果始终没有自身的房室传导，延长的 AV 间期将在固定 8 次搜索后恢复至程控值（图 4-20）。如果搜索到了自身的 QRS 波，那么起搏器将维持长的 AV 间期以鼓励自身房室传导；直至发生 1 次心室起搏事件后，AV 间期将恢复至程控值（图 4-21）。AV 滞后搜索期间，动态 AV 功能不受影响（图 4-22）。

与其他品牌起搏器不同的是，波士顿科学起搏器计时方式为改良的 A-A 计时，在 VP 事件后采用 V-V 计时方式来保持心室频率的稳定。因此，即使在 AVSH 运作过程中，如果没有 AS 事件，AV 间期的变化是通过 A 脉冲的提前和延后发放来实现的（图 4-20）。如果有 AS 事件，则 SAV 间期的延长将受到限制，以避免心室起搏频率低于低限频率、传感器频率或滞后频率（图 4-23，图 4-24）。

二、延长型 AV 滞后搜索（AV Search+，AVSH+）

波士顿科学 ACCOLADE、PROPONENT、ESSENTIO、ALTRUA 2、FORMIO、VITALIO、INGENIO、ADVANTIO 系列的双腔起搏器具有 AV Search+功能。基本运作原理与 AV 搜索滞后

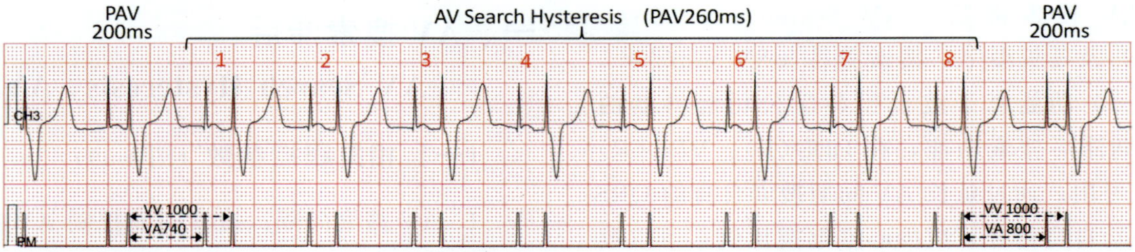

图 4-20 AV 搜索滞后实例

波士顿科学 ALTRUA 50 S503 双腔起搏器，程控参数见图 4-19。上图为起搏器在 32 个连续以程控 AV 间期心室起搏后启动 AV 搜索滞后，AV 间期延长 30%至 260 ms，搜索 8 个心动周期未发现自主房室传导，随后 AV 间期恢复程控值。图中可见在 AV 搜索滞后过程中心室起搏频率保持稳定；搜索开始及搜索结束后的第一个心动周期，AV 间期的改变是由 A 脉冲的提前及延迟发放来实现的

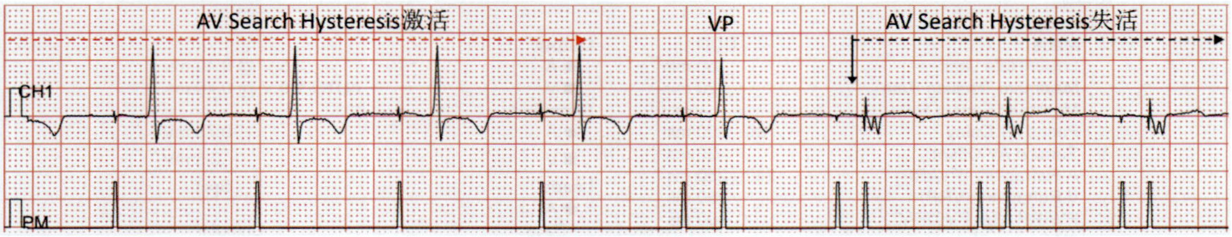

图 4-21 AV 搜索滞后的失活

图中前 4 个心搏为 AP-VS 状态，第 5 个心搏出现 AV 间期为 280 ms 的 AP-VP，是 AV 搜索滞后搜索到 VS 后保持长 AV 间期状态，出现 1 个 VP 即失活，下一跳起（↓处）恢复原程控 AV 间期 200 ms

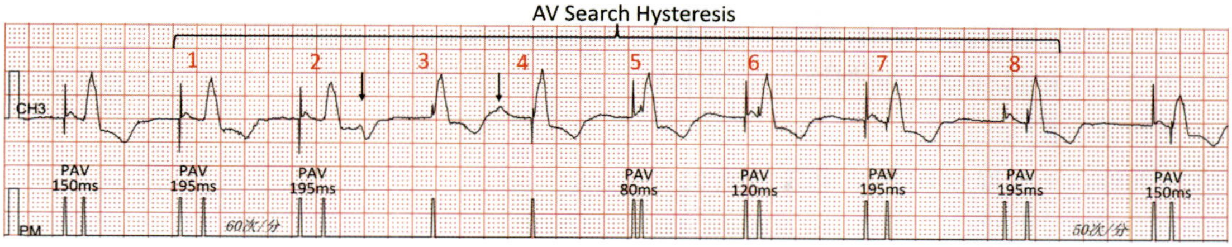

图 4-22　AV 搜索滞后与动态 AV 同时运作

波士顿科学 ALTRUA 50 S503 双腔起搏器，设置模式 DDD，低限频率 60 次/分。最大跟踪频率 130 次/分，开启频率滞后功能（50 次/分），PAV 间期 80～150 ms，感知 AV 补偿－30 ms，PVARP 240～250 ms；AV Search Hysteresis 功能开启，搜索间隔 32，AV 延长值 30%，节律平滑功能开启。上图见起搏器运行 AV 搜索滞后，自第 2 个心搏开始 AV 间期延长 30%至 195 ms，8 个心动周期后未搜索到自主房室传导，AV 间期恢复至程控值（150 ms）。在 AV 滞后搜索过程中部分 PAV 间期（PAV80 ms、120 ms）短于滞后值，为前一心动周期出现的房性早搏（↓）启动动态 AV 间期功能运作所致。同时房性早搏触发节律平滑功能及频率滞后功能运作，其后起搏频率逐渐降低至 50 次/分

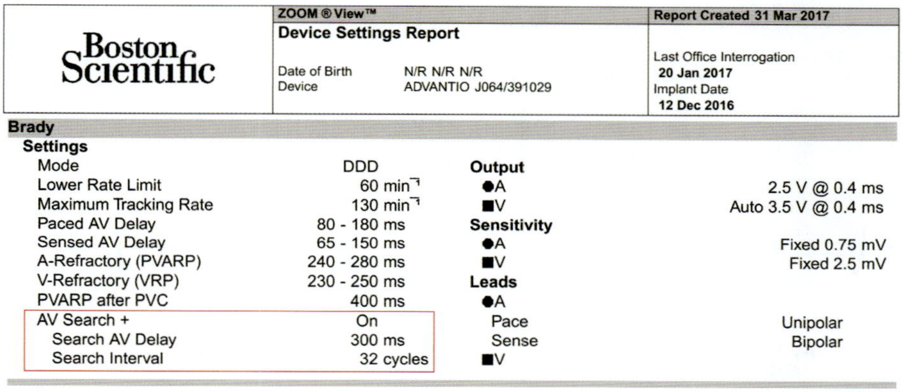
Boston Scientific

ZOOM ® View™
Device Settings Report

Date of Birth　N/R N/R N/R
Device　ADVANTIO J064/391029

Report Created 31 Mar 2017
Last Office Interrogation
20 Jan 2017
Implant Date
12 Dec 2016

Brady
Settings

Mode	DDD	**Output**	
Lower Rate Limit	60 min⁻¹	●A	2.5 V @ 0.4 ms
Maximum Tracking Rate	130 min⁻¹	■V	Auto 3.5 V @ 0.4 ms
Paced AV Delay	80 - 180 ms	**Sensitivity**	
Sensed AV Delay	65 - 150 ms	●A	Fixed 0.75 mV
A-Refractory (PVARP)	240 - 280 ms	■V	Fixed 2.5 mV
V-Refractory (VRP)	230 - 250 ms	**Leads**	
PVARP after PVC	400 ms	●A	
AV Search +	On	Pace	Unipolar
Search AV Delay	300 ms	Sense	Bipolar
Search Interval	32 cycles	■V	

图 4-23　AV Search＋的程控参数

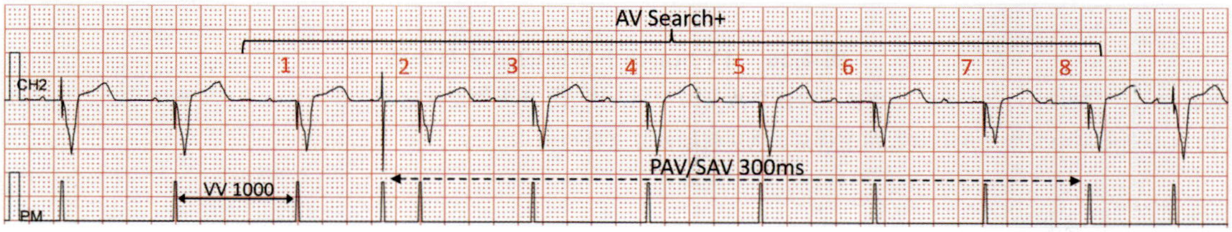

图 4-24　AV Search＋功能运作实例

波士顿科学 ADVANTIO J064 双腔起搏器，程控参数见图 4-23。上图为起搏器在 32 个连续以程控 AV 间期工作后启动 AV Search＋，AV 间期延长至 300 ms，搜索 8 个心动周期未发现自主房室传导，随后 AV 间期恢复程控值。搜索期间可见动态 AV 间期和感知 AV 间期功能暂停；开始搜索的第 1 个 SAV 间期未达到 300 ms，为心室起搏受低限频率（60 次/分）限制所致

功能类似，该功能开启后，起搏器同样会每隔指定的搜索间隔（Search Interval，32、64、128、256、512、1024 个心动周期，默认 32）后延长 AV 间期，不同之处有：

1. 搜索间隔：AV Search＋的搜索间隔内包括心室起搏事件和心室感知事件。

2. 搜索 AV 间期：AV Search＋不按百分比延长 AV 间期，而是直接将 AV 间期延长为某一固定值（Search AV Delay：30 ms、40 ms……400 ms，默认 300 ms），搜索 AV 间期必须大于程控 AV 间

期（图 4-23）。

3. AV Search＋运行时，动态 AV 间期（Dynamic AV Delay）和感知 AV 间期（Sensed AV Delay）功能暂停（图 4-24）。

4. 失活条件：8 次搜索周期结束未搜索到自主房室传导，AV 间期恢复至程控值（图 4-24）。或者在滞后 AV 间期状态下 10 次心动周期中发生 2 次心室起搏事件后，AV 间期恢复至程控值（图 4-25，图 4-26）。

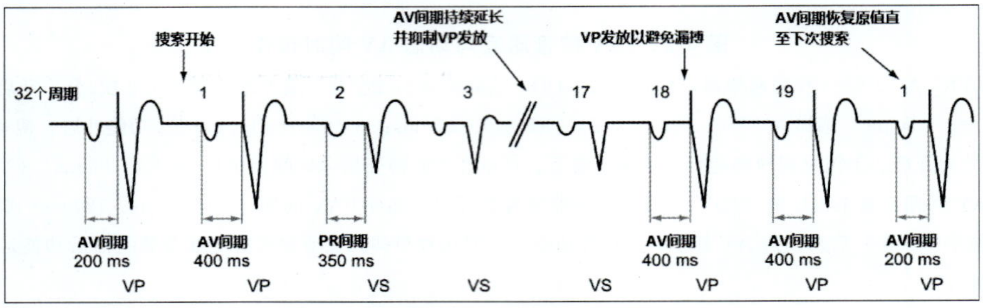

图 4-25　AV Search＋功能运作示意图

起搏器在第 32 个心动周期后开始运作 AV Search＋功能，延长 AV 间期来搜索有无自身传导，在搜索成功后维持长的 AV 间期，直至 10 次心动周期中发生 2 次心室起搏事件后，AV 间期恢复至程控值

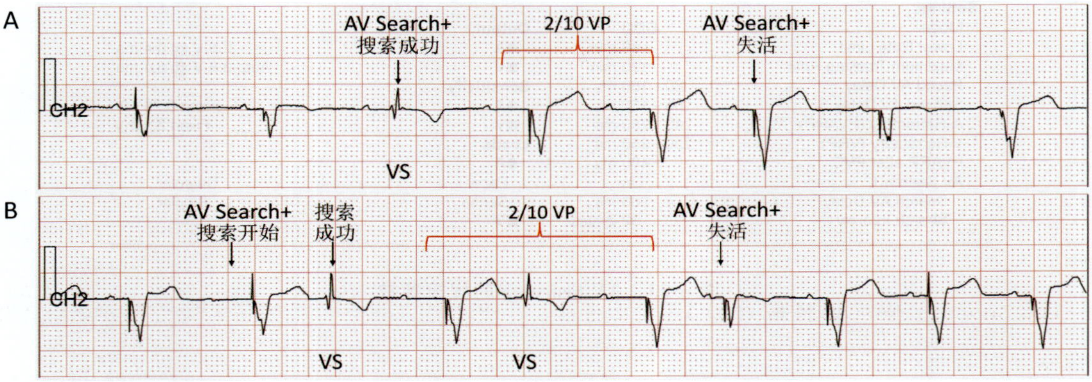

图 4-26　AV Search＋功能的激活与失活

波士顿科学 ADVANTIO J064 双腔起搏器，程控参数见图 4-23，图 A、B 为非连续记录。在 AV Search＋搜索成功后维持长的 AV 间期，直至 10 次心动周期中发生 2 次心室起搏事件后，AV 间期恢复至程控值

Search AV /Search AV＋功能——美敦力

一、Search AV

Search AV 是美敦力公司自 Kappa 700 系列起搏器推出的促进自身房室传导，减少右心室起搏的功能，适用于存在间歇性房室传导阻滞的患者，在 DDD(R)、DDI(R)、DVI(R)、VDD(R) 模式下可用。起搏器通过调整 PAV 及 SAV 间期来搜索和鼓励患者的自身房室传导，当频率适应性 AV 间期开启时，也可以运行。

Search AV 有两种工作方式可以程控选择：自适应 AV 调整或固定的 AV 滞后间期，具体运作原理如下：

（一）自适应 AV 调整算法

当 Search AV 的程控选项为“Adaptive”（自适应）时；必须同时设置 AV 间期的最大偏移值（Maximum Offset），该参数决定 Search AV 运作时，SAV 及 PAV 间期可以延长的最大值（图 4-27）。

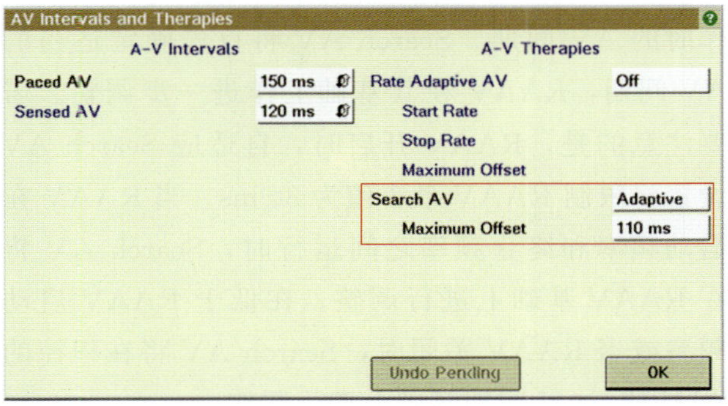

图 4-27　Search AV 的程控

起搏器根据自身传导的心室事件，在预计的心室起搏之前确定一个“AV 延迟窗口”来促进自身房室传导。该时间窗口足以避免融合或假融合波，并划分为 A、B、C 三区，作为起搏器对 AV 传导搜索的判断标准（图 4-28）并做出相应反应（图 4-29）：

1．“Too short”：持续观察最近的 16 个心室感知事件，如果一半或更多（8 个或以上）心室感知（VS）发生在预计的心室起搏前 15 ms 之内（C 区）；或最近的 16 个心室事件中出现 8 个或以上的心室起搏事件（VP）；起搏器认为当前 AV 间期太短（Too short），AV 间期将延长 31 ms。

2．“Too long”：如果一半或更多（8 个或以上）心室感知发生在预计的心室起搏 55 ms（A 区），起搏器认为当前 AV 间期太长（Too long），AV 间期将缩短 8 ms。

3．如果一半或更多（8 个或以上）心室感知发生在预计的心室起搏之前 15～55 ms（B 区），则不调整 AV 间期。

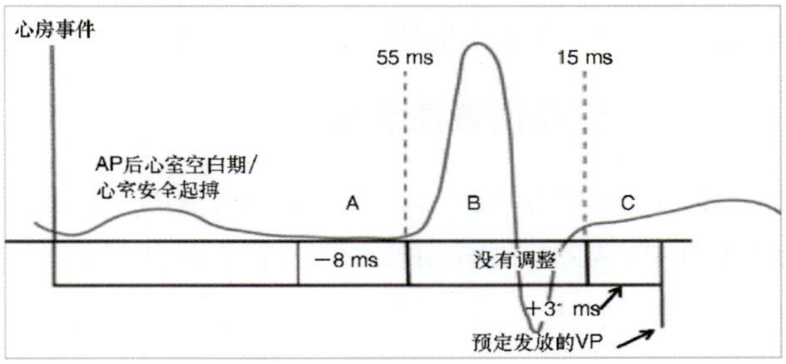

图 4-28　Search AV 传导搜索的判断标准示意图

每次 AV 间期延长将搜索 16 个心动周期，如果起搏器始终认为 AV 间期“Too short”，那么 AV 间期将会延长到最大偏移值为止。如果上面第一种情况发生在 AV 间期最大偏移值时，Search AV 将会暂停 1 h，同时 AV 间期恢复为程控的 PAV/SAV 或频率适应性 AV 间期。如果后续的 AV 传导搜索仍然被判断为“Too short”，Search AV 暂停时间将会延长至 2 h、4 h、8 h，最长 16 h

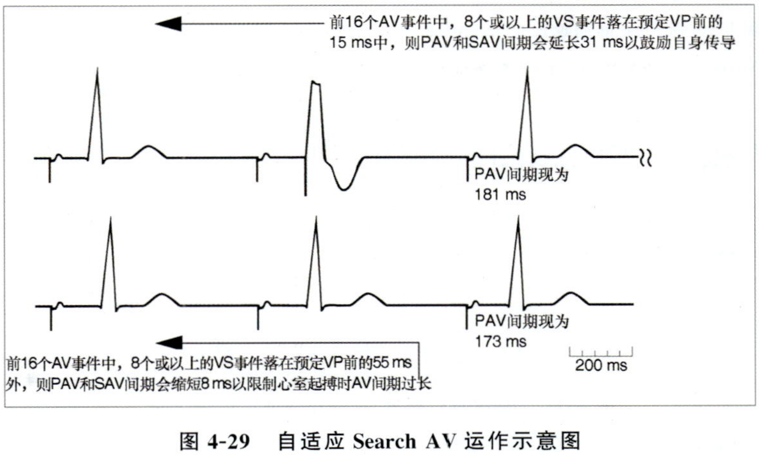

图 4-29　自适应 Search AV 运作示意图

Kappa 700 起搏器，设置模式 DDDR，低限频率 60 次/分，PAV 间期 150 ms，SAV 间期 120 ms，AV 最大偏移值 110 ms。上条图显示 16 个 AV 事件中，大于或等于 8 个 VS 在预定 VP 前 15 ms 内出现，则 PAV 间期和 SAV 间期延长 31 ms 至 181 ms，以促进自身传导。下条图显示 16 个 AV 事件中，大于或等于 8 个 VS 在预定 VP 55 ms 前出现，则 PAV 间期和 SAV 间期缩短 8 ms 至 173 ms，以避免需要心室起搏支持时的 AV 间期过长

（二）固定的 AV 滞后算法

Search AV 的程控设置为一个特定的 AV 滞后间期，该参数决定 Search AV 运作时，SAV 及 PAV 间期可以延长的时间量。当 Search AV 运作时，起搏器根据房室事件的性质来决定是否进行 AV 间期的调整（图 4-30，图 4-31）。

1. 如果 A-V 序列以心室感知事件（VS）结束，则下一个起搏周期的 AV 间期将以固定延长的 AV 滞后间期工作，以促进自身房室传导。

2. 如果 A-V 序列以心室起搏（VP）结束，则下一个起搏周期的 AV 间期将恢复程控设置的 PAV/SAV 间期或频率适应性 AV 间期。

（三）程控设置注意事项

1. 自动 PVARP（Automatic PVARP）：当开启自动 PVARP 和 Search AV 设置为自适应时，起搏器会忽略自动 PVARP 导致的 SAV 间期的缩短。

2. 心室起搏优先（Ventricular Pace Preference，VPP）：VPP 也会调整 AV 间期以保证更多的心室起搏；因此，VPP 与 Search AV 互相矛盾，不能同时开启。

3. 频率适应性 AV（Rate Adaptive AV，RAAV）：频率适应性 AV 也会调整 Search AV 运作时的 AV 间期。Search AV 将首先确定适当的 AV 间期，RAAV 在其基础上作进一步调整。需要注意的是，RAAV 开启时，自适应 Search AV 设置将限制 RAAV 最小值为 30 ms。当 RAAV 在启动频率和终止频率之间运行时，Search AV 将在 RAAV 基础上进行调整。在低于 RAAV 启动频率或当 RAAV 关闭时，Search AV 将在程控的 SAV 或 PAV 间期基础上进行调整。

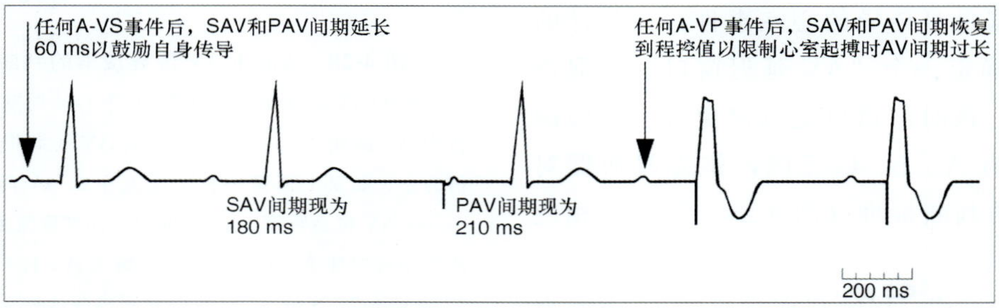

图 4-30 固定 AV 滞后的 Search AV 运作示意图

Kappa 700 起搏器，设置模式 DDDR，低限频率 60 次/分，PAV 间期 150 ms，SAV 间期 120 ms，AV 滞后设置 60 ms。图中第 1 个↓所指，心房事件（A）后出现 VS，则 SAV 间期延长 60 ms 至 180 ms，PAV 间期延长 60 ms 至 210 ms 以促进自身传导。第 2 个↓所指，A 后出现 VP，SAV 间期和 PAV 间期恢复至程控值，以避免需要心室起搏支持时的 AV 间期过长

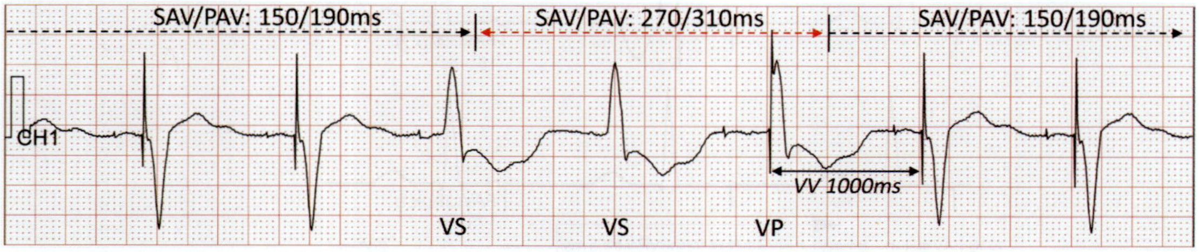

图 4-31 固定 AV 滞后的 Search AV 运作实例

美敦力 Kappa KD701 起搏器，起搏模式 DDD，低限频率 60 次/分，上限跟踪频率 120 次/分，设置 PAV 间期 190 ms，SAV 间期 150 ms，Search AV120 ms。图中有 3 个室性异位激动，第 1 个发生在程控 AV 间期内，起搏器认定为自身房室传导事件（VS），触发 Search AV 运作，下一个心动周期的 AV 间期延长 120 ms，第 2 个 VS 事件后 AV 间期继续延长；第 3 个室性异位激动与心室起搏形成伪融合波，PAV 间期为 310 ms，其后 Search AV 暂停运作，AV 间期恢复至程控值。Search AV 暂停第一跳，为保持心室频率稳定，采用 V-V 计时，AV 间期的缩短由 AP 推迟实现

二、Search AV+

2004 年，由美敦力公司的研究人员 Cesavant 主持的临床试验得出这样一个有趣的结论：对于有自身房室传导的患者，观察心房起搏到自身心室事件的 AV 间期，26%的患者短于 250 ms，60%的患者短于 300 ms，87%的患者短于 350 ms，13%的患者在 360 ms 以上。因此我们不仅发现每个人的房室传导时间不同，而且大部分是在 350 ms 左右前出现自身下传。于是为了最大限度地减少不必要的右心室起搏，自 EnPulse 系列起搏器开始推出 Search AV+功能。

Search AV+功能的运算法则与 Search AV 的自适应 AV 调整算法基本相同，也将 AV 窗口划分为 ABC 三区，起搏器对 AV 传导搜索的判断标准也相同。

主要的改进点有：

1. 程控选项：只有自适应程控选项 ON/OFF（图 4-32）。

2. AV 间期延长幅度：当 AV 传导搜索判断为“Too short”时，AV 间期将延长 62 ms，以便在更短的时间内搜索到自身房室传导（图 4-33）。

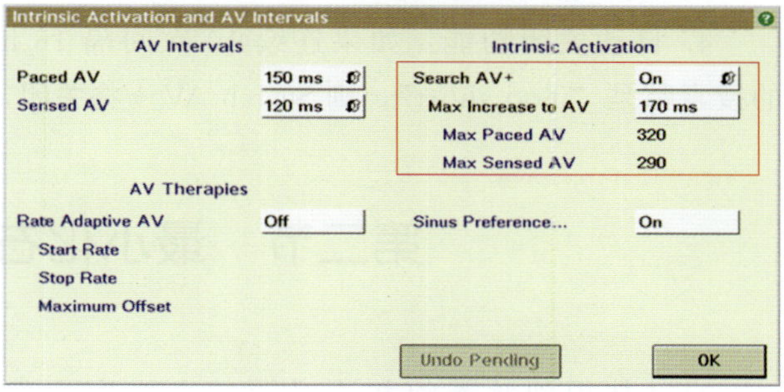

图 4-32　Search AV+的程控

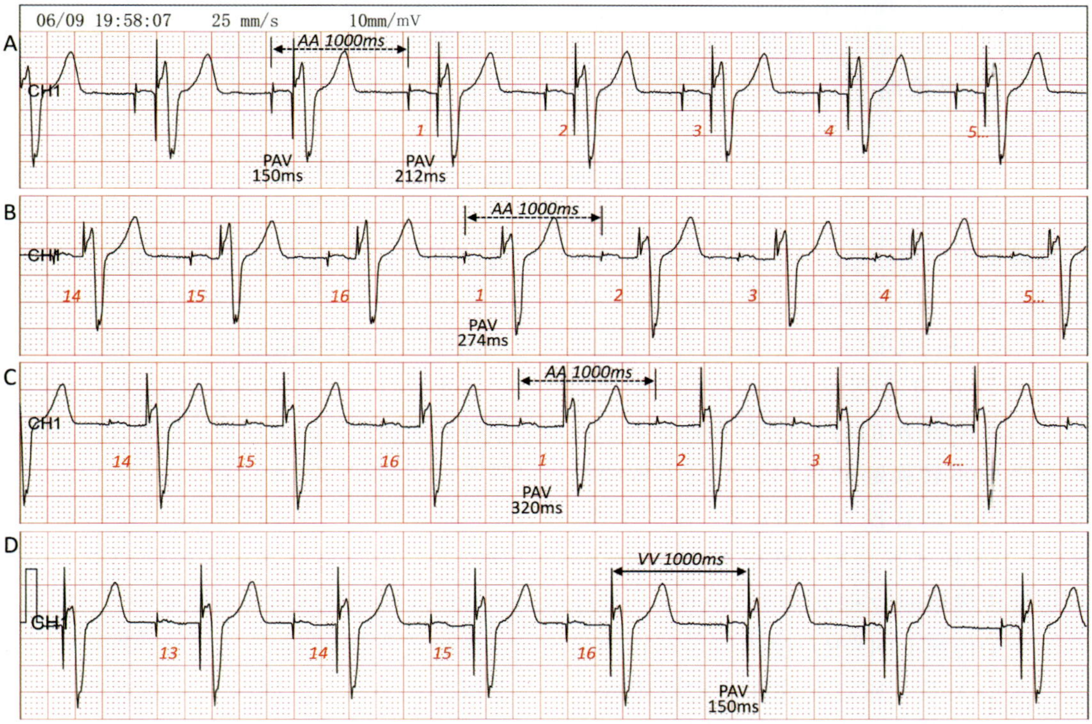

图 4-33　Search AV+运作实例

美敦力 EnPulse E2D01 双腔起搏器，起搏模式 DDD，低限频率 60 次/分，上限跟踪频率 130 次/分，设置 PAV 间期 150 ms，SAV 间期 120 ms，Search AV+功能开启，最大偏移量（Max Increase to AV）170 ms，图 A、B、C、D 为非连续记录。图 A 中见 Search AV+开始搜索自身房室传导，PAV 间期由 150 ms 延长至 212 ms，16 个心动周期后没有搜索到符合条件的 VS，图 B 中 PAV 间期再次延长 62 ms 至 274 ms 仍然搜索失败。图 C 中 PAV 间期延长至 AV 间期最大值 320 ms（150+170 ms）仍然没有搜索到自身房室传导，图 D 中 Search AV+运作暂停，PAV 间期恢复程控值 150 ms。图中可见，Search AV+运作过程中 AV 间期延长时采用 A-A 计时，心室起搏频率变慢；Search AV+暂停第一跳，为保持心室频率稳定，采用 V-V 计时，AV 间期的缩短由 AP 推迟实现

3. 暂停时间：如果在 AV 间期最大偏移值时，起搏器仍认为当前 AV 间期是“Too short”，则 SAV/PAV 立即回到程控值，并在 15 min 后重新搜索。如果后续的 Search AV＋运作仍认为当前 AV 间期是“Too short”，Search AV＋暂停时间将成倍延长（30 min，1 h，2 h，4 h，8 h，16 h…）。若某一次搜索实现了≥8/16 个 VS 时，则 Search AV＋恢复到初始状态。

4. 自动关闭功能：如果连续 10 次间隔 16 h 的搜索都是“Too short”，则 Search AV＋将关闭，直至下一次程控。因为对于连续 160 h，将近 1 周的时间都搜索不到自身下传的患者，已经不存在继续搜索的必要，从而节省起搏器电池消耗。

5. AV 间期偏移量：出厂默认设置由 110 ms 增加到 170 ms，最大偏移量（Max Increase to AV）由 110 ms 增加到 250 ms。所以，PAV/SAV 的最大值可以由原来的 360/250 ms 增加到 600 ms。

（陈顾江　张余斌）

第二节　最小化右心室起搏的特殊模式

自从认识到频繁的和不必要的右心室心尖部起搏可能产生不利的长期影响，如增加房颤及心力衰竭加重发生的概率，因此，为进一步降低不必要的右心室心尖部起搏，心房基础双腔最小化心室起搏策略应运而生；各起搏器厂家均开发了能够最大程度降低不必要右心室起搏的特殊起搏模式，包括美敦力公司心室起搏管理功能，百多力公司的心室起搏抑制，波士顿科学公司的 RYTHMIQ 以及创领心律医疗/索林公司的 AAI safeR 功能。

心室起搏管理功能——美敦力

心室起搏管理（Managed Ventricular Pacing，MVP）实际是以心房为基础的双腔起搏模式，它可以在 AAI(R) 和 DDD(R) 模式之间进行自动转换。当患者存在自身房室传导能力时以 AAI(R) 模式工作，对单次的房室传导脱落提供心室备用起搏支持而不转换起搏模式；在发生持续的房室传导阻滞时自动转换为 DDD(R) 模式工作。在 DDD(R) 工作模式下会周期性检查自身房室传导，一旦房室传导恢复立即转换为 AAI(R) 工作模式。它改变了传统 DDD(R) 模式固定存在的房室事件一一对应关系，通过允许在一定范围内心室事件的脱漏来鼓励自身房室传导，同时提供心室备用起搏支持，从而显著减少不必要的右心室心尖部起搏。

一、MVP 的基本运作方式

1. AAI(R) 工作模式：当患者心房激动能够通过自身的房室传导系统下传心室时，MVP 以 AAI(R) 模式工作，起搏器同时监测每一个心房周期中是否有心室感知（VS）事件，只要在两个心房事件（心房感知或心房起搏）之间感知到 VS 事件，就维持 AAI(R) 工作模式。MVP 允许出现长的房室传导间期（图 4-34），以及单个不能下传的心房激动。如偶然出现一次房室传导阻滞致使心室漏搏，起搏器会在预计的下一个心房起搏后 80 ms 发放心室备用起搏，但仍维持 AAI(R) 工作模式（图 4-35）。美敦力将这种以 AAI(R) 起搏模式为基础，同时具有心室感知和备用起搏功能的工作状态命名为 AAI(R)＋模式。

2. AAI(R)→DDD(R) 工作模式转换：当患者因房室传导阻滞而连续发生心房激动不能通过自身下传心室时，起搏器将自动由 AAI(R) 工作模式转换为 DDD(R) 工作模式。模式转换的触发条件是在最近连续 4 次心房周期中至少 2 次没有感知到 VS 事件，即 2 个心房事件未下传。下一心

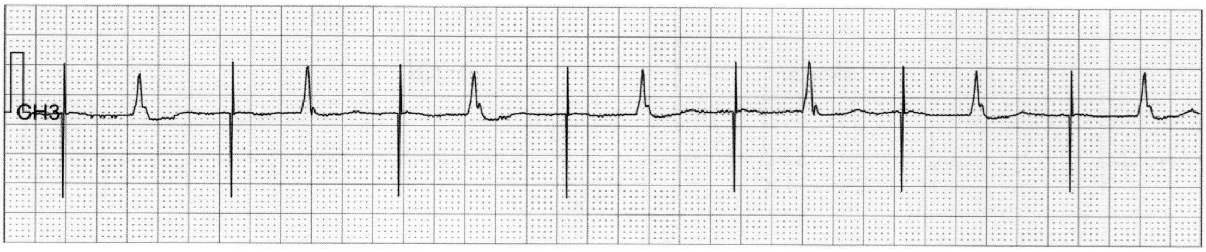

图 4-34　AAI(R)＋模式工作时的房室间期

MVP 功能开启时，只要下一个心房事件（AS/AP）之前有心室感知事件（VS），就保持 AAI(R)＋起搏模式，而不受 PR 间期长短的影响。上图为美敦力 Adapta ADDR01 起搏器，设置模式 AAIR<＝>DDDR，心房低限频率 55 次/分。可见在 AAI(R)＋起搏模式下，房室（AP-VS）间期长达 460 ms

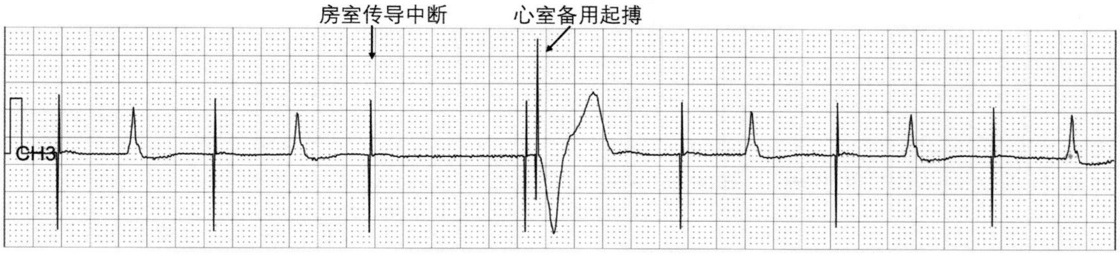

图 4-35　单次房室传导中断

美敦力 Adapta ADDR01 起搏器，设置模式 AAIR<＝>DDDR，心房低限频率 55 次/分。可见在 AAI(R)＋起搏模式下，当一次心房起搏未下传心室时，起搏器在下一次心房起搏后 80 ms 发放心室备用起搏，然后继续维持 AAI(R)＋起搏模式

动周期即由 AAI(R) 模式转换为 DDD(R) 模式（图 4-36）。

3. DDD(R)→AAI(R) 工作模式转换：转换为 DDD(R) 工作模式后，起搏器将会在 1 min、2 min、4 min、8 min……16 h 定期检测患者的自身房室传导功能，每次仅检测一次心房搏动（AP 或 AS）是否经自身下传心室。此时，起搏器将起搏模式切换到 AAI(R)＋模式 1 个心动周期，停止发放一次 VP 脉冲，如果感知到 VS 事件，则认为房室传导功能恢复，立即转换为 AAI(R)＋工作模式（图 4-37）。如果无 VS 事件，则认为还存在房室传导阻滞，在预计的下一个心房起搏后 80 ms 提供心室备用起搏，并切换回 DDD(R) 工作模式（图 4-38）。下一次房室传导检查的时间间隔将加倍，对持续性完全性房室传导阻滞患者，传导检测每 16 h 进行一次。

进行传导检测时这一次心房起搏的发放时间并不是以程控的心房低限频率间期来界定的，而

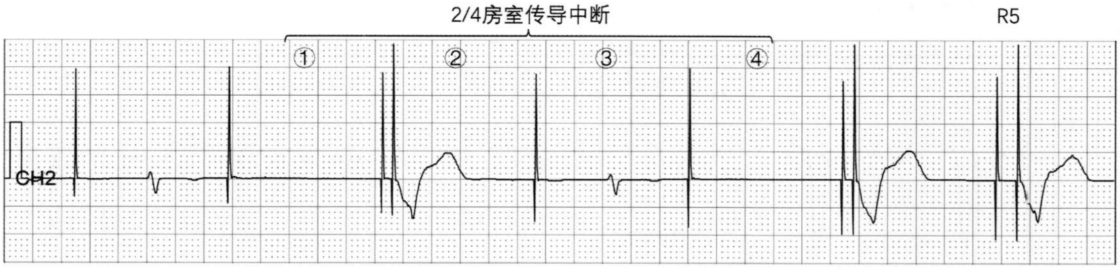

图 4-36　AAI(R)＋模式转换为 DDD(R) 实例

美敦力 Adapta ADDR01 起搏器。在连续 4 个心房波中有 2 个未下传心室时，随后 2 次心室备用起搏后，起搏模式由 AAI(R)＋转换为 DDD(R)，并启用 DDD(R) 模式下程控的房室间期（R5）

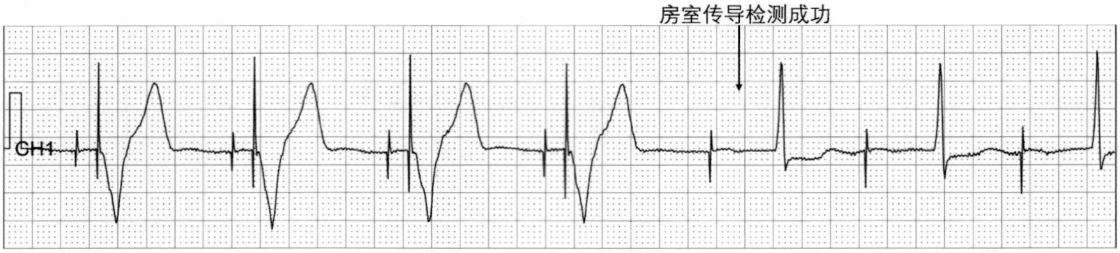

图 4-37　DDD(R)→AAI(R)＋模式转换

图中前 4 个心搏为 DDD(R) 工作模式，起搏器在第 5 个 AP 后停止发放 VP 以检测自身传导，并在下一个 AP 之前感知到 VS 事件，认为传导恢复，随后起搏模式转换为 AAI(R)＋

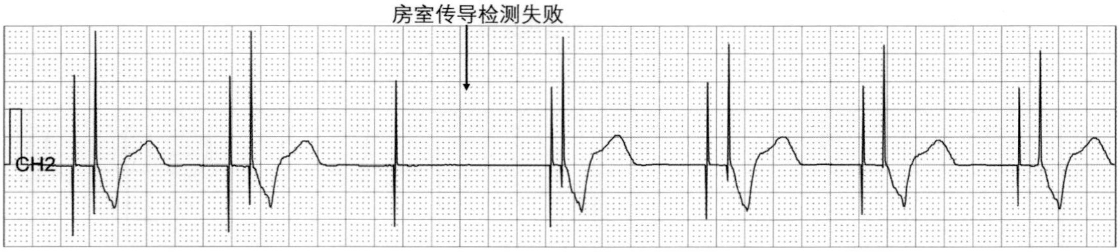

图 4-38　房室传导检测失败

图中前 2 个心搏为 DDD(R) 工作模式，起搏器在第 3 个 AP 后停止发放 VP 以检测自身传导，未检测到自身房室传导则继续维持 DDD(R) 模式

是会延长（PAV－80 ms)（图 4-39)。如果在心房低限频率间期＋（PAV－80 ms）内出现自身 P 波（AS）则会抑制 AP 的发放。该设计的原因可能是为了在搜索自身房室传导的同时尽量搜索自身 P 波。

4. 发生快速性房性心律失常时起搏模式转换：当发生快速性房性心律失常且符合自动模式转换（Mode Switch）设置条件时，无论是处于 AAI(R)＋还是 DDD(R）模式工作状态，起搏模式转换为 DDI(R)。在快速性房性心律失常终止时，起搏模式将自动转换为 DDD(R)，然后再转换为 AAI(R)＋（图 4-40，图 4-41)。

二、MVP 模式的时间间期设置及其影响

美敦力双腔起搏器采用改良的心房计时方式，以 DDD(R）模式工作时计时方式与普通 DDD(R）起搏模式相同。以 AAI(R)＋模式工作时，起搏器在心房按需起搏的同时持续监测心室以判断患者是否发生了房室传导阻滞，实质是双腔感知；其时间间期与普通 AAI(R）起搏模式有所不同：

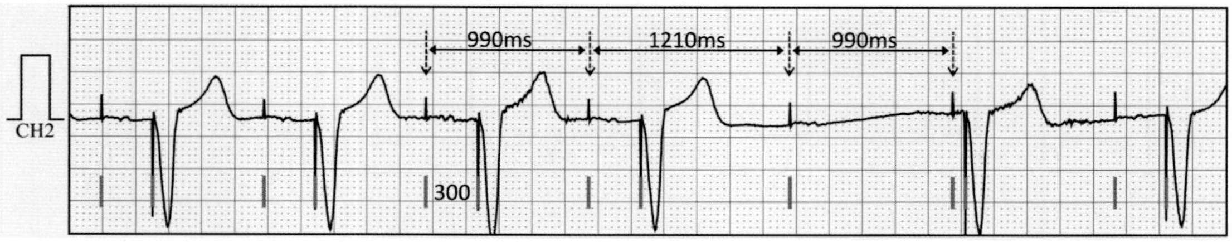

图 4-39　房室传导检查时心房起搏推迟

当前起搏频率间期为 990 ms，PAV 间期 300 ms，第 5 个 AP 比预计的心房起搏延迟了 220 ms（PAV－80 ms)，其后停止发放 VP，检测自身传导失败，在下一次 AP 后 80 ms 发放心室备用起搏，其后仍以 DDD(R）模式工作

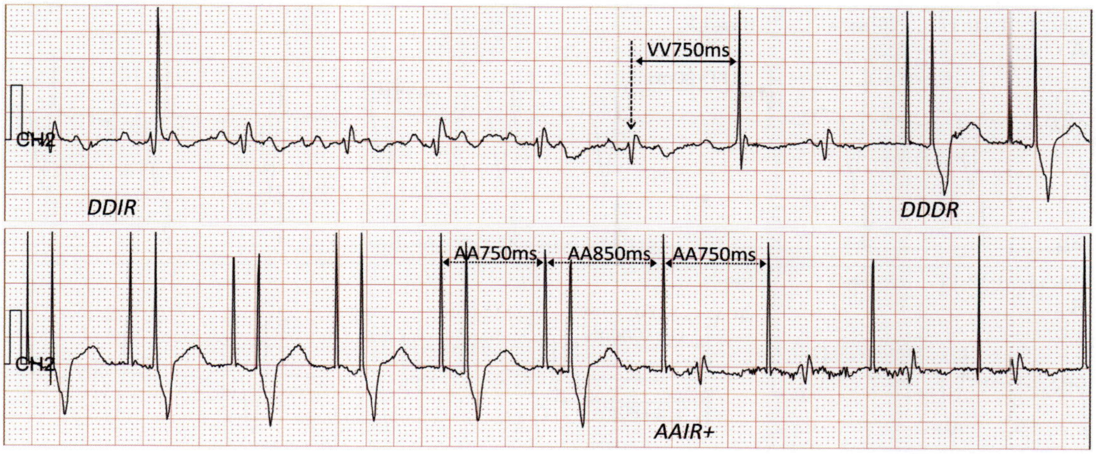

图 4-40 DDIR-DDDR-AAIR＋模式转换

美敦力 Advisa DR MRI A3DR01 起搏器，起搏模式 AAIR<＝>DDDR，设置低限频率 60 次/分，上限跟踪频率 130 次/分，PAV 间期 130 ms，SAV 间期 150 ms。上下两图为连续记录，上图开始因房性心动过速，起搏器以 DDIR 模式工作，房性心动过速终止后模式转换为 DDDR，起搏频率间期 750 ms，8 次房室顺序起搏后 AP 延迟 100（PAV－80）ms 以 AA 间期 850 ms 发放，自身房室传导搜索成功，模式转换为 AAIR＋，起搏频率间期 750 ms

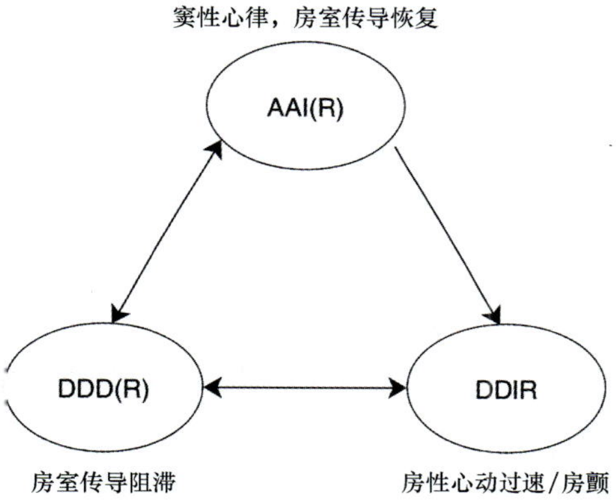

图 4-41 开启 MVP 功能时的模式转换示意图

1. 起搏频率间期：根据心房起搏或感知事件启动心房起搏频率间期，当前起搏频率可以是低限频率、传感器频率或特殊功能运行时的起搏频率，因此，在较快的自身心房率时发生房室传导阻滞，于起搏频率间期之前发生的自身 P 波可抑制心房起搏的发放；心房起搏频率间期＋80 ms 之前发生的自身 QRS 波可抑制心室备用起搏的发放（图 4-42）。如房室传导阻滞后的心房起搏频率间期之前有自身 P 波而无自身 QRS 波出现，则发放心室备用起搏，其 PV 间期（AS-VP）不固定；长短取决于自身 P 波与心房起搏频率间期＋80 ms 处的距离（图 4-43）。如无自身 P 波及 QRS 波，则于心房起搏频率间期结束时发放心房起搏，80 ms 后发放心室备用起搏；在 DDD(R) 模式下，进行房室传导检测失败时下一跳 AP-VP 的发放规则同理。以心房起搏频率间期＋80 ms 作为心室备用起搏间期是因为该数值是在检测到房室传导阻滞后

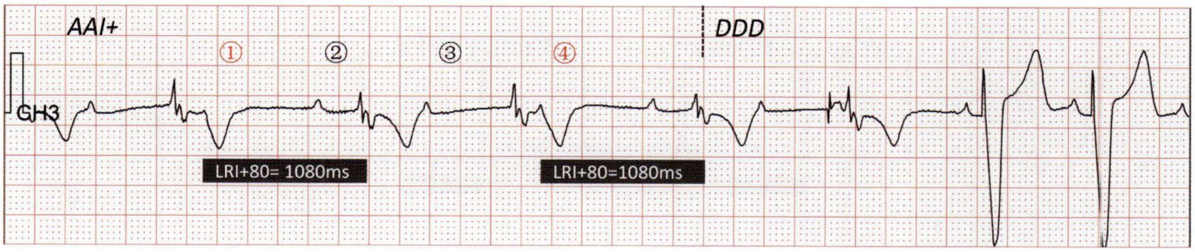

图 4-42 心室备用起搏被自身事件抑制

美敦力 Adapta L ADDRL1 起搏器，设置起搏模式 AAI<＝>DDD，低限频率 60 次/分，PVAB180 ms。图中开始起搏器以 AAI＋模式工作，起搏频率为低限频率，在连续 4 个心房周期内发生了 2 次房室传导中断（1、4）后模式转换为 DDD。在房室传导中断后的心房低限频率间期＋80 ms 内的自身 P 波及 QRS 波抑制了心房起搏和心室备用起搏

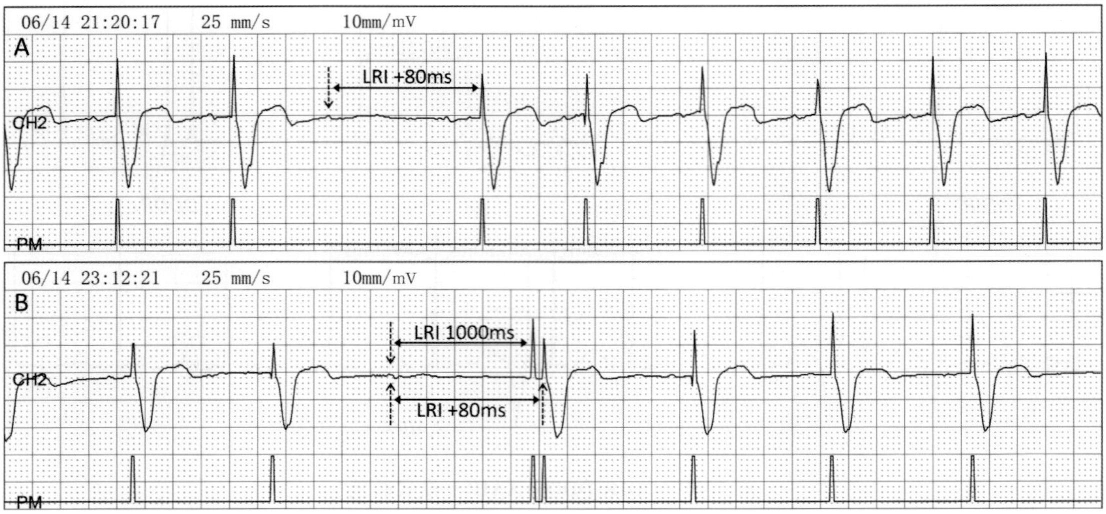

图 4-43 心室备用起搏的发放规则

美敦力 Advisa DR MRI A3DR01 双腔起搏器，设置起搏模式 AAI<=>DDD；低限频率 60 次/分，PAV 间期 180 ms、SAV 间期 150 ms，A、B 图为非连续记录。A 图见起搏器在 AS-VP（DDD）工作模式下，定时进行房室传导搜索；起搏器切换至 AAI+模式一个心动周期，未搜索到自身心室事件，预计以心房低限频率间期（LRI）发放的心房起搏被自身 P 波所抑制，心室备用起搏以预计的 AP 后 80 ms 处发放，导致此时的 PV 间期（300 ms）明显长于 DDD 模式下程控设置的 SAV 间期（180 ms）。B 图同样未搜索到自身心室事件，其后以低限频率间期发放心房起搏，80 ms 后发放心室起搏

可给予心室起搏支持的最短的生理性房室间期；其实这并不是真正的 AV 间期，VP 不是由 AP 所触发的，只是由前一心房事件（AP 或 AS）启动的心房起搏频率间期（A-A 间期）与心室备用起搏间期（A-A 间期+80 ms）形成的组合而已。

2. 心房不应期（ARP）：在 AAI(R)+起搏模式时采用动态心房不应期，当平均心室率低于 75 次/分时，ARP 为 600 ms；平均心室率≥75 次/分时，起搏器将比较最近连续 12 次心室周期并选择第 7 个最短的心室周期，以其值的 75%作为 ARP 的数值，且该值不超过 600 ms。为防止因房性早搏未下传或对心室波发生远场感知而不恰当地将工作模式转换为 DDD(R)，不应期内心房事件（AR）不会启动新的心房起搏频率间期和不应期。如果其未下传心室也不会被认为发生房室传导阻滞而引发心室备用起搏。如果同时开启非竞争性心房起搏（NCAP）功能，不应期内心房事件会启动 NCAP 间期［Adapta 系列 AAI(R)+模式下 NCAP 不会运行］，可能会导致预计的 AP 推迟发放（图 4-44，图 4-45）。

3. 心室后心房空白期（PVAB）：心室起搏/感知后有心房空白期，其值等同于 DDD(R) 模式下的程控值。目的是防止心房远场感知心室事件，PVAB 内心房事件不会重整时间间期但在此期间

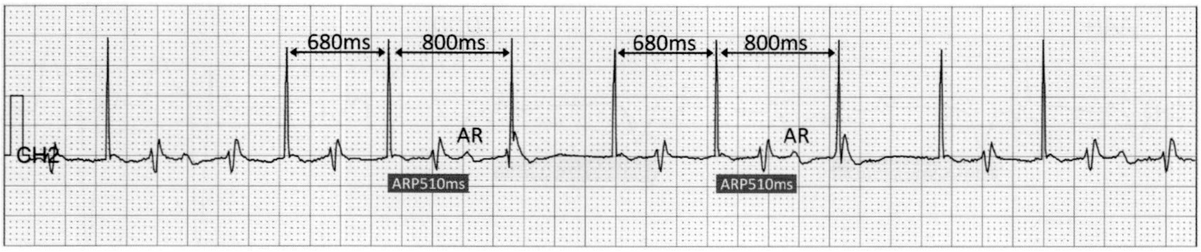

图 4-44 NCAP 与 MVP 的相互影响（一）

植入美敦力 Advisa DR MRI A3DR01 起搏器，设置起搏模式 AAIR<=>DDDR，NCAP 功能打开，NCAP 间期 300 ms。图中见 AAIR+起搏模式下，传感器频率间期 680 ms，ARP 等于 680×75%=510 ms；第 4 及第 7 个 AP 前 300 ms 处见位于 ARP 内的房性早搏，开启 300 ms NCAP 间期致使其后的 AP 被推迟

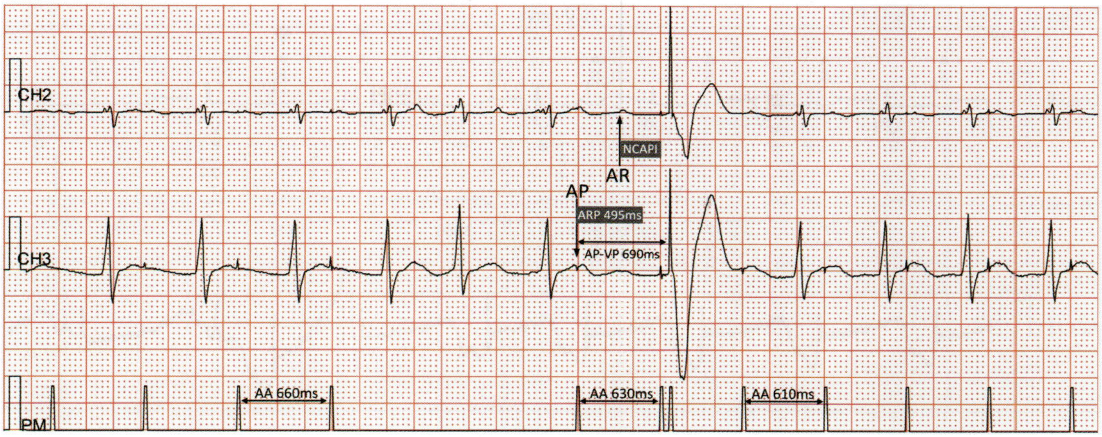

图 4-45　NCAP 与 MVP 的相互影响（二）

美敦力 Advisa DR MRI A3DR01 双腔起搏器，起搏模式 AAIR＜＝＞DDDR，NCAP 间期 300 ms，开启心房优先起搏功能；图中处于 AAIR＋起搏模式，传感器频率间期 660 ms。在感知自身快速心房事件后心房起搏频率增快（AA 间期 610 ms），动态心房不应期（ARP）为 660×75%＝495 ms。在一次心房起搏（↓示）没有下传心室之后，按照 MVP 运作规则，将在预计的心房起搏后 80 ms 处发放心室备用起搏（610 ms＋80 ms），但在心房起搏触发的 ARP 内感知到一次房性早搏（AR），启动 NCAP 间期使预计的心房起搏推迟，AV 缩短至大约 60 ms，而不是通常所见心房起搏与心室备用起搏间隔 80 ms

内仍可发放心房起搏（图 4-46，图 4-47）。

4. 心房空白期（AB）：心房感知或起搏后的心房通道空白期为 100 ms 固定值。

5. 心室空白期（VB）：心室感知或起搏后的心室通道空白期为 100 ms。

6. 心房后心室空白期（PAVB）：AAI(R)＋模式下心房起搏启动心室通道 80 ms 的心房后心室空白期（PAVB），无交叉感知窗，AAI(R)＋模式下没有心室安全起搏（VSP）。因此，心房起搏后的 80 ms 内发生自身 QRS 波不能被起搏器感知，如果至下一心房事件之间没有其他自身心室事件发生，起搏器会认为发生了房室传导中断（图 4-48，图 4-49）。当发生心室漏搏后，心房起搏启动的心室空白期内出现的自身心室激动无法被感知，因此不会抑制心室备用起搏的发放（图 4-50），从而形成心室伪融合波；而心房感知事件后无心室空白期，自身心室激动会抑制心室备用起搏。连续的 PAVB 内心室事件可以导致模式转换为 DDD(R)（图 4-51）。

7. 对室性早搏的反应：AAI(R)＋模式工作时，心室通道是具有感知功能的，室性早搏会启动 VA 间期计时而重整心房起搏频率间期；可以导致长 AA 间期（图 4-52）；此时的 VA 间期值为 AA 间期－80 ms，与 DDD(R) 模式下的 VA 间期不同。对同时开启室早反应功能的起搏器，将会在感知室早后延长心室后心房不应期至 400 ms；如果在此期间感知到自身心房事件将开启 300 ms（默认值 300 ms，部分型号起搏器可程控；ICD 平

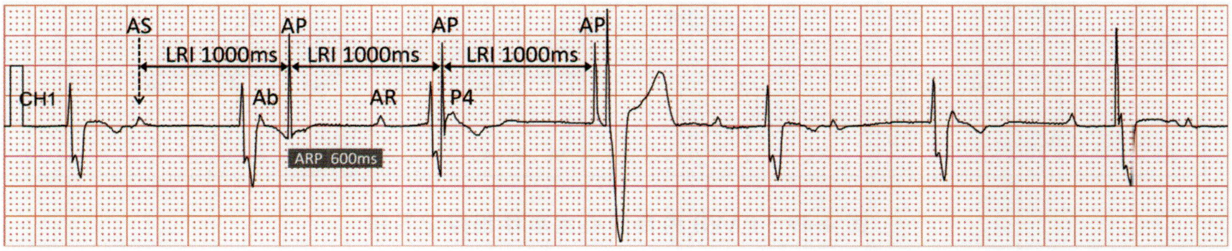

图 4-46　动态心房不应期及 PVAB 内心房事件

美敦力 Adapta L ADDRL1 起搏器，设置起搏模式 AAI＜＝＞DDD，低限频率 60 次/分，PVAB 180 ms。图中第 2 个 P 波（Ab）位于 PVAB 内不重整 LRI；第 3 个 P 波（AR）位于前次心房起搏触发的 600 ms 心房不应期内也没有重整 LRI；P4 为心房起搏夺获，该心房起搏脉冲位于 PVAB 内。P4 没有下传心室，在下一个心房起搏 80 ms 后触发心室备用起搏

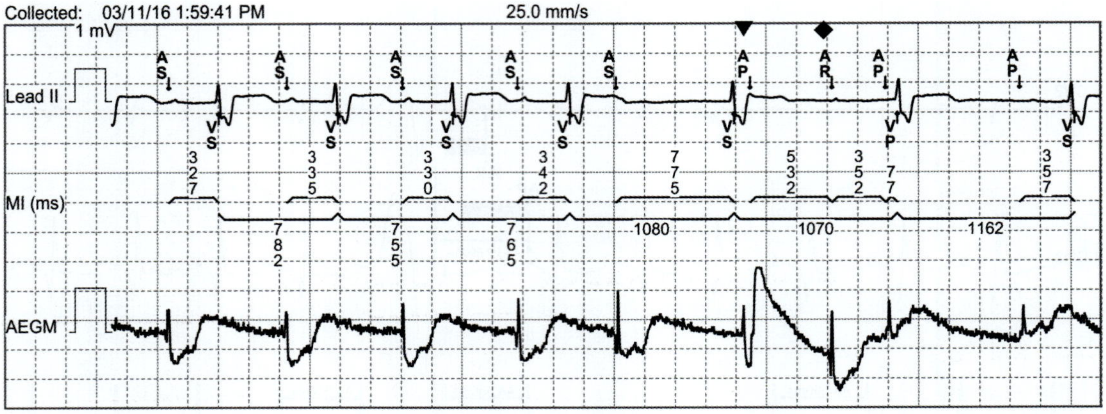

图 4-47　AAI＋模式下 PVAB 内事件程控记录图

美敦力 Adapta L ADDRL1 起搏器，设置起搏模式 AAIR＜＝＞DDDR，低限频率 60 次/分，PAV 间期 150 ms，SAV 间期 120 ms，PVAB 180 ms。从上向下依次为体表Ⅱ导联、时间标记、心房腔内电图。图中可见房室间期明显大于程控值，说明当前处于 AAI＋起搏模式。第 5 个 AS 为房性早搏，缓慢下传心室，致使下一心房起搏（▼示）落在 PVAB 内；其后又有一房性早搏（◆示）落在心房起搏后不应期内，不重整心房频率间期

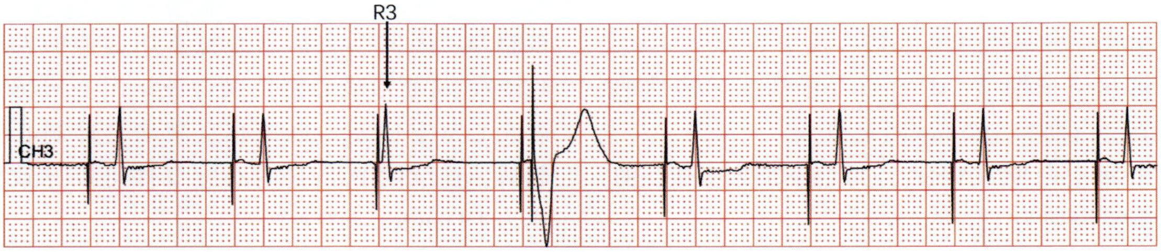

图 4-48　PAVB 内自身心室事件

美敦力 Adapta L ADDRL1 起搏器，设置起搏模式 AAIR＜＝＞DDDR，低限频率 60 次/分。图中 R3 为一交界性早搏位于 AP 启动的 80 ms PAVB 内，在其后的心房低限频率间期内无自身心室感知，下一个 AP 后 80 ms 发放心室备用起搏

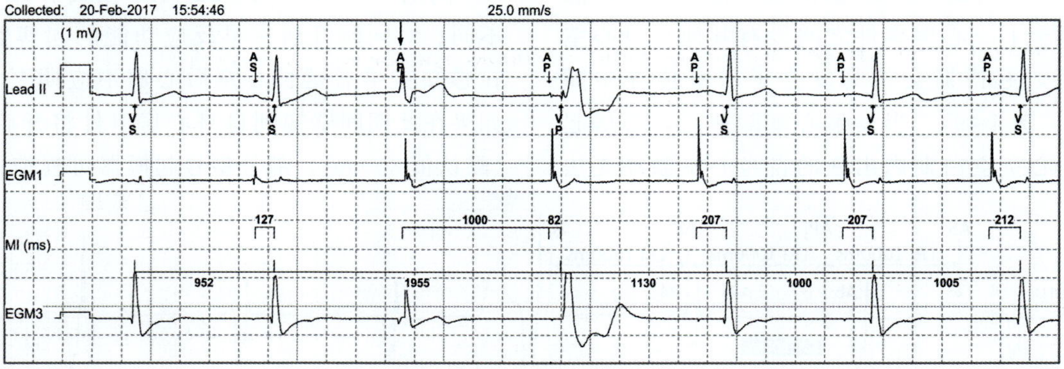

图 4-49　PAVB 内自身心室事件程控记录图

美敦力 Advisa DR MRI A3DR01 起搏器，设置起搏模式 AAIR＜＝＞DDDR，低限频率 60 次/分。图中从上向下依次为体表Ⅱ导联、心房腔内电图、时间标记、心室腔内电图。起搏器以 AAI＋模式工作，第 3 个 QRS 波为一室性早搏落在其前心房起搏（AP）后 80 ms 心室空白期内未被感知，在随后的心房低限频率间期内无其他 VS 事件发生，起搏器判断发生了房室传导阻滞，在下一个 AP 后 80 ms 发放心室备用起搏

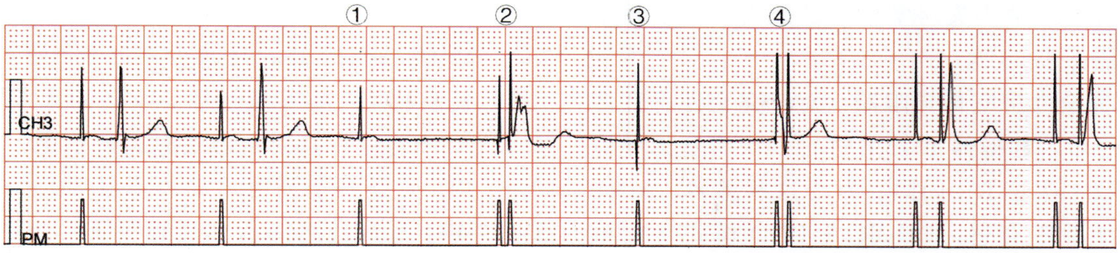

图 4-50　PAVB 内心室事件不影响心室备用起搏的发放

美敦力 Advisa DR MRI A3DR01 起搏器，设置起搏模式 AAIR＜＝＞DDDR，低限频率 60 次/分，PAV 间期 180 ms，SAV 间期 150 ms。图中见起搏器在 AAI＋起搏模式下发生了两次房室传导中断，符合连续 4 个心房波中有 2 个未下传心室，随后起搏模式由 AAI＋转换为 DDD。每次 QRS 波脱落后均可见距离 AP 80 ms 的心室备用起搏（②④示），其中④处见心室备用起搏与心房起搏之间有自身 QRS 波出现，不影响心室备用起搏的发放

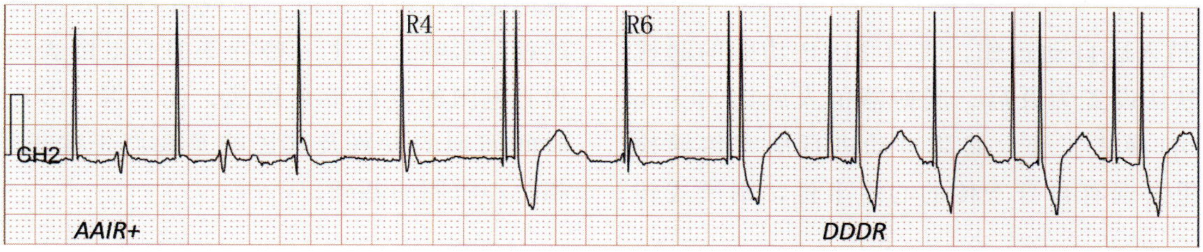

图 4-51　连续 PAVB 内心室事件触发模式转换

植入美敦力 Advisa DR MRI A3DR01 起搏器，设置起搏模式 AAIR＜＝＞DDDR。图中见 R4 及 R6 位于 AP 后 80 ms PAVB 内未被感知，其后触发心室备用起搏，由于符合 4 个心动周期内 2 次 QRS 波脱落的模式转换条件，起搏模式由 AAIR＋转换为 DDDR

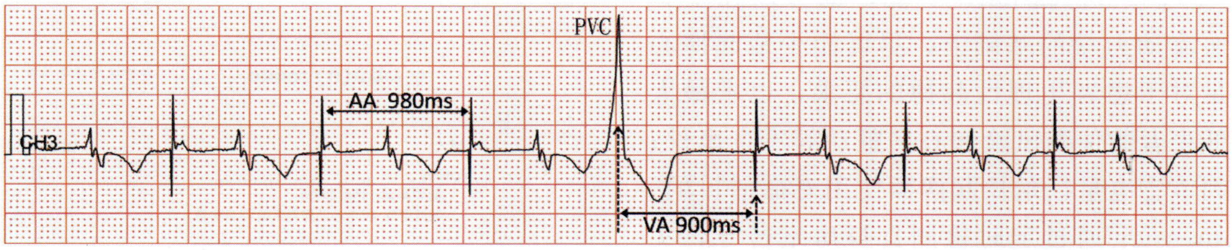

图 4-52　AAI(R)＋模式下对室性早搏的反应

美敦力 Adapta L ADDRL1 起搏器，设置起搏模式 AAIR＜＝＞DDDR，低限频率 60 次/分，PAV 间期 150 ms，SAV 间期 120 ms。图中见 AP-VS 间期显著大于程控 AV 间期，传感器频率间期 980 ms，说明起搏器正处于 AAI(R)＋工作模式。室性早搏（PVC）后启动 VA 计时触发下一个心房起搏，此时的 VA 间期为 980－80＝900 ms

台起搏器室早后 NCAP 间期自动为 400 ms）的非竞争性心房起搏（NCAP）间期［Adapta 系列 AAI(R)＋模式下 NCAP 不会运行］，可能会导致更长的 AA 间期。

三、MVP 模式的程控注意事项

1. V-V 间期的变化：MVP 模式允许 V-V 间期的变化，其长短取决于患者的自身房室传导情况，偶尔的心室停搏可以导致接近 2 倍起搏频率间期的长 RR 间隔，选择该模式时需考虑对患者的影响。

2. PAV 和 SAV 间期：对于开启 MVP 模式的患者来说，没有必要设置比较长的 PAV 和 SAV 间期。因为 MVP 模式本身能够最大限度促进自身的房室传导，PAV 和 SAV 间期只在房室阻滞模式转换为 DDD(R) 时发挥作用。

3. 低限频率设置：在房室传导中断或在 DDD(R) 模式下进行房室传导检查时，心室起搏支持的频率可低至低限频率的一半。因此，对于窦性

心动过缓或经常丧失房室传导的患者，低限频率设置不应低于 50 次/分。

4. 完全性房室传导阻滞：对于完全性房室传导阻滞患者，起搏器每 16 h 进行一次房室传导检查会导致 1 次长 RR 间隔。对于这些患者，MVP 模式可能并不合适，DDDR 或 DDD 模式可能更合适。

5. 长 PR 间期：开启 MVP 模式后，只要在两次心房事件之间有自身心室感知，起搏器就会保持 AAI(R) 起搏模式。对于有症状的一度房室传导阻滞患者，永久的 DDDR 或 DDD 模式可能更适合。

6. 植入后自动运作：具有 MVP 功能的起搏器出厂默认设置为开启。起搏器植入后约 30 min 内以 DDD 模式工作，然后自动进行房室传导检查，如果发现有自身下传的心室事件，则模式转换为 AAIR 或 AAI。

MVP 功能的目的是减少不必要的右心室起搏，其通过保持心室感知和心室备用起搏支持下的 AAI(R) 起搏，使右心室起搏最小化，又可以在出现房室传导阻滞时启动心室备用起搏，使患者在安全与获益之间达到最佳平衡。由于 MVP 模式下时间间期设置的特殊性，可能出现自身 P 波、QRS 波与心房起搏或心室起搏之间的一些反常关系，产生普通双腔起搏模式的时间间期无法解释的心电图表现，易被误认为起搏器功能存在异常。如果同时确实有起搏器功能异常，以及与其他起搏器特殊功能之间或者自身心律失常之间的相互影响会产生一些特殊的心电图表现，给起搏心电图的分析带来挑战；而掌握 MVP 功能的时间间期的设置及其影响是我们正确识别 MVP 相关心电图的基础。

心室起搏抑制功能——百多力

百多力公司 E 系列双腔起搏器具有的心室起搏抑制（Vp Suppression）功能，也可以在不影响患者血流动力学的基础上，尽可能少地起搏心室，满足对于患者生理性起搏的要求，以求最大限度降低患者的住院风险和心房颤动等不良事件；同时起到节省电量，延长起搏器使用寿命的目的。Vp Suppression 通过定时检测自身房室传导，实现 DDD(R)＜＝＞ADI(R) 之间的起搏模式自动转换；在患者存在自主房室传导的情况下，起搏器以心房控制模式 ADI(R) 工作，减少不必要的心室起搏；当自主房室传导受阻时，转换为 DDD(R) 模式工作（图 4-53）。

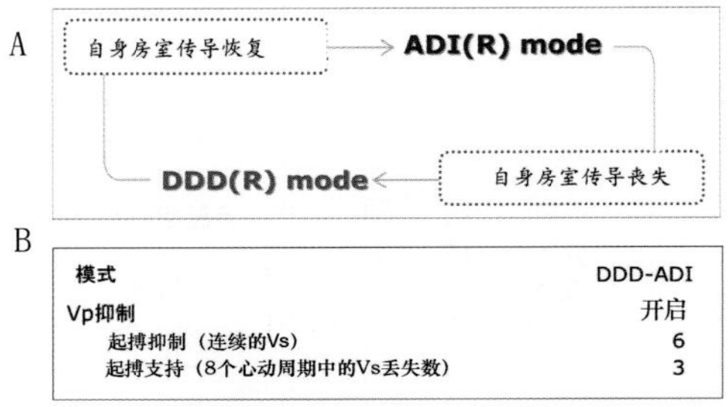

图 4-53 Vp Suppression 工作示意图及程控设置

图 A 为 Vp Suppression 运作时 DDD(R)＜＝＞ADI(R) 模式转换示意图。图 B 示开启 Vp Suppression 时需把起搏器的工作模式设置为 DDD(R)-ADI(R)；起搏抑制的转换条件：8 个心动周期中出现 Vs 数（范围 1～8，默认 6），起搏支持的转换条件：8 个心动周期中 Vs 丢失数（范围 1～4，默认 3）

一、心室起搏抑制工作原理

具有 Vp Suppression 功能的起搏器，不管在 ADI(R) 模式还是 DDD(R) 模式，心室通道均有感知功能。因此，起搏器通过感知自身心室事件（VS）来判断患者的自身房室传导状况，并决定是否进行 DDD(R)＜＝＞ADI(R) 之间的模式转换。当发生快速性房性心律失常时，自动模式转换不受 Vp Suppression 的影响，无论处于 DDD(R) 还是 ADI(R) 模式，都可随时转换为 DDI(R) 工作模式，房性心律失常终止后，首先转换为 DDD(R) 模式。

1. DDD(R)→ADI(R) 模式转换：在 DDD(R) 工作模式下，起搏器通过对自身心室事件（VS）的连续性搜索（Vs Continuity Search）来判断是否存在自主房室传导。

（1）VS 连续性搜索的触发条件：①VS 触发：在程控的 AV 间期内感知到单个自身心室事件（VS），包括室性早搏。② 时间触发：至少持续 30 s 的心室起搏（VP），期间无 VS（图 4-54）。

（2）VS 连续性搜索方式：当达到以上 2 个条件之一时，起搏器将延长 PAV 间期至 450 ms，SAV 间期＝PAV－感知校正，并维持 8 个心动周期以搜索自身房室传导（图 4-55，图 4-56）。

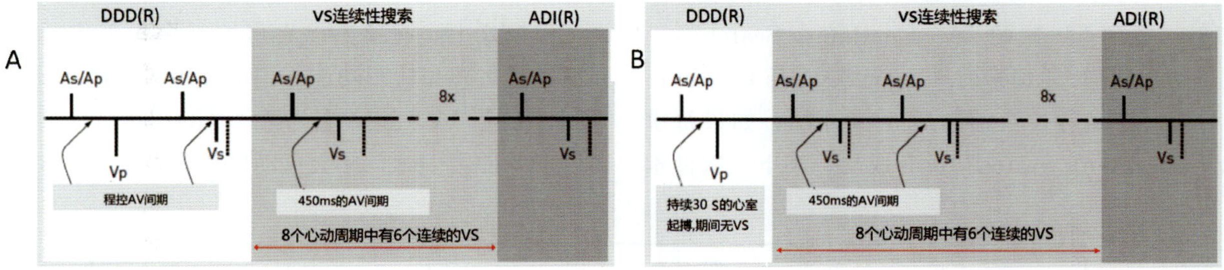

图 4-54　VS 连续性搜索示意图

A 图为在程控 AV 间期内感知 VS 事件后触发 VS 连续性搜索，B 图示时间触发 VS 连续性搜索

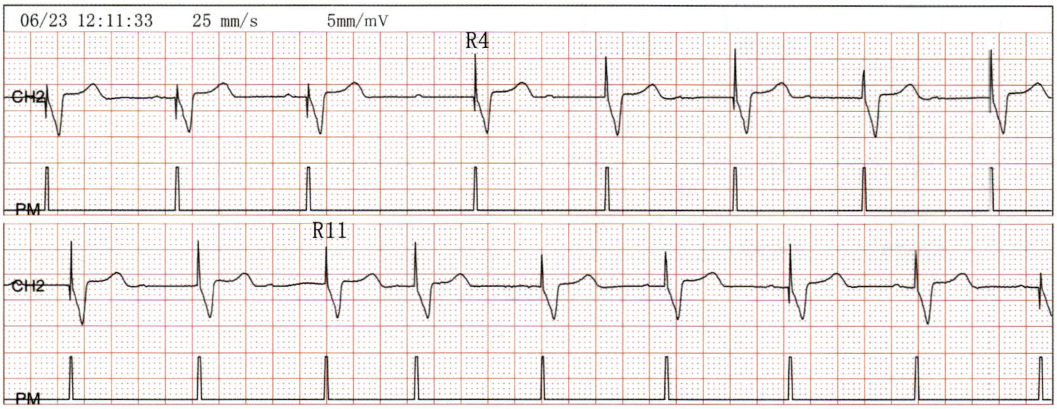

图 4-55　时间触发 VS 连续性搜索（一）

百多力 Evia DR-T 双腔起搏器，设置起搏模式 DDDR-ADIR，PAV 间期 180 ms 至 140 ms，感知校正－45 ms；上图为连续记录。在满足至少连续 30 s 内没有 VS 事件后，自 R4 开始起搏器延长 AV 间期进行 VS 连续性搜索，至 R11 连续延长 AV 间期 8 个心动周期没有搜索到自身心室事件，然后 AV 间期回到程控值，继续维持 DDDR 起搏模式

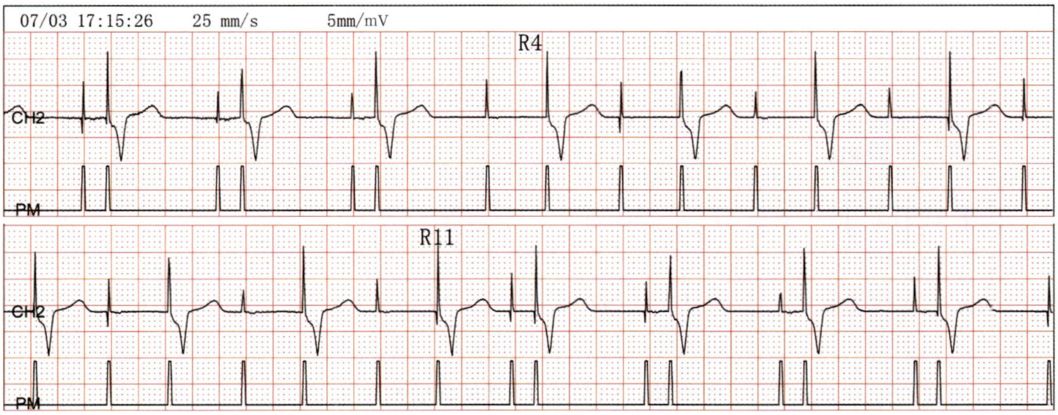

图 4-56　时间触发 VS 连续性搜索（二）

百多力 Evia DR-T 双腔起搏器，设置起搏模式 DDD-ADI，基础频率 60 次/分，上限频率 130 次/分，PAV 间期 180 ms 至 140 ms，感知校正－45 ms；上图为连续记录。在满足至少连续 30 s 内没有 VS 事件后，自 R4 开始起搏器延长 AV 间期至 450 ms，至 R11 连续延长 AV 间期 8 个心动周期没有搜索到自身心室事件，然后 AV 间期回到程控值，继续维持 DDD 起搏模式

（3）模式转换标准：如果在 8 个心动周期中发现有 6 个（该值可程控，范围为 1～8，默认设置为 6）连续的 VS，则转换为 ADI(R) 模式（图 4-57）。如果没有符合条件的 VS，则以 450 ms 的 AV 间期起搏 8 次后，恢复到程控的 AV 间期（图 4-58），直到下一次的"Vs Continuity Search"。

（4）VS 智能搜索时间：首次"Vs Continuity Search"从程控头移开后 30 s 开始；如果每次"Vs Continuity Search"没有成功，则下一次搜索时间间隔会双倍递增（30 s，1 min，2 min，4 min……128 min），直到 128 min 为止；之后每 20 h 搜索一次，以避免频繁地搜索引起的长 AV 间期影响血流动力学。

2. ADI(R)→DDD(R) 模式转换：在 ADI(R) 工作模式下，起搏器以心房按需模式工作，心室通道具有感知监测功能，但心室起搏（VP）被抑制，安全 AV 延迟功能存在（图 4-59）。只有达到以下条件之一时，才会启动模式转换为 DDD(R)：

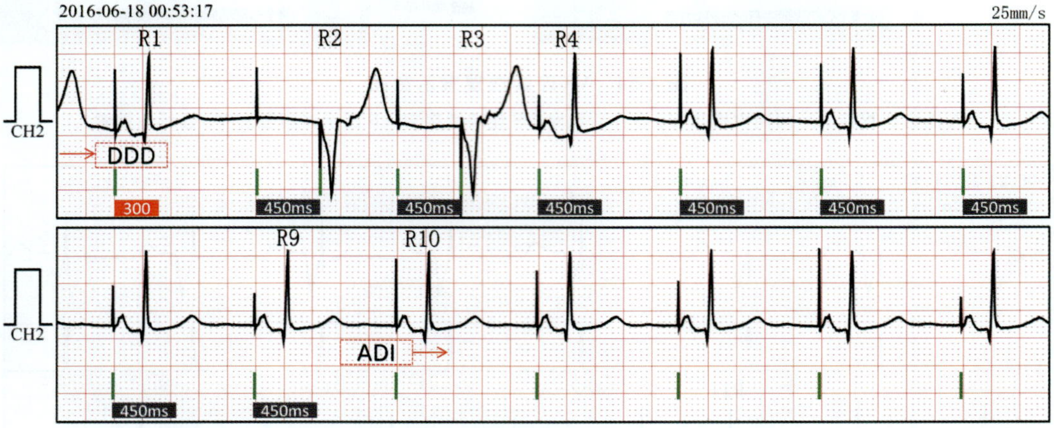

图 4-57　VS 连续性搜索成功

百多力 Evia DR-T 双腔起搏器，设置起搏模式 DDD-ADI；起搏抑制：6（VS）；起搏支持：3 out of 8；基础频率 60 次/分，上限频率 130 次/分，PAV 间期 300 ms，感知校正－45 ms，PVARP 250 ms；上图为连续记录。图中起始为 DDD 起搏模式，R1 为在程控 AV 间期内感知的 VS，触发 VS 连续性搜索，R2 开始延长 8 个心动周期的 AV 间期至 450 ms，R4～R9 连续 6 个 VS 事件符合起搏抑制转换条件，R10 开始以 ADI 起搏模式工作。R2、R3 前见心房起搏失夺获，心室起搏后见逆传 P 波

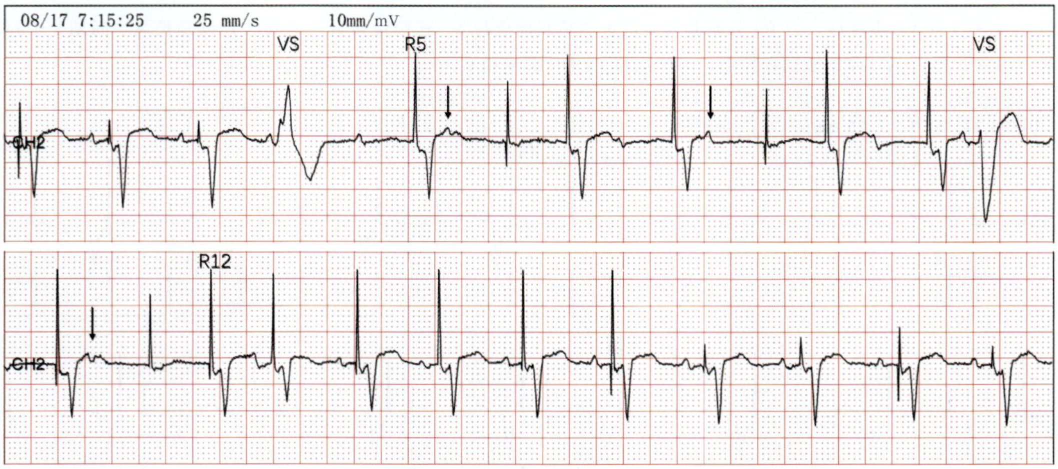

图 4-58　VS 触发 VS 连续性搜索失败

百多力 Evia DR-T 双腔起搏器，设置起搏模式 DDD-ADI，起搏抑制：6（VS）；起搏支持：3 out of 8；基础频率 60 次/分，上限频率 130 次/分，PAV 间期 180 ms 至 140 ms，感知校正－45 ms，PVARP 250 ms；上图为连续记录。室性早搏（VS）在程控 AV 间期内被感知，触发 VS 连续性搜索，R5～R12 延长 AV 间期 8 个心动周期，期间只搜索到 1 次自身心室事件（室性早搏），然后 AV 间期回到程控值，继续维持 DDD 起搏模式。图中可见由于 AV 间期延长导致部分自身 P 波落在 PVARP 内（↓示）未触发心室跟踪

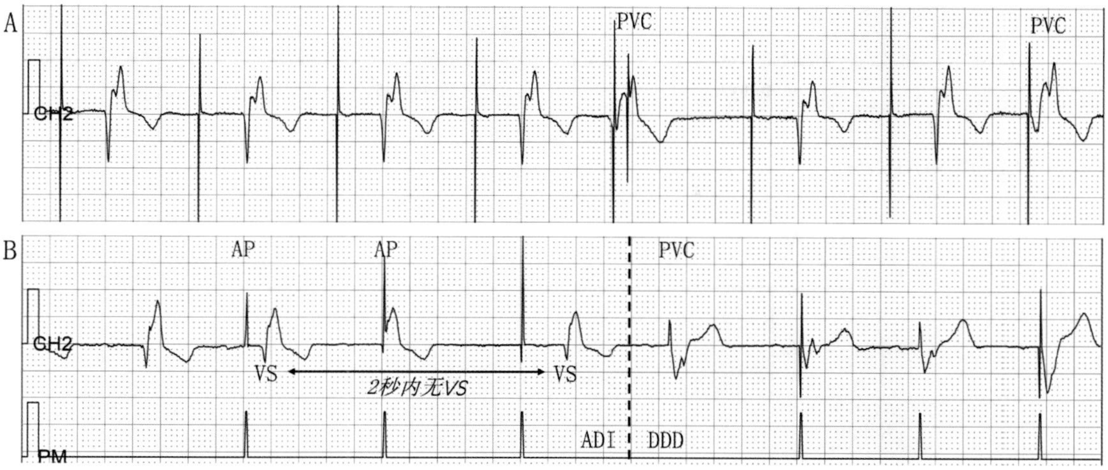

图 4-59　ADI 模式下的安全 AV 延迟及心室空白期事件

百多力 Evia DR 双腔起搏器，设置起搏模式 DDD-ADI，起搏抑制：6（VS）；起搏支持：3 out of 8；基础频率 60 次/分，上限频率 130 次/分，PAV 间期 200 ms，感知校正－45 ms，PVARP 265 ms，图 A、B 为非连续记录。图 A 为 ADI 工作模式，第一个室性早搏（PVC）在交叉感知窗被心室电极感知触发安全 AV 延迟功能，AP 后 100 ms 发放心室起搏。图 B 可见室性早搏和间歇心房感知不足，第二个心房起搏（AP）后因自身下传的 QRS 波落在心房起搏后心室空白期未被起搏器感知，导致起搏器认为 2 s 内无自身心室事件，模式由 ADI 转换为 DDD

（1）2 s 内无自身心室事件（VS）感知后（心室率慢时先满足），模式转换为 DDD(R)，并以 450 ms 的 AV 间期起搏心室 1 次，随后以程控的 AV 间期运作（图 4-60，图 4-61）。

（2）两个连续的心动周期内无 VS 感知（心室率快时先满足），模式转换为 DDD(R)，并立即

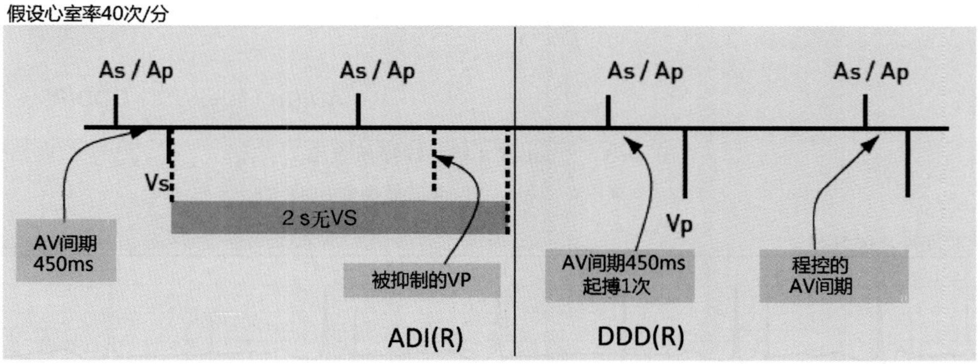

图 4-60　2 s 内无 VS 模式转换示意图

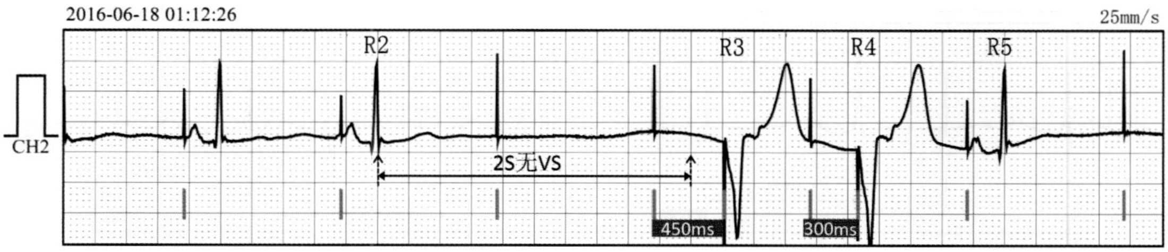

图 4-61　2 s 内无 VS 模式转换实例

百多力 Evia DR-T 双腔起搏器，设置起搏模式 DDD-ADI，起搏抑制：6（VS）；起搏支持：3 out of 8；基础频率 60 次/分，上限频率 130 次/分，PAV 间期 300 ms，感知校正－45 ms，PVARP 250 ms。本图起始起搏器为 ADI 工作模式，R2 后因心房起搏失夺获致 2 s 内无 VS 事件，模式由 ADI 转换为 DDD，并以 450 ms 的 AV 间期起搏心室一次（R3），随后恢复程控的 AV 间期（R4），R5 在程控 AV 间期内感知到 VS 事件，再次触发 VS 连续性搜索，其后 AV 间期再次延长至 450 ms。此图中因心房失夺获，心室起搏后见室房逆传 P 波

以程控的 AV 间期运作（图 4-62）。

（3）X out of 8：8 个心动周期中，有 X（X 为可程控值，范围为 1～4，默认设置为 3）个心动周期在 450 ms 的 AV 间期内无 VS 感知（断续的房室传导阻滞时先满足），随后模式转换为 DDD(R)，并立即以程控的 AV 间期运作（图 4-63，图 4-64）。

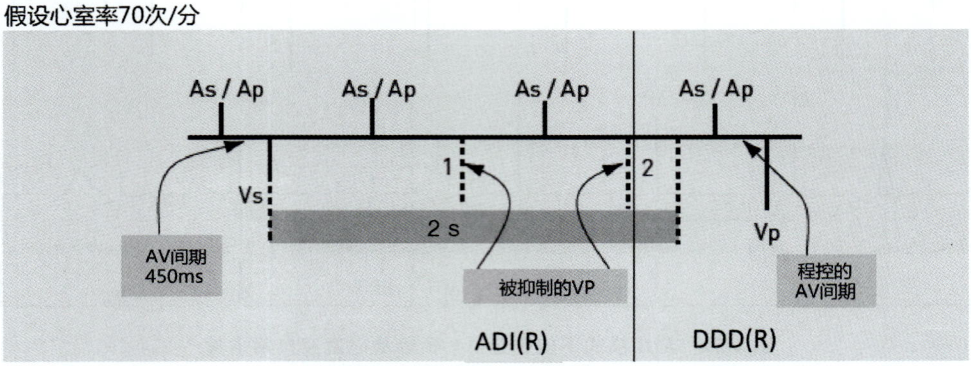

图 4-62　两个连续心动周期内无 VS 模式转换示意图

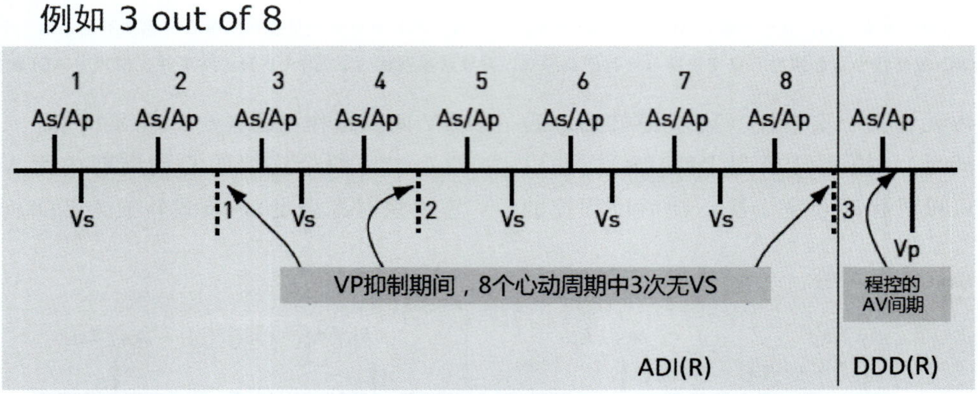

图 4-63　X out of 8 模式转换示意图

8 个心动周期中有 3 个无 VS，模式转换为 DDD(R)

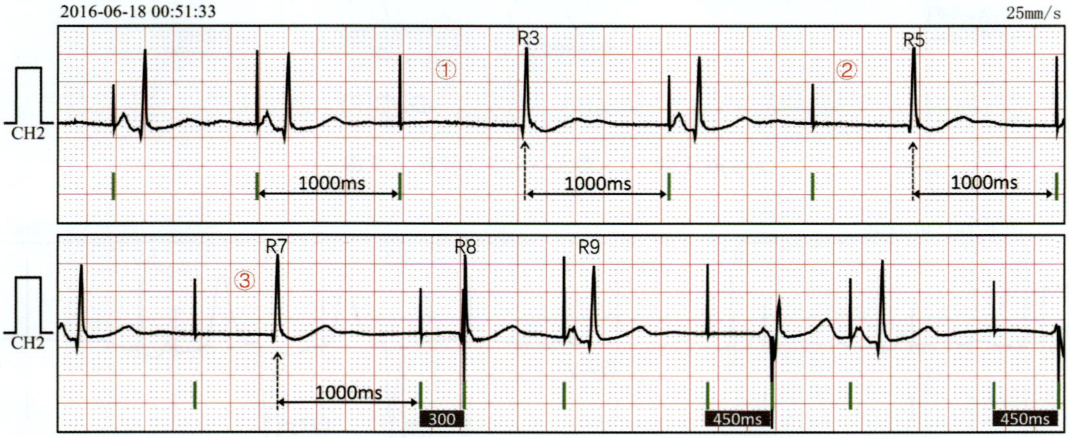

图 4-64　3 out of 8 模式转换实例

百多力 Evia DR-T 双腔起搏器，设置起搏模式 DDD-ADI；起搏抑制：6（VS）；起搏支持：3 out of 8；基础频率 60 次/分，上限频率 130 次/分，PAV 间期 300 ms，感知校正－45 ms，PVARP 250 ms，上图为连续记录。本图起始起搏器为 ADI 工作模式。自标记①开始 8 个心动周期中有 3 个心动周期（①②③）在 450 ms 的 AV 间期内无 VS 事件。起搏器工作模式由 ADI 转换为 DDD，并恢复为程控的 AV 间期（R8）。R9 在程控的 AV 间期内感知到 VS，再次触发 VS 连续性搜索，其后 AV 间期再次延长至 450 ms。此图中间歇性心房起搏失夺获后出现的交界性逸搏（R3、R5、R7）位于 AP 后 450 ms 以外，被起搏器判断为 PVC 事件，并以该心室事件重整基础频率间期发放心房起搏

同时这 8 个心动周期是固定计数窗口，不能随机移动计数（图 4-65）。

二、心室起搏抑制（Vp Suppression）功能停止运作的几种情况

（1）模式转换＞15 次/小时，将暂时关闭 Vp Suppression，转换成 DDD(R) 工作模式；并在 24:00 时之后的 30 s 重新开始 VS 连续性搜索（Vs Continuity Search）。

（2）心房和心室夺获控制运作期间（图 4-66）。

（3）因快速的房性心律失常，模式转换为 DDI(R) 期间。

（4）PMT 检测时。

（5）放上程控头时。

（6）起搏器电池状态达到择期更换指示（Elective Replacement Indicator，ERI）时，Vp Suppression 永久失活。

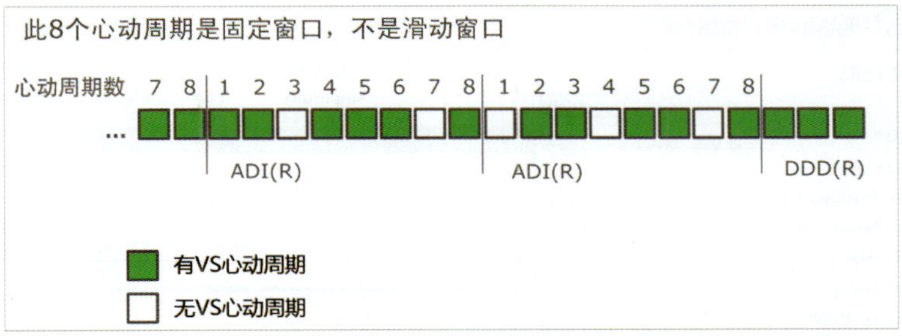

图 4-65　X out of 8 心动周期计数示意图

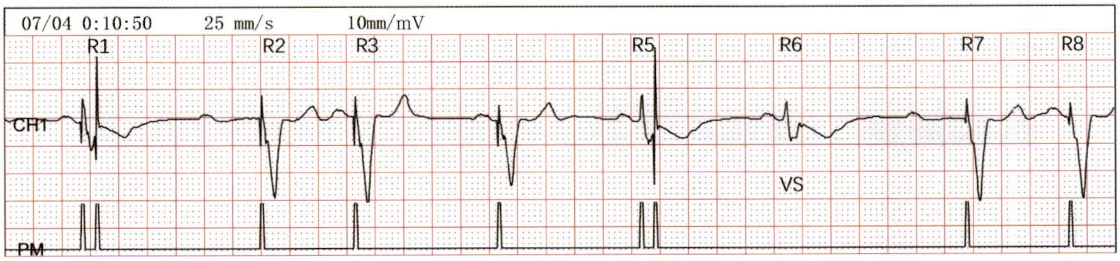

图 4-66　心室夺获控制（VCC）融合波排除期间心室起搏抑制功能暂停运作

百多力 Evia DR-T 双腔起搏器，开启心室起搏抑制和动态 AV 延迟功能，PAV 间期 180 ms 至 140 ms，感知校正－45 ms。图中可见 R1、R5 为心室起搏脉冲与自身心室事件形成伪融合波，起搏器没有 ER 波感知，100 ms 后发放心室备用起搏，起搏器认定为一次不夺获后启动融合波排除，在下一跳延长 PAV 间期至 450 ms（SAV 间期 405 ms）。R2 延长 AV 间期没有搜索到自身心室事件，下一跳（R3）AV 间期回到程控值。R5 再次触发融合波排除，R6 感知到一次自身心室事件（VS），继续维持长的 AV 间期，经历一次心室起搏（R7）后 AV 间期回到程控值（R8）。在心室夺获控制运作期间，VS 不会启动 VS 连续性搜索，心室起搏抑制功能暂停运作

RYTHMIQ 功能——波士顿科学

RYTHMIQ 是波士顿科学（Boston Scientific）公司开发的减少不必要右心室起搏的特殊起搏模式；在 ACCOLADE、PROHOLDENT、FORMIO、VITALIO 和 INGENIO 等系列双腔起搏器中可用。RYTHMIQ 可以在房室传导功能正常时，以 AAI(R) 模式起搏，同时具备 VVI 备用起搏；如果检测到房室传导中断，则自动切换到 DDD(R) 模式以恢复房室同步；一旦房室传导恢复，则自动切换回 AAI(R) 起搏模式与 VVI 备用。

一、程控设置

RYTHMIQ 只有在基础起搏模式设置为 DDD

(R) 时才可用。

1. 如果基础模式是 DDD，RYTHMIQ 设置选项为 AAI With VVI Backup 或 Off（图 4-67）。

2. 如果基础模式是 DDDR，RYTHMIQ 设置选项为 AAIR With VVI Backup 或 Off。

二、基本运作方式

1. AAI(R) 模式伴 VVI 备用阶段：

（1）起搏器以低限频率或传感器频率提供 AAI(R) 模式起搏。

（2）同时起搏器提供比低限频率低 15 次/分的 VVI 备用起搏，VVI 备用起搏频率最低不小于 30 次/分，最高不大于 60 次/分。因为 VVI 备用起搏低于低限频率，当患者房室传导正常时，VVI 备用起搏会被自身下传的心室事件所抑制（图 4-68）。

（3）如果起搏器在 11 个心动周期中检测到 3

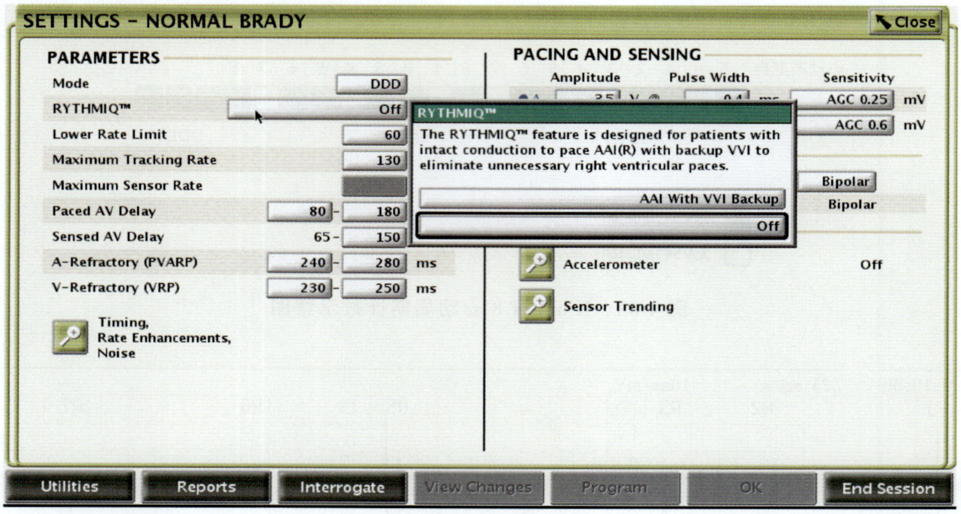

图 4-67　RYTHMIQ 的程控

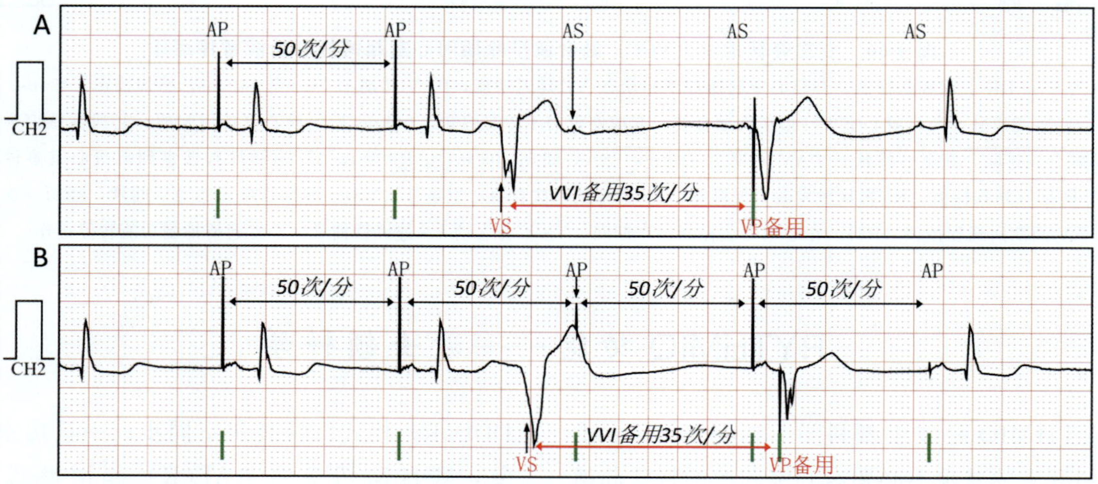

图 4-68　AAI(R) 模式伴 VVI 备用

波士顿科学 INGENIO 双腔起搏器，设置模式 DDD，低限频率 50 次/分，最大跟踪频率 130 次/分，PAV 间期 80～180 ms，SAV 间期 65～150 ms；RYTHMIQ 设置为 AAI With VVI Backup。上图为起搏器在 AAI 起搏的基础上，室性早搏（VS）导致其后的心房感知（图 A）和起搏（图 B）事件未下传心室（↓），心房继续以 AAI 方式起搏，其后出现的心室起搏为 VVI 备用起搏。该 VP 脉冲由前一心室事件触发，频率 35 次/分；与其前的心房事件（AS/AP）无关

个过缓的心室搏动，那么起搏器判断为房室传导功能中断，自动切换到 DDD(R) 模式。RYTHMIQ 对过缓的心室搏动的定义为：心室起搏或心室感知事件至少比 AAI(R) 起搏间期长 150 ms（图 4-69）。

2. DDD(R) 模式阶段：

(1) 起搏器按照正常程控参数进行 DDD(R) 起搏。

(2) 使用 AV Search＋功能定期检查自身房室传导是否恢复。如果 AV Search＋保持在 AV 滞后值至少 25 个心动周期，并且最近 10 个心动周期中心室起搏少于 2 个，起搏模式将自动切换回 AAI(R) 伴 VVI 备用。

三、与其他起搏功能的相互影响

RYTHMIQ 在 DDD(R) 阶段的某些起搏功能在 AAI(R) 阶段可能不可用。但 ATR、频率适应性起搏（Rate Adaptive Pacing）、节律平滑（Rate Smoothing）功能除外。

1. 如果 ATR 功能在 DDD(R) 模式下被程控为“ON”，它也将在 AAI(R) 期间处于激活状态，并且可以从 RYTHMIQ 运作的各阶段执行 ATR 模式转换；当快速性房性心律失常结束时，起搏模式将恢复到 ATR 模式转换前的 RYTHMIQ 状态。

2. 如果 DDD(R) 模式下节律平滑功能程控为“ON”，则节律平滑在 AAI(R) 期间可以运作；但不会改变 VVI 备用起搏频率。

3. 当 RYTHMIQ 在 AAI(R) 模式下运行时，心房率的降低，将不会触发突发心动过缓反应（Sudden Brady Response，SBR）；在 DDD(R) 模式下，成功的房室传导搜索也将终止 SBR 治疗。

4. 如果启用 RYTHMIQ 功能而 AV Search＋功能关闭；那么，一旦患者的房室传导功能发生中断，起搏模式从 AAI(R) 伴 VVI 备用转换到 DDD(R)，将不会自动搜索房室传导及转换回 AAI(R) 伴 VVI 备用。

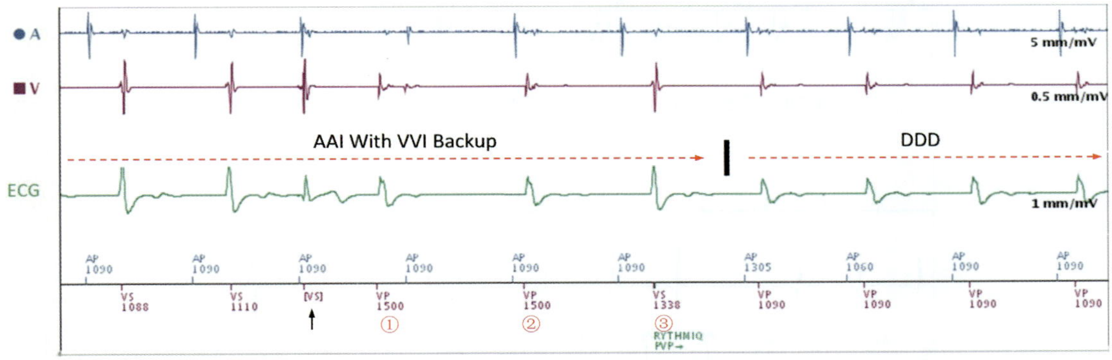

图 4-69　AAI With VVI Backup→DDD 模式转换

上图为程控记录图。起搏器以低限频率 55 次/分，AAI With VVI Backup 模式工作时，一个室性早搏（↑）落在 AP 后心室空白期，起搏器判断为无自身下传，以心室频率 40 次/分发放 VVI 备用起搏①；其后 AP 未下传心室，起搏器发放第②个 VVI 备用起搏（此处 AP-VP 为 AAI 与 VVI 起搏的组合）；随后③处的 VS 在 VVI 备用起搏之前发生，但比低限频率间期延长 150 ms 以上，被起搏器判断为过缓的心室搏动；至此，符合最近 11 个心动周期内出现 3 个过缓的心室搏动，起搏模式转换为 DDD

AAIsafeR 功能——创领心律医疗（索林）

AAIsafeR 是 Ela 医疗公司 Symphony 系列起搏器的自动化功能，其后对其算法进行了改进，称为 SafeR 功能，Ela 公司后来被意大利索林公司收购，并于 2017 年底又被上海微创医疗科学有限公司收购，即现在的创领心律医疗，故在以上公司的一些起搏器产品中具备 AAIsafeR 功能。与 MVP 类似，AAIsafeR 功能以减少不必要的心室起搏为目的，平时以 AAI(R) 模式工作，但心室通道有感知功能，随时监测房室传导情况，在患者发生房室传导阻滞时自动转换为 DDD(R)模式工作。其工作原理和具体算法与 MVP 略有不同。

一、AAIsafeR 运作原理

1. AAI(R) 工作模式：AAIsafeR 平时以 AAI(R) 模式工作，心房起搏或感知事件触发、重整心房逸搏间期（Atrial Escape Interval，AEI）；心房逸搏间期计时结束时发放心房起搏脉冲，但不启动房室间期；心室通道也有感知功能，但没有心室备用起搏（类似于 ADI 模式）。室性期前收缩也会重整心房逸搏间期。

2. AAI(R)→DDD(R) 工作模式转换的条件：

（1）间歇性三度房室传导阻滞，即连续 2 个心房事件未下传时由 AAI(R) 转换为 DDD(R)（图 4-70）。

（2）发生二度房室传导阻滞时，即连续 12 个心房事件中有 3 个未下传时由 AAI(R) 转换为 DDD(R)（图 4-71）。

（3）发生一度房室传导阻滞时，即当连续出现 7 个（在 REPLY、OVATIO 、PARADYM 系列起搏器为 6 个，图 4-72）过长的 P-R 或 A-R（AP-VS）间期时立即由 AAI(R) 转换为 DDD(R)。

长 P-R 间期（即 AS-VS 间期）标准的出厂值为＞350 ms（程控范围为 350～450 ms），长 A-R 间期（即 AP-VS）的标准为长 P-R 间期＋100 ms。并可程控选择仅在“运动状态下”还是在“休息及

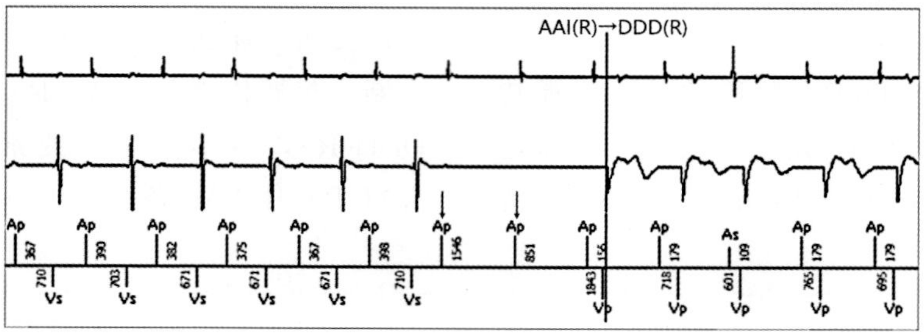

图 4-70　连续 2 个心房事件未下传后模式转换为 DDD(R)

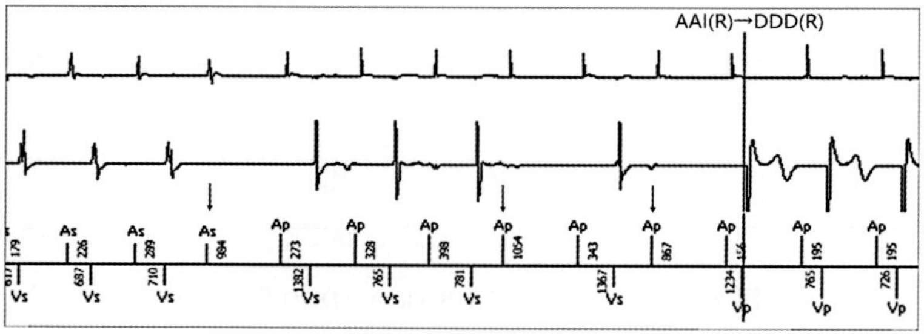

图 4-71　12 个心房事件中有 3 个未下传后模式转换为 DDD(R)

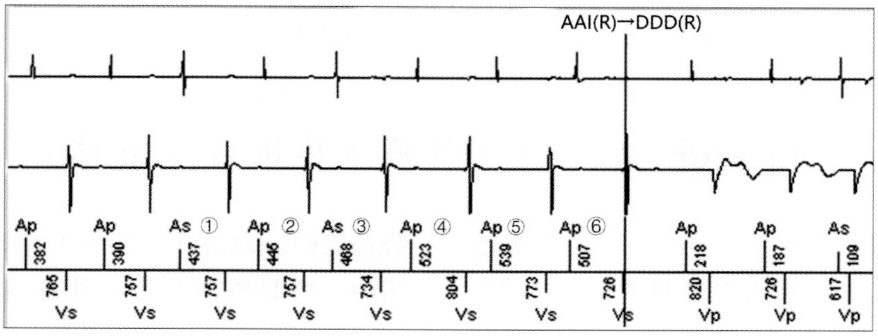

图 4-72　连续 6 个过长的房室传导后模式转换为 DDD(R)

运动状态下”执行该标准。

（4）一过性心室停搏达到最大诊断标准（程控范围 2～4 s，出厂值为 3 s；在房性心律失常发生时自动设置为 2 s）时，立即由 AAI(R) 转换为 DDD(R)（图 4-73）。若达到设定的心室停搏 3 s，而最后 500 ms 内未检测到自身心房波，则在距最后一个自身下传的心室波 3 s 时发放心房起搏脉冲，间隔心房起搏后的房室间期（PAV 间期）再发放心室起搏脉冲；若心室停搏达 3 s，而在最后与心房感知后的房室间期程控值（即 SAV 间期）等长的时间内检测到自身心房波，则在心房波后间隔 SAV 间期发放心室起搏脉冲；若心室停搏达 3 s，而在最后 500 ms 内检测到自身心房波，但不在 3 s 减去 SAV 间期至 3 s 的范围内，则在距最后一个自身下传的心室波 3 s 时发放心室起搏脉冲。

3. DDD(R)→AAI(R) 工作模式转换的条件：

（1）每天上午 8:00。

（2）每连续心室起搏 100 次后（图 4-74）。

（3）连续 12 次经房室结自身下传心室时，起搏器尝试由 DDD(R) 模式转换为 AAI(R) 模式。转换为 AAI(R) 模式后，是否能维持取决于患者的房室传导状态（图 4-75）。

4. 暂缓 DDD(R)→AAI(R) 工作模式转换，并维持 DDD(R) 模式的情况：

（1）当在运动过程中发生房室传导阻滞，在 3 次 DDD(R)→AAI(R) 工作模式转换后将维持 DDD(R) 模式直到运动结束。

运动状态的判断方法：当程控基础频率≤70

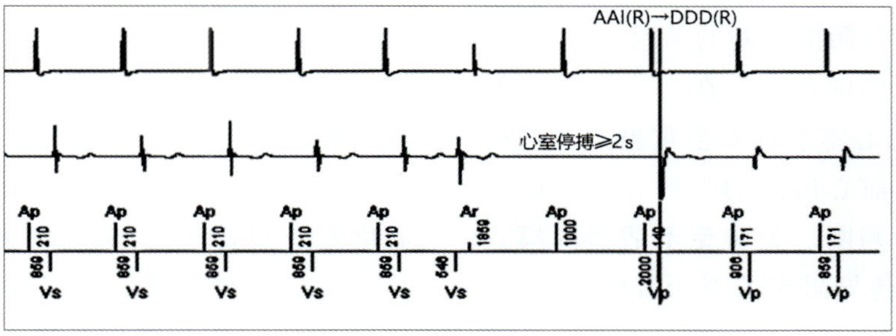

图 4-73　心室停搏大于等于 2 s 后模式转换为 DDD(R)

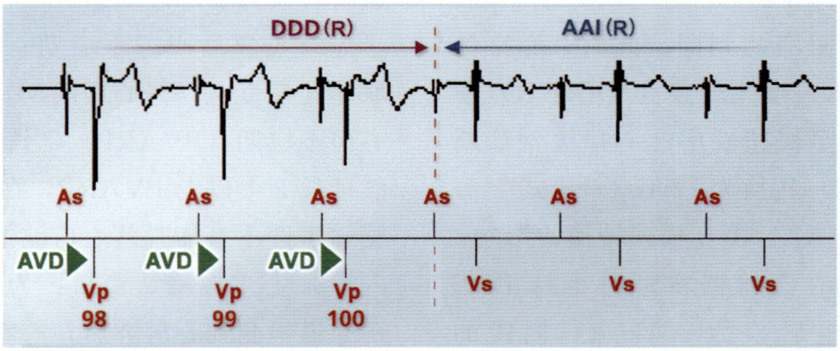

图 4-74　连续 100 次心室起搏后模式转换为 AAI(R)

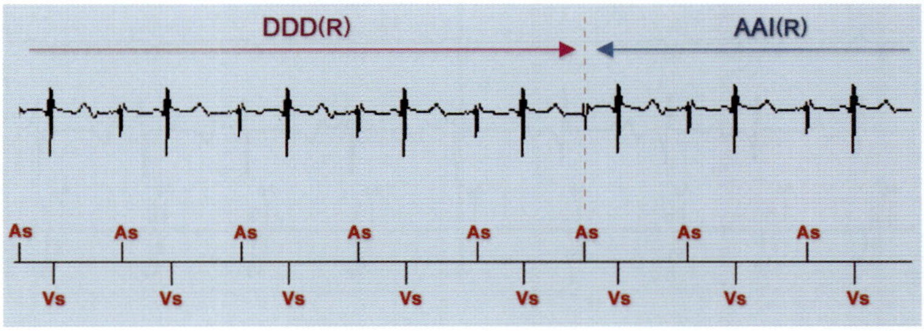

图 4-75　连续 12 次自身心室下传后模式转换为 AAI(R)

次/分时，心房率≥100次/分时起搏器判定运动开始；当心率≤90次/分时，起搏器判定运动结束。当程控基础频率≥75次/分时，心房率≥基础频率+30次/分时起搏器判定运动开始；当心率≤基础频率+20次/分时，起搏器判定运动结束。

（2）24 h内发生超过45次DDD(R)→AAI(R)工作模式转换（每阵之间AAI模式起搏至少100个心动周期，间隔少于100个心动周期的模式转换计算为1阵），起搏器将持续以DDD(R)模式工作1天。

（3）连续3天，每天超过15次DDD(R)→AAI(R)工作模式转换，起搏器将持续以DDD(R)模式工作1天。

（4）1 h内发生50%以上的DDD(R)模式起搏，起搏器将持续以DDD(R)模式工作1天。

5. 暂停对房室传导阻滞判断的情况：

（1）晚发的室性期前收缩：在心房逸搏间期末100 ms内感知到的心室事件不会重整心房逸搏间期，且可能干扰其前心房波的下传并影响起搏器对房室传导阻滞的判断。为避免不适当的模式转换，起搏器对房室传导阻滞的判断暂停12个心动周期。

（2）发生于心房率加速检测窗（WARAD）心房感知事件：将暂停12个心动周期对于一度、二度、三度房室传导阻滞的判断。此时，心室停搏标准成为由AAI(R)模式转换为DDD(R)模式的唯一条件；在满足快速性房性心律失常诊断标准时，则由AAI(R)转换为DDI(R)模式。

6. 起搏器测试对AAIsafeR模式转换的影响：

（1）磁铁试验后，起搏器将暂时维持DDD(R)模式直到符合逆转换为AAI(R)模式的条件。

（2）导线测试后，起搏器将转换回AAI(R)模式，除非测试前为DDD(R)模式。

（3）手动起搏阈值测试后，起搏器将转换回AAI(R)模式，除非测试前为DDD(R)模式。

二、AAIsafeR的时间间期特点及影响

AAIsafeR在按需起搏心房（即AAI）的同时对心室进行感知，不断地判断患者是否发生了房室传导阻滞，所以其实质也是双腔感知。AAIsafeR以AAI模式工作时不应期与DDD模式时的主要区别为起搏后的心房空白期（PAAB）是固定值155 ms，以及没有起搏后的心室不应期（VRP）和起搏后的心室后心房空白期（PVAB），这是因为AAI模式下没有房室间期也没有心室起搏；同时还有以下特点：

1. 安全感知窗（Safety Window）：心房起搏后心室通道会启动一个95 ms的安全感知窗口，在安全感知窗口内感知到心室事件时，不会触发心室安全起搏但会被判断为房室传导脱落（图4-76），并且使起搏器对二度房室传导阻滞的判断暂停12个心动周期；如果在接下来的12个心动周期中有3个安全感知窗内的心室事件，起搏模式将转换为DDD(R)。

2. 心室后心房不应期（PVARP）：感知到短联律间期（<75%心房间期）“室早”时，心室后心房不应期（PVARP）延长至500 ms，但不会连续延长3个以上PVARP，在心房不应期内的心房感知事件不参加脱落心房波的计数。

3. 心房波确认窗口：为了防止交叉感知，心房通道检测到心房波后，心室通道启动一个40 ms的窗口（心房波确认窗口），如果在此窗口内感知

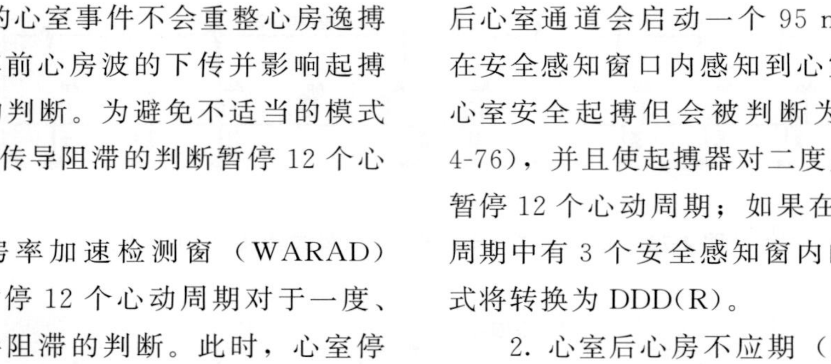

图4-76　连续2次安全感知窗内事件后模式转换为DDD(R)

到心室事件，起搏器判定其前的心房波无效（为远场/交叉感知），将不会重整心房逸搏间期，也不进入脱落心房波的计数，此时需与心房/心室感知不良相鉴别。

（陈顾江　黄　玥）

第三节　AV间期动态调整

频率适应性房室间期功能——美敦力

在正常心脏，房室传导时间往往会随心率增加而缩短，心率降低时延长。美敦力（Medtronic）起搏器的频率适应性房室间期（Rate Adaptive AV，RAAV）功能，能够在DDDR、DDD、DDIR、DVIR、DOOR和VDD起搏模式时，模仿这种生理反应。

一、RAAV的程控设置

频率适应性房室间期（RAAV）功能开启后，在程控设置的心率范围内，起搏器会跟随心房率的增加而自动缩短SAV/PAV间期，当频率逐渐下降，起搏器又会适时延长SAV/PAV间期。在低限频率下设置的基础SAV和PAV间期之上，RAAV功能有三个额外的可程控参数来控制如何在更高的心率时自动调整房室间期（图4-77）：

1. 启动频率（Start Rate）：程控范围50～175次/分（默认80次/分），当心脏频率超过该频率后，RAAV被触发，开始缩短SAV和PAV间期。

2. 终止频率（Stop Rate）：程控范围55～180次/分（默认120次/分），当心脏频率达到或高于这一心率时，SAV和PAV间期不再继续缩短，起搏器会以最短SAV/PAV间期（由程控AV间期和AV最大偏移值决定）进行起搏。此心率受上限频率限制。

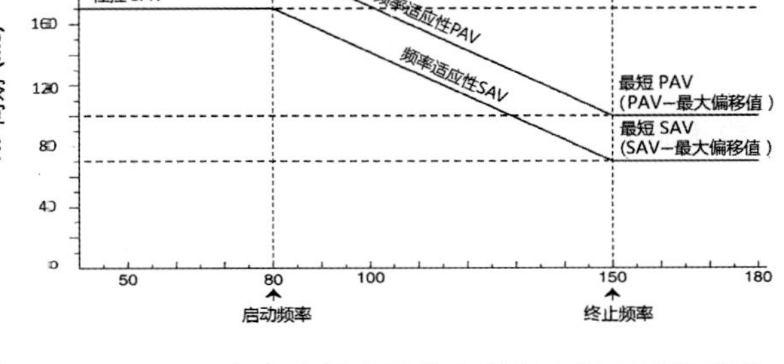

图4-77　RAAV在启动频率至终止频率之间呈线性变化

3. AV最大偏移值（Maximum Offset）：即RAAV运作期间，SAV/PAV间期所能缩短的最大值，程控范围：−10 ms，−20 ms，−30 ms……−300 ms（默认−40 ms）。最短SAV/PAV间期＝程控SAV/PAV间期−最大偏移值绝对值（如基础PAV间期200 ms，SAV间期170 ms，AV最大偏移值−100 ms；则终止频率时的最短PAV间期为200−100＝100 ms，最短SAV间期为170−100＝70 ms）。需要注意的是，最短SAV/PAV间期不会短于10 ms/30 ms。

二、RAAV的运作原理

当自主心率或传感器频率超过频率适应性房室间期的开始频率而该功能被激活时，AV间期的改变遵循以下规律：

1. SAV间期：起搏器根据平均心房率（Mean Atrial Rate）来调整SAV间期，平均心房率的计算不包括AS-AP及AR-AP序列事件。由于平均心房率的计算过程，SAV的调整将滞后于自主心房频率的增快或减慢；使得SAV间期以相对平滑的方式变化，同时也隔绝了孤立心房事件（如单发的房性早搏）对AV间期的影响（图4-78）。

2. PAV间期：传感器频率决定PAV间期的调整（图4-79）。

3. PAV与SAV间期的差值：取决于程控设

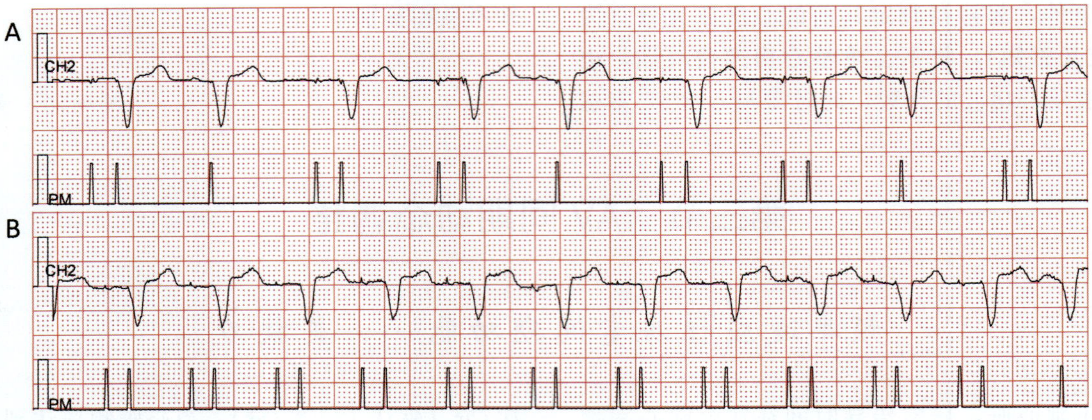

图 4-78　DDDR 模式下 RAAV 运作实例

美敦力 Sensia L SEDRL1 双腔起搏器，设置模式 DDDR，低限频率 60 次/分，上限跟踪频率 130 次/分，上限传感器频率 120 次/分，PAV 间期 200 ms，SAV 间期 160 ms，Search AV＋关闭；RAAV 功能开启，启动频率 60 次/分，终止频率 120 次/分，AV 最大偏移值－60 ms。上图 A、B 为非连续记录，可见在不同心房频率下 PAV/SAV 间期的变化

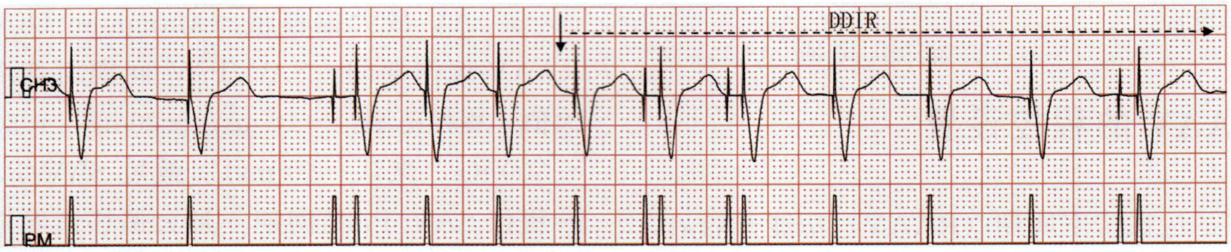

图 4-79　DDIR 模式下 RAAV 运作实例

美敦力 Relia RED01 双腔起搏器，设置模式 DDD，低限频率 60 次/分，上限跟踪频率 130 次/分，上限传感器频率 130 次/分，PAV 间期 150 ms，SAV 间期 120 ms，Search AV＋关闭；RAAV 功能开启，启动频率 60 次/分，终止频率 120 次/分，AV 最大偏移值－40 ms。患者存在阵发性心房颤动，图中自动模式转换为 DDIR（↓处），可见在不同心房起搏频率下 RAAV 功能对 PAV 间期的影响

置的 PAV 间期与 SAV 间期的偏移值。

三、RAAV 与其他起搏功能的相互影响

1. Search AV＋：Search AV＋功能和 RAAV 功能可以同时打开，但 Search AV＋功能开始运作时将会采用当前 RAAV 间期而不是程控设置的低限频率的 AV 间期。

2. 有助于鼓励窦性心律：在快速的传感器驱动频率起搏时，PAV 间期缩短使得 VA 间期（心房逸搏间期）相对延长，从而使起搏器有更大的机会感知到自身心房事件。

3. 有助于提高起搏器的 2∶1 阻滞点：由于总心房不应期（TARP）是 AV 间期与 PVARP 之和，TARP 限制了起搏器在发生 2∶1 阻滞之前的最大心室跟踪频率。因此，当 RAAV 功能使 SAV 间期缩短时，也意味着同时缩短了总心房不应期和提高了 2∶1 阻滞的频率范围，可以减少 2∶1 阻滞导致的频率骤降和空白期心房扑动事件的发生率。

4. 频率适应性房室间期虽然能够模拟正常心脏的房室结功能，但对一个房室传导功能良好的病态窦房结综合征患者开启 RAAV 功能时，需考虑以下因素：

（1）导致自身房室传导损失的启动频率设置不应太低（如低于 90 次/分）。

（2）设定合理的启动频率和终止频率：观察起搏器保存的 AV 传导直方图诊断数据，尽量设置较长的 AV 间期以确保更多的自身房室传导。

适应性 AV 延迟功能——Vitatron

Vitatron 起搏器的适应性 AV 延迟（Adaptive AV Delay）功能可在 DDD(R)、DDI(R) 及 VDD(R) 模式下开启。通过根据当前心房频率来适时调整 AV 间期，以模拟正常人心率加快时 PR 间期缩短的生理现象。运作原理如下：

一、相关程控参数

1. 程控范围：OFF、Median 及 Fast 三个状态可选。

2. AV 延迟设置：最大 PAV 延迟（Maximum Paced AV Delay），最大 SAV 延迟（Maximum Sensed AV Delay），感知/起搏 AV 补偿（Sensed/Paced AV Offset）。当适应性 AV 延迟功能关闭（OFF 状态）时，最大 SAV/PAV 延迟即为所有频率下的房室间期，固定不变。

二、运作方式

适应性 AV 延迟功能开启后，随着心房频率的升高，起搏器会适时地缩短 AV 间期（图 4-80）。

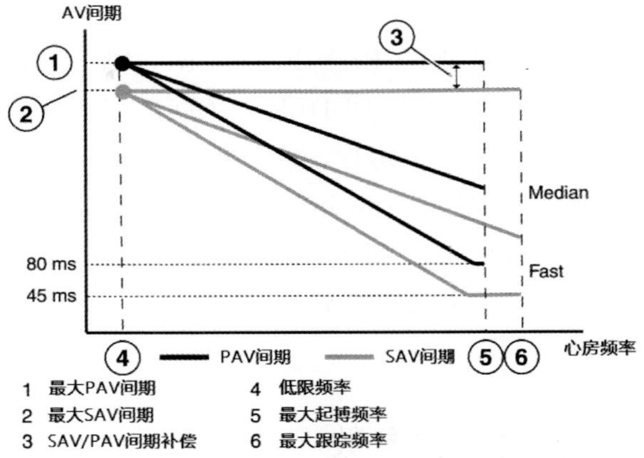

图 4-80　Vitatron 起搏器适应性 AV 延迟功能运行示意图

1. 选择“Median”模式时，心房频率每升高 10 次/分，SAV/PAV 间期缩短 5 ms（图 4-81）。

2. 选择“Fast”模式时，心房频率每升高 10 次/分，SAV/PAV 间期缩短 10 ms。

3. 最短 SAV/PAV 间期不能短于 45/80 ms；适应性 AV 延迟功能运作期间，感知/起搏 AV 补偿值始终保持不变。

适应性 AV 延迟在心房同步起搏（ASP）运作时暂时失活，以较快的心房起搏频率工作时，会导致心室安全起搏（VSP）间期缩短（短于 110 ms）。

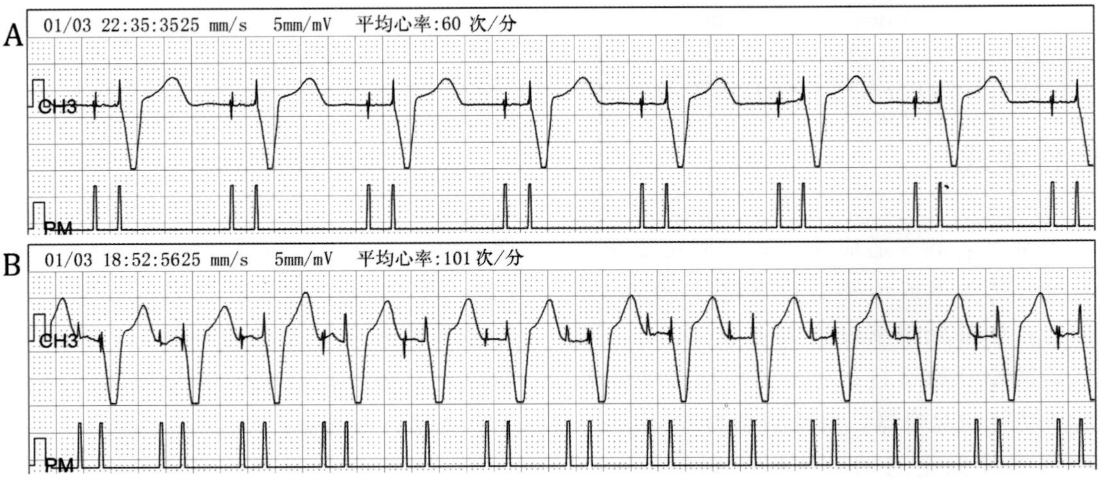

图 4-81　Vitatron 起搏器适应性 AV 间期实例

Vitatron T70 DR 双腔起搏器，设置模式 DDDR，低限频率 60 次/分，最大跟踪频率 140 次/分，最大起搏频率 120 次/分，最大 PAV 间期 180 ms，最大 SAV 间期 140 ms，适应性 AV 延迟：Median；上图 A、B 为非连续记录。图 A 起搏器以低限频率起搏，PAV 间期为最大值（180 ms）；图 B 起搏频率 101 次/分，PAV 间期约为 160 ms

频率适应性 AV 间期功能——雅培（圣犹达）

圣犹达（St. Jude Medical）起搏器的频率适应性 AV 间期（Rate Responsive AV Delay，RRAVD）功能可在 DDD(R)、DDIR、VDD(R) 和 DVI(R) 模式下运行。该功能开启后，起搏器的传感器频率（Sensor-indicated Rate）和房颤抑制功能起搏频率（AF Suppression Pacing-Driving Rate）同样会影响 SAV/PAV 间期。运作原理如下：

一、相关程控参数

1. RRAVD 设置选项：有关闭（Off）以及低（Low）、中（Medium）、高（High）三个档位可供选择。如果开启房颤抑制起搏功能（AF Suppression），即使频率适应性 AV 间期功能程控设置为关闭或选择为低（Low），将被自动设置为中（Medium）。

2. 最短 AV 间期（Shortest AV Delay）：频率适应性 AV 间期功能需要先程控设定最短 AV 间期值［程控范围：30 ms……50 ms（间隔 5 ms）；60 ms……120 ms（间隔 10 ms），默认 100 ms，部分型号 70 ms］。当起搏器处于 ERI 状态时，最短 AV 间期将被自动程控为默认值。

3. 最大 AV 间期（Maximum AV Delay）：即基础频率下程控设置的 AV 间期，与最短 AV 间期决定频率适应性 AV 间期的变化范围（表 4-2）。

程控设定时，最短 AV 间期值必须短于基础 PAV 间期；但可以长于 SAV 间期，这时 SAV 间期将不会缩短。

表 4-2　圣犹达部分型号起搏器所能程控的最大 AV 间期

基础频率	最大PAV/SAV (ms)	基础频率	最大PAV/SAV (ms)
30～85	350	110	200
90	300	115	170
95	275	120	150
100	250	125	130
105	225	≥130	120

Identity ADx DC, DR; Identity DR; Integrity ADx DR; Verity ADx DC, DR; Sustain XL DC, DR; Victory DR; Zephyr DR Devices

二、运作方式

1. 启动频率：频率适应性 AV 间期功能开启后，当自身心房频率或传感器频率超过 90 次/分时开始运行；如基础频率设置大于 90 次/分，则从超过基础频率开始运行；对于开启增强的频率适应性起搏功能的起搏器，启动频率为 60 次/分。一旦心房频率降低至启动频率以下则停止运行（图 4-82）。

2. AV 间期变化规律：AV 间期的调整程度选择为低档（Low）时，频率每增加 1 跳，AV 间期缩短 1 ms；选择高档（High）时，频率每增加 1 跳，AV 间期缩短 3 ms。当起搏频率达到最大传感器频率或最大跟踪频率，以及 AV 间期已缩短至最短 AV 间期时，起搏器将维持当前的 AV 间期不再缩短。

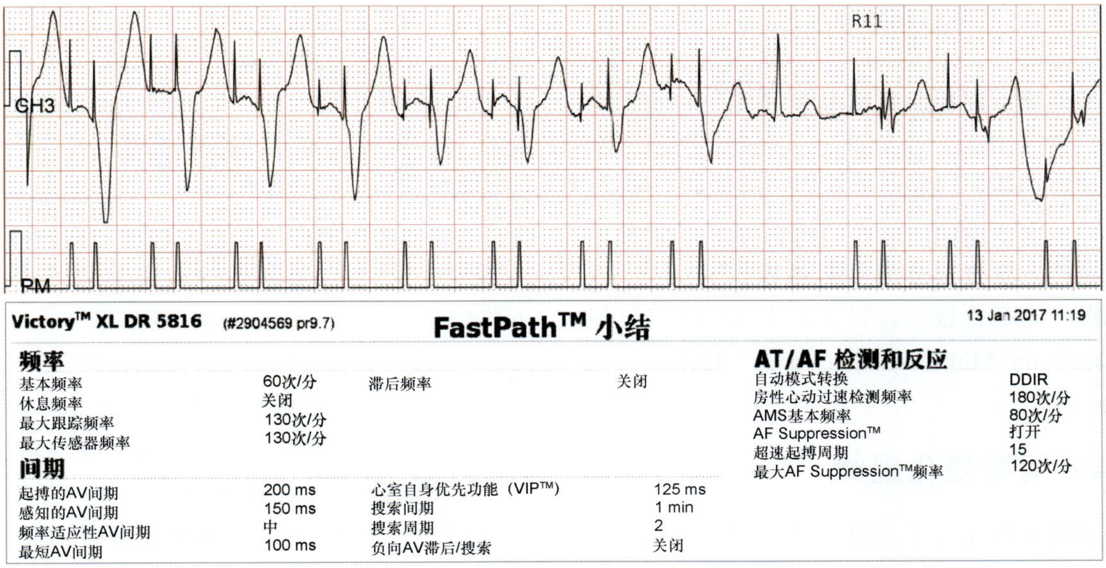

图 4-82　房颤抑制功能与频率适应性 AV 间期

圣犹达 Victory 5816 双腔起搏器，开启房颤抑制功能与频率适应性 AV 间期，相关程控参数见图下部。图中开始时起搏器处于房颤抑制功能超速起搏后的频率恢复阶段，可见 PAV 间期逐渐延长，至 R11 处，心房频率降至 90 次/分以下，PAV 间期恢复至最大 AV 间期（200 ms）

动态 AV 延迟功能——波士顿科学

波士顿科学（Boston Scientific，简称波科）起搏器的动态 AV 延迟（Dynamic AV Delay）功能不仅能根据当前心脏频率适时调整 SAV/PAV 间期，使其更符合生理性；还有助于减少上限频率行为的发生，使起搏器在较快的频率下也能保持 1∶1 跟踪。动态 AV 延迟功能可在双腔模式下运行，包括 DDD(R)、DDI(R)、DOO 及 VDD(R) 模式。其运作原理如下：

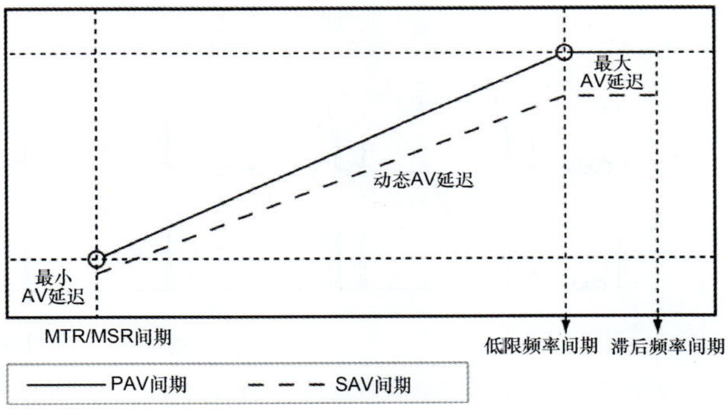

图 4-83　动态 AV 延迟运行示意图

一、相关程控参数

当动态 AV 延迟功能开启后，起搏器将根据前一个 A-A 间期或 V-V 间期（取决于心室事件的类型）的长度，并结合以下相关程控参数来自动调整与 SAV/PAV 间期的线性关系（图 4-83）。

1. 最大 AV 延迟（Maximum AV Delay）。
2. 最小 AV 延迟（Minimum AV Delay）。
3. 低限频率（Lower Rate Limit，LRL）。
4. 最大跟踪频率（Maximum Tracking Rate，MTR）。
5. 最大传感器频率（Maximum Sensor Rate，MSR）。
6. 最大起搏频率（Maximum Pacing Rate，MPR）。

AV 延迟的程控参数包括 SAV 和 PAV 间期，通常来说 SAV 间期小于 PAV 间期，这是因为起搏器对 AS 事件的感知常发生在体表心电图的 P 波顶峰位置，若程控设定 SAV 间期＝PAV 间期，会使实际的 SAV 的房室传导时间（AS-VP 间期）长于 PAV 间期（AP-VP 间期），从而造成血流动力学上的差异。波科起搏器通过感知 AV 偏移值（Sensed AV Offset）来解决这一问题，程控范围（off，－100 ms，－90 ms……－10 ms，默认－30 ms），SAV 间期＝PAV 间期－感知偏移值（图 4-84A）。波科部分型号起搏器没有感知 AV 偏移设定，而是直接程控设定最大/最小 SAV 延迟（Maximum/Minimum Sensed AV Delay）（图 4-84B）。

二、AV 间期变化规律

1. 如果心房率等于或低于低限频率（如频率滞后），则使用最大 AV 延迟（图 4-85）。

2. 如果心房率等于或高于 MTR、MSR 或 MPR，则使用程控的最小 AV 延迟（图 4-85）。

3. 当心房率处于 LRL 和 MTR、MSR、MPR 之间时，起搏器通过计算两者间的线性关系，以确定动态 AV 延迟（图 4-86）。

4. 室性早搏（PVC）或上一个心动周期发生上限频率行为时不会触发动态 AV 延迟的调整（图 4-87）。

5. 波科起搏器的动态 AV 延迟功能与其他厂商的 AV 间期动态调整功能最大的不同点就在于它的延后性，即起搏器将根据前一个 A-A 间期或 V-V 间期的长度来调整下一个或数个心动周期的 SAV/PAV 间期，这种延后性很有特征性。

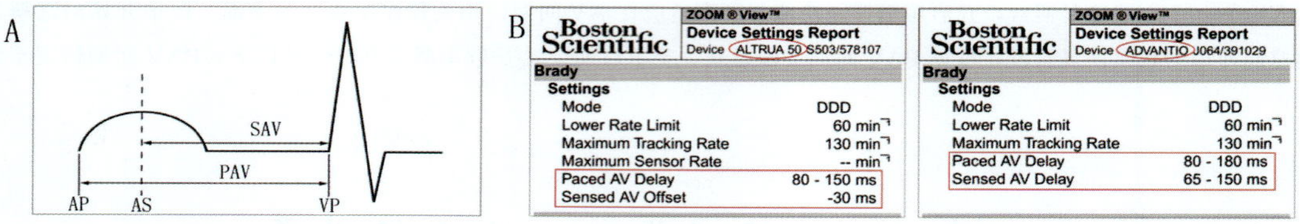

图 4-84　波科不同型号起搏器对 PAV 间期及 SAV 间期的设置

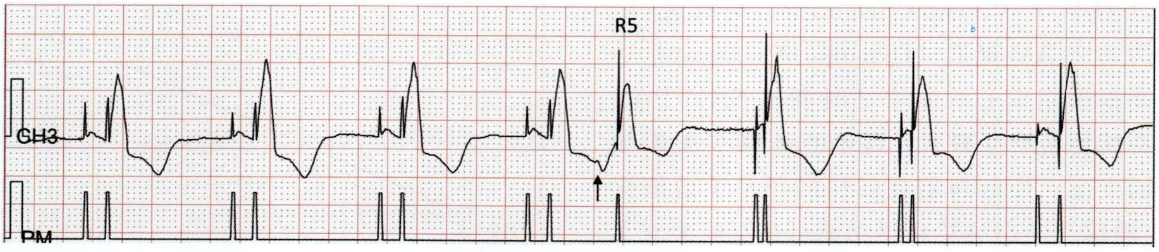

图 4-85　房性早搏触发动态 AV 延迟

波科 ALTRUA 50 S503 双腔起搏器，设置模式 DDD，低限频率 60 次/分，最大跟踪频率 130 次/分，PAV 间期 80～150 ms，感知 AV 偏移－30 ms。图中见起搏器以低限频率起搏时，PAV 间期为最大 AV 延迟（150 ms），1 次房性早搏（↑示）被起搏器以最大频率跟踪起搏（R5），其后连续 2 次 AV 延迟动态调整及达到最短 AV 延迟

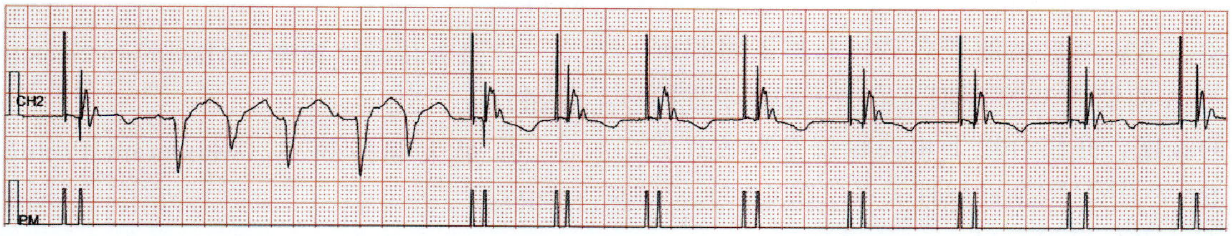

图 4-86　动态 AV 延迟随心率变化线性调整

波科 ALTRUA 50 S503 双腔起搏器，设置模式 DDD，低限频率 60 次/分，最大跟踪频率 130 次/分，PAV 间期 80～150 ms，感知 AV 偏移－30 ms；开启节律平滑功能，频率允许变动范围（RS down 和 RS up）为 9%。图中见在短阵房性心动过速后，起搏频率平滑下降，PAV 间期随起搏频率的变化而呈线性调整

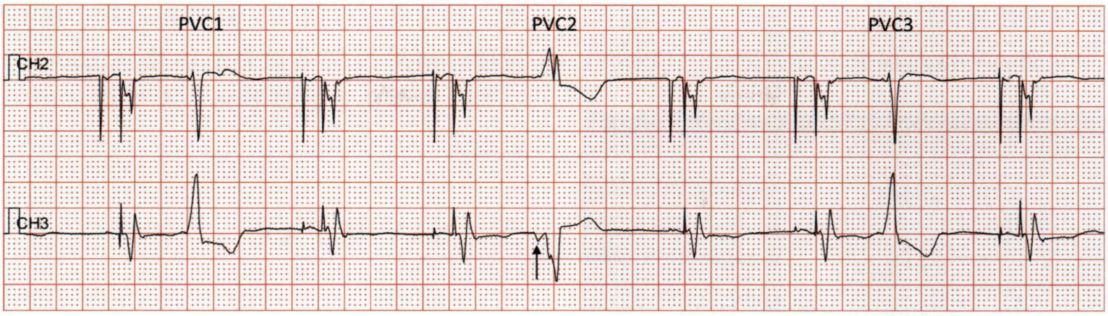

图 4-87　室性早搏不触发动态 AV 延迟调整

波科 INSIGNIA I Entra 986 双腔起搏器，设置模式 DDD，低限频率 60 次/分，最大跟踪频率 130 次/分，PAV 间期 80～150 ms，感知 AV 偏移－30 ms。上图为起搏器以低限频率起搏时，出现了 3 次室性早搏（PVC）；其中 PVC1、PVC3 前后 PAV 间期均为 150 ms（Maximum AV Delay），室性早搏未触发动态 AV 延迟调整。PVC2 后出现了 AV 延迟的缩短，其原因为 PVC2 起始存在房性早搏（↑示）被起搏器感知，A-A 间期（AP-AS）的缩短触发动态 AV 延迟调整

动态 AV 延迟功能——百多力

百多力（Biotronik）起搏器的动态 AV 延迟（Dynamic AV Delay）功能也是通过监测心房频率来适时调整 AV 间期以模拟正常人的 PR 间期随心率变化，从而使得房室间期更符合生理性，可在双腔感知模式下运行。其运作特点有：

一、AV 延迟的分段调整

百多力起搏器动态 AV 延迟的调整不是随心率变化呈线性关系，而是预先将心率划定为五个频率范围内（不同系列起搏器略有差异），每个频率范围都有预先设定的 AV 延迟；只要患者的心房频率达到某一范围，即采用该频率范围的 AV 延迟（表 4-3）。

二、AV 延迟调整幅度选择

每一个频率范围的 AV 延迟又有低（Low）、中（Medium）、高（High）三档可供选择（图 4-88），它决定了不同频率范围之间 AV 延迟的变化幅度（图 4-89）。对于心室起搏依赖的老年患者建议选择低档，而年轻患者则建议选择高档以鼓励

表 4-3　百多力起搏器动态 AV 延迟参数

A

Rate Ranges	LOW	MEDIUM	HIGH
below 70 bpm	180 ms	180 ms	180 ms
70—90 bpm	170 ms	160 ms	150 ms
91—110 bpm	160 ms	140 ms	120 ms
111—130 bpm	150 ms	120 ms	100 ms
above 130 bpm	140 ms	100 ms	75 ms

B

设备：**Evia DR-T**　　PSW 1303.A
S/N:: **68590559 (PID 50)**　　RAM ID: 3.0

动态AV延迟 [ms]	180/140
起搏后:	
60 bpm时的AV延迟 [ms]	180
80 bpm时的AV延迟 [ms]	170
100 bpm时的AV延迟 [ms]	160
120 bpm时的AV延迟 [ms]	150
140 bpm时的AV延迟 [ms]	140

A 为 Philos 系列双腔起搏器的动态 AV 延迟设置表，B 为植入 Evia 起搏器患者的动态 AV 延迟设置参数。bpm：次/分

搜索自身房室传导。

如果动态 AV 延迟程控设置为固定（Fixed），那么预先设定好的 AV 延迟将适用于所有的频率范围。如果程控设置为个体化（Individual），那么可以个体化程控调整每一个频率范围下的 AV 延迟值（图 4-90）。

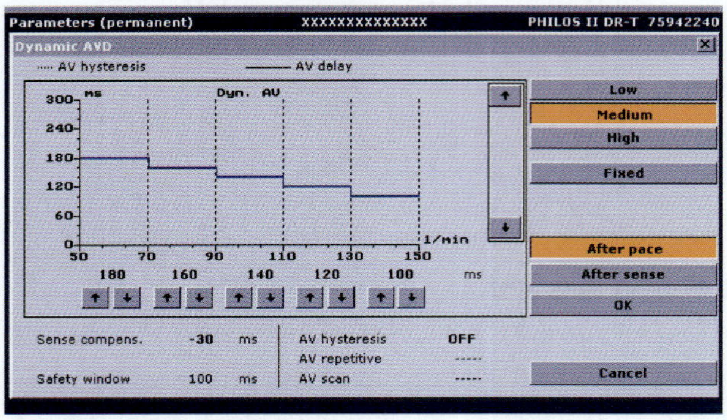

图 4-88 Philos 系列动态 AV 延迟程控界面

三、SAV 与 PAV

AV 延迟分为 SAV（AS-VP 序列）和 PAV（AP-VP 序列），百多力起搏器通过感知校正值（Sense Compensation，默认－45 ms）来平衡两者的实际房室传导时间。动态 AV 延迟程控设置值均为 PAV 间期，SAV 间期＝PAV 间期－感知校正值。

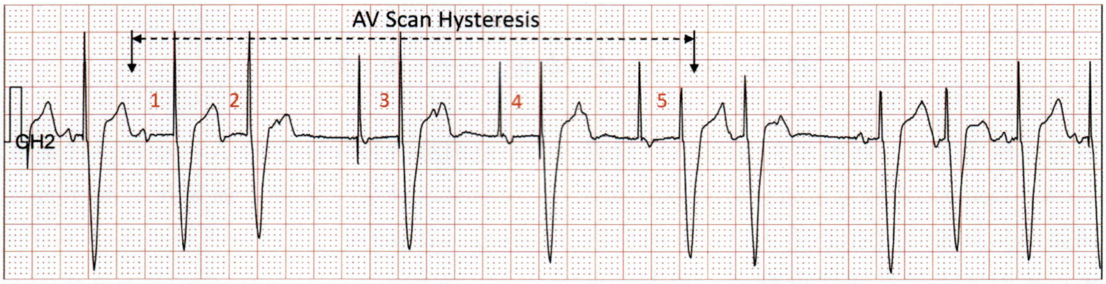

动态AV延迟 [ms]	180/140	AV滞后	中
起搏后:		起搏后:	
60次/分时的AV延迟[ms]	180	60次/分时的AV滞后[ms]	290
80次/分时的AV延迟[ms]	170	80次/分时的AV滞后[ms]	280
100次/分时的AV延迟[ms]	160	100次/分时的AV滞后[ms]	270
120次/分时的AV延迟[ms]	150	120次/分时的AV滞后[ms]	260
140次/分时的AV延迟[ms]	140	140次/分时的AV滞后[ms]	250
感知校正[ms]	-45	AV重复周期	5
		AV扫描周期	5

图 4-89 Evia 起搏器动态 AV 延迟与 AV 扫描滞后

百多力 Evia DR-T 双腔起搏器，起搏模式 DDD，基础频率 60 次/分，上限频率 130 次/分，PVARP 275 ms；AV 设置参数如图下部。图中示在窦性心动过速时起搏器启动 AV 扫描滞后，AV 间期的延长导致部分自身 P 波落在 PVARP 内造成心室起搏频率变化；亦可见动态 AV 延迟调整运作

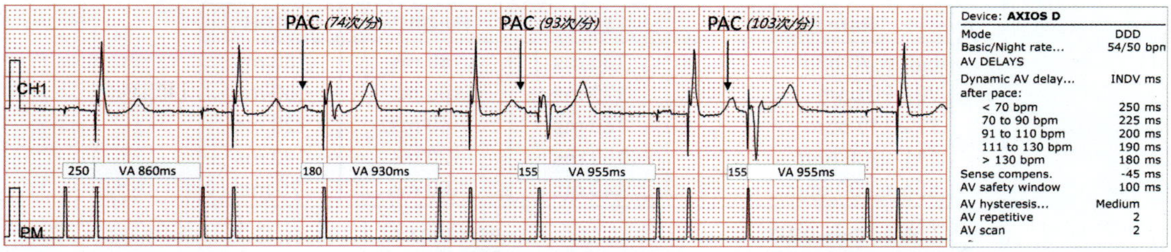

图 4-90 个体化设置的动态 AV 延迟

百多力 AXIOS D 双腔起搏器，起搏模式 DDD，基础频率 54 次/分，开启动态 AV 延迟为 INDV（个体化，程控参数如图右侧所示），感知校正值－45 ms。图中见起搏器以基础频率起搏时，PAV 间期为 250 ms，VA 间期为 860 ms；发生了 3 次房性早搏（PAC），房性早搏后的 VA 间期明显延长且不等，原因为动态 AV 延迟功能及 AV 感知校正作用所致。第 1 个房性早搏的频率为 74 次/分，该频率范围的 PAV 间期为 225 ms，SAV 间期则为 180 ms；第 2、3 个房性早搏频率分别为 93 次/分及 103 次/分，属于同一频率范围，该频率范围的 PAV 间期为 200 ms，SAV 间期则为 155 ms

四、预防和终止 PMT

Biotronik 公司的某些型号（如 Philos 系列）起搏器采用总心房不应期的计时方式，此时，动态 AV 延迟功能还具有预防和终止 PMT 的作用。因为，发生 PMT 时的心房感知频率往往较快，动态 AV 延迟功能可以使 SAV 间期随着频率的升高而缩短，而总心房不应期（TARP）固定不变。那么随着 AV 间期的缩短，心室起搏后心房不应期（PVARP）相对延长，使得逆传的 P 波落入心房不应期内的可能性增大，从而终止 PMT（图 4-91）。

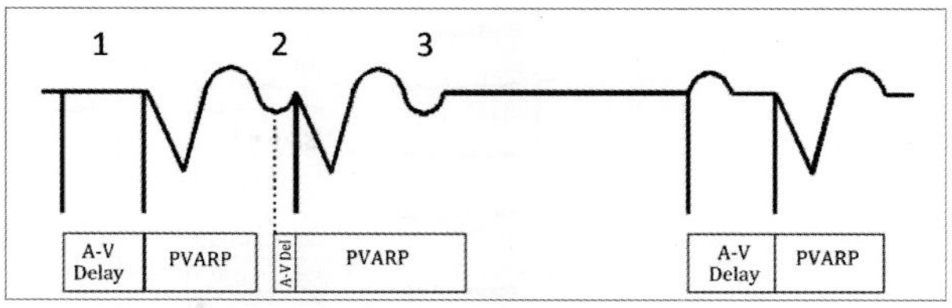

图 4-91　动态 AV 延迟终止 PMT 示意图

图中示当起搏器发生心房起搏不良（1），心室起搏后出现室房逆传（2），心房频率增快，动态 AV 延迟使 AV 间期缩短，由于总心房不应期不变，PVARP 延长使第 2 个逆传 P 波（3）落入不应期，防止了 PMT 的发生

（陈顾江　蒋　寅）

第四节　鼓励心室起搏

对于梗阻性肥厚型心肌病患者，自主的左心室收缩会引起主动脉流出道梗阻，而右心室心尖部起搏，可以改变左心室和主动脉之间的压力阶差，使流出道梗阻减轻，改善血流动力学。因此，对梗阻性肥厚型心肌病以及接受心脏再同步化治疗的患者来说，尽可能多地起搏心室是实现起搏治疗效果的关键之一。圣犹达公司的负向 AV 滞后伴搜索和百多力公司的 AV 负滞后就是为了鼓励心室起搏的功能。

负向 AV 滞后伴搜索功能——雅培（圣犹达）

圣犹达公司的负向 AV 滞后伴搜索（Negative AV Hysteresis with Search）允许程控理想的 AV 间期，在感知自身心室事件时自动缩短 AV 间期，而不是采用固定的短 AV 间期；在确保心室起搏的同时，提供更好的房室同步。

一、程控设置（图 4-92）

1. 负向 AV 滞后/搜索变量：关闭；－10～－110 ms（步长 10 ms，默认：关闭）。

2. 最短 AV 间期（Shortest AV Delay）：30～50 ms（增幅 5 ms）；60～120 ms（增幅 10 ms）；默认值：Victory、Zephyr 和 Accent 为 100 ms，其他起搏器为 70 ms。

二、运作方式

在起搏/感知的 AV 间期（PAV/SAV）内检测到 R 波，强制起搏器以程控的负向变量在当前 AP-VS 或 AS-VS 间期的基础上缩短起搏/感知 AV 间期；一旦发生缩短，起搏/感知的 AV 间期将是相同值。该缩短的 PAV/SAV 间期将维持 32 个心动周期，如果在 32 个心动周期结束之前没有检测到自身 R 波，AV 间期恢复到程控值（图 4-93）。

如果在 32 个心动周期结束之前又检测到一个 R 波，那么将重新开始计数 256 个周期，在 256 个周期结束时，回到程控的 AV 间期。如果在 256 个周期内再次检测到自身 R 波，AV 间期将再次缩短 1 个变量值。

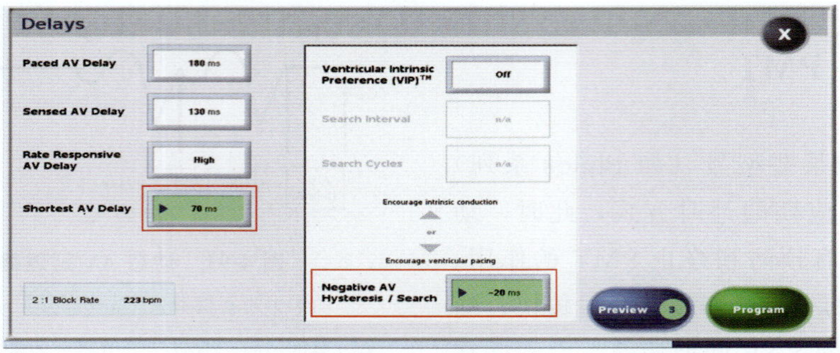

图 4-92　负向 AV 滞后伴搜索的程控设置

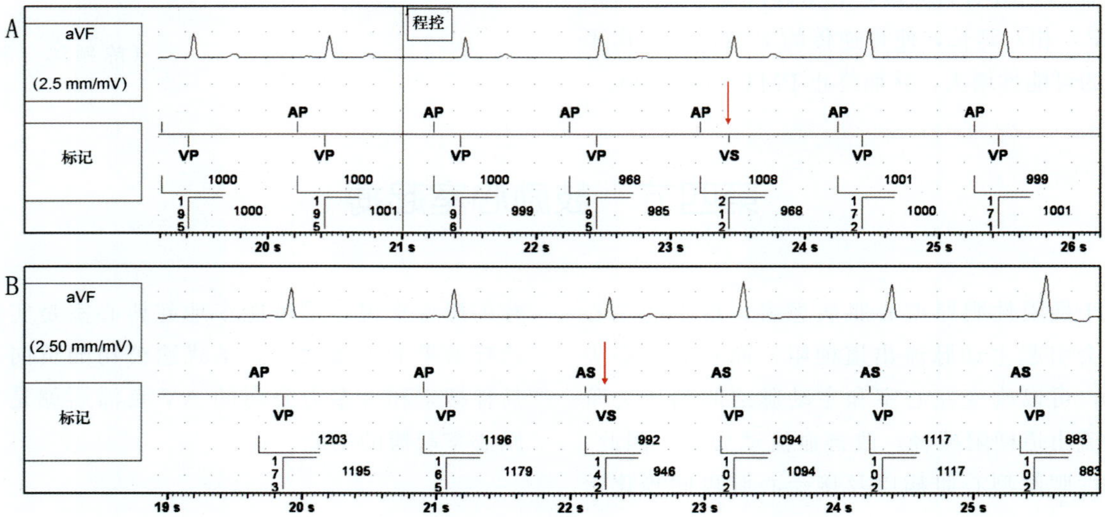

图 4-93　负向 AV 滞后伴搜索运作程控记录图

圣犹达 Victory XL DR 5816 起搏器，程控随访中将 PAV/SAV：200/150 ms 调整为 225/160 ms，并设置负向 AV 滞后/搜索变量为 −40 ms，最短 AV 间期为 100 ms；图 A、B 为非连续记录。图 A 中见 AV 间期延长后，起搏器感知到自身 R 波（VS，红色箭头所指），此处 AP-VS 间期为 212 ms，触发负向 AV 滞后，下一跳 AV 间期缩短至 172（212－40） ms。图 B 见起搏器以 172 ms 的 AV 间期工作时，又感知到自身 R 波（红色箭头所指），此处 AS-VS 间期为 142 ms，下一跳 AV 间期缩短至 102 ms

AV 负滞后功能——百多力

百多力公司起搏器的 AV 负滞后（Negative AV Hysteresis）功能也可以在感知自身心室事件后缩短 AV 间期，促进心室起搏。

一、程控设置（图 4-94）

1. AV 延迟滞后（AV Delay Hysteresis）：选择“Negative”。

2. AV 延迟滞后重复数（Repetitive AV Delay Hysteresis）：Off，1……(1)……10……(5)……100……(10)……180 周期。

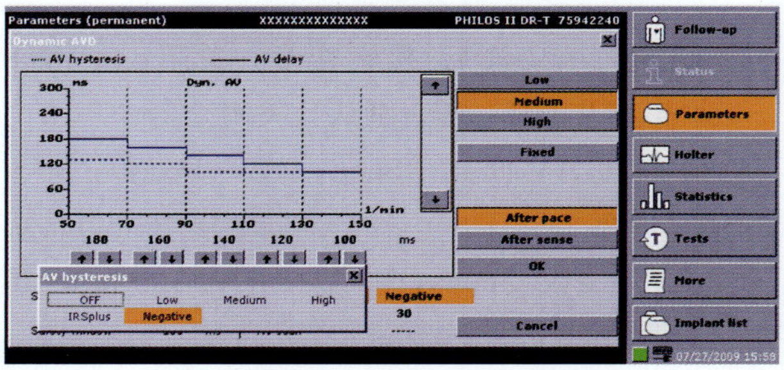

图 4-94　AV 负滞后的程控

二、运作方式

在 AV 负滞后开启时，当感知到一次自身心室事件后，起搏器将缩短下一心动周期的 AV 间期（其值为程控设置 AV 间期的 2/3），且至少缩短 15 ms。该缩短的 AV 间期将持续运作满足程控设置的 AV 延迟滞后重复数后恢复至正常 AV 间期（图 4-95）。

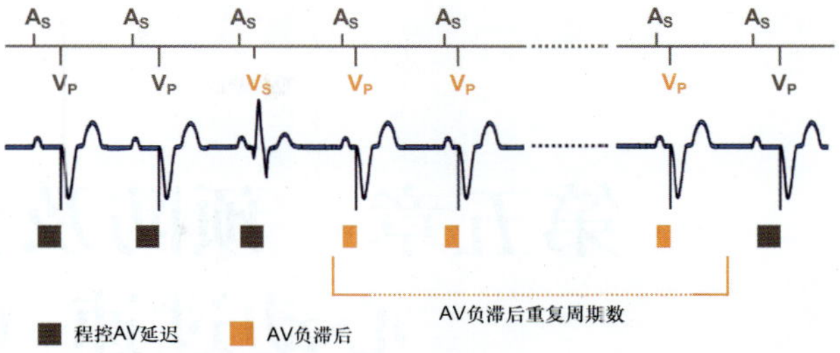

图 4-95 AV 负滞后运作示意图

（吉亚军）

第五章　预防及治疗起搏器介导性心动过速（PMT）功能

起搏器介导性心动过速（Pacemaker Mediated Tachycardia，PMT）是一种起搏器参与的折返性心动过速。折返性心动过速产生必须具备三个条件：①两条传导通路；②其中一条发生单向阻滞，另一条传导缓慢；③激动折返时间超过环路的不应期。

具有房室同步功能的双腔起搏器相当于人为地在房室之间增加了一条只有前传功能的传导通路（单向阻滞）。据统计，80％的病态窦房结（病窦）综合征患者和35％的房室传导阻滞患者存在室房逆传功能；这样就形成了一个完整的折返环路。如果某种原因导致的室房逆传时间长于起搏器心室后心房不应期，逆传心房激动能够被起搏器的心房通道感知并触发心室起搏，如此反复则形成PMT。

发生PMT时，过快的心率会影响心脏的充盈及排血量，对患者的血流动力学产生显著影响，特别是对于合并心功能不全患者，严重者可危及患者的生命。室性早搏和房性早搏是诱发PMT的常见原因，因此，现代起搏器均有针对室性早搏的特殊反应方式来避免诱发PMT；同时在PMT发生后，也有相应自动识别、自动终止PMT的相关程序。

第一节　起搏器对室性早搏的反应

起搏器设计室性早搏反应的目的是避免室性早搏诱发PMT，不同厂商及不同型号起搏器对于室性早搏反应的名称及运作方式有所不同，其主要通过以下几种方式来预防室性早搏诱发PMT：

1. 延长室性早搏后的心室后心房不应期（PVARP）：如美敦力公司的室性早搏反应功能，圣犹达公司的＋PVARP on PVC及A Pace on PVC功能，百多力公司的心房不应期扩展及PVARP after PVC功能，波士顿科学公司的PVARP after PVC/PAC功能等，其目的都是为了尽量使室性早搏引起的逆传P波成为不应期内心房感知事件而不被跟踪，从而预防PMT的发生。

2. 避免竞争性心房起搏：室性早搏后PVARP延长，如果其间有逆传P波出现，同时起搏频率较快或者AV间期设置较长，可能会导致室性早搏后心房起搏脉冲位于PVARP中的P波后的心房不应期或易颤期中，从而导致心房起搏脉冲失夺获或诱发快速性房性心律失常。针对此种情况，多数厂商起搏器的室性早搏反应功能在延长室性早搏后PVARP的基础上，同时兼有避免竞争性心房起搏的功能。如美敦力公司起搏器的室性早搏反应功能运行后，会强制运行一次非竞争性心房起搏（NCAP）功能（即使程控设置NCAP功能为关闭）。圣犹达公司的＋PVARP on PVC及A Pace on PVC同样具有避免竞争性心房起搏功能。百多力公司的心房不应期扩展和PVARP after PVC功能本身没有类似作用，但百多力公司的心房上限频率功能开启后可避免竞争性心房起搏。波士顿科学公司的PVARP After PVC/PAC本身也无类似作用，但开启房扑反应功能后可起到避免竞争性心房起搏的作用。

3. 消除室性早搏后逆传 P 波的出现：Vitatron 起搏器的室性早搏后心房同步刺激是在检测到室性早搏时同步发放心房刺激，使心房提前激动，避免室性早搏后出现逆传 P 波，从而预防 PMT 的发生。

室性早搏反应功能——美敦力

室性早搏反应（PVC Response）功能可以在 DDDR、DDD、DDIR、DDI 和 VDD 模式下运作。在 DDDR、DDD 和 VDD 模式下，室性早搏反应功能旨在防止起搏器跟踪由室性早搏引起的逆行 P 波，以避免起搏器介导性心动过速的发生。在 DDIR 和 DDI 模式下可以防止逆行 P 波对心房起搏的抑制。

一、程控设置

室性早搏反应可程控为：开启（On）；关闭（Off）（图 5-1）。

二、美敦力起搏器对于室性早搏的定义

1. 如果一个心室感知事件（VS）与前一个心室事件（不应期或非不应期感知/起搏事件）之间没有起搏或感知（包括不应期感知）的心房事件，则此次心室感知事件将被定义为室性早搏（PVC）。

2. VDD 模式下，以低限频率发放的心室起搏事件，如果其前没有心房感知事件，也会被认定为 PVC。

三、室性早搏反应的算法

当室性早搏反应功能开启时，一个起搏器定义的室性早搏事件发生时，如果程控或当前 PVARP 值（sensor-varied PVARP or automatic PVARP）小于 400 ms，将会延长 PVARP 至 400 ms。在此范围内的逆传 P 波将成为不应期内感知而不会触发心室跟踪起搏（图 5-2），从而避免室性早搏诱发 PMT。

四、与其他功能的相互影响

1. 非竞争性心房起搏（NCAP）：室性早搏反应启动后，即使 NCAP 功能被程控关闭，也会强制激活 NCAP 功能一个心动周期（图 5-3）。在美敦力的双腔 ICD、CRT-D 及 Advisa 系列起搏器中，室性早搏反应功能工作时，室性早搏后自动激活 NCAP 一个心动周期，此时 NCAP 间期为 400 ms，与程控值无关。

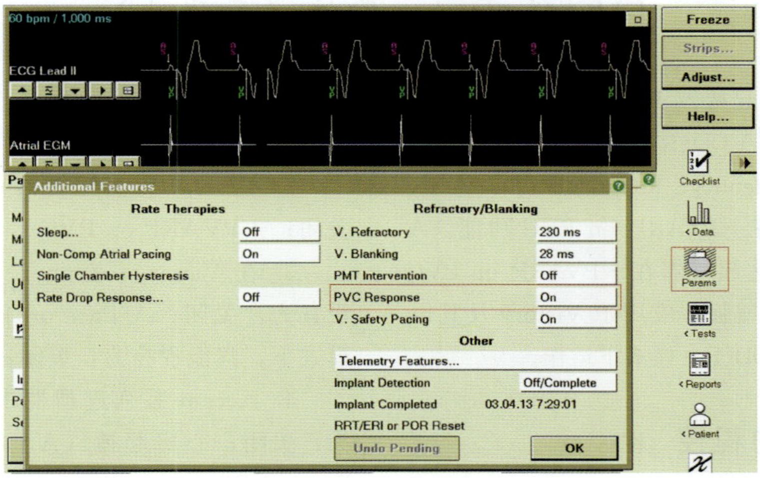

图 5-1　室性早搏反应的程控由“Params/PVC Response”进入，可选择 On 或 Off

2. 自动模式转换（AMS）：在自动模式转换功能开启，起搏模式转换为非心房跟踪模式时，PVC Response 将被暂停；恢复心房跟踪模式后重新激活。

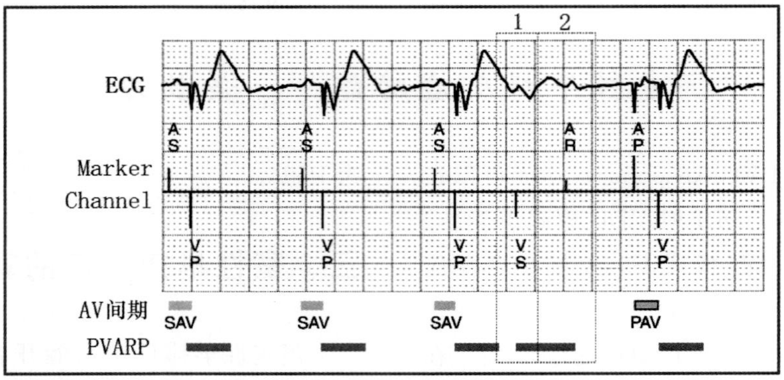

图 5-2　PVC Response 示意图

图中 VS 事件前无心房起搏或感知事件，该 VS 事件被起搏器定义为室性早搏（PVC），VS 后的心室后心房不应期（PVARP）延长至 400 ms，VS 后的逆传 P 波落于 PVARP 中而成为心房不应期内感知事件（AR），不会触发心室起搏，从而避免发生 PMT。AP：心房起搏；AS：心房感知；AR：心房不应期感知；VS：心室感知；VP：心室起搏。Marker Channel：标记通道

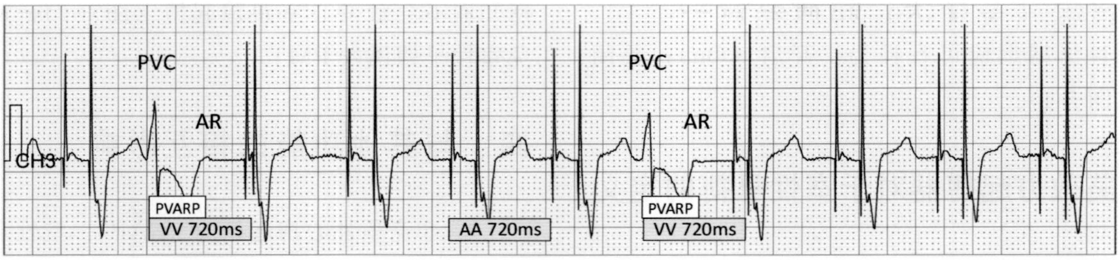

图 5-3　PVC Response 实例

美敦力 Relia REDR01 双腔起搏器，设置模式 DDDR，低限频率 60 次/分，上限跟踪/传感器频率 130 次/分，PAV 间期 180 ms，SAV 间期150 ms。开启 Auto PVARP，最短 PVARP 250 ms；PVC Response：On。图中起搏频率 83 次/分，根据自动 PVARP 计算公式：60000/(平均心房率＋30)－SAV；当前 PVARP 为 380 ms。图中发生了 2 次 PVC，其后 PVARP 被延长至 400 ms，落在期间的自主 P 波成为不应期感知（AR），不触发心室跟踪起搏；但触发了 NCAP 功能，使其后的心房起搏推迟，PAV 间期缩短

PVC 选项——雅培（圣犹达）

雅培（圣犹达）起搏器 PVC 选项（PVC Options）在 DDD(R) 及 VDD(R) 模式下可用。在圣犹达 Identity ADx、Identity、Integrity ADx、Verity ADx 双腔起搏器具备＋PVARP on PVC 功能。A Pace on PVC 是圣犹达起搏器在＋PVARP on PVC 功能基础上的进一步增强，应用于 Victory 及其以后的起搏器中，在 DDD(R) 模式下运作。

一、PVC 选项的程控（图 5-4）

1. 较早期的起搏器如 Paragon、Polarity、Synchrony 起搏器可设置为：＋PVARP on PVC；DVI on PVC；正常 DDD。

2. Victory 以前起搏器 PVC 选项可设置为：关闭；＋PVARP on PVC。

3. 在 Victory、Zephyr、Sustain 起搏器中可设置为：关闭；A Pace on PVC。但在 VDD(R) 模式下，只能程控为：关闭；＋PVARP on PVC。

4. Accent 系列起搏器中，PVC 选项可设置为：关闭；心房起搏（A pace）。心房起搏与 A Pace on PVC 完全相同。VDD(R) 模式下，只能程控为：关闭；PVARP 延长。PVARP 延长与

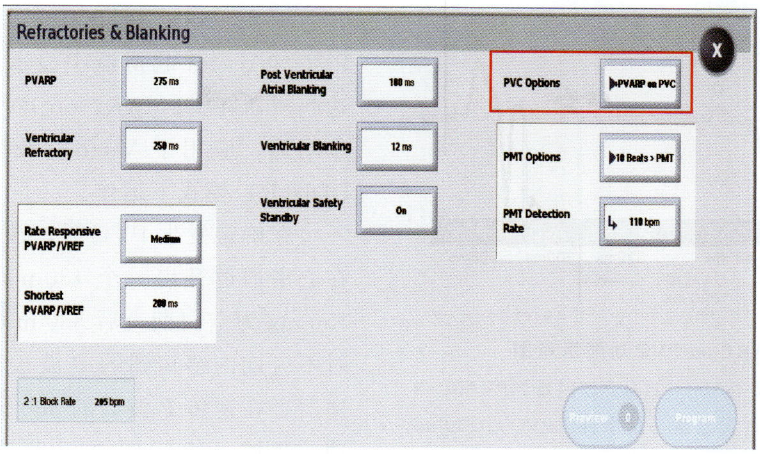

图 5-4　圣犹达公司起搏器 PVC 选项程控界面

PVC 选项程控由不应期和空白期（Refractories&Blanking）进入，PVC 选项中设置

＋PVARP on PVC 完全相同。

二、雅培（圣犹达）起搏器对于室性早搏的定义（图 5-5）

1. 感知的 R 波之前没有起搏或感知的心房事件。

2. 感知的 R 波之前存在 PVARP 内的心房感知事件（P 波），但 R 波和 P 波的间距大于 280 ms，该 R 波也被认定为 PVC，反之则不是。

三、PVC 选项的算法

1. ＋PVARP on PVC：当起搏器确认检测到室性早搏（PVC）后，＋PVARP on PVC 功能将自动把 PVC 后的 PVARP 延长至 480 ms，之后紧跟一个 330 ms 的心房警觉期（图 5-6）。警觉期内如无心房感知，在警觉期结束后将触发心房起搏（图 5-7），此时的 VA 间期（PVC－AP 间期）将固定为 810 ms，不受原 VA 间期的限制（图 5-8，图 5-9）。警觉期内如果出现心房感知事件，会触发心室跟踪反应，起搏器恢复原有起搏模式及计时周期。

＋PVARP on PVC 在室性早搏后延长 PVARP，其后设置的 330 ms 警觉期，警觉期内不会出现心房起搏，其目的主要是避免产生竞争性心房起搏。

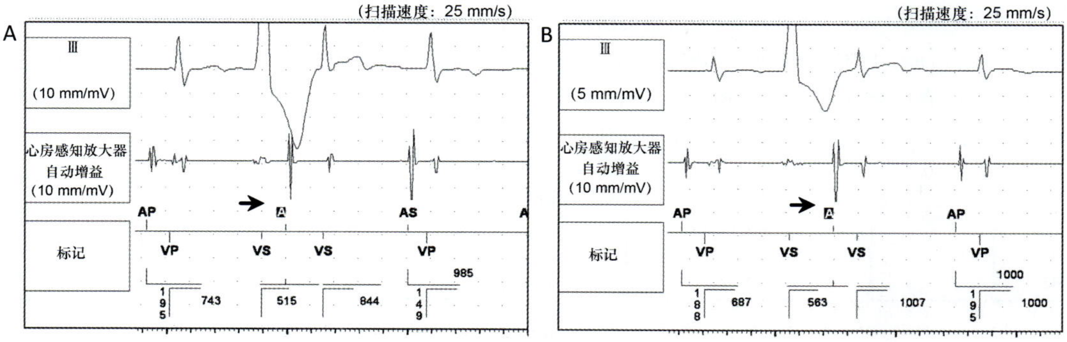

图 5-5　圣犹达起搏器对室性早搏的定义

圣犹达 Verity ADx XL DC 5256 双腔起搏器，设置模式 DDD，基本频率 60 次/分，最大跟踪频率 110 次/分，PAV 间期 190 ms，SAV 间期 150 ms，PVARP 275 ms，PVC 选项：＋PVARP on PVC。图 A 中起搏器在感知室性早搏（VS）后启动＋PVARP on PVC，将 PVARP 延长至 480 ms，期间有自身心房事件被感知（→示），该心房事件下传产生第 2 个 VS 事件，由于两者距离大于 280 ms，第 2 个 VS 事件又被起搏器定义为室性早搏，触发＋PVARP on PVC。图 B 中发生类似现象，由于 PVARP 内心房感知事件距离下传的 VS 事件小于280 ms；故 B 图中第 2 个 VS 事件不符合室性早搏的定义，未触发＋PVARP on PVC 功能

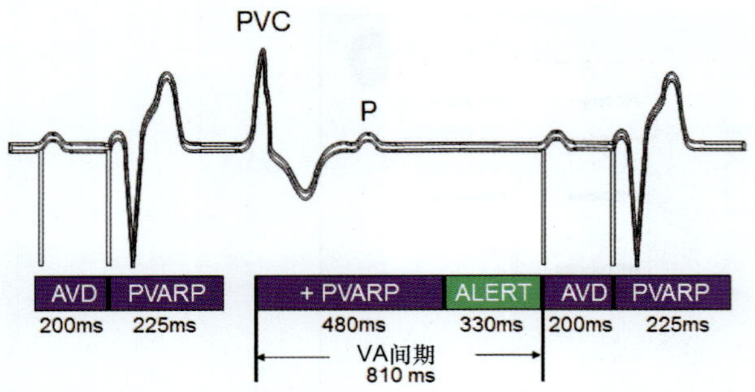

图 5-6　＋PVARP on PVC 功能示意图

PVC 后 PVARP 延长至 480 ms，自身 P 波因处于 PVARP 内而不被心室跟踪，警觉期内无自身心房事件，PVC 后 810 ms（480 ms＋330 ms）发放心房起搏脉冲 AP

在 Sustain、Victory、Zephyr 和 Accent 起搏器程控为 VDD(R）模式时，＋PVARP on PVC 功能可用（Accent 起搏器中称为 PVARP 延长）；当起搏器检测到室性早搏时，它会将当前 PVARP 延长 125 ms，最长 PVARP 可达 550 ms。

在 Paragon、Polarity、Synchrony 和 Trilogy 起搏器中，＋PVARP on PVC 心房警觉期为 350 ms。

2. A Pace on PVC/心房起搏：A Pace on PVC（Accent 起搏器中显示为心房起搏）是圣犹达起搏器在＋PVARP on PVC 功能基础上的进一步增强，应用于 Victory 及以后的起搏器中，在 DDD(R）模式下运作。

在确定发生 PVC 后，A Pace on PVC 功能将在心房通道开启一个 480 ms 的 PVARP，其中前 150 ms 为空白期，后 330 ms 为相对不应期，在相对不应期内感知到的 P 波被定义为逆传 P 波。起搏器会在逆传 P 波后的 330 ms 处发放心房起搏脉冲，程控 AV 间期之后发放心室起搏脉冲（图 5-10，图 5-11）。感知逆传 P 波后的 330 ms 又被分为前 120 ms 的空白期和后 210 ms 的警觉期，警觉期中如有心房感知，将跟踪起搏心室。

如果室性早搏后没有不应期内心房感知或只有空白期内心房事件，起搏器将以正常 DDD(R）计时工作。A Pace on PVC 功能设计的目的是既可避免室早后逆传的 P 波被起搏器感知而触发 PMT，又可避免室性早搏后心房脉冲落入逆传 P

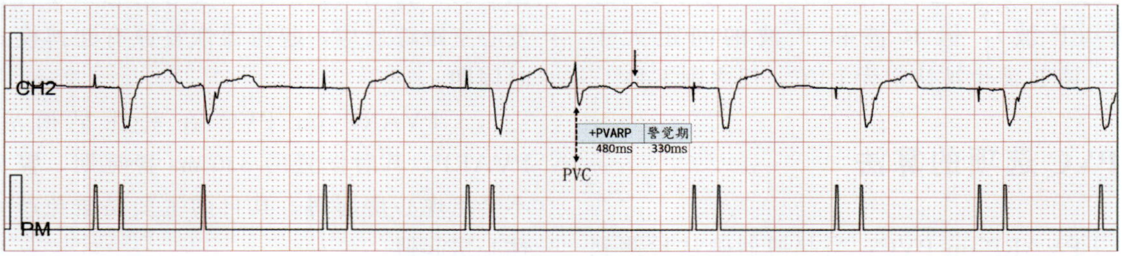

图 5-7　＋PVARP on PVC 实例（一）

圣犹达 Verity ADx XL DC 5256 双腔起搏器，设置模式 DDD，基本频率 60 次/分，最大跟踪频率 120 次/分，PAV 间期 170 ms，SAV 间期 150 ms，PVARP 275 ms，PVC 选项：＋PVARP on PVC。图中见起搏器以 DDD 模式工作，在发生 1 次室性早搏（PVC）后约 400 ms 处有一自身 P 波（↓示）落在 480 ms 的＋PVARP 内，未被心室跟踪起搏；其后 330 ms 的警觉期内没有自身 P 波，下一心房起搏距离室性早搏 810 ms 处发放

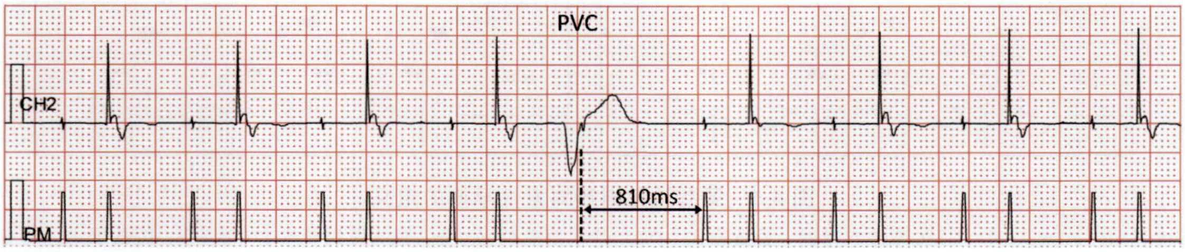

图 5-8　＋PVARP on PVC 实例（二）

圣犹达 Verity ADx XL DR 5356 双腔起搏器，设置模式 DDD，基本频率 70 次/分，最大跟踪频率 130 次/分，PAV 间期 300 ms，SAV 间期 250 ms，PVARP 250 ms，PVC 选项：＋PVARP on PVC。图中见发生室性早搏（PVC）后触发＋PVARP on PVC 运作，下一心房起搏距离室性早搏 810 ms（480 ms＋330 ms），不受当前 VA 间期限制（当前程控 VA 550 ms）。该病例同时存在心房起搏不良，AP 后未见相关 P 波

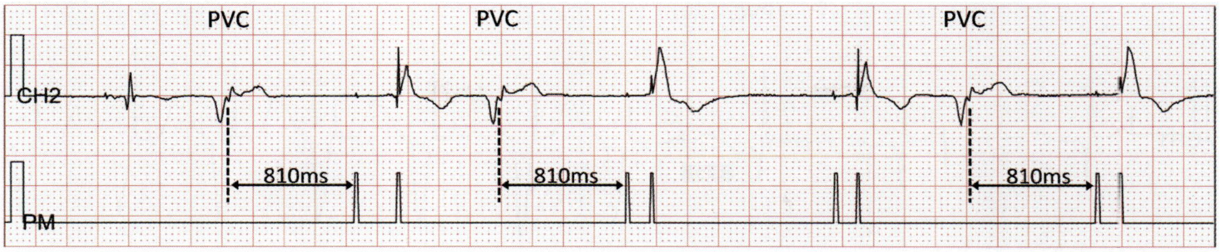

图 5-9　＋PVARP on PVC 实例（三）

圣犹达 Verity ADx XL DR 5356 双腔起搏器，设置模式 DDD，基本频率 45 次/分，最大跟踪频率 130 次/分，PAV 间期 150 ms，SAV 间期120 ms，AICS 120 ms，PVARP 250 ms，PVC 选项：＋PVARP on PVC。图中见 3 次室性早搏（PVC）后触发＋PVARP on PVC 运作，下一心房起搏距离室性早搏 810 ms（480 ms＋330 ms），不受当前 VA 间期限制（当前程控 VA1180 ms）。该病例同时存在心房起搏不良，AP 后未见相关 P 波；可见自动自主传导搜索（AICS）运作

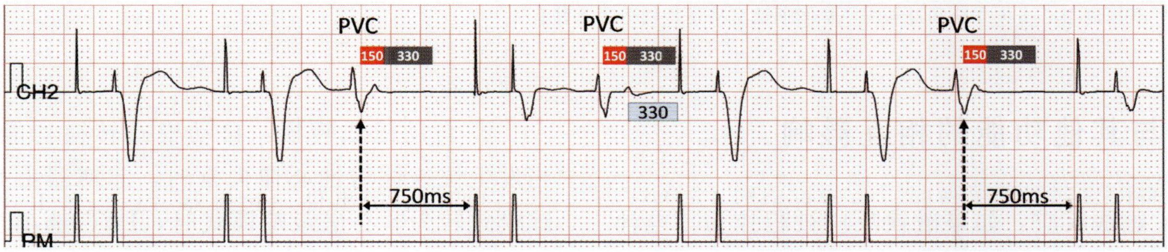

图 5-10　A Pace on PVC 实例（一）

圣犹达 Victory XL DR 5816 双腔起搏器，设置模式 DDD，基本频率 60 次/分，最大跟踪频率 120 次/分，PAV 间期 250 ms，SAV 间期 200 ms，PVARP 275 ms，PVC 选项：A Pace on PVC。图中发生了 3 次室性早搏，其后均有自身 P 波发生；第 1、3 个室性早搏后 P 波落在 A Pace on PVC 触发的 480 ms PVARP 起始 150 ms 的空白期内，下一心房起搏按正常 VA 间期发放；第 2 个室性早搏后自身 P 波落在 330 ms 的相对不应期内，起搏器在 P 波后 330 ms 处发放心房起搏脉冲，导致心房起搏提前、VA 间期缩短的现象

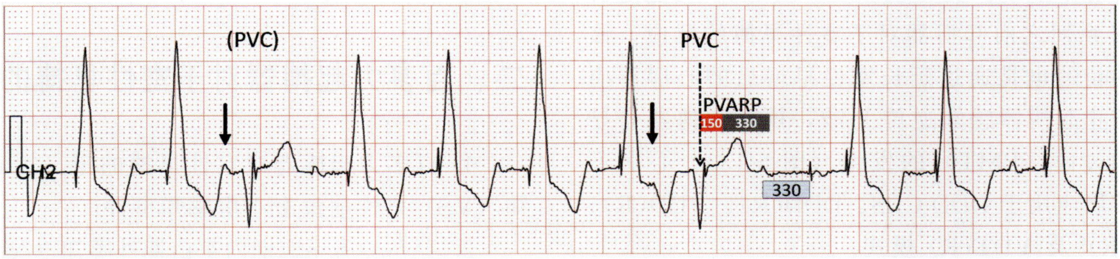

图 5-11　A Pace on PVC 实例（二）

圣犹达 Victory XL DR 5816 双腔起搏器，设置模式 DDD，基本频率 60 次/分，最大跟踪频率 120 次/分，PAV 间期 250 ms，SAV 间期 200 ms，PVARP 275 ms，PVC 选项：A Pace on PVC。图中见 2 次室性早搏，第 1 个室性早搏前有自主 P 波被感知，故该室性早搏被起搏器认定为 AS-VS 事件，不触发 A Pace on PVC，其后 P 波（RP＜480 ms）被跟踪起搏。第 2 个室性早搏前也有自主 P 波，但其位于前次心室起搏后 PVARP 内且距离室性早搏大于 280 ms，符合圣犹达起搏器对室性早搏的定义，触发 A Pace on PVC

波后心房易损期内诱发快速性房性心律失常，还可使室性早搏后尽快恢复房室同步。A Pace on PVC 可以导致心房起搏明显提前，形成心房节律的长-短周期现象，如果患者的心房不应期较长可能会导致心房起搏失夺获，则不仅不能有效预防 PMT，反而可能会导致 PMT 的发生（图 5-12）。

3. DVI on PVC：DVI on PVC 应用于较早期的起搏器中，当起搏器检测到室性早搏之后，脉冲发生器将延长 PVARP 到心房逸搏间期的全长，这样，室性早搏后起搏器表现为 DVI 起搏模式，直至一次心房起搏脉冲发放，其后心室事件（感知或起搏）后 PVARP 恢复至程控值。

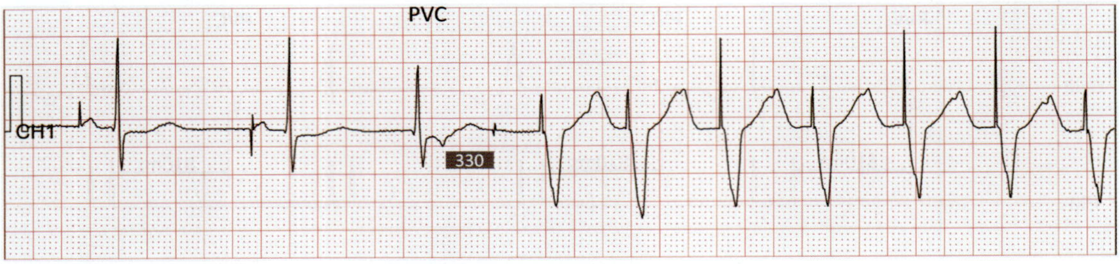

图 5-12　A Pace on PVC 诱发 PMT

圣犹达 Victory XL DR 5816 双腔起搏器，设置模式 DDD，基本频率 60 次/分，最大跟踪频率 120 次/分，PAV 间期 270 ms，SAV 间期 240 ms，PVARP 275 ms，心室自身优先（VIP）扩展 50 ms，PVC 选项：A Pace on PVC。图中见起搏器在感知 PVC 后触发 A Pace on PVC；在距室性早搏后逆行 P 波 330 ms 处发放心房起搏。AP 后未见相关 P 波提示心房失夺获，以 VIP 扩展的 AV 间期后发放心室起搏，心室起搏后可见逆传 P 波被心房感知而触发心室起搏，如此反复诱发了 PMT。A Pace on PVC 功能的目的是预防 PMT，在本图中却诱发了 PMT，其原因与心房失夺获和过长的 AV 间期给室房逆传创造了条件有关

四、与其他功能的相互影响

1. 磁铁反应：如果磁铁反应被程控为"电池测试"或"事件快照＋电池测试（Snapshots＋Batt.）"，当磁铁置于脉冲发生器上时，会暂停 PVC 选项功能运行。

2. 自动模式转换：自动模式转换功能开启，当发生快速性房性心律失常时，起搏器由心房跟踪模式转为非心房跟踪模式时，PVC 选项功能暂时失活；当房性心律失常终止，起搏模式转为心房跟踪模式时，PVC 选项功能重新激活。

心房不应期扩展功能——百多力

心房不应期扩展（ARP Extension）功能是百多力 E 系列之前起搏器对于室性早搏的反应。该功能的目的也是通过延长室性早搏后的心房不应期，防止起搏器感知逆传 P 波，预防起搏器介导性心动过速（PMT）的发生（图 5-13）。心房不应期扩展应用于 DDD-CLS、DDD(R)、VDD(R)、DDT(R) 及 VDT(R) 模式。

一、心房不应期扩展的程控

心房不应期扩展值可程控设置，其范围为：0～350 ms，增幅 50 ms（图 5-14）。

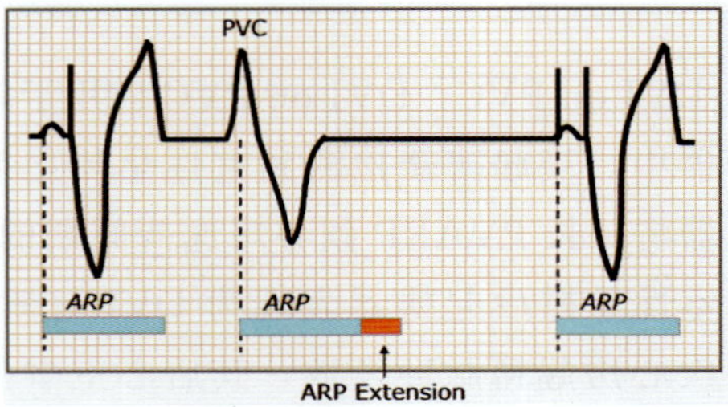

图 5-13　心房不应期扩展工作示意图

二、百多力起搏器对于室性早搏的定义

1. 百多力起搏器对室性早搏的定义为心室感知（VS）事件前没有心房感知事件。

2. 存在心房不应期内空白期外感知（Ars），但 Ars-VS 间期大于 300 ms（E 系列起搏器为 350 ms）。

三、心房不应期扩展算法

百多力起搏器在检测到心室感知事件判断为室性早搏，或心室起搏事件符合心房不应期扩展运行条件时，会延长此心室感知或起搏事件后的心室后心房不应期，其数值＝心房不应期＋心房不应期扩展。在 VDD 和 VDT 模式下，非心房感知事件触发的心室起搏事件后同样会触发心房不应期扩展，因为此心室起搏事件后容易出现室房逆传从而导致 PMT 的发生。

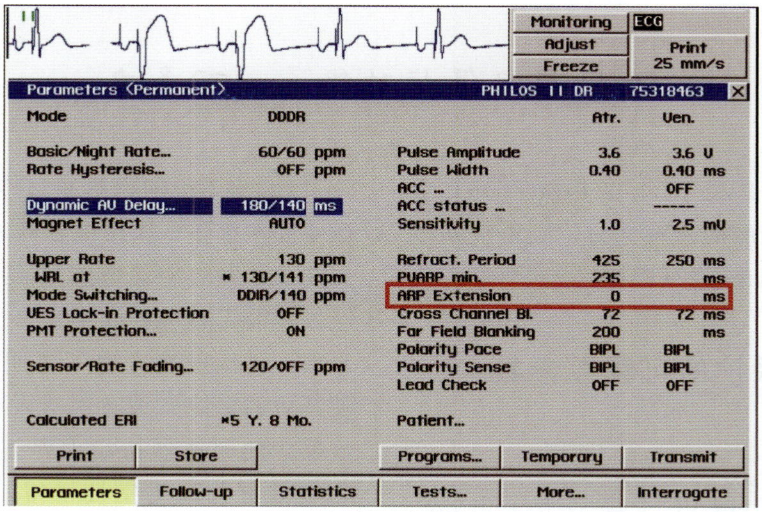

图 5-14　心房不应期扩展的程控

程控由“Parameters/ARP Extension”进入，可程控设置范围为：0～350 ms，增幅 50 ms

与其他起搏器不同的是，百多力 E 系列之前起搏器检测到室性早搏后，在心房通道触发心房不应期（ARP，ARP＝AV＋PVARP），而不是心室后心房不应期（PVARP），故室性早搏后的心房不应期本来就长于心室起搏后的心房不应期；在大多数情况下，即使不开启心房不应期扩展也可以有效阻止室性早搏后的逆传 P 波被心室跟踪而导致 PMT 的发生。但如果心房不应期设置过短或室房传导较为缓慢，此时开启心房不应期扩展功能，在室性早搏后将触发更长的心房不应期（＝心房不应期＋心房不应期扩展），可有效地避免诱发 PMT（图 5-15）。

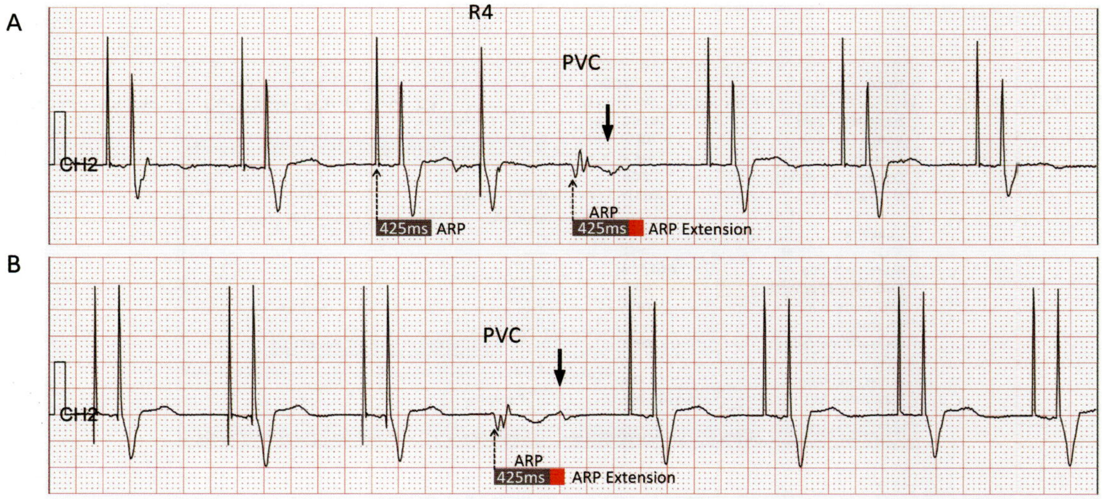

图 5-15　心房不应期扩展实例

百多力 PHILOS D 双腔起搏器，设置模式 DDD，基础频率 60 次/分，上限频率 130 次/分，PAV 间期 180/140 ms，感知校正关闭，ARP 425 ms，心房不应期扩展 100 ms；上图 A、B 为同一患者动态心电图记录片段。图 A 中 R4 为起搏器感知房性早搏后起搏心室，此处 RP 约 400 ms；其后出现 1 次室性早搏（PVC），室性早搏后自身 P 波落在 ARP 内未被心室跟踪。图 B 中室性早搏与其后自身 P 波距离约 480 ms，P 波落在心房不应期扩展内，心室不跟踪起搏。在百多力起搏器中，如果发现室性早搏后 RP 间期比心室起搏后 RP 间期更长，而 P 波未被跟踪起搏心室时，需考虑是否开启心房不应期扩展功能所致，同时与间歇心房感知不足相鉴别。图中室性早搏后 VA 间期等于 AA 间期，符合百多力起搏器心房计时特征

PVC 锁定保护功能——百多力

PVC锁定保护（PVC Lock-in Protection）功能是对心房不应期扩展的一种补充，应用于百多力公司 Philos Ⅱ、Cylos 系列起搏器。

一、PVC 锁定保护的可程控参数（图 5-16）

1. PVC 锁定保护［PVC（VES）lock-in protection］：ON；OFF。

2. 几个心动周期后终止（Termination after）：1；2；3；4。

二、PVC 锁定保护算法

百多力起搏器中，如果设置了较长的心房不应期及心房不应期扩展，有可能导致室性早搏后的窦性 P 波落入延长的心房不应期中而被标记为 Ars（心房不应期内感知），不会引发起搏器起搏频率间期重整。如果该窦性 P 波又能够经自身下传至心室被心室通道感知，那么此心室感知事件会因其前无心房有效感知事件而又被认定为室性早搏，再次触发心房不应期及心房不应期扩展，使其后的窦性 P 波再次落入心房不应期中，如此反复，使起搏器持续误将正常窦性 P 波下传的 QRS 波群判断为室性早搏，影响起搏器诊断的准确性。为避免此类问题，百多力公司设置了 PVC 锁定保护功能，其算法为在 n 个（n 个数可程控）Ars-VS 序列后，在感知到第 n+1 个 Ars 后立即发放心房起搏脉冲，此时心房肌处于绝对不应期，AP 不会对心房产生影响，目的是重新开始一个心房不应期，但不再启动心房不应期扩展；其结果是缩短了心房不应期，从而使其后的窦性 P 波落入不应期外而成为有效心房感知（AS）事件（图 5-17）。

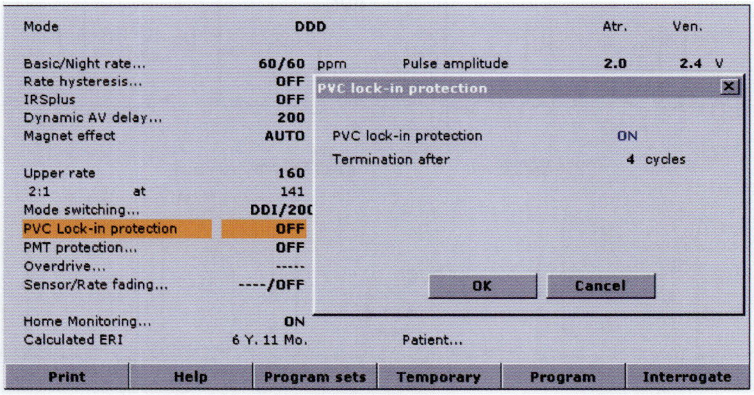

图 5-16　PVC 锁定保护的程控

由“Parameters/PVC Lock-in protection”进入，选择 ON/OFF。选择“ON”后，在 Termination after 选择周期数，范围：1……4

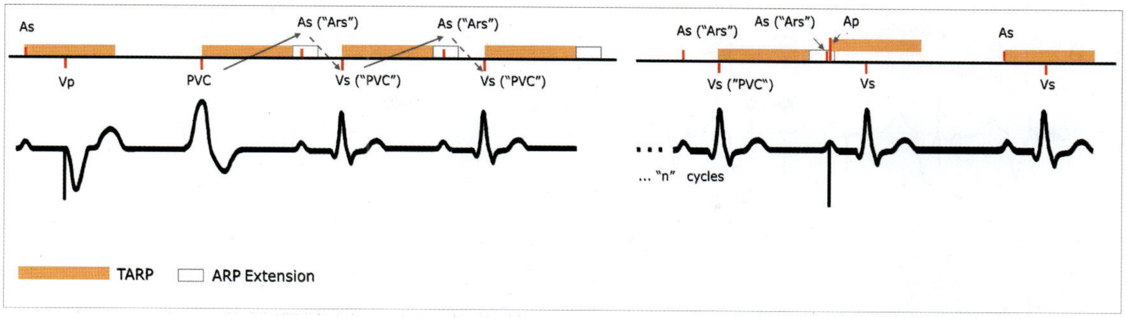

图 5-17　PVC 锁定保护功能运作示意图

图示为一次室性早搏（PVC）后，由于较长的总心房不应期（TARP）和心房不应期扩展（ARP Extension），导致正常窦性 P 波落入心房不应期扩展中而标记为 Ars（心房不应期感知），其下传的心室感知事件（VS）被起搏器“误认”为室性早搏（PVC），再次触发心房不应期扩展，其后的 AS 事件再次落入心房不应期扩展中被标记为 Ars，下传的 VS 事件再次被起搏器标记为 PVC，从而影响起搏器对于室性早搏的统计。开启 PVC 锁定保护功能时，当达到程控设置的 n 个 Ars-VS 序列后，在感知下一个 Ars 处立即发放心房起搏（AP），重置心房不应期而不触发心房不应期扩展（ARP Extension），使其后的窦性 P 波脱离心房不应期而成为有效心房感知（AS）。（引自杨羽）

PVARP after PVC——百多力

百多力 E 系列之前的起搏器，心室后心房不应期（FVARP）＝总心房不应期（TARP）－房室间期（AVI）。如果 AV 间期较长，特别是超过上限频率的房性早搏被跟踪的时候，若没有开启最短 PVARP 功能，那么 PVARP 会随之缩短，逆传 P 波容易被跟踪，故有时不能有效预防 PMT 的发生（图 5-18）。E 系列起搏器对 PVARP 的计时方式有所改变，AS、AP、AS（PVARP）触发一个 ARP；在 DDD 模式，只有 VP 事件触发 PVARP，PVC 事件触发 PVARP after PVC（图 5-19）；在 DDI 模式，VP、VS、PVC 事件触发 PVARP。

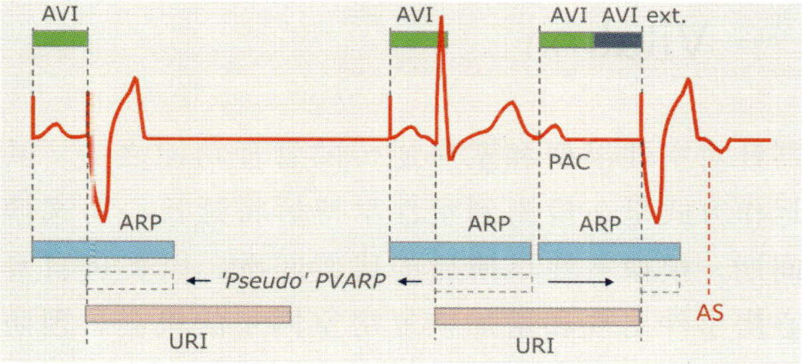

图 5-18　E 系列之前起搏器 ARP 与 PVARP 的关系

百多力 E 系列之前的起搏器，心室后心房不应期（PVARP）＝总心房不应期（TARP）－房室间期（AVI）。图示当一个房性早搏（PAC）超过了上限跟踪频率，但处于 ARP 外被感知，起搏器将以上限频率起搏心室。此时，SAV 间期被延长，心室起搏后因心房肌已脱离不应期发生室房逆传。由于 SAV 间期延长，导致心室起搏后心房不应期（PVARP）相对缩短，逆传 P 波容易被感知（AS）而诱发 PMT。（引自杨羽）

PVARP After PVC 功能在检测到 PVC 后自动将当前 PVARP 延长 150 ms（图 5-20），上限为 VA criterion（PMT 判断标准 VA 间期）＋50 ms，最长 600 ms。如果 PVARP 设置为：Auto，PVARP 默认为 250 ms，则 PVARP after PVC 为 400 ms。如果起搏器检测到 PMT，将自动延长 PVARP 和 PVARP after PVC 50 ms；如果算法在接下来的 7 天没有再检测到 PMT，则 PVARP 和 PVARP after PVC 缩短 50 ms，但不低于最低值 175 ms（PVARP 程控范围：Auto/175～600 ms）。在预防室性早搏引起的室房逆传导致的 PMT 上，默认设置的 Auto PVARP 和 PVARP after PVC 功能并不优于心房不应期扩展（ARP Extension）（图 5-21），需要根据患者的实际情况个性化调整。

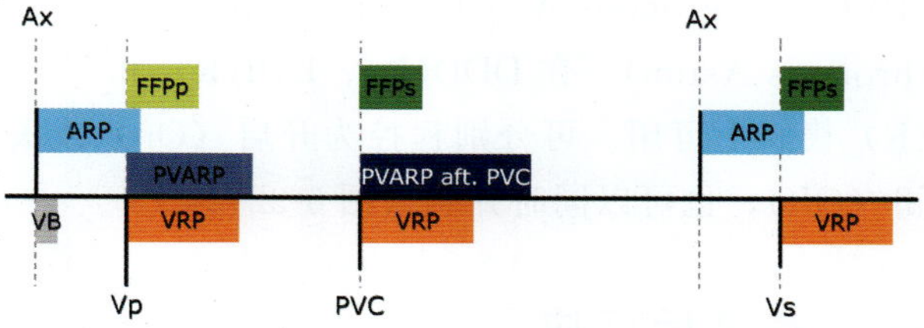

图 5-19　E 系列起搏器 DDD 模式下 ARP 与 PVARP
（引自杨羽）

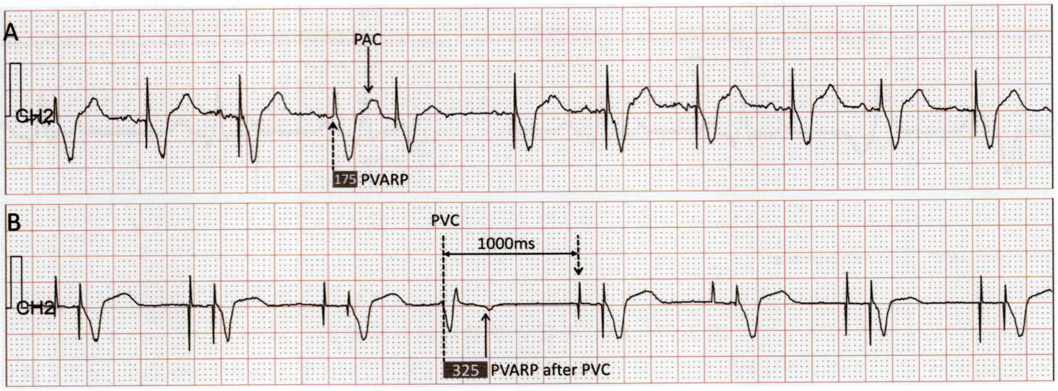

图 5-20　百多力 PVARP after PVC 实例

百多力 Evia DR-T 双腔起搏器，设置模式 DDD，基础频率 60 次/分，上限频率 130 次/分，PAV 间期 180/140 ms，感知校正值－45 ms，开启 Auto PVARP，标准 PVARP 175 ms，PVARP after PVC 325 ms；图 A、B 为同一患者同次动态心电图记录片段。图 A 见发生一次房性早搏（PAC），房性早搏距其前 VP 约 260 ms，被心室跟踪起搏。图 B 见一室性早搏（PVC），其后约 310 ms 处有自身 P 波处于 325 ms 的 PVARP after PVC 内，未被心室跟踪起搏。室性早搏后按基础频率间期发放心房起搏

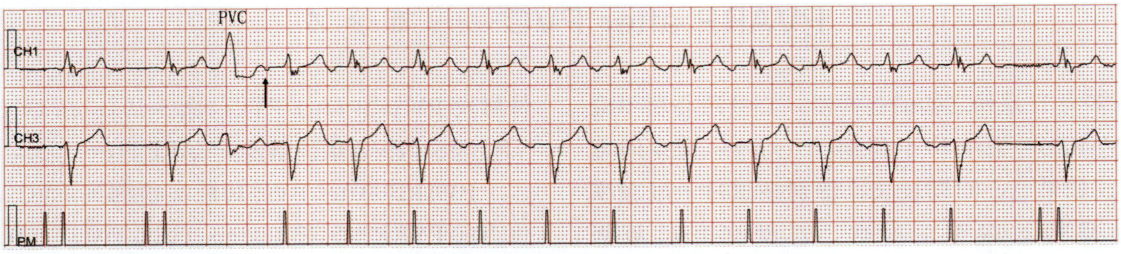

图 5-21　PVARP after PVC 未能防止 PMT

百多力 Evia DR 双腔起搏器，设置模式 DDD，基础频率 60 次/分，上限频率 130 次/分，PAV 间期 180/140 ms，感知校正值－45 ms，开启 Auto PVARP，标准 PVARP 275 ms，PVARP after PVC 425 ms；PMT 保护功能开启，VA 标准 350 ms。图中见室性早搏后发生室房逆传（↑示），由于 VA 间期大于 425 ms，逆传 P 波被起搏器感知，跟踪起搏心室，如此反复形成 PMT。同时由于 VA 间期大于 350 ms，未能触发 PMT 保护功能运作；经历 11 个心动周期后逆传消失，PMT 自行终止

室性早搏反应——Vitatron

Vitatron 起搏器把其前没有心房事件的心室感知事件定义为室性早搏。其对室性早搏的反应（PVC Response）有两种方式，包括室早后反应（Post-PVC Response）和室早后心房同步刺激（PVC Synchronous Atrial Stimulation，PVC Synchronous Astim）；在 DDD(R)、DDI(R) 和 VDD(R) 模式下可用。可分别程控为开启（On）或关闭（Off），也可以同时开启（图 5-22）。

一、室早后反应

室早后反应也叫 PVC 滞后，是 Vitatron 起搏器针对室性早搏和室房逆传的管理功能之一。其运作方式是在检测到室性早搏后将延长心房逸搏间期，模拟室性早搏后的代偿间歇，以促进自身心房事件出现和增加恢复房室同步的机会，预防 PMT 的发生。

1. 在 DDD(R) 和 DDI(R) 模式下，VA 间期延长 1 个 PAV 间期，Post-PVC Response 运作过程中可以出现以下情况：

（1）PVC 之后如果检测到逆行 P 波，必须激活心房同步起搏（ASP）来恢复房室同步。

（2）DDD(R) 模式下，如果在跟踪窗口中检测到一个心房感知事件，将跟踪起搏。

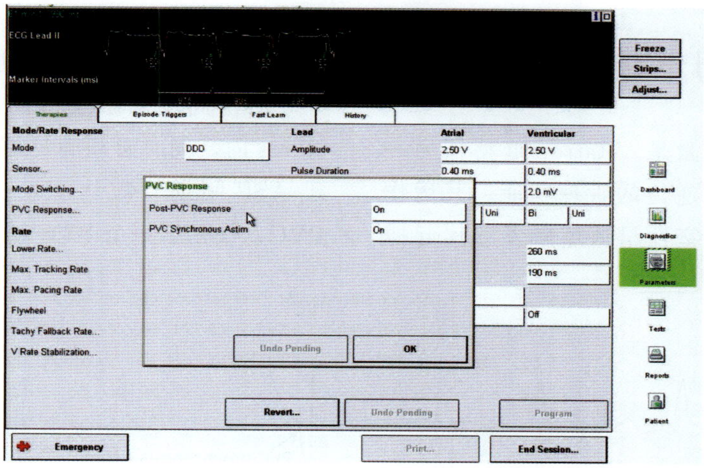

图 5-22　室性早搏反应的程控

（3）如果在跟踪窗口之前检测到心房感知事件，不会被心室跟踪；在心室起搏之前通过 ASP 来恢复房室同步（图 5-23）。

（4）如果 PVC 后没有心房感知事件，起搏器将在延长的 VA 间期后释放心房起搏脉冲。

2. 在 VDD(R) 模式下 VV 间期延长 1 个 SAV 间期。在 VDD(R) 模式下，室性早搏后的逆传 P 波会导致窦性节律重整，产生代偿间歇。如果心室起搏按当前频率间期发放，往往处于窦性 P 波之前，导致房室不同步。室早后反应通过延长室性早搏后心室逸搏间期，模拟早搏后代偿间歇，可以增加感知自身心房事件的机会。只要可跟踪的心房感知发生在预定的心室起搏之前，它将被适当的 AV 间期跟踪起搏，从而恢复房室同步（图 5-24）。

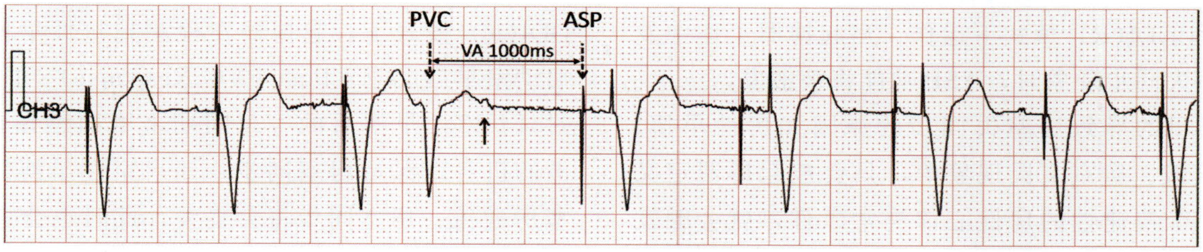

图 5-23　室早后反应实例

Vitatron T70 DR 双腔起搏器，设置模式 DDDR，低限频率 60 次/分，最大跟踪频率 140 次/分，最大起搏频率 120 次/分，PAV 间期 180 ms，SAV 间期 140 ms，ASP 间期 300 ms，室早后反应（Post-PVC Response）：On。图中见室性早搏（PVC）后 VA 间期等于低限频率间期 1000 ms，说明 Post-PVC Response 功能运作，将 VA 间期延长 1 个 AV 间期。室性早搏后可见自身 P 波（↑示），但其处于跟踪窗口之前，未触发心室起搏

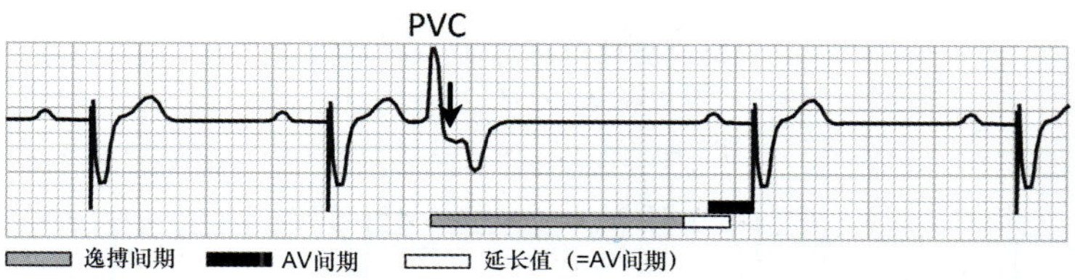

图 5-24　VDD(R) 模式下室早后反应示意图

在 VDD 工作方式下，室性早搏（PVC）后的逆传 P 波（↓示）导致窦性节律重整，室早后反应（Post-PVC Response）将室性早搏后 VV 间期延长一个 AV 间期，在延长的 VV 间期内感知自身 P 波，AV 延迟结束时触发心室起搏，及时恢复房室同步

二、室早后心房同步刺激

室早后心房同步刺激是 Vitatron 起搏器另一种针对室性早搏和室房逆传的管理功能。其运作方式是在起搏器检测到室性早搏后触发心房起搏脉冲发放，使心房提前除极从而阻断室房逆传，预防起搏器介导性心动过速的发生（图5-25）。

心房同步刺激发放的时机是在感知 PVC 后 40 ms 内，同时必须满足距离前一心房事件不能短于 ASP 间期（默认 300 ms）；如果是一连串的 PVC，仅在第一个 PVC 后起作用。

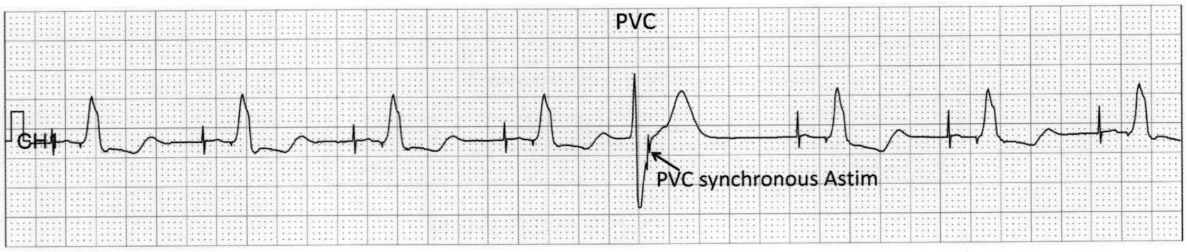

图 5-25　室早后心房同步刺激实例

Vitatron T60 DR 双腔起搏器，设置模式 DDD，低限频率 60 次/分，最大跟踪频率 140 次/分，PAV 间期 190 ms，SAV 间期 150 ms，ASP 间期 300 ms，室早后心房同步刺激（PVC synchronous Astim）：On。图中见起搏器感知室性早搏（PVC）后触发 PVC synchronous Astim 功能，使心房提前除极，避免室性早搏引起室房逆传

心房同步起搏功能——Vitatron

心房同步起搏（Atrial Synchronisation Pace，ASP）是 Vitatron 起搏器特有的功能，可在 DDD（R）和 DDI（R）模式下运作。当起搏器工作中发现房室失同步现象时，ASP 功能将被触发。

常见的导致房室失同步的原因如房性早搏、逆传 P 波、房室文氏现象等，只要被起搏器定义为是一个快速性的房性心律失常事件，就会触发模式转换（Mode Switching）并通过 ASP 来重建房室同步（图 5-26，图 5-27）。在 DDD（R）和 DDI（R）模式下，起搏器在检测到室性早搏后会启动室早后反应（Post-PVC Response）功能，通过延长室性早搏后的 VA 间期来增加感知自身 P 波的机会以保持房室同步；如果室性早搏后发生室房逆传，房室同步将会丧失，此时也会通过触

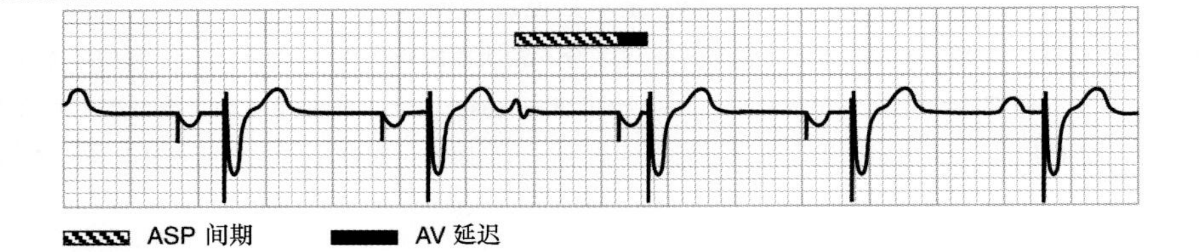

图 5-26　房性早搏启动 ASP 示意图

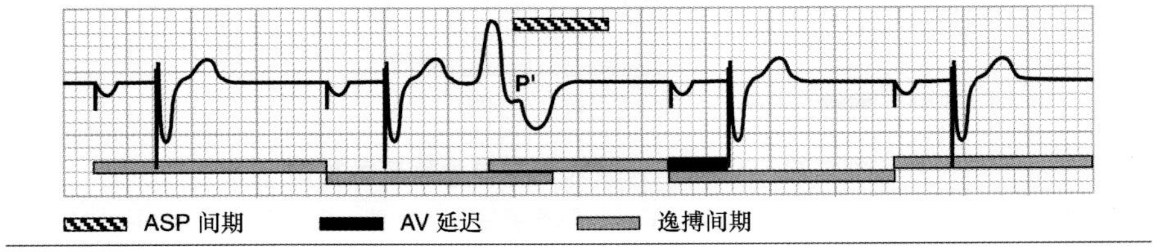

图 5-27　室性早搏后逆传 P 波启动 ASP 示意图

发 ASP 来恢复房室同步。

一、ASP 的程控

ASP 在 DDD(R) 和 DDI(R) 模式下可用，在 Mode Switching 菜单中选择 ASP 间期（ASP Interval，ASPI）。程控范围为 250 ms—(增幅 5 ms)—400 ms，默认 300 ms。

二、运作方式

ASP 的运作方式为起搏器按预设心室起搏时间提前一个 AV 间期发放心房起搏，以最快可能恢复房室同步，并预防由于室房不同步而导致的 PMT。

ASP 的运作需满足一定条件，Vitatron 起搏器在房室失同步期间，每个心房感知事件均开启一个 ASP 间期，ASP 脉冲必须在最后一个心房感知事件的 ASP 间期之外发放（图 5-28，图5-29）。

如果最后一个心房感知事件至预计的 ASP 脉冲发放时间小于 ASP 间期，起搏器会依次采取以下行为以满足该条件：

1. 缩短 AV 间期，最短可至 80 ms（图 5-30）。

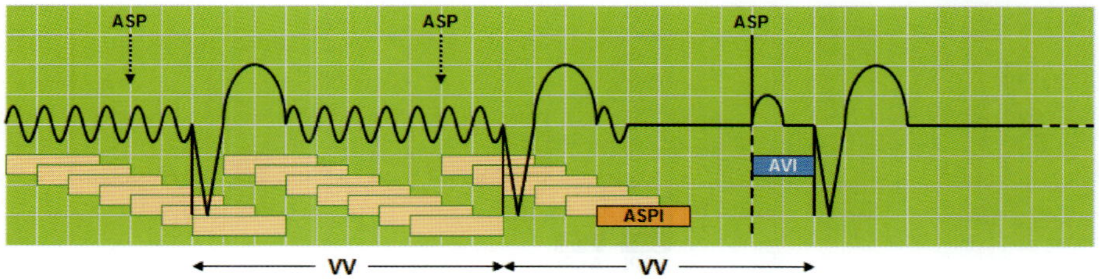

图 5-28 连续的快速心房感知重整 ASP 间期

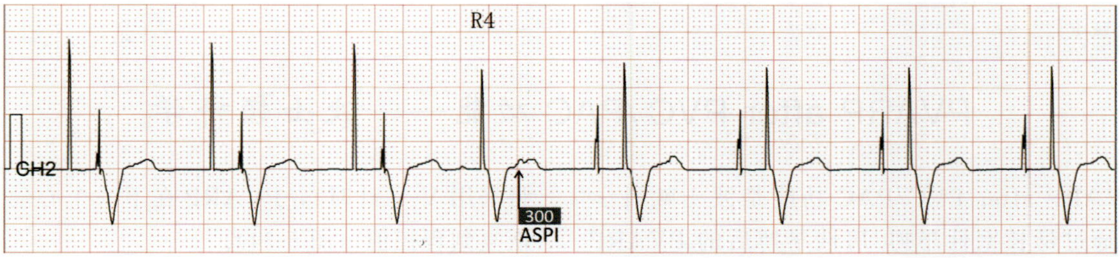

图 5-29 ASP 功能运作实例

Vitatron C50 D 双腔起搏器，设置模式 DDD，低限频率 60 次/分，最大跟踪频率 140 次/分，PAV 间期 200 ms，SAV 间期 160 ms，模式转换（Mode Switching）：Auto，PVAB 150 ms，ASPI 300 ms，开启 RVP 功能。图中 R4 后出现房性早搏，其频率大于生理性频率带上限，未被心室跟踪。该快速的心房感知事件触发模式转换及 ASP 功能，由于预计的心房起搏（ASP 脉冲）位于 ASP 间期之外，其后心搏的 AV 间期等于程控值

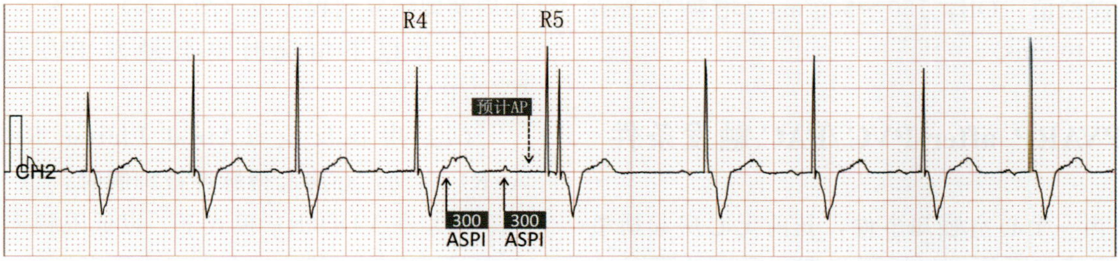

图 5-30 ASP 运作致 PAV 间期缩短

病例同上，图中 R4 起搏器延长 SAV 间期运行精确的心室起搏（RVP）功能，其后出现 2 次自主 P 波，起搏器判断为快速心房感知事件启动模式转换及 ASP。由于预计的 ASP 脉冲位于第 2 个 P 波启动的 300 ms ASP 间期之内，该 ASP 脉冲被推迟，其后 AV 间期缩短至 80 ms，恢复房室同步（R5）

2. 如仍不能满足条件，心室起搏的时间将被推迟，最多可推迟 65 ms（图 5-31）；如果起搏器判断最后一个心房感知是由室房逆传导致，最多可推迟 250 ms。

3. 如果以上条件均不能满足，则不发放 ASP，直接发放心室起搏脉冲（图 5-32）。

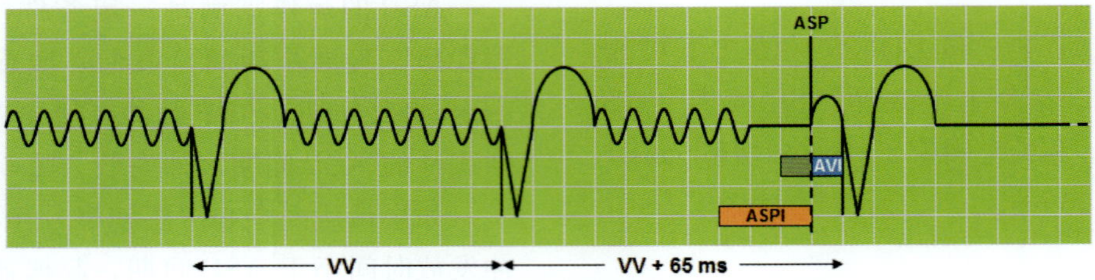

图 5-31　ASP 运作致心室起搏推迟示意图

当 AV 间期缩短为 80 ms，仍不能保证 ASP 脉冲距离其前最后一个心房事件≥300 ms 时，心室逸搏间期可以延长不超过 65 ms，以满足该条件

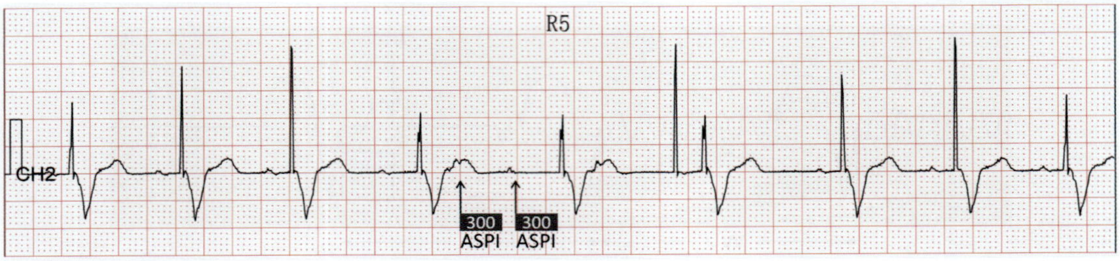

图 5-32　ASP 脉冲被取消

因不能满足 AV 间期最短 80 ms 且 ASP 脉冲距离最后一个心房感知≥300 ms，R5 前的 ASP 脉冲被取消，按低限频率间期直接发放心室起搏脉冲

PVARP after PVC/PAC 功能——波士顿科学

PVARP after PVC/PAC 功能是波士顿科学起搏器通过延长室性早搏/房性早搏后的 PVARP 来防止室房逆传引起的 PMT。该功能可在 DDD(R)、DDI(R) 或 VDD(R) 模式下开启。

一、PVARP after PVC/PAC 的程控

（图 5-33）

可程控值：Off，150～500 ms（增幅 50 ms；默认值：400 ms）。

二、PVARP after PVC/PAC 触发条件

1. 当一个心室感知事件，其前无心房起搏事件或心房感知事件（包括不应期内及不应期外心房感知），该心室事件被判断为室性早搏（PVC）。起搏器将自动延长 PVC 事件后的 PVARP，并重整时间间期（波士顿科学起搏器在 PVC/VP 后，将采用 V-V 计时），PVARP 在下一个心动周期即恢复到程控值（图 5-34）。

2. 当一个心房感知事件满足当前 A-A 间期小于 600 ms，并且比前四个 A-A 间期的平均值短 25%时，该心房事件被认定为房性早搏（PAC）。起搏器将自动延长 PAC 后的 PVARP，以防止可能发生的逆传 P 波被跟踪，PVARP 在下一个心动周期即恢复到程控值（图 5-35）。

3. 在以下情况时也会触发 PVARP after PVC/PAC：

（1）房扑反应（Atrial Flutter Response，AFR）启动，心房起搏脉冲被抑制时。

（2）在 VDD(R) 模式下，以低限频率发放的心室起搏事件，其前没有心房感知事件时。

（3）起搏器从非跟踪模式、磁铁模式、电刀保护模式（Electrocautery Protection Mode）或 MRI 保护模式转回心房跟踪模式时。

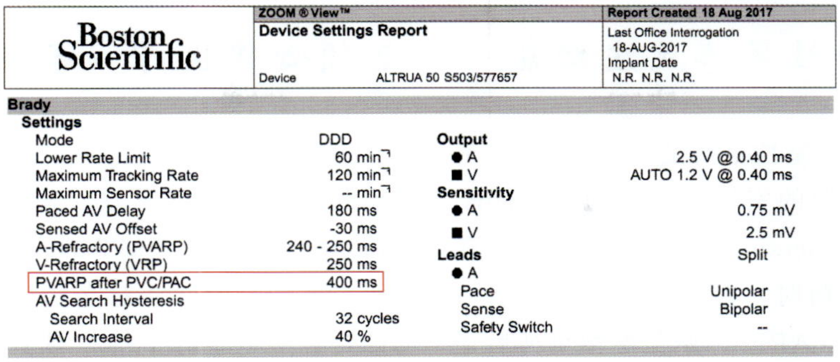
Boston Scientific

ZOOM ® View™
Device Settings Report
Device　ALTRUA 50 S503/577657

Report Created 18 Aug 2017
Last Office Interrogation 18-AUG-2017
Implant Date N.R. N.R. N.R.

Brady
Settings

Mode	DDD	**Output**	
Lower Rate Limit	60 min⁻¹	● A	2.5 V @ 0.40 ms
Maximum Tracking Rate	120 min⁻¹	■ V	AUTO 1.2 V @ 0.40 ms
Maximum Sensor Rate	-- min⁻¹	**Sensitivity**	
Paced AV Delay	180 ms	● A	0.75 mV
Sensed AV Offset	-30 ms	■ V	2.5 mV
A-Refractory (PVARP)	240 - 250 ms	**Leads**	Split
V-Refractory (VRP)	250 ms	● A	
PVARP after PVC/PAC	400 ms	Pace	Unipolar
AV Search Hysteresis		Sense	Bipolar
Search Interval	32 cycles	Safety Switch	--
AV Increase	40 %		

图 5-33　PVARP after PVC/PAC 的程控设置

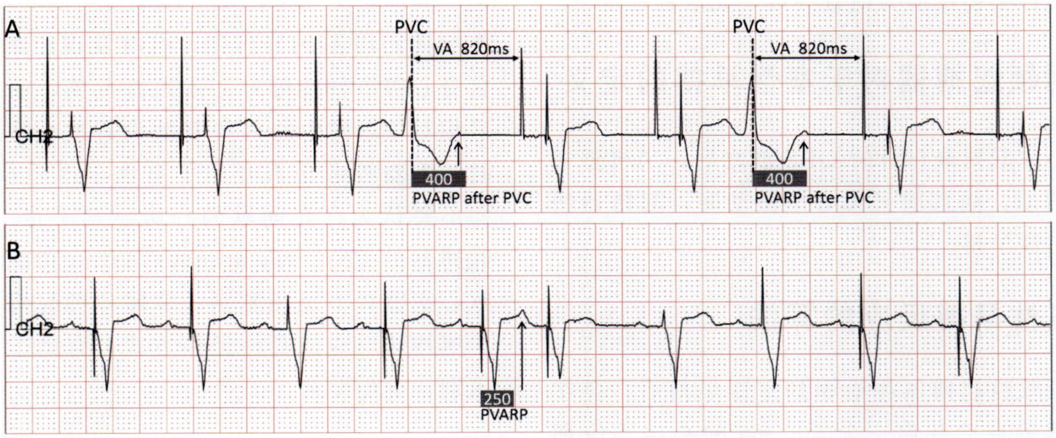

图 5-34　波士顿科学 PVARP after PVC 实例

波士顿科学 ALTRUA 50 S503 双腔起搏器，设置模式 DDD，低限频率 60 次/分，最大跟踪频率 120 次/分，PAV 间期 180 ms，感知补偿－30 ms，PVARP 240～250 ms，PVARP after PVC/PAC 400 ms。上图 A、B 为同一患者动态心电图记录片段，图 A 中发生了 2 次室性早搏（PVC），其后见自主 P 波（↑示），RP 间期分别为 340 ms、370 ms，均位于 400 ms 的 PVARP after PVC/PAC 内，未触发心室起搏。图 B 中见一房性早搏，RP 间期约 300 ms，却被心室跟踪起搏，因 PVARP 为 250 ms

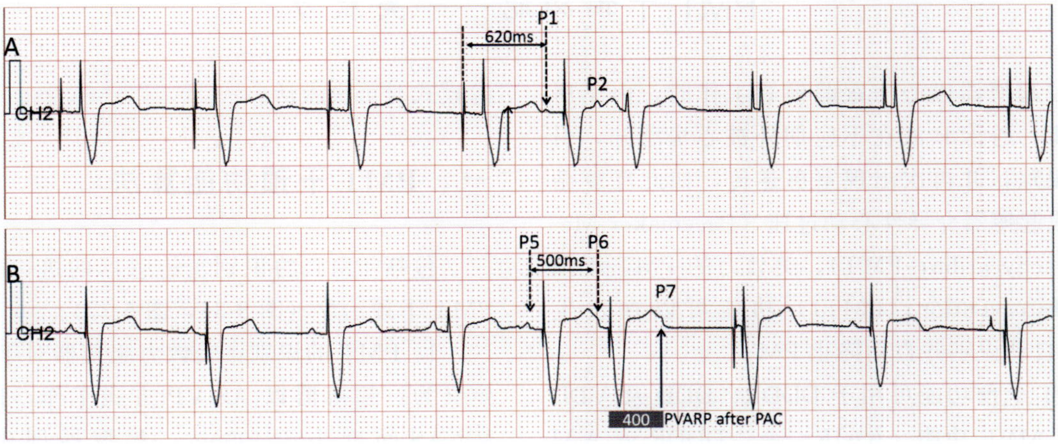

图 5-35　波士顿科学 PVARP after PAC 实例

波士顿科学 ALTRUA 50 S503 双腔起搏器，设置模式 DDD，低限频率 60 次/分，最大跟踪频率 130 次/分，PAV 间期 80～150 ms，感知补偿－30 ms，PVARP 240～250 ms，PVARP after PVC/PAC 400 ms；上图 A、B 为同一患者动态心电图记录片段。图 A 中可见 2 次房性早搏（P1、P2），但 P1 距离前一心房起搏 620 ms，未被起搏器判断为房性早搏，不触发 PVARP after PAC，P2 位于 VP 后约 260 ms 被心室跟踪起搏。图 B 中见连续 3 个房性早搏（P5、P6、P7），P5 不符合房性早搏判断标准，P6 被认定为房性早搏触发 PVARP after PAC，故 P7 虽位于 VP 后约 380 ms，却未被心室跟踪起搏

室性早搏反应功能——创领心律医疗（索林）

双腔起搏模式下，室性早搏是诱发 PMT 的最常见原因。创领起搏器的室性早搏反应（Premature Ventricular Contraction Response）功能会在起搏器检测到室性早搏时，在室性早搏后开启一个较长的心房不应期（ARP），避免室性早搏后逆传 P 波被跟踪，从而预防 PMT 的发生。创领起搏器的室性早搏反应为内置参数，无法程控。

一、创领起搏器对于室性早搏的定义

在心室起搏或自身的 QRS 波之后，当再感知心室电活动，而其前又无心房激动时，起搏器便认为是室性早搏。

二、室性早搏反应的算法

创领双腔起搏器在检测到室性早搏后，会在室性早搏后自动开启一个 500 ms 的心房不应期（ARP）(相当于心室后心房不应期），使室性早搏引起的逆行 P 波落在 ARP 中而不会触发心室起搏，从而预防了 PMT 的发生。

各种起搏器针对室性早搏的特殊反应，其目的是要避免跟踪室性早搏引起的室房逆传，预防 PMT 的发生。虽然各厂家的运算法则各不相同，但其共同点无非是延长室性早搏后的心房不应期。在起搏心电图的分析中，有时发现距离 VP 近的自身心房事件能够被心室跟踪起搏，而室性早搏后相对较远发生的自身 P 波没有被心室跟踪起搏时，需要考虑是否开启了室性早搏后反应功能，而不要认为存在间歇的心房感知不足。Vitatron 起搏器的 PVC synchronous Astim 功能也需与间歇心室感知不足相鉴别。掌握各种起搏器对室性早搏特殊反应的具体运作方式，有助于我们准确识别，避免误判。

第二节　起搏器介导性心动过速干预功能

PMT 干预功能——美敦力

双腔起搏器以心房跟踪模式工作时，由于房室失同步，逆传 P 波在不应期外被心房感知，引起心室跟踪，并再次出现室房逆传，如此反复循环，形成起搏器介导性心动过速（Pacemaker Mediated Tachycardia，PMT），美敦力的 PMT 干预（PMT Intervention，PMTI）功能可以在发生 PMT 时自动识别并自动终止 PMT。

PMT 干预功能可用于 DDDR、DDD 及 VDD 模式下；MVP 功能（AAIR＜＝＞DDDR 或 AAI＜＝＞DDD）开启时，PMT 干预功能仅在 DDDR 及 DDD 模式下可用。

当自动模式转换功能开启，发生快速性房性心律失常而起搏器自动转换为非心房跟踪模式时，PMT 干预功能自动失活，当模式反转换为心房跟踪模式时再次激活。

一、PMT 干预功能算法

包括 PMT 的识别、传感器的进一步确认及 PMT 干预治疗（图 5-36，图 5-37）。

1. PMT 的识别：美敦力起搏器对于 PMT 的定义为：起搏器以 AS-VP 方式工作，连续 8 个 VP-AS 间期小于 400 ms，起搏器即确认发生了 PMT。

2. 传感器的进一步确认：在 PMT 确认后，起搏器干预治疗程序前，起搏器会比较目前 P 波频率与传感器频率，以进一步确认目前 AS 事件（P 波）为逆传 P 波或窦性 P 波，并决定是否启动

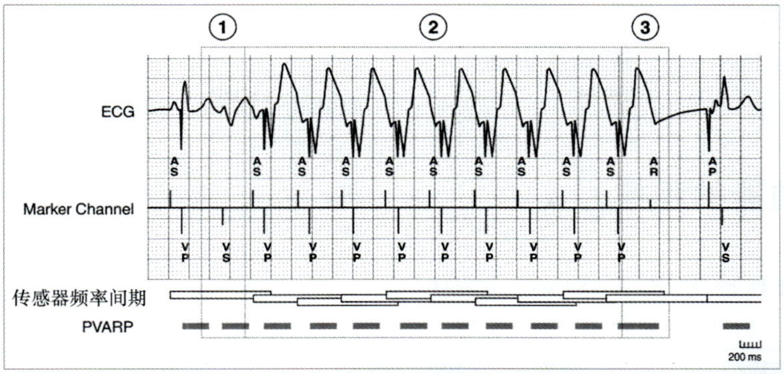

图 5-36　PMTI 运作示意图

图中①处为室性早搏，其后有逆传 P 波被感知并触发心室跟踪起搏；②处为连续 8 个逆传 P 波使起搏器以 AS-VP 方式工作，PMT 确认成功；③处延长 PVARP，PMT 被终止

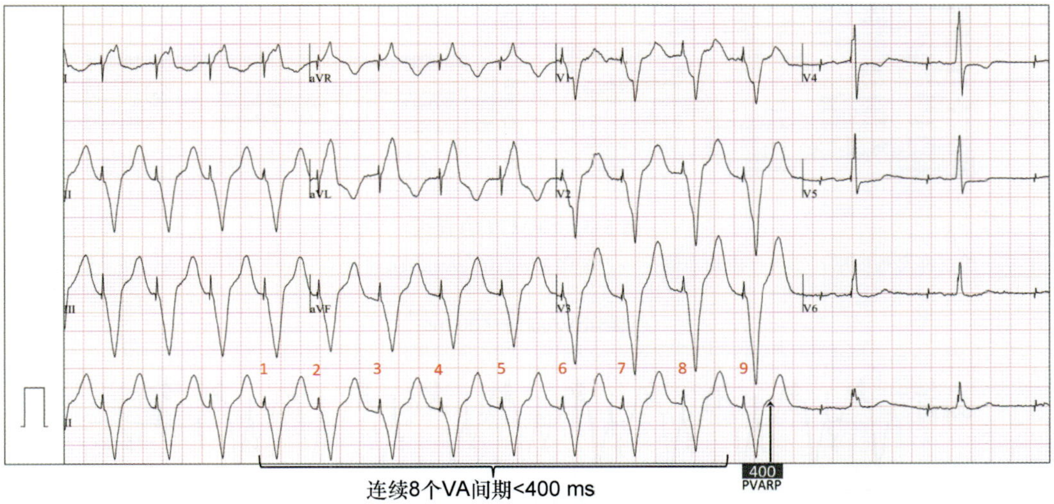

图 5-37　PMTI 实例

美敦力 Adapta ADDR01 双腔起搏器，低限频率 55 次/分，上限跟踪频率 130 次/分，上限传感器频率 120 次/分，ADL 频率 85 次/分，PAV 间期 310 ms，SAV 间期 300 ms。图中见起搏器以 AS-VP 方式工作，当连续 8 个 VA 间期＜400 ms，起搏器确认 PMT 事件成立后，将第 9 个 VP 后的 PVARP 延长至 400 ms；使逆行 P 波落在 PVARP 内（↑示）不触发心室跟踪，终止了 PMT

干预治疗程序。

（1）如果目前传感器频率等于或低于日常活动频率（Activities of Daily Living Rate，ADL 频率），目前 AS 事件为室房逆传 P 波，PMT 事件得以确认，启动 PMT 干预治疗程序。

（2）如果传感器频率高于 ADL 频率，目前 AS 事件为窦性 P 波，不启动 PMT 干预治疗程序。如果其后持续以 AS-VP 方式工作，起搏器会持续监测每 8 个 VP-AS 间期及传感器频率，以决定是否启动 PMT 干预治疗程序。

3. PMT 干预治疗：当 PMT 事件确认后，起搏器会在第 9 个 VP 后延长心室后心房不应期（PVARP）至 400 ms，致使 VP 后的心房感知事件落在 PVARP 中标记为 AR 事件而不被跟踪，从而终止 PMT。同时，在第 9 个 VP 后强制运行一次非竞争性心房起搏（NCAP），NCAP 间期为 300 ms（不可程控），其运行与 NCAP 参数设置无关；在 ICD、CRT-D 及 ICD 平台起搏器（如 Advisa 系列），此次 NCAP 间期为 400 ms，与 NCAP 参数设置无关。

PMT 干预治疗后，PMT 干预功能会暂时失活 90 s，避免在窦性心动过速及房性心动过速发作时，频繁启动 PMT 干预治疗而导致反复出现 P 波不被跟踪，但仍会每 90 s 运作 1 次。PMT 干预功能在起搏器对快速性心律失常自动治疗、系统测试、电生理检查（EP Study）刺激及手动治疗时暂时失活。

二、PMT 干预功能的程控

PMT 干预功能可程控为开启（ON）或关闭（OFF）(图 5-38，图 5-39)。即使 PMT 干预功能开启，PMT 的预防及终止仍需在程控时进行全面临床评估，包括阵发性的心律失常、导线参数（起搏、感知功能）的评估、室房逆传功能测试等，以进一步优化起搏参数的设置以及是否需要药物治疗。

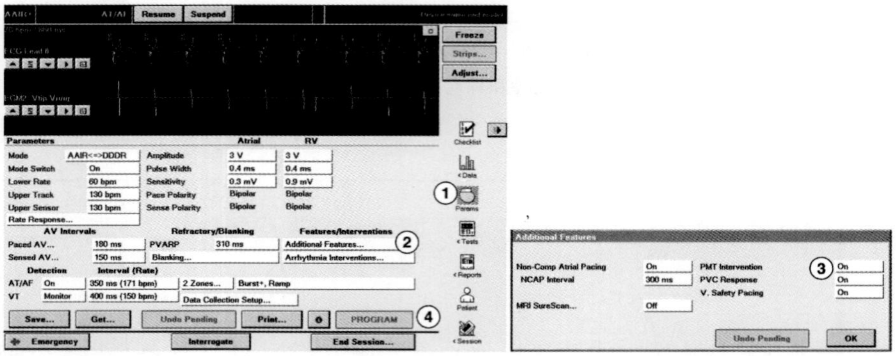

图 5-38　PMTI 的程控

①选择参数图标；②选择附加功能……；③将 PMT Intervention 设置为 On；④返回参数选择界面

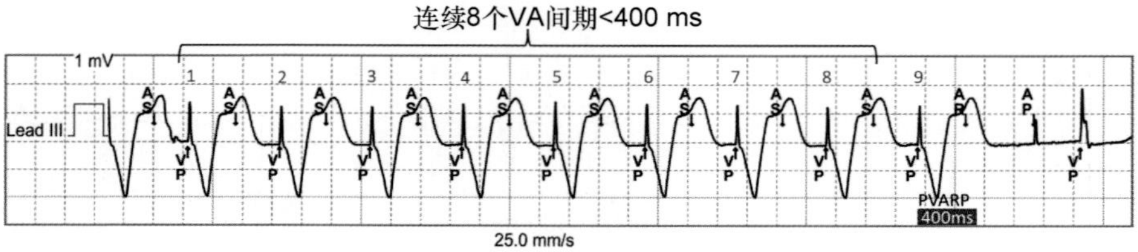

图 5-39　PMTI 程控记录图

美敦力 Adapta ADDR01 双腔起搏器，低限频率 55 次/分，上限跟踪频率 130 次/分，上限传感器频率 120 次/分，ADL 频率 85 次/分，PAV 间期 310 ms，SAV 间期 300 ms。图中见起搏器以 AS-VP 方式工作，当连续 8 个 VA 间期＜400 ms，起搏器确认 PMT 事件成立后，将第 9 个 VP 后的 PVARP 延长至 400 ms；使逆行 P 波落在 PVARP 内（AR 事件）不触发心室跟踪，终止了 PMT

逆传自动检测功能——Vitatron

Vitatron 起搏器对于起搏器介导性心动过速（PMT）的自动识别及干预功能，称为逆传自动检测（Automatic Detection of Retrograde Conduction）功能，会在 PMT 发生时自动检测及识别 PMT，并自动终止 PMT。

逆传自动检测功能为内置参数，不可程控，在 DDD(R) 及 VDD(R) 模式下可用；应用于 Vitatron T 系列及之前的起搏器，T 系列之后的 Vitatron 起搏器，其对于 PMT 的干预功能名称及算法与美敦力起搏器相同。

一、逆传自动检测功能的算法

逆传自动检测算法包括逆传自动检测的启动、逆传的确认、PMT 的预防及终止。

1. 逆传自动检测的启动：当起搏器以心房跟踪模式工作，连续 32 个心室起搏（Vp）事件中至少有 26 个为心房感知（As）事件触发，且 Vp-

As 间期小于 450 ms，即启动逆传自动检测功能。

2. 逆传的确认：起搏器对于逆传 P 波的确认主要通过改变 AV 间期来观察其后 Vp-As 间期的变化。对于室房逆传 P 波，Vp-As 间期代表逆传时间，AV 间期的变化不会影响其后的 Vp-As 间期。而对于窦性 P 波及房性 P 波，AV 间期的变化会导致其后 Vp-As 间期的相应变化。基于此，Vitatron 起搏器在启动逆传自动检测后，起搏器先测量一次 Vp-As 间期（VA1）；下一个心搏 AV 间期延长一次（50 ms），再测量 Vp-As 间期（VA2）；其后 AV 间期恢复正常，再测量一次 Vp-As 间期（VA3）。比较三次的测量值，如果 VA2 等于 VA1 及 VA3，此心房感知事件判断为逆传 P 波，进入 PMT 的预防及终止阶段（图 5-40B）；如果 VA2 小于 VA1 及 VA3，则此心房感知事件判断为非逆传 P 波（图 5-40A，图 5-41），不进入 PMT 的预防及终止阶段。

3. PMT 的预防及终止：当逆传检测确认存在逆传 P 波被跟踪后，起搏器立即停止对逆传 P 波的跟踪（Vp-As 间期小于 450 ms 的心房感知事件不予跟踪），心电图表现类似于转为非跟踪模式；同时启动心房同步起搏（ASP）重建房室同步。

起搏器停止对逆传 P 波跟踪后，会持续监测 Vp-As 间期，一旦发现逆传 P 波消失，立即恢复房室同步。以下情况表明室房逆传消失：

（1）Vp-As 间期大于 450 ms。

（2）心房同步起搏（ASP）发放。

（3）一个心室间期（相邻的两个心室事件）内出现多个心房感知事件（Vp-As 间期小于 150 ms

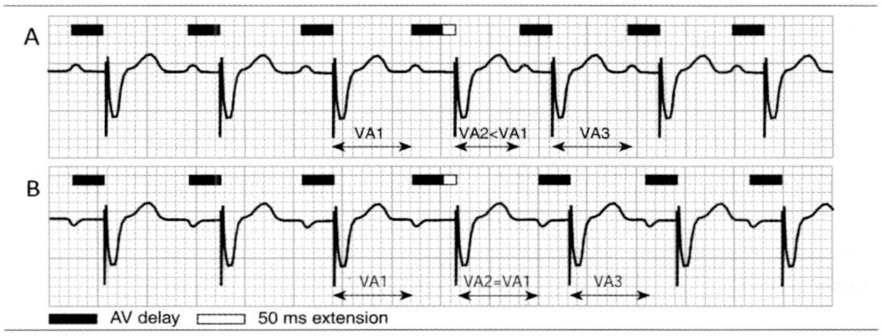

图 5-40　逆传的确认

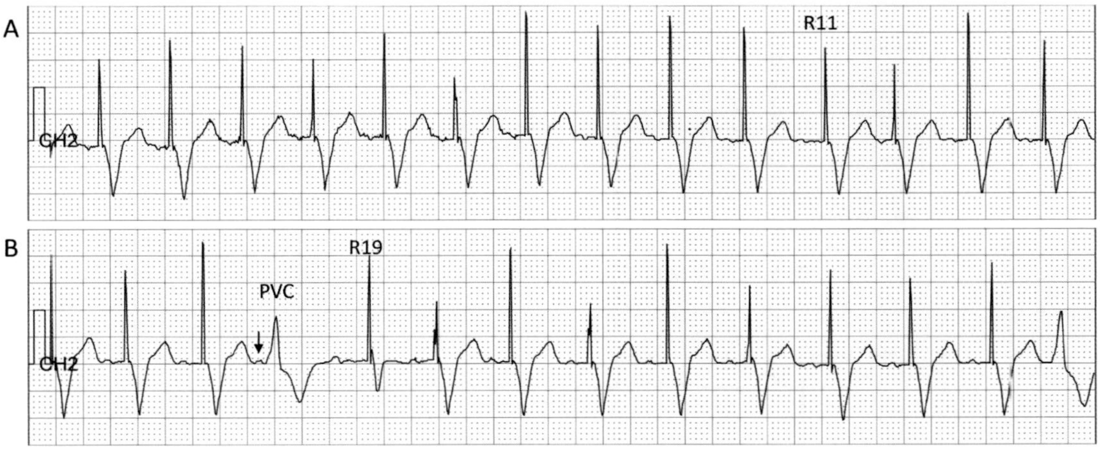

图 5-41　逆传自动检测实例

Vitatron C50 D 双腔起搏器，设置模式 DDD，低限频率 60 次/分，最大跟踪频率 140 次/分；Adaptive AV Delay：Median，最大 PAV 间期 200 ms，最大 SAV 间期 160 ms；开启 RVP 功能，AV 延长值 100 ms。图 A、B 为连续记录，当前心律为窦性心动过速。图 A 为连续的心室起搏及 VA 间期符合逆传自动检测启动条件，R11 延长 AV 间期 50 ms，其后 VA 间期缩短，起搏器判断 AS 为非逆传事件，不进入 PMT 终止阶段。图 B 中见在 1 次室性早搏（PVC）后，AV 间期延长了 100 ms；为该室性早搏前存在窦性 P 波（↓示）被起搏器判断为自身下传，激活 RVP 功能致下一跳 AV 间期延长

的心房感知事件除外，因为其有可能是心房远场感知 QRS 波）。

（4）连续出现三个心室感知事件。

（5）在 VDD(R) 模式下，连续三个心室间期内无心房感知事件。

二、Vitatron 起搏器其他预防 PMT 相关的参数及设置

1. 室早后反应（Post-PVC Response）：开启室早后反应（图 5-42），可增加恢复 AV 同步的机会，减少室早后逆传 P 波诱发 PMT 的可能性。

2. 室早后心房同步刺激（PVC Synchronous Atrial Stimulation，PVC→Astim）：开启室早后心房同步刺激（图 5-42），阻断室房逆传，避免室早后室房逆传诱发 PMT。

3. 模式转换（Mode Switching）：Vitatron 起搏器的模式转换与其他厂商起搏器有所不同，为即刻模式转换（Beat-to-Beat Mode Switching）。Vitatron 起搏器无心室后心房不应期（PVARP）设置，心房感知事件是否触发心室跟踪取决于心房感知事件是否位于心房跟踪窗口内。即刻模式转换可程控选项为“Auto”及“Fixed”；程控为“Fixed”时，其心房跟踪窗口上限为最大跟踪频率，心房跟踪窗口更宽，可跟踪的心房频率更快，出现逆传 P 波时易被跟踪而导致 PMT 的发生。程控为“Auto”时，心房跟踪窗口上限为生理性频率带上限，此种情况下，即使存在室房逆传也多落在生理性频率带之外，不会引起心室跟踪导致 PMT 的发生（图 5-43）。对于存在室房逆传的患者或易产生 PMT 的患者，即刻模式转换设置为“Auto”，可以减少 PMT 的发生。

4. 模式转换灵敏度（Mode Switching Sensitivity）：当即刻模式转换设置为“Auto”，模式转换灵敏度设置为“Moderate”时，跟踪窗上限及生理性频率带上限为生理性频率＋30 次/分；模式转换灵敏度设置为“Standard”时，跟踪窗上限及生理性频率带上限为生理性频率＋15 次/分。模式转换灵敏度设置为“Standard”，可减少逆传 P 波被跟踪的可能性，降低 PMT 发生的机会（图 5-44）。

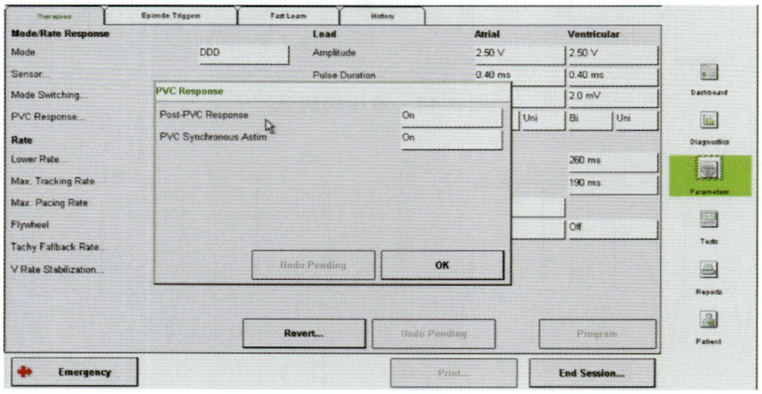

图 5-42　室早后反应及室早后心房同步刺激的程控

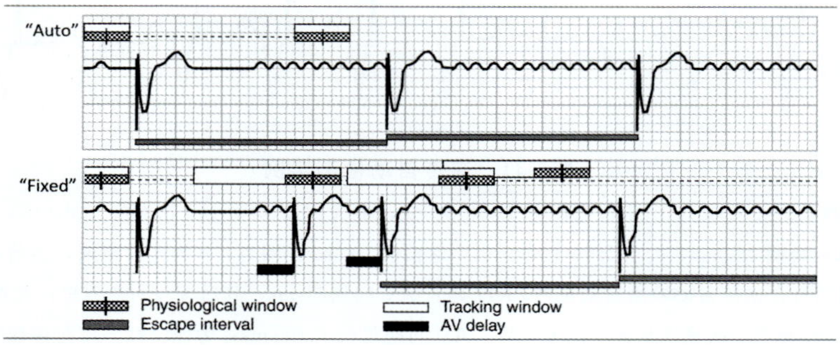

图 5-43　即刻模式转换可程控选项“Auto”及“Fixed”的差异

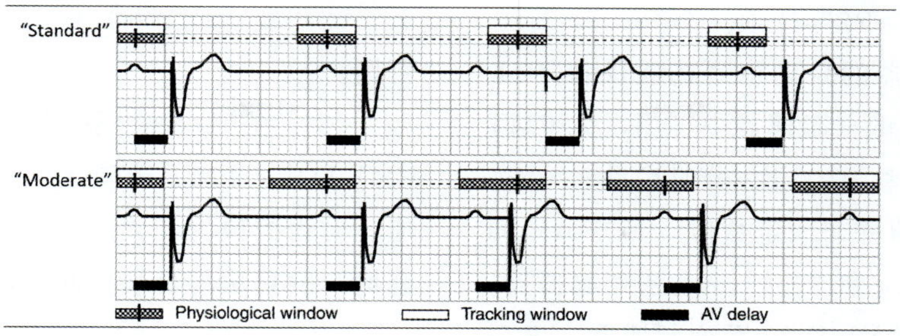

图 5-44　模式转换灵敏度"Standard"及"Moderate"的差异

PMT 选项——雅培（圣犹达）

雅培（圣犹达）起搏器对于 PMT 自动干预的功能称为 PMT 选项（PMT Options），目前有两种干预方式可供选择，分别是"10 次搏动＞PMT"和"自动检测"。

较早期的起搏器可选择"10 次搏动＞MTR（最大跟踪频率）；127 次搏动＞MTR；10 次搏动＞R1；10 次搏动＞R2；127 次搏动＞R1；127 次搏动＞R2"，同样会在起搏器确认发生 PMT 后自动识别及终止 PMT。

一、程控参数

1. PMT 选项可程控参数有两个：

（1）PMT 选项：关闭（Off）；10 次搏动＞PMT（10 Beats＞PMT）；自动检测（Auto Detect）（图 5-45）。

（2）PMT 检测频率：90～180 次/分（部分型号为 90～150 次/分）。PMT 检测频率设置从 90 次/分开始，不能超过 MTR，也不能小于基本频率。如果尝试将基本频率程控为大于或等于 PMT 检测频率，此参数将被自动程控为大于基本频率 10 次/分（Affinity、Entity、Frontier Ⅱ、Frontier 及 Integrity 系列起搏器自动程控为大于基本频率 5 次/分）。

2. 较早期的起搏器，如 AddVent、Paragon、Polarity、Synchrony 及 Trilogy 系列起搏器，其可程控参数有所不同。

（1）PMT 选项（PMT Options）：关闭；10 次搏动＞MTR；127 次搏动＞MTR；10 次搏动＞R1；10 次搏动＞R2；127 次搏动＞R1；127 次搏动＞R2；自动检测。

（2）在 Paragon 2011 和 Paragon 2012 起搏器中，此参数不可用。

（3）AddVent 为 VDD 型起搏器，只有起搏模式程控为 VDDR，且传感器为"打开"或"观察"时，此参数可用。

（4）在 AddVent、Polarity 及 Trilogy 系列起搏器，无"127 次搏动＞MTR""127 次搏动＞

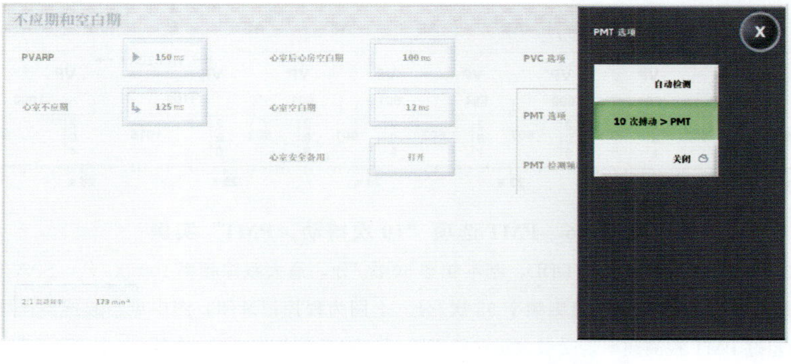

图 5-45　Zephry 起搏器 PMT 选项程控界面

R1”及“127次搏动>R2”选项。

（5）较早期起搏器的自动检测选项仅在Trilogy DC+和Trilogy DR+起搏器中可用，无PMT检测频率选项，在频率≥100次/分时启动。

（6）R1、R2的值并非固定数值，其与AV间期（Paragon、Polarity和Synchrony系列起搏器，表5-1）或PV间期（AddVent系列起搏器，表5-2）相关。在程控时，根据设置的AV或PV间期，R1或R2的值会显示在程控仪上。如AddVent起搏器，如果PV间期设置为200 ms，R1=98、R2=87，那么，程控仪显示的PMT选项如下：关闭；10 ppm（次/分）>MTR；10 ppm>98；10 ppm>87。

表5-1 AV间期R1、R2值

AV间期	R1	R2
125	103	118
150	98	112
175	94	107
200	91	103
225	87	98
250	84	94
275	81	91
300	79	87

表5-2 PV间期R1、R2值

PV间期	R1	R2
100	118	103
125	112	98
150	107	94
175	103	91
200	98	87
225	94	84
250	91	81
275	87	79

3. 其他程控参数的差异：

（1）在Affinity系列之前的起搏器，无自动检测功能。

（2）在VDD(R)模式下，自动检测功能不可用。

（3）在Accent系列起搏器、双腔ICD及CRT-D中，PMT选项无“10次搏动>PMT”功能。可程控项为：关闭、心房起搏、观察；“心房起搏”的算法与自动检测算法相同。

二、运作方式

（一）10次搏动>PMT（图5-46）

1. 检测：10次连续的心房感知-心室起搏(AS-VP)事件，且其频率大于程控的PMT检测频率（可程控，但不能高于最大跟踪频率），起搏器确认发生了PMT，启动PMT反应。

2. 反应：起搏器在确认发生PMT后，下一个心室起搏（即第11个VP事件）后延长心室后心房不应期（PVARP）至480 ms，使VP后的心房事件落入PVARP中不触发心室跟踪起搏。其后紧跟330 ms的心房警觉期，在此间期内如果有心房感知事件出现，会触发心室跟踪起搏；如此间期内无心房感知事件，于心房警觉期结束时（即VP后810 ms处）发放心房起搏。此设计可以避免出现竞争性心房起搏，此时AP发放与程控设置的VA间期无关。如果PVARP延长后心动

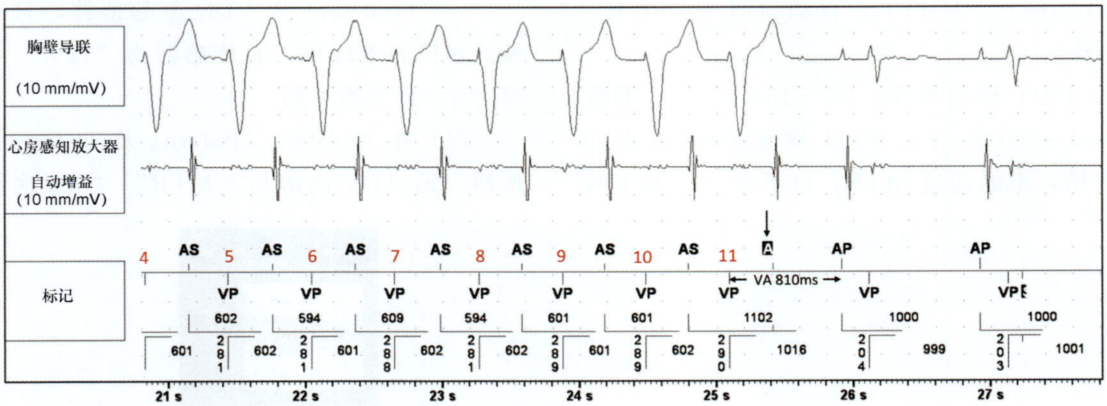

图5-46 PMT选项“10次搏动>PMT”实例

Identity ADx XL DR 5286起搏器，设置模式DDD，基本频率60次/分，最大跟踪频率100次/分，SAV/PAV间期200 ms，PVARP 300 ms，PMT选项“10次搏动>PMT”，PMT检测频率95次/分。上图为程控记录图，图中见当起搏器连续10次以AS-VP方式工作，频率达到最大跟踪频率（已超过PMT检测频率，受最大跟踪频率限制，SAV间期延长），在第11个VP后起搏器延长PVARP至480 ms，使原来的AS事件落在不应期内不触发心室跟踪起搏（↓所示），330 ms警觉期（VA810 ms）后发放心房起搏，PMT被终止

过速仍然存在，则该算法在 256 个心动周期后重复运行。

（二）自动检测（Auto Detect）

1. 检测：当起搏器持续以 AS-VP 方式工作，频率大于程控的 PMT 检测频率，且连续 8 个 VP-AS 间期（VA 间期）保持稳定（8 个 VA 间期中，任何一个 VA 间期与 8 个 VA 间期平均值的差值均小于 16 ms）。

2. 核实：如果连续 8 个 VA 间期是稳定的，起搏器将改变第 9 个 SAV 间期来观察其后的 VA 间期是否仍保持稳定。SAV 间期的变化规则如下：

（1）如果设置的 SAV 间期≥100 ms，则缩短 50 ms（图 5-47）；Affinity、Entity、Frontier Ⅱ、Frontier 及 Integrity 系列起搏器缩短 31 ms。

（2）如果设置的 SAV 间期<100 ms，则延长 50 ms。

（3）如果延长 SAV 间期，VP 后 PVARP 将被缩短 50 ms；如果缩短 SAV 间期，VP 后的 PVARP 不变。

（4）部分型号起搏器，如果设置的 SAV 间期≥100 ms，但 SAV 间期缩短后预计的心室起搏频率达到或超过最大跟踪频率，则 SAV 间期延长 50 ms（或 31 ms）（图 5-48）。

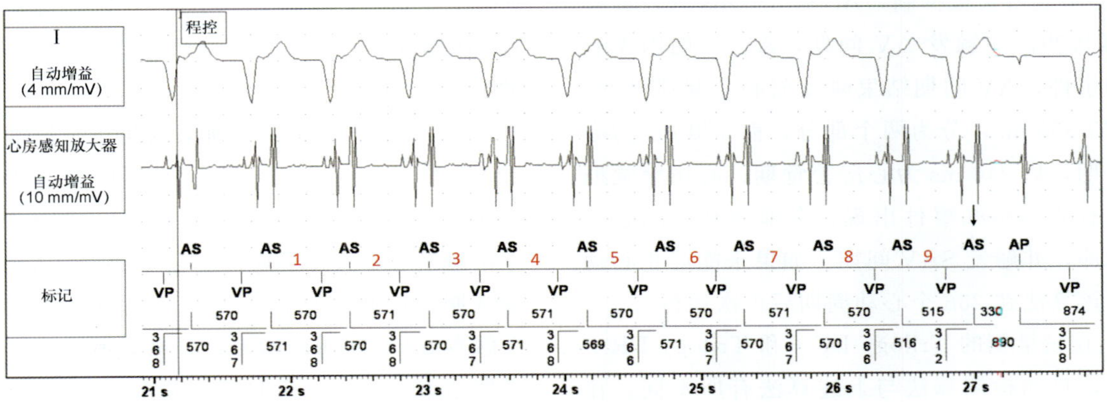

图 5-47　PMT 选项“自动检测”缩短 SAV 间期实例

Victory XL DR 起搏器，设置模式 DDD，基本频率 60 次/分，最大跟踪频率 105 次/分，SAV/PAV 间期 325 ms/350 ms，PVARP 275 ms，PMT 选项“自动检测”，PMT 检测频率 105 次/分。上图为 PMT 事件程控记录图，图中见当起搏器连续 8 次以 AS-VP 方式工作，频率达到 PMT 检测频率（该病例与最大跟踪频率相同，故 SAV 间期延长至 368 ms 左右）且 VA 稳定，第 9 个 SAV 间期缩短 50 ms，其后 VA 稳定，起搏器判断 PMT 成立。下一个 AS（↓）事件后心室起搏被抑制，330 ms 后发放心房起搏，PMT 被终止

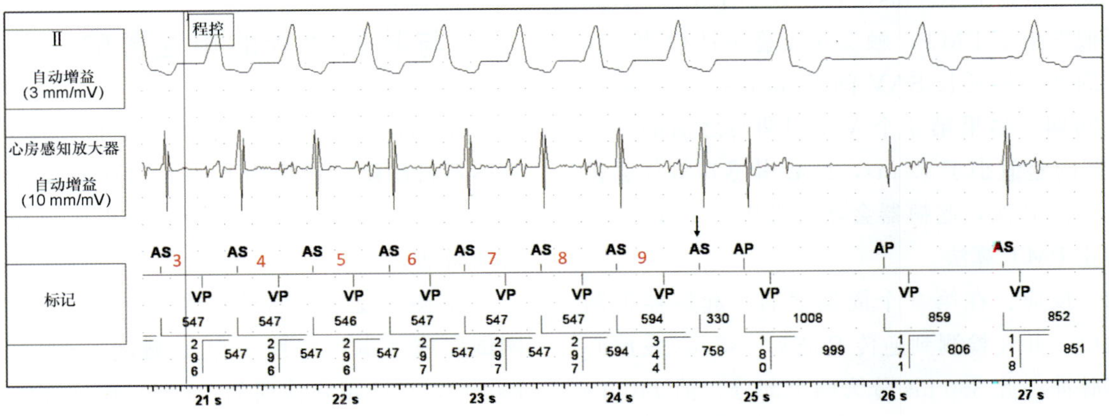

图 5-48　PMT 选项“自动检测”延长 SAV 间期实例

Zephry XL DR 5826 起搏器，设置模式 DDD，基本频率 60 次/分，最大跟踪频率 110 次/分，SAV/PAV 间期 120 ms/170 ms，PVARP 275 ms，PMT 选项“自动检测”，PMT 检测频率 110 次/分。上图为 PMT 事件程控记录图，图中见当起搏器连续 8 次以 AS-VP 方式工作，频率达到 PMT 检测频率（该病例与最大跟踪频率相同，故 SAV 间期延长至 297 ms 左右）且 VA 稳定，第 9 个 SAV 间期延长50 ms，其后 VA 稳定，起搏器判断 PMT 成立。下一个 AS（↓）事件后心室起搏被抑制，330 ms 后发放心房起搏，PMT 被终止

第 9 个 SAV 间期发生变化后，在 Identity DR、Affinity、Entity、Frontier Ⅱ、Frontier 及 Integrity 系列起搏器，与前 8 个 VA 间期平均值比较；在 Identity ADx DR、Integrity ADx DR、Verity ADx DR、Verity ADx VDR、Sustain XL DC/DR、Victory DR、Zephyr DR 及 Accent 系列起搏器，与前一个 VA 间期比较。如果 VA 差值小于 16 ms，起搏器认定该心房感知为室房逆传事件，确认发生了 PMT，进入反应阶段。如果 VA 间期不符合稳定性条件，不能确认 PMT 的发生，该算法于 256 个心动周期后重复运行。

3. 反应：起搏器确认发生 PMT 后，下一个 AS 后心室起搏会被抑制，AS 后 330 ms 处发放心房起搏脉冲，并触发 AV 间期，AV 间期内无心室感知事件，AV 间期结束时发放心室起搏脉冲。AS 后的 330 ms，分为两个部分，前 120 ms 为心房不应期，后 210 ms 为心房警觉期；心房警觉期内如果有心房感知事件出现，会抑制其后的心房起搏脉冲，并触发 SAV 间期。如果未能终止心动过速，该算法在 256 个心动周期后再次运行。

4. 在较早期的 Trilogy DC＋和 Trilogy DR＋起搏器，自动检测算法与上述算法有所不同。在此算法中，PMT 被定义为具有一个快速、稳定的 VP-AS 间期。

（1）检测：当起搏器持续以 AS-VP 方式工作，频率大于或等于 100 次/分时，如果 8 个周期内，VA 间期短于 400 ms，且差异小于 12 ms，起搏器疑似发生了 PMT，触发 VA 稳定性检测。在第 9 个周期，将延长 SAV 间期 50 ms，并重新计算 VA 间期。如果第 9 个 VA 间期与之前的 8 个 VA 间期的差值小于 12 ms，此心房感知事件会被认为是逆传 P 波，起搏器会认为发生了 PMT，并开始终止 PMT 算法。

（2）反应：在第 9 个周期之后，起搏器抑制心室输出，并在检测到逆传 P 波后 350 ms 发放心房起搏脉冲。此 350 ms 分为两个部分，前 140 ms 为不应期，后 210 ms 为心房警觉期；心房警觉期内如果有心房感知事件出现，会抑制其后的心房起搏脉冲，并触发 SAV 间期。如果未能终止心动过速，该算法在 128 个心动周期后再次运行。

（三）10 次搏动＞MTR；127 次搏动＞MTR；10 次搏动＞R1；10 次搏动＞R2；127 次搏动＞R1；127 次搏动＞R2

此算法应用于较早期的起搏器，算法与 10 次搏动＞PMT 类似。

1. 检测：当起搏器持续以 AS-VP 方式工作，10 个（或 127 个）连续被跟踪的心房事件频率超过 MTR（程控为 10 次搏动＞MTR 或 127 次搏动＞MTR）或者设置的 R1 或 R2 值（程控为 10 次搏动＞R1；10 次搏动＞R2；127 次搏动＞R1；127 次搏动＞R2），起搏器确认发生了 PMT，启动 PMT 反应。

2. 反应：起搏器在确认发生 PMT 后，下一个 VP 事件后延长心室后心房不应期（PVARP）至 489 ms，使 VP 后的心房感知事件落入 PVARP 中不触发心室跟踪反应。其后紧跟 343 ms 的心房警觉期，在此间期内如果有心房感知事件出现，会触发 SAV 间期；如无心房感知事件，于心房警觉期结束时发放心房起搏（即 VP 后 832 ms 处）；以避免出现竞争性心房起搏，此时 AP 发放与起搏器设置的 VA 间期无关。其后恢复至程控的模式工作，如再次检测到符合程控设置的 PMT 检测条件，该算法会再次启动。

三、与其他功能的相互影响

1. 自动模式转换：如开启了自动模式转换，起搏器自动模式转换为非心房跟踪模式时，PMT 选项算法会被暂停，直至转换为心房跟踪模式时自动激活。

2. 磁铁反应：如果磁铁反应被程控为“电池测试”或“事件快照＋电池测试（Snapshots ＋ Batt）”，在应用磁铁期间，PMT 选项算法会被暂停，磁铁移开重新激活。

PMT 保护功能——百多力

百多力起搏器对于PMT自动干预的功能称为PMT保护（PMT Protection），PMT保护同样会在起搏器检测到PMT发生后，自动延长心室后心房不应期（PVARP），使P波落于PVARP中而不被跟踪，从而自动终止PMT。

一、PMT 保护算法

PMT保护分为三个步骤：检测、核实、终止。

1. PMT检测：当起搏器持续以AS-VP方式工作，8个连续的VP-AS间期小于VA标准（VA Criterion，可程控参数），同时8个VP-AS间期的平均标准差小于PMT稳定性标准规定范围（±25 ms），疑似发生PMT，进入PMT核实阶段（图5-49）。

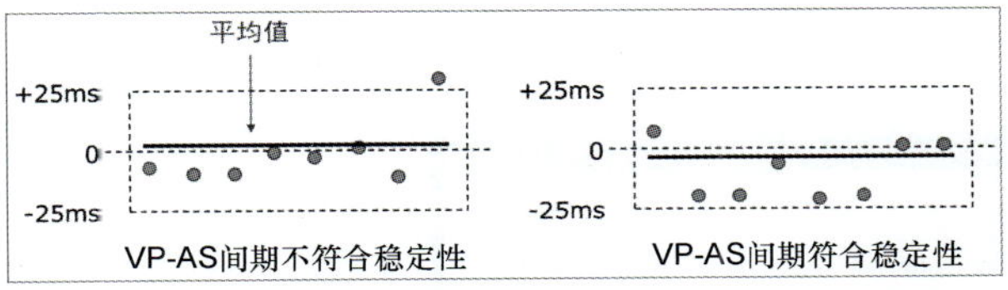

图 5-49 VA稳定性检测

每个VP-AS间期与8个Vp-As间期的平均值进行比较，如果任何一个差值大于±25 ms，为不符合稳定性标准，所有差值均小于±25 ms，符合稳定性标准

2. PMT核实：进入PMT核实阶段，起搏器根据AV延迟（AV Delay）数值、目前心室起搏频率间期及上限跟踪频率间期来决定延长/缩短AV延迟50 ms数个心搏（Evia、Estella、Effecta等E系列起搏器为一个心搏）。如果此时心室起搏受限于上限跟踪频率，则延长AV延迟使VV间期等于上限跟踪频率间期+50 ms（Philos及PhilosⅡ起搏器+100 ms），以比较VA间期是否仍保持稳定，如果仍保持稳定，则PMT诊断成立，进入PMT终止阶段。否则，PMT诊断不成立（图5-50），如果起搏器仍为AS-VP工作方式，该算法重新开始。

3. PMT终止：PMT终止阶段，E系列之前起搏器会延长总心房不应期（TARP）至VV间期+50 ms；E系列起搏器延长PVARP等于VA标准值（VA Criterion）+50 ms；仅延长一跳，然后回到程控值（图5-51，图5-52）。

4. 自动调整PMT保护窗口：百多力E系列起搏器，当Auto PVARP设置为开启（ON）时，会自动调整PMT保护窗口，即“PVARP”及“PVARP after PVC”。每次PMT诊断成立及PMT终止程序运行后，“PVARP”及“PVARP after PVC”会被自动延长50 ms。“PVARP”及“PVARP after PVC”最大值=VA Criterion+50 ms且不超过600 ms。如果无PMT保护程序再次运行，每7天“PVARP”及“PVARP after PVC”自动缩短50 ms，但不低于最小值175 ms。

二、程控

PMT保护可程控参数有两个（图5-53）：

1. PMT保护：开启（ON）；关闭（OFF）。

2. VA标准值（VA Criterion）：250～500 ms（增幅10 ms）。

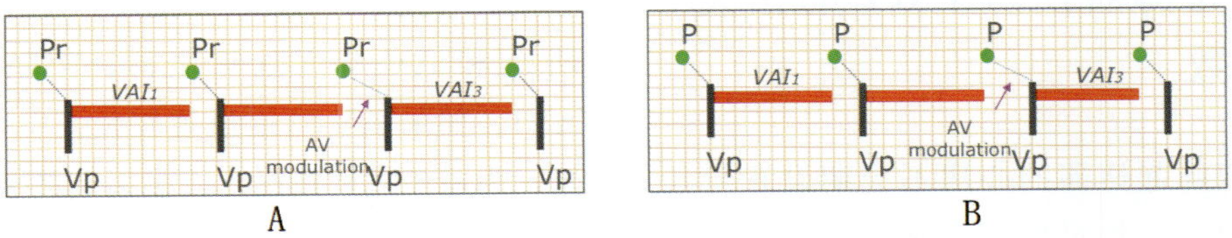

图 5-50 PMT核实

改变AV延迟后，图A中VAI3=VAI1，PMT成立；图B中VAI3小于VAI1，PMT不成立

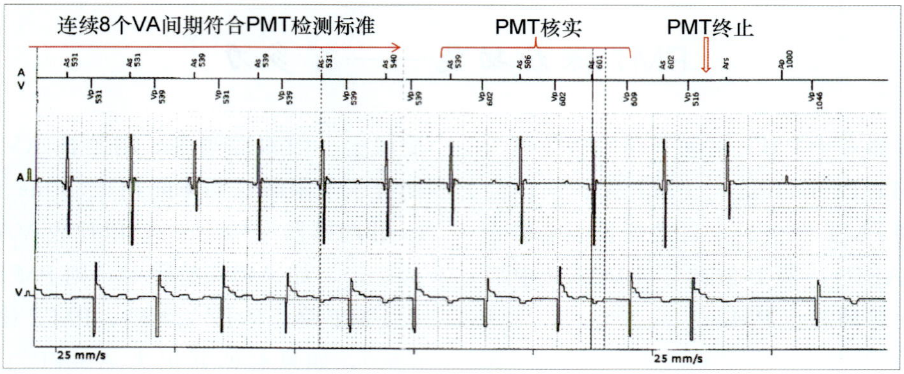

图 5-51 Philos Ⅱ 起搏器 PMT 保护程控记录图

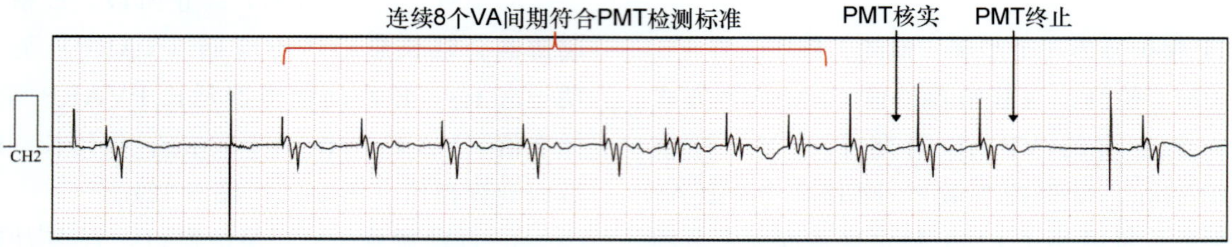

图 5-52 E 系列起搏器 PMT 保护实例

百多力 Evia DR-T 双腔起搏器，设置模式 DDD，基础频率 50 次/分，上限频率 130 次/分，PAV 间期 250 ms，感知校正值－45 ms，开启 IRSplus 功能；PVARP 175 ms，VA 标准值（VA Criterion）350 ms。上图见起搏器在执行 AV 扫描滞后时发生室房逆传诱发 PMT，当连续 8 个 VA 间期符合 PMT 检测标准后，起搏器延长 SAV 间期 50 ms 进行 PMT 核实，VA 间期稳定，PMT 诊断成立。下一跳 AV 间期恢复程控值，延长 PVARP 使逆传 P 波落在不应期，PMT 终止。（叶沈锋供图）

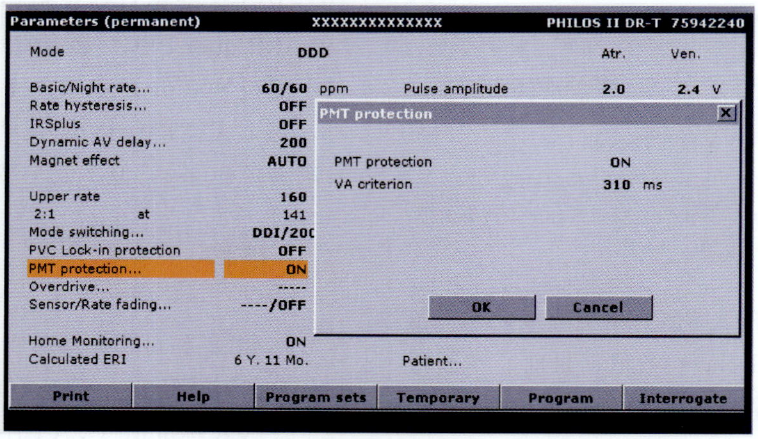

图 5-53 PMT 保护的程控参数

三、百多力起搏器预防 PMT 的相关程控参数

1. 百多力双腔起搏器的心房不应期设置与其他厂家有所不同，在较早期的起搏器（E 系列之前），心房不应期的可设置参数为“Refractory Period A”（不应期 A）和“AV 延迟”（也称 AV 间期，AVI）。不应期 A 实际为总心房不应期（TARP），心室后心房不应期（PVARP）不可程控，由不应期 A 和 AV 延迟计算所得，PVARP＝TARP－AVI。如果 AV 延迟设置较长，会导致 PVARP 过短；为避免此种情况，百多力起搏器增加了另一个可程控参数：最小 PVARP（Min. PVARP），可以防止 PVARP 过短，预防 PMT 的发生（图 5-54）。

2. E 系列双腔起搏器心房不应期设置有所不

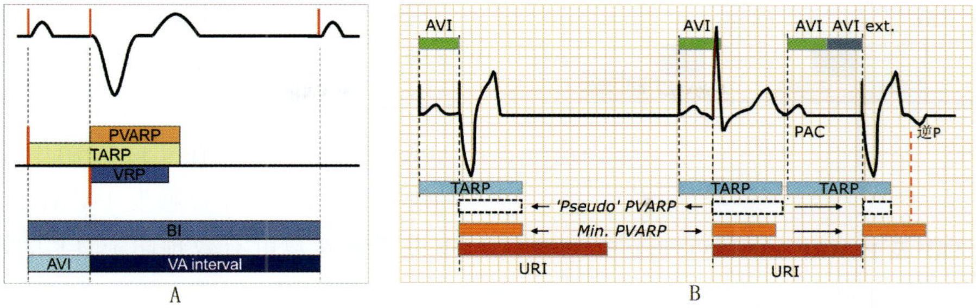

图 5-54　E 系列以前的心房不应期设置

A 图示 PVARP＝TARP－AVI；B 图示 Min. PVARP 对 PMT 的预防作用

同，可程控参数为：心房不应期（Atrial Refractory Period，ARP）、心室后心房不应期（PVARP）、PVARP after PVC；无最小 PVARP 参数。

（1）心房不应期（Atrial Refractory Period，ARP）：AS、AP、AS（PVARP）触发一个 ARP（图 5-55），默认设置为“AUTO”，不可程控，ARP 最小值为 225 ms。如果 AV 延迟长于 225 ms，则 ARP 覆盖于整个 AV 延迟（ARP 终止于 VS 或 VP)(图 5-56)。

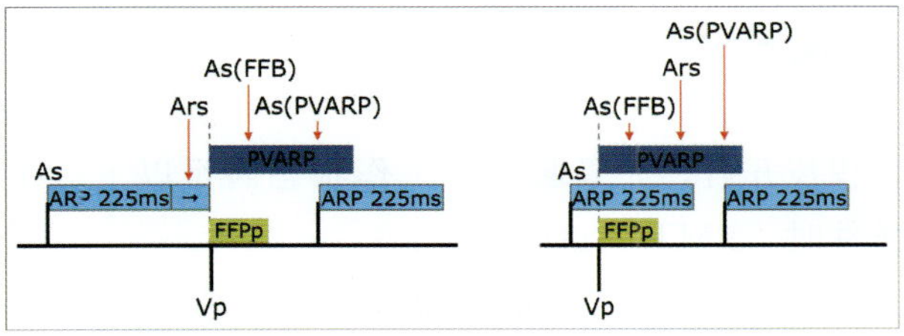

图 5-55　E 系列双腔起搏器 ARP 示意图（一）

FFPp：远场保护间期

（2）心室后心房不应期（PVARP）：DDD（R）模式中，只有心室起搏事件（VP）触发 PVARP，心室感知事件（VS）不触发 PVARP，此处与其他厂商设置不同。DDI（R）模式中，VP、VS 事件均触发 PVARP。当 Auto PVARP 设置为开启（ON）时，起搏器会根据有无 PMT 保护程序运行而自动调整 PVARP 及 PVARP after PVC 数值（图 5-57）。在 Stratos 系列起搏器，参数“PMT protection”等同于 PVARP。

（3）PVARP after PVC：室性早搏事件（PVC）触发 PVARP after PVC，PVARP after PVC＝PVARP＋150 ms，根据 PVARP 值自动调整。在 Stratos 系列起搏器，参数“PMT protection after PVC”等同于 PVARP after PVC（图 5-58）。

四、其他可预防及终止 PMT 的功能

百多力 E 系列之前的起搏器，采用总心房不应期，PVARP 为计算所得，PVARP＝TARP－AVI。当 AV 延迟设置较长时，PVARP 会变短。此时，另一可程控参数——最小 PVARP 开启，可以限制最短 PVARP，减少 PMT 的发生。开启动态 AV 延迟（Dynamic AV Delay）时，如果发生 PMT，频率较快时会出现 AV 间期缩短，从而导致实际的 PVARP 延长，逆传 P 波可能会落入 PVARP 中不被跟踪而终止 PMT。

室性早搏是导致 PMT 发生的最常见原因，在 E 系列之前的起搏器，室性早搏后在心房通道触发 Refractory period A（不应期 A），其长度为总

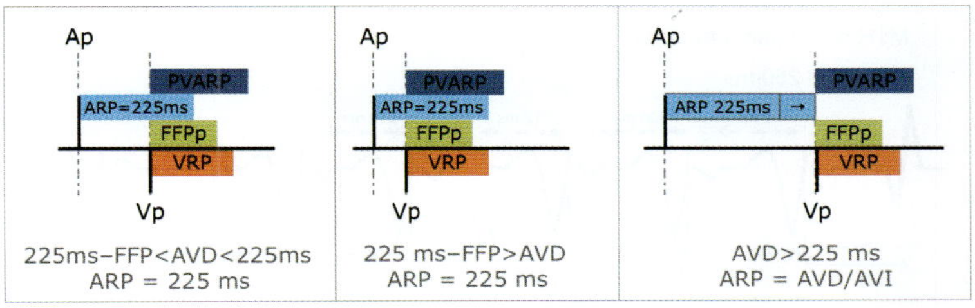

图 5-56　E 系列双腔起搏器 ARP 示意图（二）

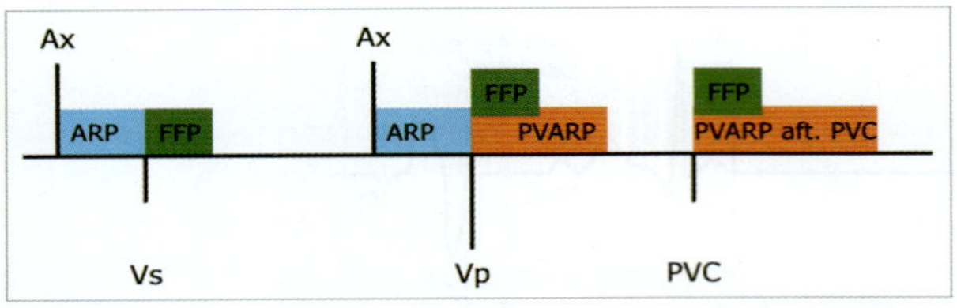

图 5-57 PVARP 及 PVARP after PVC 示意图

心房不应期，与其他厂商的 PVARP 相比，其明显较长，基本可以有效预防 PMT 的发生。因而其另外一个预防 PMT 发生的功能，心房不应期扩展（ARP Extension）在实际应用中作用有限。E 系列起搏器室性早搏后触发 PVARP after PVC，合理设置该参数可有效预防 PMT 的发生。

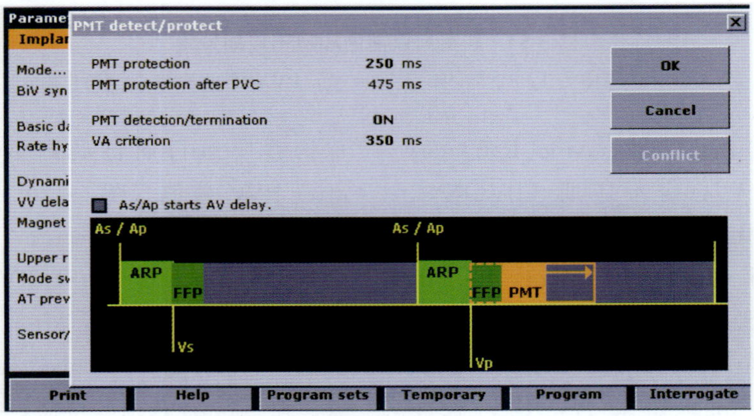

图 5-58 Stratos 系列起搏器预防 PMT 的相关程控参数

PMT 终止功能——波士顿科学

波士顿科学公司起搏器对于 PMT 自动干预的功能称为 PMT 终止（PMT Termination），当其开启时，会在起搏器确认发生 PMT 时自动延长心室后心房不应期（PVARP），使其后的 P 波落入 PVARP 中而不被跟踪，从而终止 PMT。PMT Termination 功能在 DDD(R) 及 VDD(R) 模式下可用。

一、PMT 终止算法

1. PMT 的诊断：当 PMT Termination 功能被程控开启，如果起搏器工作状态满足以下 2 个条件时，PMT 的诊断成立：

（1）连续 16 个最大跟踪频率心室起搏事件（AS-VP）。

（2）将第 2 个 VA 间期（ALTRUA 50/60 起搏器为第 1 个 VA 间期）与其余 15 个 VA 间期逐一比较，差值均小于 32 ms（图 5-59）。

如果存在差值大于 32 ms 的 VA 间期，则确认文氏现象成立，计入文氏计数器，同时 PMT 诊断不成立，其后继续持续监测心室起搏是否符合 PMT 诊断条件。

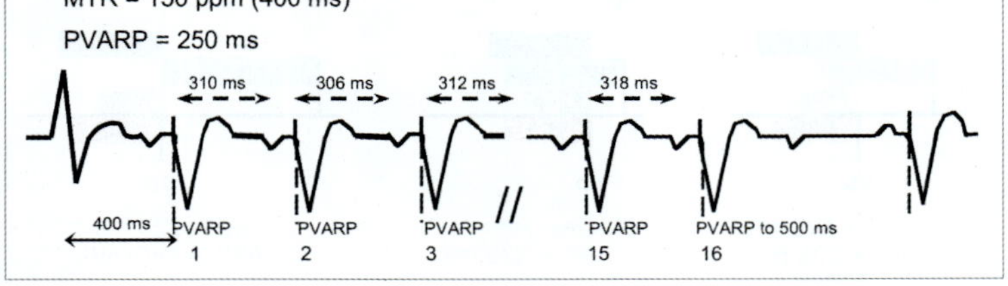

图 5-59 PMT Termination 功能示意图

2. PMT 终止治疗：PMT 诊断一旦成立，起搏器将第 16 个 VP 后的心室后心房不应期（PVARP）延长至 500 ms，仅此一个心搏，使其后的 P 波落于 PVARP 中而不被跟踪，从而终止 PMT（图 5-60）。

二、PMT Termination 的程控设置

1. PMT Termination 可程控为：关闭（OFF），开启（ON）；默认设置为开启（ON）。

2. 程控 PVARP after PVC/PAC 参数及节律平滑（Rate Smoothing）功能有助于减少起搏器对于逆传 P 波的跟踪，进而预防 PMT 的发生。

3. CRT 中的“Tracking Preference”功能，是在某些特定情况下通过缩短 PVARP，使原本落入 PVARP 中的心房事件变为不应期外的心房感知事件（AS），触发心室跟踪，以提高心室起搏比例。但如果此心房感知事件为逆传 P 波，Tracking Preference 功能运行会导致 PMT 的发生，因此，在开启此功能时需要进行临床评估。

4. 如果 PMT EGM 触发开启，起搏器会将 PMT 事件储存在心律失常日志中（图 5-61，图 5-62）。

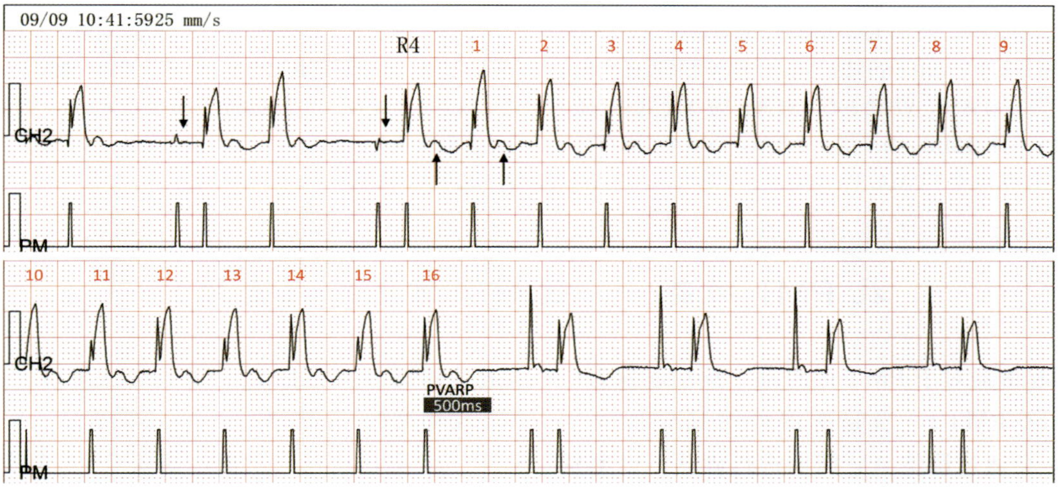

图 5-60　PMT Termination 实例

波士顿科学 ALTRUA 50 S503 双腔起搏器，设置模式 DDD，低限频率 60 次/分，最大跟踪频率 120 次/分，PAV 间期 200～240 ms，感知 AV 补偿 −30 ms，PVARP 240～250 ms，上图为连续记录。图中见由于间歇心房起搏功能不良（↓示），心室起搏逆传心房（↑示），导致部分逆传 P 波被跟踪。自 R4 后开始，连续的逆传 P 波被跟踪，并达到最大跟踪频率（120 次/分），且 16 个 VA 间期差值小于 32 ms，起搏器判断 PMT 成立；触发 PMT 终止治疗，将第 16 个 VP 后的 PVARP 延长至 500 ms，使其后的自身 P 波不被心室跟踪 1 次，PMT 被终止

Boston Scientific

ZOOM® View™
Arrhythmia Logbook Report

Date of Birth　N/R N/R N/R
Device　ADVANTIO J064/391016

Report Created 01 Jan 2017
Last Office Interrogation
01 Jan 2017
Implant Date
N/R

Event	Date/Time	Type	Summary	Duration hh:mm:ss
PTM-1	01 Jan 2017 10:24	PTM		00:01:00
PMT-5	01 Jan 2017 08:25	PMT		--------
PMT-4	01 Jan 2017 08:20	PMT		--------
PMT-3	01 Jan 2017 08:15	PMT		--------
PMT-2	01 Jan 2017 08:12	PMT		--------
PMT-1	01 Jan 2017 08:12	PMT		--------

图 5-61　PMT 事件列表

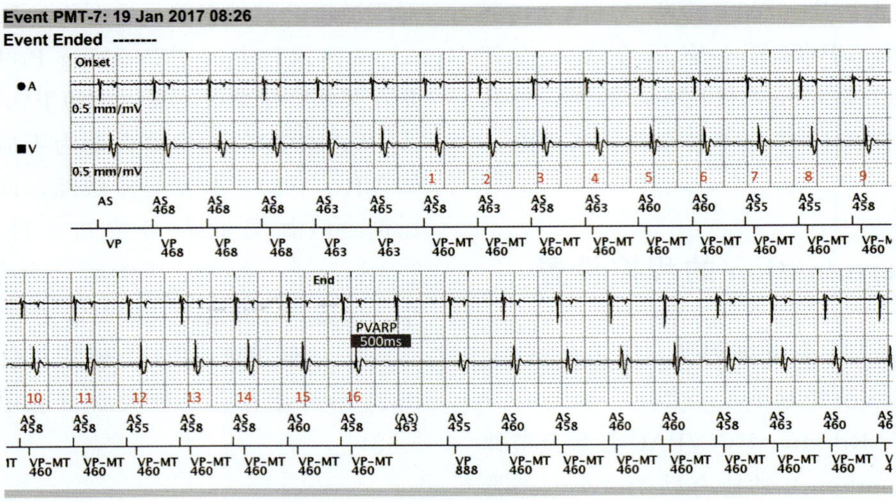

图 5-62 PMT 事件腔内图

波士顿科学 ADVANTIO J064 起搏器，设置模式 DDD，低限频率 60 次/分，最大跟踪频率 130 次/分，PAV 间期 80～180 ms，SAV 间期 65～150 ms，PVARP 240～280 ms；上图为从程控仪获取的 PMT 事件记录。图中标记●A 代表心房感知通道，■V 代表心室感知通道，AS 代表心房感知，VP 代表心室起搏，VP-MT 代表符合最大跟踪频率心室起搏。图中见患者为窦性心动过速，非真正意义的 PMT，但其频率相对稳定。自心搏 1 处开始，心室跟踪起搏频率达到最大跟踪频率，且 16 个 VA 间期差值小于 32 ms，起搏器判断 PMT 成立，将第 16 个 VP 后的 PVARP 延长至 500 ms，使其后的自身 P 波不被心室跟踪 1 次

抗 PMT 功能——创领心律医疗（索林）

创领起搏器对于 PMT 的自动干预功能称为抗 PMT（Anti-PMT），当起搏器检测到疑似发生 PMT 时，会通过调整 AV 间期进行确认，以鉴别是 PMT 还是窦性心动过速。一旦 PMT 诊断确认，起搏器会采用 500 ms 的心房不应期（相当于心室后心房不应期）一次，使其后的 P 波位于心房不应期中而不被跟踪，从而自动终止 PMT。如果 PMT 反复发生，起搏器会自动缩短程控的 AV 间期，以最大可能避免新的 PMT 发生。

一、抗 PMT 的算法

抗 PMT 的运行分为三个步骤：检测、确认和终止。

1. 检测：如果连续 8 个心动周期均是以心房感知-心室起搏（As-Vp）方式工作，同时 Vp-As 间期＜470 ms；起搏器将启动 VA 间期稳定性检测。VA 稳定标准为：8 个 VA 间期之间的最大差值 d[Vp-As]≤30 ms。如果 VA 间期保持稳定，起搏器疑似发生 PMT，进入确认阶段；如果 8 个心动周期的 d[Vp-As]＞30 ms，确认为窦性心律。

2. 确认：在此阶段，需要 2～4 个心动周期，起搏器通过 AV 间期的调整，观察其后 VA 间期是否变化来鉴别是 PMT 还是窦性心动过速。AV 间期调整时首选缩短 AV 间期，但如果预计缩短 AV 间期后心室起搏频率达到或超过上限跟踪频率，或 AV 间期将小于 30 ms，则延长 AV 间期。

（1）8 个心动周期 15 ms＜d[Vp-As]≤30 ms，第 9 个 AV 间期调整 65 ms；其后的 Vp-As 仍保持稳定，确认为 PMT，进入终止阶段（图 5-63）。

（2）8 个心动周期 d[Vp-As]≤15 ms，第 9 个 AV 间期调整50 ms：如果其后的 Vp-As 与前 8 个

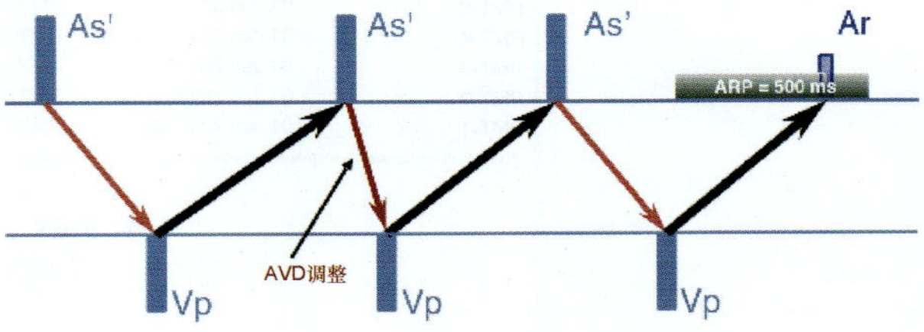

图 5-63 PMT 确认运作示意图（一）

Vp-As 的 d[Vp-As]＞30 ms，确认为窦性心律（图 5-64A）；如果其后的 Vp-As 与前 8 个 Vp-As 的 d[Vp-As]≤15 ms，确认为 PMT；如果其后的 Vp-As 与前 8 个 Vp-As 的 d[Vp-As]＞15 ms，但≤30 ms，进行第二次 AV 调整；下一次 AV 间期调整 65 ms，紧随其后的 Vp-As 仍保持稳定（d[Vp-As]≤30 ms），确认为 PMT（图 5-64B）。

3. 终止：起搏器一旦确认发生 PMT，会自动采用一次 500 ms 的心房不应期（相当于心室后心房不应期），使其后的 P 波落于不应期中不被跟踪，从而终止 PMT（图 5-65）。一旦判断为窦性心律，则接下来的 100 个心室周期内不会再次启动抗 PMT 功能。

4. 重新程控：如果抗 PMT 被程控为“重新程控（Reprog）”，一天之内如果有 10 次及以上 PMT 发生，会自动将静息 AV 间期及运动 AV 间期的值缩短 15 ms（静息 AV 间期最短为 125 ms，运动 AV 间期最短为 80 ms）。

二、程控设置

抗 PMT 功能在 DDD、VDD 和 DDT 模式下可用；程控选项为：终止（Termin）；重新程控（Reprog）（图 5-66）。

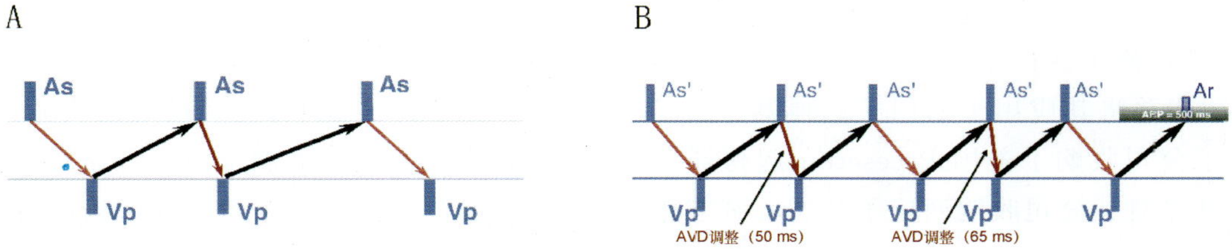

图 5-64　PMT 确认运作示意图（二）

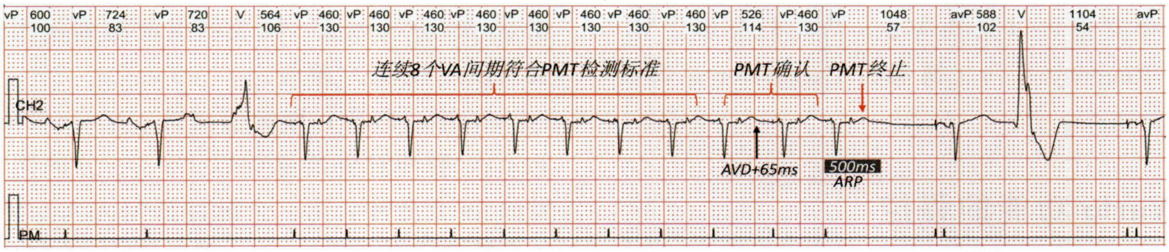

图 5-65　抗 PMT 运作实例

创领 Orchidee D 双腔起搏器，设置模式 DDD；基础频率 60 次/分，最大频率 130 次/分；AV 间期 205～80 ms，感知补偿 65 ms，PVAB 150 ms。图中见 1 次室性早搏伴室房逆传后诱发 PMT，其后起搏器以最大跟踪频率起搏心室，SAV 间期大于程控值。受最大跟踪频率限制，起搏器通过延长 AV 间期来进行 PMT 确认，确认成功后将 ARP 延长至 500 ms，PMT 终止

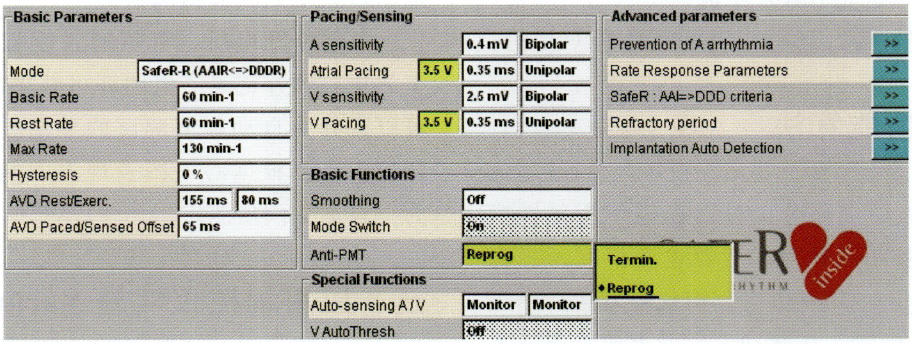

图 5-66　抗 PMT 程控界面

（吉亚军　陈顾江）

第六章　自动阈值管理

第一节　心室自动阈值管理

Vario 功能——雅培（圣犹达）

1972 年，德国西门子公司（Siemens）开发了 Vario 功能并将其应用于西门子起搏器。1985 年，西门子公司收购了美国 Pacesetter 起搏器公司；1995 年圣犹达公司收购西门子公司心脏节律管理业务部分 Pacesetter 有限公司，2017 年，圣犹达公司被雅培公司收购。因此，在这些公司的相关起搏器中可以见到 Vario 功能的身影。Microny、Regency 系列起搏器为 Pacesetter 品牌起搏器。

一、Vario 功能的程控

Microny、Regency 系列起搏器及更早期的西门子起搏器有 Vario 功能，Microny Ⅱ 2525T、Regency 2400L/2402L 起搏器同时具有心室 Auto Capture（V. AutoCapture）功能。

Vario 可程控为：开启（ON）；关闭（OFF）。

二、Vario 功能算法

此功能分为两个部分，可以提供使用磁铁模式非同步起搏来评估脉冲发生器电池情况及患者的起搏阈值。Vario 功能可由程控仪触发运行；当 Vario 程控为开启时，在脉冲发生器上放置磁铁也可触发运行。其运行过程为固定程序，分为两个阶段，均按 VOO 工作方式。

1. 第一阶段：即电池测试（Battery Test），脉冲发生器会按当前磁铁频率发放 16 个 4.5 V 的脉冲，用于评估脉冲发生器的电池状况（图 6-1）。该磁铁频率与电池的剩余使用寿命对应，随着电池电力的消耗，磁铁频率会逐渐从使用寿命开始（BOL/BOS）时的 100 次/分下降到择期更换指征（ERI/RRT）电压时的＜ 85 次/分。如测试频率在 60 次/分或更低，则表明电池达到使用寿命结束（EOL/EOS）阶段。

2. 第二阶段：即阈值测试（Vario Threshold Test），脉冲发生器继续以 120 次/分的固定频率发放 16 个脉冲，第一个脉冲振幅为 4.5 V，以后每个脉冲依次降低 0.3 V，直至最后一个脉冲为 0 V（图 6-2）。在应用程控仪进行 Vario 阈值测试时，每个脉冲的频率间期及振幅会显示在屏幕上；在应用磁铁触发 Vario 功能运行时，需同时记录心电图，人工判断起搏阈值。

此功能开启后，可不通过程控仪，在起搏器上放置磁铁并记录心电图即可获得患者起搏阈值，可以视其为自动阈值测试的早期雏形，因其起搏阈值仍需要根据心电图表现人工判断，只能称其为半自动化阈值测定。

三、应用程控仪实施 Vario 阈值测试

较早期具有 Vario 功能的起搏器，除少数型号起搏器（Microny Ⅱ 2525T、Regency 2400L/2402L）可以使用 V. AutoCapture 功能进行心室

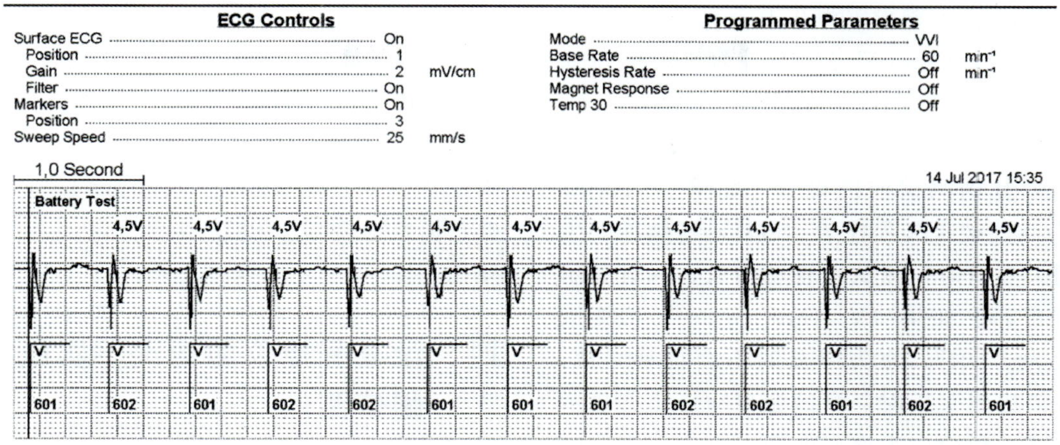

图 6-1 Regency 2406L 起搏器程控仪记录之 Vario 电池测试

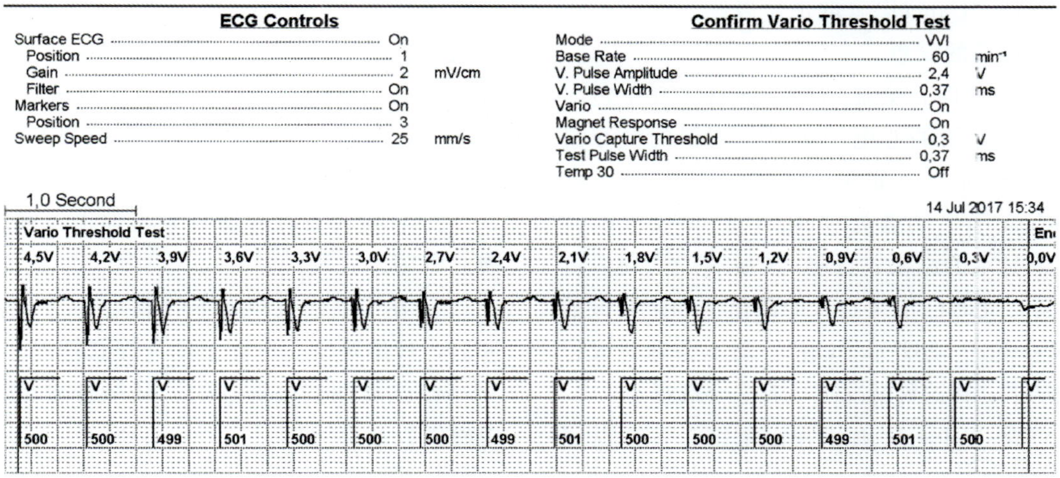

图 6-2 Regency 2406L 起搏器程控仪记录之 Vario 阈值测试

阈值测试外，其他型号应用程控仪进行心室阈值测试仍需应用 Vario 功能，步骤如下：

1. 在任何屏幕中选择“Tests”（测试）按钮。

2. 选择“Vario”选项键，会出现“Vario Threshold Test”(Vario 阈值测试）屏幕（图6-3)。测试前可以重新程控测试屏幕上列出的任何参数，如果仅仅是需要临时更改起搏参数，测试结束时需要将参数恢复至永久设置的程控值。如果先前实施并确认过 Vario 阈值测试，并且记录到结果，显示中会出现这些结果。

3. 选择“Start Test”（开始测试）按钮即开始进行 Vario 阈值测试，过程如前所述。整个过程中，每个起搏脉冲振幅会同步显示在程控仪屏幕该脉冲的上方，屏幕下方显示脉冲频率。

4. 测试开始时，程控仪自动临时程控下列

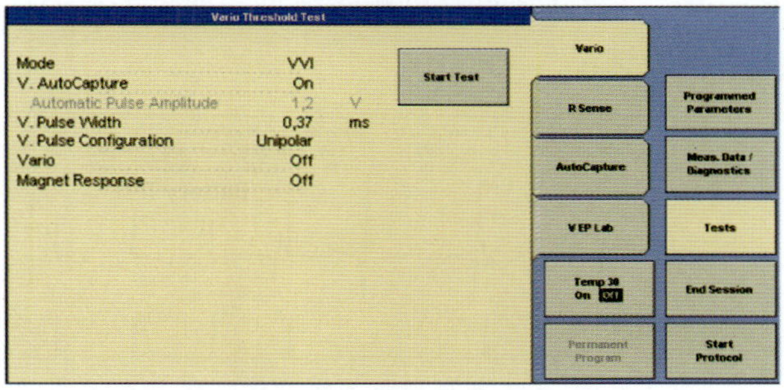

图 6-3 Vario 阈值测试屏幕

参数：

(1)“Temp 30”（临时性 30 次/分）会被程控为“关闭”（如果已经是“打开”的话）。

(2)“Vario”“标记”和“磁铁反应”会被程控为“打开”（如果已经是“关闭”的话）。

(3)“脉冲振幅”会被设置为 4.5 V。

（4）“脉宽”会被设置为 0.49 ms。

（5）“V. AutoCapture”会被程控为“关闭”（如果已经是“打开”的话）。

5. 测试结束后，除“Temp 30”外，其他参数会自动恢复到测试前的设置。如果“V. Auto Capture”功能被永久程控为“On”，当脉冲发生器检测到失夺获时，测试将自动结束，并且显示测试结果屏幕。如果“V. AutoCapture”功能被永久程控为“Off”，在失夺获时不会自动结束，在脉冲振幅达到 0 V 时，测试会自动停止并显示结果。测试过程中应观察心电图，出现失夺获时选择“End Test”（结束测试）。在测试过程中，可以随时选择“Cancel”（取消）以终止测试过程并回到永久程控的设置。

6. 测试完成时，会显示确认屏幕，其中包含在测试结束时冻结的心电图记录、测得的失夺获阈值以及测试脉宽。如果在开始 Vario 程序前“V. AutoCapture”功能为“On”，程控仪会确认并自动记录显示的结果；选择“Close”（关闭）返回测试屏幕，此时已记录确认的阈值。如果测试前“V. AutoCapture”功能为“Off”，则不会确认或记录显示的结果，在这种情况下，有三个选择：

（1）选择“Close”确认并记录结果，并返回 Vario 测试屏幕。

（2）如果显示的结果不正确，可选择“Clear Results”（清除结果）以删除结果，如果需要的话可再次测试。

（3）如果显示的结果不正确，可以拖动下方的进度条滚动到显示正确结果的心电图部分，并选择“Record Results”（记录结果）以确认并记录阈值。在滚动数据区域时，“Capture Confirmed”（夺获确认）和“Capture Lost”（夺获失败）标签会更新，以反映测试终点标记下值的变化。

四、没有程控仪的情况下实施 Vario 阈值测试

当 Vario 参数程控为“On”时，只要将磁铁放置在脉冲发生器上方，起搏器立即进行 Vario 阈值测试，测试过程如前所述。在脉冲发生器上方放置磁铁同时记录心电图，即可通过心电图表现来人工判断起搏阈值；测试步骤如下：

1. 为患者连接好体表心电图并准备记录。

2. 将磁铁放置在脉冲发生器上，同时记录体表心电图。

3. 在当前磁铁频率下的最初 16 个电池测试脉冲后，仔细观察心电图上的失夺获情况。

4. 当检测到失夺获时，从脉冲发生器上方移走磁铁以结束测试。

5. 判断起搏阈值，阈值判断方法为从阈值测定频率（120 次/分）的第一个脉冲数起，至最后一个能夺获的脉冲个数（n），起搏阈值＝(16－n)×0.3 V（图 6-4）。

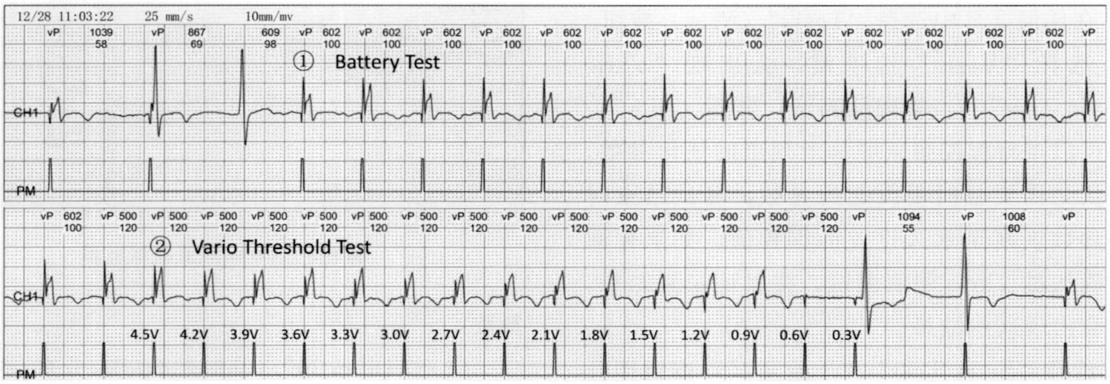

图 6-4　磁铁启动 Vario 测试

Regency 2406L 起搏器，设置模式 VVI，基本频率 60 次/分。上图为在脉冲发生器上放置磁铁启动 Vario 测试连续记录心电图片段。起搏器首先发放 16 个 4.5 V 的脉冲进行电池状态测试，磁铁频率为 100 次/分，说明电池状态良好。第二阶段起搏频率增加至 120 次/分进行阈值测试，发现失夺获后移去磁铁；根据 Vario 阈值判断方法，该患者当前心室夺获阈值为 0.9 V

五、与其他功能的相互影响及注意事项

1. 当“V. AutoCapture”功能被永久程控为“On”，在进行 Vario 阈值测试时，会应用“V. AutoCapture”系统自动判断起搏阈值，如果出现失夺获，会立即结束 Vario 阈值测试过程（图 6-5）。

2. 当起搏器无“V. AutoCapture”功能或该功能程控为“Off”时，Vario 功能的阈值测试阶段为亘定程序，电压从 4.5 V 逐搏下降 0.3 V 直至 0 V，如果患者起搏阈值较高且伴有起搏依赖，可能会出现较长时间停搏而导致患者不适，因而出现失夺获时应及时结束阈值测试（如果应用程控仪测试，点击“End Test”或“Cancel”；如果应用磁铁，从脉冲发生器上移走磁铁）(图 6-6)。

3. 当患者自身心室率大于 120 次/分时，Vario 功能可以运行，但无法准确测试阈值。

4. Regency 系列起搏器，如果脉冲振幅程控为 4.5 V 或更高（6.9 V），无程控仪情况下无法进行 Vario 阈值测试，此时，如果 Vario 功能开启，在脉冲发生器上放置磁铁，仅运行磁铁频率，无法进行 Vario 阈值测试。

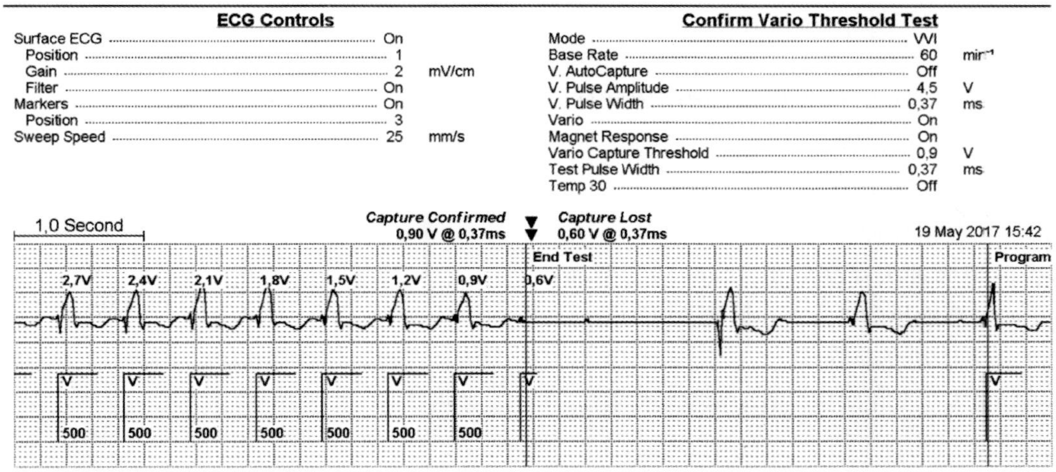

图 6-5　V. AutoCapture 自动终止 Vario 阈值测试

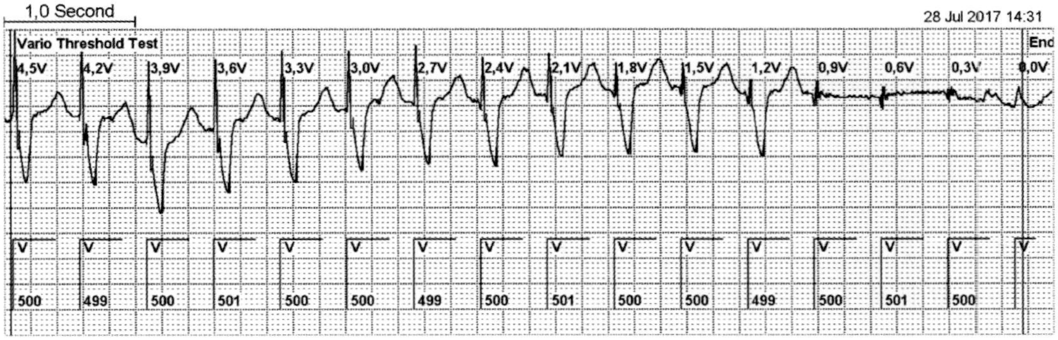

图 6-6　无 V. AutoCapture 功能起搏器 Vario 阈值测试

（吉亚军）

自动夺获功能（一）——雅培（圣犹达）

自动夺获（Auto Capture）起搏系统是最早的心室自动化阈值管理功能，应用于圣犹达公司的 Regency 系列（2402L、2400L）和 Microny Ⅱ SR＋（2525T）系列单腔起搏器。具有每搏监测，失夺获时发放备用脉冲保证夺获，确认失夺获后自动夺获恢复，自动测试起搏阈值并自动调整心室起搏电压功能。

一、自动夺获功能开启后，起搏器具有以下功能

1. 定期自动测试心室起搏阈值并自动设置心室起搏工作电压，心室起搏工作电压为起搏阈值加 0.3 V。

2. 通过测量心室起搏脉冲后的反应信号（ER 波）来逐搏确认起搏脉冲是否夺获心肌。

3. 心室起搏脉冲失夺获后于 62 ms 内发放备用起搏脉冲，起搏电压为 4.5 V，脉宽 0.49 ms。

4. 失夺获后自动夺获恢复。

5. 起搏阈值发生变化时持续自动调整起搏电压。

二、自动夺获起搏系统运作方式

自动夺获起搏系统功能运行包括以下三个算法：夺获确认、夺获恢复及阈值搜索。

1. 夺获确认：逐搏监测起搏脉冲后心室肌的反应信号（Evoked Response，ER），以确定起搏脉冲是否夺获心肌，并于失夺获时发放心室备用脉冲以保证每搏夺获。每个起搏脉冲后起搏器延迟约 15 ms 后开启一个 47.5 ms 的 ER 波感知窗口，用于感知心室肌对于起搏脉冲的反应信号（ER 波），如果在此窗口内感知到 ER 波，则确认起搏脉冲夺获心肌（图 6-7）；如果在此窗口内未感知到 ER 波，则为失夺获，起搏器于 ER 波感知窗口结束时（距初始起搏脉冲约 62 ms）发放一个电压为4.5 V、脉宽为 0.49 ms 的备用起搏脉冲以确保夺获（图 6-8）。

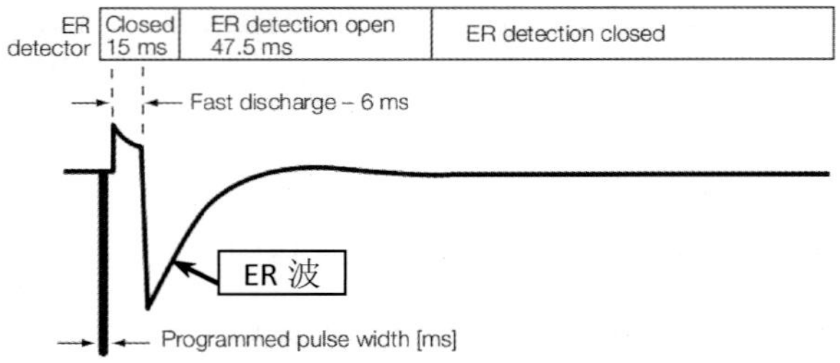

图 6-7 起搏夺获示意图

心室起搏脉冲延迟 15 ms 开启 ER 波感知窗口，此窗口内感知到 ER 波，则确认起搏脉冲夺获心肌

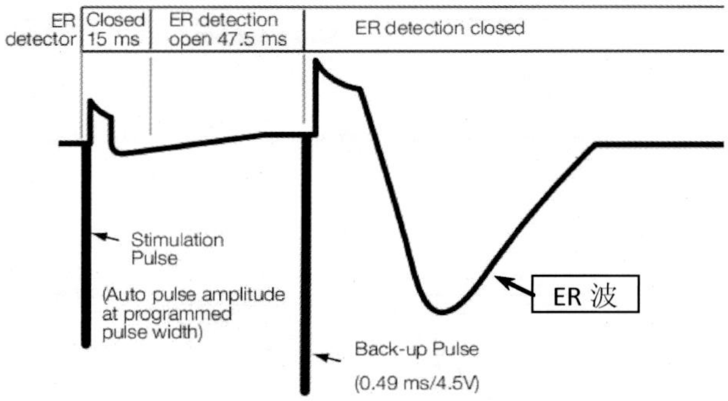

图 6-8 失夺获与备用脉冲夺获示意图

ER 波感知窗口内未感知到 ER 波，起搏脉冲失夺获，起搏器于 ER 波感知窗结束时发放电压为 4.5 V、脉宽为 0.49 ms 的备用起搏脉冲

2. 夺获恢复

（1）当起搏器确定连续两个初始起搏脉冲失夺获，进入夺获恢复算法；心室起搏脉冲电压将逐搏增加 0.3 V，直至夺获；然后再次发放同一电压起搏脉冲，如夺获，则完成夺获恢复过程。如重复起搏电压失夺获，再次增加起搏电压；直至同一电压连续两次心搏夺获，则完成夺获恢复过程。然后起搏器立即启动阈值搜索。

（2）如果夺获恢复过程中，起搏脉冲电压升至 3.9 V 仍未夺获心肌，起搏器立即转换至“高输出模式”（High Output Mode），起搏脉冲自动设置为电压 4.5 V、脉宽 0.49 ms，1 h 后，重新启动阈值搜索。

3. 阈值搜索：阈值搜索过程包括两个阶段：电压下降阶段及电压上升阶段（图 6-9，图 6-10）。

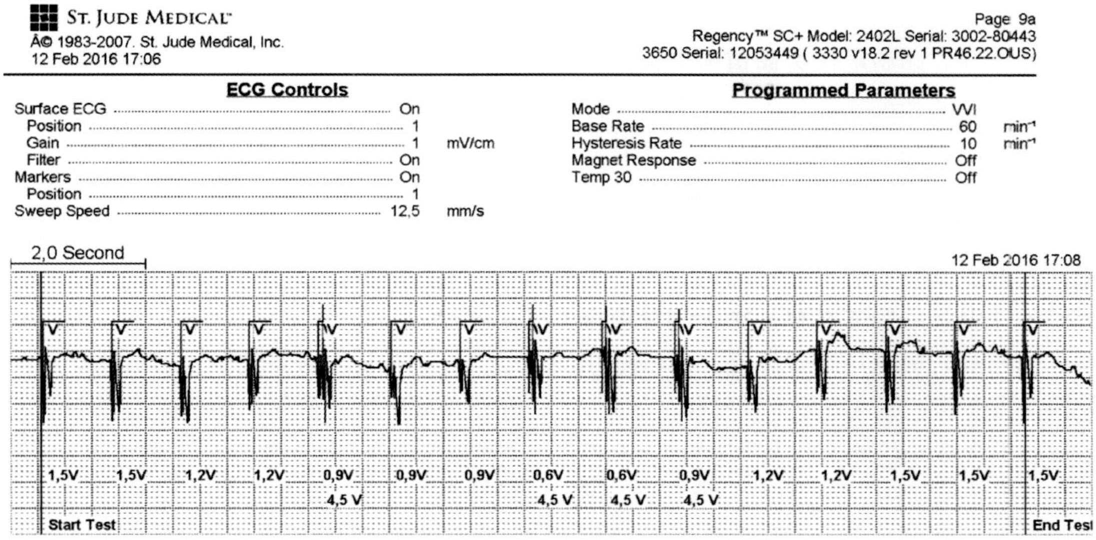

图 6-9　圣犹达 Regency 2402L 阈值搜索过程

图中所示为通过程控仪触发的阈值搜索过程，初始电压为 1.5 V，连续两次刺激脉冲均为夺获，电压下降 0.3 V 至 1.2 V 连续 2 次夺获；电压为 0.9 V 时第一个刺激脉冲失夺获，第二个刺激脉冲夺获，两次刺激脉冲状态不同，发放第三次刺激脉冲，夺获心肌，连续两次刺激脉冲夺获；电压继续下降 0.3 V，0.6 V 连续两次刺激脉冲状态相同，确认为失夺获，进入电压上升阶段，电压增加 0.3 V，0.9 V 失夺获，电压再次增加 0.3 V，1.2 V 连续两次刺激脉冲均为夺获，确定阈值为 1.2 V，起搏器设置当时工作电压为阈值基础上增加 0.3 V，即 1.5 V，连续两次刺激脉冲确认为夺获，阈值测试过程结束

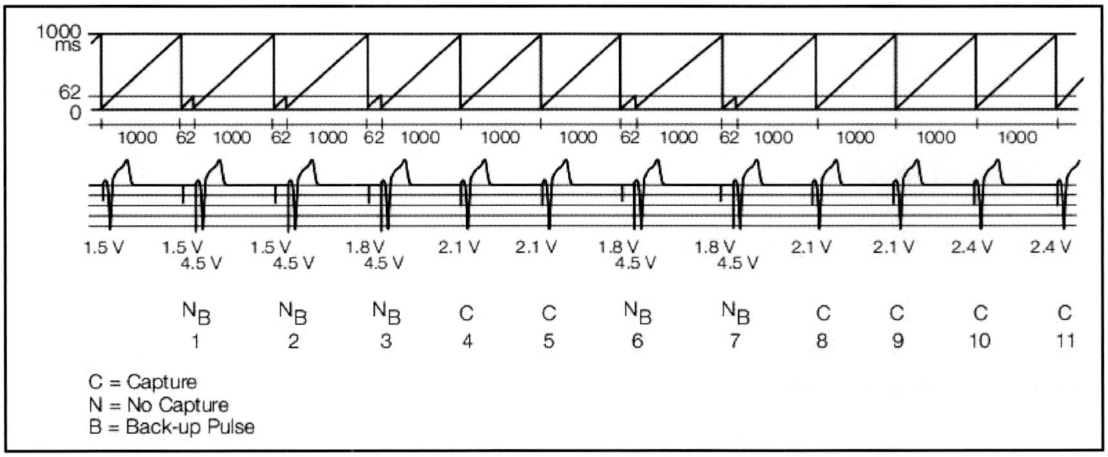

图 6-10　起搏阈值突然变化时 Auto Capture 起搏系统的反应示意图

C＝Capture：夺获；N＝No Capture：失夺获；B＝Back-up Pulse：备用脉冲。

1. 1.5 V 电压时出现失夺获，初始脉冲后 62 ms 发放备用脉冲（电压 4.5 V，脉宽 0.49 ms）。
2. 1.5 V 第二个脉冲再次失夺获，备用脉冲发放，连续两次初始脉冲失夺获，进入夺获恢复算法。
3. 电压增加 0.3 V 至 1.8 V，失夺获，需要继续升高电压进行夺获恢复。
4. 电压继续增加 0.3 V 至 2.1 V，夺获。
5. 2.1 V 第二次刺激脉冲夺获，夺获确认；2.1 V 连续两次夺获，完成夺获恢复，开始阈值搜索。
6. 电压下降 0.3 V 至 1.8 V，失夺获，备用脉冲发放。
7. 1.8 V 电压再次失夺获，连续两次失夺获，进入电压上升阶段。
8. 电压增加 0.3 V 至 2.1 V，夺获。
9. 2.1 V 第二个刺激脉冲夺获，同一电压连续两次夺获，确定 2.1 V 为新的阈值。
10. 起搏器设置当前工作电压为阈值基础上增加 0.3 V，2.4 V 夺获。
11. 2.4 V 第二个脉冲完成夺获确认，阈值测试过程结束

(1) 电压下降阶段：阈值搜索开始后，起搏脉冲电压开始下降，起始电压为阈值搜索前的实际工作电压（高输出模式时为 3.9 V），每次下降 0.3 V，每级电压需要连续两次脉冲确认同一状态（夺获或失夺获），如同一电压两次脉冲刺激状态不同（一次夺获，一次失夺获），则继续相同电压发放刺激，直至连续两次刺激状态相同。同一电压最多发放 6 个脉冲，如 6 个脉冲中无连续两个脉冲刺激状态相同，则电压继续下降，同一电压出现连续两次失夺获，进入电压上升阶段。

(2) 电压上升阶段：每次电压增加 0.3 V，如失夺获，电压继续增加 0.3 V，直至出现夺获，发放第二个同样电压脉冲确认，连续两次脉冲均确认为夺获，此电压即为起搏阈值，起搏器自动设置当前工作电压为起搏阈值基础上增加 0.3 V，连续两跳均确认夺获，阈值测试结束。

如果阈值搜索过程中电压下降至 0 V 仍未出现起搏器认为的失夺获，阈值搜索失败，起搏器立即转换至“高输出模式”，起搏脉冲自动设置为电压 4.5 V、脉宽 0.49 ms，1 h 后，重新启动自动阈值搜索。

三、阈值搜索启动条件

1. 按内置时钟每 8 h 自动搜索起搏阈值。

2. 起搏器进入“高输出模式”后 1 h，启动阈值搜索（起搏电压从 3.9 V 开始下降）。

3. 夺获恢复完成后立即启动阈值搜索。

4. 从脉冲发生器上移走磁铁或将磁铁反应程控为“OFF”（“高输出模式”时除外）。

5. 通过程控仪进行自动阈值搜索。

6. 开启心室自动阈值搜索功能当时。

四、自动夺获起搏系统对时间间期的影响

自动夺获起搏系统工作过程中，如果出现失夺获，备用脉冲发放，起搏器会重整当前起搏频率间期，起搏频率间期的重整与前一心搏有关，如果前一心搏是心室起搏（VP）事件，以备用脉冲重整起搏频率间期；如果前一心搏是心室感知（VS）事件，则以初始脉冲重整起搏频率间期（图 6-11）。无融合波排除算法。

五、自动夺获起搏系统工作条件

1. 自动夺获起搏系统需要低极化双极导线。

2. 在自动夺获功能开启之前，需要先进行 ER 波感知灵敏度测试，测试完成后，起搏器会建议是否开启自动夺获功能。如果起搏导线植入时头端位于心肌坏死组织或心肌组织对于刺激脉冲不能产生符合要求的反应（ER 波），即使起搏导线符合要求，自动夺获功能也无法开启。

3. ER 波灵敏度测试：ER 波灵敏度测试需要在程控仪上于 VVI(R) 模式下进行。ER 波灵敏度测试时，频率自动调整为 100 次/分（不可程

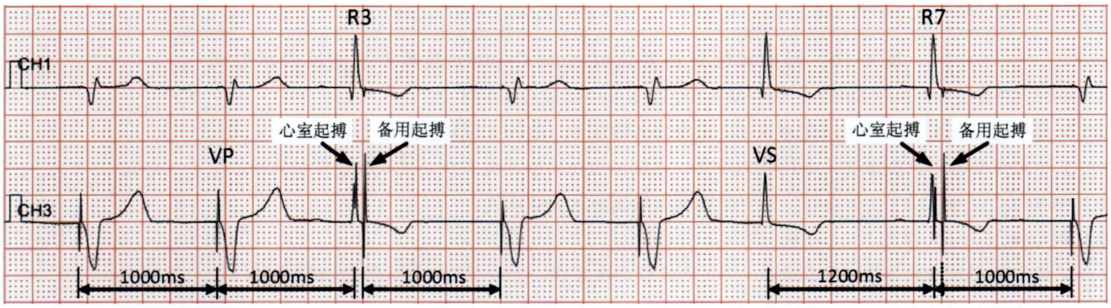

图 6-11 自动夺获起搏系统对时间间期的影响

患者因病窦综合征植入圣犹达 Regency 2402L 单腔起搏器，VVI 起搏模式，基本频率 60 次/分，滞后频率 50 次/分。图中可见由于自身下传 QRS 波与心室起搏形成心室伪融合波（R3、R7），起搏器判断发生了一次心室失夺获，间隔 62 ms 后发放心室备用起搏。在感知一次自身 QRS 波（VS）后起搏器以滞后频率 50 次/分工作。可以看到 2 次心室备用起搏，R3 因前一心搏为 VP 事件，以备用脉冲重整了下一次的基本频率间期；R7 前一心搏为 VS 事件，以初始起搏脉冲重整基本频率间期

控)，过程如下：

(1) 先发放一组 5 个间隔 100 ms 的双脉冲，首个脉冲夺获心肌，第二个脉冲位于心肌绝对不应期而失夺获，用于测试导线的极化波，间隔 1 个心搏后，再次发放 5 个双脉冲，以确认测试结果。

(2) 发放数个单脉冲，用于测试 ER 波幅度(图 6-12，图 6-13)。

(3) 根据测试的 ER 波幅度确定建议的 ER 波灵敏度数值，并以此灵敏度再次测试 ER 波幅度(5 个有效测试数值)。

(4) 再次以测试结果调整建议的 ER 波灵敏度数值，并以此灵敏度再次测试 ER 波幅度(5 个

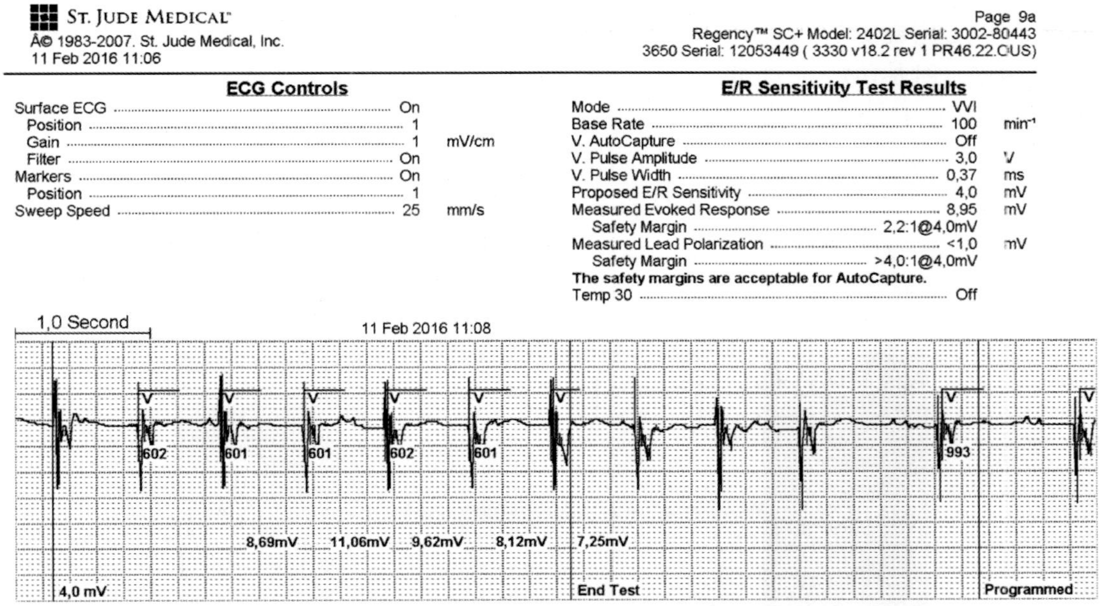

图 6-12　ER 波测试成功

Regency 2402L 起搏器 ER 波感知测试，设置 ER 波感知灵敏度为 4.0 mV，测得平均 ER 波幅度为 8.95 mV，满足开启自动夺获条件

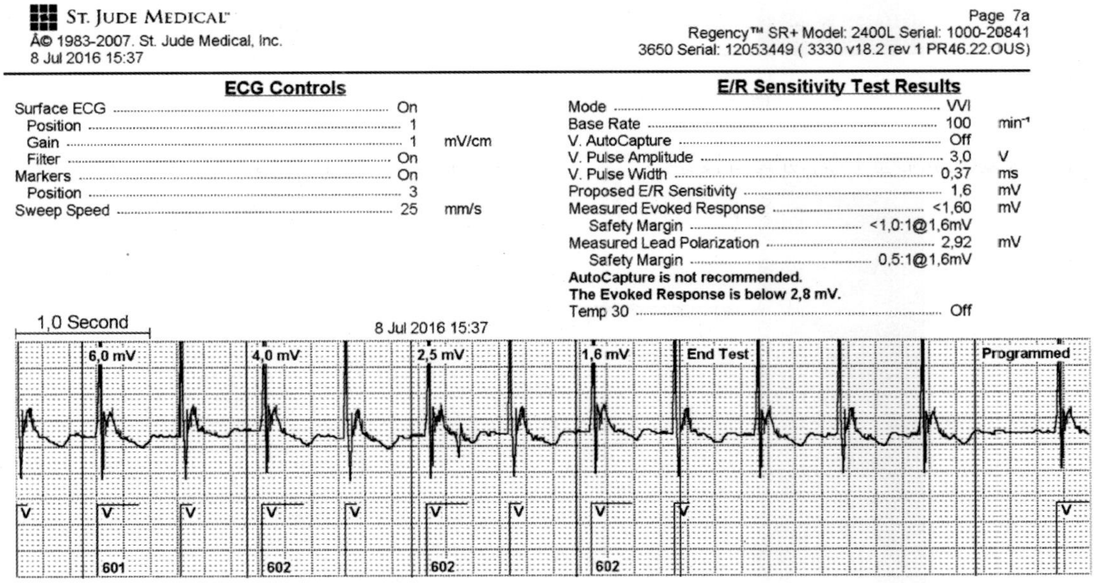

图 6-13　ER 波测试失败

Regency 2400L 起搏器，分别以 6.0、4.0、2.5、1.6 mV 的感知灵敏度均未测到 ER 波，判断 ER 波幅度<1.6 mV，不符合开启自动夺获条件，无法开启自动夺获功能

有效测试数值）。

（5）最后根据测试结果给出最终建议的 ER 波灵敏度数值。

六、自动夺获起搏系统的程控

（图 6-14）

自动夺获起搏系统有两个可程控参数：V. AutoCapture（心室自动夺获）和 ER Sensitivity（ER 波灵敏度）(图 6-15)。

1. V. AutoCapture：程控为“Off（关闭）”时，起搏脉冲电压将被设置为最后一次自动测试阈值的两倍，但不能低于 2.4 V。V. AutoCapture 程控为“On”时将会导致以下参数改变：

（1）程控仪会提示需要进行 E/R 波灵敏度测试。

（2）程控仪将会在起搏电压设置选项显示为“Auto”。

（3）诊断样本来源自动程控为阈值。

（4）滞后频率自动程控为 10 次/分。

（5）起搏脉冲脉宽不变。

2. ER Sensitivity（ER 波灵敏度）

（1）该设置主要用于脉冲发生器确认起搏脉冲是否夺获心肌。进行 E/R 波灵敏度测试后，起搏器将会根据测试结果给出 E/R 波灵敏度数值设置的建议。

（2）ER Sensitivity（ER 波灵敏度）可以被设置为“Off”，此时起搏器会自动将此数值设置为 4.0 mV。

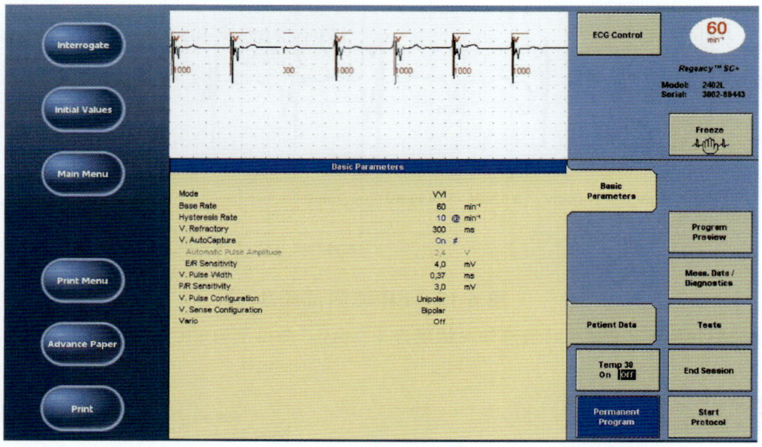

图 6-14　Auto Capture 起搏系统的程控界面

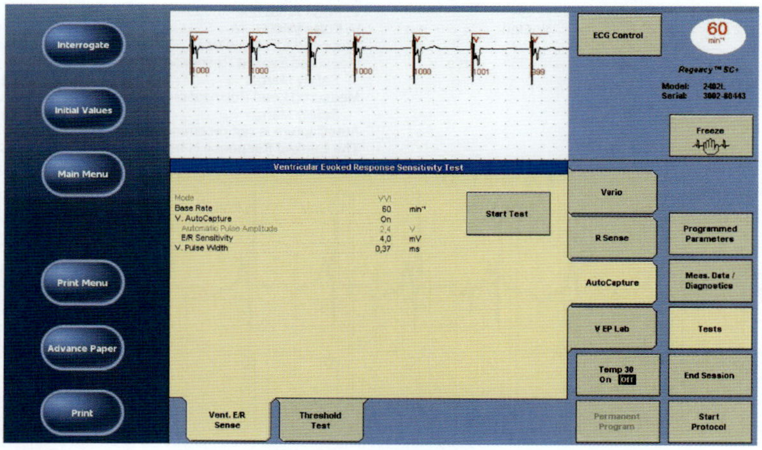

图 6-15　Auto Capture 起搏系统可程控参数

七、与其他功能的相互影响

自动夺获起搏系统在以下特定状态下将暂停工作。当该状态结束后，起搏器将启动一次阈值搜索并重新开始正常运作。

1. 噪声干扰：由于噪声干扰引起不应期的扩展（噪声反转）会导致自动夺获起搏系统暂停，起搏器将以电压 4.5 V、脉宽 0.49 ms 起搏直至噪声结束。

2. 磁铁反应：如果磁铁反应设置为“On”，脉冲发生器上放置磁铁或者程控磁铁反应为“On”，起搏器将暂停自动夺获功能而进入磁铁模式，起搏器以 VOO 模式，磁铁频率起搏，脉冲振幅为 4.5 V，脉宽为 0.49 ms。从脉冲发生器上移走磁铁或程控设置磁铁反应为“Off”时，起搏器将以 4.5 V 脉冲的一半（即 2.25 V）启动一次阈值搜索并恢复原有的程控参数。

3. 当 V. AutoCapture 程控开启，应用 Vario 功能测试阈值时，自动夺获起搏系统会自动判断起搏阈值，如果出现失夺获，立即终止阈值测试过程，失夺获脉冲前一次脉冲电压判断为起搏阈值（图 6-16）。当 V. AutoCapture 程控关闭时，应用 Vario 功能测试阈值时需根据心电图表现，人工判断起搏阈值（图 6-17）。

八、自动夺获起搏系统的诊断数据

1. 当 V. AutoCapture 程控为开启时，脉冲发生器会自动程控为诊断数据记录取样内容为起搏阈值，起搏器会在当前取样率的间期内自动记录起搏阈值，取样率设置可以从每 2 s 至每 24 h 一次，起搏器最多可以记录 256 个阈值样本，记录的数据可以通过程控仪进入诊断数据界面进行浏览。

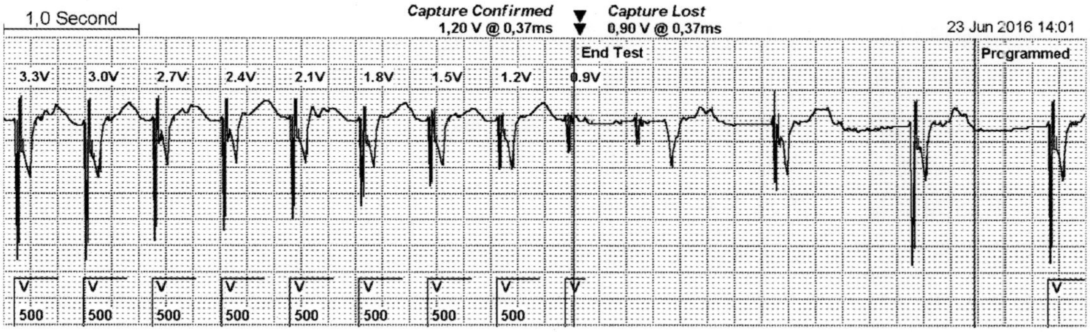

图 6-16　开启心室自动夺获时应用 Vario 功能测试阈值

开启 V. AutoCapture，应用 Vario 功能测试阈值时，电压由 4.5 V 逐搏下降 0.3 V，起搏器自动判断每搏是否夺获，图中 0.9 V 时出现失夺获，起搏器立即终止阈值测试过程，前一个心搏的电压（1.2 V）认定为起搏阈值

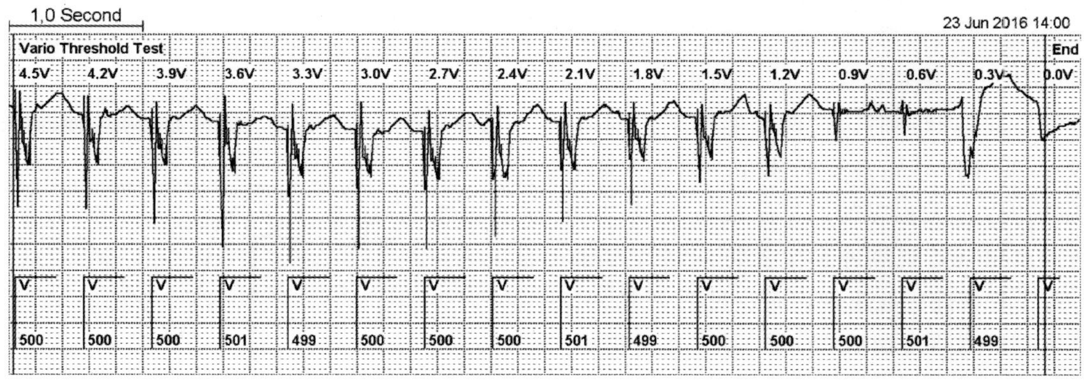

图 6-17　未开启心室自动夺获时应用 Vario 功能测试阈值

未开启 V. AutoCapture，应用 Vario 功能测试阈值时，未人工终止测试过程情况下，电压由 4.5 V 逐搏下降 0.3 V，直至 0 V，然后根据心电图表现人工判断心室起搏阈值

2. 存储数据达到上限，如果取样方式设置为“Freeze”，起搏器会停止继续记录样本数据；如果取样方式设置为“Continuous”，起搏器会继续记录样本数据并覆盖最早的数据。

3. 诊断数据同时会记录。

4. 上一次数据清除日期。

5. 因起搏脉冲失夺获而启动阈值搜索次数（最大为 4095 次），不包括按程控的时间间隔启动的阈值搜索、应用程控仪启动的阈值搜索和（放置）磁铁启动的阈值搜索。

（吉亚军）

自动夺获功能（二）——雅培（圣犹达）

圣犹达公司将早期单腔起搏器自动夺获功能（Auto Capture）算法进行了改进，应用于后续出品的单、双腔起搏器（型号 5xxx、PMxxxx），同样具有自动确认起搏夺获、自动保护性起搏、自动测定起搏阈值、自动设置起搏电压功能，但其具体运作特点有所不同。

一、自动确认起搏夺获

自动夺获功能开启后，心室起搏电压无法人工手动设置，起搏器会在自动测试的阈值基础上增加 0.25 V 作为起搏电压，并自动判定每一次起搏刺激信号后是否跟随心脏的除极反应。为此起搏器设置了两套感知系统，一套是普通的心脏自主除极波感知检测系统（P/R 波检测器），是所有起搏器都具有的，其对自身节律所产生的 P 波、QRS 波群进行检测感知。另一套为该起搏器独有的 ER 感知系统，ER 感知系统只对起搏刺激后引起的心脏除极波（Evoked Response，ER）加以感知，有 ER 信号出现表明起搏脉冲有效地起搏了心室，ER 值是起搏脉冲引起心室除极波的幅度，是保证自动夺获功能正常运转的重要参数。当起搏器发放起搏脉冲时，这两套感知系统同时关闭，14 ms 后 ER 感知系统开放 46 ms 感知期，检测起搏脉冲后有无相应的起搏除极波出现，若有起搏除极波出现，则脉冲发生器将抑制备用脉冲发放；若无起搏除极波出现，则经过 20～40 ms 处理窗口后起搏器将发放脉宽 0.5 ms（如果程控脉宽高于 0.5 ms，则使用程控值），电压 4.5 V（在 Sustain、Victory 和 Zephyr 系列起搏器为 5.0 V）高能量备用起搏脉冲以确保有效夺获心室，从而保证了起搏器应用的安全性（图 6-18）。

二、融合波排除

1. 基本运算法则：起搏器确认失夺获后，下一个心动周期的 AV 间期将延长 100 ms，以避免因假性室性融合波而误判。

假性室性融合波系起搏脉冲重叠在自身 QRS 波群中，其脉冲位于自身 QRS 波的绝对不应期中而未能夺获心肌，故不能产生 ER 波，将被起搏器判断为失夺获。一次失夺获后起搏器将在心室脉冲后 80～125 ms 处发放备用脉冲，并立即将 AV 间期延长 100 ms。如果 AV 间期延长后心室出现自身下传心搏（VS），则 AV 间期持续保持延长（图 6-19），直至出现心室起搏事件，AV 间期恢复至程控值（图 6-20）。若失夺获系假性室性融合波所致，AV 间期延长后自身 QRS 波即可显露。若失夺获非假性室性融合波所致，而是由起搏阈值升高所致，则 AV 间期延长后无自身 QRS 波出现，在 AV 间期结束后发放心室起搏脉冲；如果连续两次出现失夺获，进入夺获恢复阶段。

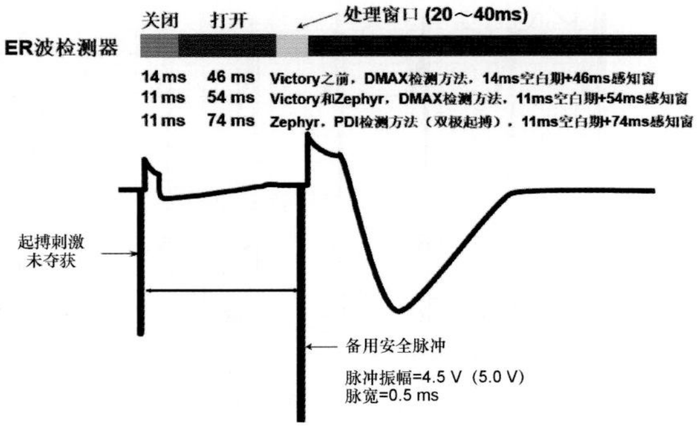

图 6-18 ER 感知系统运作示意图

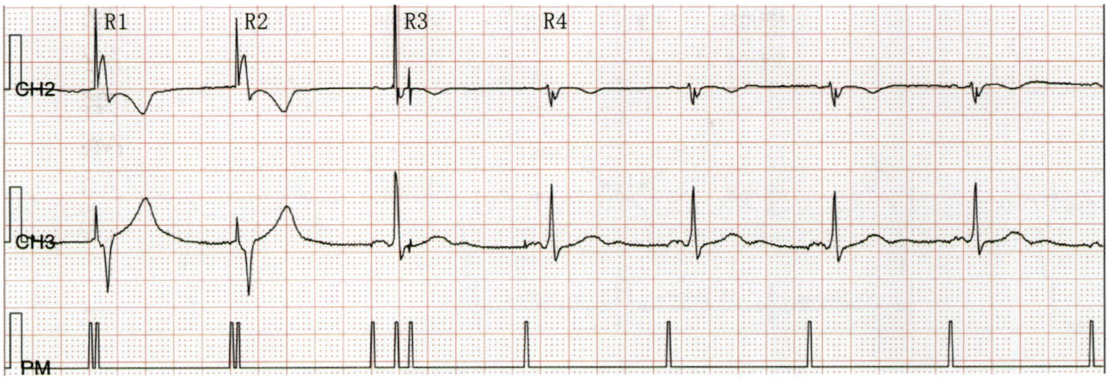

图 6-19 双腔起搏器 Auto Capture 功能之融合波排除

圣犹达 Zephyr XL DR 5826 双腔起搏器，设置起搏模式 DDD，基本频率 60 次/分，最大跟踪频率 130 次/分，SAV 间期 120 ms，PAV 间期 170 ms；心室自身优先功能（VIP）125 ms，搜索周期 2；Auto Capture 功能开启。图中见起搏器在执行自动阈值搜索结束（R1R2 连续夺获）后以程控 AV 间期进入逐跳监测状态时（R3），心室初始脉冲与自身下传 QRS 波形成伪融合波，起搏器没有感知到 ER 波而判断发生了一次失夺获，100 ms 后心室备用脉冲发放，并延长下一心跳的 AV 间期进行融合波排除（R4），由于延长 AV 间期后感知到了自身 QRS 波（VS），AV 间期持续延长，起搏器呈 AP-VS 工作状态

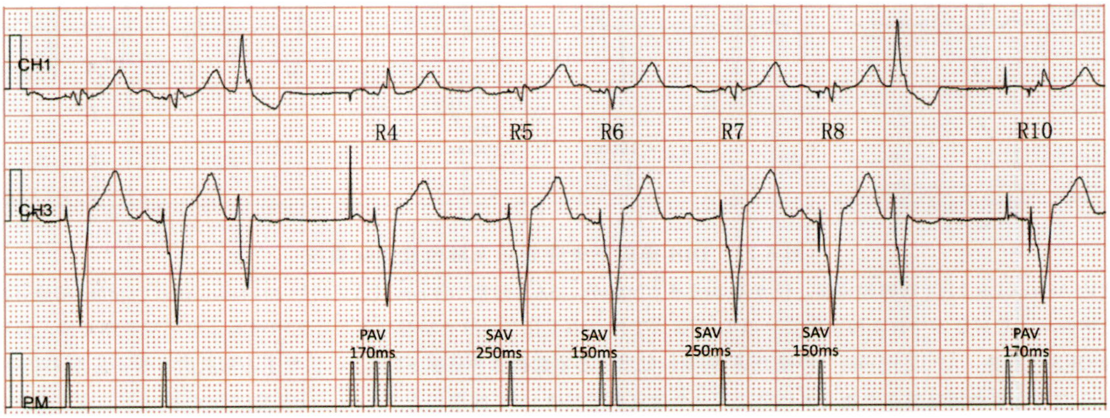

图 6-20 ER 波感知不足触发融合波排除算法

圣犹达 Identity Adx XL DC 5286 双腔起搏器，起搏模式 DDD，基本频率 60 次/分，最大跟踪频率 110 次/分，PAV 间期 170 ms，SAV 间期 150 ms，开启自动自主传导搜索（AICS）100 ms。图中见 R4、R6、R10 心室起搏初始脉冲均有效起搏了心室，但起搏器仍在 100 ms 后发放了心室备用脉冲重叠于起搏的 QRS 波中，说明存在间歇的心室 ER 波感知不足。起搏器认为发生了失夺获后启动融合波排除算法，延长下一心动周期的 AV 间期 100 ms（R5、R7）均发生心室有效起搏，AV 间期回到程控值（R6、R8）。从而导致出现图中 AV 间期长短交替变化的现象

单腔 VVI(R) 起搏模式下及 DDI(R) 起搏模式下无融合波排除算法（图 6-21，图 6-22），连续出现两次初始脉冲失夺获，则进入夺获确认阶段。

2. 开启自动自主传导搜索（AICS）及心室自身优先（VIP）情况下融合波排除算法：起搏器在开启 AICS 或 VIP 且其工作状态激活的情况下，出现心室初始脉冲失夺获，AICS 及 VIP 立即失活（不论 VIP 设置搜索周期数），下一次心搏 AV 间期回到程控值（图 6-23），起搏脉冲电压不变，起搏频率按改良的 AA 计时方式计时。如果初始脉冲夺获，以设置的 AV 间期工作，直至满足 AICS 或 VIP 激活条件，再次激活 AICS 或 VIP。如果 AICS 或 VIP 失活后，起搏器以程控的 AV 间期工作时心室初始脉冲再次失夺获，导致备用脉冲再次发放，则进入夺获恢复阶段。对于开启了心室自身优先（VIP）功能的患者，如果在程控 AV 间期下发生失夺获，其后的融合波排除，AV 间期延长可能会出现 100 ms 或者是 VIP 扩展

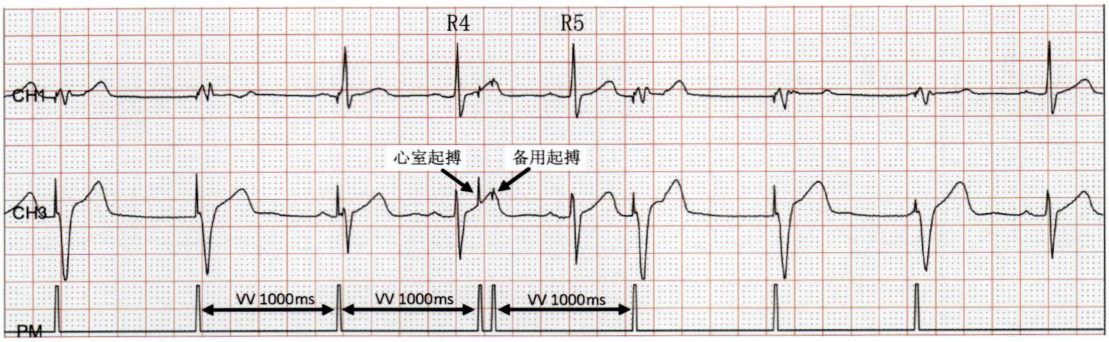

图 6-21　单腔起搏器失夺获后无融合波排除算法

圣犹达 Verity ADx XL SC5056 单腔起搏器，设置起搏模式 VVI，基本频率 60 次/分，Auto Capture 功能开启。图中见起搏器存在间歇心室感知不足，自身心搏 R4R5 均未被感知，起搏器按照基本频率间期发放的心室起搏脉冲位于 ST 段上未能夺获心室，100 ms 后备用脉冲发放仍未夺获心室，起搏器以备用脉冲重整基本频率间期

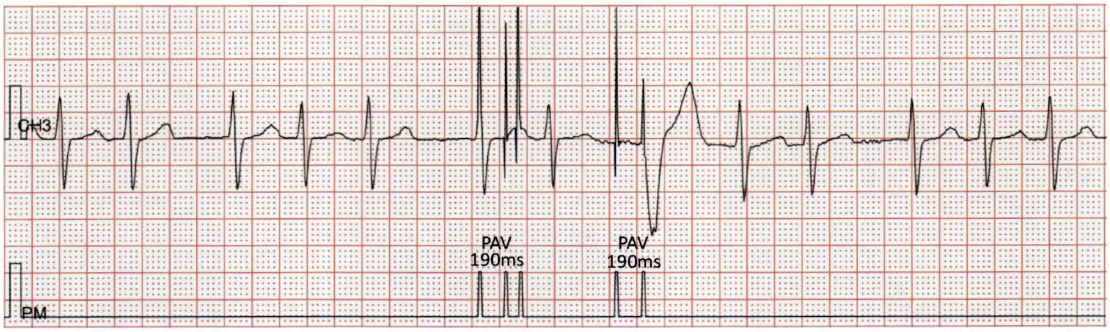

图 6-22　DDI 模式下失夺获后无融合波排除算法

圣犹达 Accent DR 2112 双腔起搏器，设置基本频率 60 次/分，SAV 间期 150 ms，PAV 间期 190 ms，Auto Capture 功能开启，患者发生了心房颤动，起搏器发生自动模式转换，以 DDI 模式工作。由于存在间歇心房感知不足，图中可见 2 组房室顺序起搏，前组心房脉冲与自身 QRS 波重叠，AP 后 190 ms（程控 PAV 间期）处发放心室起搏脉冲落在 ST 段上，因处于心室肌的有效不应期未能夺获心室，间隔100 ms 左右心室备用起搏亦未能起搏心室。下一个房室顺序起搏 PAV 间期仍为 190 ms，没有类似 DDD 模式下心室失夺获后融合波排除算法启动引起的 AV 间期变化

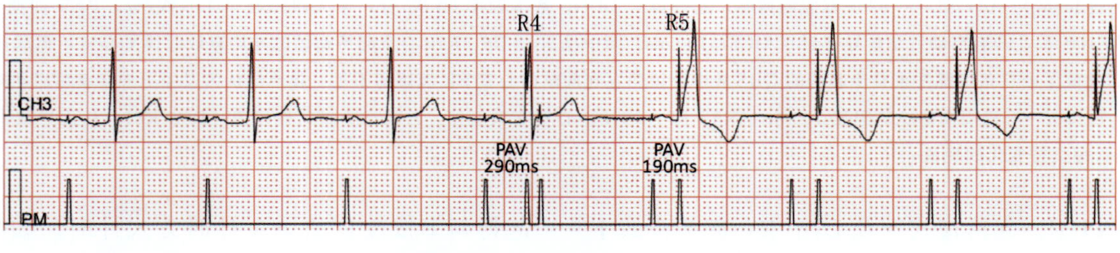

图 6-23　VIP 激活状态下 Auto Capture 之融合波排除算法

圣犹达 Victory DR 5810 双腔起搏器，起搏模式 DDD，基本频率 60 次/分，最大跟踪频率 120 次/分，PAV 间期 190 ms，SAV 间期 150 ms，开启心室自身优先功能（VIP），VIP 扩展 100 ms，搜索周期 2。R4 见在 VIP 激活状态下（PAV290 ms）心室初始脉冲与自身 QRS 波形成伪融合波，起搏器判断发生了一次失夺获，100 ms 后发放心室备用起搏。虽然该患者 VIP 搜索周期设置是 2 个，在发生失夺获事件后，下一心搏（R5）AV 间期立即回到程控值（PAV 间期 190 ms），并持续以程控 AV 间期工作直至满足 VIP 激活条件

值两种情况（图 6-24）。

3. 开启负向 AV 滞后伴搜索时的融合波排除算法：当负向 AV 滞后伴搜索功能开启，心室初始脉冲失夺获后，下一次心动周期的 AV 或 PV 间期不会延长 100 ms，仍保持不变。连续两次初始脉冲失夺获，负向 AV 滞后伴搜索功能暂时失

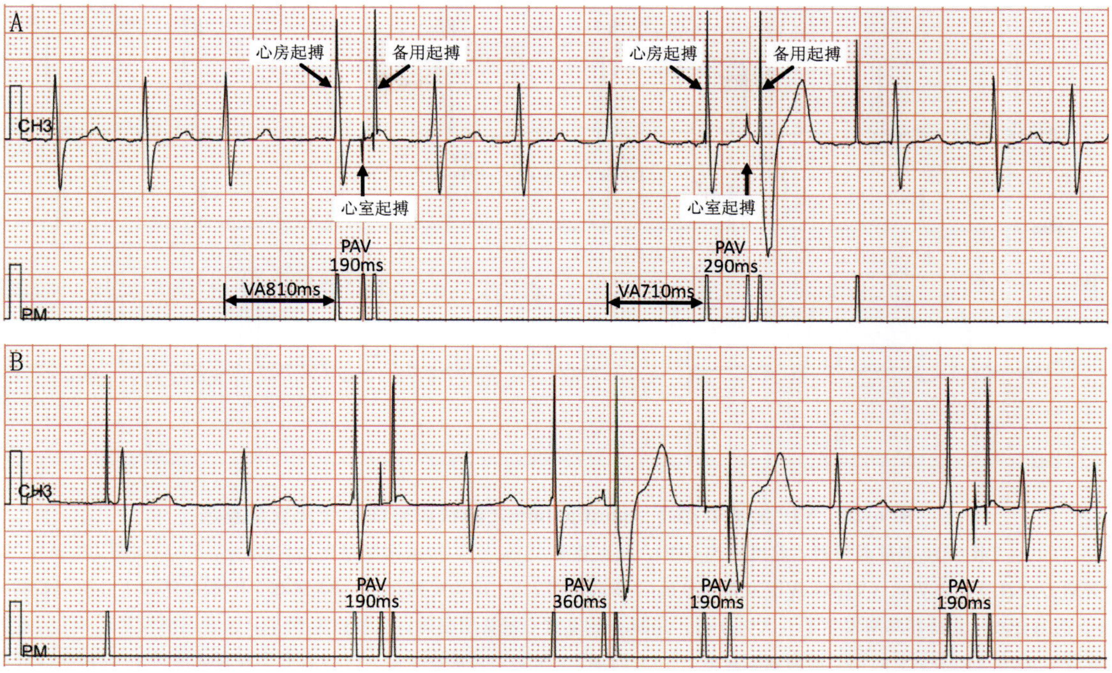

图 6-24　VIP 功能对 Auto Capture 之融合波排除算法的影响

圣犹达 Accent DR 2112 双腔起搏器，设置起搏模式 DDD，基本频率 60 次/分，SAV 间期 150 ms，PAV 间期 190 ms，开启心室自身优先功能（VIP），VIP 扩展 170 ms；Auto Capture 功能开启。上图 A、B 为同一患者同一次动态心电图非连续记录。患者发生了心房颤动，但起搏器没有发生自动模式转换，仍以 DDD 模式工作，推测存在心房感知不足。A 图中见 2 组 3 脉冲事件，均由于心房起搏脉冲落在自身 QRS 波上，因 PAVB 原因，心室未被感知；前组在 AP 后 190 ms（程控 PAV 间期）处发放心室起搏脉冲落在 ST 段上，因处于心室肌的有效不应期未能夺获心室，100 ms 后心室备用起搏亦未能起搏心室。起搏器判断发生了 1 次失夺获后启动融合波排除，下一心动周期延长 AV 间期 100 ms，第 2 组 3 脉冲事件可见 PAV 间期 290 ms。B 图见起搏器在程控 AV 间期（PAV190 ms）下发生失夺获，下一心动周期的 AV 间期直接延长至 VIP 扩展值（PAV 间期 360 ms）再次失夺获，AV 间期回到程控值（PAV 间期 190 ms）

活，AV 或 PV 间期恢复至原程控值，并相继进入夺获恢复及阈值搜索阶段。当上述过程完成后，负向 AV 滞后伴搜索功能再次激活。

三、夺获恢复

连续两跳初始脉冲均失夺获，起搏器进入夺获恢复过程。

1. 双腔起搏模式下，下一次心搏 AV/PV 间期为程控值，仅一个心搏，输出的脉冲振幅将增加 0.25 V，如果初始脉冲夺获，下一次心搏同一脉冲振幅再次确认夺获，此时 AV/PV 间期缩短至 50/25 ms，连续两次初始脉冲确认夺获，完成夺获恢复过程，进入阈值搜索过程（图 6-25）；如果初始脉冲夺获未被连续两次确认，下一次心搏输出脉冲振幅逐搏增加 0.125 V，直至出现夺获，后同一脉冲振幅再次确认夺获，连续两次夺获确认，完成夺获恢复过程，进入阈值搜索阶段。

2. 单腔起搏 VVI(R) 模式下夺获恢复过程频率无变化，仍按基本频率或传感器频率进行（图 6-26）。

四、自动阈值搜索

1. 为了保证检测时心室全部起搏，尽可能减少融合波干扰，自动阈值搜索过程中，双腔起搏器则自动将 AV/PV 间期缩短至 50/25 ms，但单腔 VVI(R) 起搏器仍按当前起搏频率，脉宽自动调整为 0.5 ms。

2. 自动阈值搜索分为脉冲振幅下降及脉冲振幅上升两个阶段，自动阈值搜索开始后先进入脉冲振幅下降阶段，从自动阈值测定前起搏器设定的脉冲振幅降低 0.25 V 开始，每两次心搏电压降低 0.25 V，直至同一脉冲振幅连续两次失夺获，

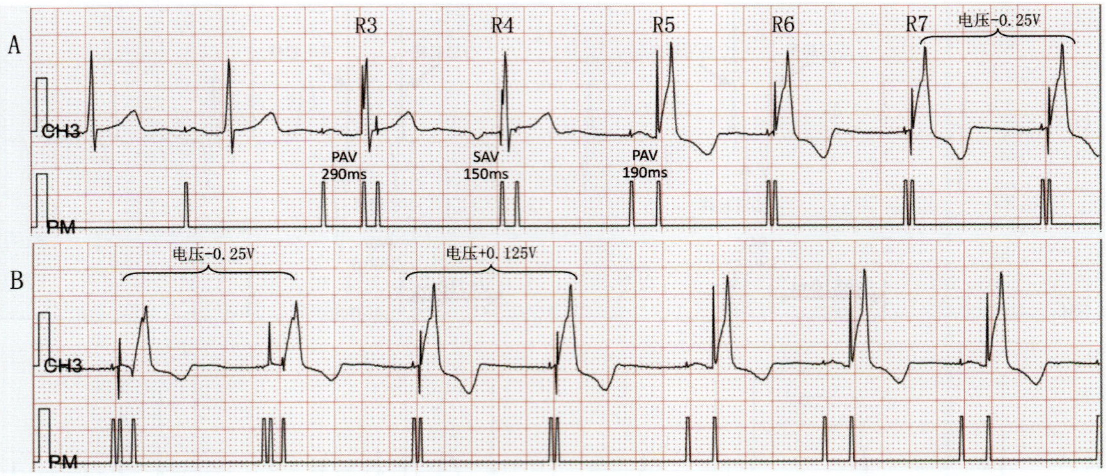

图 6-25　VIP 激活状态下 Auto Capture 之融合波排除及夺获恢复算法

圣犹达 Victory DR 5810 双腔起搏器，起搏模式 DDD，基本频率 60 次/分，最大跟踪频率 120 次/分，PAV 间期 190 ms，SAV 间期 150 ms，开启心室自身优先功能（VIP），VIP 扩展 100 ms，搜索周期 2。上图为连续记录，R3 见在 VIP 激活状态下心室初始脉冲与自身 QRS 波形成伪融合波，起搏器判断发生了一次失夺获，100 ms 后发放心室备用起搏。虽然该患者 VIP 搜索周期设置是 2 个，在发生失夺获事件后，下一心搏（R4）AV 间期立即回到程控值（SAV 间期 150 ms），再次发生融合波导致的失夺获事件。R5 起搏器以程控 AV 间期（PAV 间期 190 ms），电压增加 0.25 V 进行夺获恢复，夺获成功；R6 以相同电压，PAV 间期 50 ms 夺获确认成功；R7 开始启动阈值搜索

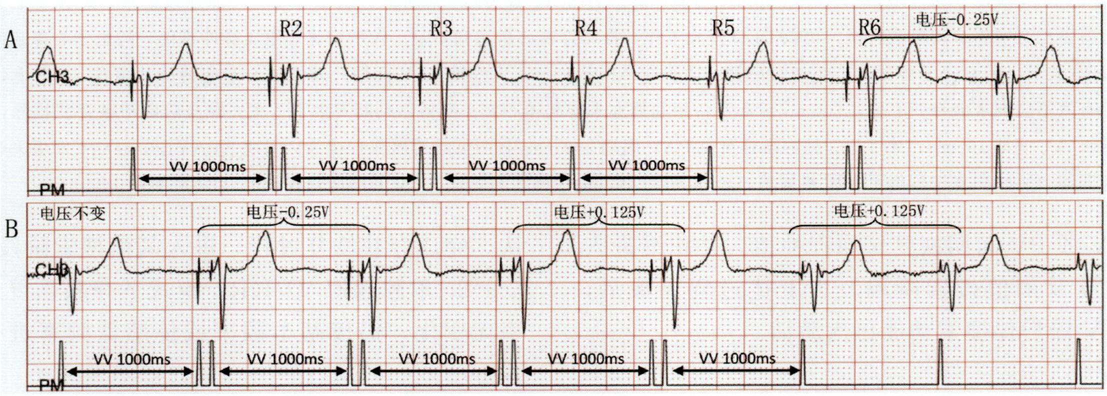

图 6-26　单腔 Auto Capture 的夺获恢复算法及阈值搜索

圣犹达 Verity ADx XL SR5156 单腔起搏器，设置起搏模式 VVI，基本频率 60 次/分，滞后频率关闭，Auto Capture 功能开启。上图为连续记录，图中见 R2R3 发生连续 2 次失夺获事件，R4R5 为夺获恢复、确认，R6 开始启动阈值搜索。夺获恢复过程中没有频率变化，整个过程中心室失夺获后以心室备用脉冲重整 VV 间期

进入脉冲振幅上升阶段，每两跳增加 0.125 V，直至同一脉冲振幅连续两次夺获，此时的起搏电压即被确定为本次阈值检测的起搏阈值，阈值检测结束（图 6-27，图 6-28）。起搏器会将每次测定结果用坐标图显示（图 6-29）。

3. 在自动阈值搜索过程中，发生失夺获后起搏器会在测试脉冲后 100 ms 左右发放电压为 4.5 V（在 Sustain、Victory 和 Zephyr 系列起搏器为 5.0 V）的高能量备用起搏脉冲以确保能有效夺获心室。

4. 阈值测试过程中，如同一脉冲振幅两次初始脉冲刺激状态不同（一次为夺获，一次为失夺获），则继续发放同一振幅脉冲，直至有连续两个初始脉冲刺激状态相同，再决定脉冲振幅下降或上升（图 6-30），同一脉冲振幅最多发放 6 个脉冲，如 6 个脉冲中无连续两个初始脉冲刺激状态

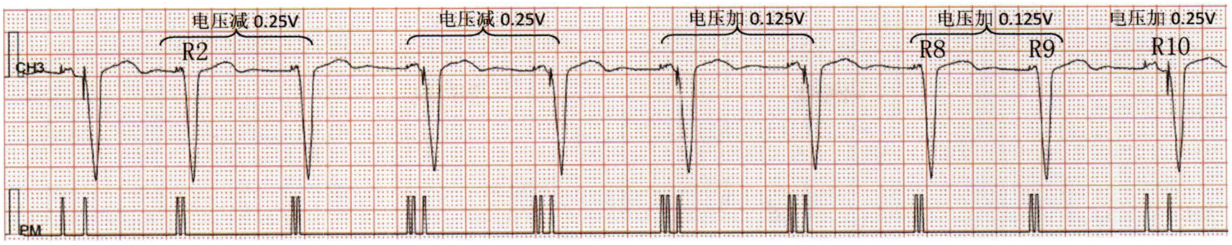

图 6-27　DDD 模式下 Auto Capture 之自动阈值搜索

圣犹达 Victory XL DR 5816 双腔起搏器，设置起搏模式 DDD，基本频率 60 次/分，最大跟踪频率 130 次/分，PAV 间期 200 ms，SAV 间期 150 ms，Auto Capture 功能开启。R2 开始起搏器启动自动阈值搜索，PAV 间期缩短至 50 ms，电压下降 0.25 V，连续 2 次同一振幅脉冲均夺获心室；电压继续下降 0.25 V，连续 2 次均失夺获；后两跳进入电压上升阶段，电压增加 0.125 V 均失夺获；电压继续增加 0.125 V 后连续 2 跳均夺获心室，此时电压为阈值（R8R9）；R10 在阈值基础上增加电压 0.25 V 后为工作电压。通过本次阈值搜索，起搏器的心室阈值和工作电压没有发生改变

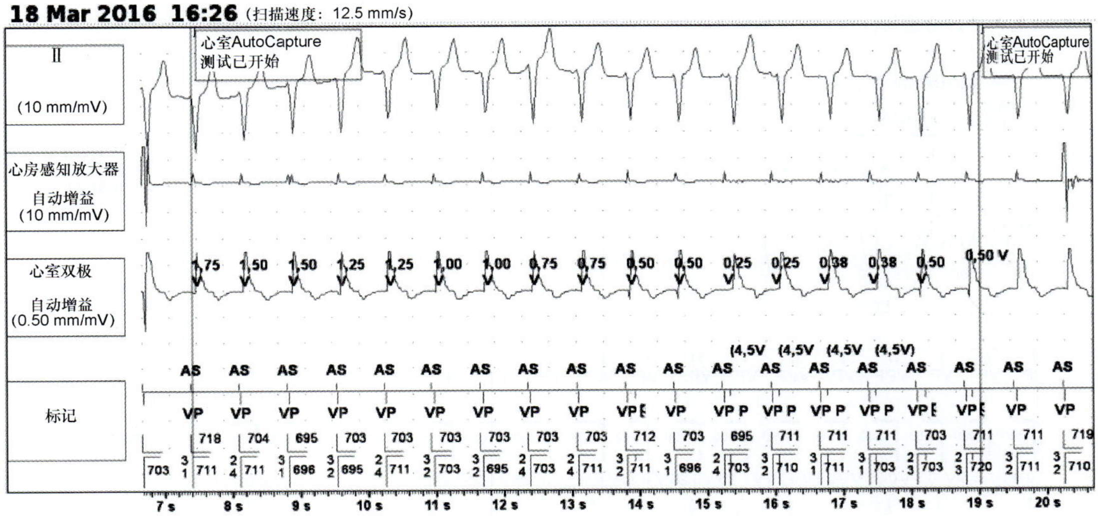

图 6-28　Auto Capture 之自动阈值搜索程控图

通过程控仪启动心室 Auto Capture 测试，图中见起搏器从 1.75 V 电压开始，每 2 跳降低电压 0.25 V，一直到测试电压为 0.25 V 时发生失夺获，其后发放 4.5 V 心室备用起搏；然后电压增加 0.125 V（图中 0.38 V）连续 2 次失夺获；电压继续增加 0.125 V（图中 0.5 V）连续 2 次夺获，此电压为阈值，测试结束。（标记：VP P 组合，代表测试脉冲失夺获，心室备用脉冲发放；下同）

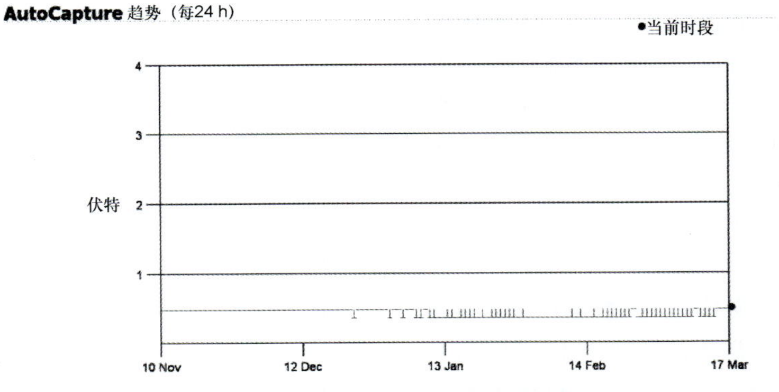

图 6-29　Auto Capture 阈值趋势图

相同，则脉冲振幅继续下降或上升（图 6-31）。

5. 自动阈值检测过程中电压下降阶段，如果电压下降至 0.25 V 仍为夺获，下一跳电压下降 0.125 V（图 6-32），如果电压下降至 0 V 仍未出现失夺获，则进入“高输出模式”，心室起搏电压将被设置为 4.5 V（Sustain、Victory、Zephyr 系

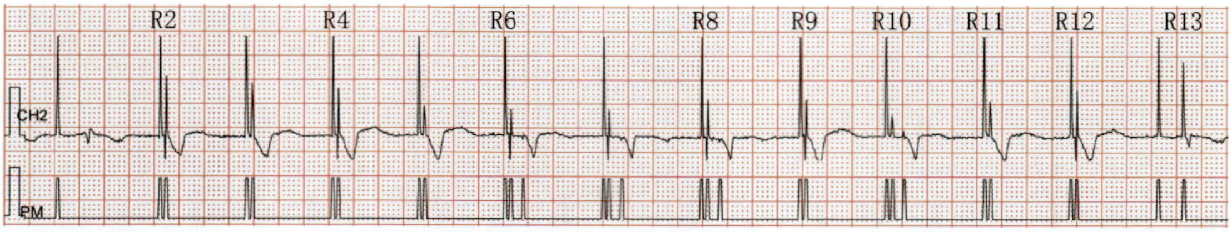

图 6-30　Auto Capture 自动阈值搜索电压变化规律

圣犹达 Victory XL DR 5816 双腔起搏器，设置起搏模式 DDDR，基本频率 60 次/分，最大跟踪频率 130 次/分，PAV 间期 200 ms，SAV 间期 150 ms，Auto Capture 功能开启，AF Suppression 功能打开。图中见起搏器执行自动阈值搜索，自 R2 开始 PAV 间期缩短至 50 ms，电压下降 0.25 V，连续 2 次同一振幅脉冲均夺获心室；R4 电压继续下降 0.25 V，连续 2 次同一振幅脉冲均夺获心室；R6 继续降低电压 0.25 V，连续 2 次均失夺获。然后进入电压上升阶段，R8 电压增加 0.125 V 失夺获，R9 相同电压夺获，同一脉冲振幅两次初始脉冲刺激状态不同（一次为夺获，一次为失夺获），则继续发放同一振幅脉冲，R10 又失夺获，R11 电压不变夺获，R12 同一振幅电压夺获确认成功，此时电压为阈值。R13 在阈值基础上增加电压 0.25 V 后为工作电压。在本次阈值搜索过程中，R8～R12 均为相同振幅电压，搜索前后起搏器的心室阈值和工作电压降低了 0.375 V

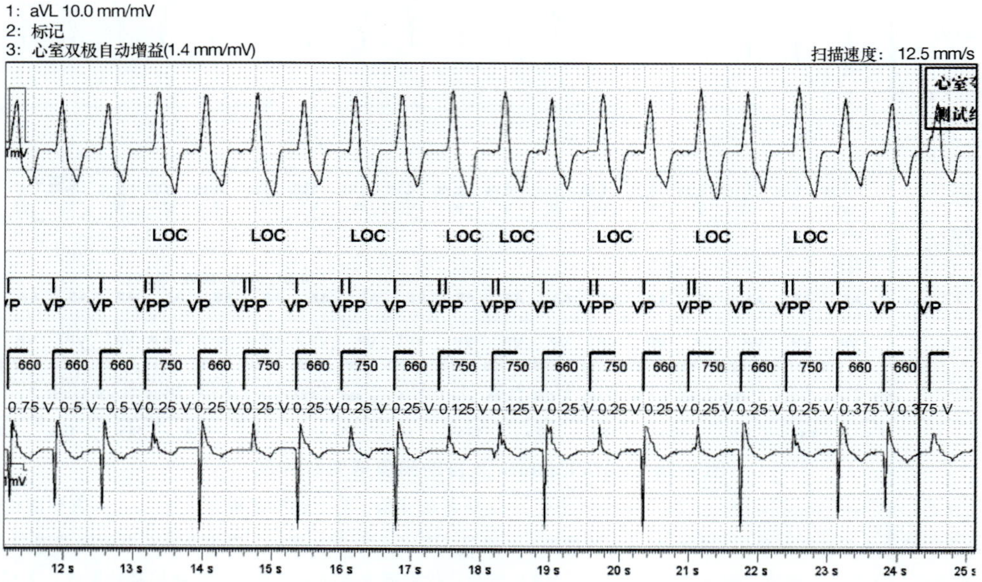

图 6-31　Auto Capture 自动阈值搜索电压变化规律程控图（一）

通过程控仪启动心室 Auto Capture 测试，图中见起搏器从 0.75 V 电压开始，每 2 跳降低电压 0.25 V，测试电压为 0.25 V 时发生失夺获- 夺获交替，连续 6 个脉冲中无连续两个初始脉冲刺激状态相同，脉冲振幅继续下降 0.125 V 时连续 2 次失夺获；然后进入电压上升阶段，电压增加 0.125 V（图中 0.25 V）时又出现连续 6 个测试脉冲呈夺获-失夺获交替现象；电压继续增加 0.125 V（图中 0.375 V）连续 2 次夺获，此电压为阈值，测试结束

列起搏器为 5.0 V），并在 128 个周期后再次进行阈值搜索。

6. 夺获恢复及自动阈值搜索过程中，如果电压升至 3.875 V 仍未确认夺获，那么起搏器将转换至“高输出模式”（图 6-33），心室起搏电压将被设置为 4.5 V（Sustain、Victory、Zephyr 系列起搏器为 5.0 V），并在 128 个周期后再次进行阈值搜索。

7. 自动阈值搜索过程中，出现窦性心动过速、房性心动过速或房性早搏时，由于 AV 间期缩短导致心室测试脉冲频率超过最大跟踪频率时，测试脉冲将被取消，直接以最大跟踪频率发放心室备用脉冲，并转换至“高输出模式”，心室起搏电压将被设置为 4.5 V（Sustain、Victory、Zephyr 系列起搏器为 5.0 V），AV 间期恢复至程控值，当心房频率下降时，重新启动自动阈值搜索（图

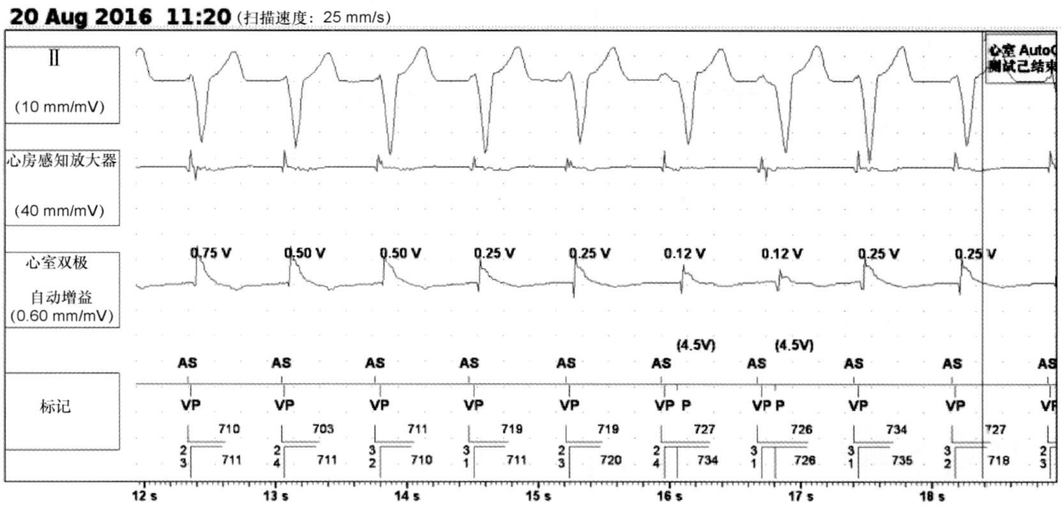

图 6-32　Auto Capture 自动阈值搜索电压变化规律程控图（二）

通过程控仪启动心室 Auto Capture 测试，图中见起搏器从 0.75 V 电压开始，每 2 跳降低电压 0.25 V，至测试电压为 0.25 V 时仍为夺获；下一跳电压下降 0.125 V，测试电压 0.12 V 时连续 2 次失夺获；然后进入电压上升阶段，电压增加 0.125 V（图中 0.25 V）连续 2 次夺获，此电压为阈值，测试结束

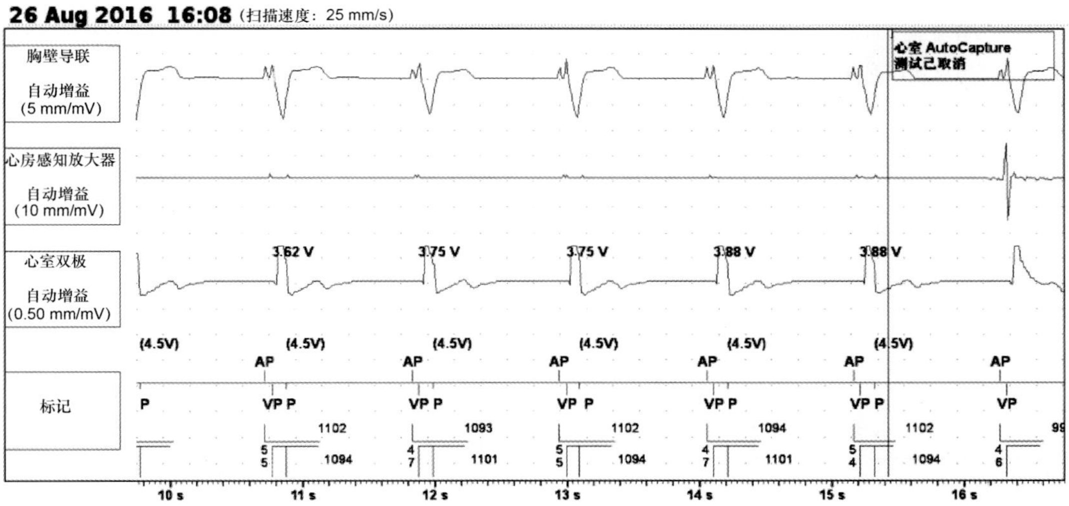

图 6-33　Auto Capture 自动阈值搜索电压变化规律程控图（三）

通过程控仪记录的心室 Auto Capture 测试，图中见起搏器电压升至 3.875 V（图中 3.88 V）仍未确认夺获，心室 Auto Capture 测试被取消。随后起搏器将转换至“高输出模式”，心室起搏电压将被设置为 4.5 V（Sustain、Victory、Zephyr 系列起搏器为 5.0 V）

6-34）。夺获恢复过程同样要受到最大跟踪频率限制（图 6-35，图 6-36）。

8. 自动调节输出能量：每次阈值测试结束后，起搏器会将本次测定的阈值＋0.25 V 作为新的起搏电压，直至下一次检测为止。

五、自动起搏阈值测定的触发与暂停

1. 在以下几种情况下触发自动阈值搜索：

（1）程控设置的时间间隔自动进行（可设置为每 8 h/12 h/24 h）。

（2）阈值突然升高（连续两次失夺获）。

（3）移去磁铁（如果磁铁放置在起搏器上超过 5 s）。

（4）移去程控头。

（5）通过程控仪触发。

（6）在某些起搏器（Affinity、Integrity 和 Identity 系列），自动模式转换终止后。

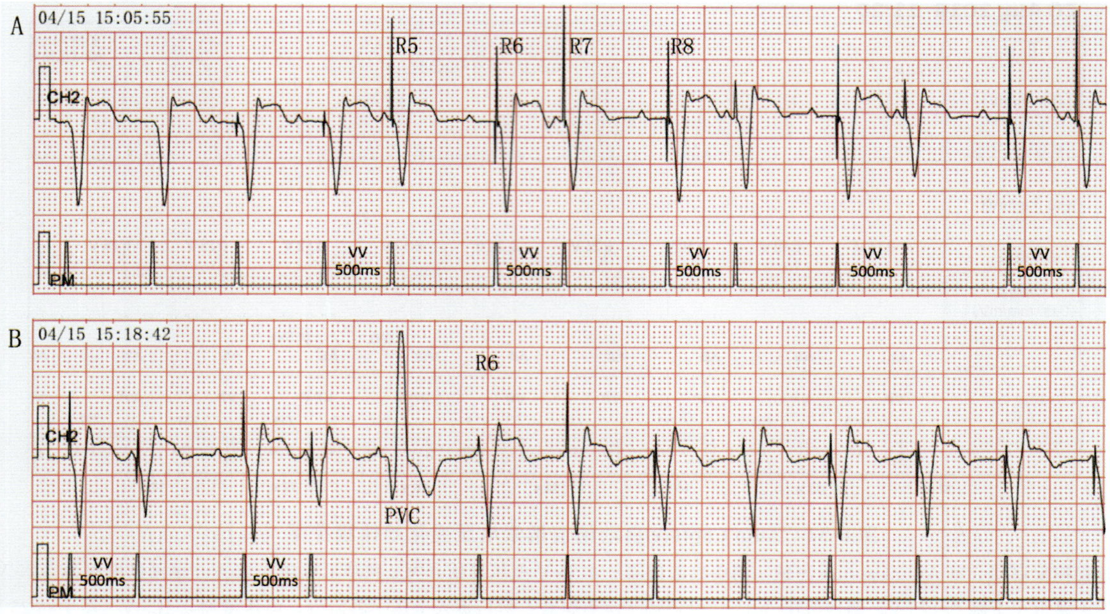

图 6-34　上限频率限制致自动阈值搜索反复启动-暂停

圣犹达 Victory XL DR 5816 双腔起搏器，设置起搏模式 DDD，基本频率 60 次/分，最大跟踪频率 120 次/分，PAV 间期 250 ms，SAV 间期 200 ms；VIP 扩展 100 ms，搜索周期 2；Auto Capture 功能开启，上图为非连续记录。A 图 R5 为到达程控设定的自动阈值测试时间，起搏器试图缩短 SAV 间期至 25 ms 进行阈值检测时受最大跟踪频率限制，只能以最大跟踪频率间期（500 ms），高输出模式起搏心室；R6 暂停一次后起搏器判断自主心率降低至最大跟踪频率以内，R7 重启再次失败，如此反复。此现象持续 10 多分钟后直至 B 图一个室性早搏（PVC）后，起搏器终于将 SAV 间期缩短至 25 ms（下图 R6），测试脉冲成功释放，自动阈值搜索连续进行。对比可以发现，测试成功的 SAV（25 ms）间期与受最大跟踪频率限制的短 SAV 间期的差别

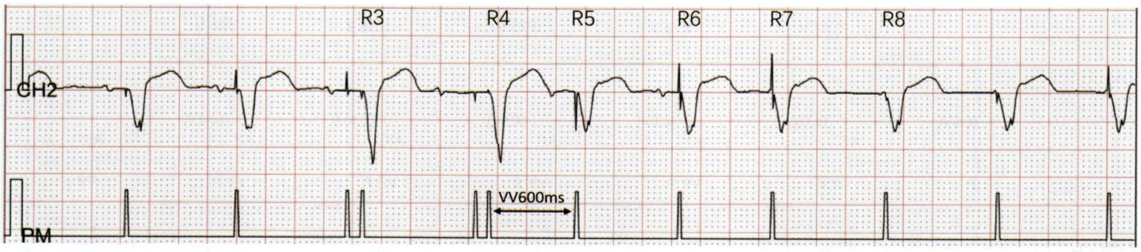

图 6-35　上限频率对夺获恢复的影响

圣犹达 Verity ADx DC 5256 双腔起搏器，设置起搏模式 DDD，基本频率 60 次/分，最大跟踪频率 100 次/分，滞后频率关闭，PAV 间期 190 ms，SAV 间期 160 ms，自主传导搜索（AICS）120 ms，Auto Capture 功能开启。图中见 R3 发生心室初始脉冲失夺获，100 ms 后备用脉冲夺获心室；R4 启动融合波排除，SAV 间期延长 120 ms 至 280 ms 时再次发生失夺获，R5 理应按照程控 AV 间期（SAV160 ms）进行夺获恢复；但是由于 R4 在延长 AV 间期的情况下发生失夺获，备用脉冲夺获心室，其实际 SAV 间期已达 380 ms；导致在窦性频率不变的情况下，R4 后 VA 间期变短。R5 如果按照程控 SAV 间期（160 ms）进行夺获恢复的话，将会导致连续起搏的 VV 间期短于最大跟踪频率间期，但最大跟踪频率是不允许被突破的，故起搏器只能以最大频率跟踪起搏（VV 间期 600 ms）。当自身心房跟踪起搏频率降至最大跟踪频率以内时重新进行夺获恢复（R6），R7 缩短 SAV 间期至 25 ms 夺获恢复确认成功，R8 开始启动自动阈值搜索

2. 阈值搜索间期，如果出现以下情况之一，脉冲发生器会推迟预定的阈值搜索：

（1）VT 或 VF 事件。

（2）自动 P 波和 R 波测量。

（3）电极导线监测测量。

（4）另一个心腔中的阈值测试。

在程控设置的阈值搜索间期里，由两次失夺获事件触发的阈值搜索不会重置阈值搜索时间间期，其后的阈值搜索过程仍按原设置的时间进行。

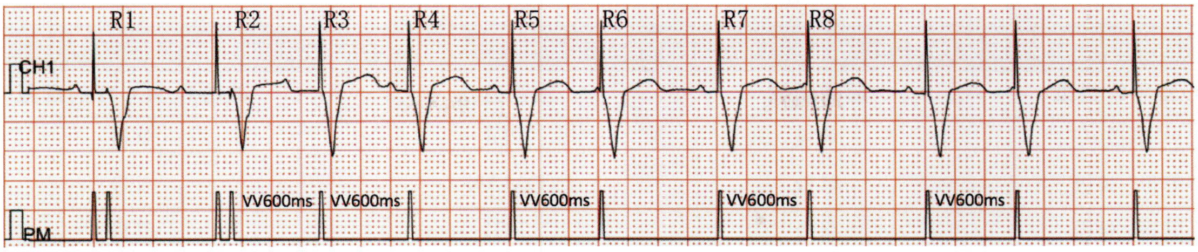

图 6-36　上限频率限制致夺获恢复确认反复暂停-重启

病例同上，图中见 R1 发生心室初始脉冲失夺获，100 ms 后备用脉冲夺获心室；R2 启动融合波排除，SAV 间期延长 120 ms 至 280 ms 时再次发生失夺获，R3 理应按照程控 AV 间期（SAV160 ms）进行夺获恢复；但受最大跟踪频率限制，故起搏器只能以最大跟踪频率起搏（VV 间期 600 ms，R4 同理），R5 时自身心房跟踪起搏频率降至最大跟踪频率以内夺获恢复成功，R6 缩短 SAV 间期至 25 ms 进行夺获恢复确认时又遇最大跟踪频率限制而确认失败；R7 暂停 1 次，R8 重启再次失败，如此反复

六、ER 感知灵敏度测试

ER 波是起搏脉冲引起的心室有效除极波，而起搏脉冲发放后起搏导线附近离子聚集会形成极化电位，不论起搏脉冲是否夺获心肌，都会形成极化电位，自动阈值检测的基础是起搏脉冲发放后起搏器必须能够区分极化电位和心室有效除极波（ER 波），所以在 Auto Capture 功能首次打开前必须在程控仪上进行 Auto Capture 设置测试，以确认 ER 感知灵敏度。如果在执行测试前把“心室 Auto Capture”程控为“打开”，“E/R Sensitivity (E/R 波感知灵敏度)”会被自动程控为 49.7 mV，可能会不能正确地感知 ER 波（图 6-37）。

Verity ADx 系列之前的起搏器使用术语“ER 感知灵敏度测试”，Verity ADx 系列及之后的起搏器使用术语“AutoCapture 设置”，并使用新的界面。

ER 感知灵敏度有两种测试方法：DMAX（差异 ER 波检测）法和 PDI（起搏除极积分）法，Victory 系列之前的起搏器如 Identity ADx、Identity、Integrity ADx 和 Verity ADx 系列起搏器只能用 DMAX 法；Zephyr 系列及之后起搏器如 Sustain 和 Accent 系列起搏器两种方法均可用，何时使用何种方法，由程控的输出脉冲配置决定（表 6-1）。

ER 灵敏度测定需通过程控仪进行，测试时，起搏频率可程控，双腔起搏器自动将 AV/PV 间期缩短至 50/25 ms（Zephyr、Accent 系列可程控），此时，心室将发放间隔 100 ms 的双重脉冲，所有脉冲为 5.0 V/0.5 ms（Victory 系列之前的起搏器为 4.5 V），第一个脉冲保证心室夺获，用于测定心室有效除极波的振幅值（ER 值），第二个脉冲位于心室肌绝对不应期内，不能夺获心室肌，用于测定极化电位。测试完成后，测试结果及腔内图会显示在当前时段（This Session）界面中，起搏器会给出打开或不能打开自动夺获功能的建议（表 6-2），部分型号 ER 波灵敏度数值可手动调整（图 6-38，图 6-39）。

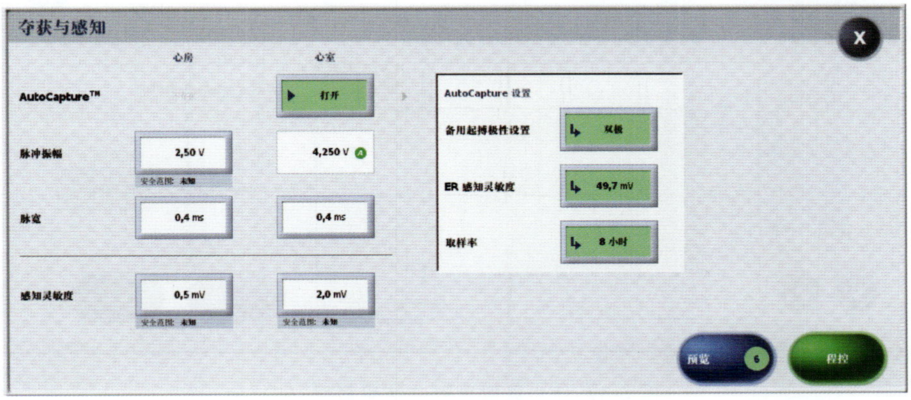

图 6-37　Auto Capture 功能设置

表 6-1　ER 检测方法与导线配置

心室导线类型	起搏配置	检测方法	随访和 SEGM 的配置
单极	单极	PDI	单极
单极/双极	单极	DMAX	双极
单极/双极	双极	PDI	单极
双极	双极	PDI	单极

表 6-2　ER 灵敏度测试结果

测试结果小结	说明
“Recommended（V. Pulse Configuration）”	建议打开（心室起搏极性）
“Not Recommended（V. Pulse Configuration）”	不建议打开（心室起搏极性）
“Safety margins not met”	“未达到安全范围”；ER 感知灵敏度与导线极化波比值低，心室自动夺获起搏系统无法可靠工作
“Test cannot be run due to insufficient paced activity or possible fusion beats.”	“ER 波安全范围低于 1.8∶1”；ER 波与 ER 感知灵敏度比值低于 1.8∶1

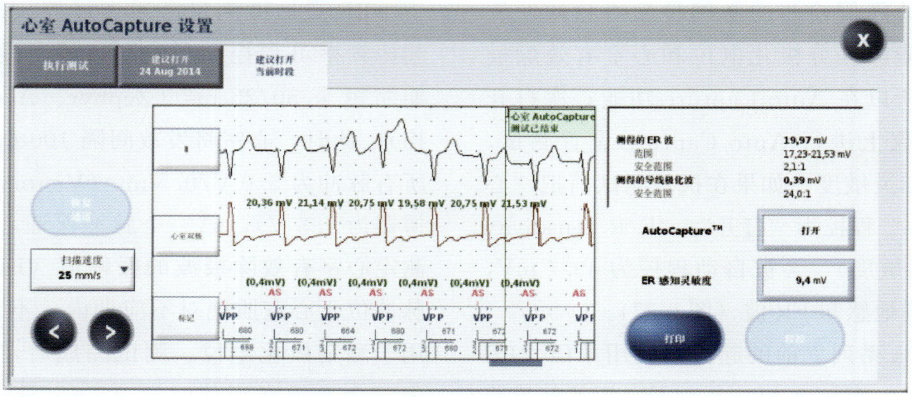

图 6-38　ER 灵敏度测试结果显示（一）

Identity ADx、Identity、Integrity ADx 和 Verity ADx 系列起搏器 ER 波测试后显示以上界面，ER 感知灵敏度可手动调整

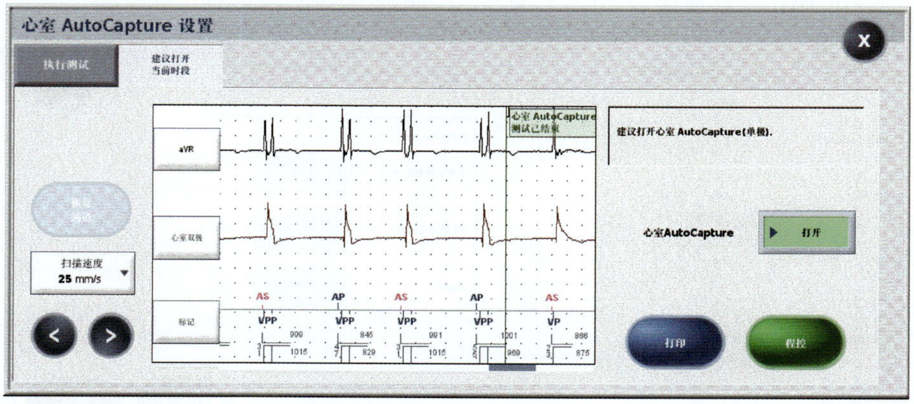

图 6-39　ER 灵敏度测试结果显示（二）

Sustain、Victory、Zephyr 和 Accent 系列起搏器 ER 波测试后显示以上界面，ER 波灵敏度无法手动调整

七、与其他功能的相互影响

1. 程控：当程控探头置于起搏器上方，自动阈值夺获起搏系统将会暂停，心室起搏脉冲电压被设置为最后一次测试的阈值加 1.25 V。当程控头移开后，自动阈值夺获起搏系统重新激活，并立即开始一次新的阈值搜索，心室起搏脉冲电压设置为所测的阈值加 0.25 V。

2. 噪声反转：噪声反转期间自动阈值夺获起搏系统将暂停，起搏器进入高输出模式，此时心室起搏电压将被设置为 4.5 V（Sustain、Victory、Zephyr 系列起搏器为 5.0 V）直至噪声结束，自动阈值夺获起搏系统重新激活，并重新开始一次新的阈值搜索。

3. 磁铁反应：将磁铁置于起搏器上方时自动阈值夺获起搏系统暂停，进入高输出模式（如果磁铁反应设置为“电池测试”）。移开磁铁后，起搏器参数恢复原程控值，自动阈值夺获起搏系统重新激活并立即开始一次新的阈值搜索。

4. PV 间期和 AV 间期：在阈值搜索及夺获确认期间，为避免自身下传 QRS 波影响，AV 间期自动设置为 50 ms，PV 间期设置为 25 ms；Zephyr 系列起搏器可单独程控设置。当夺获确认和阈值搜索完成后，AV/PV 间期恢复原程控值。

5. 自动自主传导搜索（AICS）和心室自身优先（VIP）功能：如果 AICS 或 VIP 功能开启，AICS 或 VIP 设置值小于 100 ms，开启自动夺获功能时，AICS 或 VIP 被自动设置为 100 ms；如果 AICS 或 VIP 设置值大于 100 ms，其设置值不变；如果 AICS 设置值大于 100 ms，自动夺获功能关闭时，AICS 值会被自动设置为 100 ms（图 6-40）。如果负向 AV 滞后功能开启，当自动夺获功能开启时，AICS 仍继续保持关闭状态。

6. PMT 选项：PMT 选项算法运行期间，不会进行新的阈值搜索。

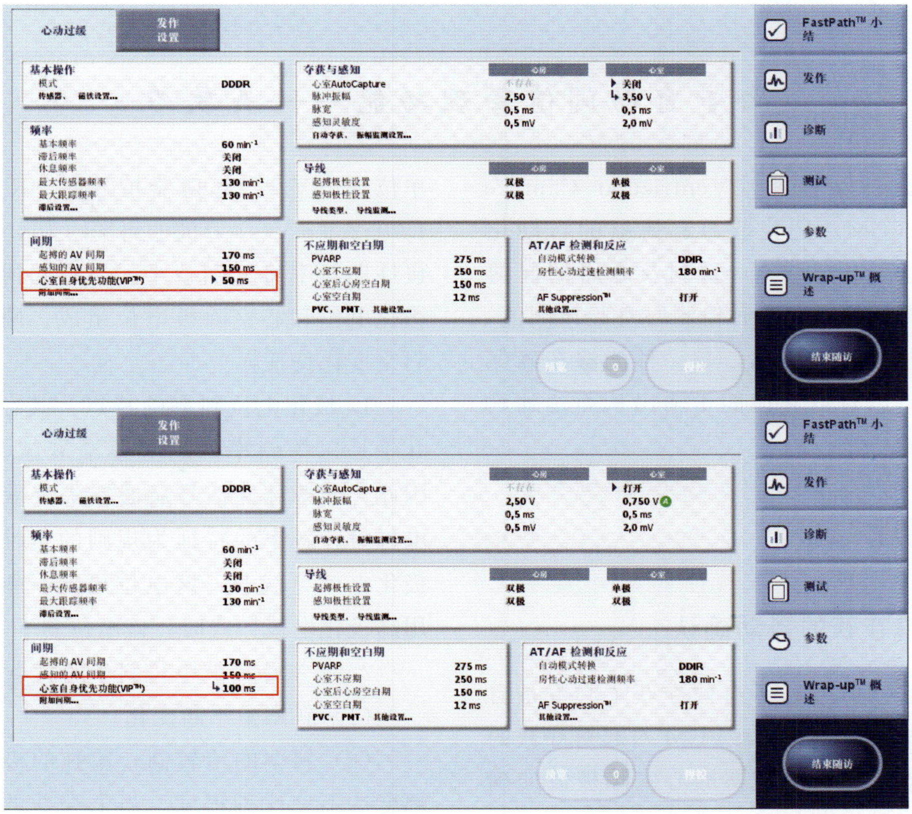
心动过缓
发作设置
基本操作
模式 DDDR
频率
基本频率 60 min⁻¹
滞后频率 关闭
休息频率 关闭
最大传感器频率 130 min⁻¹
最大跟踪频率 130 min⁻¹
间期
起搏的 AV 间期 170 ms
感知的 AV 间期 150 ms
心室自身优先功能(VIP™) 50 ms
夺获与感知
心室AutoCapture 关闭
脉冲振幅 2,50 V 3,50 V
脉宽 0,5 ms 0,5 ms
感知灵敏度 0,5 mV 2,0 mV
导线
起搏极性设置 双极 单极
感知极性设置 双极 双极
不应期和空白期
PVARP 275 ms
心室不应期 250 ms
心室后心房空白期 150 ms
心室空白期 12 ms
AT/AF 检测和反应
自动模式转换 DDIR
房性心动过速检测频率 180 min⁻¹
AF Suppression™ 打开
FastPath™ 小结
发作
诊断
测试
参数
Wrap-up™ 概述
结束随访
心室AutoCapture 打开
脉冲振幅 2,50 V 0,750 V
心室自身优先功能(VIP™) 100 ms

图 6-40　Auto Capture 功能对 AICS 或 VIP 设置的影响

上下两图为同一患者程控界面，上图为 Auto Capture 功能关闭状态下，VIP 设置为 50 ms；下图为 Auto Capture 功能被打开时，起搏器自动将 VIP 设置为 100 ms

7. 心室安全备用：Auto Capture 功能开启状态下，如果心室安全备用功能同时开启，起搏器检测到交叉感知从而诱发心室安全备用脉冲发放时，此脉冲为高输出模式，直到不再检测出交叉感知。在自动阈值搜索期间，心室安全备用会被禁用。

8. 窦性心动过速：阈值搜索期间，过快的窦性心率会导致起搏器进入高输出模式，当心率下降后，会重新开始一次新的阈值搜索。

9. 滞后频率和 VVI(R) 模式：单腔起搏器或双腔起搏器处于 VVI(R) 模式下，如果滞后频率功能关闭，开启自动夺获功能时，滞后频率会自动设置为开启，滞后频率＝基本频率－10 次/分，以减少融合波干扰。

10. 较长的 AV/PV 间期：需要注意的是，如果程控一个较长的 AV/PV 间期，在出现心室起搏脉冲失夺获时，AV/PV 间期会在此基础上延长 100 ms 以减少由融合波所导致的阈值搜索过程，AV/PV 过长为非生理性的，可能会导致患者不适症状。

11. 择期更换提示（Elective Replacement Indicator，ERI）：当起搏器达到 ERI 状态时，自动阈值夺获功能自动关闭，心室起搏脉冲电压被设置为最后四次所测试阈值平均值的两倍，最高不超过 5.0 V（在 Sustain、Victory、Zephyr 系列起搏器，电压不能低于 2.0 V）。

八、程控

当【心室 AutoCapture】程控为【打开】时，会出现许多程控参数的更改：

1. 程控仪显示【Automatic Pulse Amplitude】（自动脉冲振幅）参数，【心室脉冲振幅】变为不可用。

2. 诊断趋势【Sampling Sourse】（取样源）被自动程控为【阈值】。

3. 滞后频率被设置为 10 次/分。

（吉亚军）

心室自动阈值管理功能——美敦力

心室自动阈值管理（Ventricular Capture Management，VCM）是美敦力起搏器的自动化功能，应用于 Kappa600/700 系列及之后的起搏器，可以根据设定的时间定时检测心室起搏阈值，自动确定、调整起搏器输出，是一种能够在确保安全的前提下，以较低起搏能量输出从而达到延长起搏器寿命的功能。

一、工作原理

（一）起搏夺获的自动确认

准确判断起搏脉冲是否有效夺获了心室是自动阈值管理功能运作的基础。VCM 对起搏夺获的确认不是以 ER 感知器对起搏的心室除极波的确认来判断的，而是以起搏脉冲后电位斜率的变化来判定的（图 6-41）。

斜率是指单位时间内电信号幅度值的变化率，单位为 mV/s。起搏器植入时，R 波的斜率约为 1.7～2.8 mV/s，P 波的斜率约为 0.48～1.3 mV/s，慢性期斜率将分别减半。心室起搏脉冲后电位由极化电位和心室除极电位组成，两者具有不同的斜率变化特征：

1. 极化电位斜率的特点：其在持续的时间内几乎是以等斜率的趋势逐渐衰减，无明显变化。因此，起搏脉冲信号后心室失夺获而仅存在极化电位时，斜率的特征为规则的负性斜线，应用低极化电极导线时，该电位更低，斜率更小，而应用高极化电极导线时，该电位斜率变大。

2. 心室除极波电位斜率的特点：

（1）斜率呈不断变化。

（2）斜率的值较高，单独的极化电位斜率的幅度达不到这种程度。当失夺获的极化电位曲线斜率值持续下降时，夺获心室的除极电位的斜率在起搏脉冲后 40 ms 明显增加。

感知电路对斜率的变化十分敏感，能够准确

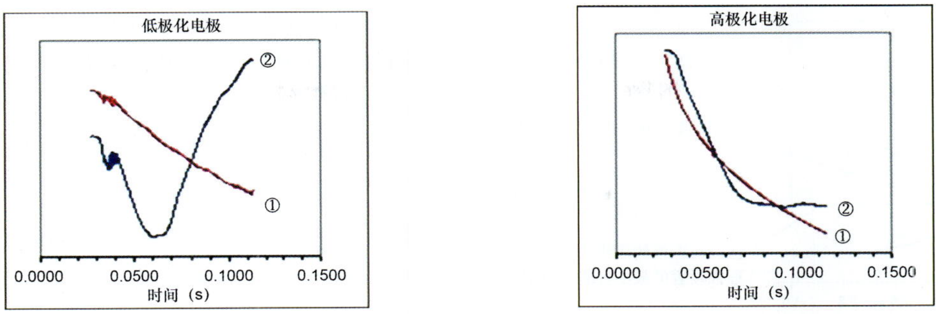

图 6-41 低极化和高极化电极导线极化电位与心室除极波电位斜率特点

①为极化电位斜率曲线；②为起搏夺获后心室除极波电位斜率曲线

地判断起搏脉冲是否有效夺获心室。因此可应用目前国际上任何一款普通电极导线，而不需要对心内膜电极导线和电极的极性加以限制，无论应用低极化还是高极化的电极导线，用起搏脉冲后电位斜率变化的特点更能准确地判断起搏脉冲是否有效夺获了心室。

（二）起搏阈值测定方法

自动阈值管理功能通过自动测定起搏器的强度-时间曲线，检测起搏器的输出电压阈值和脉宽阈值，以便能有效夺获心室，测定过程分 2 个步骤：

1. 测定起搏阈值：美敦力自 Kappa700 起搏器开始具备 VCM 功能，测试时起搏器先将起搏脉宽设定为 1.0 ms，检测出有效夺获心室的最低电压值（电压阈值）称为基强度起搏电压。之后，将基强度值×（1.5～5）倍（默认 2 倍）为实际起搏功率，再逐渐缩短脉宽，测定有效夺获心室的最低脉宽值（脉宽阈值）。起搏器即可根据这两者自动确定强度-时间曲线，即在不同脉宽时的起搏阈值曲线（图 6-42）。在此基础上，根据程控设定的脉宽值，即可得到与之对应的起搏阈值。自 Kappa900 型起搏器以后推出增强型心室阈值管理（VCM＋），将基强度起搏电压阈值于搜索时固定为脉宽 0.4 ms，可达到较低脉冲能量，减少极化反应，而阈值可靠性无影响。

2. 起搏电压值的自适应调整：在应用起搏自动阈值管理功能之前，医生须先确定及选用电压及脉宽的安全度系数，电压安全度系数可在 1.0～2.5 倍中选择，脉宽安全度可在 1～5 倍中选择。当

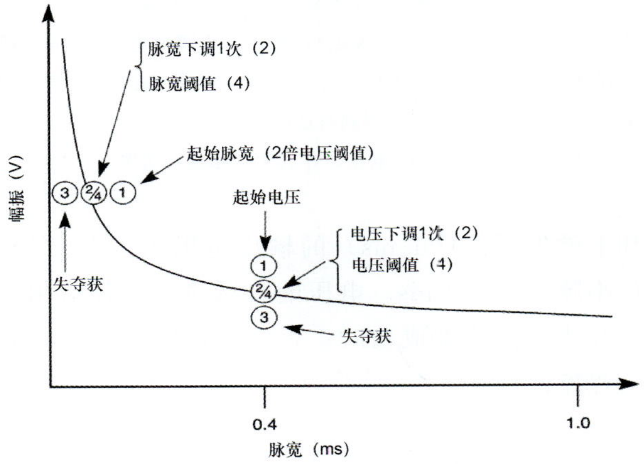

图 6-42 VCM＋运作时电压与脉宽值变化示意图

两个值确定后，起搏器则根据时值（起搏阈值）×电压安全度系数×脉宽安全度系数确定最适起搏功率，由于起搏阈值（时值）有动态变化，因此实际输出电压值也会相应变化，但该起搏电压值通常仍然低于无 VCM 功能起搏器的固定起搏电压。

VCM 仅在检测时有备用起搏脉冲，因此应用该功能时起搏电压下限不能设置过低。VCM 提供最小自适应电压和脉宽的程控选项：最低可选程控值为 0.5 V 和 0.12 ms；出厂默认值：Kappa 系列为 2.5 V/0.4 ms，自 Adapta 系列以后为 2.0 V/0.4 ms。

如果自动阈值搜索到的电压和脉宽阈值×安全度系数后得到的起搏功率低于最小自适应电压和脉宽值，起搏器将采用后者作为实际起搏功率；如果高于最小自适应电压和脉宽值，将采用自动搜索确定的起搏功率（图6-43，图 6-44）。自适应值只能在程控设置的下限值（最小自适应电压）

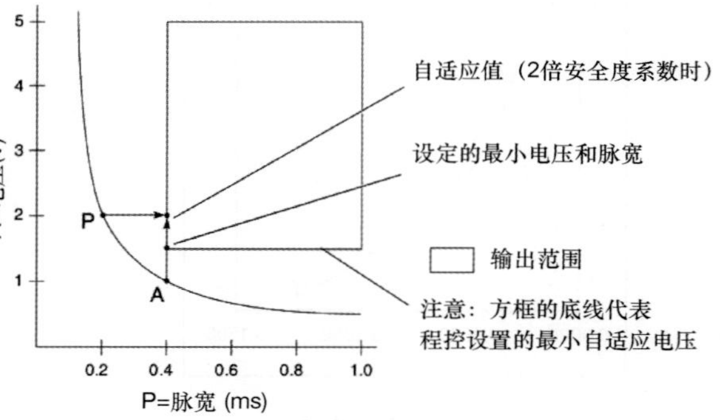

图 6-43　以自适应值为实际输出功率

图中所示，设置 VCM 运作时电压和脉宽安全度系数均为 2 倍，最小起搏电压和脉宽为 1.5 V/0.4 ms。起搏器以 0.4 ms 脉宽搜索到的电压阈值为 1 V（A 点），再以 2 倍阈值电压（2 V）搜索到脉宽阈值为 0.2 ms（P 点）。将测得的电压和脉宽阈值分别乘以安全度系数（2 倍），得到自适应输出功率为 2 V/0.4 ms，该值超过了程控设置的最小电压，并成为实际输出功率

和上限值（5 V/1 ms）的输出范围内进行选择，最小脉宽为 0.4 ms。电压的自适应调整仅适用于当起搏阈值搜索成功时；否则，它仍然维持原先的程控设置。

起搏器会记录每次阈值搜索的结果，在程控随访时可以通过程控仪查看最近某段时间的阈值波动情况（图 6-45，图 6-46）。

如果自动搜索阈值大于 2.5 V，起搏器将发出一个高阈值警告，并启用电压 5 V 和 1 ms 脉宽的输出功率。这也是如果当电压阈值乘以安全度系数后得出的输出目标值将大于 5 V 时（如阈值为 2.0 V，3 倍安全度系数时，自适应值则可以达 6 V），起搏器能够给予的最大阈值管理设置（图 6-47）。

二、运作方式

（一）阈值搜索前状态检测

在起搏阈值搜索开始之前，起搏器首先检查心律是否稳定，判断患者当前是否处于较低起搏或感知的频率状态。在起搏阈值搜索中，较低的频率可以减少快速起搏与自身心律竞争的风险。为了做出判断，起搏器检测当前工作状态是否符

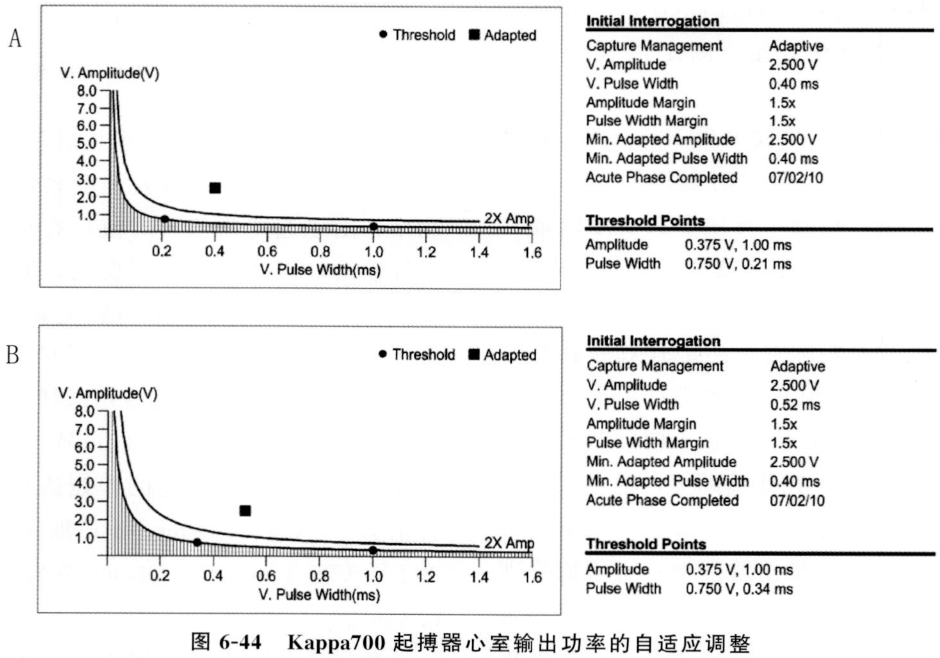

图 6-44　Kappa700 起搏器心室输出功率的自适应调整

美敦力 Kappa KD701 起搏器，VCM 输出设置为自适应，起搏电压及脉宽的安全度系数均为 1.5 倍，最小输出电压和脉宽为 2.5 V/0.40 ms，上图分别为不同时间 VCM 测试结果的程控资料。图中左侧为强度-时间曲线，黑色圆点分别代表 1 ms 脉宽时的电压阈值和 2 倍阈值电压时测得的脉宽阈值，黑色方块代表自适应输出功率。A 图测得电压阈值为 0.375 V/1 ms，脉宽阈值为 0.75 V/0.21 ms，分别乘以 1.5 倍安全度系数后均小于最小输出电压和脉宽设置（2.5 V/0.40 ms），故以后者为实际输出功率。B 图测得电压阈值为 0.375 V/1 ms，脉宽阈值为 0.75 V/0.34 ms，分别乘以 1.5 倍安全度系数后电压小于最小输出电压，脉宽大于最小脉宽设置，故实际输出功率为 2.5 V/0.52 ms

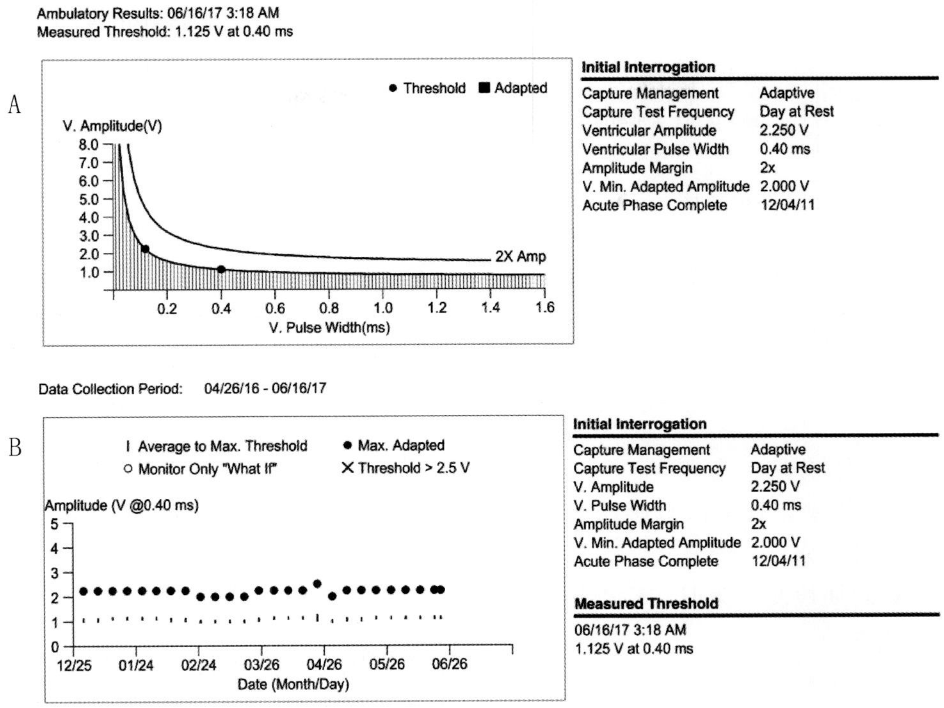

图 6-45　Adapta 系列起搏器强度-时间曲线和阈值趋势图

美敦力 Adapta L ADDRL1 起搏器，VCM 测试的程控资料。VCM 输出设置为自适应，起搏电压的安全度系数为 2 倍，最小输出电压为 2.0 V/0.40 ms。A 图为最近一次 VCM 测试结果及强度-时间曲线，左侧坐标图中黑色圆点分别代表 0.4 ms 脉宽时的阈值电压（1.125 V）和 2 倍阈值电压（2.25 V）时测得的脉宽阈值，由于 2 倍阈值的自适应电压超过了程控设置的最小输出电压，故实际起搏功率为 2.25 V/0.4 ms。B 图左侧为最近 6 个月该患者的心室起搏阈值波动情况，图中断续的竖线为平均最大阈值，黑色圆点代表实际起搏电压，其值略有上下浮动

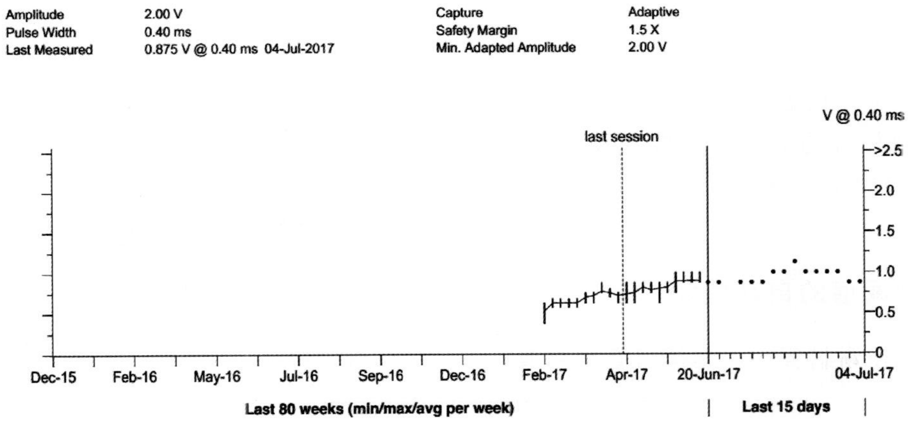

图 6-46　Advisa 系列起搏器阈值趋势图

美敦力 Advisa DR MRI A3DR01 起搏器，VCM 输出设置为自适应，起搏电压的安全度系数为 1.5 倍，最小自适应输出电压为 2.0 V/0.40 ms。坐标图左侧部分为最近 80 周心室阈值变化情况，图中高低不一的竖线代表每周最大/平均/最小阈值。右侧圆点代表最近 15 天的阈值波动情况，最近一次测试得到的阈值是 0.875 V/0.4 ms，乘以 1.5 倍安全度系数低于最小自适应输出电压（2.0 V），故实际起搏功率为 2.0 V/0.4 ms

合以下条件：

1. 检测 8 个 VV 间期中，不超过两个频率快于：

（1）100 次/分（如果设置上限传感器频率和上限跟踪频率≥135 次/分）。

（2）95 次/分（如果设置上限传感器频率和

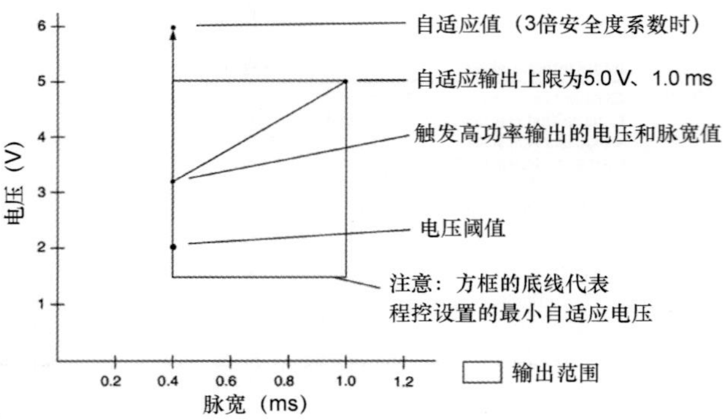

图 6-47　VCM 自适应电压输出上限示意图

上限跟踪频率≥125 次/分）。

（3）90 次/分（如果设置上限传感器频率和上限跟踪频率<125 次/分）。

2. 在 8 个 VV 间期检测结束时，检查传感器频率是否低于 ADL 频率。

3. 双腔模式下，在测量的 8 个 VV 间期中至少存在一个有效的 AV 间期（AS-VS、AS-VP、AP-VS、AP-VP）。

4. 以下起搏器自动功能处于非运作状态：

（1）频率骤降反应；

（2）自动模式转换；

（3）电池电量检查；

（4）心房优先起搏；

（5）睡眠功能。

如果节律稳定性检查成功，起搏阈值搜索开始。如果有任何标准的节律稳定检查没有满足，起搏器推迟起搏阈值搜索直到下一个计划搜索时间。

（二）起搏阈值的自动搜索

在起搏阈值搜索过程中，起搏器必须释放心室测试起搏（这可能影响正常起搏程序）。为了保证心室起搏，如果必要的话，起搏器可能适时在跟踪模式和非跟踪模式之间进行转换。

如果患者起搏程序设置为 MVP 模式（AAIR<=>DDDR 或 AAI<=>DDD）时，在起搏阈值自动搜索期间，起搏器将自动模式转换为 DDDR 或 DDD 模式。

起搏阈值的自动搜索可分为跟踪模式和非跟踪模式下的心室起搏阈值自动搜索，而跟踪模式下又可分为心房起搏模式和窦性心律模式，不同工作模式下阈值自动搜索的运作过程基本特征一致，也略有不同。

1. 基本特征（图 6-48）

（1）支持周期：为了保证检测时心室起搏，起搏器设定每次测试脉冲发放前有连续 3 个起搏或自主节律引起的 QRS 波，并将其命名为“支持周期”。

（2）测试脉冲：在每连续 3 个起搏或自主节律引起的 QRS 波组成的“支持周期”后释放测试脉冲，测试脉冲的电压和脉宽如果在阈值以上则能够夺获心肌，反之则发生失夺获事件。

（3）备用脉冲：不管是否夺获，均在距离测试脉冲 110 ms（Advisa 系列为 100 ms）处释放当前电压自适应值和 1.0 ms 脉宽备用脉冲。CRT 起搏器的右心室自动阈值管理（RVCM）为间隔 90 ms，程控设置电压。

2. 测试过程

（1）电压测试：以最近一次测试时的电压阈值为测试电压的起点（Advisa 系列为最近一次电压阈值减 0.125 V）；如果没有前次的测试起搏电压，则以电压 0.75 V，脉宽 1.0 ms（Kappa900

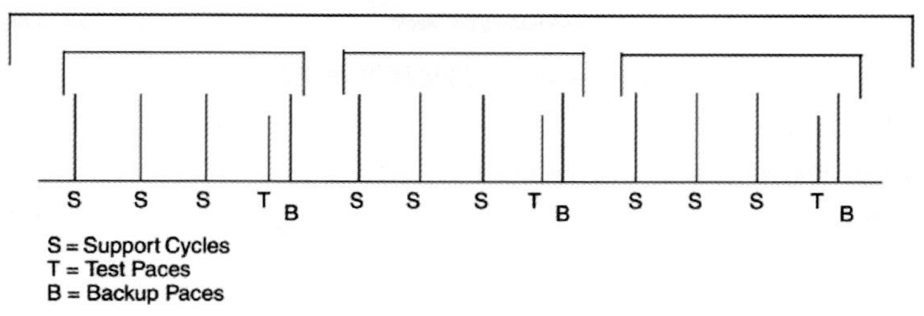

图 6-48　支持周期和测试步骤示意图

S 代表支持周期，T 代表测试脉冲，B 代表备用脉冲；每 3 个支持周期后 VCM 将发放一个测试脉冲，110/100/90 ms 后发放备用脉冲

以后型号，VCM＋脉宽为 0.4 ms）为电压阈值测试的起点。然后起搏器启动一系列的支持周期和测试脉冲的电压变化来确定测试电压高于还是低于起搏阈值。如果测试电压高于患者的起搏阈值，起搏器将逐次减低测试电压 0.125 V，直到其低于患者的起搏阈值或出现失夺获。然后再逐渐增加测试电压 0.125 V，直至测试电压夺获心室，且该电压连续 3 次夺获后结束自动检测，此电压为起搏阈值（图 6-49）。

（2）脉宽测试：以最近一次阈值测试时的起搏脉宽为起点；如果没有前次的测试脉宽，则以脉宽 0.21 ms 为起点，脉宽最高值为 0.4 ms，测试电压为前次阈值搜索电压阈值的 2 倍，然后重复电压测试一样的步骤，脉宽阈值是在 2 倍的电压阈值基础上确定的（图 6-50，图 6-51）。Advisa 系列起搏器只执行电压测试，脉宽固定 0.4 ms，不再执行脉宽测试（图 6-52）。

（3）增强型心室阈值管理（VCM＋）新增适应性心室感知（Adaptive Ventricular Sensing），一旦起搏电压阈值搜索结果＞2.5 V，将改变心室

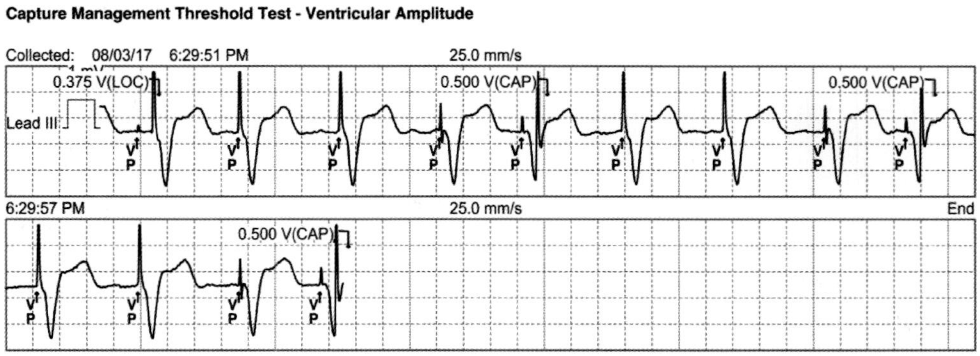

图 6-49　VCM 心室电压阈值搜索程控图

美敦力 Sensia SED01 起搏器，程控仪记录的心室自动阈值搜索片段。上图为连续记录，图中可见测试电压 0.375 V 发生失夺获，备用脉冲夺获心室，间隔 3 个支持周期后电压增加 0.125 V（为 0.50 V）夺获心室，随后该电压不变，连续 3 次测试均夺获心室后确认 0.5 V 为电压阈值并结束电压阈值测试

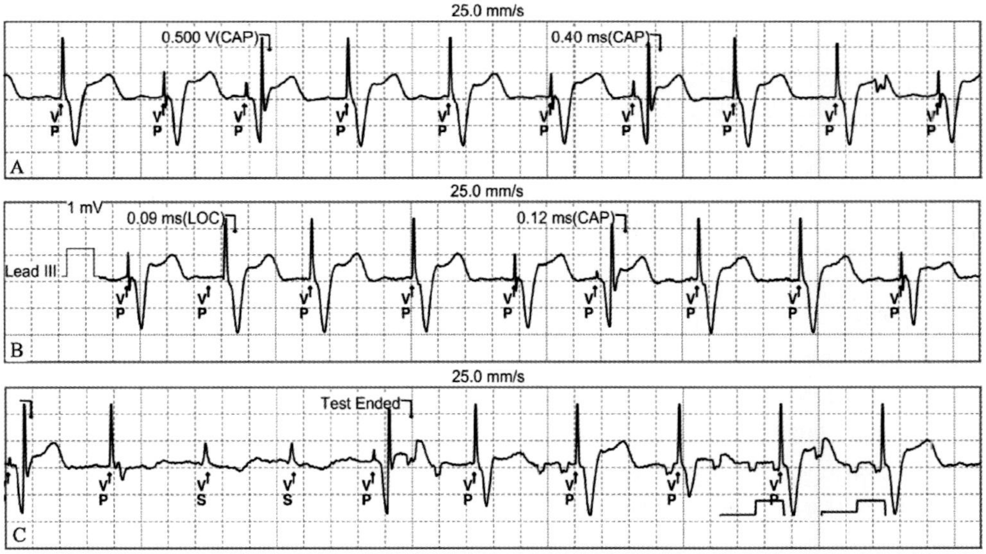

图 6-50　VCM 心室起搏脉宽阈值搜索程控图

美敦力 Sensia SED01 起搏器，程控仪记录的心室自动阈值搜索片段，图 A 与图 B、C 为非连续记录，B、C 两图为连续记录。图 A 见电压阈值（0.50 V）搜索结束后间隔 3 个支持周期，起搏器进入脉宽阈值搜索（0.4 ms）并夺获心室（CAP）。图 B 见 0.09 ms 脉宽失夺获（LOC）后，下一测试脉宽增加至 0.12 ms 时夺获心室，该脉宽连续 3 次夺获心室后测试终止，脉宽阈值为 0.12 ms

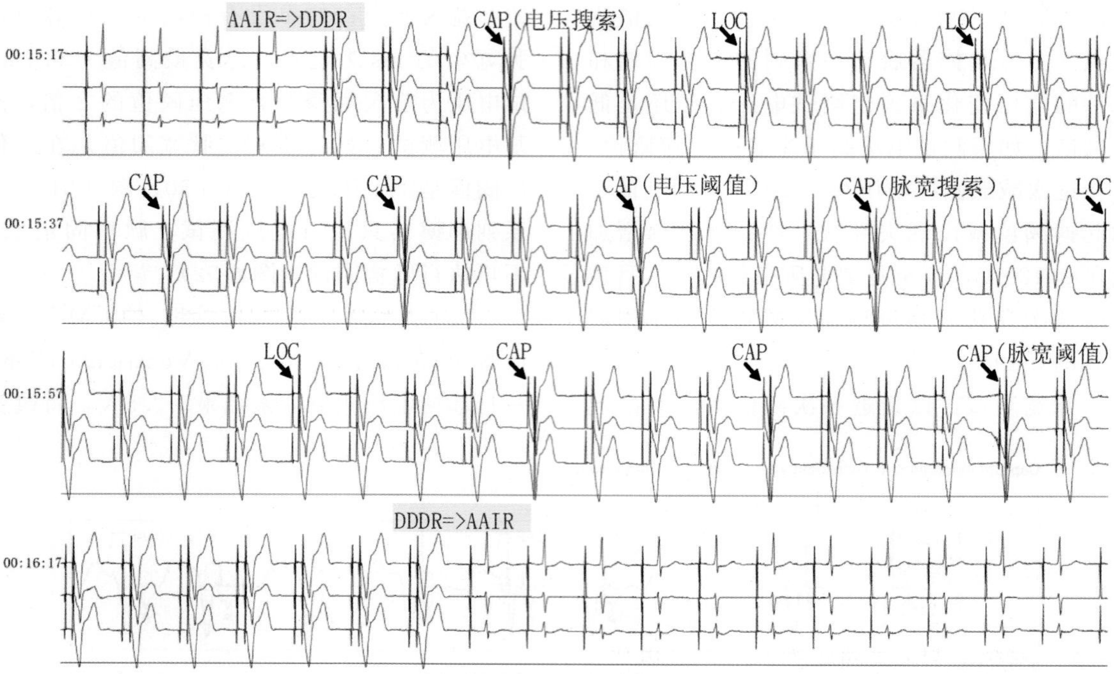

图 6-51　Adapta 系列起搏器 VCM 运作过程

美敦力 Adapta ADDR01 起搏器，设置起搏模式 AAIR<=>DDDR（MVP），低限频率 55 次/分，上限跟踪频率 130 次/分，上限传感器频率 120 次/分，ADL 频率 85 次/分。图中见起搏器执行 VCM 前先将起搏模式由 AAIR 转换为 DDDR，在 3 个支持周期后以前次电压阈值释放一次测试脉冲夺获了心室（CAP），然后减低电压 0.125 V 连续 2 次失夺获（LOC），增加电压 0.125 V 后连续 3 次夺获，确定该电压为阈值。电压阈值搜索完成后即进行脉宽阈值搜索，第一次脉宽测试夺获，减低脉宽 1 档后连续 2 次测试失夺获，增加脉宽 1 档后连续 3 次测试夺获，该脉宽即为阈值。阈值搜索完成后经过 8 个房室顺序起搏后起搏模式转换为 AAIR。此次自动阈值搜索前后，患者的起搏阈值没有发生改变

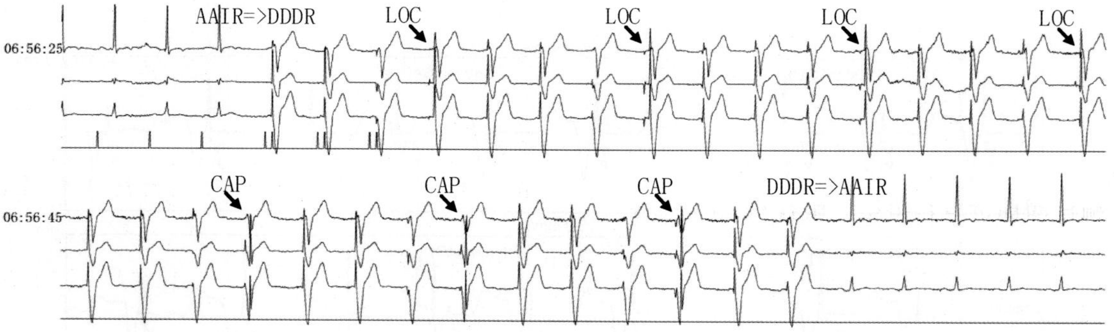

图 6-52　Advisa 系列起搏器 VCM 运作过程

美敦力 Advisa DR MRI A3DR01 起搏器，设置起搏模式 AAIR<=>DDDR（MVP），低限频率 60 次/分，上限跟踪频率 130 次/分，上限传感器频率 80 次/分，ADL 频率 65 次/分，PAV 间期 200 ms，SAV 间期 160 ms。图中见起搏器执行 VCM 前先将起搏模式由 AAIR 转换为 DDDR，在 3 个支持周期后以前次电压阈值减 0.125 V 释放一次测试脉冲没有夺获心室（LOC），电压不变重复测试仍然失夺获；电压增加 0.125 V 后第 3、4 次测试继续失夺获；电压再增加 0.125 V 后第 5 次测试夺获心室（CAP），该电压不变连续 3 次均夺获心室后测试结束。此后没有脉宽搜索，整个阈值搜索过程明显缩短。阈值搜索完成后经过 2 个房室顺序起搏后起搏模式转换为 AAIR。此次自动阈值搜索前后，患者的起搏阈值比前次阈值增加了 0.125 V

感知极性（双极→单极，仅测试时改变，起搏时极性不受影响），自动重测阈值，若极性转变后得到了低阈值，以后的阈值搜索将都以这种极性感知。

3. 起搏电压的判断方法：起搏器按每 3 个测试脉冲是否夺获心室来判断当前起搏电压是否高于或低于起搏阈值（图6-53）。每 3 个测试中第 1

Series of 3 test paces	Results
CAP[a]	Above threshold
LOC[b], CAP, CAP	Above threshold
LOC, LOC	Below threshold
LOC, CAP, LOC	Below threshold

[a] CAP = capture
[b] LOC = loss-of-capture

图 6-53　电压高于或低于阈值的判断标准

CAP 代表夺获，LOC 代表失夺获。VCM 以连续的 3 个测试脉冲的夺获与否来判断当前起搏电压高于还是低于阈值。如第 1 个测试脉冲夺获则认为当前电压高于阈值，第 2 个测试电压将会被降低 0.125 V；如果发生第一次失夺获，该电压将会被重复 1～2 次，相同电压第 2 次仍然失夺获，则该电压被认为低于阈值，下一次测试电压将会增加 0.125 V。如果相同电压一次失夺获、一次夺获，则将以该电压再测试一次，如夺获则下一跳降电压；如失夺获，则下一跳升电压

个测试脉冲或后两个脉冲夺获心室的，认为当前起搏电压高于阈值，起搏器将逐次减低测试电压；当每 3 个测试脉冲中出现 2 次失夺获，则认为当前起搏电压低于阈值，起搏器将逐次增加测试电压。在电压由减转增后，夺获的测试电压将会重复发放，如果连续 3 次均夺获心室，则此电压为起搏阈值。

4. 调整起搏电压：起搏阈值搜索完成后，根据起搏电压的自适应调整运算规则确定下一阈值搜索前的实际工作电压和脉宽。

（三）起搏阈值测定时间间期

1. 植入后 30 min。
2. 测试间期可自行设定，默认每 24 h 一次。

（四）自动阈值管理的心电图表现

1. 非心房跟踪模式的阈值自动搜索：非心房跟踪模式包括单腔 VVI(R) 起搏器或双腔起搏器模式转换为 VVI(R) 或 DDIR 模式时。首先确定“支持周期”的频率，该频率为测试时的实际心室率，在此期间，起搏器的起搏频率没有变化；然后确定测试脉冲发放的频率（或称超速起搏频率）。

超速起搏频率：为支持周期时的最快频率＋15 次/分或 VV 间期缩短 150 ms（取决于哪个频率更快）；每个测试脉冲后 110 ms（Advisa 系列为 100 ms，CRT 起搏器 RVCM 为 90 ms）发放备用脉冲（图 6-54）。在整个阈值自动搜索过程中，超速起搏频率会根据每组支持周期的频率变化而有所变化，但只升不降；即当某组支持周期的最快频率大于前组时，超速起搏频率也会在其基础上增加 15 次/分或 VV 间期缩短 150 ms，最快不超过上限频率；如果支持周期的最快频率低于前组时，超速起搏频率保持不变（图 6-55）。

2. 心房跟踪模式下的起搏阈值自动搜索：起搏器自动调整每个“支持周期”和“测试周期”的 PAV/SAV 间期，保证心室夺获。支持周期的 AV 间期将调整到节律稳定性检查基础上测算出的最短的 AV 间期值，通常比程控 AV 间期短（图 6-56），如果程控 AV 间期较短时也可以延长（图 6-57）。在测试脉冲后 110 ms 至 90 ms 处发放脉宽为 1.0 ms，自适应电压的备用脉冲（CRT 起搏器 RVCM 为间隔 90 ms，程控设置电压；图 6-58），用于检测失夺获时的紧急起搏。支持周期的 PVARP 将固定在 350 ms，但测试心搏的 PVARP、PVAB 和心室不应期的时间由备用脉冲开始计算。测试脉冲发放时心室安全起搏功能暂时失活。

支持周期为心房起搏时，测试时 AV 间期比支持周期时短 125 ms（图 6-59）；支持周期为窦性心律时，测试时的 AV 间期缩短 110 ms。支持周期为心房起搏时，为保证测心室阈值时心室率的相对稳定，AV 间期的缩短是心房脉冲延迟发放造成的，心室备用起搏脉冲将重整 VA 间期，从而产生测试的心动周期为心房起搏时 PP 间期延长；测试脉冲夺获时 RR 间期稳定，备用脉冲重叠于 QRS 波中，测试脉冲失夺获时 RR 间期延长（图 6-60，图 6-61）。

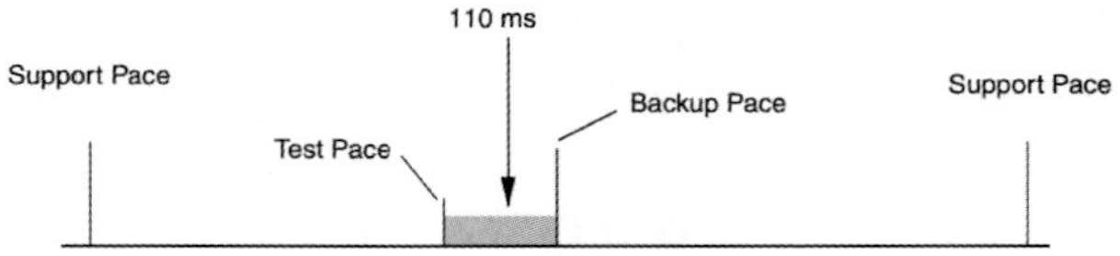

图 6-54　非跟踪模式下 VCM 测试脉冲频率变化示意图

非跟踪模式下，测试脉冲（Test Pace）将会比支持周期最快频率加快 15 次/分或提前 150 ms，间隔 110 ms 后发放心室备用脉冲（Backup Pace）。Support Pace：支持脉冲

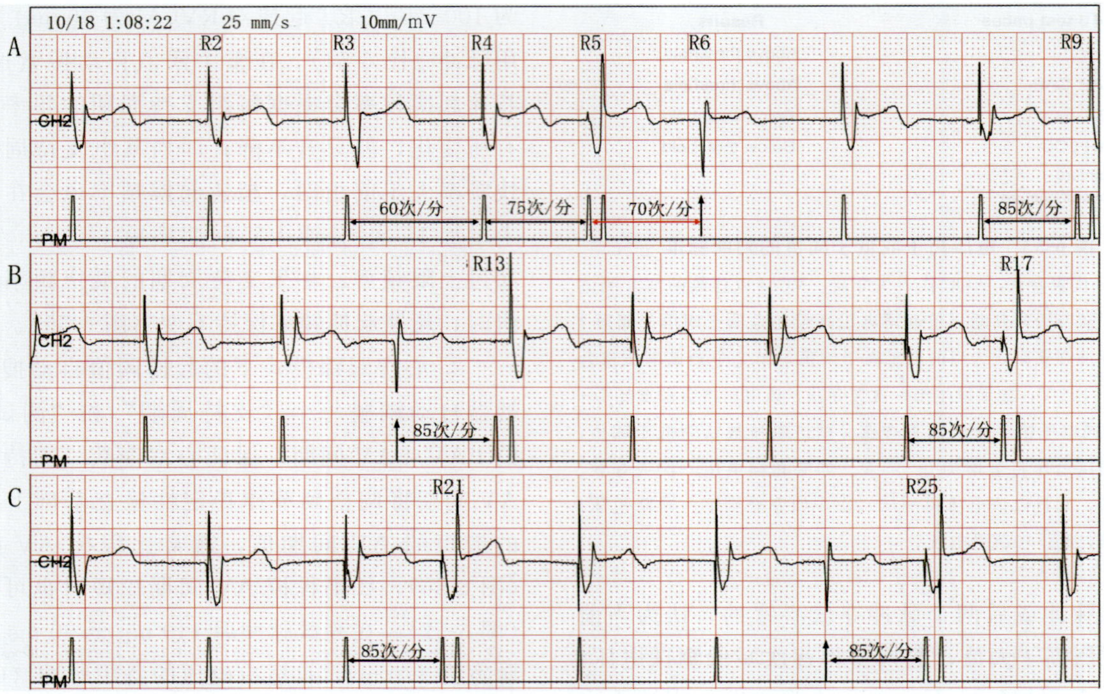

图 6-55 非心房跟踪模式的 VCM 电压阈值搜索

美敦力 Sensia SES01 单腔起搏器，低限频率 60 次/分，基础心律为心房颤动，VVI 起搏模式时启动非心房跟踪模式下的心室阈值自动搜索。上图为连续记录，图中 R2～R4 为支持周期，心室频率为 60 次/分，然后起搏器以 75（60＋15）次/分的频率发放测试脉冲夺获了心室（R5），110 ms 后发放备用脉冲重叠于 QRS 波之中。然后下一次测试（R9）起搏器降低电压 0.125 V 未夺获心室，110 ms 后备用脉冲夺获。R9 测试脉冲与前一心搏的频率为 85 次/分，比第一次测试频率快了 10 次/分，因为其前支持周期的最快频率为 70 次/分（R5-R6），而后面的几组支持周期频率均未超过 70 次/分，故测试频率不变。R13 继续降低电压 0.125 V，心室测试脉冲未夺获心室，其后 110 ms 备用脉冲夺获心室，当符合 3 次测试中有 2 次失夺获时，起搏器认为当前测试电压低于阈值。随后的测试将增加电压 0.125 V（R17）并夺获了心室，继续该电压测试（R21、R25）连续 3 次夺获心室，该电压为起搏阈值。图中可见每次测试之间均有 3 个心搏组成的支持周期

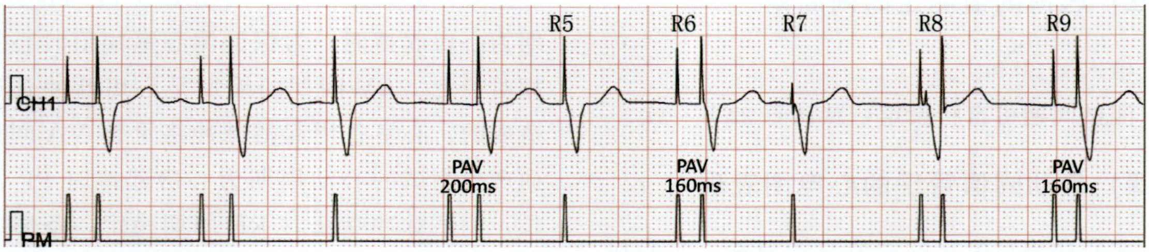

图 6-56 支持周期 AV 间期的自动缩短

美敦力 Sensia L SEDRL1 双腔起搏器；设置起搏模式 DDDR，低限频率 60 次/分，上限跟踪频率 130 次/分，上限传感器频率 120 次/分，PAV 间期 200 ms，SAV 间期 160 ms。图中 R8 见 3 脉冲现象，分别为心房起搏脉冲- 心室测试脉冲- 心室备用脉冲，提示起搏器在运作 VCM，R5-R7 为支持周期。可见 R5 之前的 PAV 间期为 200 ms（程控值），而支持周期（R6、R9）的 PAV 间期则自动缩短至 160 ms

支持周期为窦性心律时，为保证测试脉冲起搏心室，减少融合波，AV 间期的缩短是由测试脉冲提前发放造成的。从而产生 PP 间期规则，测试脉冲夺获时 RR 间期缩短、备用脉冲重叠于 QRS 波中，测试脉冲失夺获而备用脉冲夺获时 RR 间期规则的心电图表现（图 6-62）。

由于测试时的 AV 间期取决于支持周期的 AV 间期减 125（110）ms，因此会因不同患者的支持周期 AV 间期自适应值不同而使测试时的 AV 间期因人而异，有时可能因房室脉冲非常接近，在

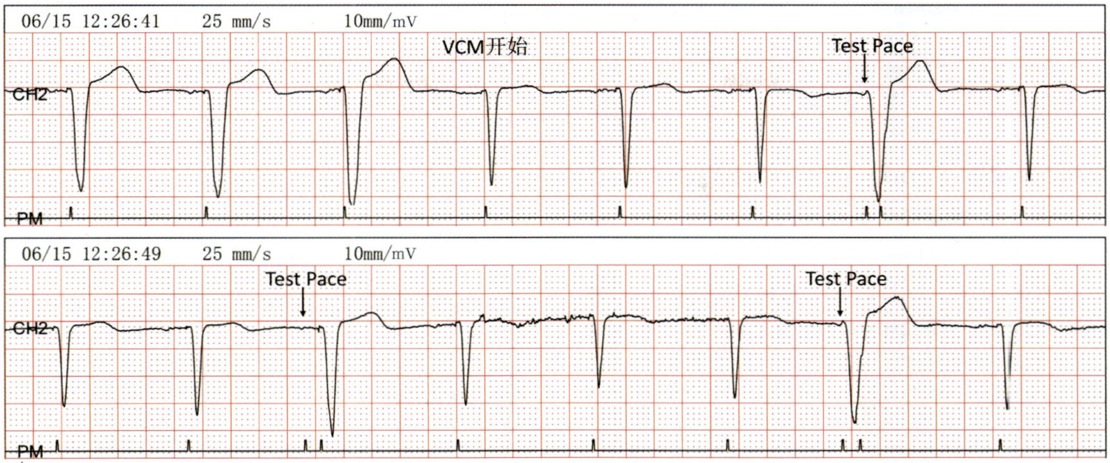

图 6-57 支持周期 AV 间期的自动延长

患者因梗阻性肥厚型心肌病，植入美敦力 Adapta L ADDRL1 起搏器，设置起搏模式 DDD，低限频率 60 次/分，上限跟踪频率 130 次/分，PAV 间期 120 ms，SAV 间期 90 ms；上图为连续记录。图中起始见起搏器以程控 SAV 间期跟踪起搏心室，第 4 个心搏开始启动 VCM，每隔 3 个支持周期后发放 1 次测试脉冲（Test Pace）。支持周期的 SAV 间期被起搏器自动延长，QRS 波形态变窄，为起搏与自身下传形成的融合波。图中 3 次测试，第 1、3 次测试脉冲夺获，QRS 波形态宽大；第 2 次测试失夺获，自身下传成分居多，形态略窄

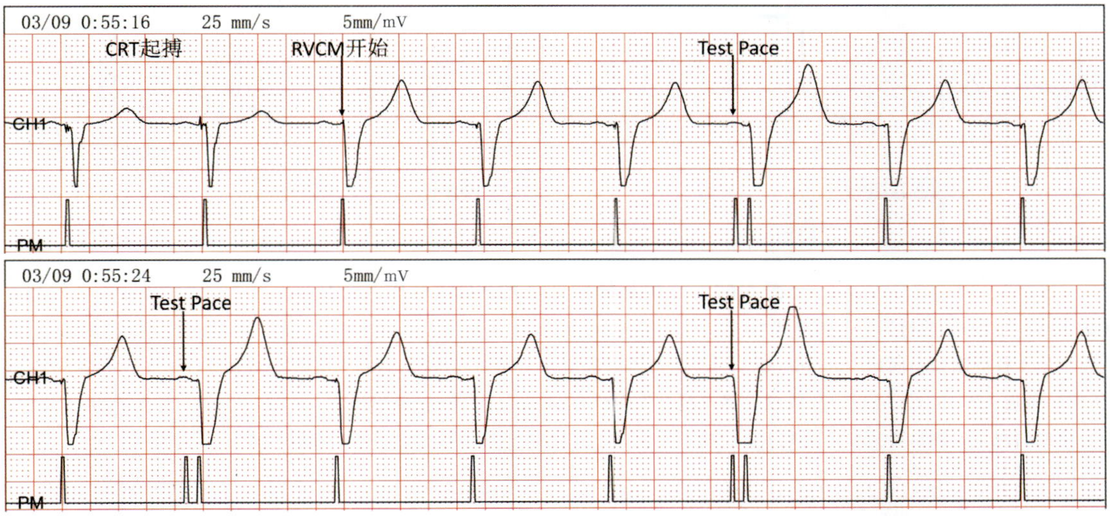

图 6-58 CRT 起搏器 RVCM 实例

患者因完全性左束支传导阻滞伴心力衰竭植入美敦力 Brava Quad CRT-D DTBC2QQ 起搏器，设置模式 DDD，低限频率 50 次/分，上限跟踪频率 130 次/分，PAV/SAV 间期：150/100 ms，心室起搏“LV→RV”，V-V 起搏延迟 10 ms；上图为连续记录。图中起始 2 个心搏为 CRT 起搏，当起搏器开始运作 RVCM 时，只发放右心室起搏脉冲，QRS 波形态增宽。每 3 个支持周期后发放 1 次测试脉冲，间隔 90 ms 发放心室备用脉冲；图中可见 3 次测试脉冲，前 2 次测试脉冲失夺获，第 3 次夺获

心电图记录中无法分辨心房脉冲与测试脉冲而误认为一个脉冲。在一次心室起搏阈值的自动搜索过程中，可以因为窦性节律与心房起搏节律的交替而出现心室测试脉冲提前 110 ms，或按 VV 间期规则发放交替出现的情况（图 6-63）；甚至因房性早搏导致测试脉冲明显提前的现象发生（图 6-64）。所以，测试脉冲发放采用何种模式与是否在测试周期的 VA 间期内感知到自身 P 波有关，并不取决于支持周期的起搏器工作方式。

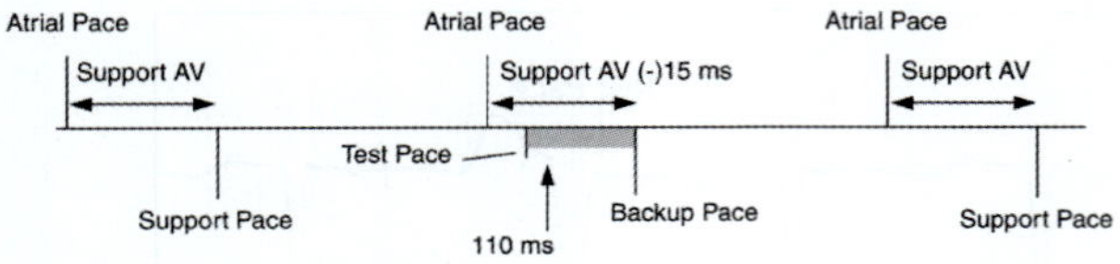

图 6-59 跟踪模式（DDD）下 VCM 测试脉冲的频率变化示意图

图示在心房起搏（Atrial Pace）状态下 VCM 测试时，测试脉冲（Test Pace）距离备用脉冲（Backup Pace）也是 110 ms，测试脉冲前的心房起搏脉冲距离心室备用脉冲的间隔为支持周期的 AV 间期减 15 ms，意味着该心房起搏需要比预计的发放时间推迟 125 ms。Support Pace：支持脉冲

三、心室自动阈值管理与其他起搏器功能的相互影响

由于起搏阈值自动搜索在所有起搏参数控制中具有较高优先级别，因此，在搜索过程中以下起搏功能将被禁用：

（1）感知保障；

（2）频率骤降反应检测；

（3）AV 间期调整功能（Search AV＋，Rate Adaptive AV）；

（4）NCAP 功能；

（5）导线监测；

（6）Auto PVARP and sensor-varied PVARP operations；

（7）心室安全起搏（测试步骤时）；

（8）心房优先起搏；

（9）窦性优先。

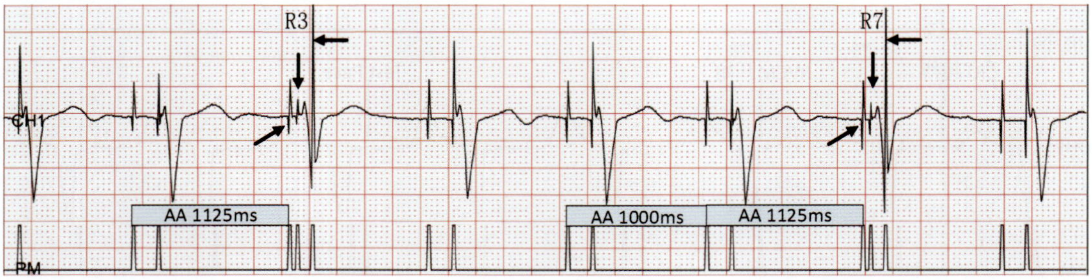

图 6-60 心房起搏状态下的 VCM 运作（一）

美敦力 Kappa KD701 起搏器，起搏模式 DDD，低限频率 60 次/分，上限跟踪频率 120 次/分，设置 PAV 间期 190 ms，SAV 间期 150 ms。图中见支持周期频率间期 1000 ms，R3、R7 起搏器以固定 VV 间期（1000 ms）发放心室测试脉冲（↓示，下同），心房起搏（↗示，下同）延迟 125 ms（AA1125 ms）；2 次测试脉冲均夺获心室，随后 110 ms 备用脉冲（←示，下同）重叠于 QRS 波中。在测试脉冲夺获心室的情况下，测试心搏与前周期 RR 间期不变，但与其后的支持周期之间 RR 间期延长

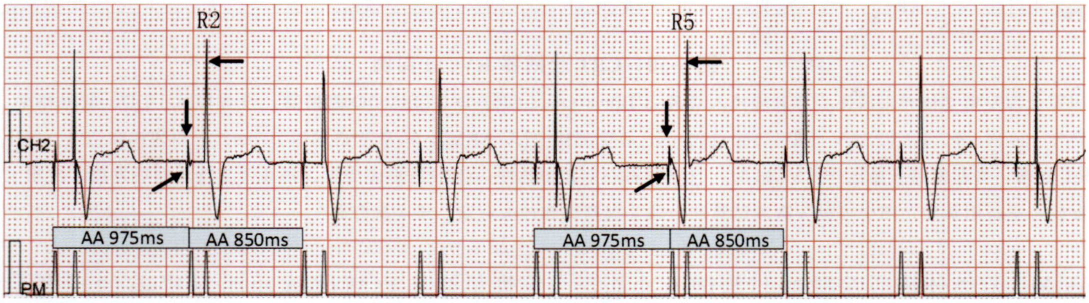

图 6-61 心房起搏状态下的 VCM 运作（二）

美敦力 Sensia SED01 起搏器，起搏模式 DDD，低限频率 70 次/分，上限跟踪频率 130 次/分，PAV 间期 150 ms，SAV 间期 120 ms。图中见支持周期频率间期 850 ms，R2、R5 起搏器以固定 VV 间期发放心室测试脉冲，心房起搏延迟 125 ms（AA975 ms）与心室测试脉冲几乎融合；R2 因测试脉冲失夺获，随后 110 ms 备用脉冲夺获心室，致使 RR 间期延长。R5 见测试脉冲夺获心室，备用脉冲重叠于 QRS 波中，可见 RR 间期不变，但与其后的支持周期之间 RR 间期延长

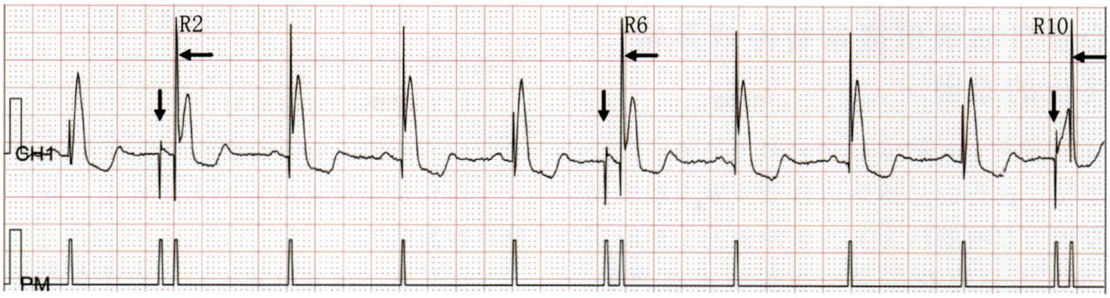

图 6-62　窦性心律下的 VCM 运作

美敦力 Adapta L ADDRL1 起搏器，设置起搏模式 DDD，低限频率 60 次/分，上限跟踪频率 130 次/分，PAV 间期 150 ms，SAV 间期 120 ms。上图为起搏器在窦性心律下启动 VCM 时动态心电图片段。R2、R6、R10 可见心室测试脉冲发放，因感知到自身 P 波，测试脉冲提前了 110 ms（SAV 间期缩短 110 ms，实际 SAV 间期为 10 ms）。前 2 次测试脉冲均未夺获心室，其后 110 ms 备用脉冲夺获心室；下一测试（R10）电压/脉宽增加 1 档后测试脉冲夺获心室，备用脉冲重叠于 QRS 波中。每个测试之间可见 3 个 VAT 起搏组成的支持周期

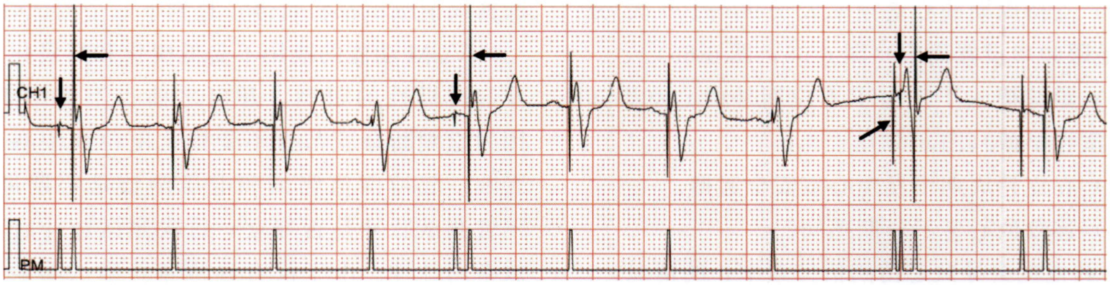

图 6-63　VCM 测试时心房起搏与心房跟踪模式交替发生

美敦力 Relia RED01 双腔起搏器，起搏模式 DDD。设置低限频率 60 次/分，上限跟踪/传感器频率 130 次/分，PAV 间期 190 ms，SAV 间期 150 ms。心室起搏阈值自动搜索记录片段可见 R1、R5、R9 为阈值测试心搏，每个测试心搏之间均间隔 3 个心动周期组成的支持周期。R1、R5 为起搏器感知规则窦性 P 波后心室测试脉冲提前 110 ms 未夺获心室，其后 110 ms 心室备用脉冲夺获心室；R9 由于在心房逸搏间期（VAI）内没有自身 P 波（AS）出现，心房起搏延迟 125 ms 发放，心室测试脉冲按低限频率间期发放夺获心室

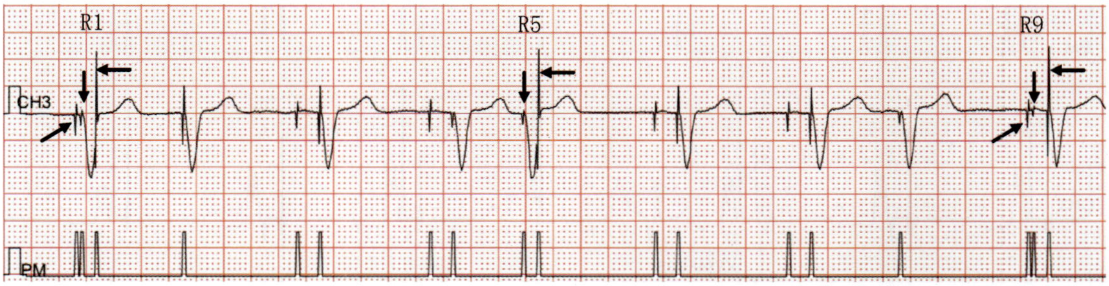

图 6-64　心房起搏伴房性早搏时的 VCM 运作

美敦力 Sensia L SEDRL1 双腔起搏器；设置起搏模式 DDDR，低限频率 60 次/分，上限跟踪频率 130 次/分，上限传感器频率 120 次/分，PAV 间期 190 ms，SAV 间期 150 ms。图中 R1、R5、R9 为心室阈值测试心搏，每个测试心搏之间均间隔 3 个心搏组成的支持周期，起搏器自动缩短支持周期的 PAV 间期为 160 ms。R1、R9 为房室起搏，可见 3 脉冲现象，第一个脉冲为心房脉冲（↗示，下同），比预计推迟 125 ms 发生，第二个脉冲为心室测试脉冲（↓示，下同），R1 测试夺获，R9 失夺获，第三个为心室备用脉冲（←示，下同）。R5 见双脉冲，第一个为心室测试脉冲，由于感知房性早搏而明显提前，第二个为心室备用脉冲重叠于 QRS 波中

四、心室自动阈值搜索暂停或异常终止的原因

1. 起搏阈值自动搜索过程有时可能被突然中止，或者预定进行的起搏阈值自动搜索未能如期出现，是因为起搏器认为某些事件的发生影响了起搏器对于心室夺获还是失夺获的正确判断，比如：

（1）传感器频率大于 ADL 频率。

（2）模式转换时。

2. 起搏器允许在以下情况发生数次后中止搜索：

（1）上限跟踪频率超越了测试频率。

（2）支持周期的心室频率大于 90～100 次/分（根据上限频率设置而定）（图 6-65，图 6-66）。

（3）跟踪模式下发生了不应期外的心室感知事件（室性早搏）（图 6-67）。

（4）在支持周期中发生心室安全起搏。

（5）连续的心室不应期感知。

3. 其他也会导致起搏阈值搜索中止的情况：

（1）起搏器处于建议更换时间、择期更换指征或低电量检测状态。

（2）噪声反转检测时。

（3）程控或电话远程监测开始。

（4）整个搜索过程中无法确定夺获，提示可能存在高阈值。

（5）整个搜索过程中没有发生失夺获，表明可能存在导线问题或某些未被发现的内在事件。

当起搏阈值搜索无法完成时，在 30 min 内（部分型号或 15 min，可程控设置），起搏器将自动启动另一次搜索。如果在一个测试时间段内（如 24 h）4 次（Advisa 系列及 CRT 起搏器为 5 次）阈值搜索重复尝试都失败的话，不管如何，起搏阈值测试都将暂停，直到下一个测试时间段。

VCM 功能的应用不受低极化和高极化导线以及起搏极性的限制，开启之前也不需测 ER 值，因为它判断夺获与否不受极化电位和假融合波的影响。起搏阈值测试和电压调整是定期进行的，不管测试脉冲是否夺获，每次测试脉冲后都会释放备用脉冲。由于没有逐跳夺获确认功能，在非

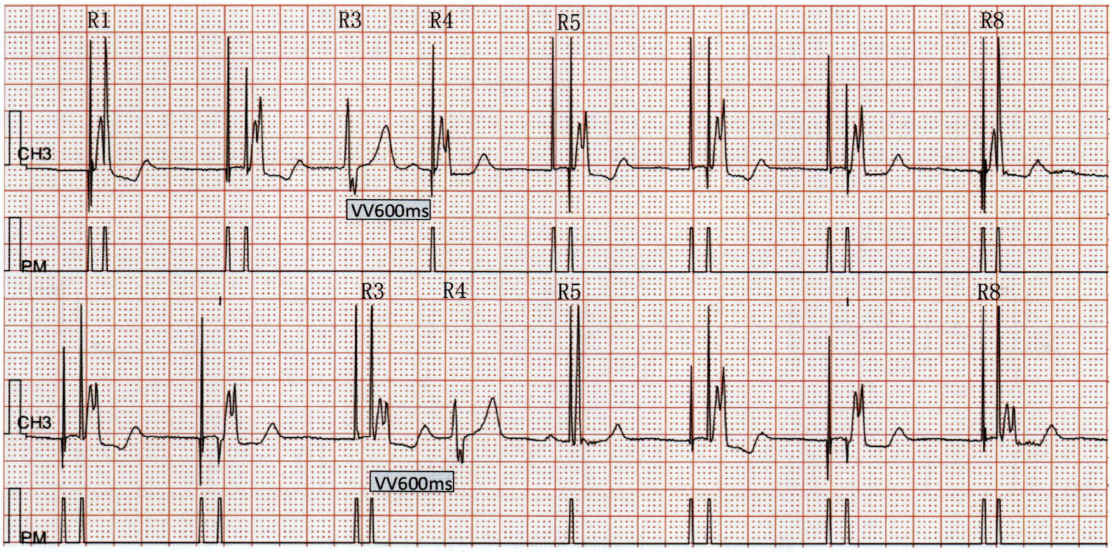

图 6-65　支持周期心室频率超过限制致支持周期重整

美敦力 Advisa DR MRI A3DR01 起搏器，设置起搏模式 AAI＜＝＞DDD（MVP），低限频率 60 次/分，上限跟踪频率 130 次/分，PAV 间期 180 ms，SAV 间期 150 ms，心室起搏后心室空白期 200 ms。上下两条图为非连续记录。上行 R1、R8 为阈值测试心搏，可见测试脉冲夺获心室，100 ms 后备用脉冲重叠于 QRS 波中，期间间隔了 6 个心动周期而不是通常的 3 个心搏组成的支持周期；下行 R3、R8 为阈值测试心搏，可见测试脉冲失夺获，备用脉冲夺获心室，期间间隔了 5 个心动周期。原因为上下行中 R3-R4 的心室频率在 100 次/分左右，超过了 VCM 运作时允许的支持周期的频率限制（该患者应不超过 95 次/分），故在 R5 开始重整支持周期，支持周期 PAV 间期自动缩短至 140 ms

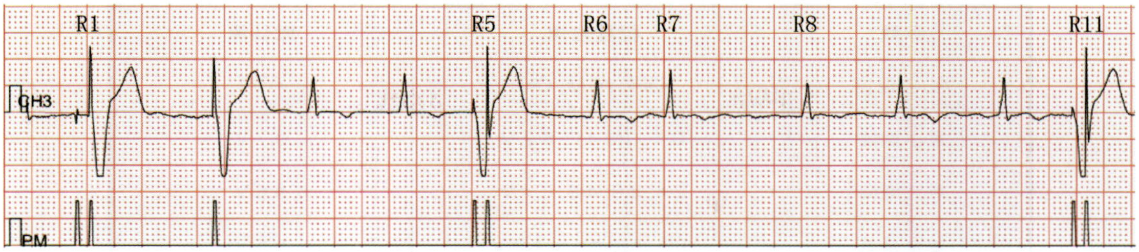

图 6-66　非跟踪模式下心室频率超过限制致支持周期重整

美敦力 Advisa DR MRI A3DR01 起搏器，设置起搏模式 AAI<=>DDD（MVP），上限跟踪频率/传感器频率 130 次/分，自动模式转换功能开启。上图见患者发生了心房颤动，起搏模式自动转换为 DDIR。R1、R5、R11 为阈值测试心搏，R1 见测试脉冲失夺获，备用脉冲夺获心室。R5、R11 可见测试脉冲夺获心室，备用脉冲重叠于 QRS 波中，期间间隔了 5 个心动周期而不是通常的 3 个心搏组成的支持周期；原因为 R6-R7 的心室频率在 110 次/分左右，超过了 VCM 运作时允许的支持周期的频率限制（该患者应不超过 95 次/分），故在 R8 开始重整支持周期

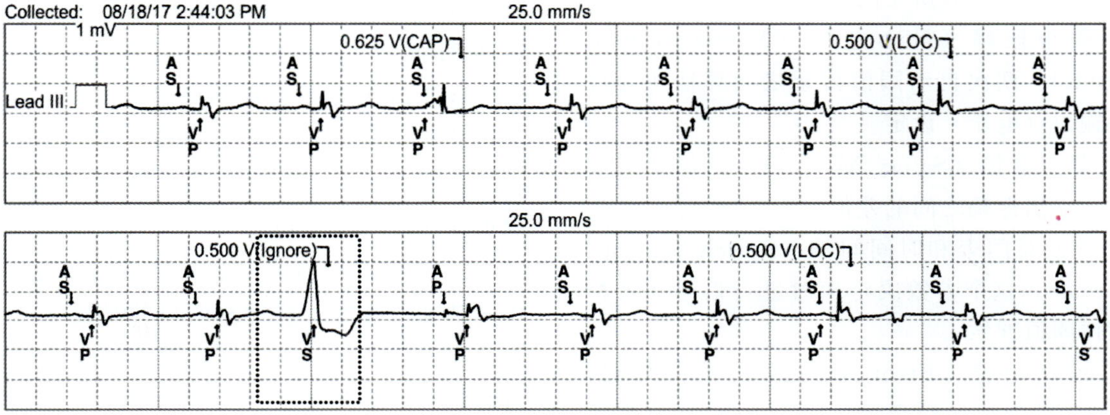

图 6-67　室性早搏致 VCM 测试中止

美敦力 Adapta L ADDRL1 起搏器，设置起搏模式 DDD，低限频率 60 次/分，上限跟踪频率 130 次/分，PAV 间期 150 ms，SAV 间期 120 ms，心室不应期 230 ms，上图为 VCM 运作时程控记录图，上下行为连续记录。下行见起搏器以 0.50 V 电压进行该电压值的第二次阈值测试时（虚框所示），恰遇室性早搏（VS，不应期外心室感知），测试被取消，在重新经过 3 个支持周期后继续该电压阈值测试

测试期间无备用脉冲，如果安全度系数设置较小，在阈值出现变化时存在失夺获而导致心室停搏可能，所以，采用倍数器的安全度系数设计，使实际输出的起搏功率具有较高的安全性。

（陈顾江）

动态夺获控制功能——百多力

动态夺获控制（Active Capture Control；ACC，百多力公司）与圣犹达公司的 Auto Capture 功能类似，包括自动测定起搏阈值，自动设置起搏电压，自动确认起搏夺获，自动保护性起搏。主要存在于百多力 Philos Ⅱ、Cylos、Talos 系列起搏器中。

一、ACC 相关参数及定义

动态夺获控制的参数包括：最小振幅、最大振幅、安全余量、搜索时间表、时间间隔和每日时间（图 6-68）。

1. 最大振幅（最大电压）（Maximum ACC Amplitude）：ACC 可使用的最大电压，也是获取

参数	程控范围	默认值
ACC 设定	OFF, ATM, ON	ATM
最小振幅	0.1 ...(0.1)... 6.2 V	0.7 V
最大振幅	2.4, 3.6, 4.8, 6.4 V	3.6 V
安全余量	0.3 ... (0.1) ... 1.2 V	0.5 V
搜索时间表	Interval, Time of Day	Interval
时间间隔 Interval	0.1, 0.3, 1, 3, 6, 12, 24 小时	12 小时
每日时间 Time of Day	00:00 ... (15 分钟)... 23:45	02:00 & 14:00

图 6-68　ACC 相关的程控参数及程控范围

夺获和不夺获模板时所用的最大电压。

2. 最小振幅（最小电压）(Minimum ACC Amplitude)：两次自动阈值搜索之间算法所允许的最小输出（电压）设定。

3. 安全余量（Safety Margin）：测量到的起搏阈值和输出振幅之间的差值。

4. 搜索时间表和时间间隔（Search Schedule & Interval)：这个参数决定何时进行信号质量检测和起搏阈值搜索。

5. 错误余量（Error Margin）：不可程控，1.2 V 的额外起搏振幅余量，用于 ACC 检测失效及 ACC 检测高阈值时。

6. 动态阈值监测（Active Threshold Monitoring，ATM）：ACC 设定为 ATM 时，仅进行信号质量检测和阈值搜索，而不进行起搏振幅调整和连续夺获确认（图 6-69）。

二、工作原理

动态夺获控制（ACC）的运作方式为首先进行信号质量检测（Signal Quality Check ，SQC），后进行阈值搜索（Capture Threshold Search，CTS），阈值搜索后自动调整起搏振幅，最后逐跳进行连续夺获确认（Continuous Capture Confirmation，CCC），如有不夺获，则以备用脉冲进行保护性起搏（图 6-69）。

1. 信号质量检测：信号质量检测是 ACC 工作的基础，信号质量检测的目的是建立夺获和不夺获模板，以备在阈值搜索及连续夺获确认阶段将起搏器记录的每一个心室起搏脉冲和其后心室除极波与模板进行比对，以判断该起搏脉冲是否有效夺获心室。在进行信号质量检测时，单腔起搏器频率为自主心率＋10 次/分（允许最快心率为 100 次/分），双腔起搏器将心房起搏事件后的 AV 间期（PAV）缩短为 50 ms，心房感知事件后的 AV 间期（SAV）缩短为 15 ms，以保证心室夺获。信号质量检测分为两个阶段（图 6-70，图 6-71）：

第一阶段：为建立夺获模板，起搏器以程控的最大起搏电压发放 5 次单个心室起搏脉冲，确

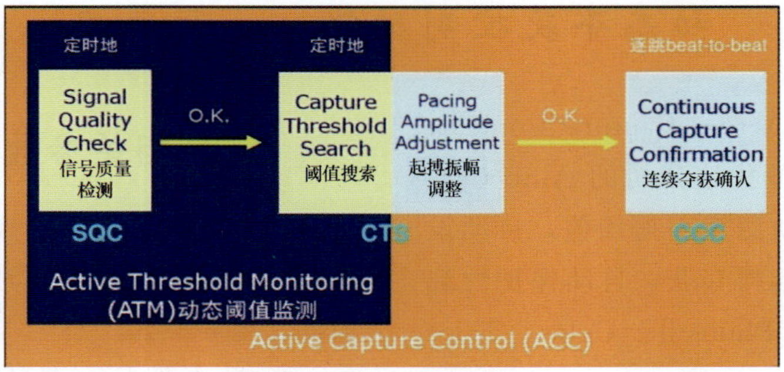

图 6-69　ACC 运作过程示意图

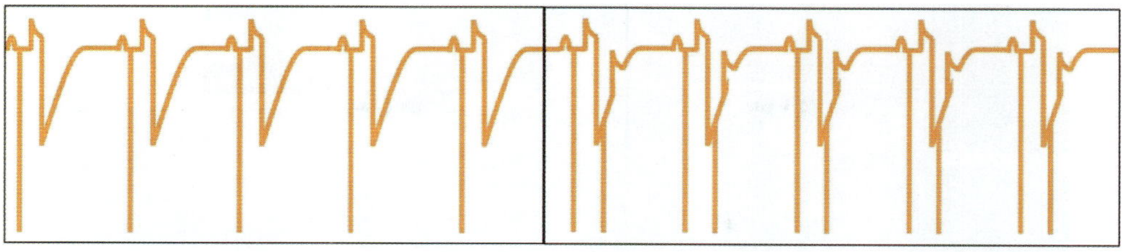

图 6-70　百多力 ACC 信号质量检测腔内 ER 波模板示意图

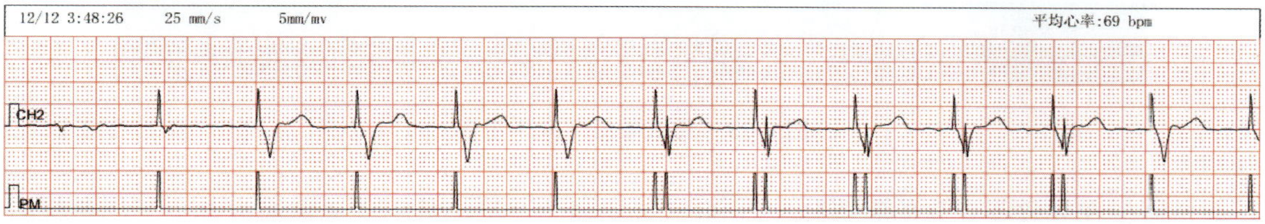

图 6-71　单腔 ACC 信号质量检测

百多力 PHILOS Ⅱ S 单腔起搏器，VVI 起搏模式，基础起搏频率 60 次/分。图中第 2 个心搏开始起搏器以 70 次/分频率，最大 ACC 电压发放 5 次单个心室起搏脉冲均夺获心室，建立有效夺获的模板；然后继续以最大 ACC 电压发放 5 次间隔为 100 ms 的双心室起搏脉冲，第一个起搏脉冲确保有效夺获心室，第二个脉冲落于心室肌有效不应期而成为无效脉冲，该起搏脉冲和极化电位构成不夺获模板

保第一个起搏脉冲均能有效夺获心室，该起搏脉冲和极化电位以及其后起搏的心室除极波（Evoked Response，ER）构成有效夺获的模板。

第二阶段：建立失夺获模板，起搏器以程控的最大起搏电压发放 5 次间隔为 100 ms 的双心室起搏脉冲，第一个起搏脉冲确保有效夺获心室，则第二个脉冲落于心室肌有效不应期而成为无效脉冲，该起搏脉冲和极化电位构成不夺获模板。

在建立夺获模板过程中，如果由于融合波原因导致夺获失败，其后 100 ms 将会有备用脉冲起搏，并重新启动信号质量检测；在信号分析阶段如果出现快于心室起搏频率的自身心室事件被感知，将会抑制心室起搏脉冲的发放但不会重启信号分析（图 6-72）。

2. 阈值搜索：阈值搜索开始后，单腔起搏器频率为自主心率＋10 次/分，双腔起搏器自动将 AV/PV 间期缩短为 50/15 ms，以设置的最大振幅为初始起搏电压，起搏脉宽固定为 0.4 ms，每 2 跳降低起搏电压 1 次，起搏电压降低幅度呈动态变化，电压下降幅度为前一电压的 1/8，直至 1.0 V，其后，电压下降幅度固定为 0.1 V，直至不夺获，不夺获电压只起搏 1 次，其前一跳电压确定为起搏阈值。如果起搏阈值高于 1.0 V，起搏器重新以不夺获前一跳电压减 0.1 V 为起搏电压，电压下降幅度固定为 0.1 V 重新测试，直至不夺获，以不夺获前一跳电压为起搏阈值（图 6-73）。出现不

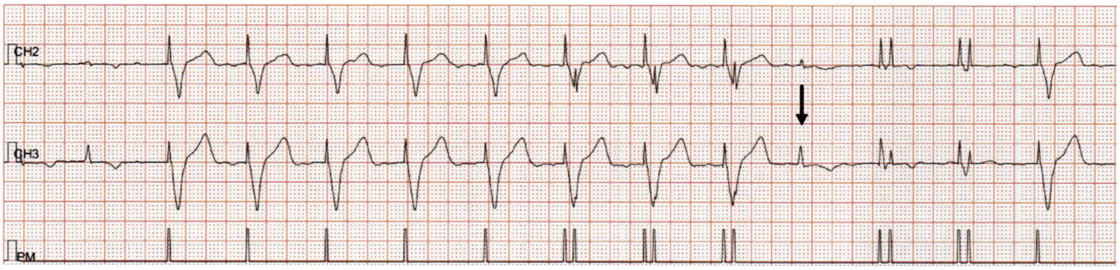

图 6-72　自身心室感知事件（VS）不影响信号分析的心搏计数

百多力 PHILOS Ⅱ S 单腔起搏器，VVI 起搏模式，基础起搏频率 60 次/分。图中前 5 个心室起搏为建立心室夺获模板，起搏频率 75 次/分，推测其前自主心率为 65 次/分。第 6～8 个心搏见心室双脉冲，备用起搏脉冲位于 QRS 波中，随后在一个 VS（↓示）事件后继续心室双脉冲起搏 2 个心搏（第一个心室脉冲与自身 QRS 波形成融合波），完成 5 个心搏的不夺获模板信号分析

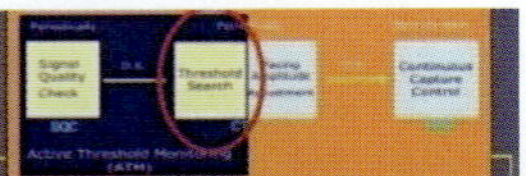

最大ACC振幅	起搏振幅（如果测试期间未发生脱落）																
	1	2	3	4	5	6	7	8	9	10	11	12	13	14	15	16	17
2.4	2.4	2.1	1.8	1.6	1.4	1.2	1.0	0.9	...								
3.6	3.6	3.1	2.7	2.4	2.1	1.8	1.6	1.4	1.2	1.0	0.9	...					
4.8	4.8	4.2	3.7	3.2	2.8	2.4	2.1	1.8	1.6	1.4	1.2	1.0	0.9	...			
6.4	6.4	5.6	4.9	4.3	3.8	3.3	2.9	2.5	2.2	1.9	1.7	1.5	1.3	1.1	1.0	0.9	...

图 6-73　起搏电压下降示意图

夺获后，起搏器会在导致不夺获的起搏脉冲后 85～130 ms（多为 100 ms）内发放一次备用脉冲，备用脉冲电压与不夺获时起搏脉冲电压相同，但脉宽变为1.0 ms（图 6-74）。心室备用脉冲会重整当前起搏频率间期。

3. 起搏振幅调整：阈值搜索过程中起搏阈值确定后，起搏器即以目前起搏阈值加上程控的安全余量作为新的起搏工作电压（例如：起搏阈值为 0.9 V，安全余量设置为 0.5 V，则新的工作电压为 1.4 V），直至下次阈值搜索。单腔起搏器会继续按自主心率＋10 次/分的频率以新的起搏工作电压起搏 2 次进行夺获确认，然后恢复至当前起搏频率；双腔起搏器则继续维持 AV50 ms 或 PV15 ms 起搏 1 次进行夺获确认，然后恢复程控的 AV 间期（图 6-75，图 6-76）。

4. 连续夺获确认：起搏器工作中如果发现起

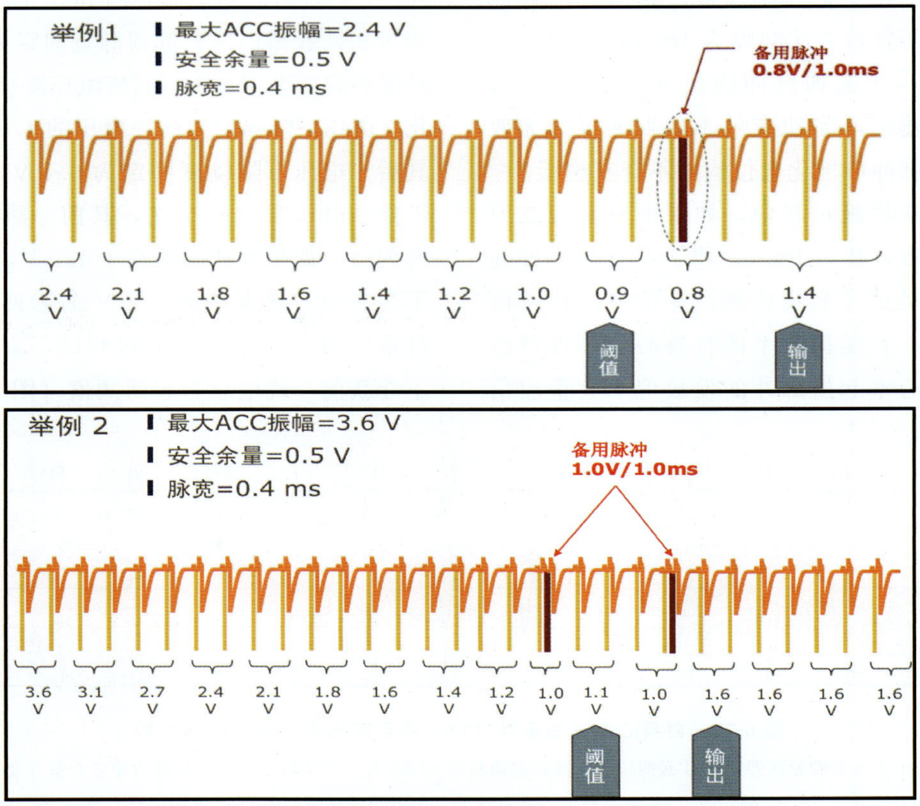

图 6-74　阈值测试示意图

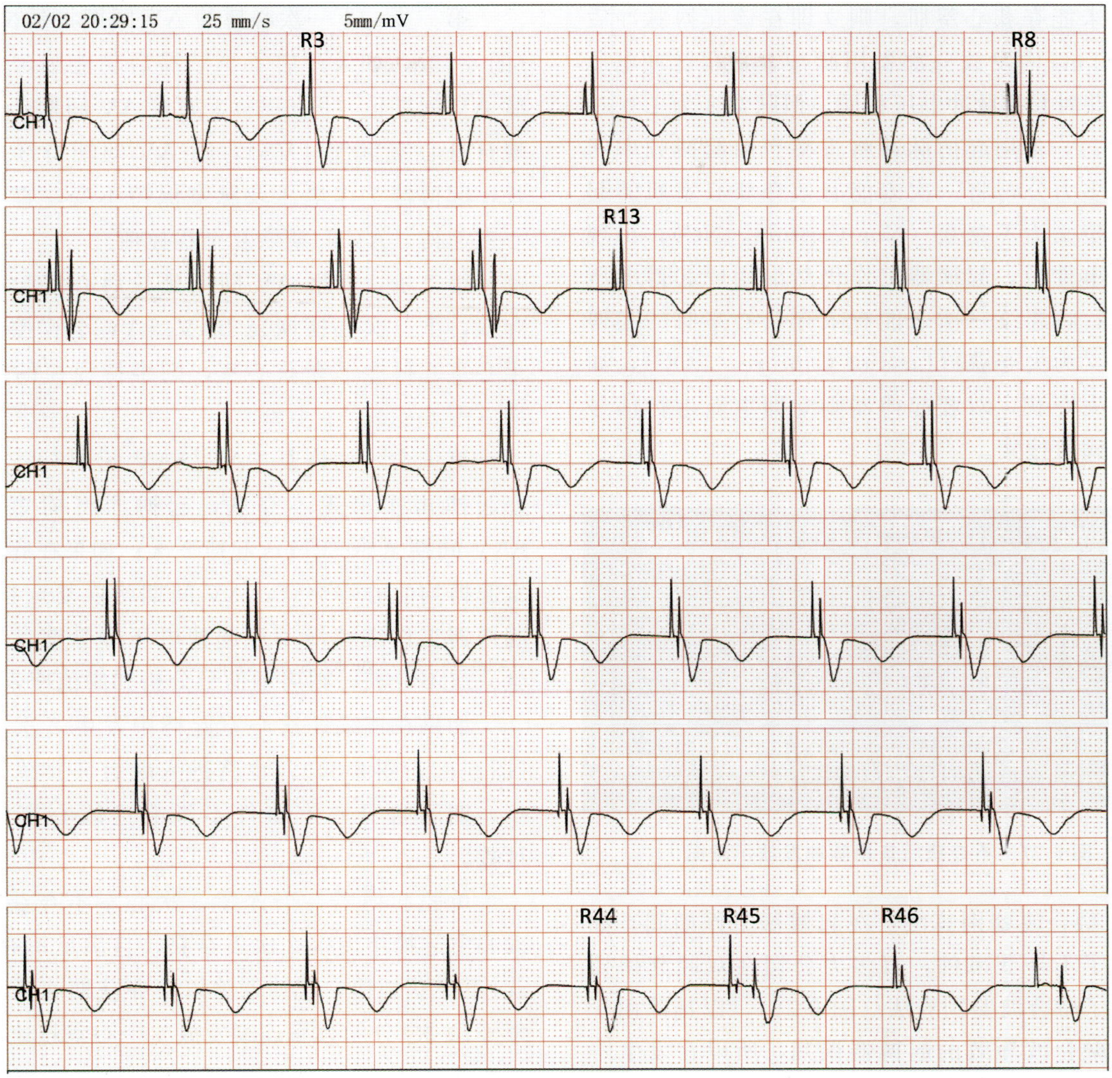

图 6-75　双腔起搏器 ACC 运作实例

百多力 PhilosⅡDR 双腔起搏器，ACC 定时检测时动态心电图连续记录。上图起始前 2 个心搏呈房室顺序起搏，频率 60 次/分，PAV 间期 180 ms；从 R3 开始缩短 AV 间期至 50 ms 开始信号质量检测，先发放 5 个单心室起搏脉冲全部夺获心室，成功建立心室夺获模板；从 R8 开始连续发放 5 个 AV 50 ms、VV100 ms 的双心室起搏脉冲，测试脉冲夺获心室，备用脉冲重叠于 QRS 波中．成功建立不夺获模板。从 R13 开始进入阈值搜索阶段，直至 R45 发生测试脉冲不夺获，备用脉冲夺获心室并重整起搏频率间期。R46 即以 R44 起搏电压为阈值加安全余量进行起搏夺获确认 1 次，并以该电压作为下一测试前的工作电压，随后 AV 间期恢复至程控值，进入连续夺获确认阶段

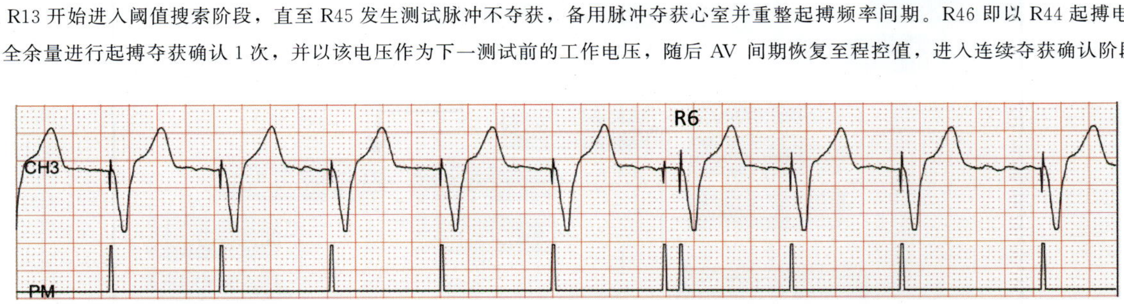

图 6-76　单腔 ACC 的起搏阈值调整

百多力 PhilosⅡS 单腔起搏器，VVI 起搏模式，基础起搏频率 60 次/分。图为阈值测试时，R6 发生了测试脉冲不夺获，其后 100 ms 备用脉冲夺获心室并重整心室起搏间期；起搏器即确认不夺获脉冲前一级的起搏电压为阈值，加上安全余量为工作电压，并继续以阈值测试的频率起搏 2 次进行夺获确认，然后恢复基础起搏频率 60 次/分

搏脉冲未能夺获心室肌，则立即在该起搏脉冲后85～130 ms 内发放一次备用脉冲，备用脉冲电压与失夺获时起搏脉冲电压相同，但脉宽变为 1.0 ms（图 6-77），备用起搏脉冲将重整当前起搏频率间期。百多力公司将一次未能有效夺获心室肌的起搏事件定义为不夺获（Non-Capture，NC），出现不夺获事件后，起搏器工作仍然沿用原起搏电压和脉宽；将连续三次未能有效夺获心室肌的起搏事件定义为失夺获（Loss of Capture，LOC），如果出现失夺获，双腔起搏器则立即重新进行信号分析和阈值搜索。

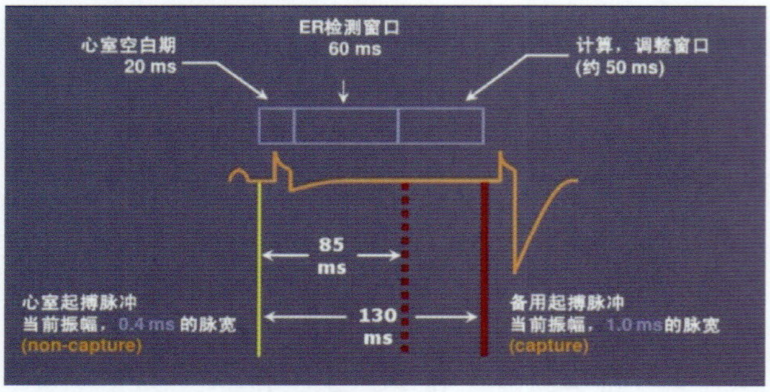

图 6-77　不夺获后备用脉冲发放示意图

5. 融合波鉴别算法：在起搏器工作期间，如果发生了不夺获事件，百多力公司在双腔起搏器中设置了融合波鉴别算法（图 6-78），以排除由于伪室性融合波导致的起搏器误判，所以在发生不夺获事件后：

第一步：下一次心搏的 AV 间期将延长 65 ms（图 6-79），如果开启了 AV 滞后功能则延长至滞后 AV 间期值（图 6-80），如果 AV 间期延长后出现自身心室事件（VS），则 AV 间期持续保持延长，起搏器工作电压及脉宽保持不变，直至出现心室起搏，AV 间期恢复至程控值。

第二步：如果 AV 间期延长后心室起搏仍不夺获，下一次心搏恢复 PAV/SAV 至程控值，如果心室起搏能够夺获心室，则维持程控的 AV 间期（图 6-81）。

第三步：如恢复 PAV/SAV 间期至程控值心室起搏再次出现不夺获，起搏器将缩短 PAV/SAV 间期至 50/15 ms 起搏 2 次；如果在此期间心室起搏均能心室夺获，AV 间期将恢复至程控值，起搏器工作继续沿用原起搏电压和脉宽；如果发生一次不夺获，则启动信号分析和阈值搜索。

如果在连续 3 次心室起搏中发生 2 次不夺获（图 6-83，图 6-84），也将进入融合波排除法第三步，期间自身心室事件不影响连续心室起搏的计数。

单腔起搏器，当连续 3 次心室不夺获或者 3 次心室起搏中发生 2 次不夺获，且满足不夺获-夺获-不夺获规律，起搏器将以不夺获期间平均心室率＋10 次/分的频率连续发放 4 个心室超速起搏进行夺获确认。

如果 4 个超速起搏均能夺获心室，则恢复基

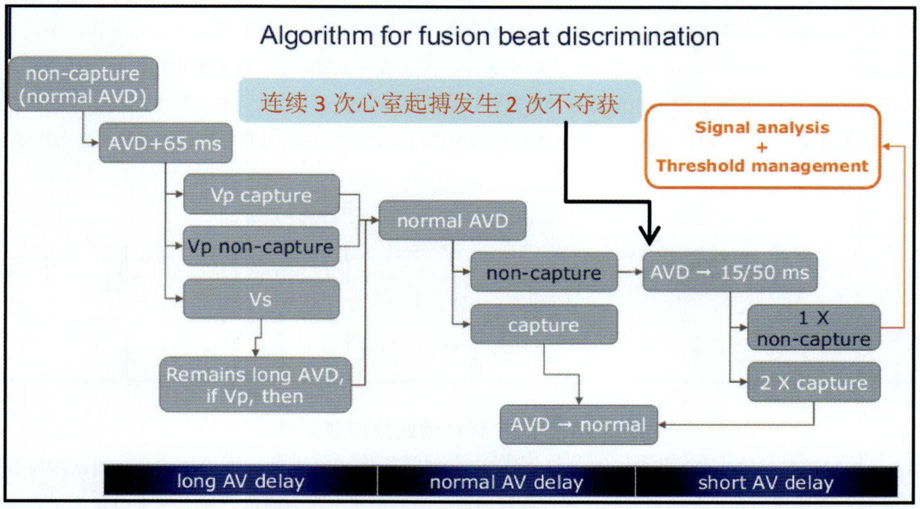

图 6-78　融合波鉴别算法示意图

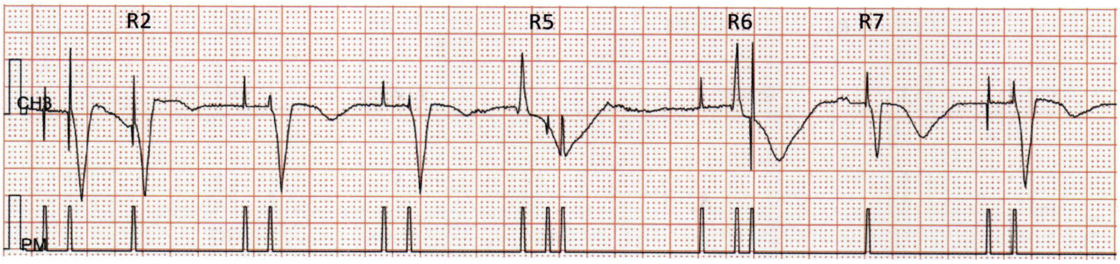

图 6-79　双腔 ACC 融合波排除法

百多力 PhilosⅡDR 双腔起搏器，DDD 起搏模式，基础起搏频率 60 次/分，PAV 间期 180 ms。图中心房起搏脉冲后均未见 P 波，提示心房起搏不良。R2、R7 为感知自身 P 波后心室跟踪起搏。R5 前可见自身 P 波未被感知，其下传的自身 QRS 波位于心房起搏后心室空白期内亦未被心室电路感知，其后发放的心室起搏脉冲因心室肌处于有效不应期未能夺获心室，随后（130 ms 内）发放心室备用脉冲并重整基础起搏间期；发生不夺获事件后，起搏器在下一个心动周期（R6）延长 AV 间期 65 ms，但亦因融合波致不夺获事件，随后 AV 间期回到程控值并夺获心室

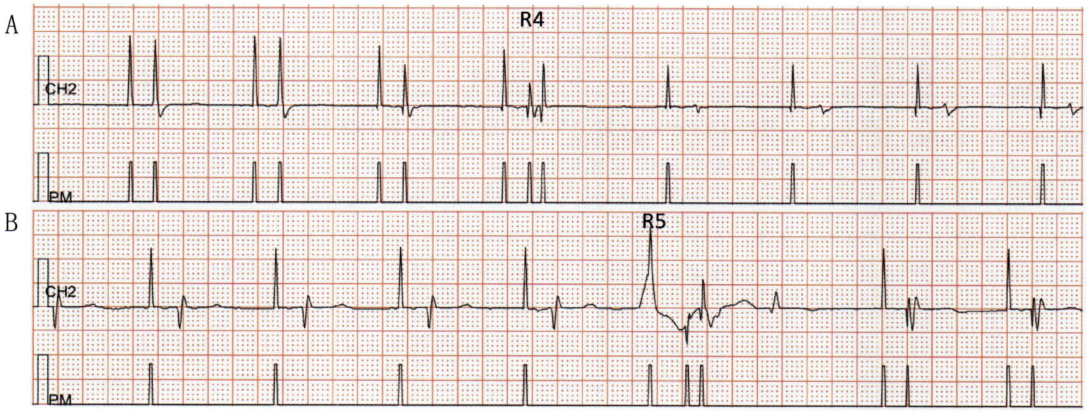

图 6-80　双腔 ACC 融合波排除法

百多力 PhilosⅡ双腔起搏器动态心电图非连续记录，DDD 起搏模式，基础起搏频率 60 次/分，PAV 间期 200 ms。A 图中 R4 因心室起搏与自身 QRS 波伪融合，随后（130 ms 内）发放心室备用脉冲并重整基础频率间期；发生不夺获事件后，起搏器在下一个心动周期延长 AV 间期，因搜索到 VS 事件随后保持 AV 间期延长，心室起搏被自身 QRS 波抑制；直至下行 R5 因室性早搏落于 AP 后心室空白期未被感知，其后 300 ms 处心室起搏脉冲未能夺获心室，100 ms 后备用脉冲夺获心室，说明该病例开启了 AV 滞后功能，AV 滞后间期为 300 ms。在 AV 滞后工作的情况下发生不夺获事件后下一个心室起搏 AV 间期回到程控值

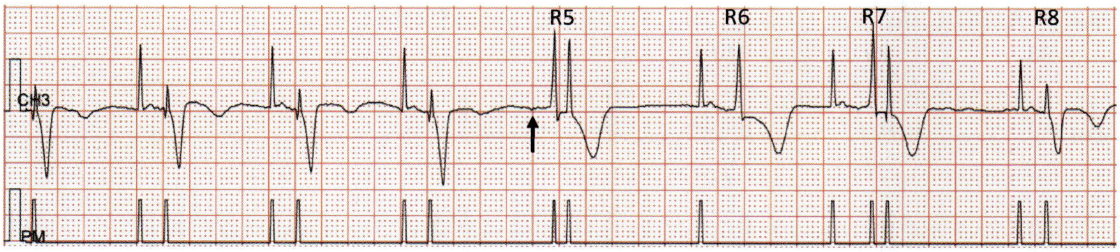

图 6-81　开启 IRS plus 功能下的融合波排除法

百多力 PhilosⅡDR 双腔起搏器，DDD 起搏模式，基础起搏频率 60 次/分，PAV 间期 200 ms，开启 IRS plus 功能（AV 扫描滞后与重复滞后功能）滞后 AV 间期 300 ms，扫描周期为 5。图中 R5 为感知自身 P 波（↑示）心室起搏脉冲与自身下传 QRS 波形成伪融合，起搏器判断发生了不夺获，随后发放心室备用起搏；在下一个心动周期启动融合波排除：延长 AV 间期至滞后值 300 ms 并搜索到 VS 事件，AV 持续延长。但 R7 在滞后 AV 间期下又发生了伪融合引起的不夺获事件；R8 进入融合波排除法第二步，恢复至程控的 AV 间期并夺获心室。期间心室备用起搏均重整了基础频率间期

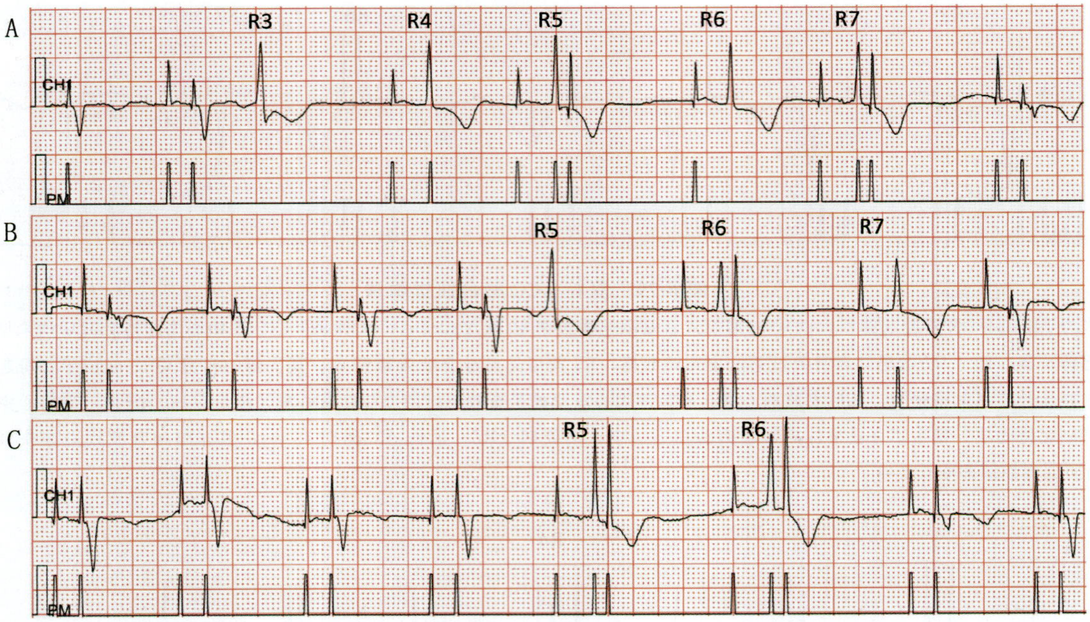

图 6-82 开启 IRS plus 功能 AV 主动搜索时的融合波排除法运作

百多力 PhilosⅡDR 双腔起搏器，DDD 起搏模式，基础起搏频率 60 次/分，PAV 间期 200 ms，开启 IRS plus 功能，滞后 AV 间期 300 ms，扫描周期为 5。以上三图为非连续记录，图 A 起搏器在自身心室事件（R3）后启动 AV 重复滞后，延长 AV 间期至 300 ms（R4～R7），R5 发生融合波引起的不夺获事件，随后（130 ms 内）心室备用起搏；R6 继续维持长 AV 间期，心室为自身下传；R7 再次发生融合波引起的心室不夺获事件，然后 AV 间期恢复至程控值。图 B 起搏器在感知自身心室事件（R5）后启动 AV 重复滞后，R6 延长 AV 至 300 ms 发生不夺获，R7 继续延长 AV 间期心室起搏，起搏与自身下传 QRS 波形成融合波，起搏器判断为心室夺获，下一心动周期 AV 间期回到程控值。图 C 见 R5、R6 为 AV 扫描滞后定时搜索时发生 2 次不夺获事件后，AV 间期恢复到程控值。因此，在 AV 滞后功能主动触发时发生心室不夺获事件，会在长 AV 间期下继续心室起搏 1 次后恢复至程控 AV 值，不管第 2 次心室起搏是否夺获，AV 滞后功能均提前结束，期间如有 VS 事件，不影响心室起搏计数

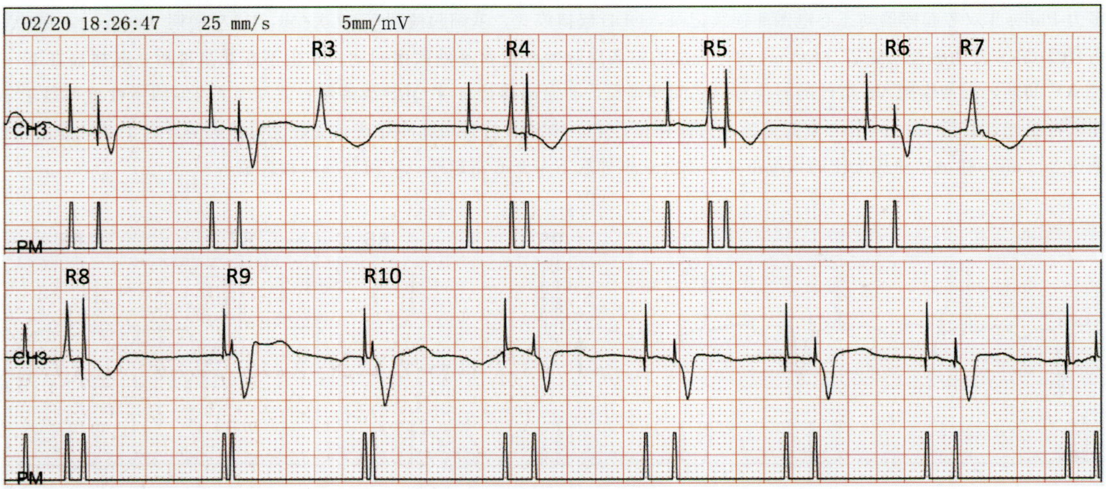

图 6-83 双腔 ACC 融合波排除法

百多力 PhilosⅡDR 双腔起搏器，DDD 起搏模式，基础起搏频率 60 次/分，PAV 间期 200 ms，开启 IRS plus 功能，滞后 AV 间期 300 ms，扫描周期为 5 个心动周期，上图为连续记录。起搏器在感知室性早搏（R3，判断为自身下传）后启动 AV 重复滞后，连续 2 次不夺获（R4、R5）后 AV 间期回到程控值夺获心室（R6），室性早搏（R7）后再次启动 AV 重复滞后，R8 又因融合波致不夺获。R5-R6-R8 符合连续 3 次心室起搏中 2 次不夺获且满足不夺获-夺获-不夺获规律，随后进入融合波排除法第三步，缩短 AV 间期至 50 ms 连续起搏 2 次（R9、R10），2 次均夺获心室后 AV 间期回到程控值

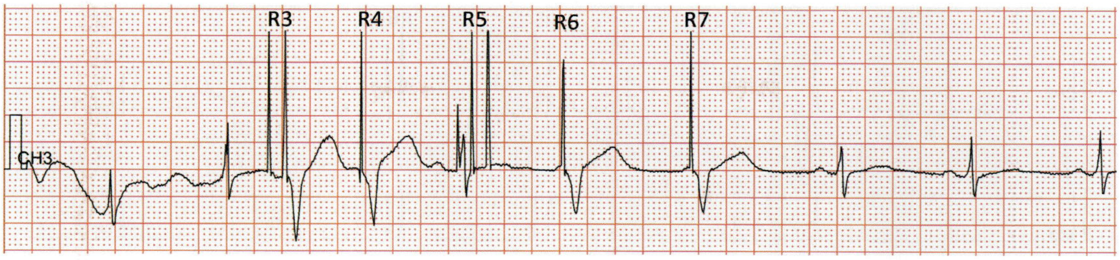

图 6-84　双腔 ACC 融合波排除法

百多力 PhilosⅡDR 双腔起搏器，DDD 起搏模式，基础起搏频率 60 次/分，PAV 间期 200 ms，开启频率递减及 IRS plus 功能，滞后 AV 间期 300 ms。图中 R3 在 AV 滞后下发生不夺获，R4 夺获心室；R5 因心房感知不良，AP 重叠于自身下传 QRS 波起始并触发心室安全起搏，再随后（130 ms 内）发放心室备用起搏。R3-R4-R5 符合连续 3 次心室起搏中 2 次不夺获且满足不夺获- 夺获- 不夺获规律，随后进入融合波排除法第三步，缩短 SAV 间期至 15 ms 连续起搏 2 次（R6、R7）；2 次均夺获心室后 AV 间期回到程控值，因出现自身 AS-VS 事件抑制了起搏脉冲

础起搏频率及连续夺获确认状态（图 6-85），如果 4 次测试中发生 1 次不夺获致备用脉冲发放则立即进入信号质量检测和阈值搜索。

连续 2 次不夺获不会启动超速起搏确认（图 6-86）。在判断心室起搏夺获或不夺获事件及超速起搏确认期间，自身事件（VS）不影响夺获判断心搏计数。在建立模板期间如发生 1 次不夺获致备用起搏发放，信号分析将重启；而自身事件不影响计数（图 6-87）。

三、ACC 状态

ACC 功能开启后，进行起搏器程控时会有目前 ACC 工作状态指示（图 6-88），目前状态包括“OK”“(……)”“Disabled”“Pending”“High Threshold”。

1. “OK”表示 ACC 运转正常，无需手动干预。

2. “(……)”表示 ACC 关闭或正常启动。

3. “Disabled”有 4 种可能性：①在 24 h 内超过 25 次的失夺获。②初始信号质量检测失败。③连续 3 次信号质量检测失败。④设备处于择期更换指征（Elective Replacement Indicator，ERI）。ACC 处于“Disabled”状态时，起搏振幅被设定为最大振幅＋错误余量（1.2 V），需手动

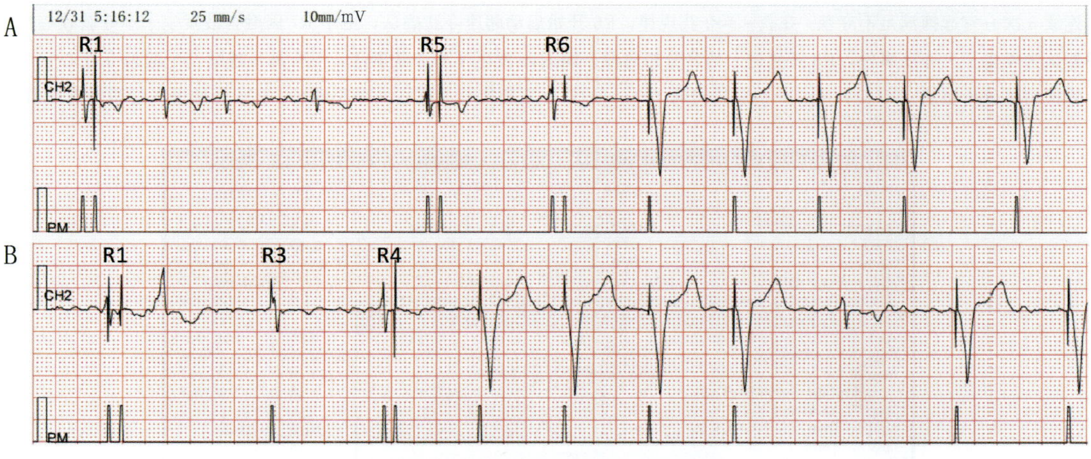

图 6-85　单腔起搏器的超速夺获确认

基础心律为心房颤动，植入百多力 PHILOS Ⅱ S单腔起搏器，VVI 起搏模式，基础起搏频率 60 次/分。A、B 图为非连续记录。A 图 R1、R5、R6 为连续 3 次心室起搏伪融合波被起搏器判断为不夺获事件；B 图 R1、R3、R4 为连续 3 次心室起搏事件（期间 VS 不影响计数）符合不夺获-夺获-不夺获规律；随后起搏器都以自主心率＋10 次/分的频率连续起搏心室 4 次，均有效夺获心室，然后恢复至基础起搏频率 60 次/分

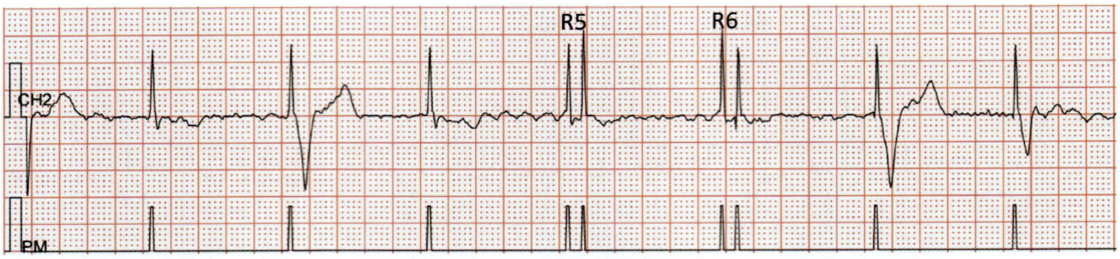

图 6-86　单腔起搏器连续 2 次不夺获不启动超速夺获确认

与上图为同一病例，R5、R6 连续 2 次因融合波致不夺获事件发生后，起搏器继续以基础频率 60 次/分起搏，不启动超速夺获确认

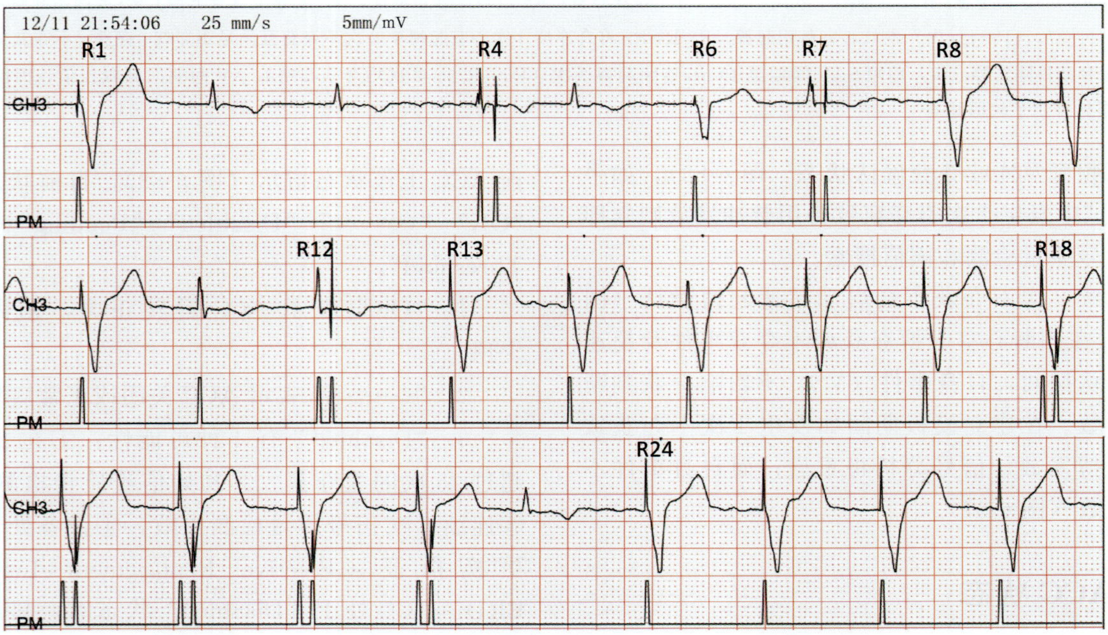

图 6-87　单腔 ACC 因失夺获事件启动信号分析和阈值搜索

百多力 PHILOSⅡS 单腔起搏器，VVI 起搏模式，基础起搏频率 60 次/分。以上条图为连续记录，PM 为动态心电图起搏信号标记通道。图中前面连续 3 次心室起搏满足不夺获-夺获-不夺获规律，R6 开始启动超速夺获确认，由于 R7 因融合波发生了不夺获致心室备用起搏发放，起搏器认为发生了失夺获事件，R8 开始进入信号分析阶段。因 R12 发生了不夺获事件，没有满足连续 5 个起搏夺获心室建立夺获模板的要求，致使信号分析重启（R13）；R18 开始发放间隔 100 ms 的双心室起搏脉冲建立失夺获模板，R24 开始进入起搏阈值搜索阶段

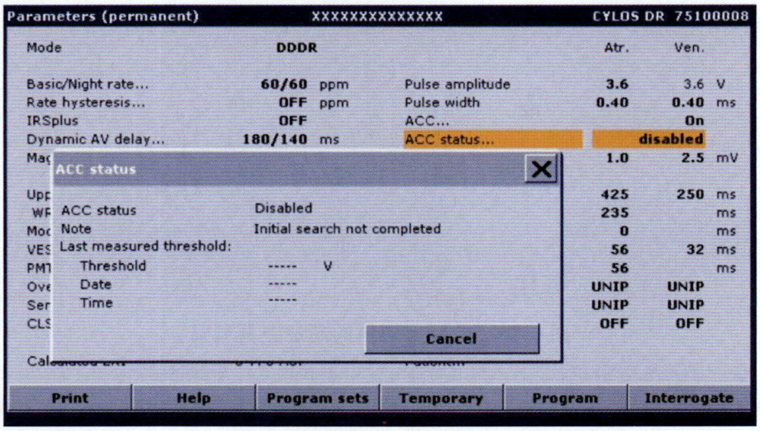

图 6-88　ACC 工作状态指示

重新激活。

4. “Pending”表示阈值搜索期间，ACC 遇到了高心室率（>100 次/分），起搏振幅被设定为最大振幅，ACC 将在下一个既定搜索时间自动重新开始。

5. “High Threshold”表示高阈值，自动搜索的阈值高于最大振幅，此时起搏器起搏振幅被设定为阈值+错误余量（1.2 V）。

四、ACC 的程控

ACC 各项可在程控界面的参数（Parameters)-ACC 中进行设置，ACC 选择包括 OFF（关闭)、ON（激活)、ATM（自动阈值监测)，如选择 ON 或 ATM 时，可进一步对各项参数进行设置（图 6-89)，不同型号的起搏器可选参数及出厂默认值会有所不同（图 6-90，图 6-91)。

若在非 ERI 状态下，ACC 显示的状态为“Disabled”，如果是在起搏器植入急性期内，可能是由于急性期损伤电流及急性期导线接触不稳定导致，可在急性期过后重新激活；如果是在非急性期，可通过降低最大 ACC 振幅、缩短脉宽和改变起搏极性等方式解决。

（陈顾江　吉亚军）

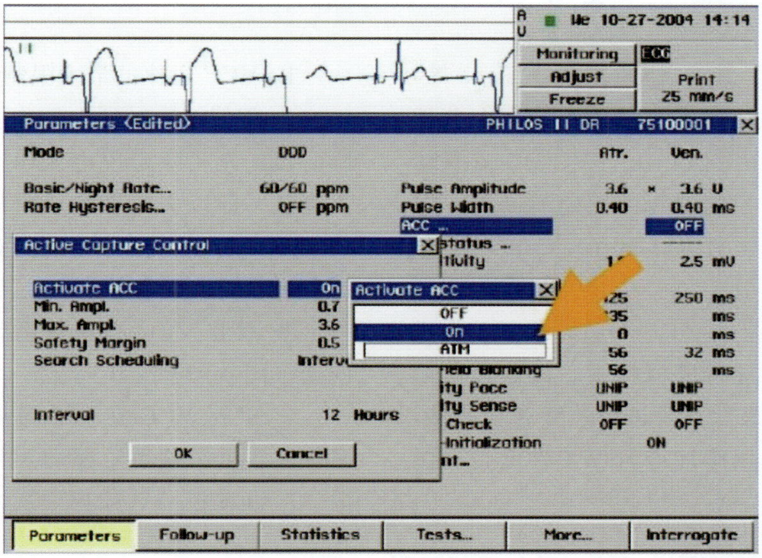

图 6-89　ACC 程控界面

Parameter	Range	Standard Program
ACC	OFF, ON	OFF
Minimum ACC amplitude	0.7 V	0.7 V
Maximum ACC amplitude	3.6 V	3.6 V
Safety margin	0.5 V	0.5 V
Search time	Time of day	Time of day
Time of Day 1st time of day 2nd time of day	7:00 am & 7:00 pm	7:00 19:00

图 6-90　Talos 系列 ACC 程控可选参数及默认设置

Parameter	Range	Standard Program
ACC	OFF, ATM, ON	ATM
Minimum ACC amplitude	0.1 ...(0.1)...6.4 V	0.7 V
Maximum ACC amplitude	2.4, 3.6, 4.8, 6.4 V	3.6 V
Safety margin	0.3 ... (0.1) ... 1.2 V	0.5 V
Search time	Interval, Time of day	Interval
Interval	0.1, 0.3, 1, 3, 6, 12, 24 hour	12 hour
Time of day 1st time of day 2nd time of day	00:00 ... (15 minutes)... 23:45	02:00 14:00

图 6-91　Philos、Cylos 系列 ACC 程控可选参数及默认设置

心室夺获控制功能——百多力

百多力自 E 系列（Evia、Estella、Effecta 等）起搏器后，将心室自动阈值测试称为心室夺获控制（Ventricular Capture Control，VCC），在具体的算法上与动态夺获控制（ACC）略有不同，也便于与心房夺获控制（Atrial Capture Control）相区别。

在整个运作流程上与 ACC 一致，包括首先进行信号质量检测，后进行阈值搜索，阈值搜索后自动调整起搏振幅，最后逐跳进行连续夺获确认，如有不夺获，则以备用脉冲进行保护性起搏。主要不同点有：

1. VCC 运作的最大限制心率改为 110 次/分。

2. 阈值搜索时的电压变化分为粗降阶段和细降阶段，先粗降阶段电压以每 0.6 V 递减，一旦失夺获，即以失夺获前一电压开始细降阶段，以每 0.1 V 递减；夺获电压只起搏一次，不夺获电压最多重复 2 次（图 6-92）。

3. 双腔 VCC 心室备用脉冲不重整基础频率间期（图 6-93）。

4. 双腔 VCC 在 AV 滞后状态下发生不夺获事件后，下一跳 AV 缩短至程控值进行融合波排除，但以程控 AV 起搏 3 次后会重新启动 AV 扫

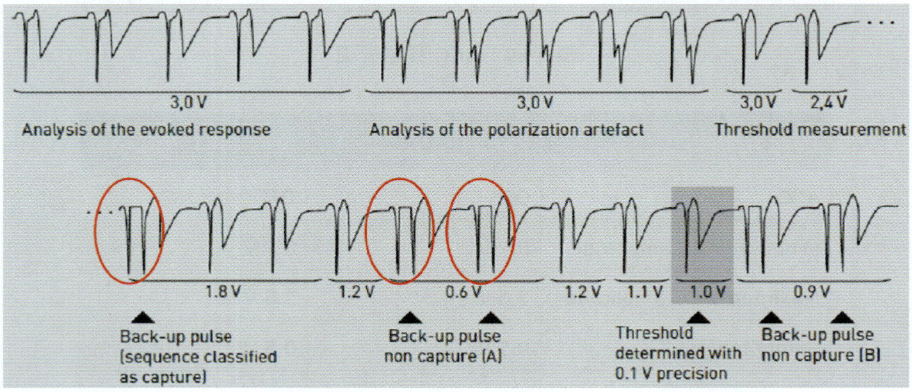

图 6-92　心室夺获控制阈值搜索示意图

图中上行见起搏器以阈值测试开始电压 3.0 V，先发放 5 个单脉冲起搏，建立夺获模板获取 ER 波信号；然后发放 5 个双脉冲起搏，建立不夺获模板，获取极化电位。信号分析完成后从 3.0 V 开始每跳降低电压 0.6 V，夺获电压只起搏一次。在 1.8 V 时发生了 1 次失夺获，该电压又重复起搏了 2 次均夺获心室，继续每跳降低电压 0.6 V。在起搏电压 0.6 V 时发生了 2 次不夺获，即以不夺获前电压 1.2 V 开始进入细降阶段，每跳减低电压 0.1 V，在 0.9 V 时又发生 2 次不夺获，确定不夺获前电压 1.0 V 为起搏阈值

描滞后（图 6-94），如再不夺获则进入融合波排除第三步（图 6-95）。连续 3 次不夺获则启动信号分析和阈值搜索（图 6-96）。

5. 单腔 VCC 在发生不夺获事件后会强制启动频率滞后 10 次/分，在下一次心室起搏或不夺获事件后恢复基础起搏频率。连续 3 次不夺获或者 2/3 不夺获（不夺获-夺获-不夺获）后触发超速起搏 2 跳进行夺获确认，2 跳均夺获则恢复基础起搏频率，如有 1 跳不夺获则触发信号分析和阈值搜索（图 6-97）。

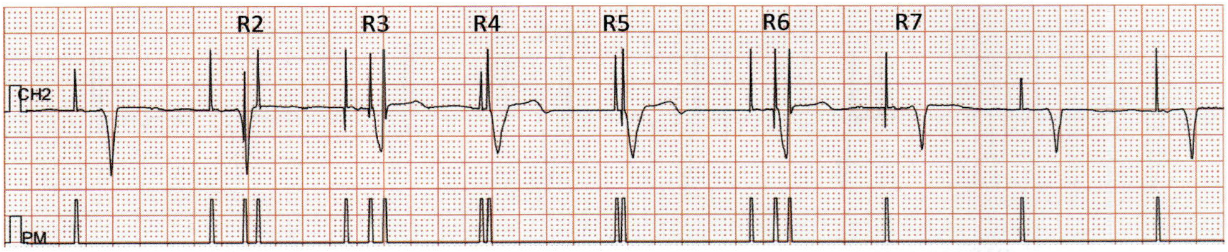

图 6-93　心室伪融合及 ER 波感知不良触发双腔 VCC 融合波排除法运作

百多力 Evia DR-T 双腔起搏器，DDD 起搏模式，设置基础起搏频率 60 次/分，PAV 间期 180 ms 至 140 ms，感知校正－45 ms，AV 滞后关闭。上图 R2 处可见间隔 100 ms 左右的两个心室起搏脉冲，第 1 个脉冲与自身 QRS 波形成伪融合波，起搏器判断发生了不夺获事件，其后备用脉冲发放；当前 PAV 间期为 245 ms，提示起搏器处于融合波排除法第一步阶段。R3 见 PAV 间期缩短至程控值（180 ms）进入融合波排除第二步，第一个心室起搏脉冲夺获了心室，但其后又见备用起搏发放，提示起搏器存在心室 ER 波感知不良。随后起搏器进入融合波排除第三步，缩短 AV 间期至 50 ms 起搏 2 次（R4R5）均夺获心室。R6 恢复 AV 间期至程控值，心室起搏夺获心室，由于 ER 波感知不良触发心室备用起搏，R7 进入融合波排除第一步，延长 AV 间期 65 ms 后感知到自身 QRS 波，AV 间期持续延长。与 ACC 不同，图中可见心室备用起搏不再重整基础频率间期

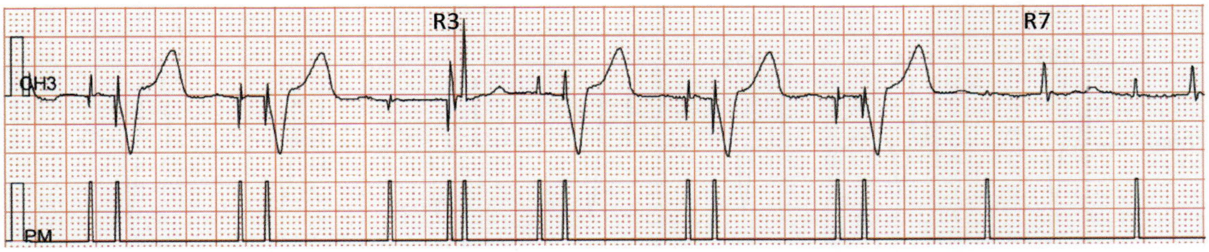

图 6-94　AV 滞后状态下双腔 VCC 融合波排除法（一）

百多力 Evia DR-T 双腔起搏器，DDD 起搏模式，设置基础起搏频率 60 次/分，PAV 间期 180 ms 至 140 ms，感知校正－45 ms，开启 IRS plus 功能。图中 R3 延长 PAV 间期至 400 ms 启动 AV 扫描滞后，发生融合波致备用脉冲发放，其后 AV 缩短至程控值起搏 3 次后重启 AV 扫描滞后，R7 搜索到自身 QRS 波，AV 持续延长

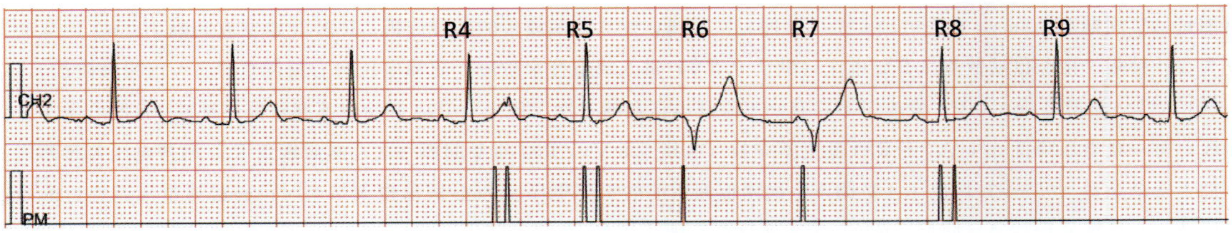

图 6-95　AV 滞后状态下双腔 VCC 融合波排除法（二）

百多力 Evia DR-T 双腔起搏器，DDD 起搏模式，设置基础起搏频率 60 次/分，PAV 间期 200 ms，感知校正－45 ms，AV 滞后 400 ms。AV 滞后功能运作下因 R4 未被心室感知，其后发放的心室起搏脉冲与备用脉冲均未能夺获心室；R5 进入融合波排除法第二步恢复至程控 AV 间期 200 ms，因融合波发生不夺获；连续 2 次不夺获，R6、R7 进入融合波排除法第三步缩短 SAV 间期至 15 ms 连续起搏 2 次均夺获心室；R8 回复至程控 AV 间期时又发生不夺获事件，R9 进入融合波排除法第一步，延长 AV 间期后感知到 VS，其后保持 AV 间期持续延长

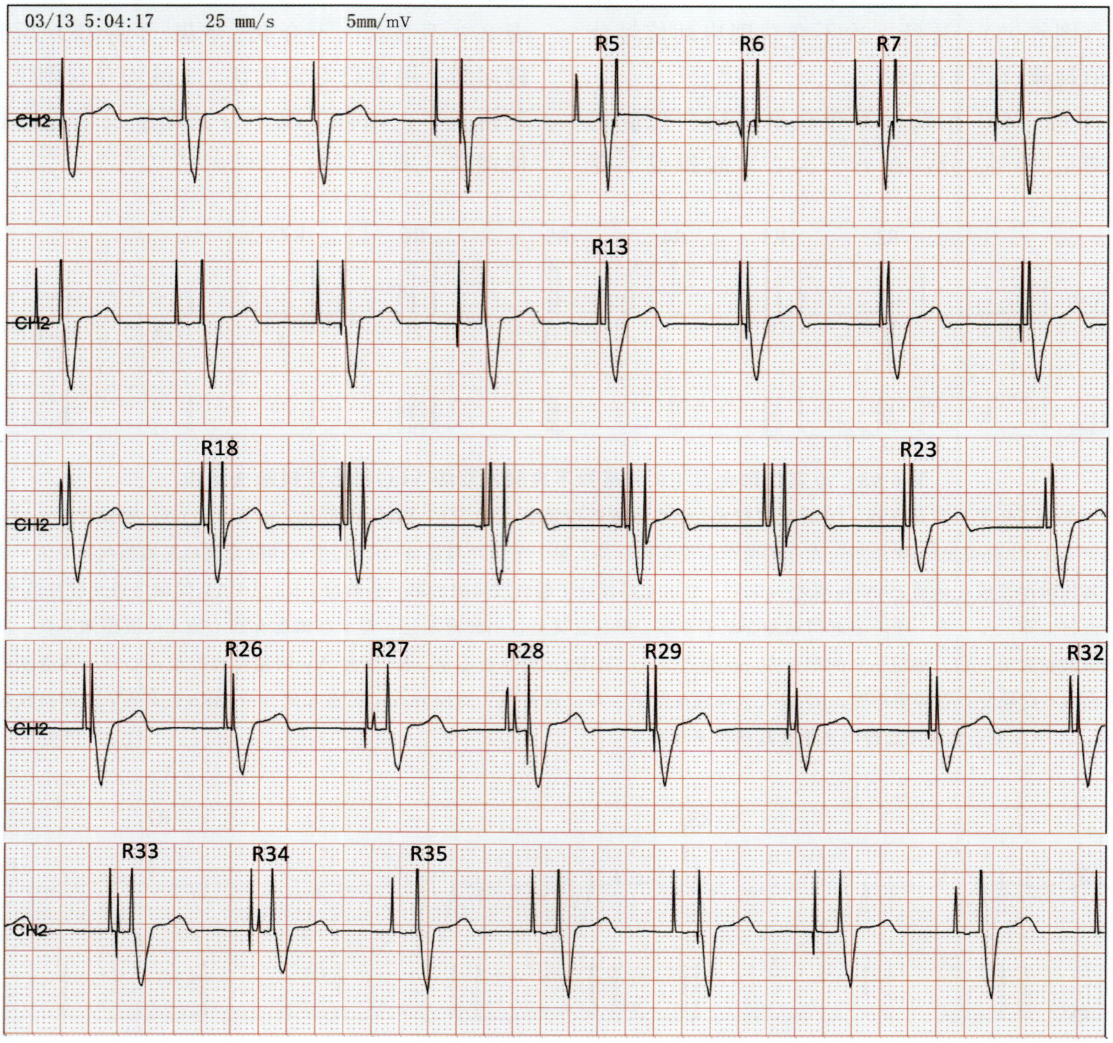

图 6-96 失夺获事件启动双腔 VCC 阈值搜索实例

百多力 Evia DR-T 双腔起搏器，基础起搏频率 60 次/分，PAV 间期 180 ms 至 140 ms，感知校正－45 ms。以上为同一病例连续记录。上图 R5 在程控 AV 间期状态下发生了融合波导致的不夺获事件（可能存在 ER 波感知不足）触发心室备用起搏。R6 延长 SAV 间期 65 ms 进行融合波排除，再次发生不夺获事件。R7 进入融合波排除第二步 AV 间期回到程控值，又发生不夺获事件。由于连续三次不夺获事件，起搏器认为发生了失夺获，没有启动融合波排除法第三步而是在 5 次正常房室顺序起搏后启动了信号分析和阈值搜索。R13 开始起搏器缩短 AV 间期至 50 ms，首先启动 5 个单脉冲心室起搏，建立夺获模板的信号分析；R18 开始发放间隔 100 ms 的双心室起搏脉冲，建立失夺获模板。R23 以阈值测试开始电压（默认 3.0 V）进入阈值搜索阶段，起搏电压每心搏降低 0.6 V（粗降阶段），夺获电压只起搏一次；R27（起搏电压 0.6 V）发生了不夺获，不夺获电压起搏 2 次（R28）。R29 开始以不夺获前（R26）起搏电压 1.2 V 进入电压细降阶段，每一跳电压降低 0.1 V，至 R33 发生不夺获（电压 0.8 V），R34 重复起搏一次；然后确定 R32 起搏电压为起搏阈值（电压 0.9 V），加上安全余量（0.5 V）后以 1.4 V 为下一次阈值测试前的工作电压。VCC 阈值搜索结束时没有起搏电压调整后的短 AV 间期下的夺获确认，直接恢复程控 AV 间期（R35）进入连续夺获确认状态

6. 双腔 VCC 阈值搜索结束时没有起搏电压调整后的短 AV 间期下的夺获确认；直接恢复至程控 AV 间期（图 6-96，图 6-98），而单腔 VCC 直接回到基础起搏频率。然后进入连续夺获确认状态（图 6-99）。

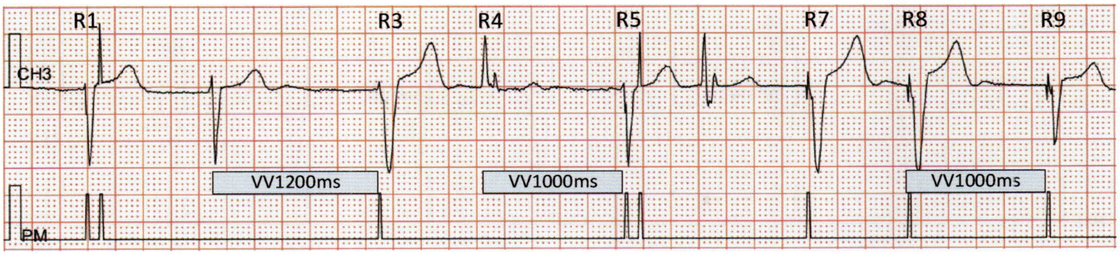

图 6-97　单腔 VCC 的夺获确认过程

百多力 Evia SR 单腔起搏器，设置 VVI 起搏模式，基础起搏频率 60 次/分，频率滞后关闭。图中见 R1 发生了融合波致备用脉冲发放，R3 为有效起搏，距前自身 QRS 波间隔 1200 ms（50 次/分），说明频率滞后功能被强制启动。R4 为室性早搏，距离下一心室起搏（R5）的间隔为 1000 ms，起搏器在感知自身 QRS 波后以基础频率起搏，说明频率滞后功能未开启。至此，在连续 3 次心室起搏中发生了 2 次不夺获事件，触发超速夺获确认，R7、R8 以 83 次/分的频率起搏 2 次均夺获心室，R9 恢复基础频率起搏

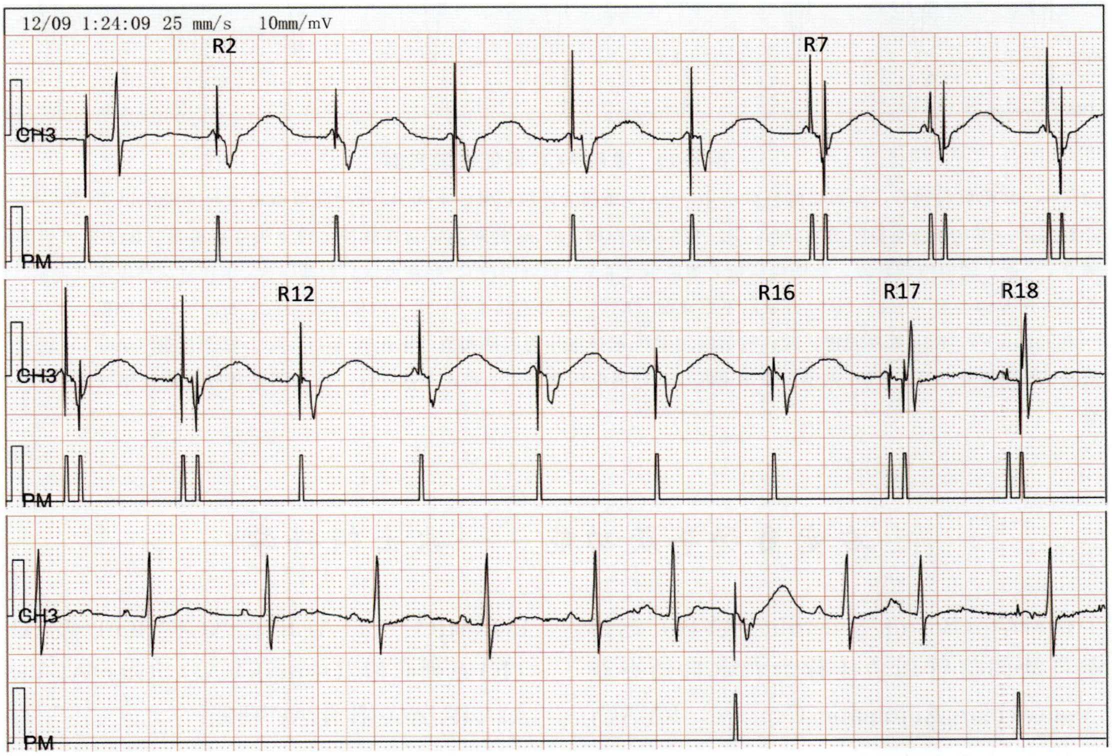

图 6-98　双腔 VCC 阈值搜索细降阶段失夺获实例

Evia DR-T 双腔起搏器，基础起搏频率 60 次/分，上图为同一病例连续记录。上图 R2 开始起搏器缩短 SAV 间期至 15 ms，首先启动 5 个单心室起搏脉冲，建立夺获模板的信号分析；R7 开始发放间隔 100 ms 的双心室起搏脉冲，建立失夺获模板。R12 以阈值测试开始电压（默认 3.0 V）进入阈值搜索阶段，起搏电压每心搏降低 0.6 V（粗降阶段），夺获电压只起搏一次；至 R16 电压为 0.6 V 仍夺获心室，然后进入电压细降阶段，R17（起搏电压 0.5 V）发生了不夺获，不夺获电压起搏 2 次（R18）；然后确定 R16 起搏电压为起搏阈值（电压 0.6 V），加上安全余量（0.5 V）后以 1.1 V 为下一次阈值测试前的工作电压。VCC 阈值搜索结束时没有起搏电压调整后的短 AV 间期下的夺获确认，直接恢复程控 AV 间期进入连续夺获确认状态

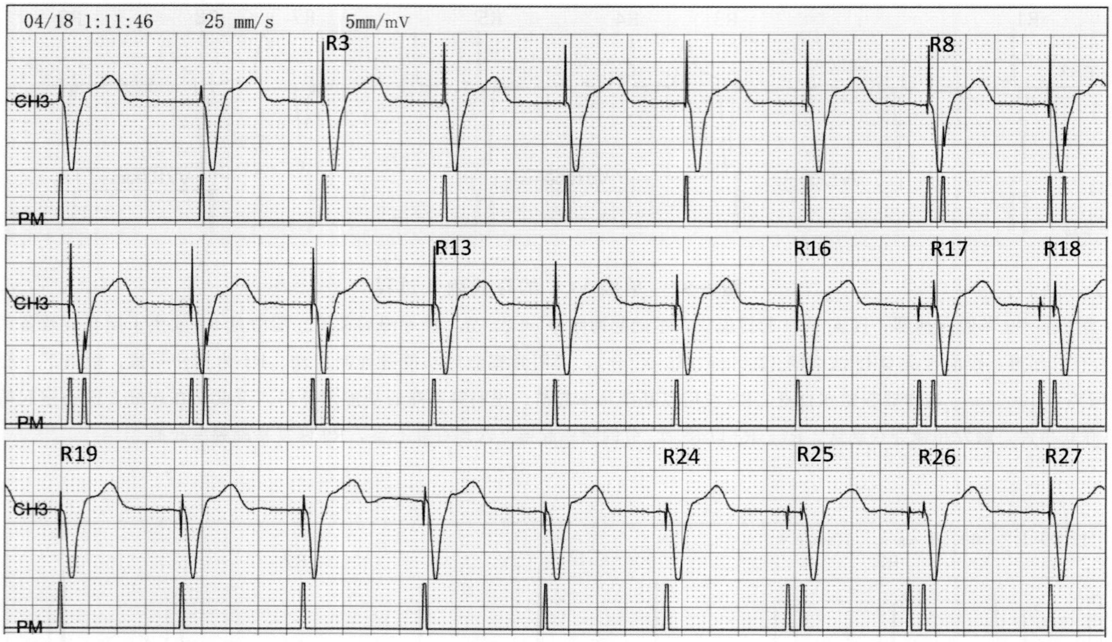

图 6-99 单腔 VCC 阈值搜索实例

百多力 Evia SR 单腔起搏器，基础起搏频率 60 次/分，3 条图为连续记录。上图 R3 开始起搏器增加起搏频率以 70 次/分首先启动 5 个单脉冲心室起搏，建立夺获模板的信号分析；R8 开始发放间隔 100 ms 的双心室起搏脉冲，建立失夺获模板。R13 以阈值测试开始电压（默认 3.0 V）进入阈值搜索阶段，起搏电压每心搏降低 0.6 V（粗降阶段），夺获电压只起搏一次；R17（起搏电压 0.6 V）发生了不夺获，不夺获电压起搏 2 次（R18）。R19 开始以不夺获前（R16）起搏电压 1.2 V 进入电压细降阶段，每心搏电压降低 0.1 V，至 R25 发生不夺获（电压 0.6 V），R26 重复起搏一次；然后确定 R24 起搏电压为起搏阈值（电压 0.7 V），加上安全余量（0.5 V）后以 1.2 V 为下一次阈值测试前的工作电压。VCC 阈值搜索结束时没有起搏电压调整后的超速夺获确认，直接回复基础起搏频率（R27）进入连续夺获确认状态

（陈顾江）

右室自动夺获功能——波士顿科学

波士顿科学（Boston Scientific，波科）起搏器的心室自动阈值管理功能称为右室自动夺获（Right Ventricular Automatic Capture，RVAC；部分型号称为 Automatic Capture，AC，其运作方式基本一致）。RVAC/AC 算法通过动态调整心室输出电压以确保起搏器能以最低、最有效的输出起搏心室，并观察每一次起搏，失夺获时提供心室备用脉冲，以确保夺获。该功能不仅可以延长起搏器使用寿命，还具有安全性、易用性和选择性等优点。

RVAC/AC 仅运行在 DDD(R)、DDI(R)、VDD(R) 和 VVI(R) 模式下及在 VDI(R) 和 DDI(R) 模式转换期间。目前，波科 ACCOLADE、PROPONENT、ESSENTIO、ALTRUA2、FORMIO、VITALIO、INGENIO 以及 ADVANTIO 系列起搏器中有 RVAC 功能；ALTRUA50、ALTRUA60 具有 AC 功能。

RVAC/AC 算法具体有 3 个状态（图 6-100）：

1. 心室自动夺获测试（Ventricular Automatic Capture Measurement）。

2. 逐跳监测状态（Beat-to-beat Basis）。

3. RVAC 暂停状态/重试模式（Right Ventricular Automatic Capture Suspension/ Automatic Capture Retry）。

一、心室自动夺获检测

自动夺获功能的开启非常简单，只需在心室

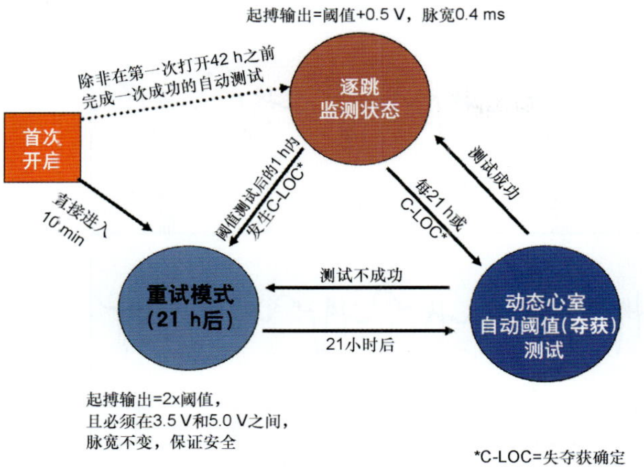

图 6-100　右室自动夺获（RVAC）功能运行示意图

振幅输出项目选择“AUTO”即可（图 6-101），起搏器将会自动进行阈值测试。有两种类型的阈值测试，即指令式心室自动阈值（夺获）测试和动态心室自动阈值（夺获）测试。前者是通过程控仪触发的，后者是由起搏器自动触发的。

（一）指令式心室自动阈值测试

建议在开启自动夺获程序之后执行一次“指令式自动阈值测试”，以确保系统稳定性。测试时脉宽固定为 0.40 ms（不可程控），测试初始电压 3.5 V，自动阈值算法将系统地逐渐减低起搏电压，直到获得最小能量的心室夺获为止。

波科起搏器将单次起搏失败定义为失夺获（Loss of Capture，LOC），如果连续 4 个起搏的心动周期内有两次失夺获，定义为失夺获确认（Confirmed Loss of Capture，C-LOC）。

在 Automatic Capture 功能中为了方便医生更好地判断失夺获，指令式心室自动阈值测试在起搏器未确认失夺获之前，不会发放心室备用脉冲；失夺获确认后会发放心室备用脉冲（图 6-102）。而在 Right Ventricular Automatic Capture 功能中，失夺获后均会发放心室备用脉冲（图 6-103）。

如果自动夺获功能程控开启但阈值测试不能成功完成，阈值测试界面将生成代码解释原因，同时自动夺获将进入重试模式。可能的原因包括感知放大器检测到噪声信号或者 ER 波信号太小等。

1. Noise（噪声）：任何在心室和（或）ER 波感知振幅上的噪声。

2. LOC?（失夺获?）：测试下降至 0.1 V 仍未测量到失夺获。

3. >3.0：测得的阈值大于 3.0 V。

4. Sense（感知）：测试时持续超过 255 个心动周期仍无足够的起搏事件，使测试无法完成。

5. V-ER?：ER 波信号太小（<2 mV）、信号变化太大或不夺获的极化波信号太大。

如果不选择执行一次指令式心室自动阈值测试，设备将在程控结束后 10 min 内启动一个动态心室自动阈值测试，以确定基线。

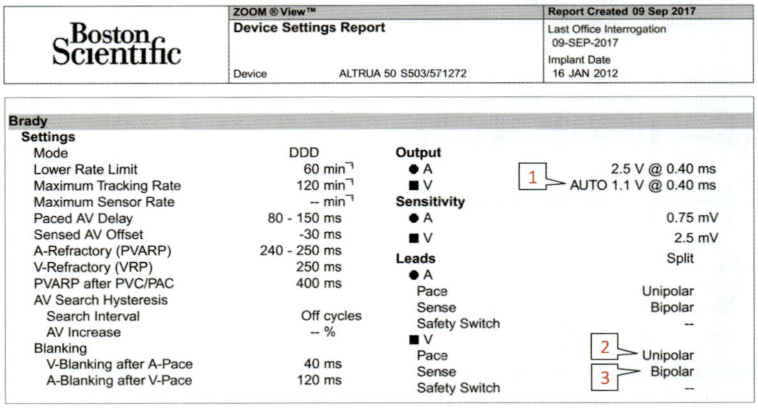

图 6-101　Automatic Capture 的程控设置

波科 ALTRUA 50 S503 双腔起搏器，心室输出选择为“AUTO”（标记 1）表示 AC 功能开启。起搏器工作电压为 1.1 V/0.40 ms，提示心室阈值为 0.6 V。心室起搏设置为单极（标记 2），感知为双极（标记 3）

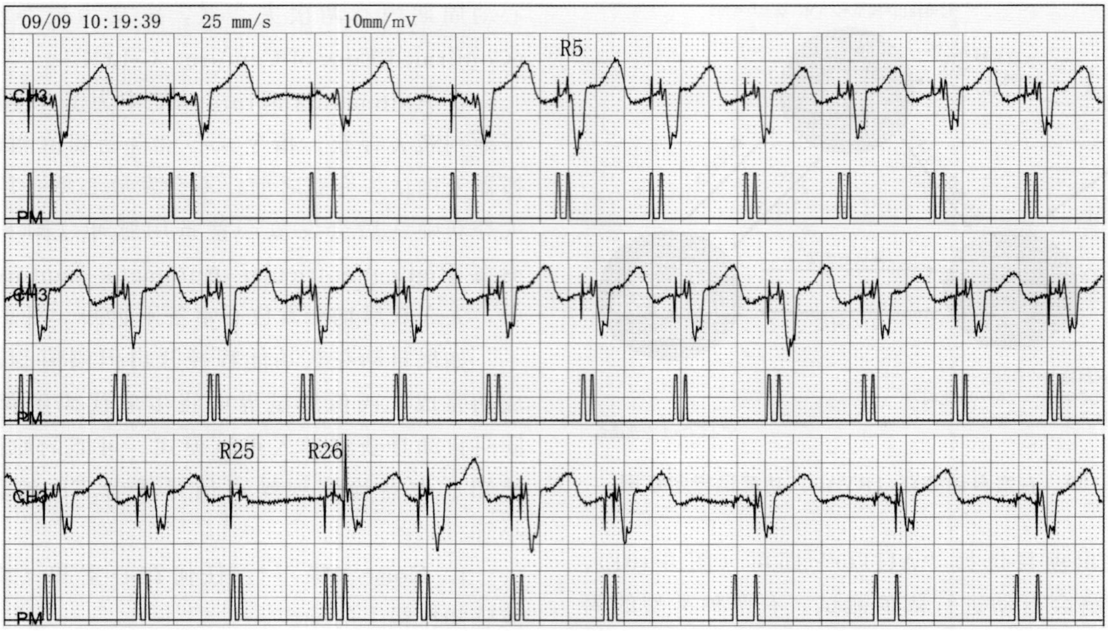

图 6-102 Automatic Capture 指令式心室自动阈值测试

波科 ALTRUA 50 S503 双腔起搏器，设置模式 DDD，低限频率 60 次/分，上限跟踪频率 120 次/分，PAV 间期 80～150 ms，感知补偿－30 ms，上图为连续记录。R5 开始启动指令式心室自动阈值测试，选择测试频率 90 次/分，可见 PAV 间期缩短至 60 ms。至 R25 发生失夺获（LOC），此时未见备用脉冲发放，心室起搏脱落 1 次；R26 再次失夺获，符合 4 个心动周期中 2 次失夺获的失夺获确认（C-LOC）标准，70 ms 后心室备用脉冲发放，确认前组电压为起搏阈值，继续以阈值＋0.5 V 连续起搏 3 次夺获确认。然后以该电压为工作电压恢复低限频率起搏

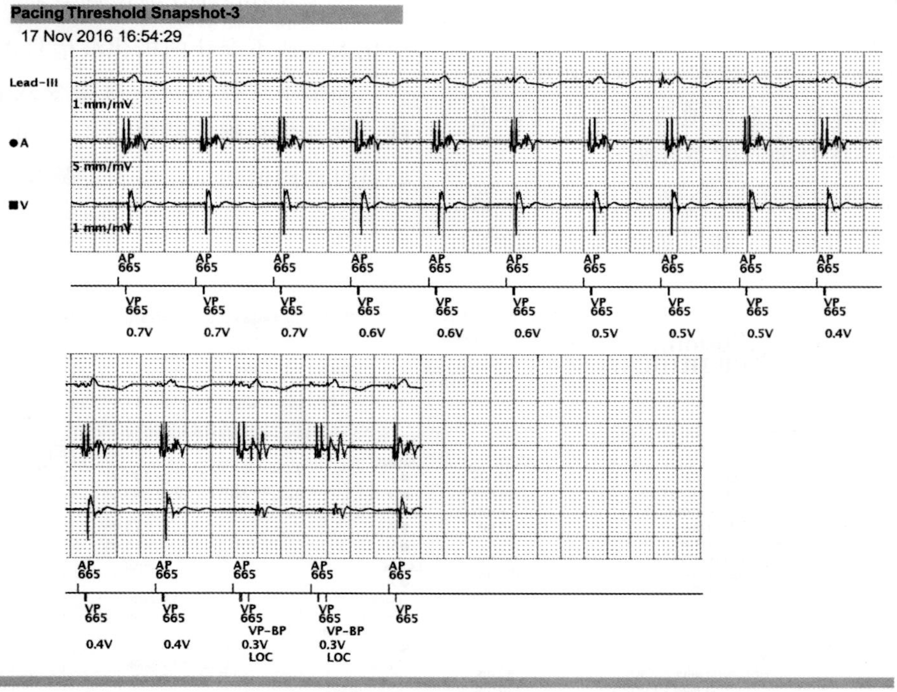

图 6-103 RVAC 指令式心室自动阈值测试

波科 ADVANTIO J064 起搏器，上图为连续记录的指令式心室自动阈值测试片段，图中标记 Lead Ⅲ代表体表Ⅲ导联，●A 代表心房感知通道，■V 代表心室感知通道，AP 代表心房起搏，VP 代表心室测试脉冲，VP-BP 代表心室备用脉冲。图中见每测试电压连续夺获 3 次后以 0.1 V 递减，0.3 V 电压 2 次失夺获后均有备用脉冲发放，阈值为 0.4 V

（二）动态心室自动阈值测试

当 RVAC/AC 功能开启时，一般情况下即使没有失夺获确认事件发生，起搏器也默认每 21 h 进行一次自动阈值测试；阈值测试分为跟踪模式（atrial tracking modes）和非跟踪模式（non-tracking modes）。

1. 在双腔跟踪模式下，以下参数将临时改变，以确保测试成功（图 6-104 至图 6-106）：

（1）PAV 间期为 60 ms。

（2）SAV 间期为 30 ms（受上限跟踪频率限制）。

（3）心室测试起始电压为 3.5 V，并以 0.1 V 递减。

（4）每次测试脉冲后 70 ms 左右，提供心室备用起搏，电压 3.5～5.0 V。

2. 在非跟踪模式，如 VVI(R)、VDI(R) 及 DDI(R) 模式下：

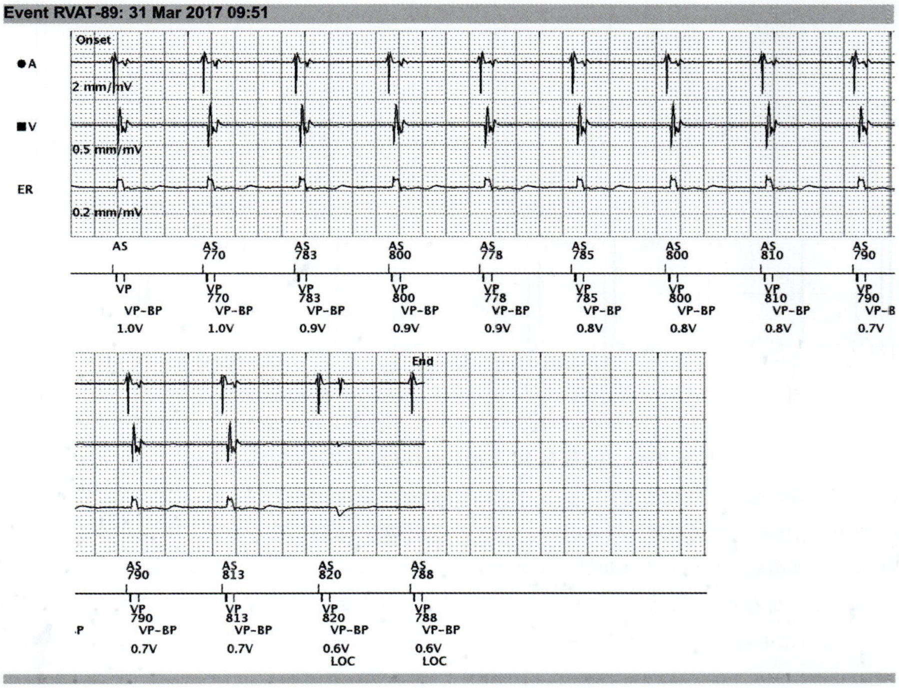

图 6-104　动态心室自动阈值测试（RVAC）程控记录片段

波科 ADVANTIO J064 起搏器，从程控仪获取的动态心室自动阈值测试记录片段。图中标记●A 代表心房感知通道，■V 代表心室感知通道，ER 代表心室 ER 波电图，AS 代表心房感知，VP 代表心室测试脉冲，VP-BP 代表心室备用脉冲。图中见每测试电压连续夺获 3 次后以 0.1 V 递减，0.6 V 电压 2 次失夺获后测试结束，阈值为 0.7 V

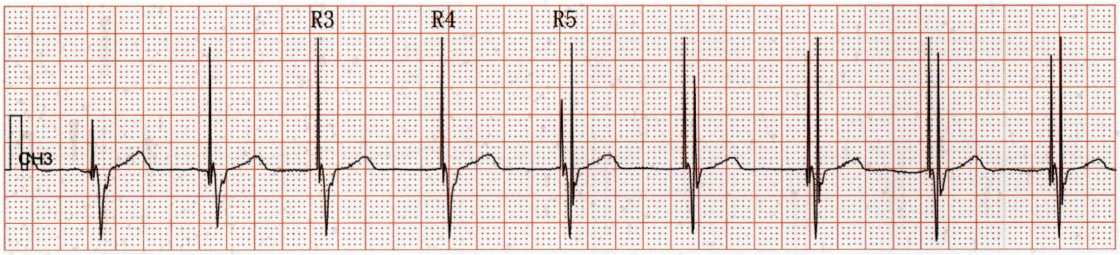

图 6-105　跟踪模式下动态心室自动阈值测试（RVAC）

波科 ADVANTIO J064 起搏器，设置模式 DDD，低限频率 60 次/分，上限跟踪频率 130 次/分，PAV 间期 80～180 ms，SAV 间期 65～150 ms，PVARP240～280 ms，上图为 RVAC 动态心室自动阈值测试起始片段。与 Automatic Capture 不同，RVAC 动态心室自动阈值测试起始首先逐渐缩短 AV 间期（R3、R4），然后开始发放测试脉冲及心室备用脉冲（R5）

（1）PAV 间期为 60 ms。

（2）心室测试起始电压为 3.5 V，并以 0.1 V 递减。

（3）每次测试脉冲后 70 ms 左右，提供心室备用起搏，电压 3.5～5.0 V。

（4）心室起搏频率提高至比当前频率快 10 次/分，或低于室性心动过速检测频率 5 次/分，但不超过上限跟踪频率或上限传感器频率。

另外，在非跟踪模式中，自动阈值（夺获）测试前将先检查当前心率，如果超过低限频率＋50 次/分，测试将延迟 1 h。如果小于低限频率＋50 次/分，自动夺获测试频率将增加 10 次/分（图 6-107），但不能超过 MTR、MSR、VRR，或 110 次/分（以最小者为准）。10 次/分的测试频率增加只适用于每 21 h 的单腔动态心室自动阈值测试。所有其他测试，包括 1 h 的延迟测试，都不会增加

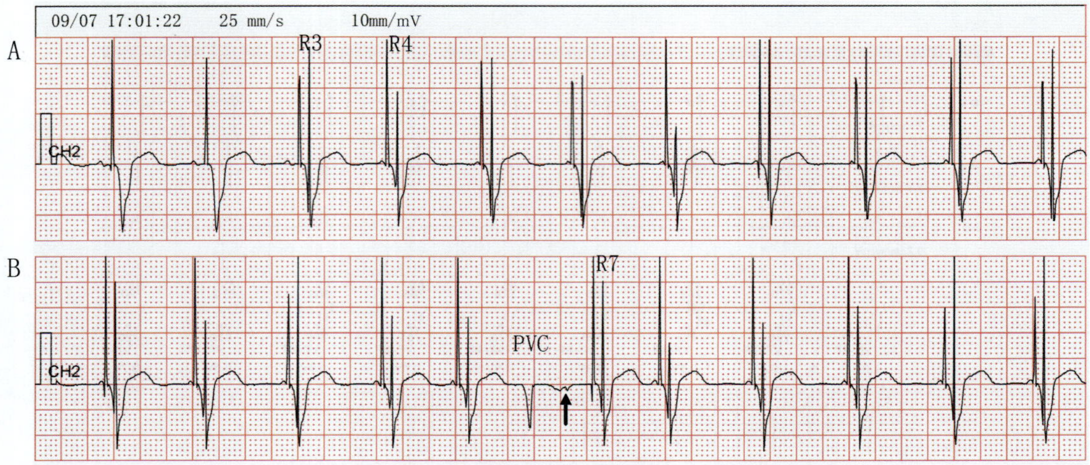

图 6-106 跟踪模式下动态心室自动阈值测试（AC）

波科 ALTRUA 50 S503 双腔起搏器，设置模式 DDD，低限频率 60 次/分，上限跟踪频率 130 次/分，PAV 间期 80～150 ms，感知补偿－30 ms，PVARP240～250 ms；图 A、B 为同一次动态心室自动阈值测试非连续记录片段。图 A 中 R3 开始启动动态心室自动阈值测试，此时 SAV 间期并未立即缩短，可见心室备用脉冲重叠于 QRS 波中；至测试第 2 跳 SAV 间期缩短至 30 ms。图 B 中见室性早搏（PVC）后有自主 P 波（↑示）被有效感知，此时 SAV 间期受上限跟踪频率限制，未缩短至 30 ms，心室测试脉冲（R7）按上限跟踪频率发放。动态心室自动阈值测试中备用脉冲均会在测试脉冲后 70 ms 发放

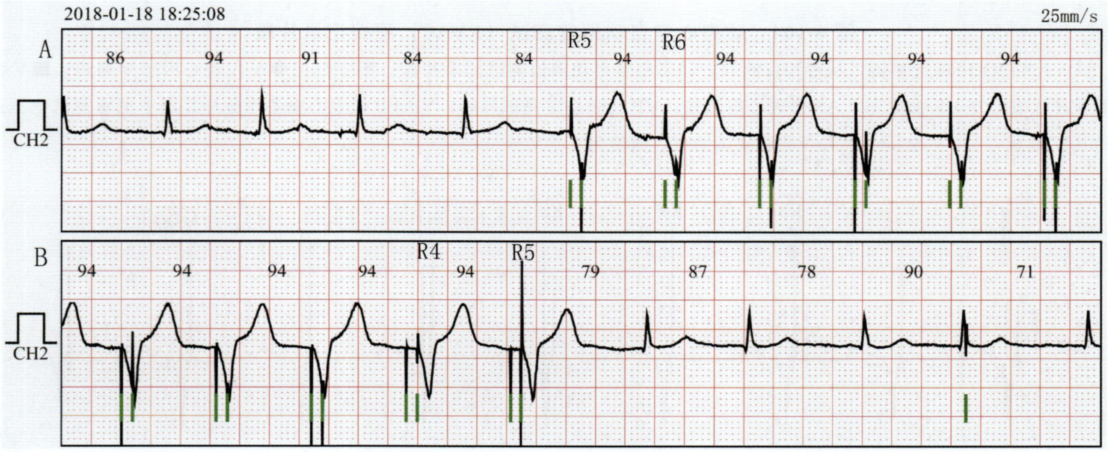

图 6-107 非跟踪模式下动态心室自动阈值测试

波科 ALTRUA 50 S501 单腔起搏器，设置模式 SSIR，低限频率 60 次/分；上图为非连续记录。图 A 中 R5 开始起搏器启动动态心室自动阈值测试，测试第 1 跳频率等于测试前自身心率（84 次/分），第 2 跳（R6）开始测试频率增加 10 次/分（94 次/分）。图 B 为阈值测试结束时片段，R4R5 连续 2 次测试脉冲失夺获，备用脉冲夺获，确认前组电压为阈值，测试结束

起搏频率。

起搏器的输出电压从 3.5 V 开始，阈值的测试范围为 0.2～3.0 V，脉宽 0.4 ms；每个测试电压发放 3 次脉冲为一组进行阈值测试，如果检测到噪声信号或失夺获时可能需要附加起搏脉冲。只有当一组电压中连续 3 次均夺获成功，才会降低测试电压，每次降低 0.1 V。当一组电压中出现 2 次失夺获时（图 6-108，图 6-109），起搏器就确认前一组的测试电压就是当前的心室起搏阈值。与指令式心室自动阈值测试不同，动态心室自动阈值测试过程中每个心室测试脉冲后 70 ms 均会发放心室备用脉冲。测试完成后，自动调整输出电压等于当前心室阈值＋0.5 V（输出范围 0.7～3.5 V）。

确认心室起搏阈值后，起搏器认为阈值测试成功，则切换为逐跳监测状态（图 6-110）。如该次阈值测试失败，RVAC/AC 切换为暂停状态/重试模式（RVAC Suspension/AC Retry）；如果自动夺获检测到连续 4 次融合波现象，起搏器也将停止测试并生成一个“不成功的代码”（最有可能的原因为“噪声”）。如果连续 4 天中均测试失败，导线警报（Lead Alert）将被触发。

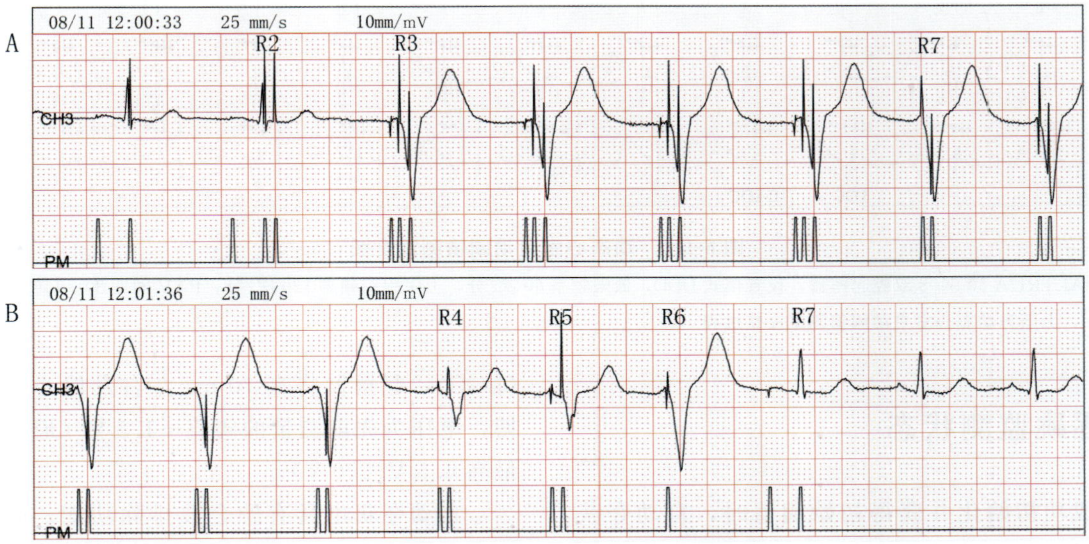

图 6-108　跟踪模式下动态心室自动阈值测试（AC）

波科 ALTRUA 60 S602 双腔起搏器，设置模式 DDD，低限频率 60 次/分，上限跟踪频率 120 次/分，PAV 间期 250 ms，感知补偿－30 ms，PVARP 240～250 ms，上图 A、B 为非连续记录。图 A 为动态心室自动阈值测试起始，R2 开始发放测试脉冲及备用脉冲，PAV 间期未立即缩短，R3 开始 PAV 间期缩短至 60 ms；R7 开始出现自主 P 波，SAV 间期缩短至 30 ms。图 B 为阈值测试结束时片段，图中 R4、R5 连续 2 次测试脉冲失夺获，心室备用起搏与自身下传形成融合波；失夺获确认成立，起搏器判定前组电压为阈值，R6 以阈值＋0.5 V 夺获确认成功；R7 开始进入逐跳监测状态

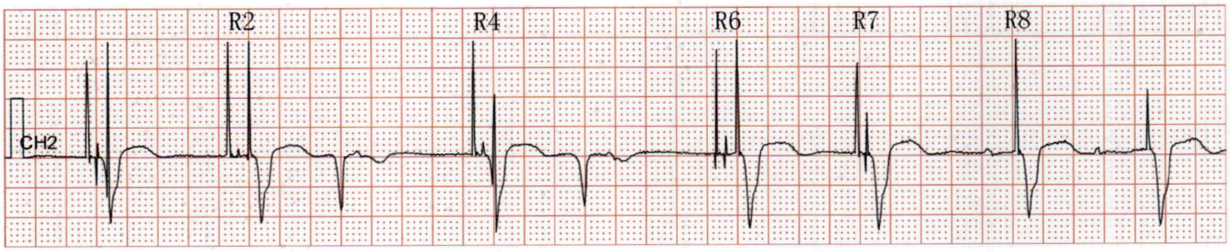

图 6-109　动态心室自动阈值测试中的失夺获确认（C-LOC）

波科 ALTRUA 50 S503 双腔起搏器，设置模式 DDD，低限频率 60 次/分，上限跟踪频率 130 次/分，PAV 间期 80～150 ms，感知补偿－30 ms，PVARP 240～250 ms，开启节律平滑功能（Rate Smoothing Up/Down 均为 12%），上图为动态心室自动阈值测试片段。图中见 R2 测试脉冲失夺获，R4 夺获，R6 再次失夺获，符合 4 个起搏的心动周期内 2 次失夺获的失夺获确认标准，确认前组电压为阈值，R7 阈值＋0.5 V 夺获确认成功，R8 开始进入逐跳监测状态。图中测试期间的起搏频率快于低限频率，测试结束后的 SAV 间期不等为节律平滑功能影响所致

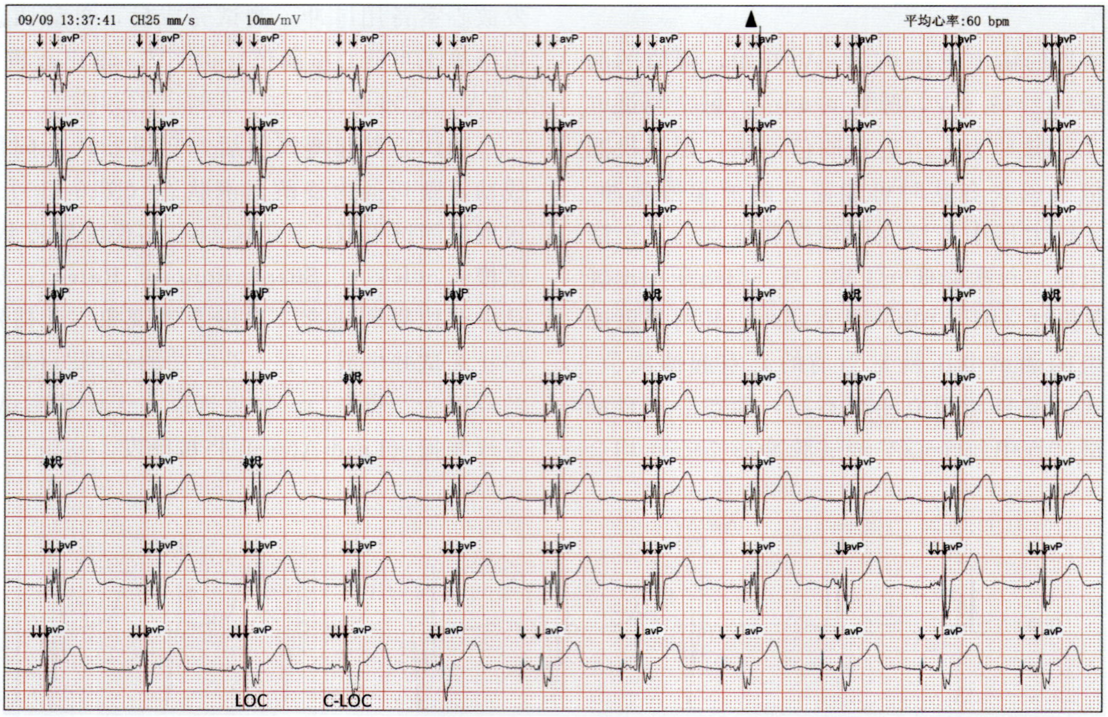

图 6-110　动态心室自动阈值测试全图

波科 ALTRUA 50 S503 双腔起搏器，设置模式 DDD，低限频率 60 次/分，上限跟踪频率 120 次/分，PAV 间期 80～150 ms，感知补偿－30 ms，上图为动态心室自动阈值测试完整过程

二、逐跳监测状态

在成功初始化并获得初始阈值时，自动夺获就进入了逐跳监测状态，起搏输出振幅为阈值加 0.5 V。当患者处于起搏状态时，自动夺获功能监测每一次起搏后是否存在 ER 信号。如果有 ER 信号，继续逐跳监测状态。如果有一个失夺获（LOC），起搏器将在 70 ms 左右发放心室备用起搏，电压为先前测量的阈值＋1.5 V（最低 3.5 V，最高 4.5 V/5.0 V）。

自动夺获也具有融合波排除功能。起搏器把融合波归类为 ER 信号中检测到的噪声。因此，如果检测到融合波，自动夺获将在下一个心动周期延长 AV 间期（双腔模式）或 VV 间期（单腔模式）64 ms（图 6-111，图 6-112）。这有助于起搏器

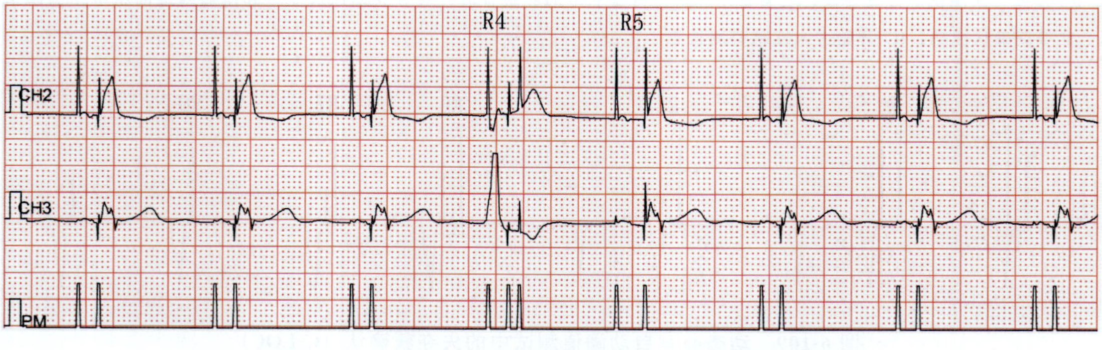

图 6-111　双腔 Automatic Capture 融合波排除功能运作

波科 ALTRUA 50 S503 双腔起搏器，设置模式 DDD，低限频率 60 次/分，上限跟踪频率 120 次/分，PAV 间期 80～150 ms，感知补偿－30 ms。图中见 R4 为室性早搏，未被起搏器有效感知，心室起搏功能性失夺获，70 ms 后发放心室备用脉冲，下一心搏（R5）AV 间期延长了 64 ms

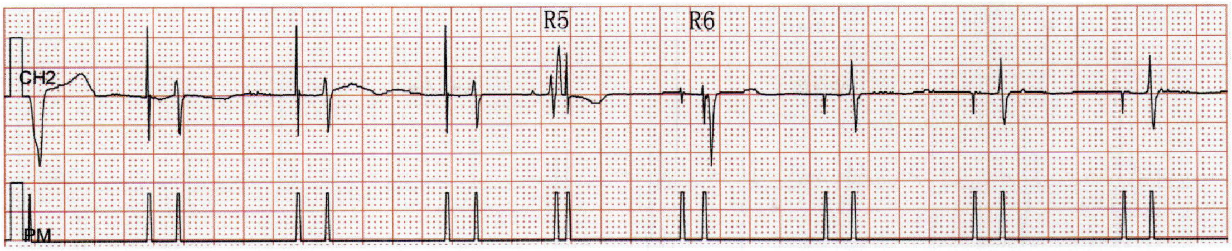

图 6-112 动态 AV 延迟对融合波排除的影响

波科 ALTRUA 50 S503 双腔起搏器，设置模式 DDD，低限频率 60 次/分，上限跟踪频率 130 次/分，开启动态 AV 延迟功能（Dynamic AV Delay），PAV 间期 80～190 ms，感知补偿－30 ms。图中 R5 为心室起搏与房性早搏自身下传形成融合波，70 ms 后发放心室备用脉冲。按照常理 R6 应该延长 AV 间期 64 ms 进行融合波排除，但此处 PAV 间期反而缩短至 150 ms 左右。原因为波科起搏器的动态 AV 延迟在心房频率加快后会缩短下一心动周期的 AV 间期，最短可至 80 ms；动态 AV 延迟导致的 AV 间期缩短值超过了融合波排除的延长值，因而造成这种反常现象

区分融合波和真正的心室夺获，并采取相应的行动。

如果连续 4 个心动周期内有 2 次失夺获，则失夺获确认（Confirmed Loss of Capture，C-LOC）成立；此时，除了提供心室备用起搏之外，C-LOC 会启动一次动态心室自动阈值测试或进入暂停状态/重试模式（图 6-113）。

三、RVAC/AC 暂停状态/重试模式

如果动态心室自动阈值测试失败，或者动态心室自动阈值测试成功后的 1 h 内发生了失夺获确认（C-LOC）事件，起搏器将切换到暂停状态/重试模式。

在暂停状态/重试模式下，起搏器将以前一次成功测得的心室阈值的 2 倍作为输出电压（范围 3.5～5.0 V，脉宽 0.4 ms，表 6-3）。并且每 1 h（从上次测试开始，而不是失夺获确认后）或 21 h 后进行一次动态心室自动阈值测试。重试的间隔时间取决于导致起搏器进入该状态的原因，如果是 ER 感知通道或心室感知放大器感知到噪声所致，则重试每小时 1 次（图 6-114）。如果是 ER 信号不足，未能找到最低起搏电压或阈值＞3.0 V，则每 21 h 进行测试。直至成功测得阈值，但一天至多检测 3 次。

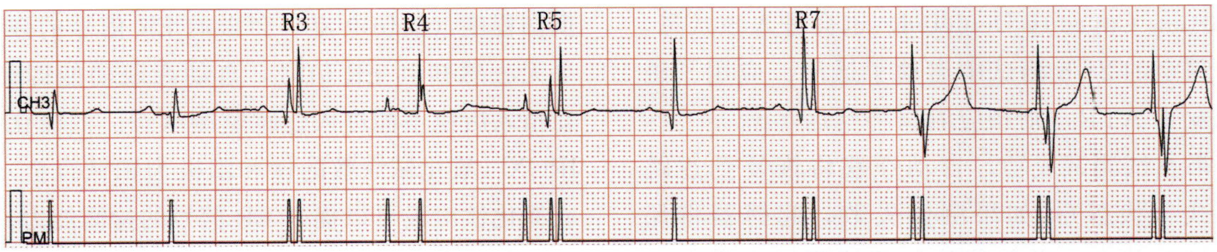

图 6-113 失夺获确认触发动态心室自动阈值测试

波科 ALTRUA 50 S503 双腔起搏器，设置模式 DDD，低限频率 60 次/分，上限跟踪频率 130 次/分，PAV 间期 120～200 ms，感知补偿－40 ms。上图 R3 因融合波致备用脉冲发放；R4 延长 AV 间期 64 ms，心室起搏夺获；R5 再次失夺获，符合 2/4 失夺获确认算法。R7 开始启动动态心室自动阈值测试

表 6-3 RVAC/AC 暂停/重试状态下的输出电压

前次阈值（V）	重试状态下输出电压（V）
0.5	3.5
1.0	3.5
2.0	4.0
3.0	5.0

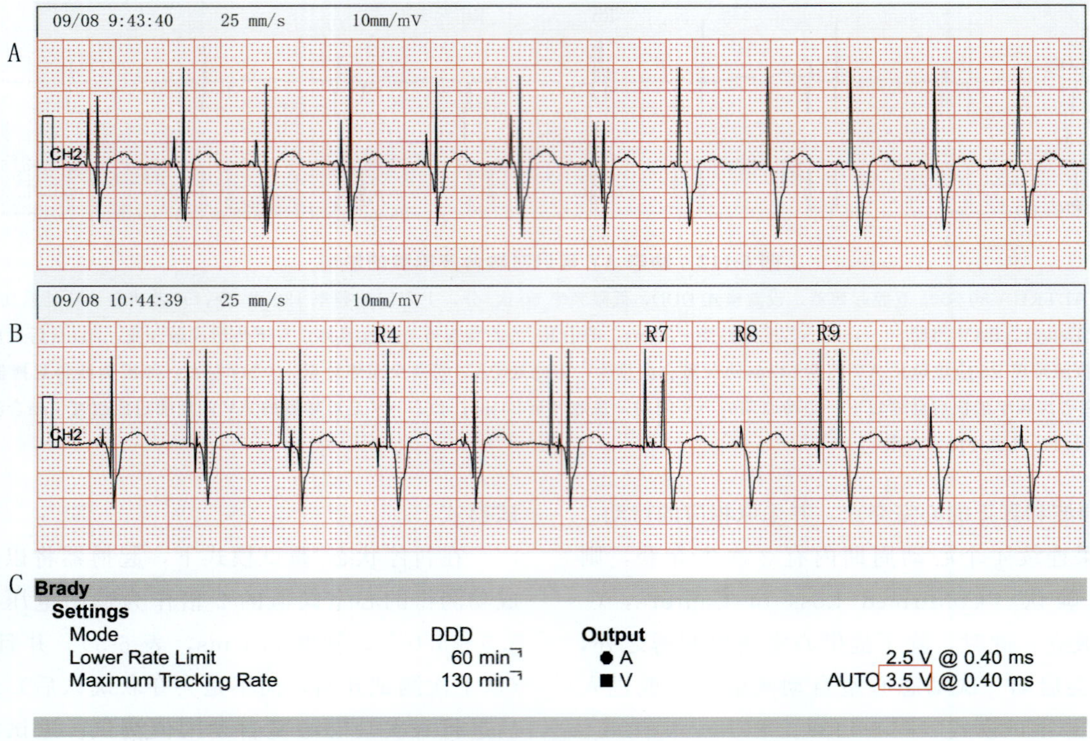

图 6-114　心室自动阈值测试失败启动重试模式

波科 ALTRUA 50 S503 双腔起搏器，设置模式 DDD，低限频率 60 次/分，上限跟踪频率 130 次/分，PAV 间期 80～150 ms，感知补偿－30 ms，开启节律平滑功能（Rate Smoothing Up/Down 均为 12%），图 A、B 为非连续记录，图 C 为程控参数。图 A 见动态心室自动阈值测试结束前未见失夺获，提示阈值测试受到某种因素影响而异常中止，进入 AC 重试模式。图 B 为 1 h 后重启心室自动阈值测试，R4、R7 符合 2/4 失夺获确认算法，阈值搜索成功，R8 加电压夺获确认，R9 开始进入逐跳监测状态。图 C 为 AC 处于重试状态获取的起搏器设置参数，当前心室起搏输出为 3.5 V，提示该患者前次 AC 测试成功时的阈值不超过 1.0 V

需要注意的是，RVAC/AC 在起搏器低电量时（Battery Capacity Depleted）也会进入该状态。如果在预定的 21 h 测试中启动了遥测、应用了磁铁或触发了 ATR，则相应测试将延迟 1 h。

如果重试测试成功，自动夺获将恢复到逐跳监测模式（状态）；如果测试失败，起搏器将保持“重试”状态，并等待执行阈值测试直到下一个 21 h 的计划测试。如果 RVAC/AC 始终处于重试状态，则建议关闭 RVAC/AC 功能，并手动程控设置心室起搏电压。

波科的自动夺获功能也是通过感知 ER（Evoked Response）信号来判断心室夺获与否，其功能运作独立于起搏和感知导线极性，可以兼容大部分导线，包括高阻抗、低阻抗、被动电极或主动电极。起搏和感知可以为单极或双极，这使医生在如何为患者提供治疗方面有了更多的选择。但是自动夺获对导线的选择也是很重要的，这是由于在植入过程中不同极化类型的导线以及对心肌的损伤程度（损伤电流）会影响 ER 信号的强度。如果无法感知到 ER 信号，自动夺获功能即使开启，在植入后也不能进入逐跳监测状态。低极化导线如 IROX（氧化铱涂敷的钛和阳极为铂铱合金）、铂黑或氮化钛电极可以提高 ER 信号的检测能力。

如果起搏配置从双极改为单极，或从单极改为双极，则需要进行一次新的心室自动阈值测试（指令或动态），以使自动夺获初始化，这是因为起搏除极波（ER）信号可以在单极和双极起搏之间产生变化。

自动夺获功能开启并成功运作后，起搏器会记录每日阈值测量情况，生成图表，方便随访医师通过程控仪快速了解患者心室起搏阈值的变化情况（图 6-115）。

（陈顾江）

Daily Measurement (Continued)

Date	Atrial Amplitude (mV)	Atrial Impedance (Ω)	Ventricular Amplitude (mV)	Ventricular Impedance (Ω)	Ventricular Threshold (V)
12-DEC-2016	2.8	590	N.R.	470	0.6
05-DEC-2016	3.2	580	N.R.	470	0.6
28-NOV-2016	3.1	580	N.R.	470	0.6
21-NOV-2016	3.2	580	>12.0	470	0.5
14-NOV-2016	2.6	580	N.R.	460	0.5
07-NOV-2016	2.5	580	N.R.	470	0.5
31-OCT-2016	3.1	580	N.R.	470	0.6
24-OCT-2016	2.9	580	>12.0	470	0.6
17-OCT-2016	2.8	560	>12.0	470	0.6
10-OCT-2016	3.7	560	N.R.	470	0.6
03-OCT-2016	2.8	560	>12.0	470	0.6
26-SEP-2016	2.2	560	N.R.	460	0.6
19-SEP-2016	2.5	560	N.R.	460	0.6

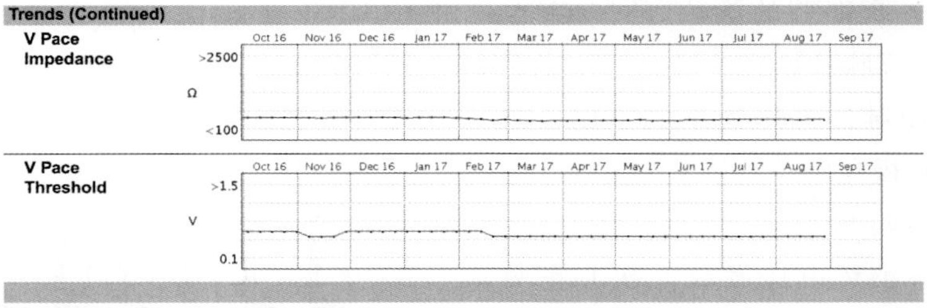

图 6-115　每日心室阈值测量值报告

心室自动阈值调整功能——创领心律医疗（索林）

索林（Sorin）及创领公司起搏器的心室自动阈值调整（Ventricular Auto-Threshold）功能通过定期的心室阈值测试来自动调整心室起搏输出，在避免起搏阈值升高所致的心室失夺获的同时尽可能延长起搏器的工作寿命。该功能可在 SSI、DDD、DDI 及 VVT 模式下运行。

一、程控设置

心室自动阈值调整功能可程控为：Auto（自动）、Monitor（监测）和 Off（关闭）三个状态；默认设置为“Off”。

1. 当程控为“Off”时，心室自动阈值调整功能将不会运行。

2. 当程控为“Auto”时，起搏器将会定期进行心室阈值测试，默认每 6 h 运作 1 次。若阈值测试成功，将以当前阈值的 2 倍电压作为心室输出电压；若阈值测试失败，将以 5 V 的输出电压对心室进行起搏，直至下次阈值测试运行。

3. 当程控为“Monitor”时，起搏器仍将定期进行心室阈值测试，但仅记录所测得的当前心室起搏阈值，不改变心室输出电压。

二、运作方式

心室自动阈值调整功能设置为 Auto、Monitor 状态时会定期运作；在程控测试、磁铁模式、改变心室起搏脉宽/起搏极性后也会运作。运作过程分为三个阶段：等待阶段（Wait Phase）、校正阶段（Calibration Phase）和阈值测试阶段（Threshold Test）。

1. 等待阶段（Wait Phase）：在心室自动阈值调整运作之初，起搏器将进入等待阶段。在此期间，心室输出电压改为 5 V，并至少检测 8 次心动周期；以判断当前状态是否适合进行心室阈值测试。

如果出现下述情况之一，起搏器将维持等待阶段直到问题被解决，然后才会尝试阈值测试并重置每 6 h 的测试间隔：

（1）最近 8 个心脏周期中没有心室起搏事件；

（2）AV 间期≤125 ms；

（3）心室频率≥95 次/分。

2. 校正阶段（Calibration Phase）：进入校正阶段，起搏器会将 AV 间期缩短 65 ms（若为单腔起搏器，则 VV 间期将缩短 65 ms）以确保能有效夺获心室。

校正阶段的目的在于通过释放不同电压的起搏脉冲来检测电极头端的电位信号，看是否能够区分 ER 波和极化电位，从而满足夺获确认的条件（图 6-116）。因为一个夺获的脉冲，同时存在 ER 波和极化电位，不管脉冲电压大小，ER 波大小不变；而极化电位跟脉冲电压大小成正比。而失夺获的脉冲，仅存在极化电位（图 6-117）。

校正阶段运行步骤如下：

（1）以程控脉宽、4 V 电压发放 3 次心室脉冲：记录并对比最后 2 次测得的信号是否均在正常范围，并计算其平均值。

（2）以程控脉宽、2 V 电压发放 3 次心室脉冲：并在每个心室脉冲后 64 ms 发放一个心室备用脉冲（2.5 V/1.0 ms）以保证心室夺获（此阶段起搏器并不清楚当前起搏阈值是否低于 2 V）。记录并对比最后 2 次测得的信号是否均在正常范围，并计算其平均值。

（3）比较 4 V 和 2 V 测试信号的 2 个平均值，如果值是可以接受的，那么将进入下一步 0 V 测试；如果值是不可接受的，心室输出保持在 5 V，阈值测试不再继续。

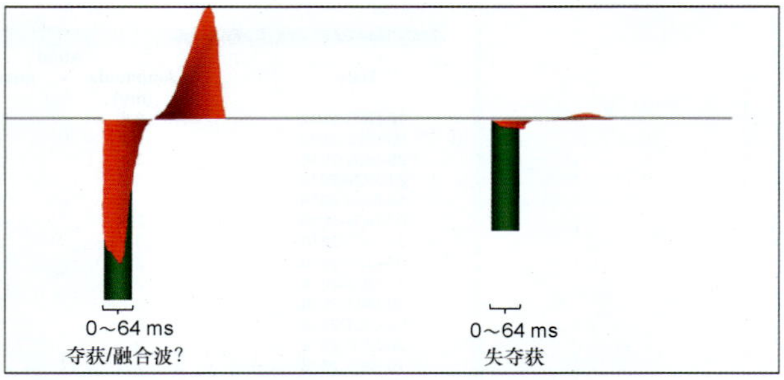

图 6-116　夺获与失夺获的信号差异

图中绿条即为心室脉冲后开启的 64 ms 的 ER 波检测窗口。图左为夺获或融合波时，图右为失夺获时

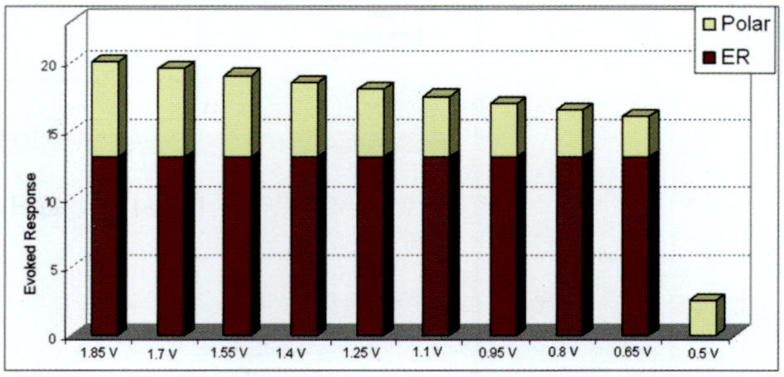

图 6-117　不同电压下夺获/失夺获 ER 波与极化电位的变化

（4）0 V 测试：以 0 V 的输出电压发放 2 次心室脉冲，并在每个心室脉冲后 64 ms 发放一个心室备用脉冲（2.5 V/1.0 ms）。起搏器通过这 2 个 0 V 脉冲来判断是否存在融合波的可能。如测试通过，则进入阈值测试阶段；如不通过，阈值测试不再继续（图 6-118）。

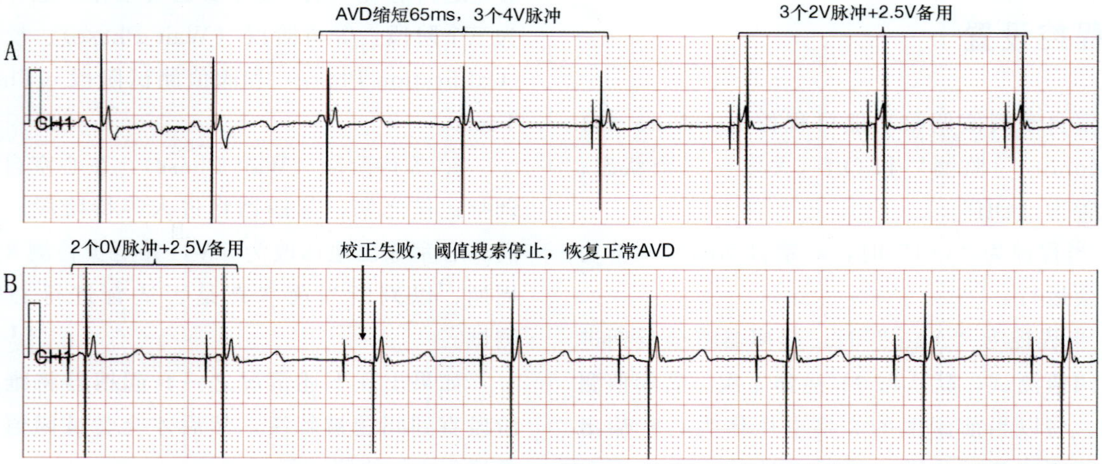

图 6-118　校正阶段测试失败

创领 Orchidee D 双腔起搏器，设置模式 DDD；基础频率 60 次/分，最大频率 130 次/分；AV 延迟 220 ms 至 80 ms，感知补偿 65 ms；心室最小输出电压 2.5 V。上图 AB 为连续记录，可见起搏器在校正阶段结束后 AV 间期恢复正常值，未进入阈值测试阶段；说明在校正阶段的测试结果不符合阈值测试的条件

3. 阈值测试阶段（Threshold Test）：校正阶段通过后，即进入阈值测试阶段（Threshold Test）。心室输出电压将从 1.85 V 开始，逐搏降低 0.15 V，直至发生失夺获或达到 0.20 V。起搏器在失夺获脉冲后 64 ms 发放心室备用脉冲（2.5 V/1.0 ms）并终止阈值测试，此时失夺获前的输出电压即为当前起搏阈值（图 6-117），该电压×2 倍将成为接下来 6 h 的心室起搏工作电压（不低于最小输出电压）(图6-119)。

三、程控注意事项

心室自动阈值调整功能只能在心室起搏的模式（SSI、DDD、DDI 和 VVT）下使用，在 Dplus 或 SafeR 起搏模式下不可用。同时：

1. 程控脉宽范围必须为 0.25～0.5 ms。

2. 程控的 AV 延迟必须≥125 ms。

3. 还需要程控设置最小输出电压，范围：1.5 V、2 V、2.5 V、3 V 和 3.5 V（美国市场产品最低 2.5 V）。

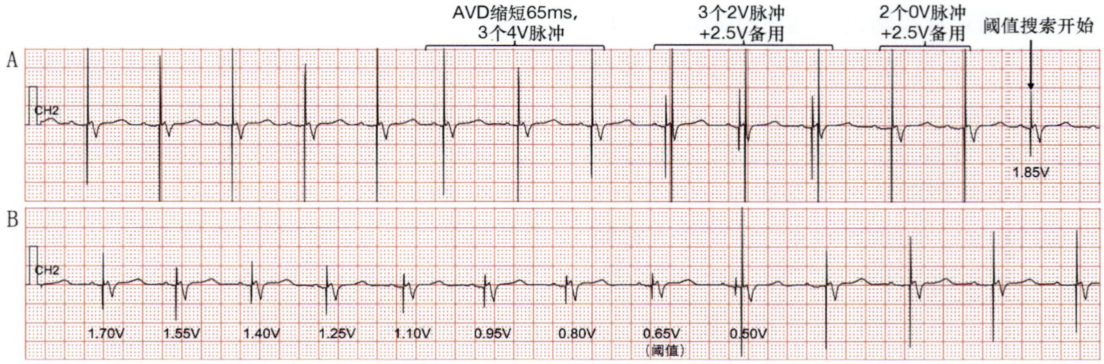

图 6-119　Ventricular Auto-Threshold 实例

创领 Orchidee D 双腔起搏器，设置模式 DDD；基础频率 60 次/分，最大频率 110 次/分；AV 延迟 205 ms 至 80 ms，感知补偿 65 ms；心室最小输出电压 2.5 V。上图 AB 为连续记录，起搏器在校正阶段结束后进入阈值测试阶段，输出电压从 1.85 V 开始逐搏降低，直至 0.50 V 时出现失夺获，其后 64 ms 备用脉冲夺获心室，阈值测试结束；前次夺获电压 0.65 V 即为当前的起搏阈值。由于程控设置的心室最小输出电压为 2.5 V，故其后工作电压为 2.5 V，而不是阈值的 2 倍

（陈顾江）

左室自动阈值管理功能——美敦力

左室自动阈值管理（Left Ventricular Capture Management，LVCM）功能是美敦力 CRT 起搏器对于左心室起搏的自动阈值管理功能，可在 DDD、DDDR、DDIR 或 VVIR 模式下运行。

一、相关程控设置（图 6-120）

1. LV Capture Management：Off（关闭）、Monitor（监测）、Adaptive（自适应）可选。程控为监测时，起搏器可以进行自动阈值搜索但不调整起搏电压；当程控为自适应设置时，起搏器自动搜索阈值并调整起搏电压。

2. LV Amplitude Safety Margin：左心室起搏电压安全余量，与 RVCM 不同，不采用倍数算法，而是直接设置电压增加值（如—1.5 V）。

3. LV Maximum Adapted Amplitude：左心室最大自适应输出电压，最大 6.0 V。

4. LVCM 测试过程中不进行起搏脉宽的调整。

二、阈值搜索前准备

LVCM 运行前需进行状态检测，在没有其他更高优先级起搏器功能运作的情况下，LVCM 默认每天凌晨 01:00 时运行。

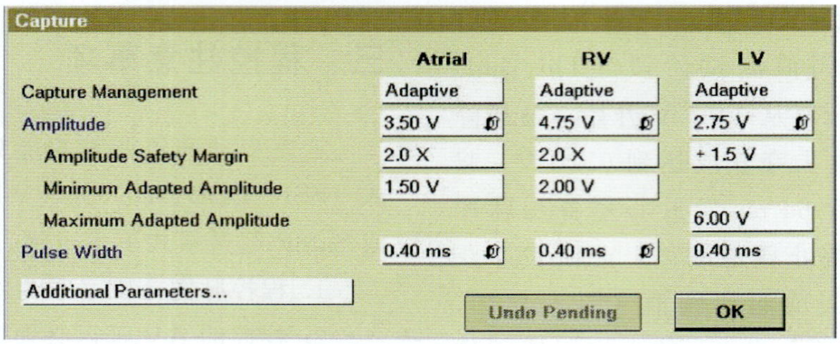

图 6-120　LVCM 的程控设置

1. 设备状态检查：首先进行设备状态检查，以确定是否有任何其他参数设置阻止搜索，例如：LV 起搏电压的固定程控输出不能超过 6.0 V，脉宽必须超过 0.3 ms。心室起搏配置必须包括 LV 起搏。如果设备检查不成功，LVCM 将在第二天重试。

2. 节律稳定性检查：设备状态检查通过后，起搏器将评估患者当前的节律是否足够稳定，以支持起搏阈值搜索。起搏器观察 12 个心动周期，R-R 间期变异不能超过 200 ms，自身心率不能大于 85 次/分。如果稳定性检查成功，接下来检查患者的 V-V 传导时间（LVP-RVS 间期）和 A-V 传导时间（AP-RVS 间期）（图 6-121）。如果稳定性检查不成功，起搏器自动以 30 min 的间隔进行搜索；如果在一天内不能成功完成稳定性检查，则在第二天重试。在非心房跟踪模式下，不进行节律稳定性检测。

3. LVP-RVS 间期检查：LVCM 运作时，必须仅在左心室起搏时，右心室电极能感知到心脏的去极化信号。起搏器最长观察 8 个 LVP-RVS 间期，检查 V-V 间期的稳定性，决定是否需要对起搏参数进行修正。如果连续 4 个 LVP-RVS 间期是一致的，V-V 传导检查成功（图 6-122）。

4. AP-RVS 间期检查：在跟踪模式下，起搏器启动心房起搏-心室跟踪模式最多 8 个周期，同时延长起搏房室间期。如果每次心房起搏脉冲后有相应的右心室感知，且连续 4 个 AP-RVS 间期是一致的，传导检查成功。如果在 PAV +80 ms 内没有 RVS 感知，将触发双心室起搏（图 6-122）。此时及 LV 阈值搜索期间的心房起搏频率由 LVCM 算法决定。在非心房跟踪模式下，不进行 AP-RVS 间期检查。

5. LVCM 的成功需要左心室测试时有相应的 RVS 事件才能判断左心室测试夺获，而不是采用 ER 波（Evoked Response）感知方法。因此，理想的 LVP-RVS 间期为 140 ms 左右，AP-RVS 间期为 LVP-RVS 间期加 60～80 ms（因不同起搏器而异）。起搏器通过 LVP-RVS 间期及 AP-RVS 间期来确定 V-V 及 A-V 感知窗口，从而判断 RVS 信号来自左心室起搏还是自身房室下传。如果传导检查不成功，起搏器自动以 30 min 的间隔进行搜索，一天内最多重复 5 次，如果均失败，则在第二天从设备检查开始重试。

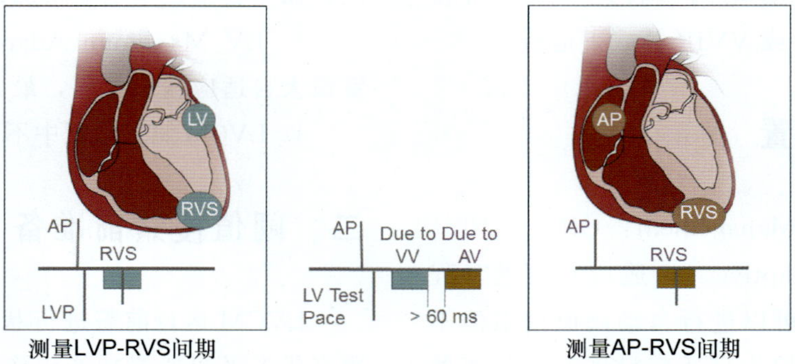

图 6-121　LVP-RVS 间期和 AP-RVS 间期测试示意图

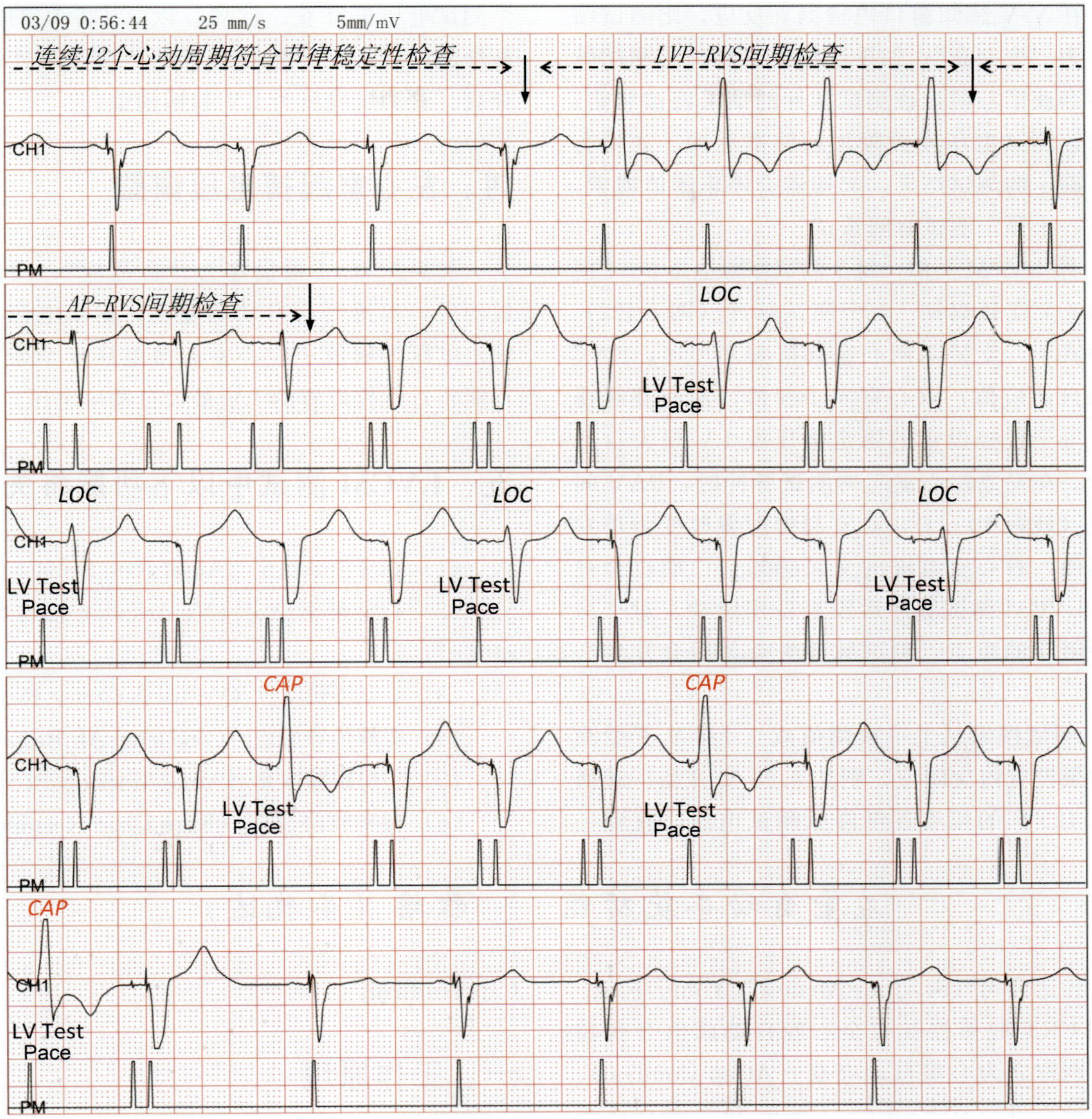

图 6-122　LVCM 运作实例

患者因完全性左束支传导阻滞、心力衰竭植入美敦力 Brava Quad CRT-D DTBC2QQ 起搏器，设置模式 DDD，低限频率 50 次/分，上限跟踪频率 130 次/分，PAV/SAV 间期：150/100 ms，心室起搏"LV→RV"，V-V 起搏延迟 10 ms，上图为连续记录的模拟 V_5 导联动态心电图片段。起搏器在凌晨 1 点左右启动 LVCM 功能，在满足设备状态检查、节律稳定性检查后，起搏器发放 4 个单左心室起搏测量 LVP-RVS 间期；然后启动 4 次心房起搏–心室跟踪工作方式测量 AP-RVS 间期，由于没有自身下传的 VS，在 PAV 间期 220 ms 处发放双心室起搏。随后进入阈值搜索阶段，起搏器增加心房起搏频率，PAV 间期缩短至 100 ms（自适应值），每 3 个支持周期后发放 1 次左心室测试脉冲（LV Test Pace），无心室备用脉冲。前 4 次测试脉冲后未见起搏的 QRS 波，自身下传的 QRS 波位于 LVP-RVS 间期之外，判断为左心室失夺获（LOC），每次测试后电压增加 0.125 V。后 3 次测试均夺获左心室，该电压为阈值，测试结束；其后恢复程控设置的双心室起搏。本例中，双心室起搏、LVP-RVS 检测及左心室测试时的房室起搏脉冲间隔太近，在心电图中难以识别

三、搜索并确定 LV 起搏阈值

LVCM 通过改变测试脉冲的振幅而不改变脉宽的方式，观察 LV 起搏后的 RVS 事件，以确定测试脉冲是否夺获左心室心肌，以找到一个固定脉宽并能持续夺获左心室心肌的最低电压，确定为 LV 起搏电压阈值。

1. 如果对左心室测试脉冲右心室有感知反应且发生在 V-V 感知窗口内，结果判断为"夺获"；

如果未在 V-V 感知窗口内检测到反应，则测试结果判断为“失夺获”。如果起搏器不能确定测试脉冲是否夺获了心肌，该测试脉冲的结果将被忽略；继续以该测试电压发放附加的测试脉冲。如果有太多不确定的测试结果，起搏器会停止阈值搜索，并在下一个预定测试时间重试。

2. 跟 RVCM 类似，每个测试序列也是 3+1 模式，即 3 个支持周期+1 个测试脉冲（图 6-122）。跟踪模式下，支持周期心房起搏频率加速，PAV 间期为自适应值；双心室同步起搏，左心室起搏的电压等于程控设定的固定电压或 LV 最大自适应电压。在发放左心室起搏测试脉冲时，PAV 间期缩短（最短 10 ms），心室起搏配置改变为单左心室起搏，右心室电极的交叉感知空白期也会被改变。LVCM 测试脉冲后没有备用脉冲，对于房室传导阻滞的患者，测试脉冲失夺获后会发生心室漏搏。

3. 阈值搜索从上一次阈值减 0.125 V 开始测试；如果没有前次阈值，则从 0.75 V 开始。起搏器以 0.125 V 的幅度逐渐降低测试电压，直到一个测试电压失夺获。然后，以 0.125 V 的幅度逐渐增加电压，直到相同电压的测试脉冲连续 3 次夺获，该测试电压为 LV 起搏阈值。

四、左心室起搏电压调整

如果 LVCM 被设定为“自适应”，阈值搜索成功后，起搏器会自动调整 LV 输出电压；实际输出电压为阈值+左心室起搏电压安全余量，但不能超过程控设置的 LV 最大自适应电压。

五、LVCM 测试中以下功能将失活

（1）心房频率稳定（Atrial Rate Stabilization）；

（2）心室频率稳定（Ventricular Rate Stabilization）；

（3）心室感知反应（Ventricular Sense Response）；

（4）房颤传导反应（Conducted AF Response）；

（5）心房跟踪恢复（Atrial Tracking Recovery）；

（6）频率骤降反应（Rate Drop Response）。

左室自动夺获功能——雅培（圣犹达）

圣犹达公司（St. Jude Medical）Unify/Fortify 系列 CRT 起搏器具有全心腔自动阈值夺获功能，分别称之为心房自动夺获（ACap Confirm）、右室自动夺获（RVCap Confirm）和左室自动夺获（LVCap Confirm）功能。在 DDD(R)、DDI(R) 及 VVI(R) 模式下，左右室能够自动地、周期性地独立进行阈值测试及显示趋势图（图 6-123）。本部分主要介绍 LVCap Confirm 及 RVCap Confirm。

一、工作原理

起搏除极积分（Paced Depolarization Integral，PDI）：PDI 是一种基于感知起搏脉冲后的 ER 波面积来计算积分的 ER 信号分析方法（图 6-124）。测到的最小 ER 波面积和最大的极化波面

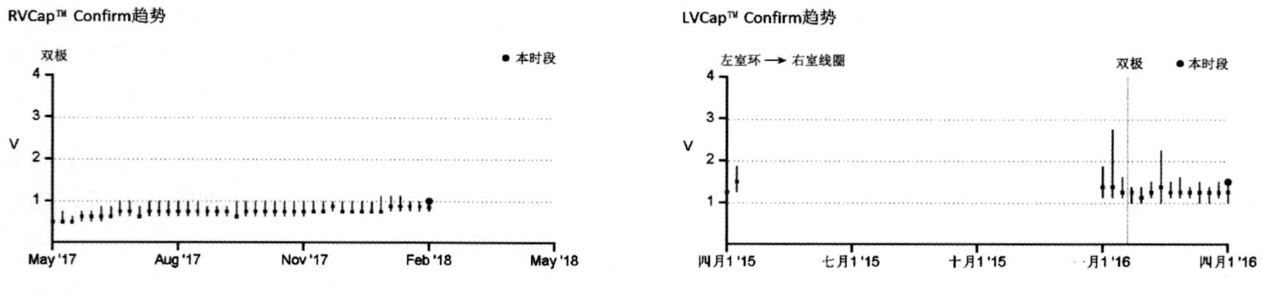

图 6-123 LVCap Confirm 及 RVCap Confirm 趋势图

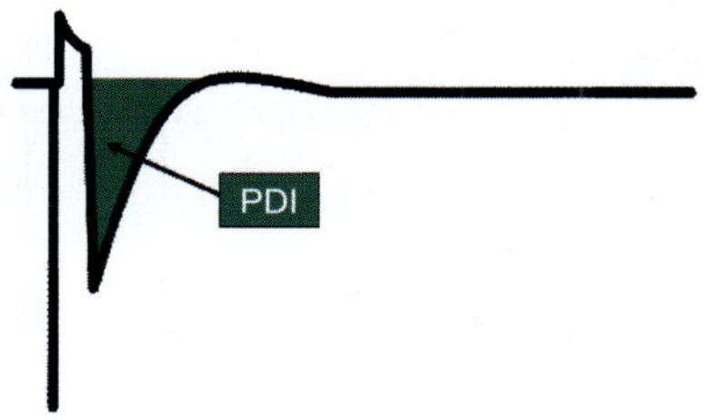

图 6-124　起搏除极积分（PDI）示意图

积的比值必须达到一定的安全范围，自动夺获功能才建议打开。RVCap Confirm 和 LVCap Confirm 使用起搏除极积分来检测夺获和失夺获。右心室需使用双极起搏和除颤导线；左心室单极、双极、四极导线均可使用。

二、LVCap Confirm /RVCap Confirm 的程控设置（图 6-125）

1. Cap Confirm 状态设置有 3 种选择：

（1）观察（Monitor）：自动测量夺获阈值并绘制趋势图，但不调整输出振幅；需要事先完成“设置”测试。

（2）打开（On）：在阈值上加一个电压值，产生一个新的自动调整的脉冲振幅，该新的脉冲振幅被使用至下一次阈值搜索；也需要完成“设置”测试。

（3）关闭（Off）：不进行测量，不能获得阈值趋势图。

2. 相关程控参数：

（1）备用脉冲配置：右心室电极可程控为单极或双极。

（2）测试中 PAV/SAV 间期：与 AutoCapture 类似，可选择的设置为 50/25 ms（默认），100/70 ms，120/100 ms；左右心室测试时一致。

（3）阈值搜索周期：可程控为每 8 h 或 24 h 1 次。

（4）起搏安全余量：左右心室独立程控，可在测量的阈值上增加 0.25 V、0.50 V…2.25 V、2.5 V，实际起搏输出不可<2 V。

三、运作方式

圣犹达 CRT 起搏器 LVCap Confirm 及 RVCap Confirm 在阈值搜索过程中，测试电压的变化、测试脉冲的发放规律等同于普通起搏器的 Auto Capture 功能。其不同之处在于（图 6-126，图 6-127）：

1. LVCap Confirm/RVCap Confirm 均没有逐跳监测功能；备用脉冲仅在设置测试和阈值测试时于右心室发放（即使是左心室阈值测试时）；左心室电极没有备用脉冲发放功能。

2. 当双心室起搏设置为同步（LV+RV）或左心室领先（LV→RV）时，先进行左心室测试；当双心室起搏设置为右心室领先（RV→LV）时，先进行右心室测试；第一个心腔完成测试后再进行另一个心腔的测试。

3. RVCap Confirm 测试时，失夺获后，右心室电极在测试脉冲 90 ms 后发放备用脉冲。LVCap Confirm 测试时，每一跳都有备用脉冲，在测试脉冲 80 ms 后由右心室电极发放。开启阈值测试前首先需完成设置测试。

（陈顾江）

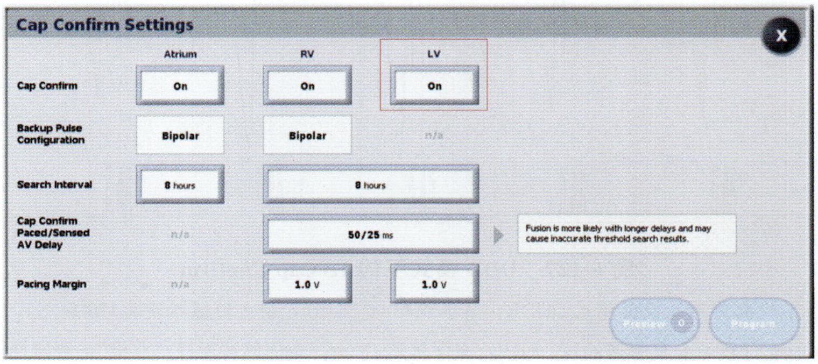

图 6-125　Cap Confirm 的程控设置

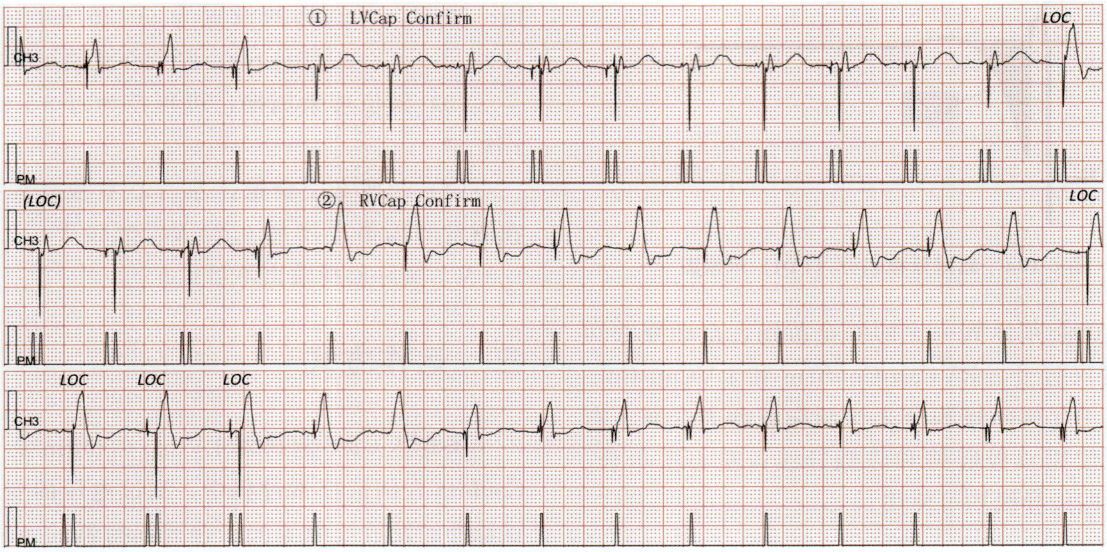

图 6-126 DDIR 模式下的 LVCap Confirm 及 RVCap Confirm

圣犹达 Unify 3231-40CRT-D 起搏器，设置模式 DDDR，基本频率 60 次/分，最大传感器频率 110 次/分，PAV/SAV 间期 150/100 ms，自动模式转换 DDIR，AMS 基本频率 80 次/分。LVCap Confirm/RVCap Confirm 打开。心室起搏：LV→RV，室间延迟 30 ms，上图为连续记录，因患者存在房性心动过速，起搏器自动模式转换为 DDIR。图中见起搏器首先启动 LVCap Confirm，夺获电压起搏 2 次，以 0.25 V 递减直至 2 次失夺获（LOC，第 2 次可能存在 ER 感知不足），然后电压增加 0.125 V，连续 2 次夺获后结束 LVCap Confirm；每次测试脉冲后 80 ms 均可见备用脉冲发放。在 1 次双心室起搏后，进入 RVCap Confirm，起搏器只发放右心室测试脉冲，在失夺获后发放备用脉冲

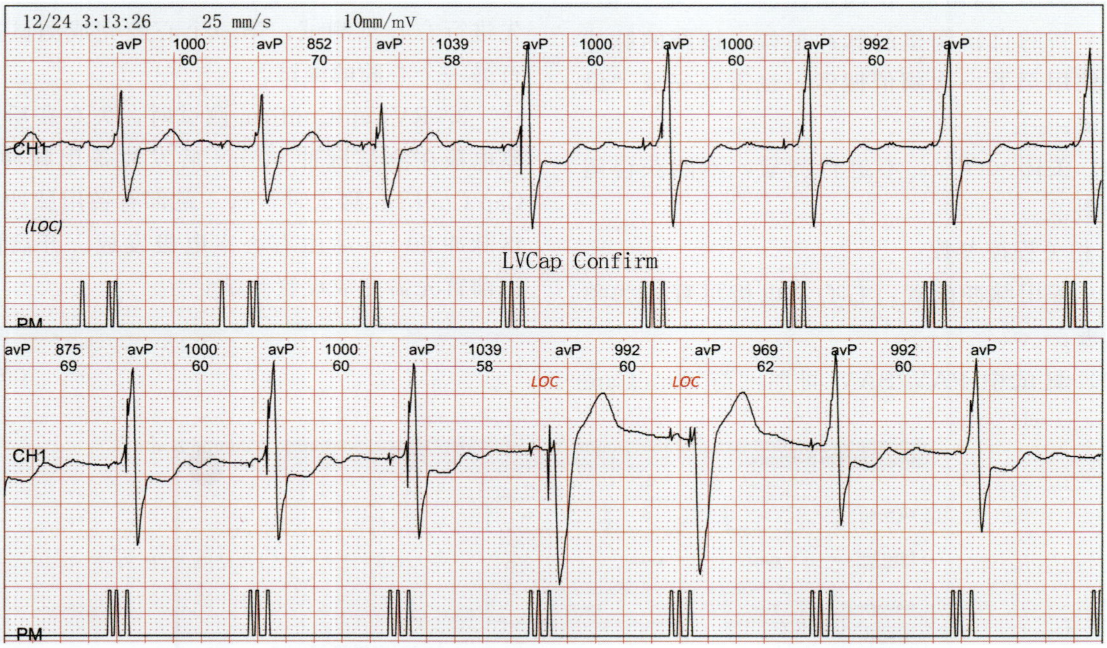

图 6-127 DDD 模式下的 LVCap Confirm

圣犹达 Unify 3231-40CRT-D 起搏器，设置模式 DDDR，基本频率 60 次/分，最大传感器频率 120 次/分，PAV/SAV 间期 180/130 ms。LVCap Confirm/RVCap Confirm 打开，心室起搏：LV→RV，室间延迟 45 ms，备用脉冲配置“双极”，测试期间 PAV/SAV 间期 50/25 ms，上图为连续记录

第二节　心房自动阈值管理

心房自动阈值管理功能——美敦力

美敦力自 EnPulse 系列起搏器开始具有心房自动阈值管理（Atrial Capture Management，ACM）功能，Advisa 系列起搏器在其基础上算法略有改进。ACM 对起搏脉冲是否夺获心肌的判断方式与 VCM 不同。因为心房腔内 P 波幅度非常小，采取传统的感知刺激除极波（ER 波）的方法在技术上是个难题，极易产生 ER 波感知不良，从而影响阈值判断的可靠性。美敦力公司的心房自动阈值管理功能借鉴了临床上常用的检测心房阈值的方法：对于有稳定窦性 P 波者，通过判断起搏脉冲是否重整窦性 P 波来确定是否夺获心房肌，即窦性 P 波重整法（Atrial Chamber Reset，ACR 法）。对于房室传导功能完好者，通过判断心房起搏后心室感知的时间是否一致来确定是否夺获，即房室传导（Atrial-Ventricular Conduction，AVC）法。但对于心房、心室全部为起搏依赖者，则无法完成阈值测试。

一、ACM 的启动条件

ACM 测试前需要先依次进行以下检查：

1. 起搏器工作状态检测（Device Operation Check）：

（1）工作模式为 DDD 或 DDDR，如果起搏器被程控为 MVP 功能开启（即 AAIR＜＝＞DDDR，AAI＜＝＞DDD），起搏器将在 ACM 运作期自动将工作模式转换为 DDDR 或 DDD。

（2）心房、心室输出：心房输出电压必须小于 5 V，心室输出电压必须小于 7.5 V。

（3）自动植入识别结束。

2. 相关功能运行检测（Feature Interaction Check）：

（1）心室自动阈值管理（VCM）不在进行中。

（2）自动电极导线监测（Lead Monitor）不在进行中。

（3）起搏器处于非 ERI（择期更换指征）状态。

3. 节律稳定性检测（Rhythm Stability Check）：

起搏器会连续监测 8 个 AA 间期，如符合以下条件，则进一步进行算法选择。

（1）连续心房感知（即 AS-AS），频率稳定（AA 间期差值＜200 ms，且≤87 次/分）。

（2）心房起搏频率＜90 次/分。

（3）无室性早搏（PVC）、房性早搏（PAC）、心室安全起搏（VSP）。

二、算法选择

节律稳定性检测结束，如符合 ACM 运行条件，起搏器会根据患者当时的心律选择合适的算法。如果患者存在稳定的窦性心律，则采用 ACR 法；否则，采用 AVC 法（图 6-128）。如果节律稳定性检测不符合 ACM 运作条件，起搏器将在 30 min 后重试。

1. 运行 ACR 法的条件：连续 8 个心房感知（即 AS-AS），频率稳定（AA 间期差值＜200 ms）且≤87 次/分；SAV 间期＜296 ms。

2. 运行 AVC 法的条件：连续 8 个心室感知（VS-VS），且 PAV/SAV 间期＜296 ms；如心房

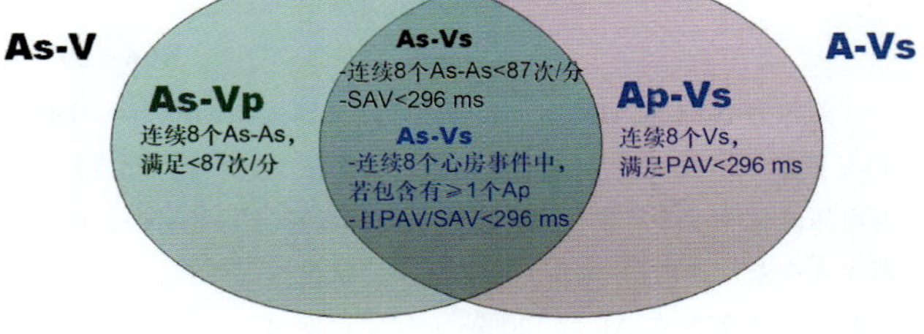

图 6-128　ACM 不同算法的启动条件

为感知事件（AS），频率小于 87 次/分，如为起搏（AP）事件，则频率小于 90 次/分（Advisa 可大于 90 次/分）。

三、ACM 具体测试方法

（一）窦性 P 波重整法（Atrial Chamber Reset ACR 法）

窦性 P 波重整法（ACR）的原理是在具有稳定窦性节律的情况下，起搏器通过发放提前的心房起搏测试脉冲来判断心房节律是否被其重整，从而间接推断心房是否被夺获（如果测试脉冲夺获心房，则重整窦房结节律，如测试脉冲未夺获心房，窦房结节律不会被重整），并据此进行阈值判断。

节律稳定性检测结束，符合 ACR 算法运行条件，进入 ACR 法检测程序，运作规则如下：

1. 5＋1 测试规律：每个测试脉冲前面是 3 个支持周期以及 2 个额外的支持周期，3 个支持周期必须为 AS-AS 事件，以确认窦性节律的稳定性；2 个额外的支持周期是为了保证在前次测试脉冲后有时间恢复心房频率的稳定，其中 1 个必须为 AS 事件。每次测试后重复以上步骤，这样就形成了 ACR 法 5＋1 的测试规律（图 6-129）。但是，

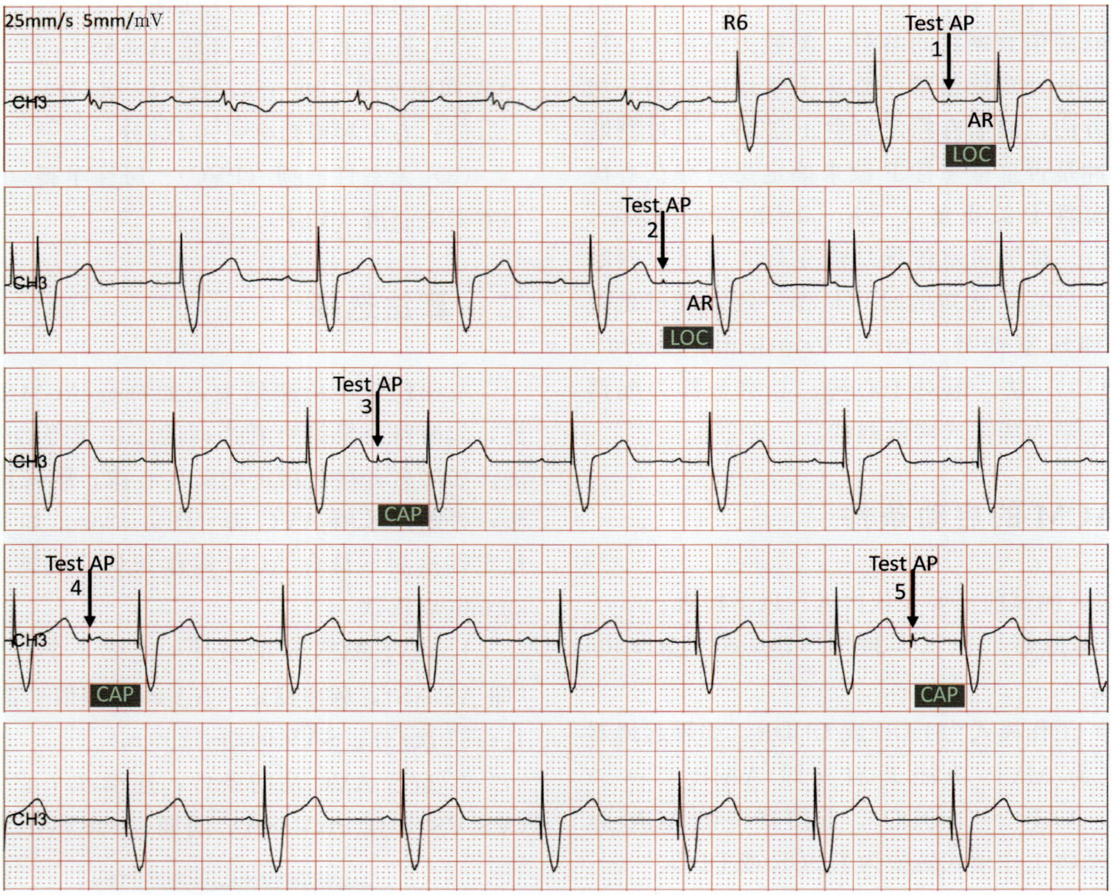

图 6-129　ACR 法测试实例

美敦力 Adapta ADDR01 起搏器，起搏模式 AAIR<＝>DDDR，设置低限频率 60 次/分，上限频率 130 次/分，PAV 间期 150 ms，SAV 间期 120 ms，上图为连续记录。图中从 R6 开始，起搏器将起搏模式由 AAI＋转换为 DDD，并执行 ACR 法心房阈值测试。心房起搏电压降低 0.125 V 发放第 1 个心房测试脉冲（Test AP），在测试脉冲空白期后 AV 间期内有一自主 P 波（AR 事件），该测试脉冲被判断为失夺获（LOC）；电压不变第 2 次测试仍然失夺获，起搏器认为当前电压低于阈值。电压上升 0.125 V 第 3 次 Test AP 后可见起搏的 P 波，该 P 波落在 AP 后 120 ms 心房空白期内，其后没有 AR 感知，该脉冲被判断为夺获（CAP）；电压不变继续测试，连续 3 次均夺获，该电压为阈值，测试结束。图中可见测试过程中的 PAV/SAV 间期值均大于 DDD 模式下的程控值

如果在支持周期中出现过多的心房起搏事件，将会导致支持周期的重整，这时就会出现不符合 5+1 的现象（图 6-130）。支持周期的 AV 间期将被延长。

2. 测试脉冲发放（图 6-131）：

（1）测试脉冲的频率由起搏器根据窦性心律频率的平均值自动计算确定。

（2）测试脉冲与前一次心房感知事件（AS）间距不能小于 500 ms（即测试脉冲最大频率≤120 次/分）。

（3）测试脉冲后固定 120 ms 心房通道空白期。

（4）测试脉冲后与前一次 AA 间期相差±10 次/分的范围为心房逸搏感知窗。

3. 夺获与失夺获的判断：ACR 法需在具有稳定窦性节律的情况下运行，其评估测试脉冲是否夺获心肌，是通过观察测试脉冲后自身窦性节律的反应来判断的。如果测试脉冲未夺获心肌，窦性心律不会被重整，则在测试脉冲后心房逸搏感知窗中有心房不应期感知事件（AR）出现；如果在此期间无 AR 出现，起搏器推断该测试脉冲夺获心肌（图 6-132，图 6-133）。为了有效感知失夺获后的 AR 事件，测试脉冲后的 AV 间期将会被进一步延长。

（二）房室传导法（Atrial-Ventricular Conduction，AVC 法）

房室传导法的原理是在房室结传导功能尚好且传导功能稳定时，发放两个间隔 70 ms 的心房起搏脉冲（测试脉冲+备用脉冲），起搏器通过测量测试脉冲与自身下传 QRS 时间（AP-VS 间期），并与前一次（支持周期）AP-VS 间期比较，据此确定是测试脉冲还是备用脉冲夺获了心肌，从而间接判断心房起搏阈值。

节律稳定性检测结束，不符合 ACR 法运行条件，符合 AVC 法运行条件，则进入 AVC 法检测程序（图 6-134 至图 6-136）。AVC 法运行规则如下：

1. 测试准备阶段：心房超速起搏，连续发放

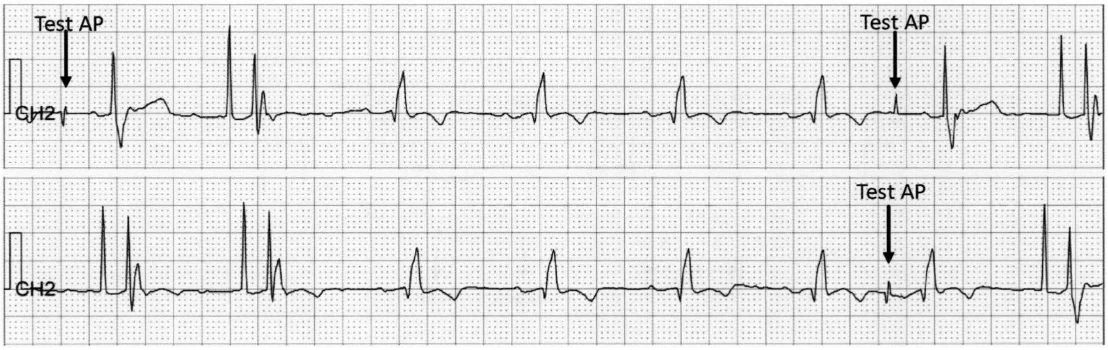

图 6-130 连续心房起搏事件重整 ACR 法测试支持周期

美敦力 Advisa DR MRI A3DR01 起搏器，起搏模式 AAI<=>DDD，设置低限频率 60 次/分，上限频率 130 次/分，PAV 间期 200 ms，SAV 间期 160 ms，上图为连续记录。图中见 3 次 ACR 法心房阈值测试（Test AP），前 2 次测试失夺获，期间间隔 5 个心搏的支持周期，其中 1 次为 AP-VP 事件；第 2 次测试后出现连续的 AP-VP 事件，支持周期被重整，与第 3 次测试间隔了 7 个心动周期。测试周期的 PAV 间期为 350 ms，支持周期的 PAV 间期为 180 ms，均不等同于 DDD 模式下的程控值

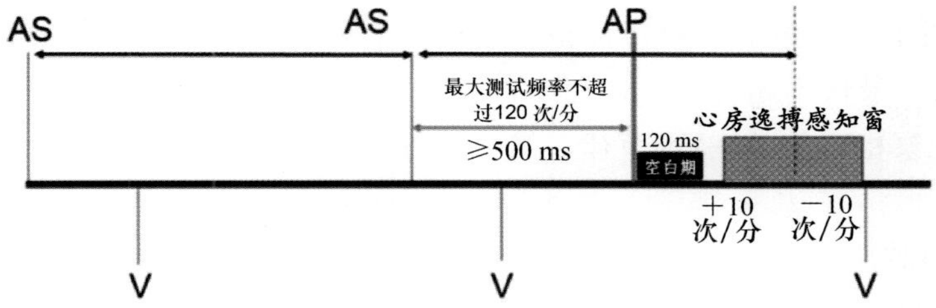

图 6-131 ACR 法心房测试脉冲（AP）工作示意图

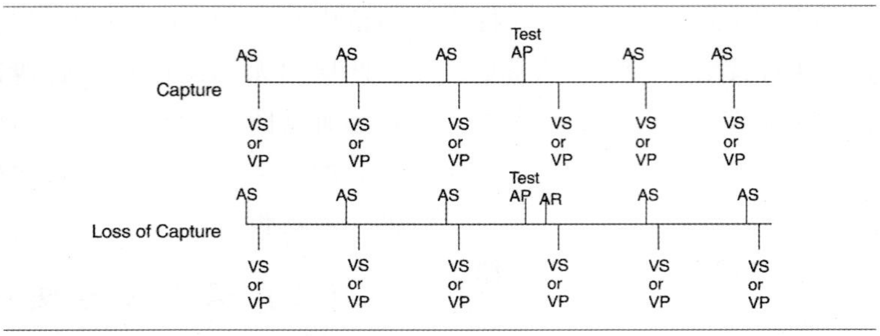

图 6-132　ACR 法对心房测试夺获与失夺获的判断方法

测试脉冲（Test AP）与心室事件（VS/VP）之间无心房不应期感知事件出现，则判断该测试脉冲夺获心肌（Capture）；如果测试脉冲与心室事件之间出现心房不应期感知事件（AR）则判断为失夺获（Loss of Capture）

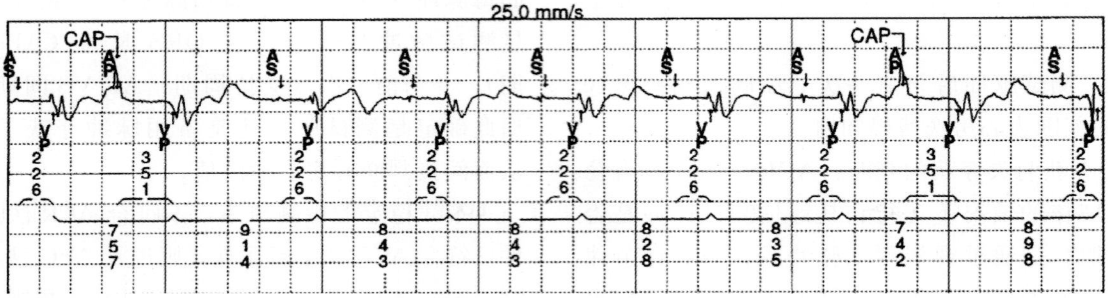

图 6-133　ACR 测试方法程控记录图

上图为起搏器启动 ACR 法心房阈值测试的程控记录图。图中 2 次测试脉冲均直接起搏心房，测试周期的 PAV 间期延长至约 351 ms，在 PAV 间期内没有 AR 感知，故起搏器判断该心房测试脉冲夺获（CAP）。两次测试之间间隔了 5 个 AS-VP 事件组成的支持周期

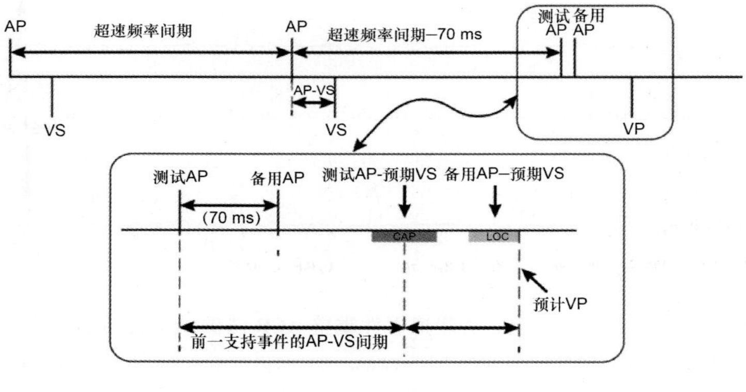

图 6-134　AVC 测试方法示意图

判断夺获（CAP）的 VS 感知窗口为前一支持事件的 AP-VS 间期－16 ms/＋24 ms 的范围；判断失夺获（LOC）的 VS 感知窗口为前一支持事件的 AP-VS 间期＋（56～88 ms）的范围

数个心房起搏脉冲，频率为心房节律稳定性检测时心房频率＋15 次/分（最快不超过 101 次/分），同时延长 AV 间期以观察稳定的 AP-VS 节律；然后发放测试脉冲。

2. 测试脉冲与备用脉冲：

（1）每个测试脉冲后 70 ms 发放备用脉冲，备用脉冲为当前自适应电压，1.0 ms 脉宽。相邻两个测试脉冲间隔 3 个心搏（支持周期）。

（2）支持周期的频率和备用脉冲的发放频率与测试准备阶段频率相同，测试脉冲比备用脉冲提前 70 ms，测试脉冲频率必须≤120 次/分。

3. 夺获与失夺获的判断：

（1）若测量到的 AP-VS 间期近似等于前一个 AP-VS 时间，即认为夺获。

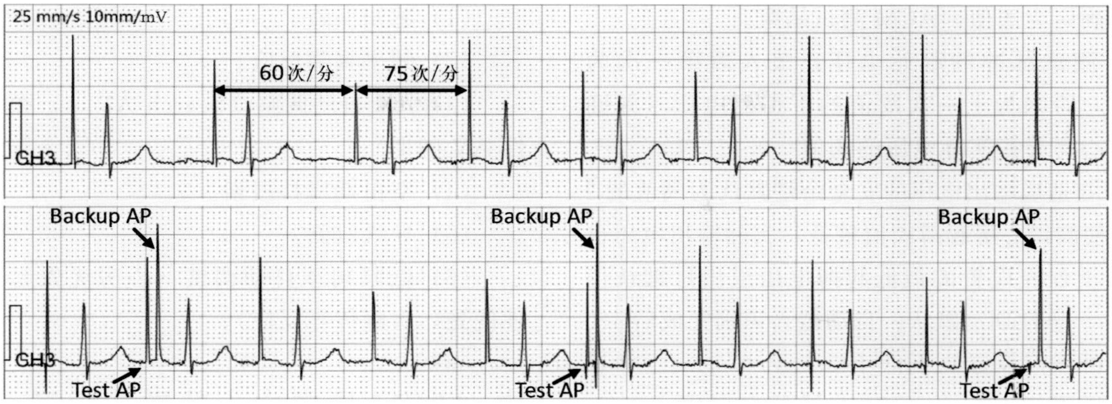

图 6-135　AVC 测试方法实例

美敦力 Advisa DR MRI A3DR01 起搏器，起搏模式 AAI<=>DDD，设置低限频率 60 次/分，上限频率 130 次/分，PAV 间期 180 ms，SAV 间期 150 ms，上图为连续记录。患者当前节律为 AP-VS，起搏频率 60 次/分，符合 AVC 法运行条件。图中第 4 个 AP 起搏频率增加 15 次/分，以 75 次/分的频率心房超速起搏 7 次，患者 AP-VS 传导稳定；然后提前 70 ms 发放心房测试脉冲（Test AP），70 ms 后发放心房备用脉冲（Backup AP）；每次测试脉冲之间间隔 3 个心搏的支持周期

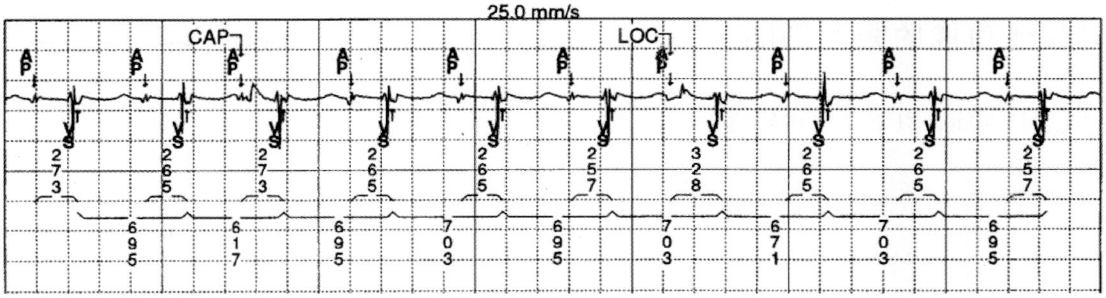

图 6-136　AVC 测试方法程控记录图

上图为起搏器启动 AVC 法心房阈值测试的程控记录图，图中第 1 次测试脉冲后的 AP-VS 间期为 273 ms，约等于前一支持周期的 AP-VS 间期（265 ms），判断为夺获（CAP）；第 2 次测试脉冲后的 AP-VS 间期为 328 ms，约等于前一支持周期的 AP-VS 间期＋70 ms（257＋70＝327 ms），判断为失夺获（LOC）

（2）若测量到的 AP-VS 间期近似等于前一个 AP-VS 时间＋70 ms 左右，则认为此为备用脉冲夺获，而测试脉冲失夺获。

（3）如果心房测试脉冲后没有自身 VS 出现，起搏器将在预计的 PAV 间期后发放 VP，此处的 PAV 间期由起搏器根据前一个 AP-VS 时间自动计算确定。

Series of up to 3 test paces	Results
CAP, CAP[a]	Above threshold
LOC[b], CAP, CAP	Above threshold
LOC, LOC	Below threshold
CAP, LOC, CAP	Above threshold
LOC, CAP, LOC	Below threshold

图 6-137　高于阈值/低于阈值的判断（2/3 判断法则）

[a] CAP＝capture（夺获），[b] LOC＝loss-of-capture（失夺获）

四、心房起搏电压的自动化调整

1．电压下降：测试脉冲脉宽固定 0.4 ms，测试脉冲电压逐次递减一档（0.125 V），直至出现失夺获，然后引入美敦力特有的 2/3 判断法则（图 6-137），进一步判断最后一次测试脉冲电压高于阈值或低于阈值，如高于阈值，继续下降电压，如低于阈值，则进入电压上升阶段。

2．电压上升：如判断为末次测试脉冲电压低于阈值，则进入电压上升阶段，每次电压递增一档，直至出现夺获，则下一次测试脉冲重复该电压值，如同一电压值连续重复 3 次均夺获，该电

压值即确定为阈值，ACM 测试结束。

3. 测试脉冲的起始电压：植入后第一次为 0.75 V，否则为上一次阈值的下一档电压（即确定目前心房起搏实际电压的阈值－0.125 V）。

4. 自适应输出电压的安全余量默认为阈值的 2 倍，即使测得心房起搏阈值较低，实际输出电压也不能低于程控设置的最低起搏电压或出厂默认值（1.5 V）。急性期（默认：自动植入识别完成后 120 天内，可程控设置）不低于 3.5 V/0.4 ms。如果测得电压阈值大于 2.5 V，起搏器将启用 5.0 V/1.0 ms的输出功率，并发出高阈值警告。

5. 如果起搏器无法判断测试脉冲夺获还是失夺获，则维持该电压继续测试。连续数次均无法判断是否夺获，ACM 测试会被中止。

五、与其他功能的相互影响

ACM 运行期间，以下功能将暂时失活：

（1）感知保障。

（2）频率骤降反应。

（3）AV 自动调整（Search AV＋，频率适应性 AV 间期）。

（4）空白期房扑搜索。

（5）导线监测。

（6）低限频率自动调整（心房优先起搏，窦性优先，房颤传导反应）。

六、ACM 异常中止的影响因素

心房起搏阈值搜索有时可能无法按预定计划执行，是因为起搏器认为某些事件会产生一些假象，从而影响了起搏器对夺获/失夺获的正确判断。例如：

1. 出现下列情况时立即中止搜索：

（1）心房频率过快（ACR 法测试时心房频率＞87 次/分，AVC 法测试时＞100 次/分）。

（2）心室起搏（AVC 法测试时）(图 6-138)。

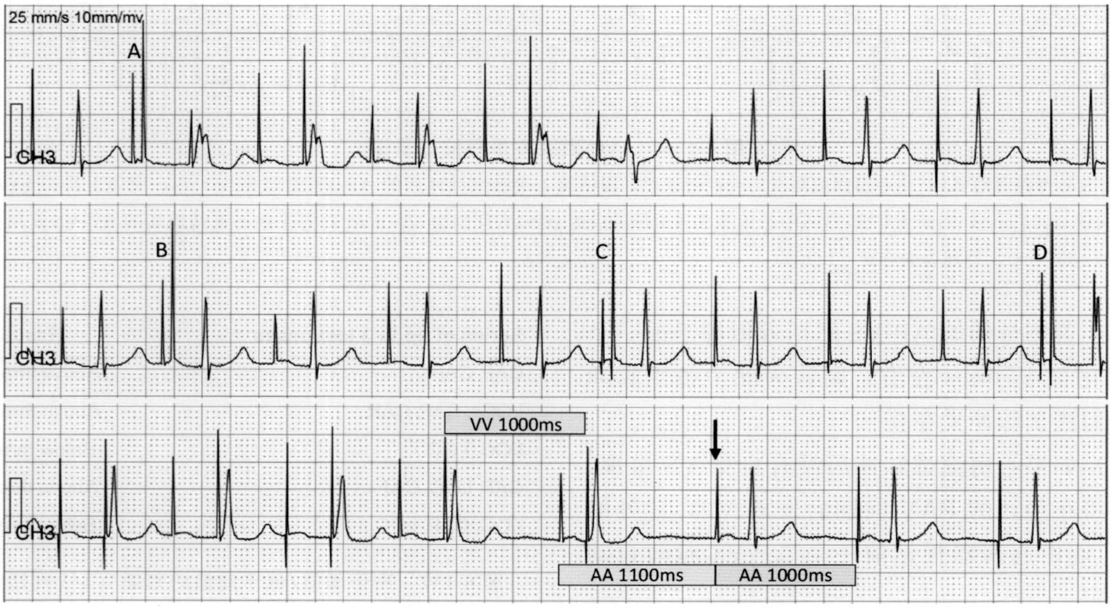

图 6-138　AVC 法测试异常中止

美敦力 Advisa DR MRI A3DR01 起搏器，起搏模式 AAI＜＝＞DDD，设置低限频率 60 次/分，上限频率 130 次/分，PAV 间期 180 ms，SAV 间期 150 ms，上图为连续记录。图中 A、B、C、D 为 4 个 AVC 法测试周期，A 测试后未见自身 VS 出现，起搏器按自动计算的 PAV 间期（410 ms）发放 VP，由于出现连续的 AP-VP 事件，测试被暂停。经过连续 6 次 AP-VS 事件后，起搏器认为存在稳定的房室传导，于 B 处发放第 2 次测试，其后出现下传的 VS，按 3＋1 规律发放 C、D 测试。D 测试后在预计的 PAV 间期内没有 VS 事件，触发 VP，此处 PAV 间期为 370 ms。此后由于连续 5 次 AP-VP 事件，ACM 测试被中止。随后恢复程控 AV 间期及低限频率（此处采用心室计时），1 跳后执行房室传导搜索（箭头处）并成功，此时 AP 推迟了 PAV－80 ms，模式转换为 AAI＋。A、D 两次测试失败的 PAV 间期不等，是因为其前一次 AP-VS 间期不等所致

(3) 室性早搏或房性早搏。

(4) 发生模式转换。

2. 起搏器允许以下情况发生几次时中止搜索：

(1) 快速或不稳定的自身节律或异位节律事件。

(2) 较慢的固有频率（如开启睡眠功能）伴房室传导功能丧失。

(3) 房室传导时间不稳定。

(4) 在测试脉冲之前或之后出现意外感知事件。

(5) 心室安全起搏（图 6-139，图 6-140）。

3. 其他导致起搏阈值搜索中止的情况：

(1) 检测到起搏器处于 RRT（建议更换时间）/ERI（择期更换指征）或低电量状态。

(2) 程控或远程监测功能启动。

(3) 在整个搜索过程中没有确定的夺获事件，说明可能处于高阈值状态。

(4) 在整个搜索过程中没有确定的失夺获事件，说明可能存在未知的内在因素影响。

ACM 被异常中止后，起搏器将在 30 min 后重新尝试，但每种方法 24 h 内最多尝试 3 次或者 5 次（Advisa 系列），部分型号起搏器的 AVC 法每隔 8 h 才可重复运行。

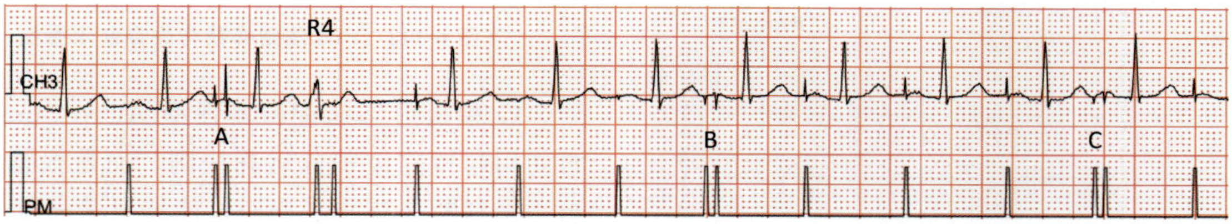

图 6-139　心室安全起搏重整支持周期

美敦力 Advisa DR MRI A3DR01 起搏器，起搏模式 AAIR<=>DDDR，设置低限频率 60 次/分，上限频率 130 次/分，PAV 间期 180 ms，SAV 间期 150 ms。图中见 A、B、C 处为 AVC 法 ACM 测试，R4 为室性早搏落在 AP 后交叉感知窗触发心室安全起搏（VSP），其后支持周期被重整

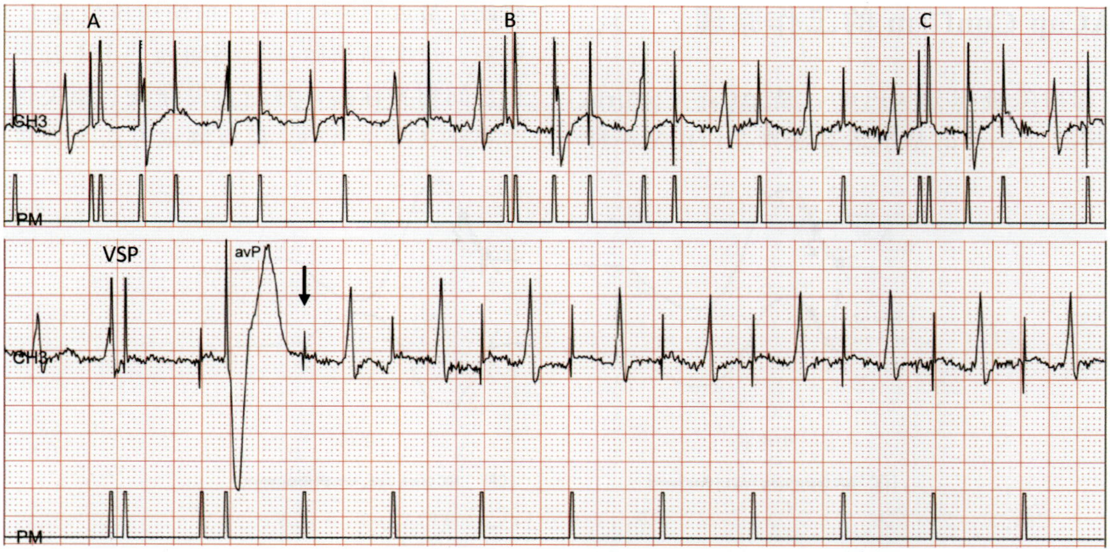

图 6-140　心室安全起搏中止 ACM

美敦力 Advisa DR MRI A3DR01 起搏器，起搏模式 AAIR<=>DDDR，设置低限频率 60 次/分，上限频率 130 次/分，PAV 间期 180 ms，SAV 间期 150 ms，上图为连续记录。图中 A、B、C 为 3 个 AVC 法测试周期，测试脉冲后均未见自身 VS 出现，起搏器按自动计算的 PAV 间期（约 360 ms）发放 VP。A、B 测试后由于出现连续 2 次的 AP-VP 事件，支持周期被重整，经过连续 3 次 AP-VS 事件后继续测试。C 测试后在预计的 PAV 间期内没有 VS 事件，触发 VP，第 2 跳即为 AP-VS，但第 3 跳触发 VSP，ACM 测试即被中止。随后 AV 间期恢复程控值，1 跳后执行房室传导搜索（箭头处）并成功，此时 AP 推迟了 PAV−80 ms，模式转换为 AAIR+

心房自动夺获功能——雅培（圣犹达）

圣犹达公司（St. Jude Medical）自 Zephyr 系列双腔起搏器推出心房起搏阈值自动管理功能——心房自动夺获功能（ACap Confirm，ACC）。在 Accent 系列双腔起搏器改进为增强型 ACap Confirm。起搏器每天可以自动进行心房阈值测试，根据患者心房阈值的改变，自动调整心房输出振幅。医师可以通过随访 EGM 和阈值趋势图快速评估患者状态（图 6-141），从而节省了随访时间。ACap Confirm 只能在 AAI(R) 和 DDD(R) 模式下运作。

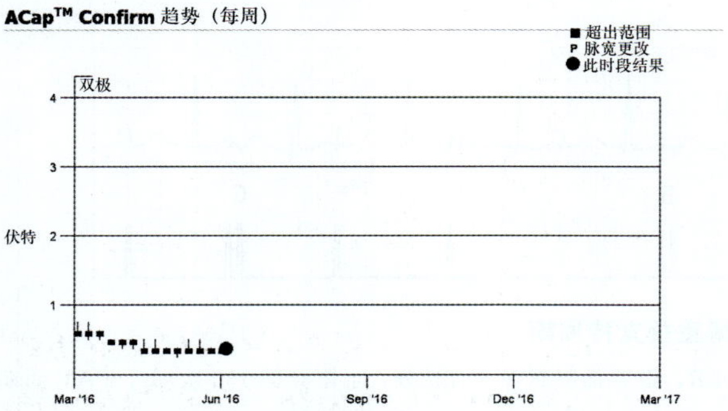

图 6-141　ACap Confirm 趋势图

一、ACap Confirm 的工作原理

1. 起搏除极积分（PDI）：是 ACap Confirm 判断起搏脉冲夺获的基本运算法则。PDI 是一种基于感知起搏脉冲后的 ER 波面积来计算积分的 ER 信号分析方法。测到的最小 ER 波面积和最大的极化波面积的比值必须达到一定的安全范围，ACap Confirm 功能才会被建议开启（图 6-142）。

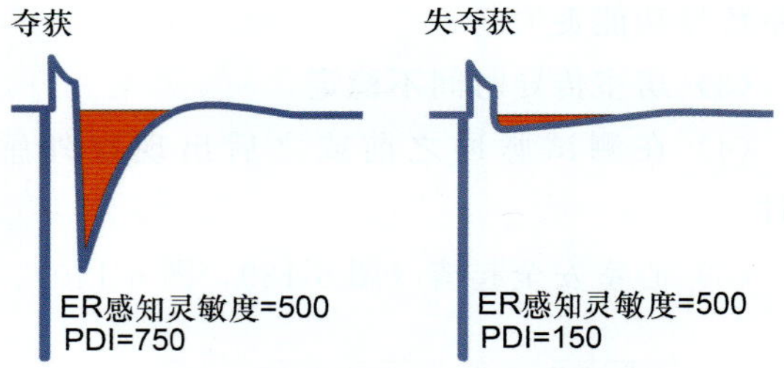

图 6-142　PDI 法则夺获与失夺获示意图

2. 模板形态匹配：增强型 ACap Confirm 不再使用起搏除极积分运算法则，而是根据 ER 波形态来判断夺获和失夺获；能够显著增加急性期 ACap 设置测试建议打开的比例。每次 ACap Confirm 运作开始，都要进行模板测试，并存储失夺获的模板形态。最新获得的失夺获模板与之前 15 个模板相结合，产生一个持续滚动更新的平均值；因此，最近的模板仅对当前使用模板起了 1/16 的影响。每次测试脉冲后感知到的 ER 波形态和模板之间相关性高，判断为失夺获；相关性低判断为夺获（图 6-143）。模板测试方法为发放 3 组成

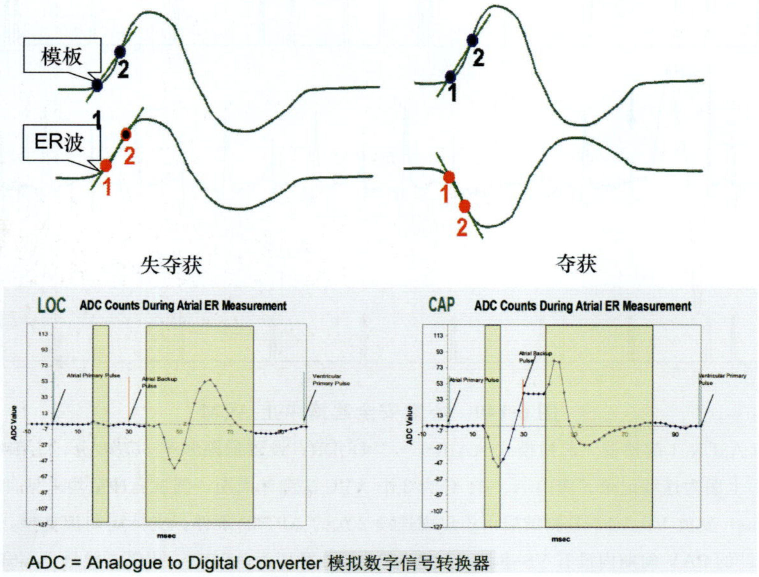

图 6-143　模板形态匹配法则示意图

对起搏脉冲，并测量 ER 波（图 6-144）：

（1）测试 1：3.875 V 测试脉冲、5 V 备用脉冲。

（2）测试 2：0.0 V 测试脉冲、5 V 备用脉冲。

（3）测试 3：0.0 V 测试脉冲、5 V 备用脉冲。

这些测试脉冲的检测窗口被用于创建模板，如果所有运作正常：

（1）测试 1 和测试 2 中的 ER 信号不相关（不匹配），测试 2 和测试 3 中的 ER 信号相关（匹配）。

（2）确认 2 种情况：测试 1 和测试 2 显示的夺获形态与失夺获形态是不同的，测试 2 和测试 3 显示的失夺获形态是一致的。

二、ACap Confirm 的程控设置

1. 状态设置，ACap Confirm 功能有 3 种状态选择：

（1）观察：自动测量夺获阈值并绘制趋势图，但不调整输出振幅。需要事先完成“设置”测试。

（2）打开：在阈值上加一个电压值，产生一个新的自动调整的脉冲振幅，该新的脉冲振幅被使用至下一次阈值搜索。也需要完成“设置”测试。

（3）关闭：不进行测量，不能获得阈值趋势图。

2. 电极极性程控：

（1）测试脉冲：起搏仅可为双极，因此，只能与双极低极化导线兼容。

（2）备用脉冲配置：可程控为单极或双极。

（3）感知配置：可程控为单极或双极。

3. 备用脉冲：在测试脉冲失夺获后 40 ms 发放，输出振幅固定在 5.0 V，脉宽至少为 0.5 ms，此时 AV 间期缩短至 120 ms。增强型 ACap Confirm 不管测试脉冲是否夺获，均在 30 ms 后发放备用脉冲，AV 间期 120 ms。

4. 阈值搜索周期：可程控为每 8 h 或 24 h 1 次，如果预期的阈值搜索失败或异常中止，将在 1 h 后重试；如果连续 2 次未搜索到夺获阈值，则将暂停阈值搜索直至达到 8 h 或 24 h 搜索的预期时间。

三、ACap Confirm 功能打开前的设置测试

与 Auto Capture 起搏系统中的心室 ER 感知灵敏度测试类似，在启用 ACap Confirm 功能前必须完成设置测试。测试时患者的起搏频率要求低于 120 次/分。

测试的默认模式为 DDD(R)，频率 90 次/分，其他参数不变。测试结果可能为：

1. 推荐打开 ACap Confirm 功能。

2. 不推荐打开 ACap Confirm 功能。

在起搏器植入术后 3 个月的 ACap 确认检查中通常显示为“推荐”。不推荐可能存在一些与系统/设备相关的问题，例如导线成熟度；对于成熟期导线，一般不会出现“不推荐”的建议。ACap Confirm 设置测试不推荐打开的常见原因有：

1. 增益调整失败：最小增益设置时，信号仍超过取样范围。

2. 增益调整失败：最大增益设置时，ER 波

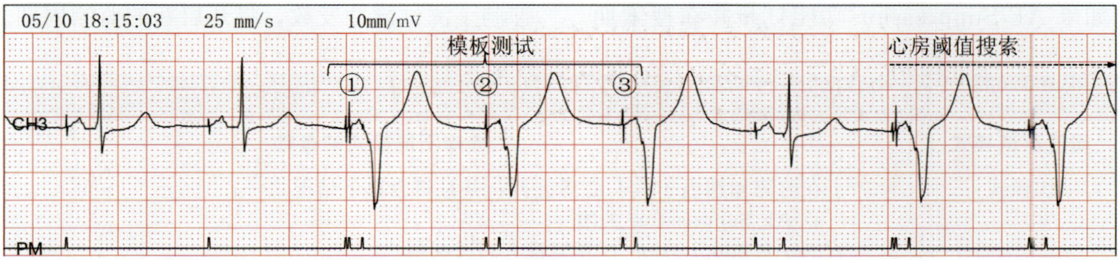

图 6-144　增强型 ACap Confirm 模板测试

Accent MRI 2224 双腔起搏器，设置起搏模式 DDD，基本频率 60 次/分，PAV 间期 200 ms，SAV 间期 160 ms。ACap Confirm 功能打开，搜索周期 8 h，心房测试脉冲、备用脉冲、心室起搏极性均为双极。图中第 3 个心搏开始启动增强型 ACap Confirm 模板测试（①3.875 V 测试脉冲、5 V 备用脉冲，②③0.0 V 测试脉冲、5 V 备用脉冲）

还是太小。

3. 起搏阈值偏高。

4. 设置测试时起搏阈值搜索未成功。

5. ER 波过低。

6. ER 波和极化波比例过低。

7. 安全范围不稳定。

四、ACap Confirm 的运作过程

整个 ACap Confirm 的运作过程可以分为三个部分：状态监测与模式选择、心房频率超速起搏、心房阈值搜索。

心房自动阈值搜索启动之前，起搏器会根据当前的工作状态选择合适的阈值测试模式，以确保阈值搜索的成功率。如果该起搏器的房颤抑制功能（AF Suppression）处于关闭状态或即使开启但没有启动超速起搏（详见 AF Suppression 功能介绍），可分为慢模式和快模式（表 6-4）。

房颤抑制功能（AF Suppression）打开并且触发超速起搏时，将采用 AF Suppression 模式进行测试。

（一）状态监测与模式选择

启动阈值搜索时，首先监测 16 个心房周期，用于确定心房测试脉冲的超速起搏频率间期和测试模式选择。

1. 如果在监测周期内，心房 100％起搏，阈值搜索进入快模式。

2. 如果至少感知到一次自身心房事件，阈值搜索进入慢模式。

3. 如果 AF Suppression 功能打开并在搜索期间发生 AF Suppression 超速起搏，包括超速起搏和频率恢复阶段。此时，将退出快模式或慢模式，启用 AF Suppression 测试模式。

AF Suppression 超速起搏频率低于 120 次/分时，ACap Confirm 才可以被执行。在 AF Suppression 超速起搏期间不启动监测周期，如果 AF Suppression 超速起搏停止，将启动新的监测周期；没有心房感知事件进入快模式；至少有一个心房感知事件进入慢模式。

（二）心房频率超速起搏

1. 快模式：如果在监测周期内，心房 100％起搏，选择快模式。在 16 个监测周期后发放第一个测试脉冲，如夺获则测试连续进行；如失夺获，则会启动 16 个监测周期（增强型 ACap Confirm 为 17 个）后再次测试（图 6-145，图 6-146）。

快模式测试脉冲超速起搏间期为：当前起搏频率间期－40 ms，如果基于其他算法的起搏间期比超速起搏间期短，那么应用更短的起搏间期起搏心房（例如：频率适应性起搏），心房超速起搏的上限频率是 120 次/分。

如果在心房警觉期内发生心房感知事件，将抑制测试脉冲的发放，并启动新的监测周期（图 6-147）。如果在监测周期内感知到至少一个 P 波则进入慢模式。

2. 慢模式：如果在监测周期内感知到至少一个 P 波则进入慢模式，接着开启持续 10 个心动周期的频率观察周期，在频率观察周期内寻找长心房率间期（≥ MATRI），在长心房率间期后的第一个心动周期发放起搏阈值测试脉冲，如果有自身心房事件抑制了测试脉冲发放，将开启新的监测周期。

表 6-4 ACap Confirm 自动测试模式选择条件

阈值测试模式	选择不同模式的条件
快模式	在监测周期内 100％ 心房起搏，并且符合以下情况之一： a）AF Suppression 关闭 b）AF Suppression 打开但没有超速起搏
慢模式	在监测周期内至少感知到一个 P 波，并且符合以下情况之一： a）AF Suppression 关闭 b）AF Suppression 打开但没有超速起搏
AF Suppression	AF Suppression 功能打开，并且 AF Suppression 以超速起搏频率工作

A

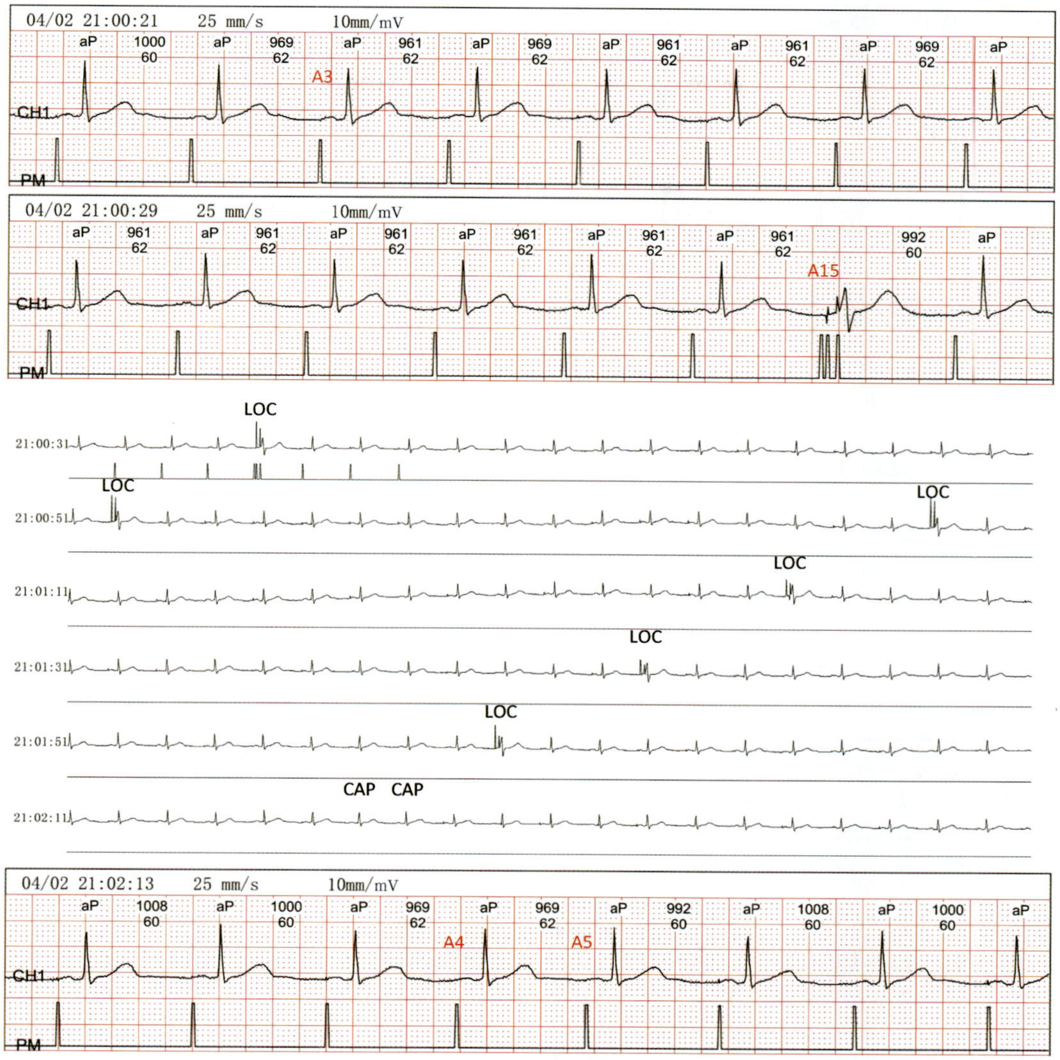

图 6-145　ACap Confirm 快模式

Zephyr XL DR 5826 双腔起搏器，设置起搏模式 DDD，基本频率 60 次/分，PAV 间期 170 ms，SAV 间期 120 ms，ACap Confirm 功能打开，搜索周期 8 h，心房测试脉冲双极，心房备用脉冲及心室起搏极性为单极。上图 A 区为 ACap Confirm 测试开始连续记录片段，B 区为连续记录图，C 区为测试结束记录片段，状态监测阶段心房 100%起搏。A 图中开始 2 个心房起搏频率 60 次/分，A3 开始启动 ACap Confirm 快模式，测试脉冲提前 40 ms 发放（频率 62 次/分）并夺获心房，测试连续进行。由于心房测试脉冲为双极起搏，在图中几乎不可见。至 A15 发生失夺获，40 ms 后心房备用起搏发放，120 ms 后心室起搏。失夺获后启动监测周期，心房起搏恢复基本频率。B 区连续记录图中可见每次失夺获（LOC）之后均间隔 16 个监测周期。C 图中 A4、A5 心房起搏提前 40 ms，均夺获心房（对应 B 图中 CAP），测试结束。图中可见 ACap Confirm 只在失夺获后才发放心房备用脉冲及缩短 AV 间期

慢模式测试脉冲超速起搏间期为：MATRI（心房率间期平均值）减去以下两者中数值较大的一个（图 6-148）：

（1）3×ARIAD（3 倍心房率间期偏差值）

（2）40 ms

[MATRI：Mean Atrial Rate Interval，16 个心房率间期平均值；ARIAD：Atrial Rate Interval Average Deviation，16 个监测周期中忽略了 2 个最短的和 6 个最长的间隔，然后计算其余 8 个间隔的平均偏差。]

如果在 10 个心动周期内没有发现长心房率间期，将不发放起搏阈值测试脉冲，重启新的监测周期。如果在新的监测周期内没有心房感知事件，阈值搜索模式自动转换为快模式。

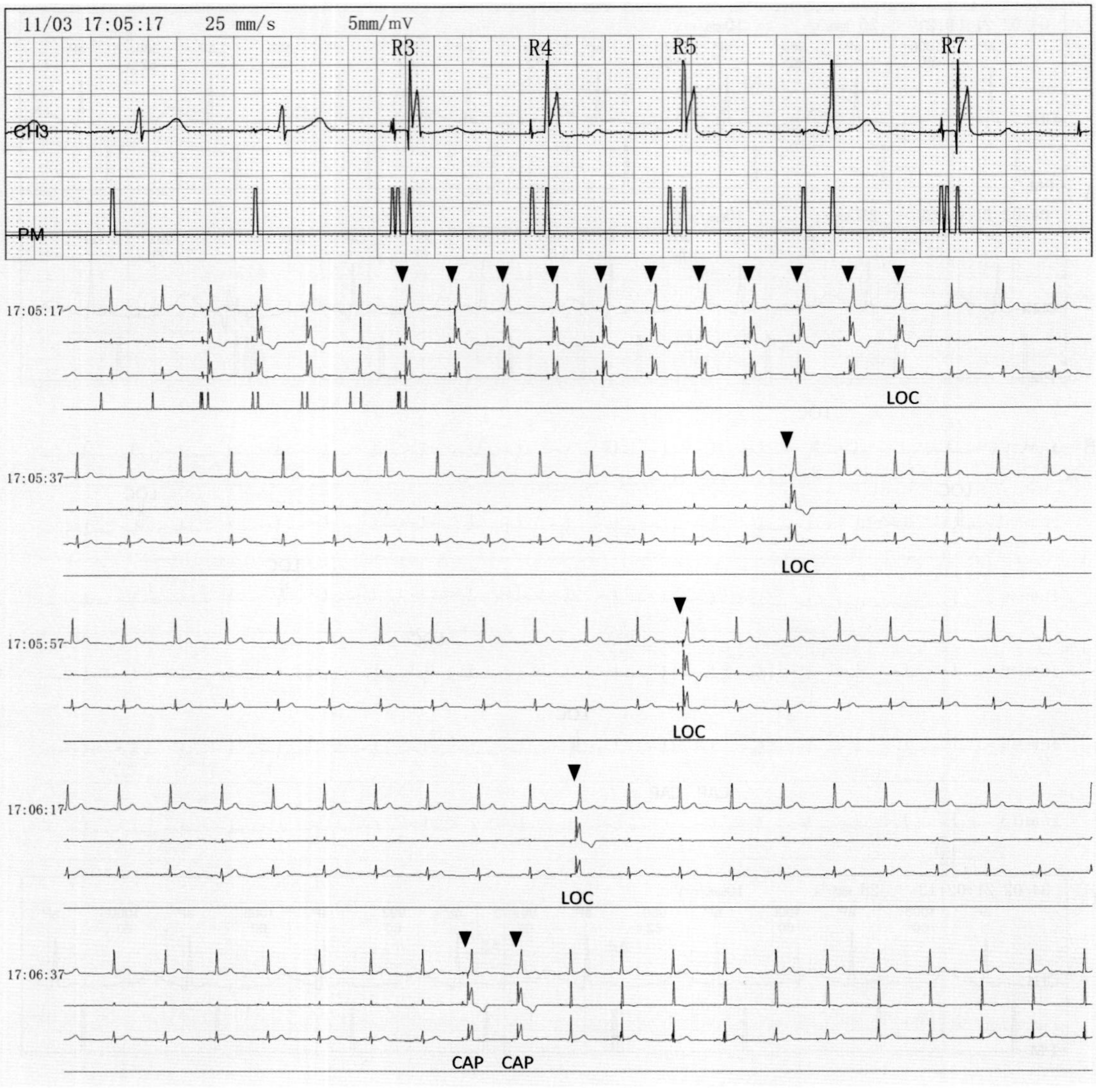

图 6-146 增强型 ACap Confirm 快模式

Accent MRI 2224 双腔起搏器，设置起搏模式 DDD，基本频率 60 次/分，PAV 间期 200 ms，SAV 间期 160 ms，VIP 功能打开，VIP 扩展125 ms。ACap Confirm 功能打开，搜索周期 8 h，心房测试脉冲、备用脉冲起搏极性均为双极，心室起搏极性为单极。图中 R3 开始启动增强型 ACap Confirm 模板测试 1（3.875 V 测试脉冲、5 V 备用脉冲），R4、R5 为模板测试 2、3（0.0 V 测试脉冲、5 V 备用脉冲）。R6 恢复程控 AV 间期起搏，R7 开始启动增强型 ACap Confirm 快模式，连续发放心房测试脉冲（连续记录图中▼示）。至失夺获（LOC）后启动监测周期，连续 2 次失夺获后增加电压 0.125 V，连续 2 次夺获后结束阈值搜索。每次失夺获间隔 17 个心动周期，测试脉冲后 AV 间期均为 120 ms

3. AF Suppression 测试模式：如果 AF Suppression 功能打开并在搜索期间发生 AF Suppression 超速起搏，包括超速起搏和频率恢复阶段。此时，测试脉冲不再基于监测周期和频率观察周期发放，退出快模式或慢模式。心房测试脉冲将应用 AF Suppression 第二个超速起搏脉冲频率发放，当频率增加时，提供更多可能性以避免融合波。以 AF Suppression 频率发放测试脉冲时，如果测试脉冲被更快的心房感知事件抑制，等到下一次 AF Suppression 超速起搏时发放测试脉冲。

（三）心房阈值搜索

根据每种阈值测试模式的运作规则，起搏器逐步降低心房测试脉冲输出振幅。ACap Confirm 测试电压将从当前工作电压开始；增强型 ACap Confirm 从前次阈值之上 0.5 V 开始，如果之前没

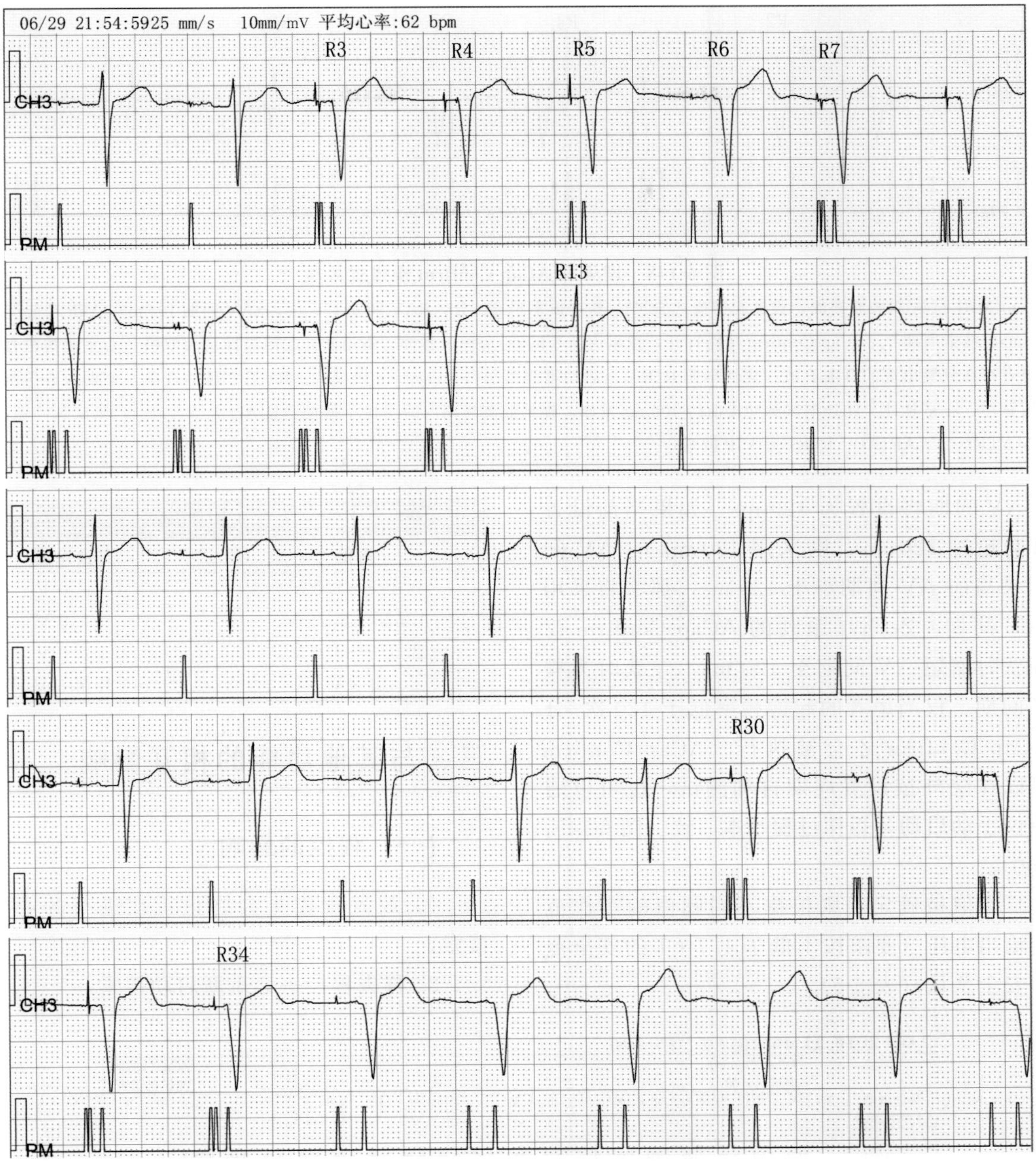

图 6-147　增强型 ACap Confirm 快-慢模式转换

Accent MRI 2224 双腔起搏器，设置起搏模式 DDD，基本频率 60 次/分，PAV 间期 200 ms，SAV 间期 160 ms，VIP 功能打开，VIP 扩展 160 ms。ACap Confirm 功能打开，搜索周期 8 h，心房测试脉冲、备用脉冲及心室起搏极性均为双极，上图为连续记录。图中 R3 开始启动增强型 ACap Confirm 模板测试 1（3.875 V 测试脉冲、5 V 备用脉冲），R4、R5 为模板测试 2、3（0.0 V 测试脉冲、5 V 备用脉冲）。R6 恢复程控 AV 间期起搏，R7 开始启动增强型 ACap Confirm 快模式，连续发放心房测试脉冲。R13 因感知房性早搏抑制了测试脉冲发放并转入慢模式，同时感知自身 QRS 激活 VIP 功能。在间隔 17 个监测周期后继续以快模式发放心房测试脉冲（R30），于 R34 发生测试脉冲失夺获后启动 17 个监测周期

有阈值测试，则从程控电压之下 0.5 V 开始。如果程控电压大于 3.875 V，则从 3.875 V 开始。电压每次递减 0.25 V，低于 0.25 V 时，降幅为 0.125 V；夺获电压起搏 2 次，直至 3 个连续相同振幅的脉冲确认失夺获，增强型 ACap Confirm 为连续 2 次失夺获。然后逐步提高振幅，每次 0.125 V，直至 2 个连续相同振幅的脉冲确认夺获，该电压为阈值。增强型 ACap Confirm 在心房测试脉冲发

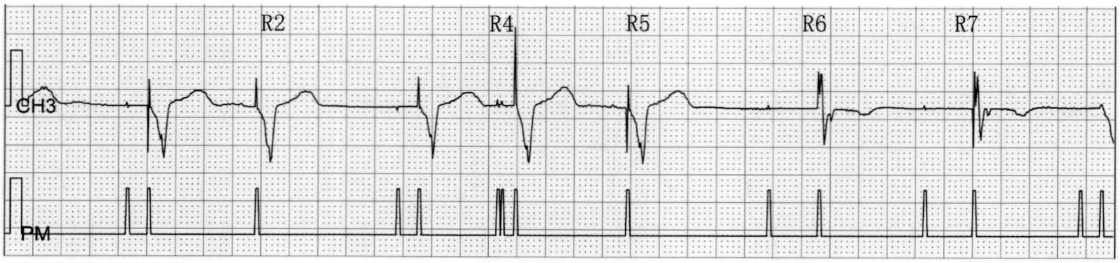

图 6-148　增强型 ACap Confirm 慢模式片段

Accent MRI 2124 双腔起搏器，设置起搏模式 DDD，基本频率 55 次/分，PAV 间期 150 ms，SAV 间期 100 ms，VIP 功能打开，VIP 扩展200 ms，搜索周期 2。ACap Confirm 功能打开，搜索周期 8 h，心房测试脉冲、备用脉冲起搏极性均为双极，心室起搏极性为单极。图中因患者存在频繁出现的自主 P 波（房性早搏 R2R5），启动增强型 ACap Confirm 慢模式。R4 见 3 脉冲现象，分别为心房测试脉冲、心房备用脉冲、心室脉冲。此处测试脉冲提前约 400 ms 发放，提示监测周期内的房性早搏使 ARIAD 大于 40 ms，测试脉冲超速起搏间期采用 MATRI－3×ARIAD。R6R7 为 VIP 搜索

放时，AV 间期将设置为 120 ms，如果当前设置 AV 间期超过 120 ms，则采用 120 ms 的 AV 间期；如果当前 AV 间期小于 120 ms，那么将采用当前 AV 间期。Zephyr 系列的 ACap Confirm 仅在失夺获时缩短 AV 间期至 120 ms，夺获时为程控 AV 间期。仅当患者的起搏频率低于 120 次/分时，ACap Confirm 才会被执行。ACap Confirm 功能可以在院外按设置周期自动测试，也可以通过程控仪手动启动，运作过程基本一致（图 6-149，图 6-150）。

一旦阈值被确定，则根据不同阈值的工作范围确定输出电压（要求按不低于 1.7∶1 的安全范围增加安全余量）（表 6-5）。

表 6-5　不同阈值的安全余量

阈值	安全余量
0.125～1.5 V	＋1.0 V
1.625～2.25 V	＋1.5 V
2.375～3.0 V	＋2.0 V
＞3 V	升至 5 V

三、与其他功能的相互影响

（一）程控的影响

1. 放置程控头会终止正在进行的心房阈值搜索。

2. 移去程控头会重新启动搜索。

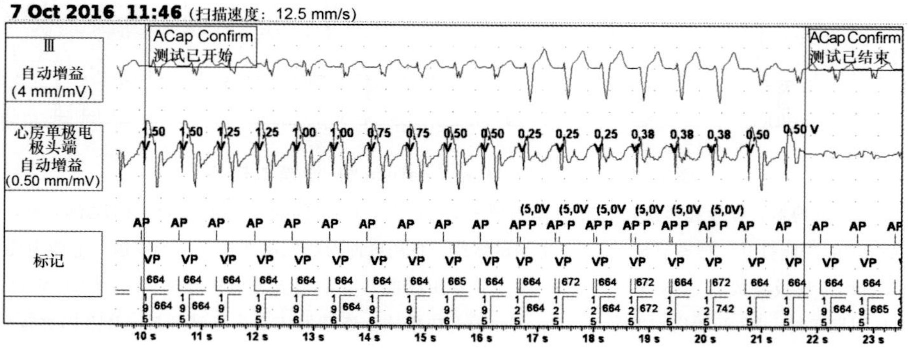

图 6-149　ACap Confirm 程控测试图

Zephyr XL DR 5826 双腔起搏器，设置起搏模式 DDD，基本频率 60 次/分，PAV 间期 200 ms，SAV 间期 150 ms，上图为通过程控仪手动启动的 ACap Confirm 测试过程，设置测试频率 90 次/分。测试起始电压 1.5 V，夺获电压起搏 2 次；递减至 0.25 V 发生失夺获，同一电压连续 3 次失夺获后电压增加 0.125 V（0.38 V）再次连续 3 次失夺获，继续增加电压 0.125 V 至 0.5 V 连续 2 次夺获，阈值为 0.5 V，测试结束。图中可见测试脉冲夺获后 AV 间期为程控值，无备用脉冲发放；失夺获后发放备用起搏且 AV 间期缩短。测试方法与自动测试基本一致，不同的是程控仪触发的测试过程中失夺获后不会启动监测周期

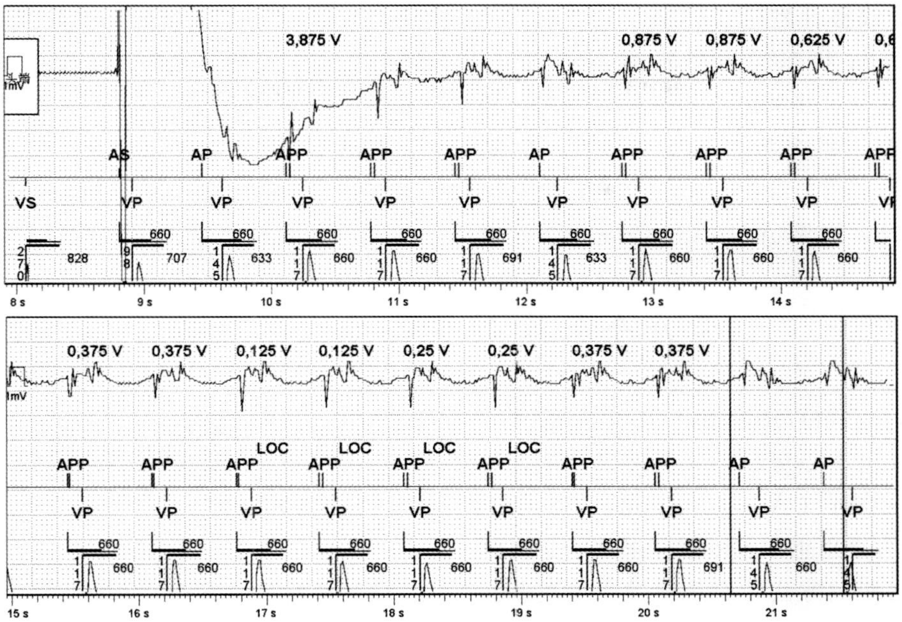

图 6-150　增强型 ACap Confirm 程控测试图

Accent MRI 2124 双腔起搏器，设置起搏模式 DDD，基本频率 55 次/分，PAV 间期 150 ms，SAV 间期 100 ms；上图为通过程控仪手动启动的 ACap Confirm 测试过程，设置测试频率 90 次/分。首先启动 3.875 V/5 V、0 V/5 V、0 V/5 V 的模板测试，然后开始阈值搜索测试，起始电压 0.875 V，夺获电压起搏 2 次；递减至 0.125 V 发生失夺获，同一电压连续 2 次失夺获后电压增加 0.125 V（0.25 V）再连续 2 次失夺获，继续增加电压 0.125 V 至 0.375 V 连续 2 次夺获，阈值为 0.375 V，测试结束。图中可见测试脉冲后均有备用脉冲发放，AV 间期均缩短至 120 ms

3. 如果每周心房阈值趋势日志正好要记录相关信息，那么该记录将被延迟直至程控头被移去。

（二）导致心房阈值搜索暂停/延迟的因素

1. 自动 P 波和 R 波测量。

2. 导线监测。

3. 正在进行 SEGM 存储。

4. 心室 Auto Capture 起搏系统阈值测试进行中。

5. 心房噪声反转、心室噪声反转。

6. 如果在阈值搜索期间启动了 AMS，阈值搜索将暂停，心房起搏输出将保持当前值。

如果阈值测试失败或被抑制，那么一个新的阈值搜索将在 1 h 后重新启动，不重设 8 h 和 24 h 时钟。如果心房率＞120 次/分，那么阈值搜索将被取消，并于 1 h 后重新启动。

（三）高输出模式

如果发生以下情况，心房起搏电压将被设置为高输出模式（5.0 V）：

1. 输出振幅为 0.0 V 时仍确认夺获。

2. 输出振幅升至 3.875 V 时仍夺获失败。

高输出模式时的程控信息提示：

1. 当 ACC 状态设置为观察时，弹出的高输出模式信息提示："The ACap Confirm test could not determine the threshold"（"ACap Confirm 测试不能确定阈值"）。

2. 当 ACC 状态设置为打开时，弹出的高输出模式信息提示："ACap Confirm is at maximum output. ACap Confirm has been auto-programmed to OFF and the A. Pulse Amplitude has been set to 5.0 V"（"ACap Confirm 处于最大输出状态，ACap Confirm 已被自动程控为关闭，心房脉冲振幅已被设置为 5.0 V"）。

在第一次高输出模式后，ACap Confirm 将在 1 h 内再次测试。如果第二次测试也进入高输出模式，将不会再次测试，直到下一次阈值搜索到期（如程控设置的 8 h 或 24 h 后）。

如果心房导线极性发生了转换，被更改为单极，ACap Confirm 状态设置是观察或者打开，ACap Confirm 功能都将关闭。如果此时心房起搏电压小于 5.0 V，那么将设置为 5.0 V，脉宽不变。

发生 ERI 时，如果 ACap Confirm 状态设置是打开，ACap Confirm 将被关闭，心房输出将被程控为：2×(最近 4 个夺获阈值的平均值)，最小值：2.0 V，最大值：5.0 V。如果 ACap Confirm 状态设置为观察，ACap Confirm 也将被关闭，心房输出保持为程控值。发生 ERI 后，增强型 ACap Confirm 不会被关闭。

心房夺获控制功能——百多力

百多力公司（BIOTRONIK）在其 E 系列双腔起搏器中，推出了心房自动阈值搜索功能，称为心房夺获控制（Atrial Capture Control，ACC）。同样没有采用感知 ER 信号来判断起搏脉冲是否夺获心房肌的方法，而是通过心房超速起搏后是否有自主 P 波出现来判断心房测试脉冲有没有夺获心房。其运作的基本原理是：如果心房起搏脉冲发生失夺获后，那么在下一次心房起搏之前自身 P 波就有机会出现，被起搏器感知，就可以间接判断前次心房起搏发生了失夺获，这点与美敦力起搏器心房阈值管理的 ACR 法有异曲同工之处。ACC 可以自动、定时测量心房起搏阈值，但没有逐跳夺获确认功能。其具体运作过程可以分为 4 个步骤：

一、确定自主心房率和计算测试时的起搏频率

起搏器首先缩短 AV 间期至 50 ms 连续起搏 6 个心动周期，取前 4 个心动周期的平均值计算测试时的起搏频率。条件如下：

1. 基础起搏频率＜自主心房率≤108 次/分，测试频率为自主心房率+20%（图 6-151）。

2. 自主心房率＜基础起搏频率，测试频率为基础起搏频率+20%（图 6-152）。

3. 如果自主心房率＞108 次/分，则不能进行阈值测试，维持当前电压。如果自主心房率超过 108 次/分，在其基础上频率增加 20%，测试频率将会超过 130 次/分。而百多力起搏器默认设置上限频率为 130 次/分，故此时将无法启动 ACC 测试。

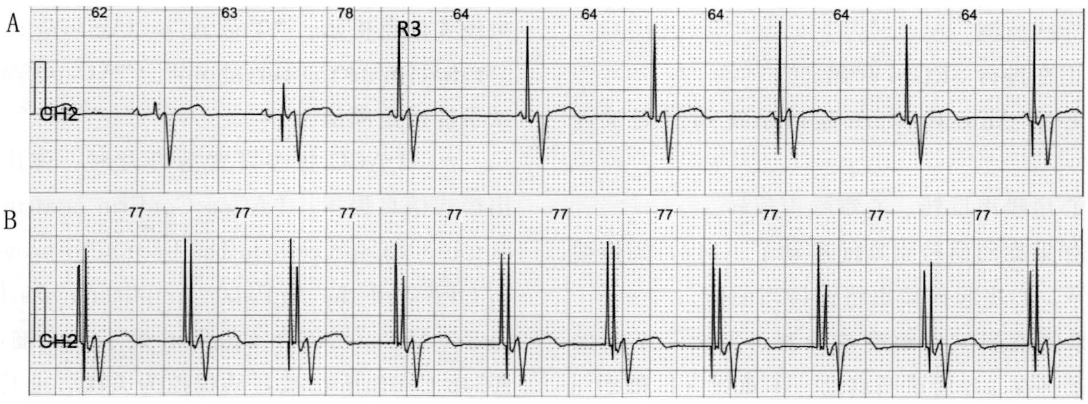

图 6-151　计算自主心房率及确定测试起搏频率（一）

百多力 Evia DR-T 双腔起搏器，设置模式 DDD，基础频率 60 次/分，上限频率 130 次/分，PAV 间期 180 ms 至 140 ms，感知校正 −45 ms，图 A、B 为连续记录。A 图中起始可见患者自身心房频率大于基础频率，起搏器呈 VAT 工作方式。从 R3 开始，SAV 间期缩短至 50 ms 起搏 6 次，测得前 4 个心动周期的平均心房率为 64 次/分，在其基础上频率增加 20%，测试频率为 77 次/分。图 B 开始即以该频率为心房阈值搜索时的测试频率，PAV 间期缩短至 50 ms

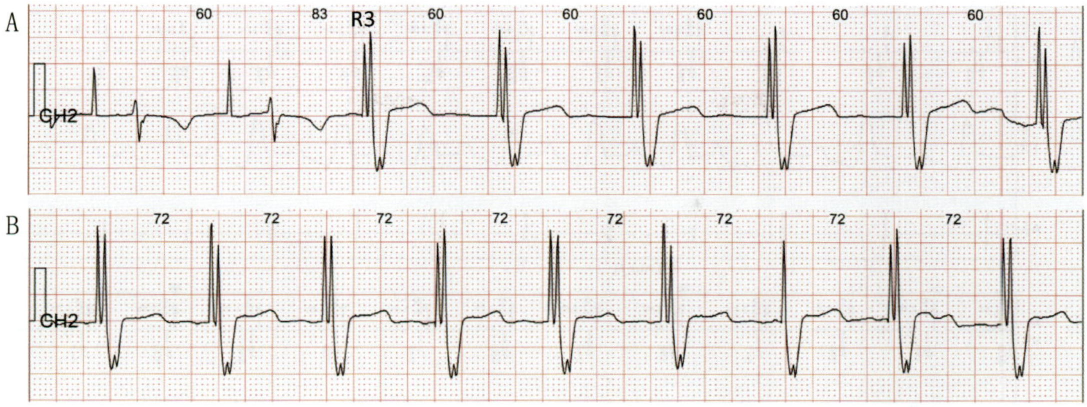

图 6-152　计算自主心房率及确定测试起搏频率（二）

百多力 Evia DR 双腔起搏器，设置模式 DDD，基础频率 60 次/分，上限频率 130 次/分，PAV 间期 180 ms 至 140 ms，感知校正－45 ms。图 A、B 为连续记录。A 图中起始可见起搏器呈 AP-VS 工作状态，患者没有自主心房节律。从 R3 开始，PAV 间期缩短至 50 ms，以基础频率起搏 6 次。图 B 开始心房阈值搜索，测试频率 72 次/分，为基础频率加 20%

二、心房阈值搜索

当 ACC 符合启动条件，并确定测试时的起搏频率后，将进入第二阶段即心房阈值搜索。其运作方式具有以下特点：

1. AV 间期缩短：在整个 ACC 运作过程中 AV 间期缩短至50 ms。ACC 运作时，心房测试脉冲以比自主心房率或基础起搏频率增加 20%的频率超速起搏；一旦失夺获，就失去对自主心房节律的抑制作用，出现自主 P 波意味着心房测试脉冲发生了失夺获。所以，及时感知自主 P 波成为测试能否成功的关键因素。在心室起搏后存在心房远场空白期，其值为 150 ms；缩短 AV 间期相当于让心房远场空白期提前结束，尽早恢复心房感知功能（图6-153）。这样自主 P 波将会有更多的机会躲过心房远场空白期（FFP），以便让心房电极能够感知到。同时，较短的 AV 间期可以防止室房逆传，因为逆传 P 波不能代表心房测试脉冲发生了失夺获，会干扰测试的可靠性。

2. 测试电压的变化规律：从阈值测试开始（Threshold test start），初始电压默认 3.0 V（可程控选择：2.4 V、3.0 V、3.6 V、4.2 V、4.8 V），测试电压的下降分粗降阶段和细降阶段。粗降阶段，以 0.6 V 递减（图 6-154），一旦失夺获，开始进入细降阶段，以 0.1 V 递减；0.6 V 以下，总是以 0.1 V 递减（图 6-155）。

3. 测试脉冲和同步脉冲：每一电压预设将会发放 5 次测试脉冲（初始电压发放 6 次），2/5 出现自主 P 波判断为失夺获，提示当前测试电压低于阈值。每 5 个测试脉冲后发放 1 个同步脉冲；如果判断发生了失夺获，同步脉冲将提前发放，

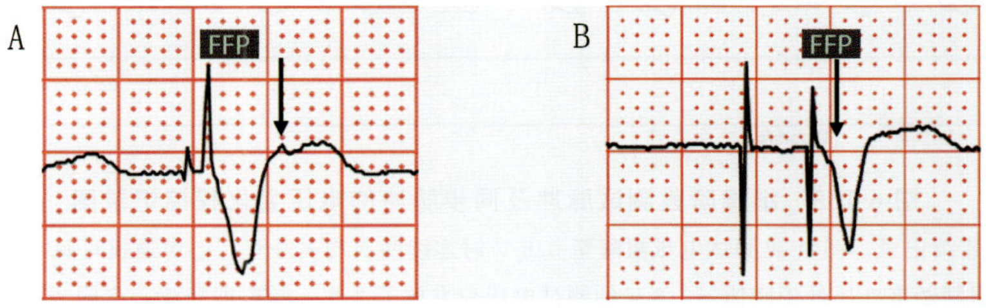

图 6-153　缩短 AV 间期对心房感知的影响

图 A 为 ACC 测试过程中，PAV 间期 50 ms，在距离 AP 大约 260 ms 处出现一个自主 P 波（↓示），该 P 波位于 150 ms 心房远场空白期之外，被起搏器心房通道感知，从而判断该心房测试脉冲发生失夺获。图 B 为程控设置 PAV 间期 180 ms 状态下，如果同样在心房起搏失夺获后 260 ms 处出现自主 P 波，该 P 波将位于心房远场空白期之内，无法被起搏器识别

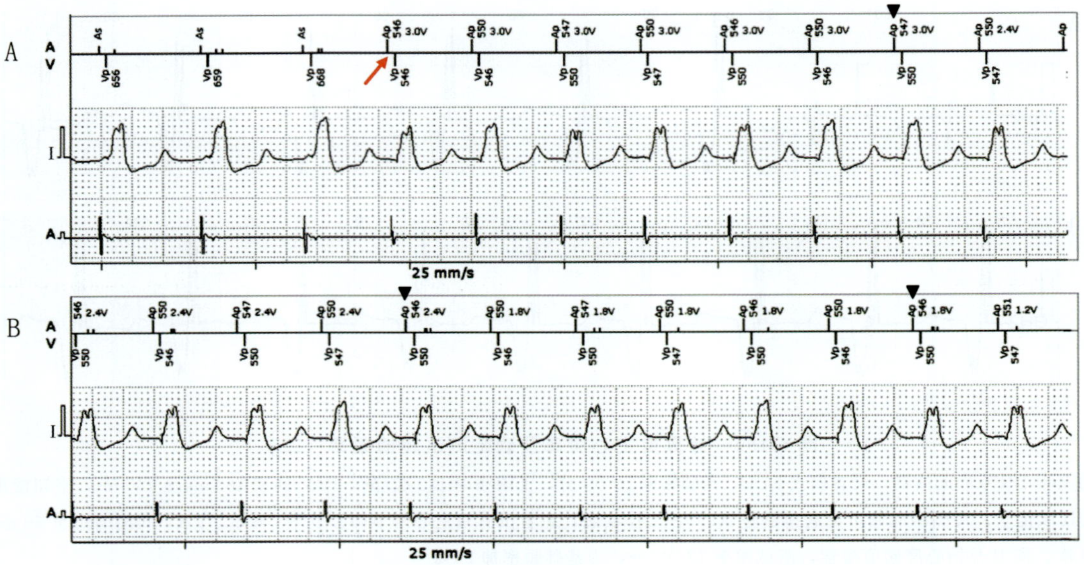

图 6-154　粗降阶段测试脉冲及同步脉冲的电压变化程控记录图

百多力 Evia DR-T 双腔起搏器，设置模式 DDD，基础频率 60 次/分，上限频率 130 次/分，PAV 间期 180 ms 至 140 ms，感知校正 −45 ms，VP 后心房远场空白期 150 ms，PVARP 320 ms。ACC 功能开启，默认测试初始电压 3.0 V，图 A、B 为程控仪记录的 ACC 连续测试图（图中 AV 代表房室标记通道，Ⅰ为体表心电图Ⅰ导联，A 为心房腔内感知通道，下同）。图 A 第 4 个心搏（↗示）开始心房起搏频率增加 20%，启动心房阈值搜索，初始电压释放了 6 次测试脉冲加 1 次同步脉冲（▼示，下同）；粗降阶段，电压以 0.6 V 递减。随后可见 2.4 V 及1.8 V 电压均释放了 5 次测试脉冲加 1 次同步脉冲。粗降阶段夺获时同步脉冲电压等于测试电压

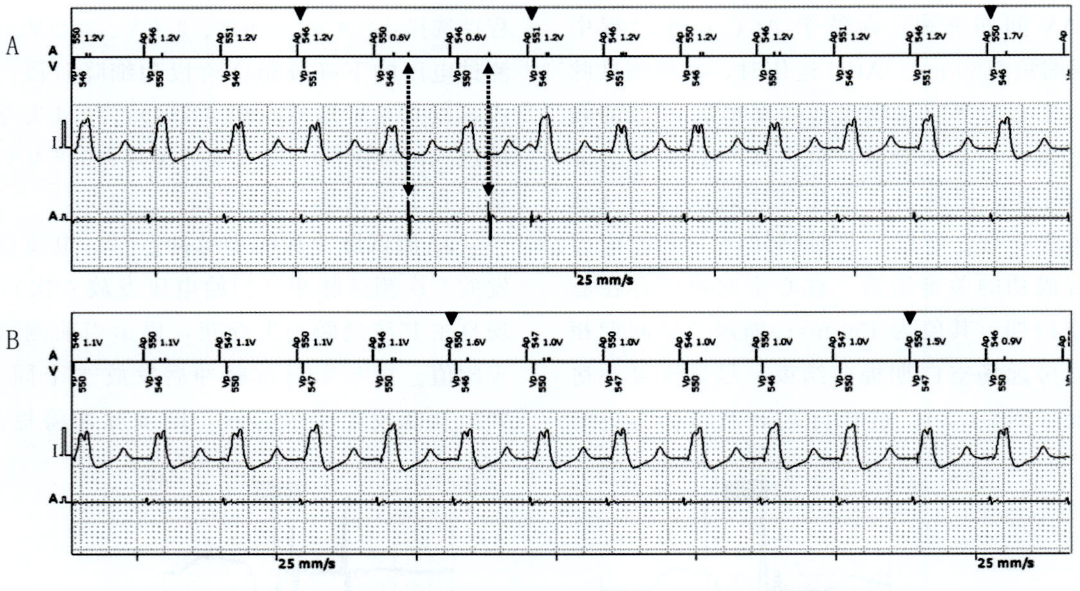

图 6-155　细降阶段测试脉冲及同步脉冲的电压变化程控记录图

病例同上，图 A、B 为连续记录。图 A 见测试电压粗降至 0.6 V 时连续两次均失夺获，心房通道可见自主 P 波信号并被起搏器有效感知（箭头所示），起搏器即判断该电压低于阈值，0.6 V 的测试电压只发放了 2 次，随后即释放心房同步脉冲起搏，此时的同步脉冲电压为测试脉冲电压+0.6 V（0.6/1.2 V）。粗降阶段发生失夺获后，起搏器以前组测试电压开始进入细降阶段，电压以 0.1 V 递减。在细降阶段，测试电压夺获状态下，同步脉冲电压等于测试电压+0.5 V（1.2/1.7 V，1.1/1.6 V，1.0/1.5 V）

此时该电压的测试脉冲发放次数可能会少于 5 个。同步脉冲的意义在于避免长时间的房室失同步。因为，对于没有自主心房节律的患者来说，即使测试脉冲已经失夺获，但由于没有自主 P 波导致起搏器无法识别，测试持续进行而没有同步脉冲的话，将会导致长时间的房室失同步。同步脉冲的电压变化规律为：

（1）粗降阶段夺获时，同步脉冲＝测试电压。

（2）细降阶段夺获时，同步脉冲＝测试电压＋0.5 V。

（3）失夺获时，同步脉冲＝测试电压＋0.6 V。

4. 以 AS 感知作为失夺获的依据：ACC 以 VA 间期内出现 AS 感知作为失夺获的判断依据。心房测试脉冲失夺获后，自主 P 波可以发生在远场空白期内、远场空白期外心室后心房不应期内以及心室后心房不应期外。远场空白期内的感知（Ars）无法与真正的远场感知相区分，所以不能作为判断失夺获的依据。远场空白期外心室后心房不应期内的心房感知（AS）和心室后心房不应期外的心房感知（AS）均提示心房起搏失夺获（图 6-156）。同一电压测试期间出现 2 次自主 P 波，则认为该电压低于阈值。对于没有自主心房节律的患者，可以通过心室起搏后的逆传 P 波来进行判断。没有自主 P 波也没有逆传 P 波的患者，ACC 测试将无法完成。

5. 独特的 DDI 工作模式：心房失夺获后，将有可能出现自主 P 波，如果采用 DDD 工作模式，有效的心房感知会触发心室起搏从而干扰心房阈值测试的持续进行。为防止这种现象的发生，百多力在心房自动阈值搜索过程中采用 DDI 的工作模式，且该 DDI 模式与通常的以心室为基准的计时方式不同。在心房阈值自动搜索过程中，心房需要超速起搏，尽量抑制非失夺获原因导致的自主 P 波发生。以心室为基准的 DDI 模式，有效的

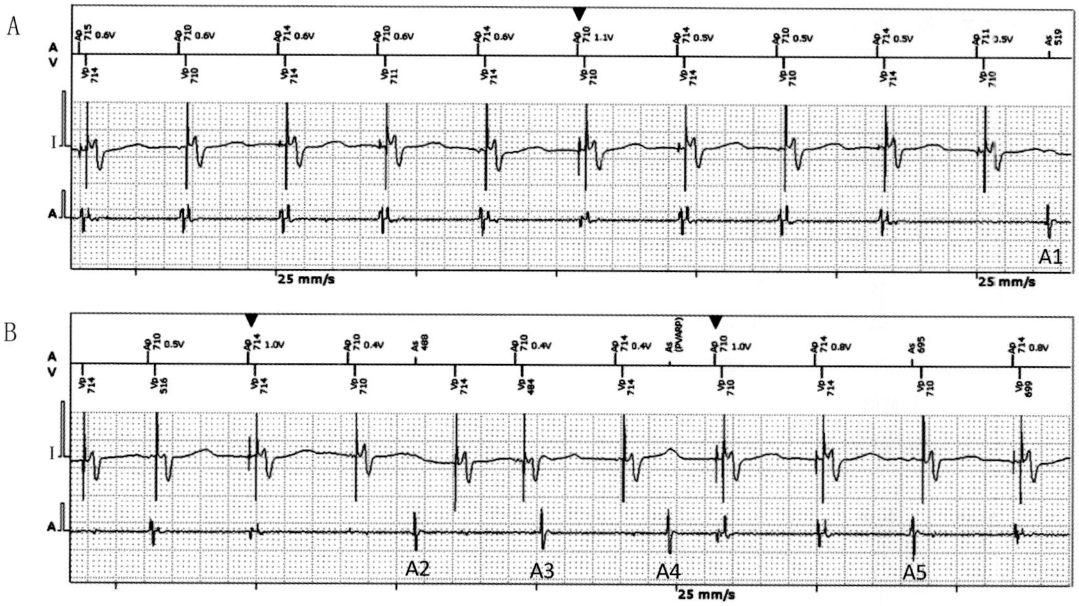

图 6-156　ACC 对不同时期发生的自主 P 波的反应方式

百多力 Evia DR 双腔起搏器，设置模式 DDD，基础频率 60 次/分，上限频率 130 次/分，PAV 间期 180 ms 至 140 ms，感知校正－45 ms，VP 后心房远场空白期 150 ms，PVARP 320 ms，图 A、B 为程控仪连续记录的阈值搜索电压细降阶段。图 A 见 0.6 V 测试电压均夺获心房，同步脉冲电压 1.1 V（▼示）；0.5 V 电压测试期间只发生了 1 次 AS 事件（自主 P 波，A1），电压继续递减。0.4 V 电压第一次测试即失夺获，其后出现了 AS 事件（A2）；0.4 V 第二次测试仍然失夺获，但其后的自主 P 波（A3）位于 FFP 内未被起搏器有效感知；0.4 V 第三次测试后出现 AS 感知（A4），2 次 AS 事件后起搏器判断该测试电压低于阈值，随即释放同步脉冲（1.0 V）。至此，阈值搜索完成，确定心房起搏阈值为 0.5 V，随后进入核实测试阶段。图中可以看到，不同时期发生的自主 P 波起搏器有不同的反应，A1、A2、A5 为 PVARP 外事件，会抑制预定的心房起搏并重整 AA 间期；A3 为 FFP 内事件不作为判断依据；A4 为 PVARP 内事件，作为判断失夺获依据但不重整起搏频率间期

P 波感知不会重整心房起搏周期也不会被心室跟踪起搏，心室事件启动 VA 计时会导致较长的 AS-AP 间期，增加了非失夺获原因自主 P 波发生的机会。故在百多力 ACC 运作过程中，有效的 AS 感知（PVARP 外）将会重整心房起搏间期（AA 间期）（图 6-157），室性早搏重整 VA 及 VV 间期（图 6-158），这样可以保持稳定的心房起搏频率，故可以说这是一种以心房为基准的独特的 DDI 工作模式。

三、核实测试

如果在细降阶段，某一电压值的测试过程中出现了 2 次自主 P 波，则判断该电压低于起搏阈值，起搏器将以前组电压为阈值并进行核实测试（图 6-159）。

（1）第一步：阈值＋0.3 V，预设起搏 5 次。

（2）第二步：阈值－0.3 V，预设起搏 5 次；如果阈值≤0.3 V，则用 0 V。

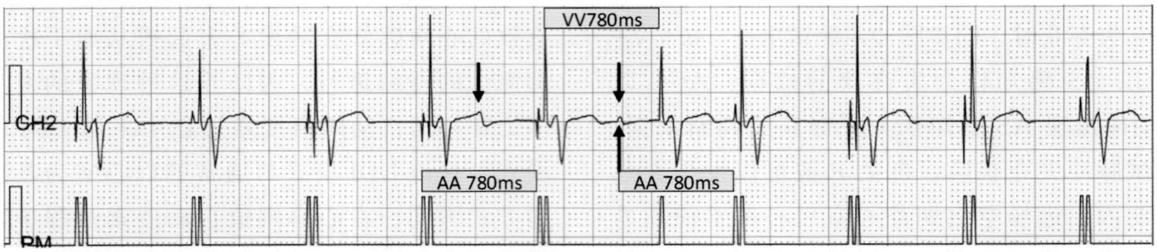

图 6-157　心房基准的 DDI 工作模式

百多力 Evia DR-T 双腔起搏器，设置模式 DDD，基础频率 60 次/分，上限频率 130 次/分，PAV 间期 180 ms 至 140 ms，感知校正－45 ms，VP 后心房远场空白期 150 ms，PVARP 320 ms。图为动态心电图记录 ACC 测试过程片段，测试时基础频率间期为 780 ms，期间可见 2 次自主 P 波（箭头所示），第一个 P 波位于 PVARP 内，不重整其后的房、室起搏间期；第二个 P 波位于 PVARP 外，其后 AP 被抑制，VP 按 VV 间期发放，同时该自主 P 波重整了下一心房起搏间期。符合心房基准的 DDI 计时特点

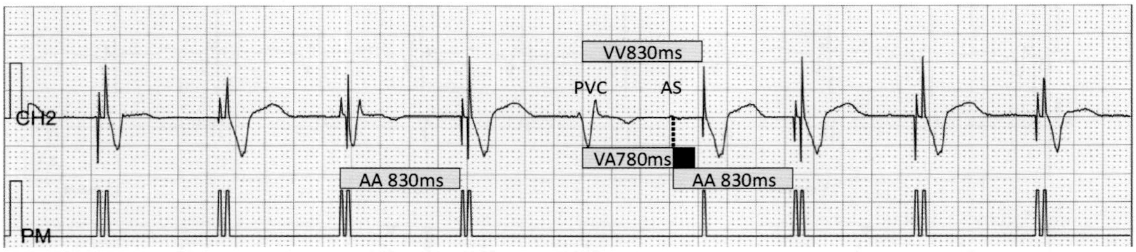

图 6-158　室性早搏对 ACC 计时的影响

百多力 Evia DR-T 双腔起搏器 ACC 测试动态心电图记录片段，心房测试频率间期为 830 ms。图中见在测试过程中出现 1 次室性早搏（PVC），按 DDI 计时规则，该室性早搏重整 VA 及 VV 间期，由于在 VA 间期内发生 AS 感知，心房起搏被抑制并重整下一心房起搏间期

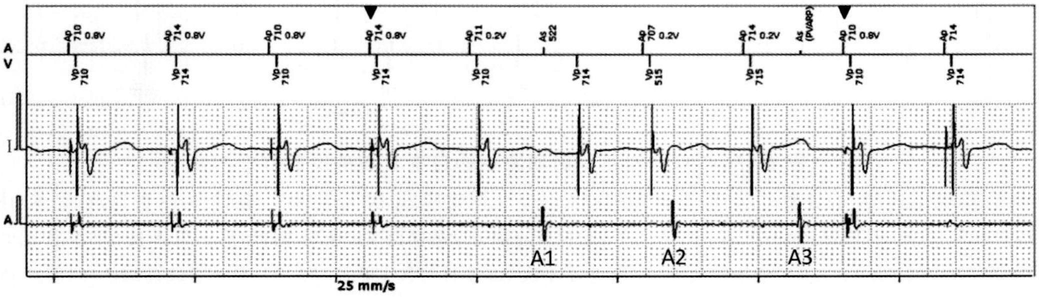

图 6-159　核实测试程控图

病例为图 6-156 之连续记录，在阈值搜索阶段确定心房起搏阈值为 0.5 V 后，进入核实测试阶段。首先起搏器以 0.8 V（阈值＋0.3 V）的电压发放 5 次测试脉冲和 1 次同步脉冲，均夺获心房。然后以 0.2 V（阈值－0.3 V）的电压进行核实测试第 2 步，第 1 次测试脉冲后出现 AS 感知（A1）提示失夺获，第 2 次测试脉冲后有自主 P 波落在 FFP 内（A2），第 3 次测试脉冲后出现 PVARP 内 AS 事件（A3），2 次 AS 事件后即发放同步脉冲。核实测试阶段的同步脉冲电压均为阈值＋0.3 V

（3）同步脉冲的电压不变，为阈值＋0.3 V，发放规律同阈值搜索阶段。

四、调整心房输出电压

核实测试通过后，起搏器将根据阈值搜索结果调整心房起搏的输出电压，该电压将成为下次ACC搜索之前的心房起搏工作电压。其值为：心房阈值＋安全余量，安全余量可在0.3……(0.1)……1.2 V之间程控选择，默认1.0 V。ACC测试后默认最小输出电压为1.0 V（图6-160）。

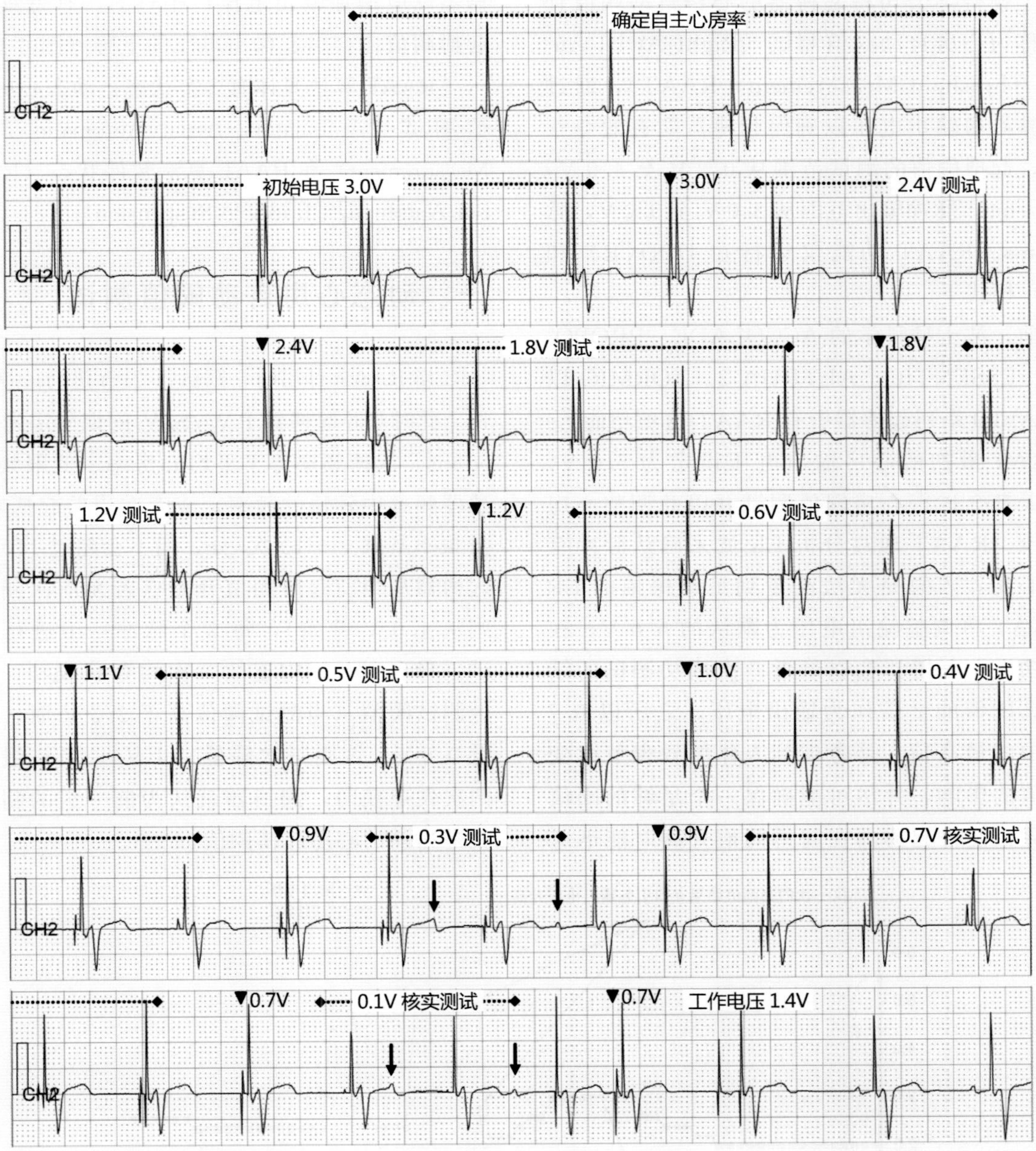

图 6-160 ACC 测试过程实例

百多力Evia DR-T双腔起搏器，ACC功能开启，默认测试初始电压3.0 V，安全余量1.0 V，最小输出电压1.0 V。从整个测试过程心电图可以估算心房起搏阈值及工作电压。测试初始电压3.0 V发放6个测试脉冲＋同步脉冲，然后电压粗降，以0.6 V递减，每组电压测试5次＋同步脉冲；至0.6 V时未出现自主P波，电压开始细降，以0.1 V递减。至0.3 V测试2次后均有自主P波感知（↓示），确认阈值为0.4 V。核实测试第一步为阈值＋0.3 V（0.7 V），第二步为阈值－0.3 V（0.1 V）。核实测试完成后，起搏器调整心房输出电压为1.4 V（阈值＋安全余量），作为下次自动阈值搜索前的工作电压。（▼示同步脉冲电压变化）

如果心房夺获控制不能进行（如心率大于108次/分），则维持当前电压。如果心房夺获控制失活（如ERI或导线阻抗超出范围等原因），输出电压则为阈值测试开始电压＋安全余量。

（陈顾江）

心房自动阈值测试功能——波士顿科学

波士顿科学公司将起搏器的心房自动阈值管理功能称为心房自动阈值测试（Right Atrial Automatic Threshold Measurement，RAAT），通过动态调整心房输出电压以确保起搏器能有效夺获右心房，起搏阈值的测试范围从0.2 V至4.0 V，脉宽0.4 ms；脉冲输出范围从2.0 V至5.0 V，脉宽0.4 ms。RAAT功能仅运行在DDD(R)和DDI(R)模式下。

目前，波士顿科学的ACCOLADE、PROPONENT、ESSENTIO、ALTRUA 2、FORMIO以及VITALIO系列起搏器中有RAAT这项功能。

RAAT最初的心房输出电压设定为5.0 V，之后每天都会进行心房阈值测试并以此调整心房输出电压。RAAT通过分析ER波来确认脉冲有无夺获心房，若总是无法测量到足够振幅的ER波，RAAT将调整输出电压为默认的5.0 V。在测试成功后，起搏器会以最近7次成功测试的结果中最高阈值的2倍作为输出电压。之所以取7次测试中的最高值，是考虑到人体的昼夜节律变化对阈值的影响，并尽可能确保一个足够的阈值安全边界：使得起搏器在起搏阈值升高时能迅速做出反应增加输出电压；相对的，有持续的较低起搏阈值才会引起输出电压的下降（图6-161）。

RAAT算法具体有2个状态：动态心房自动阈值测试（Ambulatory Atrial Automatic Threshold Measurement）和RAAT算法暂停状态（Right Atrial Automatic Threshold Suspension）。

一、动态心房自动阈值测试

当RAAT开启时，默认每21 h进行一次阈值测试。此时双腔起搏器PAV/SAV间期固定为85 ms/55 ms。起搏频率等于平均心房率、低限频率或传感器频率中较快的频率，或者在当前起搏频率/自身频率基础上＋10次/分，但不会超过110次/分。起搏器从当前起搏阈值开始（若无前次测试结果则从4.0 V开始），每3个脉冲一组进行阈值测试。只有当一组中连续3次均夺获成功，才会降低测试阈值（当测试阈值高于3.5 V时，每次降低0.5 V；否则每次降低0.1 V）；当一组中出现两次失夺获时，起搏器就认为前一组的测试电压就是当前的心房起搏阈值。

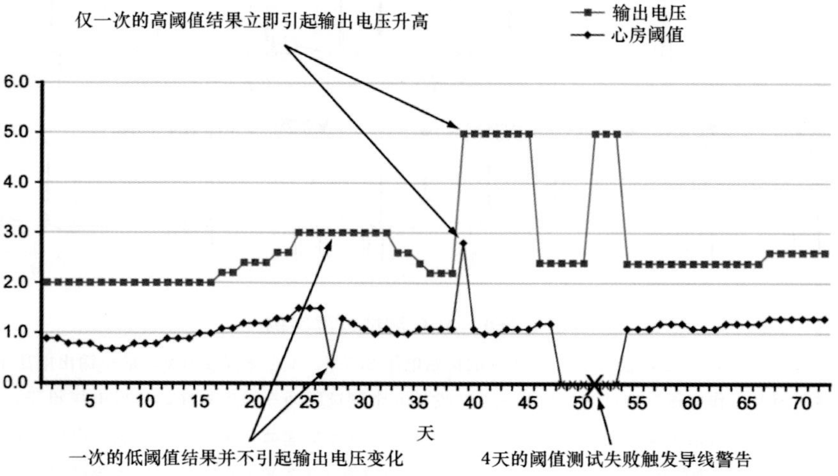

图6-161　心房阈值测试结果对输出电压的影响

需要注意的是，为了避免在阈值测试过程中因为心房失夺获而引起 PMT，起搏器会在感知每个心房失夺获后的心室事件后，延长 PVARP 至 500 ms。

当该次的阈值测试失败时，则脉冲输出会调整回测试前的脉冲输出值，并且之后起搏器会每隔 3 h 1 次再次尝试阈值测试，一天至多 3 次。如果连续 4 天中均测试失败，导线警报（Lead Alert）将被触发，并且 RAAT 将进入算法暂停状态（RAAT Suspension）。

二、RAAT 算法暂停状态

在连续 4 天阈值均测试失败后，RAAT 会进入暂停状态，此时起搏器将会以最大输出电压 5.0 V、脉宽 0.4 ms 进行心房起搏。在这个状态下，每天会至多进行 3 次心房阈值测试，一旦测试成功，起搏器将会以一个较低的电压进行起搏。

需要注意的是，如果 RAAT 始终处于该状态，则建议关闭 RAAT 功能，并手动程控心房起搏电压。

（张余斌）

第七章　感知功能的管理

所谓感知功能，即起搏器通过心内起搏电极能够获取心脏的自身心电信号，并对其进行分析和做出相应反应的能力。良好的感知能够使起搏器对自主心电活动做出适当的反应。对于起搏器的正常工作而言，并非所有的电信号都是我们希望起搏器看到的，因此，起搏器引入了感知灵敏度的概念，通过设定固定的感知灵敏度，我们需要确保起搏器能够看到所有有用的信息，同时又能滤过不必要的干扰信号；而手动调节感知灵敏度往往需要有经验的医生才能恰当地设置。

对于起搏器植入术后的患者而言，因为每个患者心腔内信号幅度的差异性较大，如何恰当地设置起搏器的感知灵敏度对临床医生及工程师是一个极大的挑战。我们知道，正常的心房信号幅度相对高而稳定，但在房性快速性心律失常，尤其是心房颤动（房颤）时的心电信号幅度低而杂乱。同样，当出现室性心律失常及心室颤动（室颤）时，我们固定设置的感知灵敏度可能只能感知到部分心电信号甚至感知不到任何心电信号。

因此，起搏器需要设定一个“完美”的感知灵敏度，以期能正确无漏地感知自身心电信号。如果感知灵敏度设置过低，部分自身心电信号会被遗漏而导致起搏器无法对相应的事件做出恰当的反应，这种情况称为“感知不足”（Undersensing）。感知不足将会导致过度起搏或者心肌不应期内的无效起搏。

另外，如果感知灵敏度设置过高，虽然可以毫无遗漏地感知自身心电信号，但同样，很多低幅度的噪声信号也会被起搏器感知到，从而引发起搏器工作异常，这种情况称为“感知过度”（Oversensing）。感知过度会导致噪声信号被误认为自身心电信号，从而抑制起搏的输出，患者出现漏搏或长间歇现象。

因此，起搏器需要具备特殊的感知功能，面对低而杂乱的信号，既能完全感知自身心电信号，又能避免感知噪声信号；自动感知灵敏度调整功能应运而生。

自动感知灵敏度调整功能——雅培（圣犹达）

雅培（圣犹达）公司起搏器的自动感知灵敏度调整（SenseAbility）功能就是根据心内信号幅度的动态变化，在实时感知的心电信号幅度的基础上相应地调整感知灵敏度的数值。比如，当患者突发房颤或者室颤时，心内信号幅度低而杂乱，这时起搏器会自动提高感知灵敏度来感知这些信号；当患者恢复正常窦性心律时，心内信号幅度大而稳定，这时起搏器会自动降低感知灵敏度来避免感知到T波及干扰信号。

一、程控

1. AutoSense：打开（On）；关闭（Off）（图7-1）。

2. 当AutoSense功能运作仍然存在感知问题时，还可以通过程控阈值起始、衰减延迟、最大感知灵敏度、不应期等感知参数帮助解决问题（图7-2）。

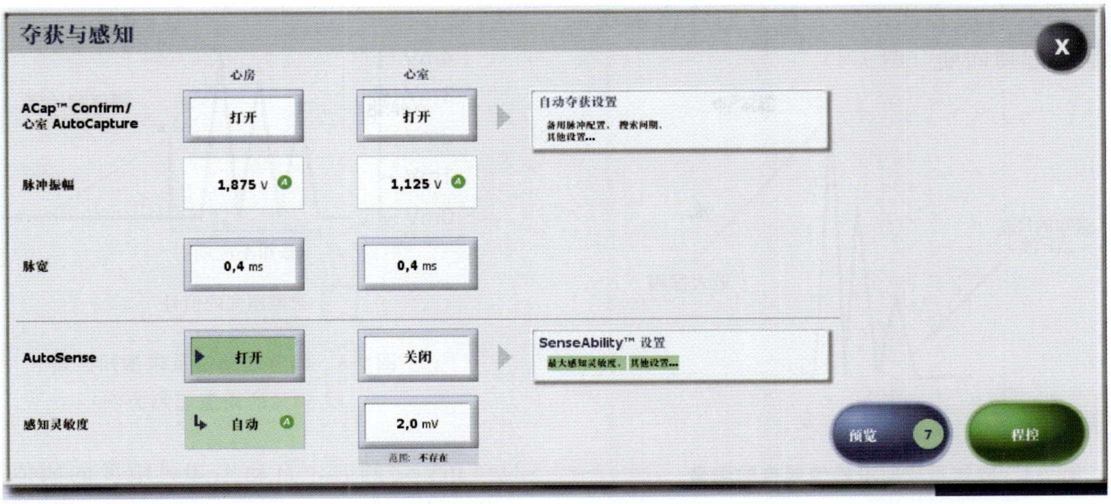

图 7-1　AutoSense 的程控界面

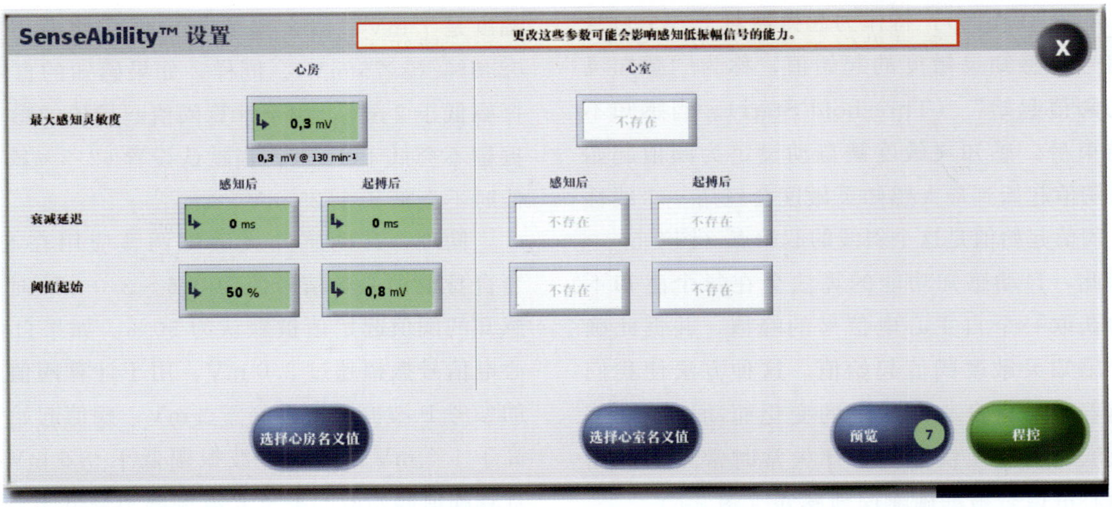

图 7-2　SenseAbility 的其他程控参数

二、自动感知灵敏度调整的运作过程

首先，心内电图为起搏器提供了很好的“可视性”的信号。在程控仪显示屏上显示的信号图形是对原始心内电信号滤过后的结果。原始信号经过系统滤过后，T 波部分最小化，噪声信号被衰减，远场信号被滤掉。原始信号具有正向波及负向波，为了自动感知功能的需要，原始信号会被数字校正（电子化修正），经过校正后的信号全部变为正向波，这种数字校正的信号用于感知功能（图 7-3）。

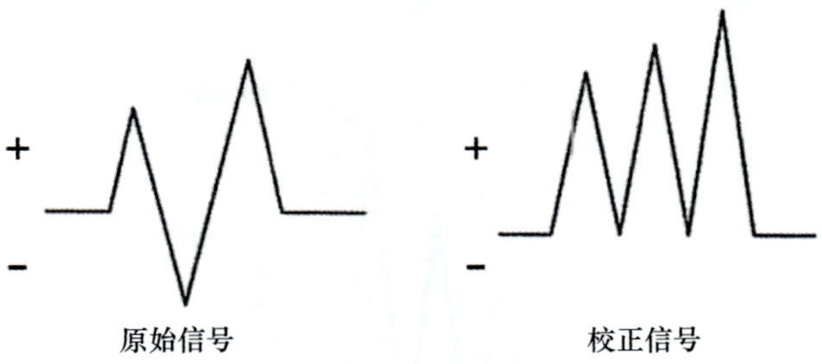

图 7-3　原始信号和数字校正信号

当一个自身信号被感知，起搏器将自动启动一个感知不应期（默认值：心房 93 ms，心室 125 ms）。在感知不应期中，起搏器测量被感知心电信号的最大峰值（最大振幅）。起搏器这种感知功能只为获取其所感知的复合信号的峰值幅度，而不会重整起搏间期（图 7-4）。

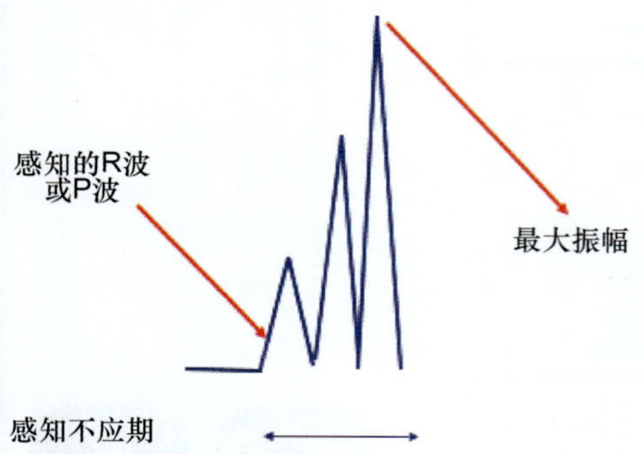

图 7-4　感知不应期中峰值幅度的测量

感知不应期内测量的自主心电信号的最大峰值幅度的某百分比值（可程控，默认值为：心房 50%，心室 62.5%），将作为起搏器对下一个自身心电信号的感知灵敏度的起始值，称为“感知灵敏度的阈值起始”（Threshold Start）。当感知不应期结束后，感知灵敏度被自动设定为阈值起始值，从阈值起始到最大感知灵敏度会经历一个线性衰减，阈值起始值是这个斜线的起始点（图 7-5）。

因此，自动感知功能的算法会在每个感知不应期内获取一个自主心电信号的峰值，并据此确定一个感知灵敏度阈值起始值。这种方法使我们可以随着患者自身心电活动的变化而动态改变感知灵敏度，从而使快速性心律失常时常见的低而杂乱的心电信号被准确无误地感知（图 7-6）。

目前雅培（圣犹达）公司生产的带有 SenseAbility 功能的起搏器，当感知的自身 R 波信号峰值在

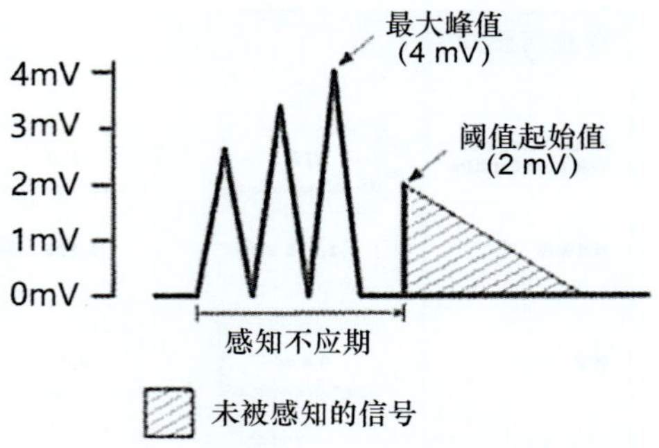

图 7-5　阈值起始值及未感知区域
（以 50%的阈值起始为例）

2～6 mV 之间时，自动感知灵敏度的阈值起始值被默认为峰值的 62.5%。如果感知的自身 R 波振幅值超过 6 mV，用于计算阈值起始值的参考 R 波振幅不会高于 6 mV；即如果自主 R 波检测的峰值幅度是 7 mV，那么阈值起始值仍将是 6 mV 的 62.5%（3.75 mV）。同样，如果感知的自主 R 波振幅低于 2 mV，用于计算阈值起始值的参考 R 波振幅不会低于 2 mV，当默认设置 62.5%阈值起始值时不会低于 1.25 mV。

同理，自动感知灵敏度调整应用在心房时，当自身 P 波心电信号值为 0.6～3.0 mV 时，自动感知的阈值起始值被默认为 50%。如果自主 P 波心电信号振幅超过 3.0 mV，用于计算阈值起始值的参考 P 波振幅不会高于 3 mV，阈值起始值不会高于 1.5 mV。如果 P 波振幅低于 0.6 mV，用于计算阈值起始值的参考 P 波振幅不会低于 0.6 mV，阈值起始值不会低于 0.3 mV。

在自动感知过程中，默认的感知“三角”线

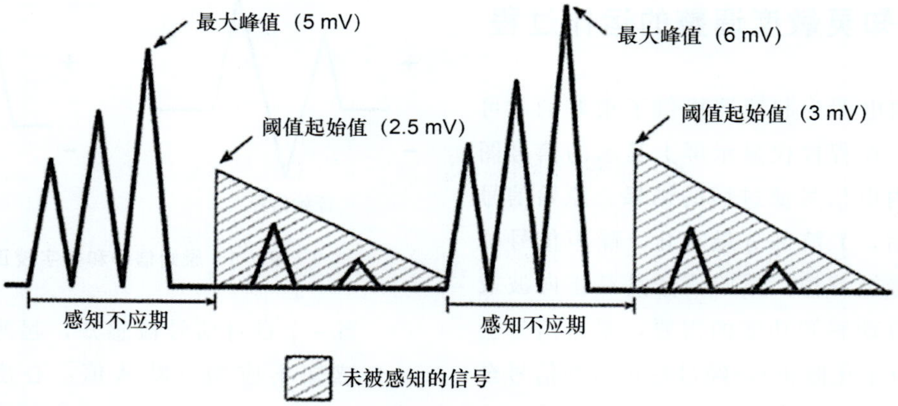

图 7-6　动态的自身感知灵敏度的调整（图示 50%的阈值起始为例）

性衰减在心室为每 312 ms 衰减 1 mV，而在心房为每 312 ms 衰减 0.5 mV。有些情况时（例如肌电干扰、高大的 T 波、电磁干扰以及其他远场信号存在时），临床医生希望感知灵敏度不要很快变得如此灵敏。此时，临床医生可以程控“衰减延迟”（Decay Delay）的数值以解决这一问题（图 7-7）。这是一个时间参数，可以使感知灵敏度数值在向下衰减前一定时间内维持在阈值起始值水平，雅培（圣犹达）公司起搏器的衰减延迟出厂设置值为：心房 0 ms，心室 60 ms。衰减延迟可避免起搏器感知不适当的信号。

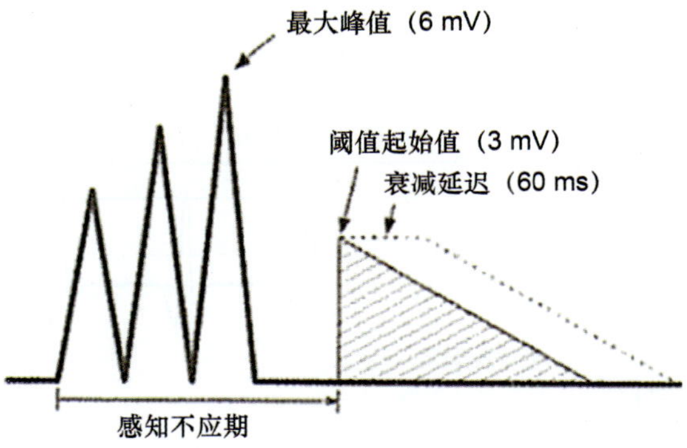

图 7-7　感知功能的衰减延迟

（图示以心室 60 ms 的衰减延迟为例）

线性衰减可使感知灵敏度斜线很快到达最大的感知灵敏度（指感知的基底或基线）或在下次自主心电信号被感知时结束。起搏器的最大感知灵敏度是指感知器能可靠感知心电信号的最高灵敏度的设置（默认值：心房 0.2 mV，心室 0.3 mV）。

以上的运作过程都是对于自身心电信号出现后的反应；如果起搏器心房或心室处于起搏状态，自动感知灵敏度调整功能同样适用。一个起搏事件后将启动一个起搏后不应期，起搏事件后的阈值起始值和衰减延迟将基于当前的起搏频率，随着起搏频率的增快，阈值起始会变得越来越低，衰减延迟的数值同样会变低（图 7-8）。这种设置的总体效果是，当起搏频率较快时起搏器的感知变得更加敏感。

上述功能都与感知功能相关，良好的感知功能可使起搏器正确识别和分析心脏自身的电活动，并对这些自身电活动进行恰当的处理。

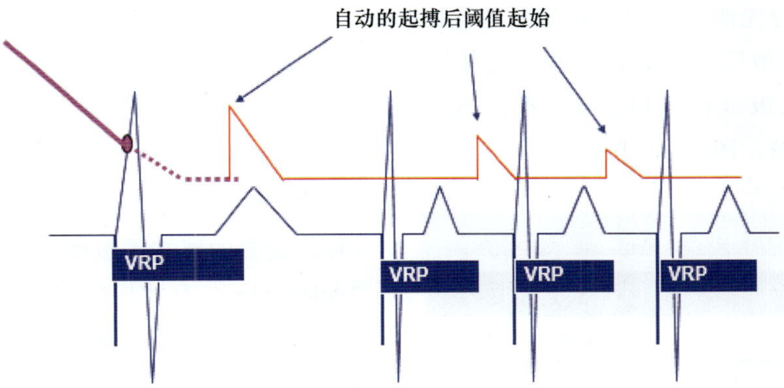

图 7-8　起搏后阈值起始

感知保障功能——美敦力

美敦力起搏器的感知保障（Sensing Assurance）功能能够在起搏器工作时自动测量自身心律（P/R 波）的振幅，并依此调整心房和心室的感知灵敏度。有助于在自身 P/R 波幅度出现明显变化（如房颤）时，感知灵敏度仍可以保持在一个合理的数值；既能够恰当感知自身 P/R 波，又可以保持足够的感知安全度，避免过感知。

一、程控

感知保障：打开（On）；关闭（Off）(图 7-9)。

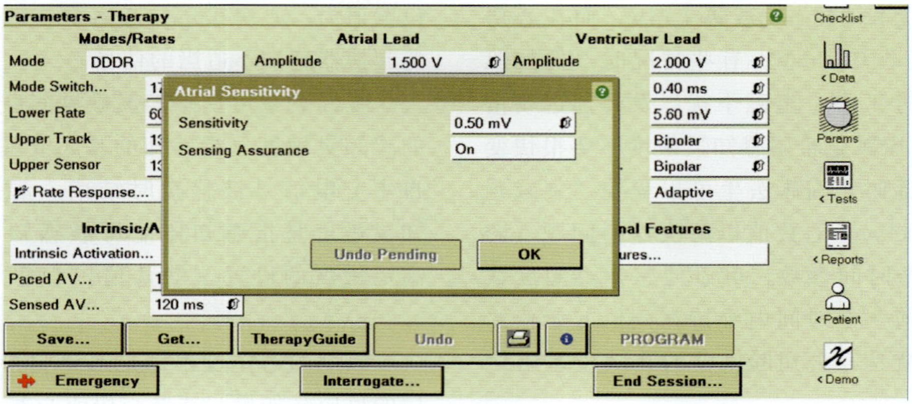

图 7-9　感知保障程控设置界面

只有在程控选择的心腔既可以感知也可以起搏时，感知保障功能才可以打开，但 VDD、AAI＜＝＞DDD 和 AAIR＜＝＞DDDR 模式除外，可以运作感知保障功能；AAT/VVT 模式下，此功能不能运作。

二、感知保障的运作

1. 脉冲发生器监测非不应期的感知事件（AS 或 VS）的振幅，并与先前设定的感知范围进行比较，自动调整感知灵敏度的设置。感知的范围会根据感知的设置、电极（心房和心室）极性的不同而有所不同（表 7-1，图 7-10）。

表 7-1　不同感知极性的目标感知范围

感知极性	目标感知范围
心房双极感知	4.0 - 5.6 X(程控值)
心房和心室均单极感知 或心室双极感知	2.8 - 4.0 X(程控值)

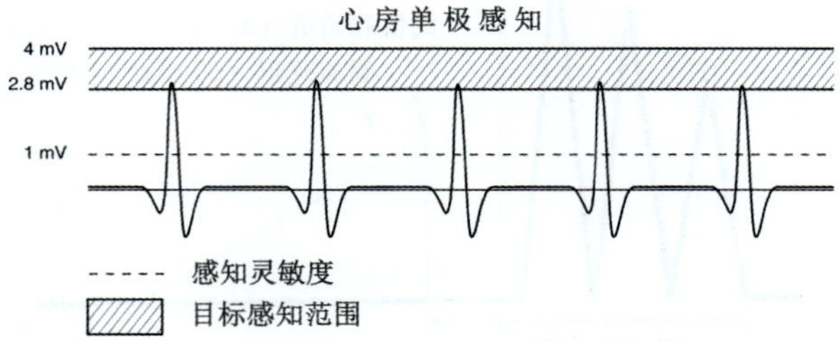

图 7-10　心房单极感知示意图

心房单极感知灵敏度设置为 1 mV 时的心房感知范围为 2.8～4.0 mV

2. 起搏器对感知到的 P 波或 R 波振幅进行分类，分为低（Low）、中（Adequate）、高（High）。以感知到的 P 波为例：心房双极感知时，P 波振幅低于 4X（程控设置的感知灵敏度）时，P 波定义为“Low”，P 波振幅在 4～5.6X（程控设置的感知灵敏度）区间时，P 波被定义为“Adequate”，P 波振幅高于 5.6X（程控设置的感知灵敏度）时，P 波被定义为“High”（图7-11）。心房单极感知以及心室单、双极感知时，感知到的 P 波或 R 波同样也会进行分类，只是感知范围

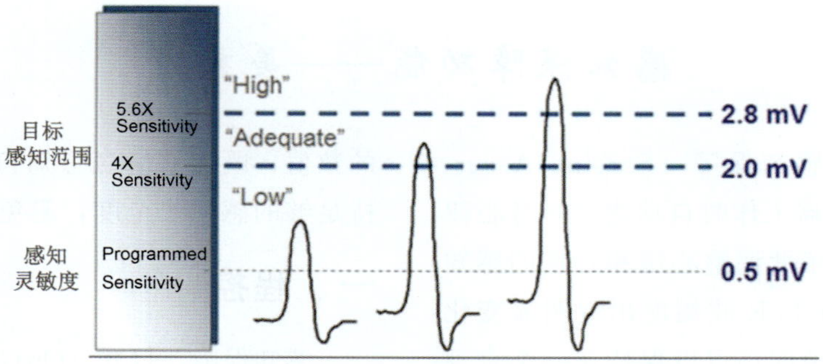

图 7-11　感知分类示意图

为 2.8～4.0X（程控设置的感知灵敏度）。

3. 调整感知灵敏度。如果连续 17 个心跳分类均为 Low，感知灵敏度就会调整到下一档更灵敏的值（调高感知灵敏度）。如果连续 36 个心跳分类均为 High，感知灵敏度就会调整到下一档不太灵敏的值（调低感知灵敏度）(图 7-12)。

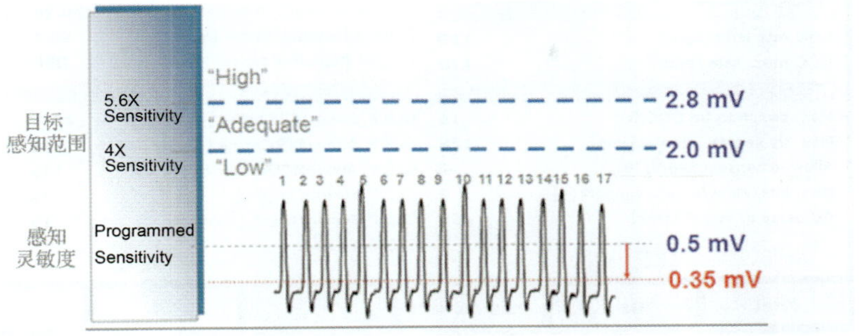

图 7-12　感知灵敏度调整示意图

三、与其他功能的相互影响

1. 当感知保障功能开启时，手动调整心房、心室感知灵敏度下限（Lower Limit）和上限（Upper Limit）不能超过表 7-2 所示范围。

2. 感知保障功能开启时，心室安全起搏（VSP）必须程控为开启（On）状态。

3. 需要注意的是，感知保障功能可以根据自身心电信号的变化相应调整感知灵敏度，但仍无法完全避免过感知的发生，特别是外源性信号的干扰。

表 7-2　感知灵敏度调整范围

感知类型	灵敏度上限	灵敏度下限
心房		
双极	0.18 mV	0.5 mV
VDD 模式	0.18 mV	0.35 mV
单极	0.5 mV	1.4 mV
心室		
双极和单极	2.0 mV	5.6 mV

自动感知控制功能——百多力

百多力起搏器的自动感知控制（Automatic Sensitivity Control，ASC）功能同样可以在每一次心搏后动态调整感知灵敏度数值，使起搏器在自身心电信号或环境变化时可以保持足够的感知准确性及敏感性。

一、程控

感知灵敏度设置为"Auto"时开启自动感知控制功能。如有需要，可进一步设置详细参数（图 7-13）。

二、运算方式

起搏器将导线头端记录的 IEGM 信号转换成数字信号，18～100 Hz 的数字信号被允许通过带通滤波器，T 波及肌电位则认为是干扰，不被进行信号处理。这样的信号处理可以获得一个合适的感知灵敏度数值为自动感知控制做准备（图 7-14）。

自动感知控制开启时，每个感知/起搏事件后会自动调整感知阈值，其过程分为 4 个阶段：

1. 检测延迟期：每个感知/起搏事件会立即启动检测延迟期（Detection Holc-off Periods），不同心腔及不同事件的检测延迟期不同（表 7-3）。感知事件后起搏器会测量振幅的峰值，用于其后感知灵敏度的设置；起搏事件后因无法测量振幅，会自动预设一个振幅的数值，类似于感知事件后振幅的峰值，作为其后感知灵敏度数值设置的依据，此数值心室起搏时为 5.0 mV，心房起搏时为 2.0 mV。

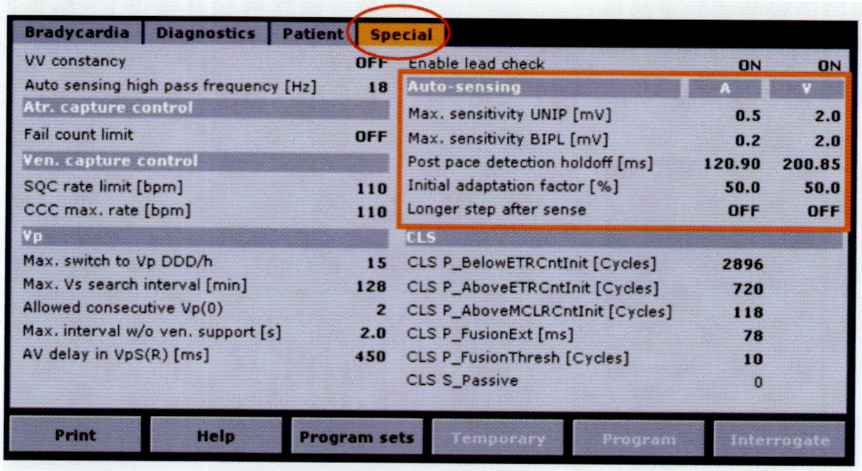

图 7-13 自动感知控制的其他参数

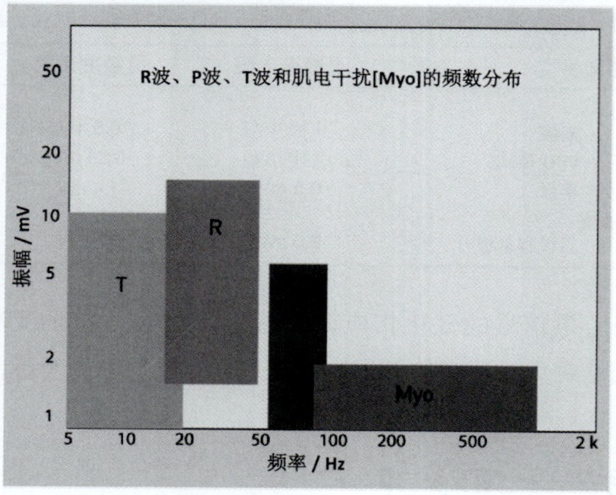

图 7-14 百多力滤波器特征

表 7-3 不同事件的检测延迟期

事件	心房起搏（AP）	心房感知（AS）	心室起搏（VP）	心室感知（VS）
检测延迟期（ms）	120	100	200	120

2. 50%振幅峰值：检测延迟期结束后，起搏器会自动将感知灵敏度设置为振幅峰值的 50%，并持续一段时间。不同事件在此阶段的持续时间不同，心房感知事件后为 80 ms，心室感知事件后为 120 ms，心房起搏事件后为 160 ms，心室起搏事件后为 250 ms（图 7-15，图 7-16），其后感知灵敏度数值下降为振幅峰值的 25%。

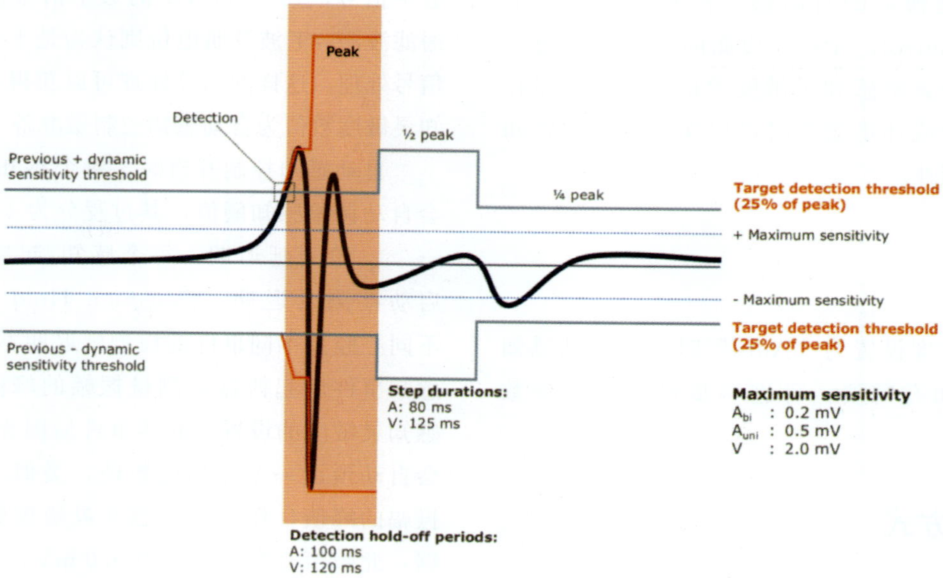

图 7-15 感知事件后的感知灵敏度调整示意图

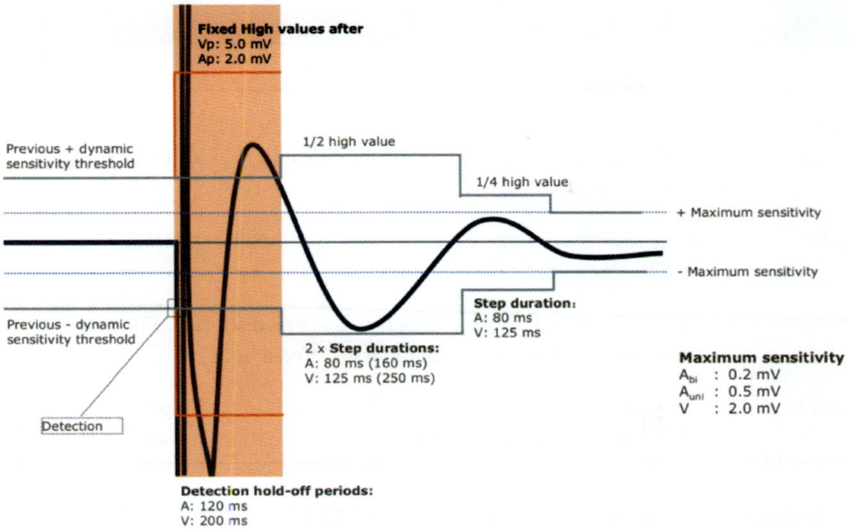

图 7-16　起搏事件后的感知灵敏度调整示意图

3. 25%振幅峰值：感知灵敏度数值调整为振幅峰值的25%后会持续一段时间，此阶段的持续时间在感知事件时持续至感知事件后 1 s，起搏事件时心房通道为 80 ms，心室通道为 125 ms。此阶段结束时无起搏及感知事件出现，调整至最大感知灵敏度。

4. 最大感知灵敏度：不同心腔有所不同，心房双极感知时为 0.2 mV，单极感知时为 0.5 mV，心室单、双极感知时均为 2.0 mV。

自动增益控制及自动感知功能——波士顿科学

波士顿科学起搏器的自动增益控制（Automatic Gain Control，AGC）能够通过每个通道具有的独立的数字感知环路来动态调整感知灵敏度。波士顿科学现代起搏器使用的是 20～85 Hz 的窄带宽滤波器（早期产品使用过 21～171 Hz 和 25～81 Hz），典型的 P/R 波信号均在此范围内，而 T 波的频率一般在 0～10 Hz。这一专利的滤波器设置，是波士顿科学的 ICD/CRTD 极少出现过感知 T 波的基础。

一、程控

1. 自动增益控制：用于波士顿科学 ICD/CRTD 或较新的 ICD 平台起搏器，可程控参数见表 7-4，默认设置如下：

（1）CRTP/PM 默认参数：固定值（Fixed），AGC 是可选项，一旦打开 AGC，其默认值与 ICD/CRTD 一致。

（2）ICD/CRTD 默认值：RA：0.25 mV；RV：0.60 mV；LV：1.0 mV（可选：0.15 mV、0.2 mV、0.25 mV、0.3 mV、0.4 mV、0.5 mV、0.6 mV、0.7 mV、0.8 mV、0.9 mV、1.0 mV、1.5 mV）。

程控的 AGC 数值是感知的最高灵敏度（最低数值），其代表的是两跳信号之间感知灵敏度所能达到的最高值。此感知灵敏度并非固定不变［起始值根据前一跳信号是感知或起搏，确定不同的起始峰值（Peak 值），然后随时间衰减至程控的最高灵敏度设置］。

AGC 在前一跳是起搏信号或 Peak 值较低的情况下，一般能达到最高感知灵敏度，但如果自身感知信号计算的峰值较高，AGC 的灵敏度可能并不能衰减至程控值。建议使用默认值，除非有临床问题需要其他设置。

表 7-4　AGC 参数设置

参数	可程控值	默认值
感知方式	AGC；Fixed	Fixed
心房感知（AGC）（mV）	AGC 0.15；AGC 0.2；AGC 0.25；AGC 0.3；AGC 0.4……；AGC 1.0；AGC 1.5	AGC 0.25
右室感知（AGC）（mV）	AGC 0.15；AGC 0.2；AGC 0.25；AGC 0.3；AGC 0.4……；AGC 1.0；AGC 1.5	AGC 0.6
心房感知（Fixed）（mV）	Fixed 0.15；Fixed 0.25；Fixed 0.5；Fixed 0.75；Fixed 1.0；Fixed 1.5……；Fixed 8.0；Fixed 9.0；Fixed 10.0	Fixed 0.75
右室感知（Fixed）（mV）	Fixed 0.25；Fixed 0.5；Fixed 0.75；Fixed 1.0；Fixed 1.5……；Fixed 8.0；Fixed 9.0；Fixed 10.0	Fixed 2.5

2. 自动感知（Auto Sense）：用于波士顿科学公司较早的起搏器 ALTRUA 40/50/60 和 INSIGNIA PLUS/AVT/ULTR（早期的 986、1291 以及 S60/50/40），自动感知功能可独立应用于各个心腔，感知灵敏度设置为“Auto”时开启自动感知功能（图 7-17）。单腔起搏器中，自动感知采用了心室算法，只可用于心室。

二、AGC 算法

自动增益控制的信号处理使用的是 12 位的数模转换器，最大感知数值为 32 mV，更多的感知采样点确保了感知峰值能更平顺地衰减，QRS 波振幅可以在 EGM 通道直接测量。AGC 在每个通道通过两步来优化感知，用于感知潜在的快心率事件信号（图 7-18）：

第一步：AGC 通过 slow AGC 滚动的峰值平均值计算来预估下一跳可能的范围以及确定感知灵敏度的最大（MAX）值和最小（MIN）值。

第二步：AGC 通过 fast AGC 来衰减，用于感知下一跳信号。确定衰减开始的灵敏度数值，按时间衰减至最大感知灵敏度或 MIN 值（取最大感知灵敏度或 MIN 值中较大者）。保持此灵敏度设置，直到感知到信号或按间期发放起搏脉冲。

三、动态噪声算法（Dynamic Noise Algorithm，DNA）

AGC 还有一个避免过感知噪声（通常是肌电信号）的 DNA 算法，是独立的噪声通道，在每个通道自动打开，持续检测信号基线，保证最大感知灵敏度超过噪声基线（图 7-19）。

对于 CRTP/PM，使用单极感知设置，更大的感知增益；对于 CRTD/ICD 使用双极感知。

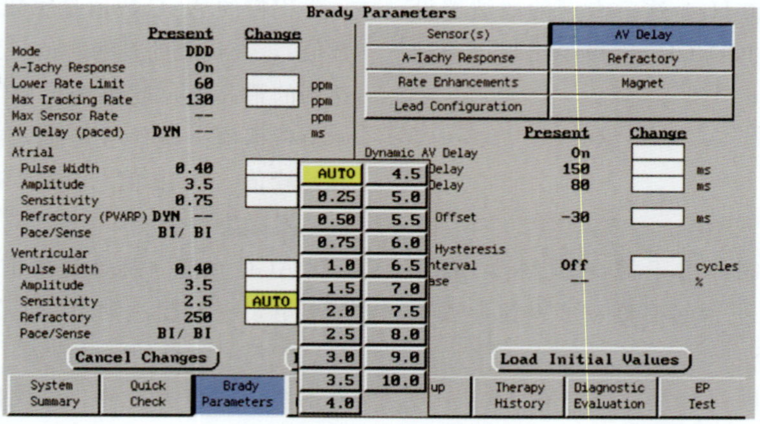

图 7-17　自动感知的程控设置

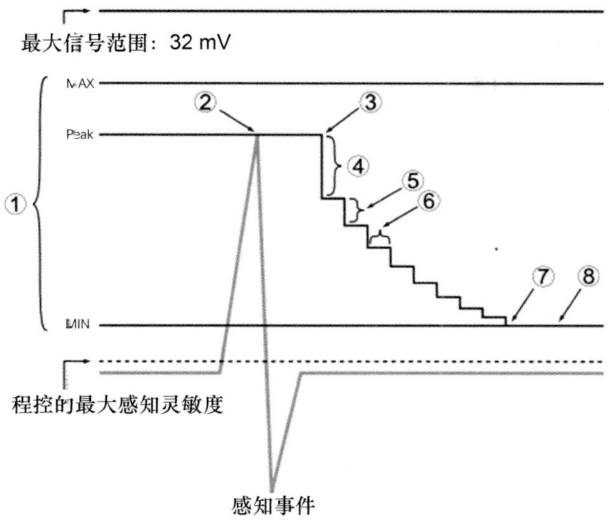

图 7-18　AGC 感知灵敏度

①计算平均 Peak 值，确定感知范围的最大（MAX）值和最小（MIN）值；计算方法：Peak 平均值＝前一跳 Peak 值×1/4＋前一跳 Peak 平均值×3/4。如果前一跳是起搏，Peak 值与程控的 AGC 最大感知灵敏度有关：RV/LV 起搏 Peak 值＝8×程控的 AGC 最大感知灵敏度；RA 起搏 Peak 值＝12×程控的 AGC 最大感知灵敏度。

对于 CRTP/PM，因为不存在过感知导致误治疗的风险，所以在默认 AGC 设置（A：0.25 mV，RV：0.6 mV）或更高灵敏度下，起搏的 Peak 值是：RA＝2.4 mV，RV/LV＝4.8 mV，而在更低的感知灵敏度（RA＞0.3 mV，RV/LV＞0.6 mV）设置下，起搏的 Peak 值是：RA＝8×程控的 AGC 最大感知灵敏度；RV/LV＝8×程控的 AGC 最大感知灵敏度。

②感知范围：MAX 值＝2/3×Peak 平均值，MIN 值＝1/8×Peak 平均值。

③对于自身信号，感知其数值，保持此灵敏度并启动 15 ms 空白期，如果是起搏，则保持 MAX 值并启动 15 ms 空白期。

④⑤灵敏度衰减：对于 RV/LV 感知的信号，在空白期后起始感知灵敏度为感知数值的 75%，之后每 35 ms 衰减至前一灵敏度数值的 7/8，直到灵敏度衰减至 MIN 值或程控的最大感知灵敏度。对于 RV/LV 起搏的信号，在空白期后起始感知灵敏度为计算的 Peak 平均值的 75%，之后每 35 ms 衰减至前一灵敏度数值的 7/8。直到计时间期下一个 VP 前 150 ms，灵敏度衰减至 MIN 值或程控的最大感知灵敏度。对于 RA 感知的信号，在空白期后起始感知灵敏度为感知数值的 75%，之后每 25 ms 衰减至前一灵敏度数值的 7/8，直到灵敏度衰减至 MIN 值或程控的最大感知灵敏度。对于 RA 起搏的信号，在空白期后起始感知灵敏度为计算的 Peak 平均值，之后每 25 ms 衰减至前一灵敏度数值的 7/8，直到计时间期下一个 AP 前 150 ms，灵敏度衰减至 MIN 值或程控的最大感知灵敏度。

⑥保持灵敏度为 MIN 值或程控的最大感知灵敏度，直到下一个感知或起搏信号

DNA 通过检测信号的频率和能量来鉴别自身信号或者噪声，最终使感知灵敏度超过噪声基线，使其不被标记为感知事件。但 DNA 不能避免所有噪声，机器依然可能感知 EMI 信号或其他来源的高振幅信号。

四、自动感知算法

自动感知功能开启时，能够使起搏器随着心脏信号的变化自动调整其感知灵敏度，感知水平与每一个心动周期相符。自动感知能根据之前感知事件的振幅、心动周期类型（起搏或感知）以及当前肌电位/环境噪声水平的测量来自动调整心房和（或）心室的感知灵敏度。

自动感知运行时心房感知灵敏度范围在 0.25～4.0 mV，心室感知灵敏度范围在 1.5～6.0 mV。

1. 心室通道：当打开心室自动感知时，默认为 1.5 mV（平均 Peak 值初始为 4.5 mV，用于后续计算）。R 波高度测量上限为 9 mV，如果测得的 R 波超过9 mV，则只显示“＞9 mV”。感知到室性早搏后，心室感知灵敏度不做调整；心房感知灵敏度提高 0.04 mV（灵敏度数值自动降低 0.04 mV）。心室起搏时平均 Peak 值自动每搏降低 0.14 mV，直到达到最大感知灵敏度 1.5 mV 或基线噪声的 2 倍（其中较大者）(图 7-20)。

心室基线噪声定义为 VRP 最后 50 ms 内的感知信号最大值，但是如果此信号高度超过感知灵敏度，则定义为不应期内感知，而不再定义为噪声。

平均 Peak 值＝1/4×当前 R 波高度＋3/4×前一个 Peak 值，起始感知灵敏度设置为以下三个数值中的最大值：

（1）基线噪声与平均 Peak 值差值的 1/3＋噪声。

（2）基线噪声的 2 倍。

（3）1.5 mV（最大感知灵敏度）。

2. 心房通道：当打开心房自动感知时，默认为 0.25 mV（平均 Peak 值初始为 0.5 mV，用于后续计算）。P 波高度测量上限为 4 mV，如果测

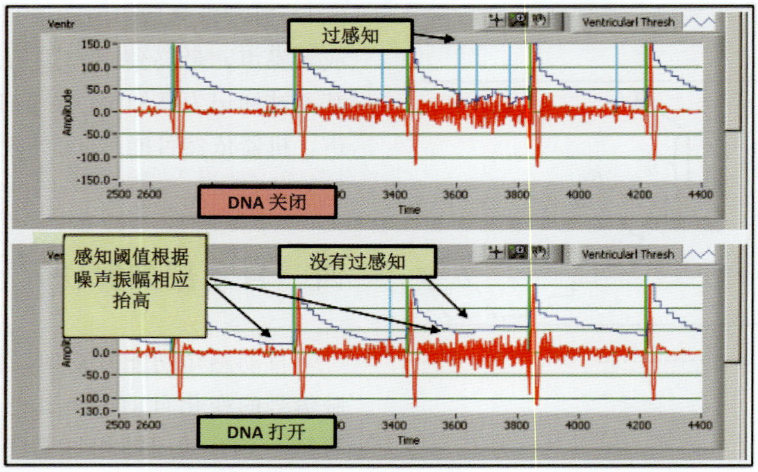

图 7-19 DNA 算法实例（打开或关闭）

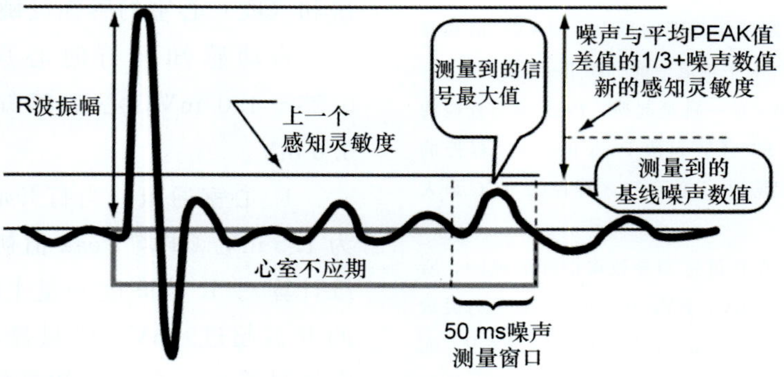

图 7-20 心室自动感知

得的 P 波超过4 mV，则只显示“＞4 mV”。心房起搏时平均 Peak 值自动每搏降低 0.04 mV，直到达到最大感知灵敏度 0.25 mV 或基线噪声的 2 倍(其中较大者)(图 7-21)。

心房基线噪声测量：在 PVARP 中发生的感知事件中，如果感知到频率超过 400 次/分的信号，定义为噪声；如果 PVARP 为 250 ms，则超过 2 次感知事件才被定义为噪声；如果 PVARP 为 380 ms 或者更长，则超过 3 次感知事件才被定义为噪声；如果 PVARP 中没有感知到噪声，则基线噪声数值降低。起搏器限制最大噪声数值为 1.75 mV。

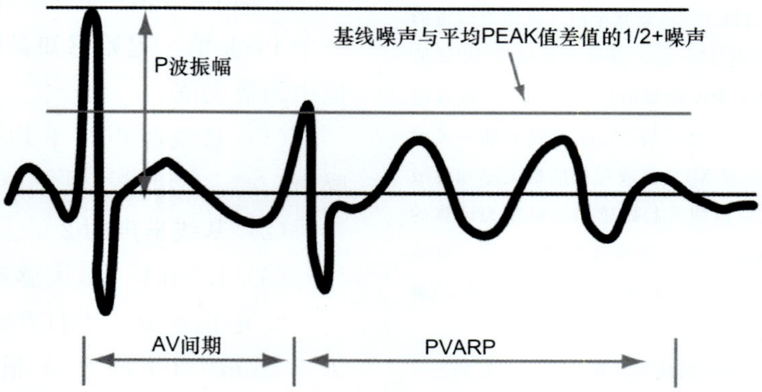

图 7-21 心房自动感知

平均 Peak 值＝1/4×当前 P 波高度＋3/4×前一个 Peak 值，起始感知灵敏度设置为以下三个数值中的最大值：

（1）基线噪声与平均 Peak 值差值的 1/2＋噪声。

（2）基线噪声的 2 倍。

（3）0.25 mV（最大感知灵敏度）。

如果打开心房自动感知，则 AVD 需要超过 40 ms。单腔起搏器自动感知只能用于心室，不能在植入心房时开启，因为单腔起搏器采用心室自动感知算法。当打开自动感知功能，程控仪界面选项“AUTO”，其具体感知灵敏度数值会在参数界面显示。

（吉亚军　汪　琛　王　玮　陈　婷　魏　添）

第八章　干扰管理

第一节　避免交叉感知抑制的功能

交叉感知通常指一个心腔的电极导线感知到对侧心腔的脉冲刺激信号。对于双腔起搏器来说，如果心室通道不恰当地感知心房脉冲刺激信号，导致心室输出间歇性或持续性地受到抑制，对于一个心室起搏依赖的患者，将会因长时间的心室停搏而产生危险。为了避免这种现象的发生，各起搏器公司都开发了既可以避免交叉感知引起的心室起搏抑制，又可以保证起搏安全的程序。美敦力和 Vitatron 起搏器称之为心室安全起搏（Ventricular Safety Pacing，VSP），而圣犹达起搏器则称之为心室安全备用（Ventricular Safety Standby，VSS），百多力起搏器的类似功能称为安全 AV 延迟（Safety AV Delay），波士顿科学公司的相关程序称为心室噪声抑制（Noise Rejection）和噪声反应（Noise Response）。除了波士顿科学公司的心室噪声抑制和噪声反应功能算法较特殊，其他几家公司的类似功能在算法和心电图表现上比较类似，但也存在差异，本章详细介绍如下。

心室安全起搏功能——美敦力

美敦力公司心室安全起搏（ventricular safety pacing，VSP）功能的工作方式是在心房起搏（AP）后心室通道开启一个 110 ms 的 VSP 窗口，最前面的 28 ms 是心房起搏后心室空白期（PAVB），在空白期后的 VSP 窗口内，如果有心室感知（VS）事件，起搏器将在 110 ms 处发放心室起搏脉冲（图 8-1）。如果 AV 间期设置短于 110 ms，则心室起搏脉冲于 AV 间期结束时发放（图 8-2）。

心室安全起搏的目的是避免交叉感知导致心室起搏被不恰当抑制；在心房起搏后，起搏器开启相对较短的 VSP 窗口（110 ms），心房起搏后下传至心室的时间（相当于心电图 PR 间期）多大于 110 ms。因此，在此窗口内出现的心室感知事件因距 AP 较近而被起搏器定义为非生理性心室感知，最常见的原因是交叉感知。此时，起搏器于 VSP 间期结束时发放心室起搏，如果 VSP 窗口内感知事件为交叉感知，可以避免心室停搏（图 8-3）；如果 VSP 窗口内感知事件为真正的心室除极波，VSP 窗口结束时发放的心室起搏脉冲将位于心室除极波后的有效不应期，为无效起搏脉冲，不会造成不良后果（图 8-4）。

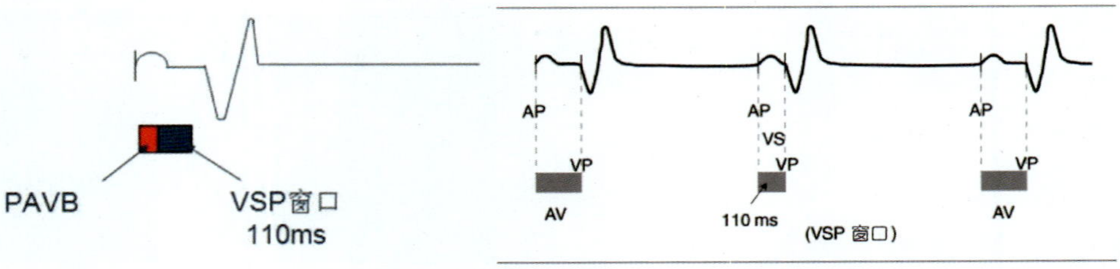

图 8-1　美敦力起搏器心室安全起搏运作示意图

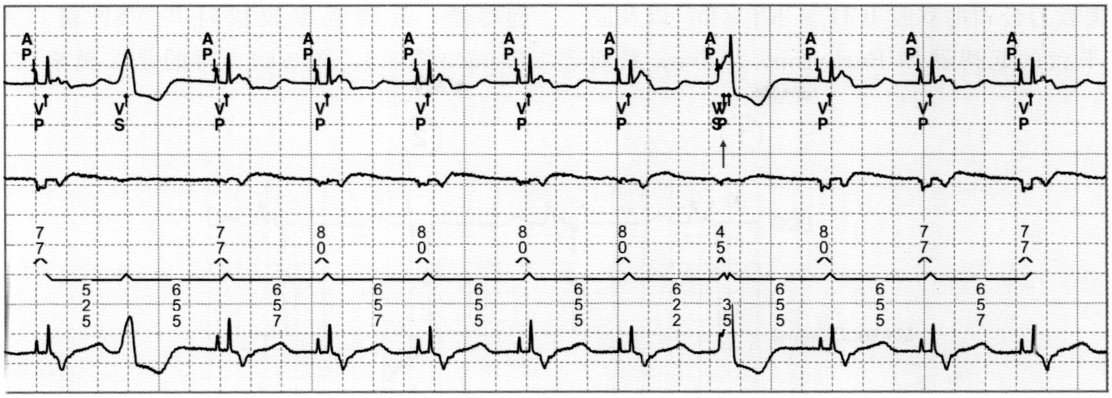

图 8-2　AV 间期短于 110 ms 时的心室安全起搏

美敦力 Sensia SED01 起搏器，在程控测试过程中，设置 PAV 间期 80 ms；图中可见室性早搏落在心房起搏后 VSP 窗口内触发了心室安全起搏（箭头所示），AP-VP 间隔亦为 80 ms，说明当时 VSP 窗口已缩短至 80 ms

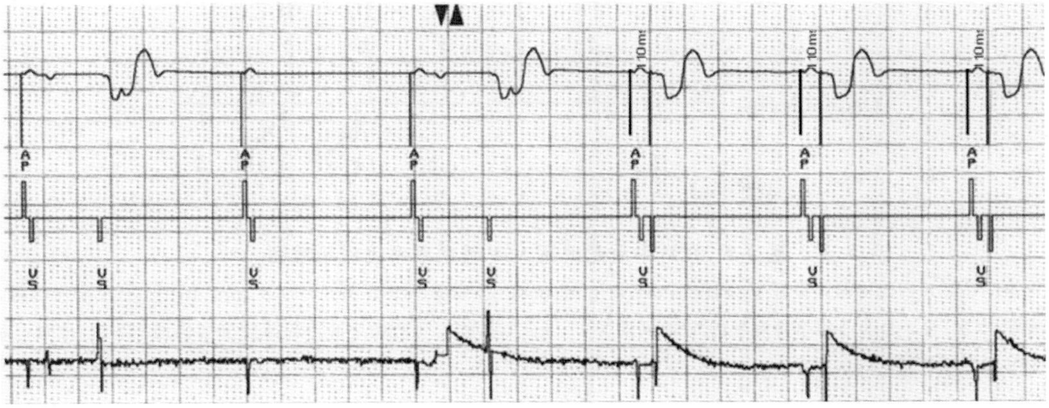

图 8-3　心室安全起搏功能的作用

上图从上至下分别为体表心电图、起搏标记通道和心室腔内图，左侧为 VSP 关闭时，心室通道感知到心房起搏信号（交叉感知）后标记为 VS，抑制其后心室起搏脉冲发放，而心房激动未能下传心室，造成心室长时间停搏。右侧为 VSP 开启时，同样心室通道感知到心房起搏信号（交叉感知）而标记为 VS，由于是在交叉感知窗内感知，于心房起搏脉冲后 110 ms 处发放心室起搏脉冲（VSP），从而避免了由于交叉感知而导致的心室停搏

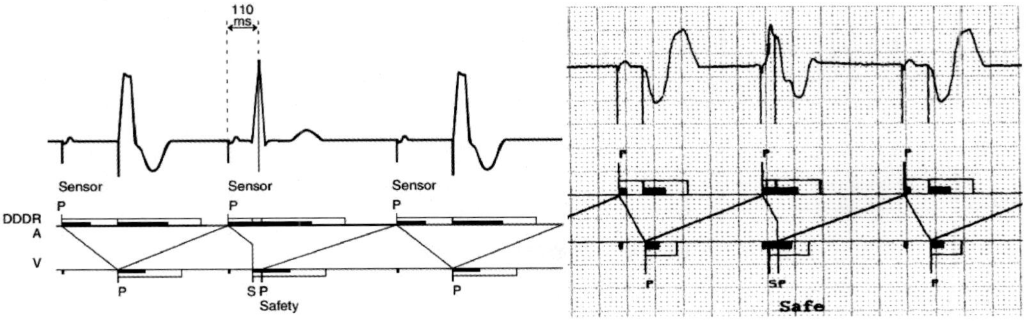

图 8-4　自身心室事件触发心室安全起搏示意图

左图第二个 QRS 波为自身下传，右图中第二个 QRS 波为室性早搏；都恰好在心房起搏后的 VSP 窗口内被心室通道感知，在心房起搏脉冲后 110 ms 处发放心室安全起搏，此时，心室肌处于有效不应期中，不会引起心室除极

在美敦力公司的双腔ICD、CRT（D）以及应用ICD平台的起搏器如Enrhythm、Advisa系列起搏器，起搏频率较快时其VSP窗口缩短至70 ms（图8-5，图8-6），目的是在频率较快的起

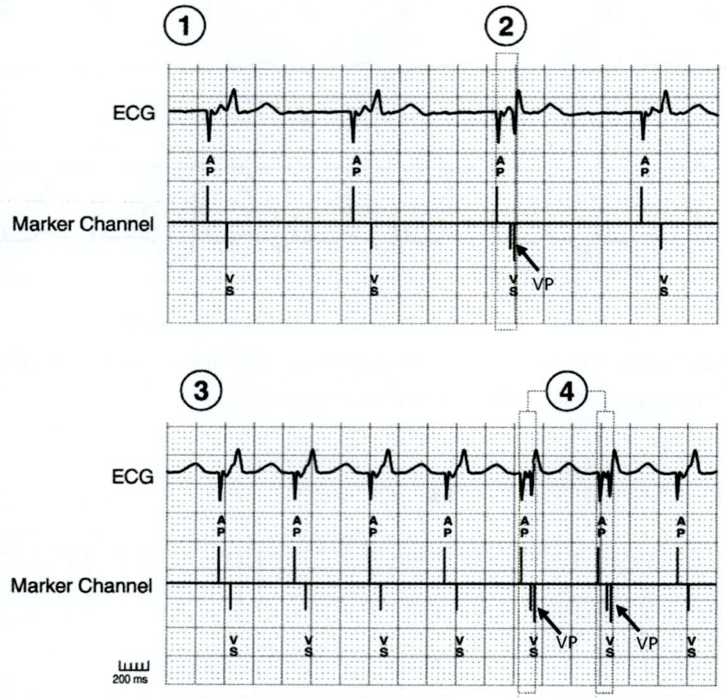

图8-5　ICD平台起搏器VSP转换频率运作示意图

美敦力EnRhythm系列起搏器，设置V. Blank Post VP：200 ms，则VSP Switch Rate＝97次/分。图中上行见心房起搏心室感知状态下，起搏频率60次/分，自身心室事件触发的VSP间期为110 ms（②示）；下行图中心房起搏频率增快到115次/分时，超过了VSP转换频率，VSP间期缩短到70 ms（④示）

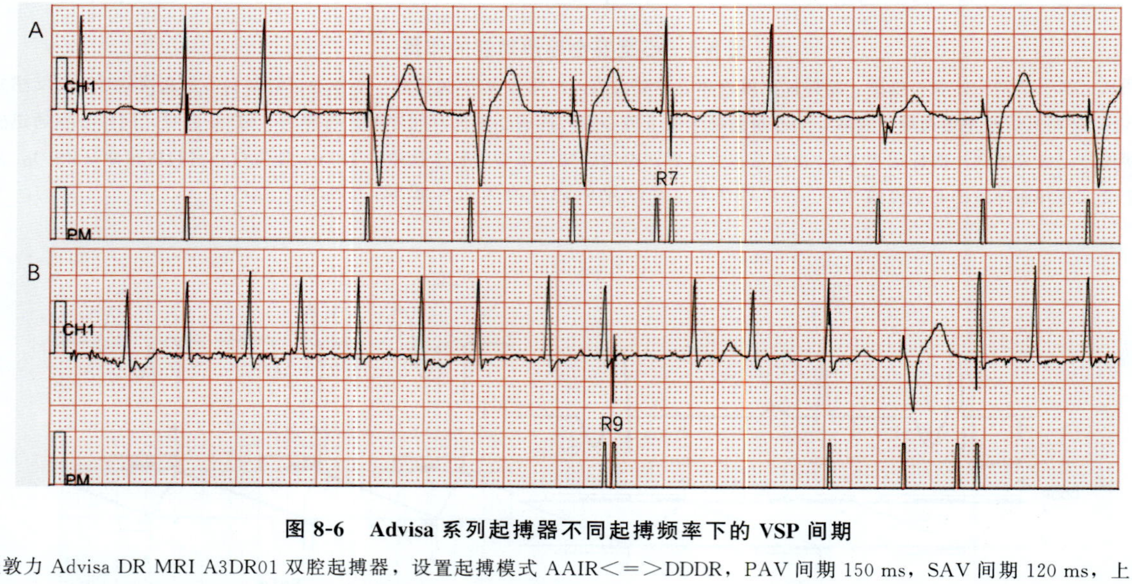

图8-6　Advisa系列起搏器不同起搏频率下的VSP间期

美敦力Advisa DR MRI A3DR01双腔起搏器，设置起搏模式AAIR<＝>DDDR，PAV间期150 ms，SAV间期120 ms，上限频率130次/分，心房起搏极性为双极，心室起搏极性为单极，模式转换频率171次/分，V. Blank Post VP：200 ms，VSP Switch Rate＝97次/分。上图因患者发生了心房颤动，起搏器自动模式转换为DDIR。由连续的心室起搏推算图A时传感器驱动起搏频率为79次/分，R7触发心室安全起搏，VSP间期为110 ms；图B时起搏频率为110次/分，超过了VSP转换频率，R9触发心室安全起搏，VSP间期70 ms。PM代表起搏脉冲标记，下同

搏时保持起搏器对于室性心动过速诊断的敏感性。

在 ICD、CRT（D）及应用 ICD 平台的起搏器中，根据目前的起搏频率自动计算 VSP 窗口时间，如果起搏频率慢于 VSP 转换频率（VSP Switch Rate），VSP 窗口为 110 ms；如果起搏频率快于 VSP 转换频率，VSP 窗口自动缩短为 70 ms。VSP 转换频率计算公式如下：

VSP Switch Rate = 60000/[2 ×（V. Blank Post VP+110 ms）]

心室安全起搏及其类似功能只能运行在 DDDR、DDD、DDIR（图 8-6，图 8-7）、DDI、DVI、DVIR 模式。美敦力起搏器开启 MVP 模式（AAIR＜＝＞DDDR 及 AAI＜＝＞DDD）时，仅在 DDDR 及 DDD 模式下，心室安全起搏可用。

现代起搏器中，交叉感知已经非常少见，诱发心室安全起搏更多见于室性早搏（图 8-8）、交界性心律（图 8-9）及心房感知不良（图 8-10）等。

心室安全起搏可程控为 ON 或 OFF（图 8-11）。在心室起搏依赖患者中，建议常规开启心室安全起搏功能。

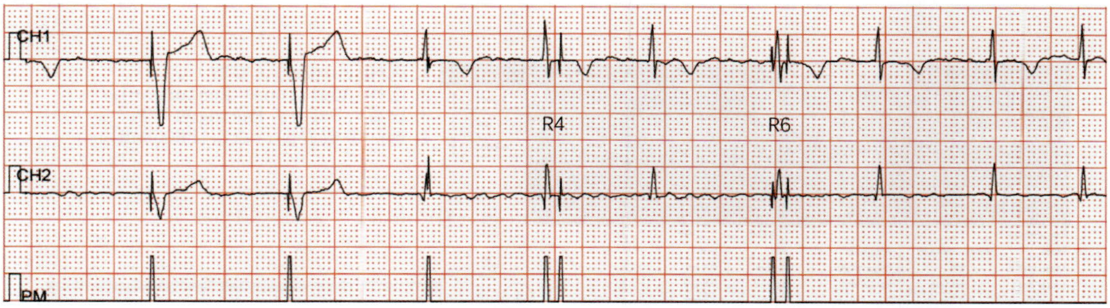

图 8-7 DDIR 起搏模式下的心室安全起搏

美敦力 EnPulse E2D01 双腔起搏器，因患者发生心房颤动，起搏器自动模式转换为 DDIR 模式。图中可见因部分房颤波未被起搏器感知，R4、R6 起始有心房起搏脉冲，并触发心室安全起搏，VSP 间期 110 ms

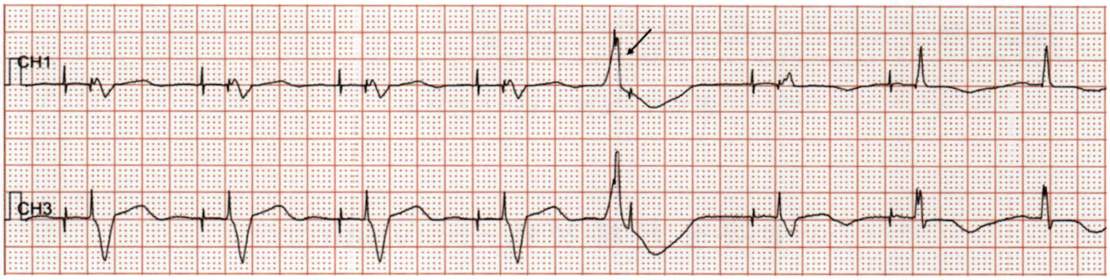

图 8-8 室性早搏触发心室安全起搏

美敦力 Kappa KD701 双腔起搏器，DDD 起搏模式，设置 PAV 间期 190 ms，SAV 间期 150 ms，低限频率 60 次/分。图中可见室性早搏（箭头示）没有在心房低限频率间期前被起搏器感知，心房起搏脉冲落在室性早搏起始部，室性早搏在 VSP 窗口被心室通道感知而触发心室安全起搏，VSP 间期 110 ms

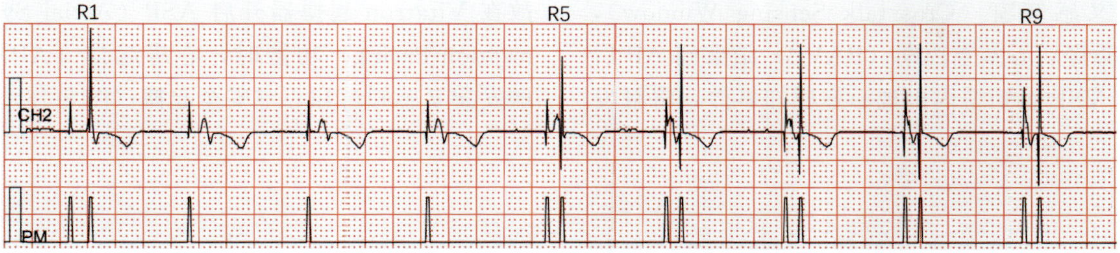

图 8-9 交界性心律触发的连续心室安全起搏

患者因病窦综合征植入美敦力 Sensia SED01 双腔起搏器，设置起搏模式 DDD，PAV 间期 150 ms、SAV 间期 130 ms，低限频率 70 次/分。图中可见规则发放的心房起搏脉冲与其后的自身 QRS 波没有固定关系，自身 QRS 波前无自身 P 波，为加速的房室交界性心律。其中 R1 起搏器按程控 PAV 间期（150 ms）后发放心室起搏脉冲与自身 QRS 波形成伪融合波；R5～R9 落在心房起搏后 VSP 感知窗口内触发了连续的心室安全起搏，VSP 间期 110 ms

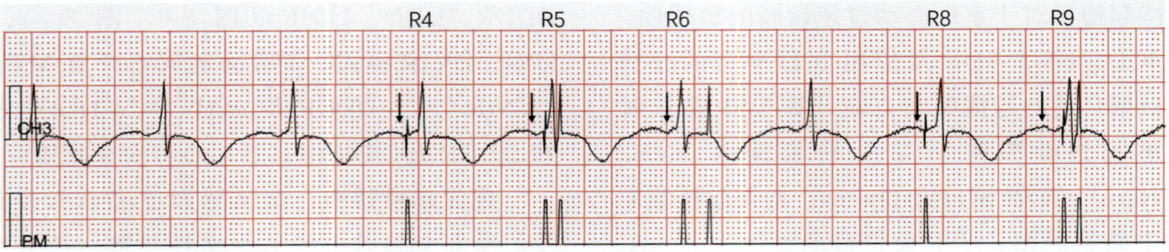

图 8-10　心房感知不良诱发心室安全起搏

美敦力 Kappa KD701 双腔起搏器，DDD 起搏模式，设置 PAV 间期 190 ms，SAV 间期 150 ms，低限频率 60 次/分。图中可见自身 P 波没有被起搏器感知，心房起搏脉冲按低限频率间期发放，其中 R4、R8 自身下传 QRS 波被心室通道正常感知而抑制了心室起搏脉冲的发放；R6 则自身 QRS 波落在心房起搏后心室空白期内没有被起搏器所感知，程控 AV 间期后发放心室起搏脉冲；而 R5、R9 自身下传的 QRS 波在 VSP 窗口被心室通道感知触发心室安全起搏，VSP 间期 110 ms

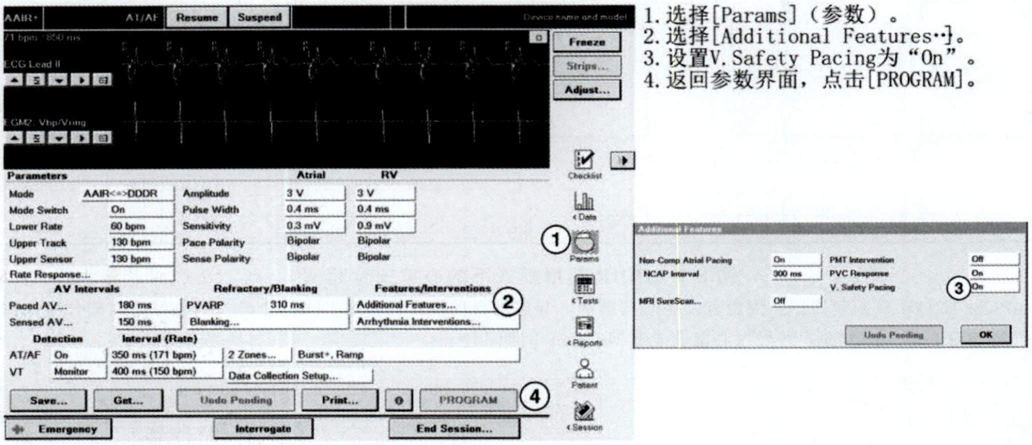

图 8-11　美敦力 VSP 程控界面

心室安全起搏功能——Vitatron

Vitatron 起搏器的心室安全起搏（Ventricular Safety Pacing，VSP）工作方式与美敦力起搏器类似，也是心房起搏（AP）触发 VSP 感知窗，又称交叉感知窗（Crosstalk Sensing Window），宽度为心房后心室空白期（PAVB）结束到 AP 后 90 ms，VSP 感知窗内出现心室感知事件，将触发心室起搏（图 8-12），VP 的位置取决于 110 ms（图 8-13，图 8-14）和 AV 间期的比较结果，以较小的值为准（AV 间期最小值为 80 ms，图 8-15）。故在 Vitatron 起搏器开启 ASP（Atrial Synchronization Pacing）功能时，心房起搏（AP）也会触发交叉感知窗和心室安全起搏（图 8-16）。

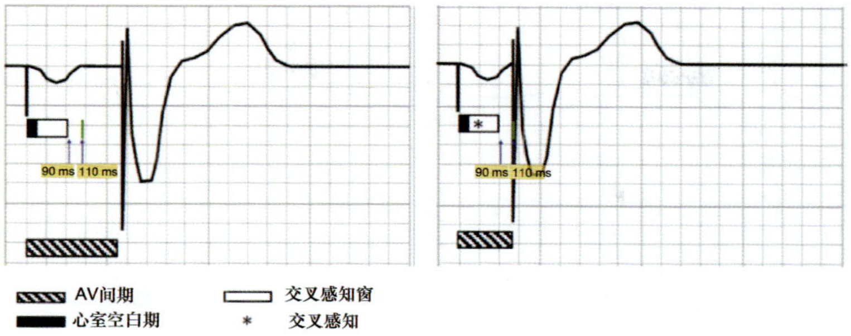

图 8-12　Vitatron 起搏器 VSP 工作示意图

心房起搏（AP）启动心房后心室空白期（PAVB），然后是 90 ms 的交叉感知窗。左图：交叉感知窗内无信号，无自身下传 QRS 波，AV 间期结束后发放心室起搏脉冲。右图：交叉感知窗内有信号，AV 间期>110 ms，在 AP 后 110 ms 处发放心室起搏脉冲

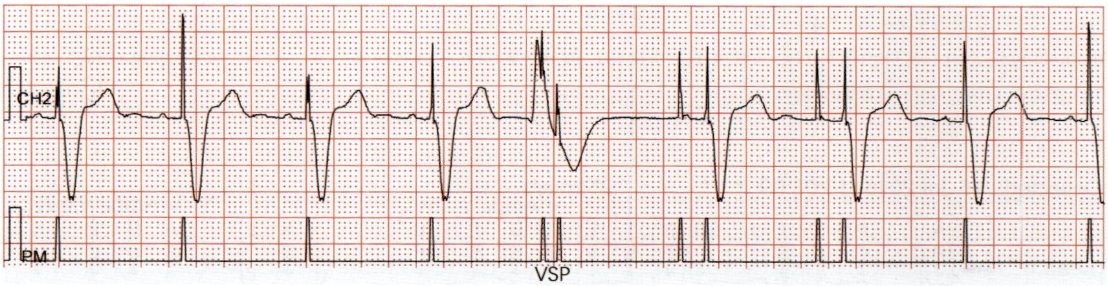

图 8-13　Vitatron 起搏器设置 AV 间期大于 110 ms 时的心室安全起搏

Vitatron T60 DR 双腔起搏器，起搏模式 DDD，设置 PAV 间期 190 ms，SAV 间期 150 ms，低限频率 60 次/分。图中可见第 5 个 QRS 为室性早搏，没有在心房起搏之前被起搏器所感知（感知延迟所致），心房起搏脉冲重叠在 QRS 波中，在其后的交叉感知窗内感知到心室信号触发心室安全起搏，VSP 间期 110 ms

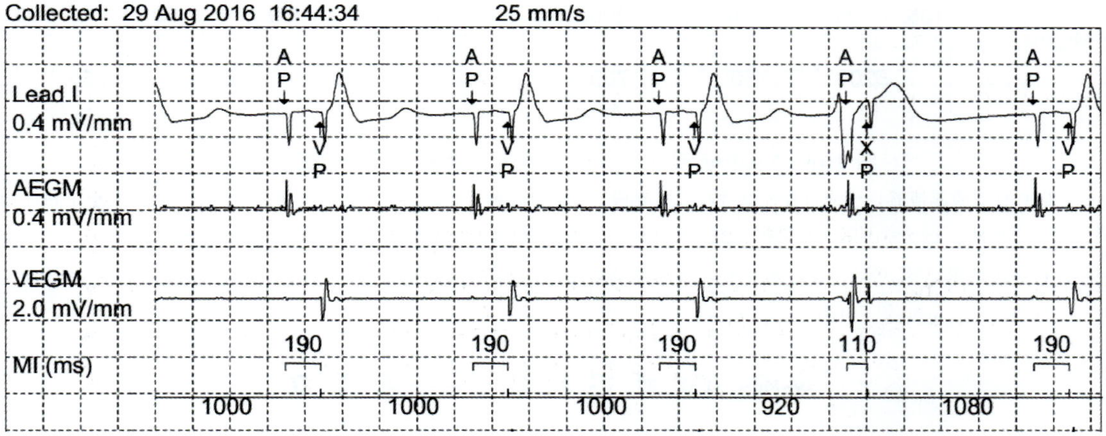

图 8-14　程控仪记录的 Vitatron 起搏器室性早搏触发心室安全起搏

Vitatron T60 DR 双腔起搏器，起搏模式 DDD，设置 PAV 间期 190 ms，SAV 间期 150 ms，低限频率 60 次/分。图中从上至下分别为体表心电图、心房腔内图、心室腔内图、时间标记，最后第 2 个 QRS 波为室性早搏没有在心房起搏前被起搏器感知且触发了心室安全起搏。XP 代表心室安全起搏，下同

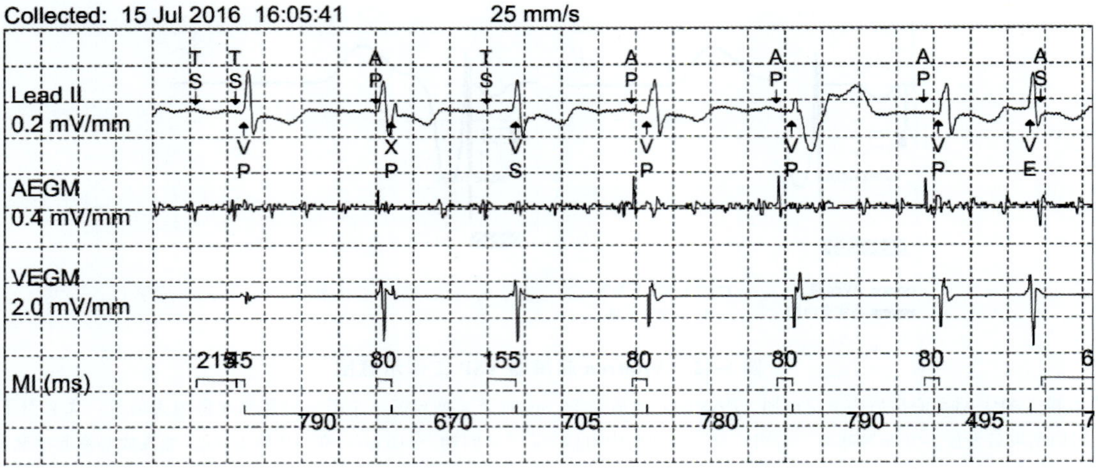

图 8-15 Vitatron 起搏器 AV 间期小于 110 ms 时的心室安全起搏

Vitatron C50 D 双腔起搏器，以 PAV 间期 80 ms、频率 80 次/分进行程控测试，图中从上至下分别为体表心电图、心房腔内图、心室腔内图、时间标记。由心房腔内图可知患者发生了心房颤动，部分房颤波没有被起搏器感知，第二个 QRS 波落在心房起搏后交叉感知窗触发心室安全起搏，VSP 间期亦缩短至 80 ms

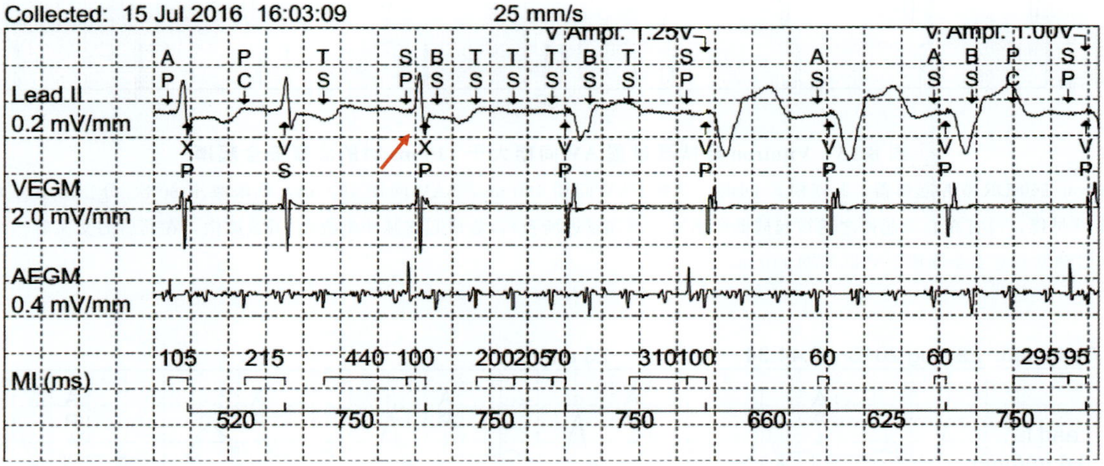

图 8-16 Vitatron 起搏器 ASP 和 VSP 功能同时运作程控记录图

Vitatron C50 D 双腔起搏器，于通过程控仪进行心室起搏阈值测试过程记录，设置 PAV 间期 100 ms，SAV 间期 60 ms。图中从上至下分别为体表心电图、心室腔内图、心房腔内图、时间标记。由心房腔内图可知患者发生了心房颤动，部分房颤波没有被起搏器感知。图中可见启动了 3 次 ASP（SP 标记）和 2 次 VSP（XP 标记），箭头所指为 ASP 后触发 VSP

安全 AV 延迟功能——百多力

百多力公司将类似心室安全起搏的功能称之为安全 AV 延迟（Safety AV Delay），它的工作方式为心房起搏（AP）事件后触发 100 ms 的安全 AV 延迟，安全 AV 延迟包括起始的心室交叉空白期（可程控）和随后的安全窗口，如果在安全窗口内出现心室感知事件，则起搏器将在安全 AV 延迟结束时发放心室起搏脉冲（图 8-17）。安全 AV 延迟之后至 AV 间期结束时为警觉期，在此期间如果有心室感知事件，则抑制心室起搏；无心室感知事件，于 AV 间期结束时发放心室起搏脉冲（图 8-18）。部分具有动态夺获控制功能的起搏器，在安全起搏没有夺获心室的情况下起搏器会认为发生了失夺获而再次发放一个心室备用起搏脉冲（图 8-19）。

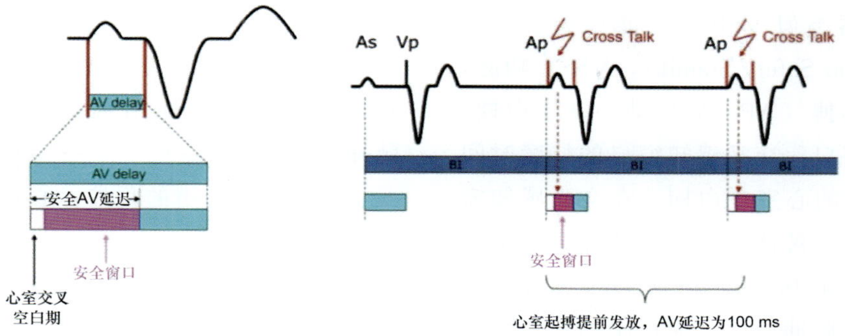

图 8-17 百多力起搏器安全 AV 延迟工作示意图

图左侧示百多力起搏器的 AV 间期可分为两部分：100 ms 的安全 AV 延迟和警觉期；安全 AV 延迟又分为起始的心室交叉空白期和安全窗口。图右侧显示只有在安全窗口内发生的心室感知会被起搏器判断为交叉感知并在安全 AV 延迟后发放心室起搏，即 AV 间期 100 ms

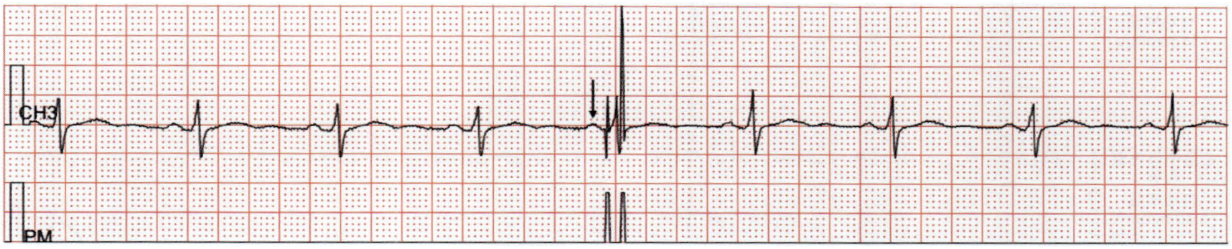

图 8-18 百多力起搏器心房感知不良诱发安全 AV 延迟

百多力 PHILOS Ⅱ DR 双腔起搏器，DDD 起搏模式，设置基础起搏频率 60 次/分，PAV 间期 200 ms，感知校正 −30 ms。图中可见起搏器处于 AS-VS 工作状态，第 5 个 QRS 波前自身 P 波未被起搏器感知，心房起搏脉冲按照基础频率间期发放，自身 QRS 波落在安全窗口触发 AV 延迟，AV 间期 100 ms

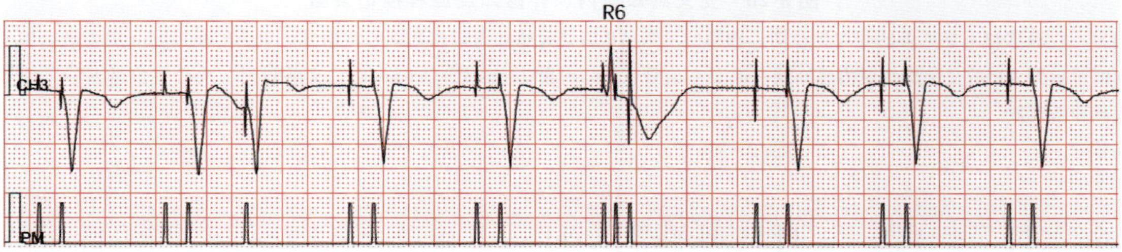

图 8-19 百多力起搏器安全 AV 延迟起搏后的心室备用起搏

百多力 PHILOS Ⅱ DR 双腔起搏器，起搏模式 DDD，设置基础频率 60 次/分，上限频率 130 次/分，开启动态 AV 间期功能，PAV 间期 180 ms 至 140 ms，感知校正 −45 ms，总心房不应期 425 ms，最小 PVARP 235 ms。图中可见起搏器以 DDD 模式基础频率 60 次/分起搏，心房起搏脉冲后均未见 P 波，考虑存在心房起搏不良；自身 P 波未被感知，心房起搏照常发放，下传的 QRS 波（R6）落在安全窗口触发心室起搏，AV 间期 100 ms。由于发放的心室起搏脉冲落在自身 QRS 波终末，此时心室肌处于有效不应期，起搏器心室电极没有感知到 ER 信号而于 130 ms 内又发放了一个心室备用起搏。由于起搏器认为发生了一次心室失夺获，下一心动周期延长 AV 间期 65 ms 进行了融合波排除。在发生安全 AV 延迟起搏后再发放心室备用起搏是部分百多力起搏器的特有现象

心室安全备用功能——雅培（圣犹达）

圣犹达起搏器类似 VSP 的功能称为心室安全备用（Ventricular Safety Standby，VSS）功能，工作方式为心房起搏（AP）后启动心室空白期，其后为交叉感知窗口，交叉感知窗口的持续时间为 64 ms 减去程控的心室空白期。在交叉感知窗口感知到的心室信号被认为是交叉感知，将触发心室起搏脉冲，于心房脉冲后 120 ms 发放，如果在心室安全备用脉冲发放之前再次感知心室信号，会抑制心室安全备用脉冲发放（图 8-20，图 8-21）。心房起搏脉冲 64 ms 后至程控的 AV 间期结束之前为警觉期，在此期间如有心室信号感知，则抑制心室起搏脉冲；无心室信号感知，则于 AV 间期结束时正常发放心室起搏脉冲。

心室安全备用的程控：心室安全备用的相关参数有：

1. Ventricular Safety Standby（心室安全备用）：ON；OFF（图 8-22）。

2. Ventricular Blanking（心室空白期）：Auto；12 ms……52 ms，增幅 4 ms（图 8-23）。

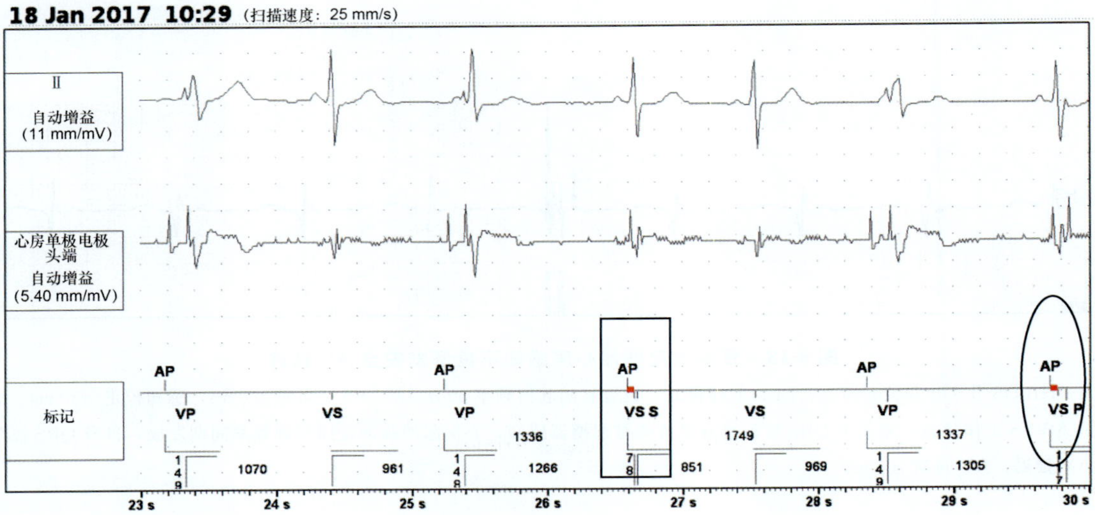

图 8-20　交叉感知窗内、外感知反应程控记录图

上图为一心房感知不良患者的程控记录图，圆圈所示为 AP 后交叉感知窗口感知到心室信号，于 AP 后 120 ms 处发放心室安全备用起搏。方框所示为 AP 后交叉感知窗内感知到一次心室信号（VS），在 78 ms 处（64 ms 外）又感知到一次心室信号（S），抑制了心室安全备用脉冲的发放

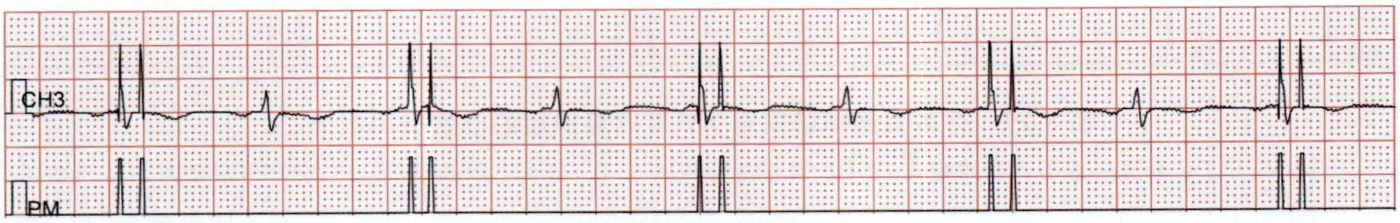

图 8-21　圣犹达起搏器心室安全备用

圣犹达 Verity Adx XL DC5256 双腔起搏器，DDD 起搏模式，设置基本频率 60 次/分，最大跟踪频率 120 次/分，PAV 间期 200 ms，SAV 间期 160 ms。图中见患者基本节律为加速的房性自主心律，由于存在心房感知不良，心房起搏位于 QRS 波起始，自身 QRS 波在交叉感知窗被心室电极感知触发心室安全备用起搏，AV 间期 120 ms

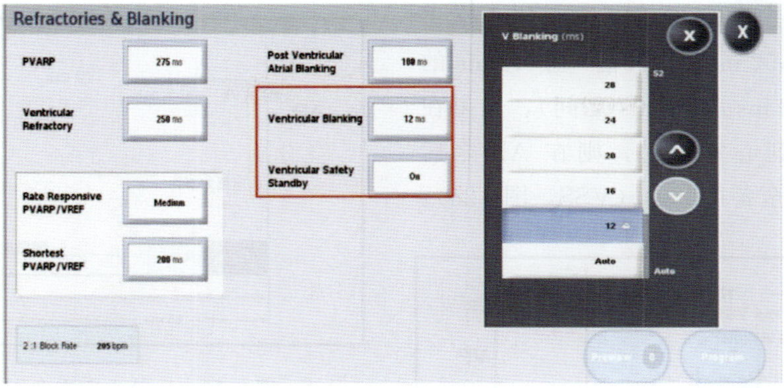

图 8-22　心室安全备用的程控

由“Parameters（参数）/Brade（心动过缓）/Refractories&Blanking（不应期和空白期）”进入；Ventricular Safety Standby 选择为“On”，“Ventricular Blanking（心室空白期）”可在 12 ms……52 ms 选择，增幅 4 ms

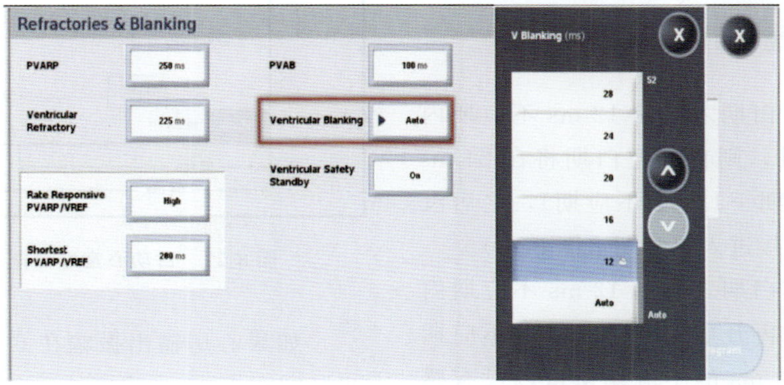

图 8-23　自动心室空白期的程控

自动心室空白期程控由“Parameters（参数）/Brade（心动过缓）/Refractories&Blanking（不应期和空白期）”进入，“Ventricular Blanking（心室空白期）”设为“Auto（自动）”即为开启心室自动空白期功能

自动心室空白期功能——雅培（圣犹达）

自动心室空白期（Auto Blanking）实际为心室安全备用功能的增强，其目的是当交叉感知存在时，心室空白期自动延长，当不存在交叉感知时，心室空白期保持缩短，以最大程度减少交叉感知引起的不恰当抑制，使心室警觉窗口最大化。

自动心室空白期的工作方式为心房起搏后（AF）开启 12 ms 的心室空白期窗口，之后紧跟一个 12 ms 的不应期窗口，如果在这 12 ms 不应期窗口中感知到心室事件，将会触发另一个 12 ms 的不应期窗口，再次感知到心室事件，则再次触发 12 ms 的不应期窗口，最大不超过 52 ms（图 8-24）。

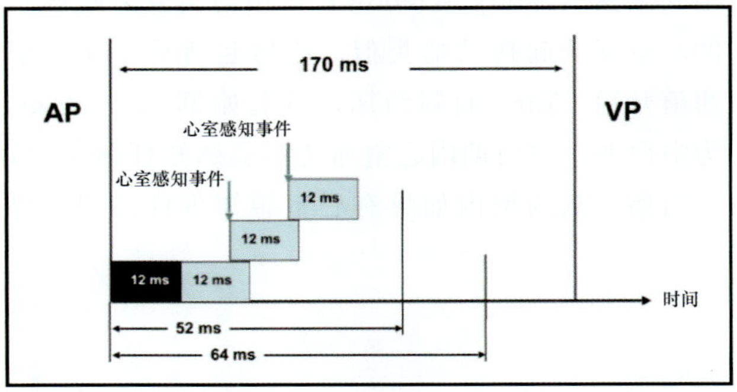

图 8-24　自动心室空白期工作示意图（一）

如果在 12 ms 空白期之后持续感知到心室事件，并达到最大上限 52 ms，则开启一个 12 ms 的交叉感知窗口（在 52 ms 和 64 ms 之间），如果在交叉感知窗口感知到心室事件，则在 AP 之后 120 ms时发放心室安全备用脉冲（VSS，图8-25）。

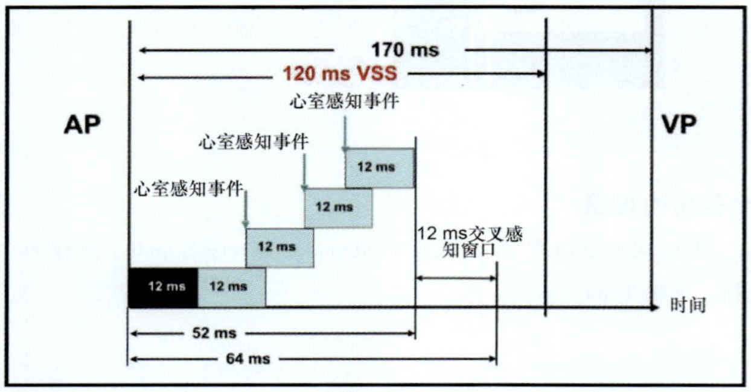

图 8-25　自动心室空白期工作示意图（二）

如果在 12 ms 空白期之后的 12 ms 不应期内没有感知到心室事件，则自动空白期将在 24 ms 处结束（12 ms 空白期＋12 ms 不应期），之后没有交叉感知窗口，直接进入警觉期（图 8-26）。

如果在 12 ms 空白期之后的 12 ms 不应期内感知到心室事件，则再开启一个 12 ms 的不应期窗口，如在第 2 个 12 ms 的不应期窗口内没有感知到心室事件，那么自动空白期结束。因为不应期在最大上限 52 ms 之前终止，所以之后没有交叉感知窗口，进入警觉期（图 8-27）。

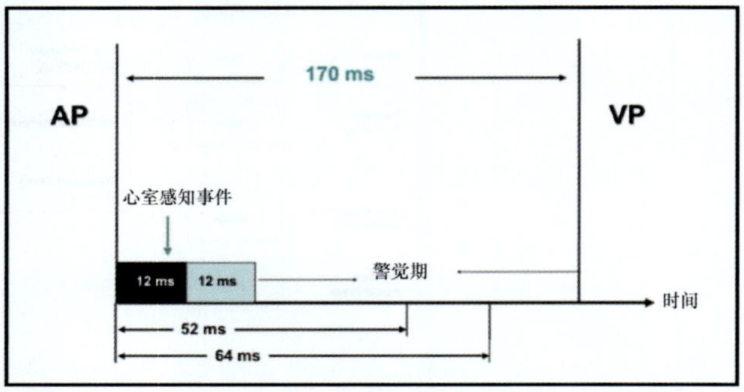

图 8-26　自动心室空白期工作示意图（三）

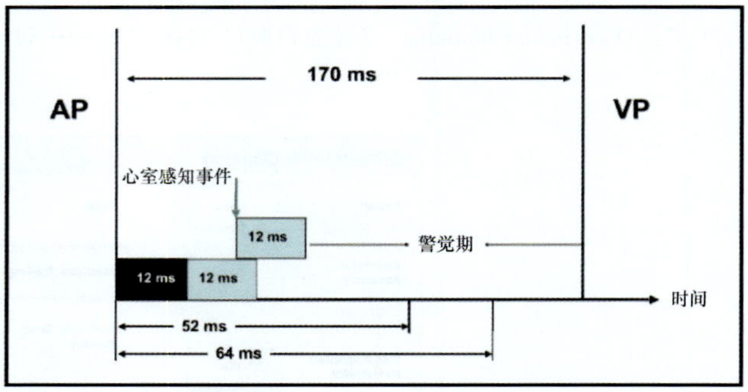

图 8-27　自动心室空白期工作示意图（四）

如果心房输出振幅在 6 V 或更高，或心房输出脉宽在 1.0 ms 或更长，自动心室空白期将自动程控为"关闭"，时限为 40 ms。如果高心室率存储 EGM 程控为"打开"，那么心室自动空白期将不适用。

制约期——创领心律医疗（索林）

创领起搏器的制约期（Committed Period）或称安全窗（Safety Window）作用与美敦力起搏器的心室安全起搏功能类似。心房起搏后，在心室通道开启 95 ms 的制约期，其起始部 35～50 ms 为空白期，空白期内心室通道不会感知任何信号，空白期外制约期内如果有心室感知事件出现，起搏器于制约期结束时发放心室起搏脉冲（VP），以避免由于交叉感知而导致心室起搏脉冲的不恰当抑制（图 8-28，图 8-29）。制约期外 AV 间期内的心室感知事件为有效的心室感知事件，会终止 AV 间期并抑制其后心室起搏脉冲的发放。制约期为内置参数，无法程控。

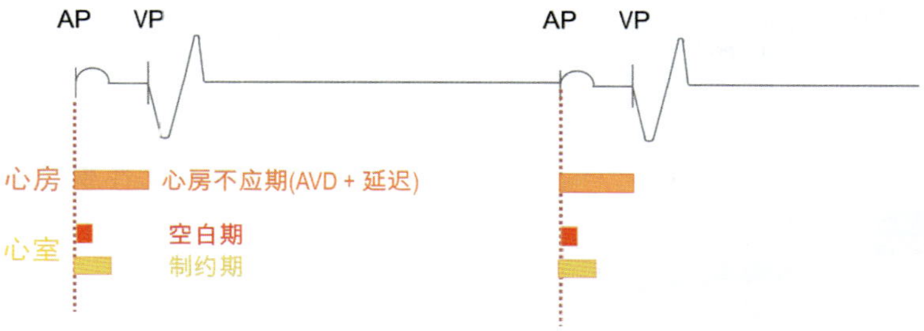

图 8-28　制约期运作示意图

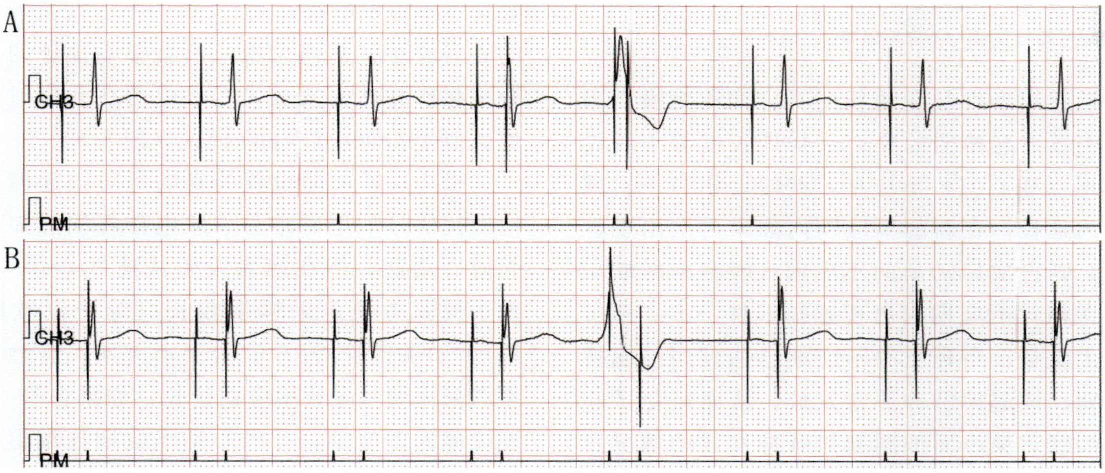

图 8-29　制约期功能运作实例

创领 Orchidee D 双腔起搏器，设置模式 DDD；基础频率 60 次/分，最大频率 130 次/分；AV 间期 155 ms 至 80 ms，感知补偿 65 ms。图 A 见室性早搏落在心房起搏后心室空白期外、制约期内，95 ms 后发放心室起搏。图 B 为室性早搏落在心房起搏后心室空白期，起搏器在程控 AV 间期后发放心室起搏

第二节　噪声反转功能

噪声反转功能——美敦力

美敦力公司噪声反转（noise reversion）功能是为了防止起搏器在感知到电磁信号、肌电信号或其他噪声时不恰当地抑制起搏脉冲发放，从而对起搏器基本功能进行保护的一种特殊功能。

美敦力起搏器设置的不应期一般由两部分组成：①空白期：为不应期的初始部分，对任何电位均无感知，相当于通常所说的绝对不应期。②不应期：除空白期以外的部分，相当于通常所说的相对不应期，对包括自身 QRS 波在内的超过设置感知灵敏度幅度的所有电位均能感知，但不应期内感知事件不会重整起搏频率间期（图 8-30）。

美敦力起搏器程控为单腔 AAI(R) 模式时心房通道有噪声反转功能；程控为双腔起搏模式或单腔 VVI(R) 模式时噪声反转功能仅存在于心室通道，心房通道无噪声反转功能。

噪声反转的工作原理：

1. 噪声反转是指起搏器对于发生在空白期外不应期内（相当于相对不应期内）的感知事件，不会重整起搏器的起搏频率间期；但会以感知事件为起点，重新触发一个新的不应期，即不应期重整。

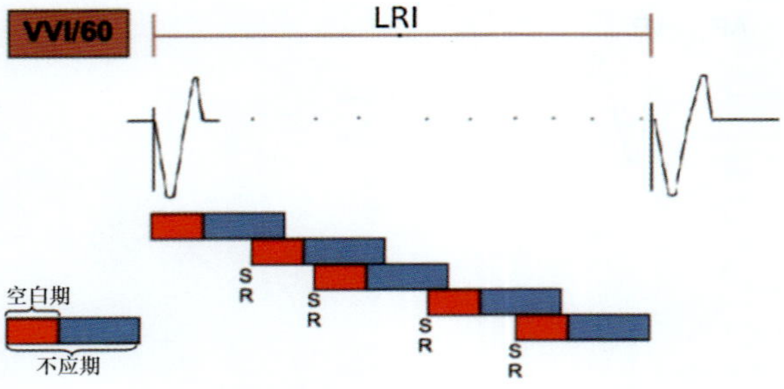

图 8-30 不应期感知触发不应期重整示意图

以单腔 VVI 起搏器，低限频率 60 次/分为例，空白期内事件不重整不应期，连续不应期感知引起心室不应期连续重整，起搏器以低限频率起搏。SR：不应期感知

由不应期感知事件触发的新的不应期称为噪声采样期。美敦力起搏器的噪声采样期长度等于所设置的心房（或心室）不应期，此时，相当于出现不应期的延长，在新的不应期内如果再次出现感知事件，则再次启动新的不应期（噪声采样期）；当连续在相对不应期内出现感知事件，不应期可连续发生重整。当延长的不应期已达到当前起搏频率间期，该起搏脉冲照常发放，从而避免了起搏器连续感知噪声而抑制起搏脉冲发放的情况发生（图 8-31）。

2. 当起搏器工作模式为单腔 AAI(R) 模式时，心房通道有噪声反转功能，其运作原理同 VVI(R) 模式，心房不应期（空白期外）内的感知事件会重整心房不应期（噪声采样期），噪声采样期长度等于心房不应期（图 8-32）。

3. 当起搏器工作模式为 DDD(R)、DDI(R)、VDD 模式时，心室后心房不应期（PVARP）内的心房感知事件不会重新触发噪声采样期，即心房通道无噪声反转；但不应期内的心房感知事件会根据此感知事件的强度和持续时间启动一个 50～100 ms 的心房空白期。

4. 当起搏器工作模式为 DDD(R)、DDI(R)、VDD 时，空白期外的心室不应期（即心室相对不应期）感知事件，在心室通道触发一个新的不应期（噪声采样期），同时，也会在心房通道触发一个新的不应期（PVARP），如果连续出现心室不应期的感知事件，会导致心房及心室不应期同时延长（不应期重整），当延长的不应期持续至预计的心房或心室起搏位置，不会影响预计的心房或心室起搏脉冲的发放，其心电图在此段时间内表现类似于 DOO 或 VOO 模式（图 8-33）。

噪声反转功能设置的目的是防止起搏器将其他干扰信号如电磁信号、肌电位等误感知而影响起搏器功能，但在患者发生快速性心律失常时，由于美敦力噪声采样期较长（等于设置的不应期），如果自身 QRS 波落于不应期，会触发新的噪声采样期，导致不应期延长；如果自身 QRS 波连续落入不应期，导致心室不应期连续重整，起搏器会将自身 QRS 波误认为“噪声”，引发噪声反转，此时应与起搏器心室感知不良相鉴别（图 8-34 至图 8-36）。

噪声反转为内置功能，无法程控。

注意：美敦力起搏器的噪声采样期设置较长（等于心室不应期），在自身心室率较快时可触发噪声反转功能运作，而其他厂家起搏器噪声采样期较短，自身心室率快时几乎不会导致噪声反转功能运作。

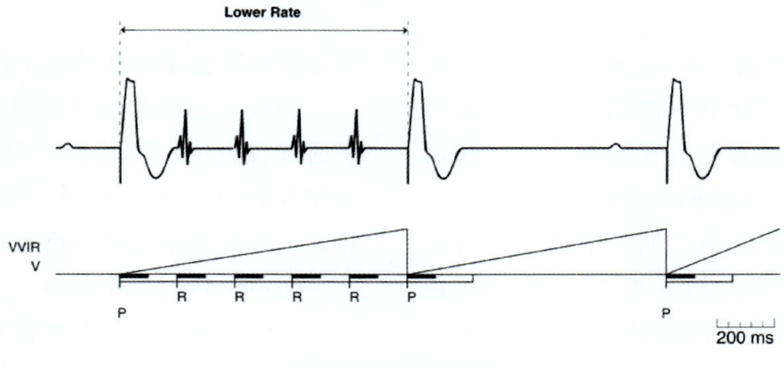

图 8-31 VVIR 模式下心室噪声反转示意图

美敦力单腔心室起搏器，VVIR 模式下连续的心室不应期内事件(R) 连续重整心室不应期（噪声采样期），但不重整低限频率间期，心室起搏间期（P-P）按照低限频率间期发放

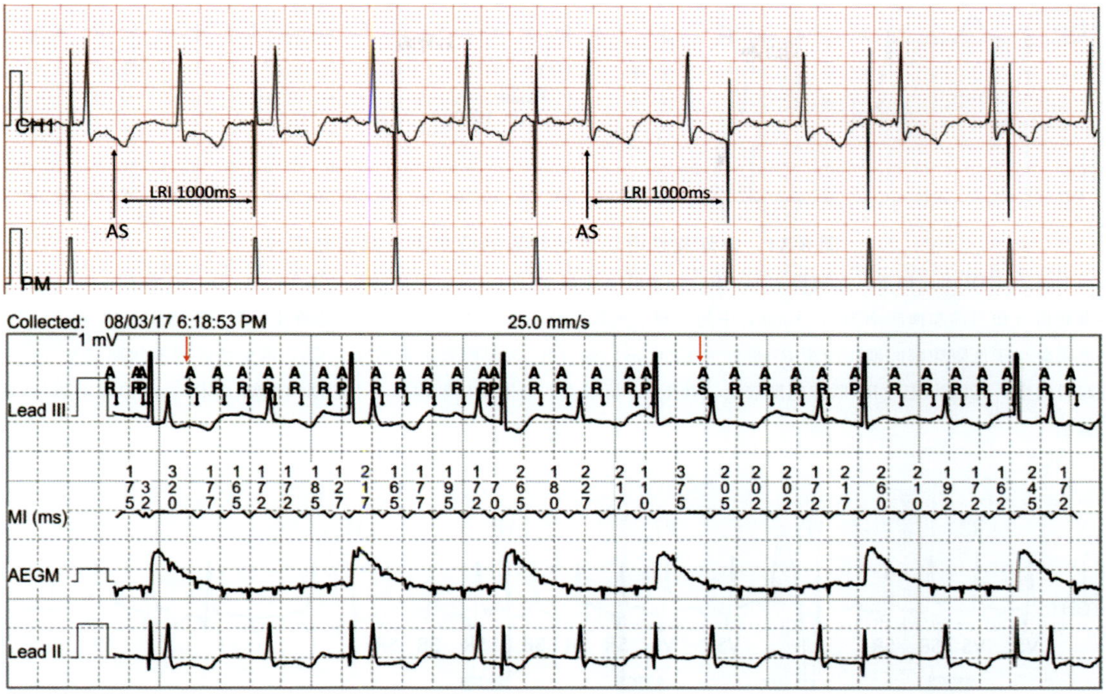

图 8-32　心房颤动触发心房噪声反转

美敦力 Sensia SED01 起搏器，程控起搏模式为 AAI，低限频率 60 次/分，心房不应期 280 ms，心房空白期 160 ms。上下两图分别为动态心电图记录片段及同时间程控仪记录的腔内图片段。图中见患者发生了心房颤动，但仍有较多心房起搏脉冲发放，部分呈低限频率起搏，部分间隔略长。从程控图标记可知，快速发生的房颤波均被起搏器感知，但大部分为心房不应期内感知（AR），连续的不应期感知导致心房噪声反转，心房起搏按低限频率间期发放。图中见 2 次不应期外感知（AS，箭头所示）重整了低限频率间期

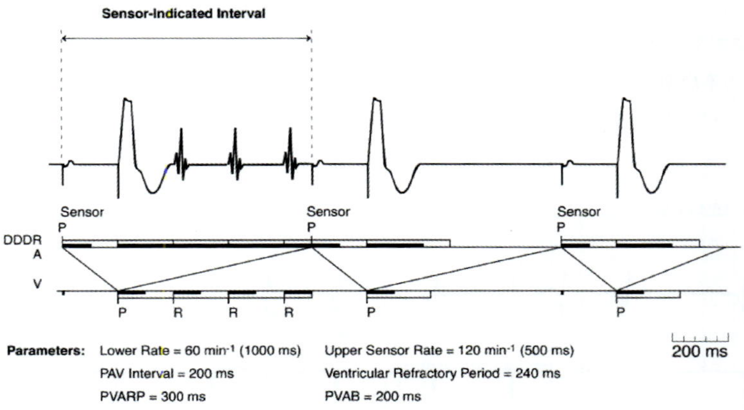

图 8-33　DDDR 模式下心室噪声反转示意图

美敦力双腔起搏器，DDDR 模式下连续的心室不应期内事件(R) 连续重整心室不应期，但不重整传感器频率间期，心房起搏脉冲在 VA 间期结束时发放，AV 间期后发放心室起搏，类似 DOO 起搏模式

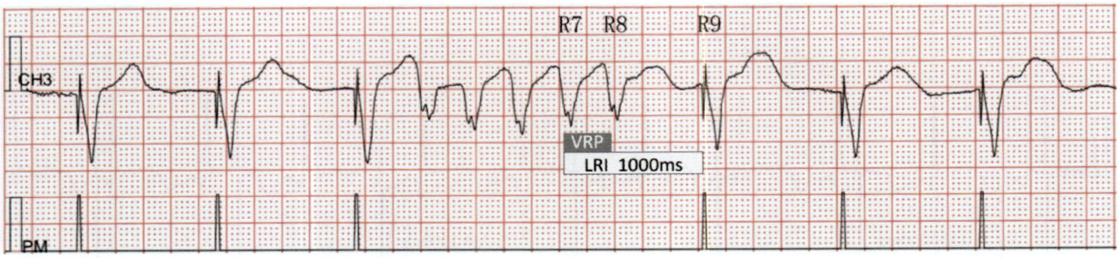

图 8-34 短阵室性心动过速导致的心室不应期感知事件

美敦力 Relia RESR01 起搏器，起搏模式 VVIR，设置低限频率 60 次/分，上限传感器频率 130 次/分，心室不应期 330 ms。由图中连续的心室起搏可知当前起搏频率为 60 次/分，中间出现了短阵室性心动过速，室性心动过速终止后第一个心室起搏（R9）距前一个心室波的距离明显小于低限频率间期，而距 R7 恰好为 1000 ms。说明 R7 被起搏器正常感知（VS）重整低限频率间期触发 R9（VP）。R8 没有重整起搏周期，是因为其与 R7 联律间期较短，处于 R7 所触发的心室不应期内，为不应期内感知（SR）。此种现象需与间歇心室感知不足相鉴别

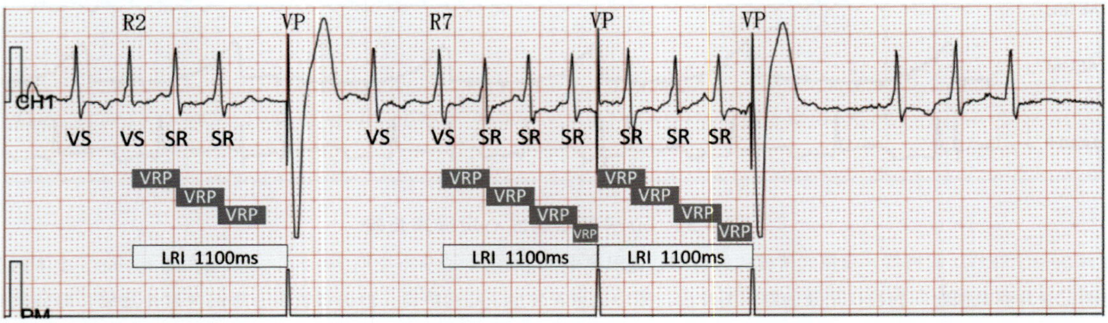

图 8-35 快速心室率触发噪声反转

美敦力 EnPulse E2SR01 起搏器，起搏模式 VVI，设置低限频率 55 次/分，心室不应期 330 ms。图中显示患者基础心律为快室率心房颤动，可见 3 次心室起搏事件（VP），每次 VP 距离其前第 1 个自身 QRS 波距离明显小于低限频率间期，其中第 2 个 VP 发放时心室肌正处于前次激动后的不应期内，功能性不起搏，貌似心室感知功能不良。仔细测量可以发现，每次心室起搏之前 1100 ms 处都刚好有一个心室事件（VS/VP）；说明 R2、R7 为不应期外感知事件（VS）重整了低限频率间期，其后连续出现快速的自身 QRS 波落在前次激动触发的心室不应期内，成为不应期内感知事件（SR）并重整不应期，导致不应期延长。但不应期内感知不会重整低限频率间期，故 VP 仍按照低限频率间期发放（VS-VP：1100 ms）

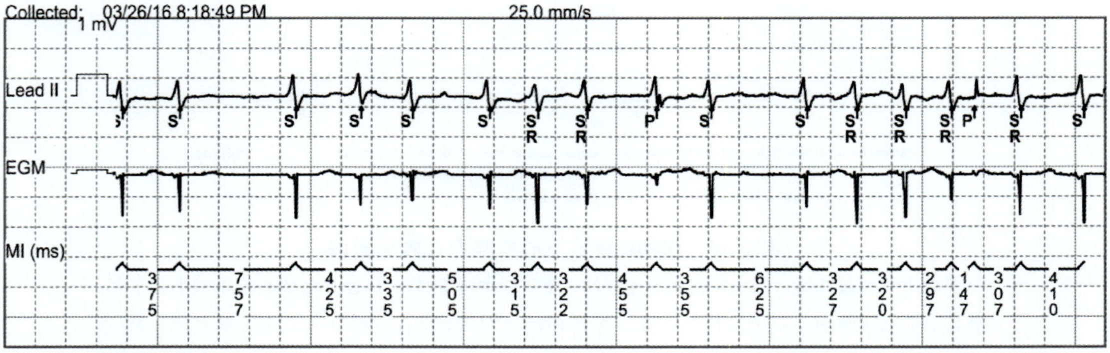

图 8-36 快速心室率触发噪声反转程控记录图

S：心室感知，P：心室起搏，SR：不应期感知。上图为快速性心律失常发作时，程控仪心室通道标识可清楚显示快速自身 QRS 波落入起搏器噪声采样期，使起搏器连续出现心室不应期感知（SR），引发噪声反转

噪声反转功能——雅培（圣犹达）

圣犹达公司起搏器的噪声反转（noise reversion）功能与美敦力公司起搏器的噪声反转功能类似，可以在起搏器受到连续的电磁干扰时，避免起搏器心室通道及心房通道出现起搏抑制，或不恰当地触发快速性心室起搏及触发自动模式转换。

与美敦力起搏器的噪声反转工作原理基本相同，一个感知或起搏事件后触发不应期，不应期分为两部分，前部为空白期，相当于绝对不应期，对所有信号不会感知，后部分为相对不应期。在相对不应期内如果出现感知事件，将会触发一个新的不应期，称为噪声采样期。噪声采样期内的空白期同样对任何信号均不会感知，如果在噪声采样期的相对不应期内再次出现感知事件，会再次触发一个新的噪声采样期，如果干扰信号持续存在，则会持续重整噪声采样期，相当于延长了不应期。如果目前起搏频率（基本频率或传感器频率）间期结束前无不应期外感知事件，则在起搏频率间期结束时发放起搏脉冲。圣犹达公司的起搏器在心房、心室通道均有此功能；心房通道的噪声采样期为 100 ms，分为 75 ms 的空白期和 25 ms 的相对不应期；心室通道的噪声采样期为 150 ms，分为 75 ms 的空白期和 75 ms 的相对不应期。

1. 单腔起搏模式：在 AAI(R) 或 VVI(R) 模式下，相对不应期内如果出现感知事件，将会触发一个噪声采样期。连续的不应期感知则会持续重整噪声采样期，相当于延长了不应期。如果目前起搏频率（基本频率或传感器频率）间期结束前无不应期外感知事件，则在目前起搏频率间期结束时发放起搏脉冲，心电图表现为类似于 AOO 或 VOO 工作模式。

2. 双腔起搏模式：

（1）在 DDD(R) 或 DDI(R) 模式下，如果心房通道在心室后心房不应期（PVARP）内、心室后心房空白期（PVAB）外出现感知事件，将在心房通道触发 100 ms 的噪声采样期，如果干扰持续存在，则会在心房通道重整噪声采样期，相当于延长了心室后心房不应期（PVARP）。落入 PVARP 中的心房感知事件不会触发 SAV 间期及心室起搏，直至 VA 间期结束发放心房起搏脉冲；如果 VA 间期结束前出现心室感知事件（VS），则会重整心室后心房不应期（PVARP），心电图表现类似于 DVI 模式（图 8-37，图 8-38）。

（2）Accent 系列之前的起搏器在 DDD(R) 或 DDI(R) 模式下，或 Accent 系列起搏器心室噪声反转模式程控为 DOO 时，心室不应期内感知事件会在心室通道触发一个新的 150 ms 不应期，同时会在心房通道触发心室后心房不应期（PVARP）。如果干扰信号持续存在，则会持续重整噪声采样期，相当于延长了心室不应期和心室后心房不应期。如果在 AA 间期或 VA 间期结束前无不应期外的心房或心室感知事件出现，于 AA 间期或 VA 间期结束时顺序发放心房及心室起搏脉冲，心电图表现类似于 DOO 模式（图 8-39）；如果在 AA 间期或 VA 间期结束前出现不应期外的心房或心室感知事件，会重整时间间期。

（3）Accent 系列起搏器在 DDD(R) 或 DDI(R) 模式运作状态下，如果心室噪声反转模式程控为 VOO 时，其运作方式类似单腔 VVI(R) 模式下噪声反转，心室不应期内感知事件会在心室通道触发一个新的 150 ms 不应期，但不会触发心室后心房不应期（PVARP），但在噪声采样期内心房通道无感知功能。连续出现不应期内心室感知事件，会重整噪声采样期，如果由于噪声采样期重整心室不应期延长至 AA 间期或 VA 间期结束，此时不会发放心房起搏脉冲，而于 VV 间期结束时发放心室起搏脉冲，心电图表现类似于 VOO 起搏（图 8-40）。如果由于噪声采样期重整延长的心室不应期短于 AA 间期或 VA 间期，无不应期外的心房及心室感知事件，于 AA 间期或 VA 间期结束时发放心房起搏脉冲，并触发 AV 间期。

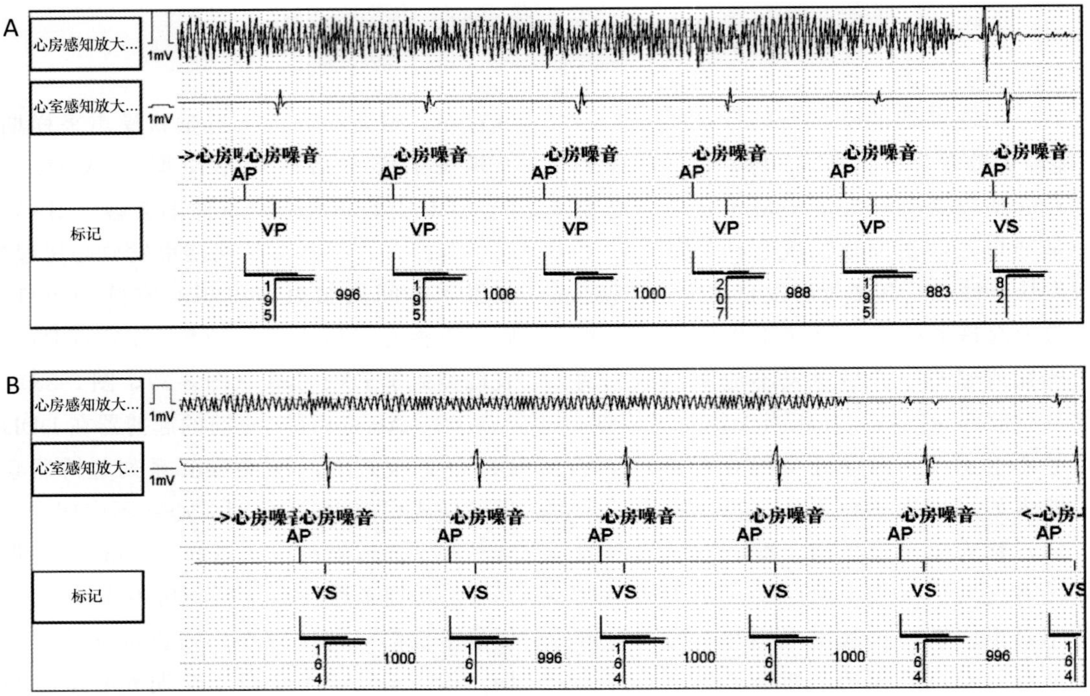

图 8-37　DDD 起搏器的心房噪声反转事件记录图

A 图为圣犹达 Accent MRI 2224 双腔起搏器，起搏模式 DDD，设置基本频率 60 次/分，SAV 间期 160 ms，PAV 间期 200 ms，PVARP 275 ms，PVAB 150 ms，心室不应期 250 ms。程控仪获取的事件记录图（A）中可见心房感知放大器在感知高频干扰信号后触发心房噪声反转，心房起搏按基本频率间期发放，AV 间期后触发心室起搏，最后一个 VS 事件抑制了 VP 的发放，避免了噪声导致心房起搏被抑制的可能。B 图为圣犹达 Accent DR 2112 双腔起搏器，起搏模式 DDD，设置基本频率 60 次/分，SAV 间期 150 ms，PAV 间期 180 ms，PVARP 275 ms，PVAB 150 ms，心室不应期 250 ms。事件记录图中可见心房感知放大器在感知高频干扰信号后触发心房噪声反转，心房起搏按基本频率间期发放，AV 间期内感知 VS 事件抑制了 VP 的发放

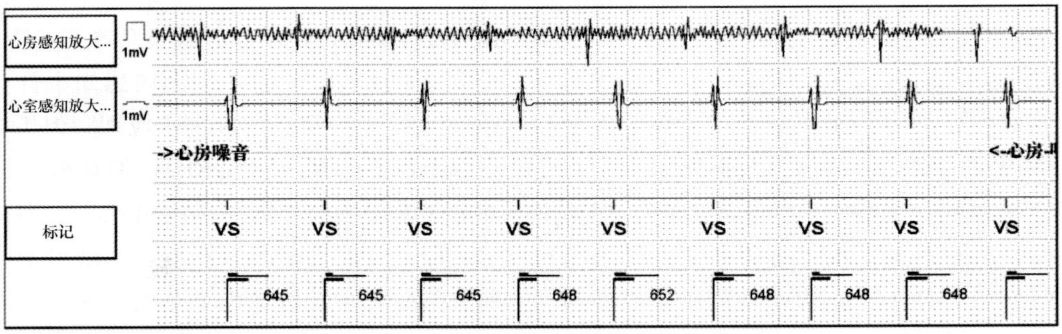

图 8-38　ICD 起搏器的心房噪声反转事件记录图

圣犹达 Fortify DR 2231-40 ICD 起搏器，起搏模式 DDD，设置基本频率 45 次/分，SAV 间期 200 ms，PAV 间期 250 ms，PVARP 275 ms，PVAB 60 ms，心室不应期 250 ms。心房感知放大器在感知高频干扰信号后触发心房噪声反转，在 VA 间期内出现的 VS 事件抑制了房室起搏脉冲的发放

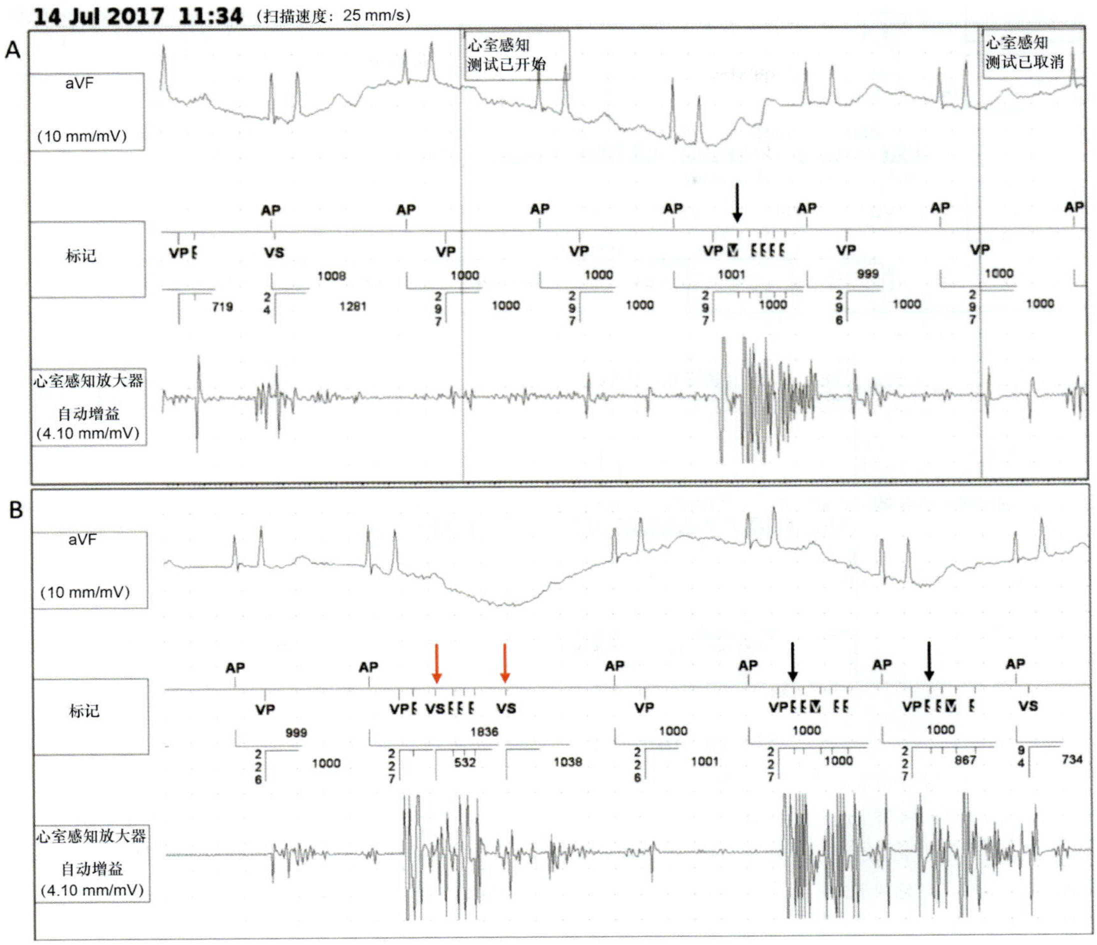

图 8-39　DDD 模式下肌电干扰信号致心室噪声反转

圣犹达 Identity Adx XL DC 5286 双腔起搏器，起搏模式 DDD，设置基本频率 60 次/分，SAV 间期 200 ms，PAV 间期 225 ms，PVARP 275 ms，心室不应期 250 ms。图中从体表 aVF 导联可见基本节律为心房起搏，心室自身下传。在标记通道发现 AP 被准确标记，但自身 QRS 波对应的位置却均未见 VS 标记，大部分经 AV 间期后触发心室起搏（VP），体表心电图却也未见相应钉样脉冲标记，说明起搏器心室电极的感知和起搏输出功能存在障碍，提示心室导线断裂。嘱患者活动左上肢时，在心室感知通道可见高频肌电信号，该信号在起搏器心室起搏后的相对不应期内被感知（黑箭头示）触发噪声采样期，其后可见连续干扰信号持续重整噪声采样期致心室不应期和心室后心房不应期均延长，至 VA 间期结束时顺序发放心房心室起搏脉冲；VA 间期内的 VS 事件（红箭头示）重整了不应期和 VA 间期。本图中所有的心室感知事件均为肌电干扰引起，体表心电图表现为类似 AAI 工作方式伴间歇心室过感知现象

所有圣犹达公司的起搏器心房、心室通道均有噪声反转功能，但在 Accent 系列之前的起搏器无法程控，Accent 系列起搏器心房通道噪声反转仍无法程控，心室噪声反转模式可程控为起搏关闭（Pacing Off）、VOO 或 DOO。

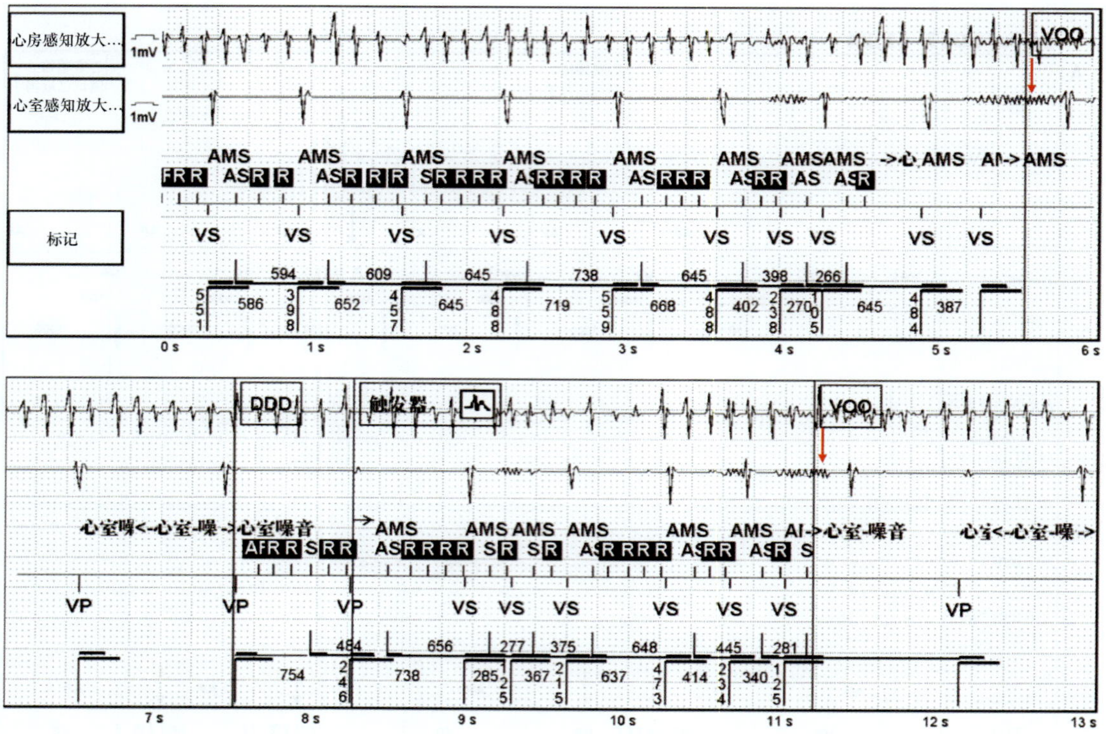

图 8-40　DDI 模式下心室噪声反转事件记录图

圣犹达 Accent MRI 2124 双腔起搏器，起搏模式 DDD，开启自动模式转换功能，转换后工作模式为 DDIR；设置基本频率 60 次/分，SAV 间期 250 ms，PAV 间期 275 ms，PVARP 275 ms，PVAB 150 ms，心室不应期 250 ms。图中上行开始见患者发生了心房颤动，起搏器以 DDIR 模式工作。当心室通道突然检测到连续的高频率噪声事件（箭头所指）后，起搏器立即发生噪声反转以 VOO 模式工作；此时，在标记通道未见房、室感知事件标示。在心室噪声干扰停止后，起搏器首先模式转换为 DDD 模式工作，然后因快速的心房感知事件自动模式转换为 DDIR

干扰间期——百多力

干扰间期（Interference Interval）设置的目的也是防止肌电信号、电磁信号等干扰信号被起搏器感知后不恰当地抑制起搏器脉冲发放，从而在干扰环境下对起搏器进行保护。

心房、心室通道均有干扰间期，干扰间期为内置参数，无法程控。

干扰间期工作原理：起搏器在一个起搏事件或不应期外的感知事件后触发不应期，同时触发干扰间期，E 系列之前起搏器干扰间期时限为 125 ms，E 系列起搏器为 51 ms，不可程控。干扰间期内的感知事件不会改变起搏器的计时间期，但会触发新的干扰间期，即干扰间期重置。连续的干扰会导致干扰间期连续重置，如果干扰间期持续超过基础频率间期或传感器频率间期，则起搏器会在基础频率间期或传感器频率间期结束时发放起搏脉冲，即起搏器进入干扰模式，直至干扰信号消失（图8-41）。

E 系列之前的起搏器干扰间期为 125 ms，对应频率为 480 次/分，该频率处于心房颤动频率范围，如果心房颤动时心房频率大于 480 次/分，则会连续重整干扰间期，使起搏器进入干扰模式而不是模式转换（图 8-42）。E 系列起搏器对此作了改进，干扰间期为 51 ms，频率达到 1200 次/分，超出心房颤动频率范围，避免了心房颤动发生时不能正确进行模式转换（图 8-43）。

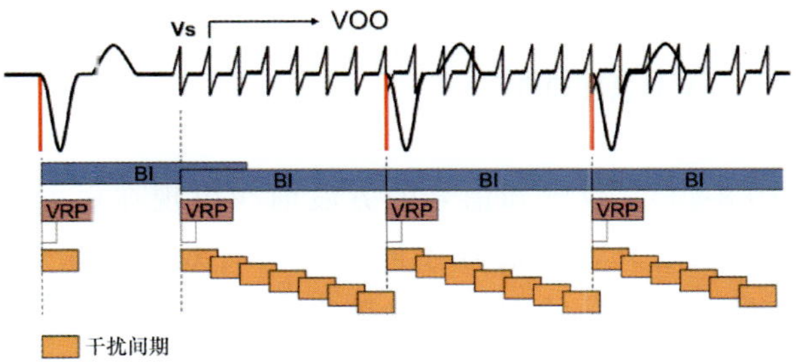

图 8-41　心室干扰间期工作示意图

图中第一个心室感知（Vs）落在心室不应期（VRP）及干扰间期之外，为有效心室感知，重整时间间期，其后的心室感知事件均落入干扰间期内，造成干扰间期连续重整，起搏器进入干扰模式，心电图表现类似于 VOO 模式。VRP：心室不应期；BI：基础频率间期；Vs：心室感知

双腔起搏模式下，心房和心室通道均有干扰间期，任何一个心腔落入干扰间期里的感知信号只重整同一心腔的干扰间期，不会影响对侧心腔的不应期，如果一个心腔出现持续性噪声干扰，导致干扰间期持续重整，在此期间，出现噪声干扰的心腔不会出现不应期外的感知事件，心电图表现类似于该心腔失去感知功能。

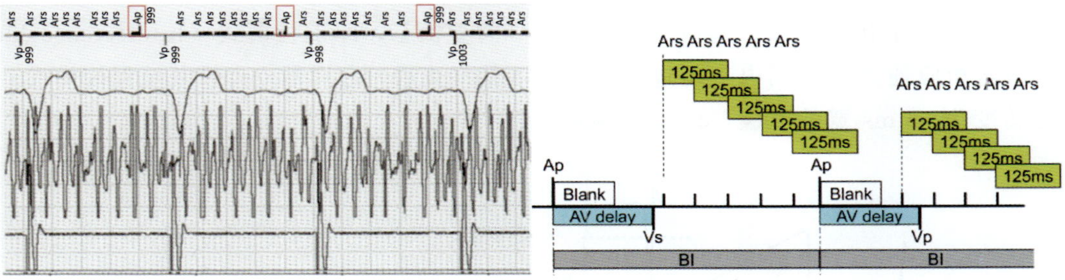

图 8-42　心房干扰间期工作示意图

左图为 Cylos 起搏器，干扰间期为 125 ms，心房颤动发作时连续心房感知（Ars）导致心房通道干扰间期连续重置，心房通道进入干扰模式，按基础频率发放心房起搏脉冲（AP，红色方框内），右图为示意图。AP：心房起搏；Vs：心室感知；Vp：心室起搏；BI：基础频率间期；Ars：心房不应期感知

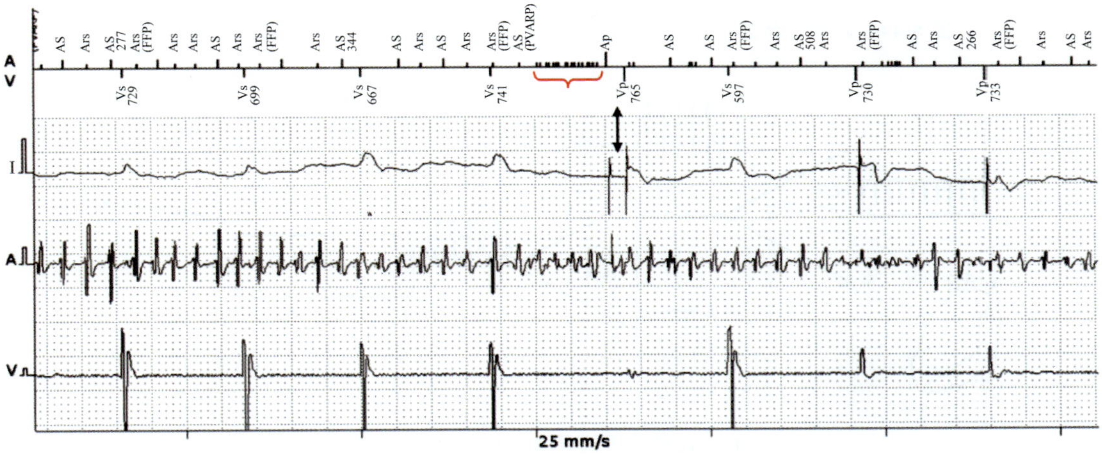

图 8-43　Evia 起搏器 DDIR 模式下的心房噪声反转

百多力 Evia DR-T 双腔起搏器，起搏模式 DDD，开启自动模式转换功能，转换后工作模式为 DDIR，PVARP 175 ms，心室不应期 250 ms。图中患者发生了心房颤动，起搏器工作模式为 DDIR，大部分房颤波都能为起搏器所感知（As、Ars）。中间发生一次房室顺序起搏（箭头所指），体表心电图表现酷似起搏器间歇心房感知不足，未能抑制心房起搏脉冲的发放。但从标记通道可见，其实起搏器心房通道产生了连续的快速的感知事件（括号所指），导致干扰间期不断重整直至 VA 间期结束，起搏器按传感器频率间期发放心房心室起搏。此现象在体表心电图上无法与间歇性心房感知不足相鉴别

干扰管理功能——Vitatron

Vitatron起搏器如果持续感知干扰信号（如肌电信号、电磁干扰）就无法感知自身的心脏事件，为避免由此造成的假抑制，在此期间，起搏器将起搏受影响的心腔，该功能称为干扰管理(Interference Management)。Vitatron公司起搏器的心房、心室通道均有干扰管理功能，无法程控。

干扰管理期间，起搏器相应心腔的起搏频率与低限频率、传感器频率、飞轮频率和其他参数相关。

干扰管理的工作原理：Vitatron公司C系列之后的起搏器均为数字化起搏器，起搏器会将所有（包括起搏器相应通道空白期内）超过感知灵敏度的信号转变为65 ms宽的方波，即干扰延迟（图8-44）。仅感知信号的方波前缘出现在设置的空白期之外，此信号才被认为是有效感知事件；如果一个信号的方波前缘落入空白期，不会触发起搏器反应，但会产生干扰延迟。干扰延迟前端的25 ms是干扰空白期，信号如果落入干扰空白期，起搏器将不做任何反应；如果落入干扰延迟内干扰空白期之外，会触发新的干扰延迟，即干扰延迟重置（图8-45）。连续的干扰会导致干扰延迟被连续重置，起搏器无法有效检测到心脏除极信号，此时有干扰的通道（心房或心室）进入非同步状态，即干扰模式（Interference Mode），干扰终止后，起搏器立即恢复至程控模式。

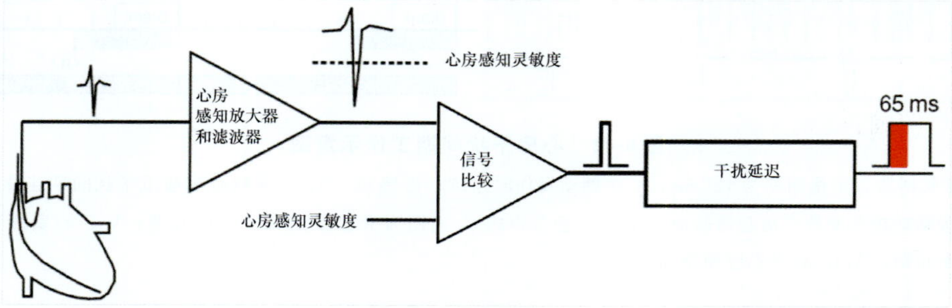

图8-44　起搏器将超过感知灵敏度的信号转变为65 ms的方波（即干扰延迟）

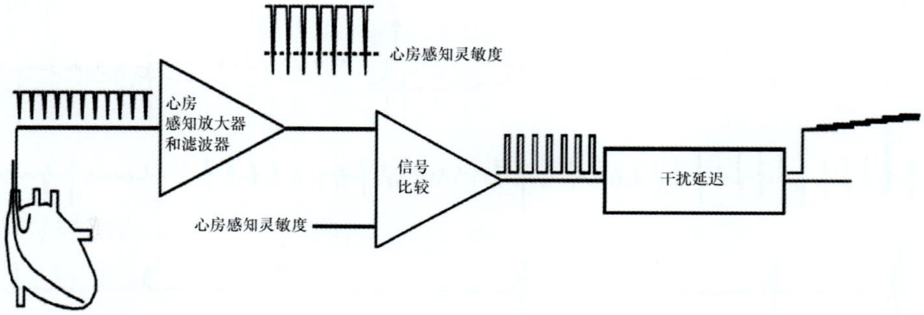

图8-45　连续的干扰导致干扰延迟被连续重置

噪声抑制/噪声反应功能——波士顿科学

波士顿科学公司的噪声抑制（Noise Rejection）与噪声反应（Noise Response）功能和美敦力公司的噪声反转功能类似；也是为了防止肌电信号、电磁信号等持续的干扰信号被起搏器感知后不恰当地抑制起搏脉冲发放，从而在干扰环境下对起搏器进行保护。同时，波士顿科学公司的起搏器无类似心室安全起搏（VSP）功能，其通过噪声抑制（Noise Rejection）与噪声反应（Noise Response）功能防止交叉感知抑制。在 Altrua 系列及之前的起搏器，称为噪声抑制；在 Altrua 系列之后的起搏器，称为噪声反应。

一、噪声抑制的相关参数及设置

波士顿科学公司的起搏器，任何一个心腔的起搏及感知事件后的不应期及空白期，其中一部分为可触发的噪声抑制期；不同心腔的可触发的噪声抑制期位置及持续时间不同。落在可触发的噪声抑制期中的任何信号被起搏器认定为噪声，不会重整时间间期，也不会参与诊断相关计数，但会触发新的可触发的噪声抑制期。噪声抑制为内置参数，无法程控。

1. 心房起搏后心室空白期（V-Blanking after A-Pace）：可程控范围：30～200 ms（增量 10 ms，默认值 40 ms）。

心房起搏后，在心室通道开启一个可程控的心房起搏后心室空白期，同时开启一个可触发的噪声抑制期（60 ms）(图 8-46A)；在此间期内，如果检测到心室信号，会以此为起点，触发一个新的可触发的噪声抑制期。

心房起搏后，在心房通道开启一个 50 ms 固定的噪声抑制期，在此间期内，起搏器对于任何信号不产生反应，相当于心房空白期，继而是一个 40 ms 的可触发的心房噪声抑制期（图 8-46B）；在此间期内如果检测到心房信号，会以此为起点，触发一个新的可触发的噪声抑制期。

2. 心室起搏后心房空白期（A-Blanking after V-Pace）：可程控范围 30～200 ms（增量 10 ms，默认值 120 ms）。

心室起搏后，在心房通道开启一个可程控的心室起搏后心房空白期，同时开启一个可触发的噪声抑制期（40 ms）(图 8-47A)；在此间期内，如果检测到心房信号，会以此为起点，触发一个新的可触发的噪声抑制期。

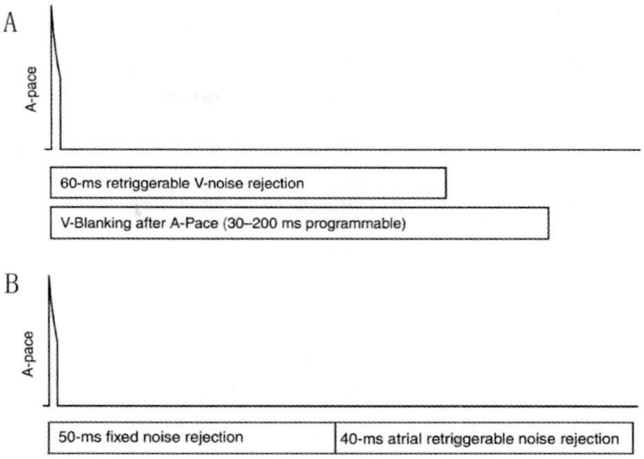

图 8-46　心房起搏触发的噪声抑制期示意图

心室起搏后，在心室通道开启一个 50 ms 固定的噪声抑制期，在此间期内，起搏器对于任何信号不产生反应，相当于心室空白期，继而是一个 60 ms 的可触发的心室噪声抑制期（图 8-47B）。

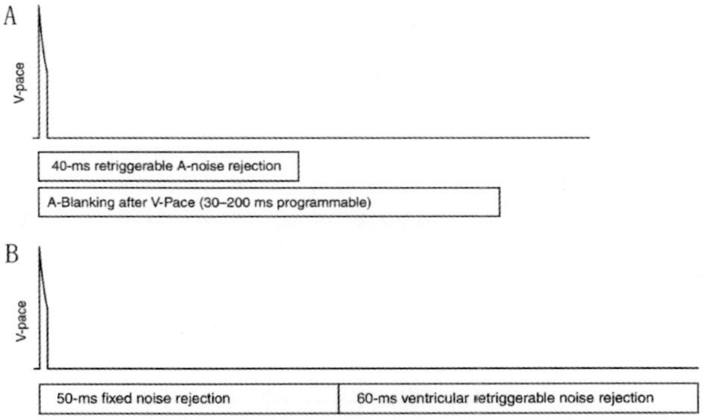

图 8-47　心室起搏触发的噪声抑制期示意图

3. 心房感知：心房感知事件后，会在心房通道开始一个40 ms可触发的噪声抑制期（图 8-48）；在此间期内，如果有心房感知事件出现，会以此事件为起点，触发一个新的 40 ms 的可触发的噪声抑制期；如果有持续性的噪声存在，会持续触

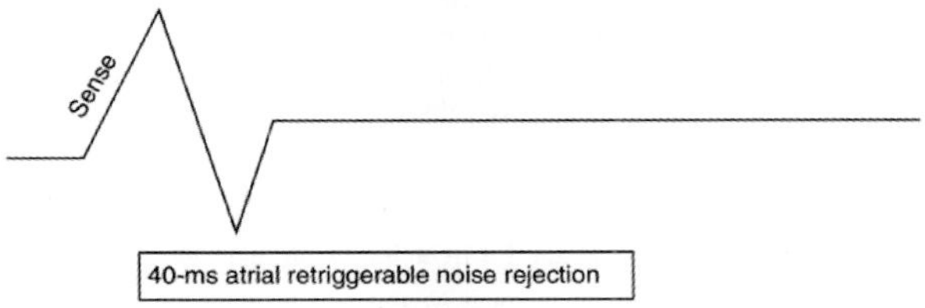

图 8-48　心房感知触发的噪声抑制期示意图

发噪声抑制期，导致心房非同步起搏，心电图上表现为心房失去感知功能。心房感知事件不会触发心室通道的不应期及噪声抑制期。

4. 心室感知：心室感知事件后，会在心室通道开始一个60 ms 可触发的噪声抑制期；在心房通道开始一个 40 ms 可触发的噪声抑制期（图 8-49）。心室通道的可触发的噪声抑制期内如果有感知事件出现，会再次触发 60 ms 的心室噪声抑制期及 40 ms 的心房噪声抑制期；如果心室通道有持续性噪声存在，会持续触发心房及心室通道噪声抑制期。心房通道 40 ms 的可触发的噪声抑制期内如果有心房感知事件出现，仅触发心房通道新的噪声抑制期，不会影响心室通道。

如果心室通道噪声持续存在，导致心室通道可触发的噪声抑制期持续延长，但 VA 间期内可触发的心房噪声抑制期外出现心房感知事件（AS），会触发 AV 间期并于 AV 间期结束时发放心室起搏脉冲（图 8-50）。

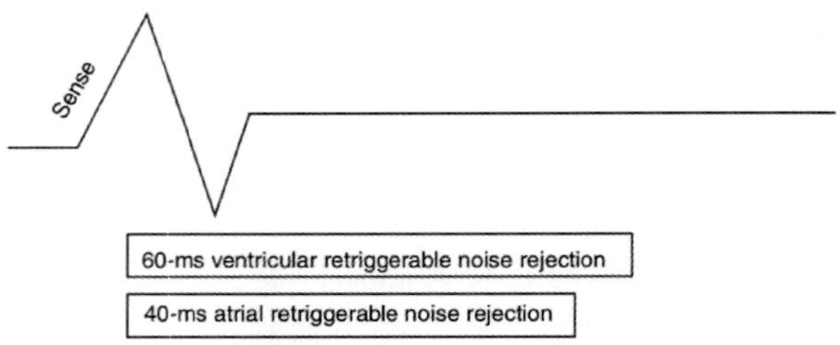

图 8-49　心室感知触发的噪声抑制期示意图

二、噪声反应相关参数及设置

噪声反应用于 ACCOLADE、PROPONENT、ESSENTIO、ALTRUA 2、FORMIO、VITALIO、INGENIO 和 ADVANTIO 系列起搏器，其不应期及噪声窗口设置与早期起搏器有所不同，但运作方式类似。可程控为：DOO（单腔模式时为 VOO/AOO）；Inhibit Pacing。

（一）不应期相关概念

在 Altrua 系列之后的起搏器，不应期由所有心房及心室起搏事件或非不应期内的心房及心室

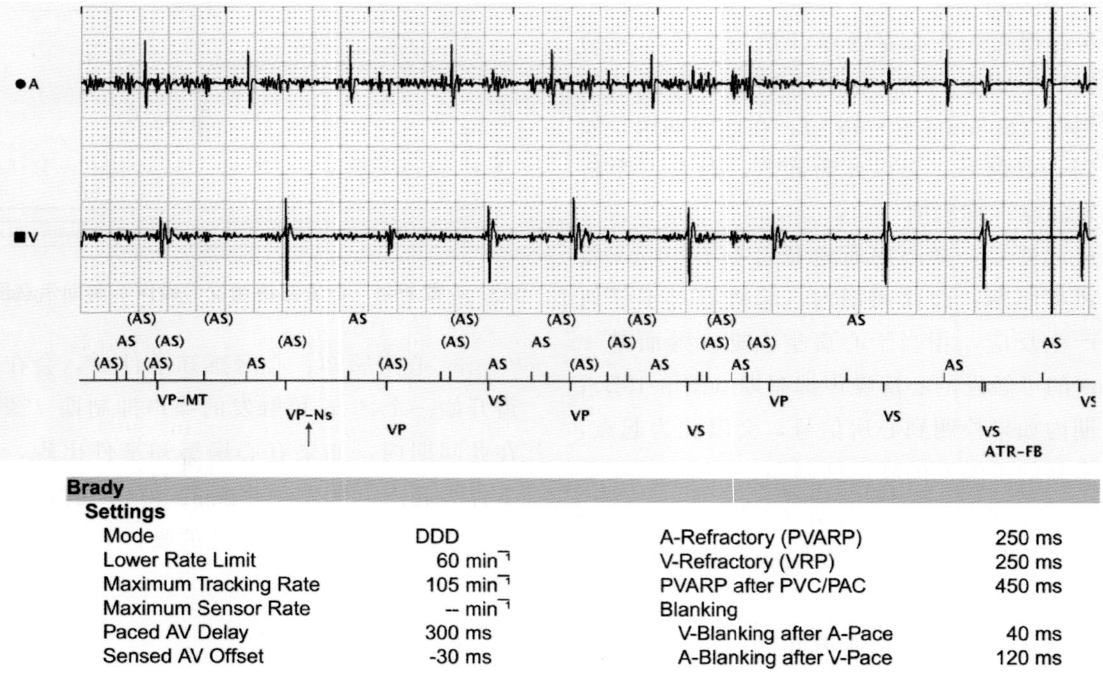

图 8-50　心室噪声抑制期内的心房不应期外感知可以触发心室起搏

波士顿科学 INSIGNIA I Entra 986 双腔起搏器，图中上部为有外源性干扰存在时的程控腔内记录图，AS 为不应期外心房感知、（AS）为不应期内心房事件、VS 为不应期外心室感知、VP 为心室起搏；下部为程控参数。图中红箭头所指 VP-Ns 代表有持续存在的心室噪声时，VA 间期内的心房感知事件触发心室起搏

感知事件触发，不应期包括三个部分：

1. 绝对不应期（Absolute Refractory）：位于不应期的起始部分，在此间期内不会感知任何信号。

2. 噪声窗口（Noise Window）：位于不应期中间位置或终末部，此间期内的感知事件不会重整起搏器的计时，也不会作为诊断数据，但会以此感知事件为起点触发新的噪声窗口；如果有持续感知事件出现，会持续触发新的噪声窗口，导致不应期（噪声窗口）延长。

3. 固定不应期（Fixed Refractory）：位于不应期的起始部分或终末部分，取决于特殊不应期（绝对不应期及噪声窗口）的设置。

（二）与噪声反应相关不应期设置

1. 心室后心房不应期（Post-Ventricular Atrial Refractory Period，PVARP）：为可程控参数。在双腔起搏模式下，PVARP 位于心室起搏及感知事件之后，落在 PVARP 内的心房感知事件不会重整起搏频率间期，也不会触发心室起搏及抑制其后的心房起搏，但 PVARP 内的心房感知事件作为诊断数据与其他功能相关。PVARP 目的是防止心房通道感知到心室起搏脉冲、远场 QRS 波、室房逆传 P 波后触发心室起搏而诱发起搏器介导性心动过速（PMT）。PVARP 设置应该比患者的室房逆传间期长。

PVARP 由起始部分的交叉空白期（A-Blank after V-Pace 及 A-Blank after RV-Sense）和其后的固定不应期组成。交叉空白期内对所有信号不会产生感知，固定不应期内的心房感知事件会在程控时的事件标记通道标记为［AS］。如果交叉空白期设置为固定数值（Fixed Value）而非“Smart”时，交叉空白期由一个绝对不应期和一个噪声窗口组成；绝对不应期内不会对任何信号产生感知，而噪声窗口内心房感知事件会被标记为［AS］并触发新的噪声窗口。

2. 心房感知事件后心房不应期（Atrial Refractory Period after Atrial-Sensed Event）：固定 85 ms，不可程控。由心房感知事件触发，落在此间期内的心房事件不会触发心室起搏，也不会抑制随后的心房起搏。85 ms 分为初始30 ms 绝对不应期、随后 40 ms 噪声窗口、终末部 15 ms 绝对不应期（图 8-51）。绝对不应期的信号不会被感知及标记，落在噪声窗口内的信号会被感知但不会被标记。如果感知的 AV 间期被程控为短于 85 ms，此不应期于心室事件出现时结束。

3. 心房起搏事件后心房不应期（Atrial Refractory after Atrial-Paced Event）：固定 150 ms，不可程控。由心房起搏事件触发，落在此间期内的心房事件不会触发心室起搏，也不会抑制随后的心房起搏。150 ms 由初始的 110 ms 绝对不应期及终末部 40 ms 的噪声窗口组成（图 8-51）。绝对不应期的信号不会被感知及标记，落在噪声窗口内的信号会被标记［AS］并触发新的噪声窗口。如果起搏的 AV 间期被程控为短于 150 ms，此不应期于心室事件出现时结束。

4. 右室不应期（Right Ventricular Refractory Period，RVRP）：可程控参数。RVRP 由右心室起搏事件触发，在 CRTD 中，也可由领先的左心室起搏事件触发（如果左心室领先未被设置为 0）。RVRP 设置的目的是预防 T 波被不恰当感知而影响起搏器的计时。RVRP 由两部分组成，前部的固定不应期和终末部 40 ms 的噪声窗口（图 8-52），固定不应期内的事件不会被感知及标记，

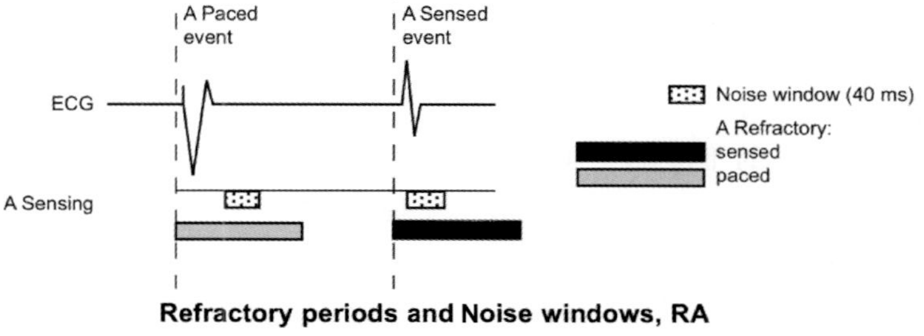

图 8-51 心房感知/起搏后心房不应期及噪声窗口示意图

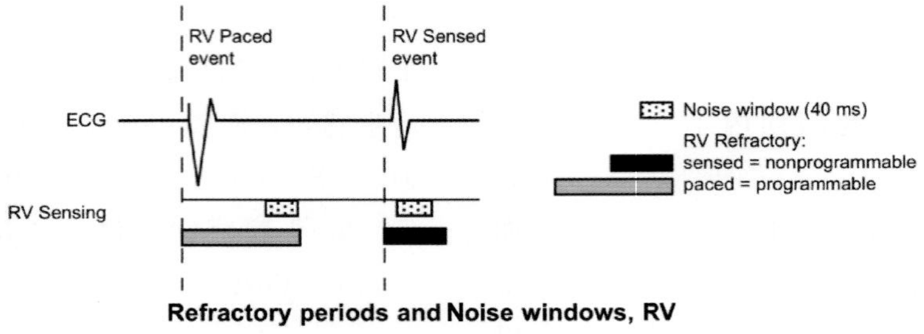

图 8-52 右室不应期及噪声窗口示意图

噪声窗口内的感知事件会被标记为［RVS］并触发一个新的噪声窗口。RVRP 中的感知事件不会作为诊断数据计入计数器及诊断图表中。

5. 左室不应期（Left Ventricular Refractory Period，LVRP）：可程控参数（CRTD）。LVRP 由左心室感知事件或左心室起搏事件触发；当左心室起搏被抑制或右心室起搏领先时，也可由右心室起搏事件触发。LVRP 设置的目的是防止过感知、双重计数、T 波感知及左心室早搏导致不恰当的左心室起搏抑制。LVRP 由两部分组成——前部分的固定不应期及终末部分 40 ms 的噪声窗口。固定不应期内的左心室事件不会被感知及标记，噪声窗口内的感知事件会被标记为［LVS］并触发新的噪声窗口。LVRP 中的感知事件不会作为诊断数据计入计数器及诊断图表中。

6. 右室感知事件后或电容器充电时右室不应期：固定 135 ms，非程控参数。由右心室不应期外的感知事件或电容器充电时触发，在此间期内的右心室感知事件不会重整时间间期及抑制心室起搏，也不会作为诊断计数。此间期由三部分组成：初始的 50 ms 绝对不应期，其后 40 ms 的噪声窗口，终末 45 ms 绝对不应期。绝对不应期内的信号不会被感知及标记，噪声窗口内的事件会被感知但不会被标记，仅在电容器充电时噪声窗口内的感知事件会被标记为［RVS］。可用于包括 AAI(R) 的任何模式下，如果抗心动过速治疗未被关闭（ICD 及 CRTD）。

7. 充电及放电后所有通道的不应期：非程控参数，应用于 ICD 及 CRTD，放电后触发，所有通道均触发 500 ms 不应期以防止感知到放电信号。充电时右心房、右心室及左心室三个通道均触发 135 ms 充电后不应期。放电后右心房、右心室及左心室三个通道均触发 500 ms 不应期，包括初始 460 ms 绝对不应期和终末部分 40 ms 噪声窗口。绝对不应期不感知任何信号，噪声窗口内的感知事件根据其所在的通道会被标记为［AS］、［RVS］、［LVS］。

8. 交叉空白期（Cross-chamber Blanking）：可程控参数；可程控为固定数值或“SMART”。交叉空白期设置的目的是在一个心腔的感知或起搏事件后，防止对侧心腔对该事件的不恰当感知；避免由此产生的对起搏器功能的不良影响。交叉空白期有四个可程控参数：

（1）右心室感知后心房空白期（A-Blank after RV-Sense）。

（2）心室起搏后心房空白期（A-Blank after V-Pace）。

（3）心房起搏后右室空白期（RV-Blank after A-Pace）。

（4）心房起搏后左室空白期（LV-Blank after A-Pace）（应用于 CRTP 及 CRTD 中）。

当以上数值设置为固定数值时，其终末 40 ms 为噪声窗口，落在噪声窗口内的信号会被感知并重新触发一个新的噪声窗口，但不会进入计数器及用于诊断数据。

（三）AAI(R) 模式下不应期设置

在 AAI(R) 模式下，心房起搏或感知后心房不应期为可程控参数，不应期内的心房感知事件不会重整起搏频率间期，也不会抑制心房起搏脉冲，但噪声窗口内的感知事件会触发新的噪声窗口。

1. CRTD 设置为 AAI(R) 模式时心房不应期设置：心房感知事件后初始为 85 ms 绝对不应期，其后为固定不应期。心房起搏事件后初始为

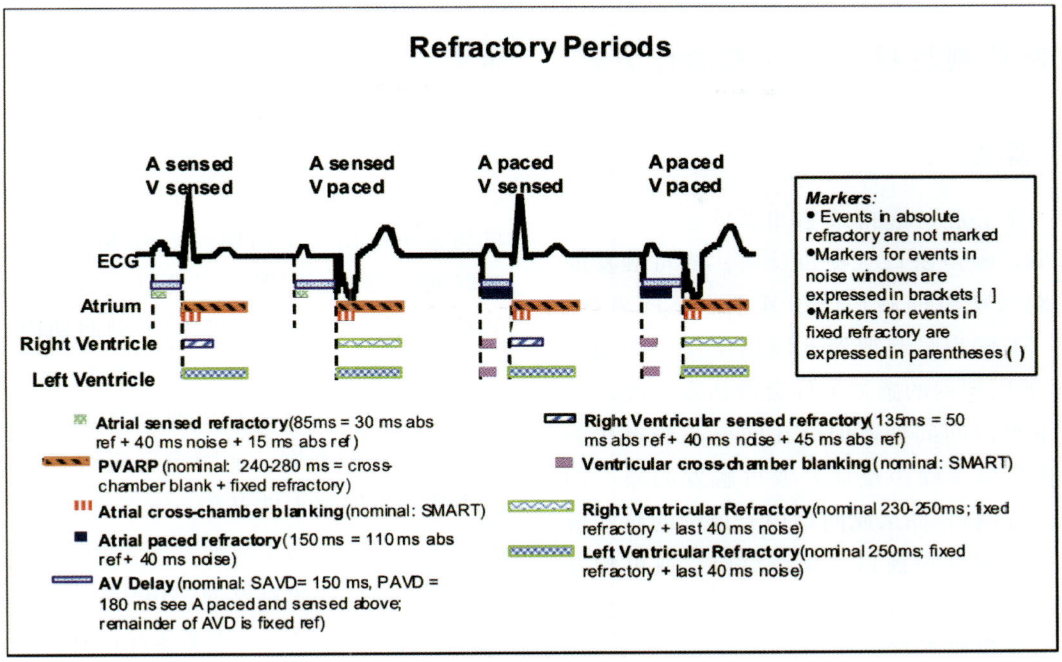

图 8-53　波士顿科学起搏器的不应期及噪声窗口示意图

110 ms 绝对不应期，紧接着为 40 ms 的噪声窗口，其后为固定不应期。如果 Tachy mode 设置为 “Monitor+Therapy/Monitor Only”，右心室感知后右心室不应期及交叉空白期同样存在。

2. CRTP 及普通双腔起搏器设置为 AAI(R) 模式时心房不应期设置：心房感知事件后初始为 85 ms 绝对不应期，85 ms 绝对不应期分为 3 个部分：30 ms 绝对不应期，40 ms 噪声窗口，15 ms 绝对不应期，其后为固定不应期。心房起搏事件后初始为 110 ms 绝对不应期，紧接着为 40 ms 的噪声窗口，其后为固定不应期。如果 Ventricular Tachy EGM Storage 设置为开启，右心室感知后右室不应期及交叉空白期同样存在。

3. 单腔 SSI 型起搏器设置为 AAI(R) 模式时心房不应期设置：在单腔起搏器设置为 AAI(R) 模式时，心房不应期为可程控参数，由心房感知事件或起搏事件触发，需要设置足够长的不应期以避免远场感知 QRS 波而导致不恰当的心房起搏抑制。在 AAI(R) 模式下，动态不应期不可用。心房感知事件后心房不应期（可程控参数，默认为 250 ms）：包括初始 30 ms 的固定不应期，紧接着 40 ms 噪声窗口，其后为固定不应期。心房起搏事件后心房不应期（可程控参数，默认为 250 ms）：包括初始 110 ms 固定不应期，紧接着 40 ms 噪声窗口，其后为固定不应期。在不应期内的任何信号（除噪声窗口）不会感知和标记，也不会重整时间间期，而噪声窗口内的信号会被感知并重新触发噪声窗口。

（四）单腔 SSI 型起搏器设置为 VVI(R) 模式时不应期设置

单腔起搏器设置为 VVI(R) 模式时，心室起搏事件后心室不应期为可程控参数，而心室感知事件后心室不应期不可程控（固定值 135 ms）；分为三部分：初始 50 ms 固定不应期，紧接着 40 ms 噪声窗口，其后为 45 ms 固定不应期。心室起搏事件后心室不应期（可程控参数，默认值 250 ms）：初始为固定不应期，终末部分 40 ms 为噪声窗口。

如果开启频率应答，同时开启心室频率规整（VRR）或节律平滑功能（Rate Smoothing），动态不应期可用。

在不应期内的任何信号（除噪声窗口）不会感知和标记，也不会重整时间间期，而噪声窗口内的信号会被感知并重新触发噪声窗口。

三、噪声抑制与噪声反应的运作方式

（一）算法

任何一个心腔的起搏或感知事件会触发不应期或空白期，噪声窗口（噪声反应）或可触发的噪声抑制期（噪声抑制）位于其中（不同事件、不同心腔、不同型号起搏器此间期位置及间期长短不同），此间期内的感知事件会被认定为噪声信号，不会重整时间间期，但会在同一心腔再次触发新的噪声窗口（噪声反应）或可触发的噪声抑制期（噪声抑制），如果此间期内有连续的感知事件出现，会导致噪声窗口（噪声反应）或可触发的噪声抑制期（噪声抑制）持续延长，不同类型起搏器分别表现如下：

1. 单腔 AAI/VVI 起搏器：如果噪声持续致噪声窗口（噪声反应）或可触发的噪声抑制期（噪声抑制）延长至 AA 间期/VV 间期结束时，因其间感知事件不会重整时间间期，其心电图表现酷似 AOO/VOO 模式。

2. 双腔起搏器：在双腔起搏模式下，噪声抑制或噪声反应程控为“DOO”时，心房通道噪声窗口（噪声反应）或可触发的噪声抑制期（噪声抑制）内持续的感知事件导致噪声窗口（噪声反应）或可触发的噪声抑制期（噪声抑制）持续延长，在此期间的心房感知事件均为不应期（空白期）感知事件，不会重整时间间期，心电图表现类似于心房通道失去感知功能（图 8-54）。心室通道噪声窗口（噪声反应）或可触发的噪声抑制期（噪声抑制）内持续感知事件会同时导致心室通道噪声窗口（噪声反应）或可触发的噪声抑制期（噪声抑制）的持续延长，在此期间的心室感知事件均为不应期（空白期内）内感知事件，不会重整时间间期，心电图表现类似于心室通道失去感知功能。噪声抑制运行时噪声抑制期内的心室感知事件，会在心室通道开始一个 60 ms 可触发的噪声抑制期，同时在心房通道开始一个 40 ms 可触发的噪声抑制期。而噪声反应运行时，噪声窗口内的心室感知事件仅在心室触发新的噪声窗口，不影响心房通道的不应期（图 8-55，图 8-56）。

噪声反应如果设置为“Inhibit Pacing”，出现噪声的心腔不会发放起搏脉冲，直至噪声结束。噪声抑制（较早型号起搏器）无法程控。

（二）对于交叉感知的处理

波士顿科学起搏器无心室安全起搏类似功能，其通过噪声抑制与噪声反应的运行来避免因交叉感知导致心室脉冲的不恰当抑制。噪声抑制和噪声反应仅不应期设置有所不同，其运行方式并无不同，以下以噪声反应为例予以说明：

心房起搏后在心室通道立即开启心房起搏后心室（右室）空白期（默认值为：65 ms），其终末部分 40 ms 为噪声窗口，噪声窗口内的心室感知事件不会重整时间间期，但会以此感知事件为

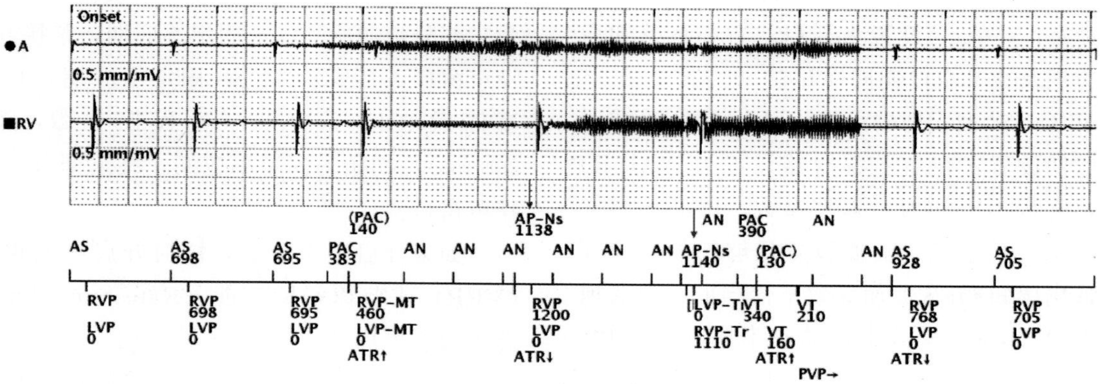

图 8-54　连续心房噪声腔内图

波士顿科学 INVIVE W1 起搏器，图中 AN 代表存在连续的心房噪声导致噪声窗口重整，当噪声持续整个心动周期时不重整时间间期，不影响心房起搏的发放，腔内图以 AP-Ns（红箭头所指）表示，酷似心房通道失去感知功能

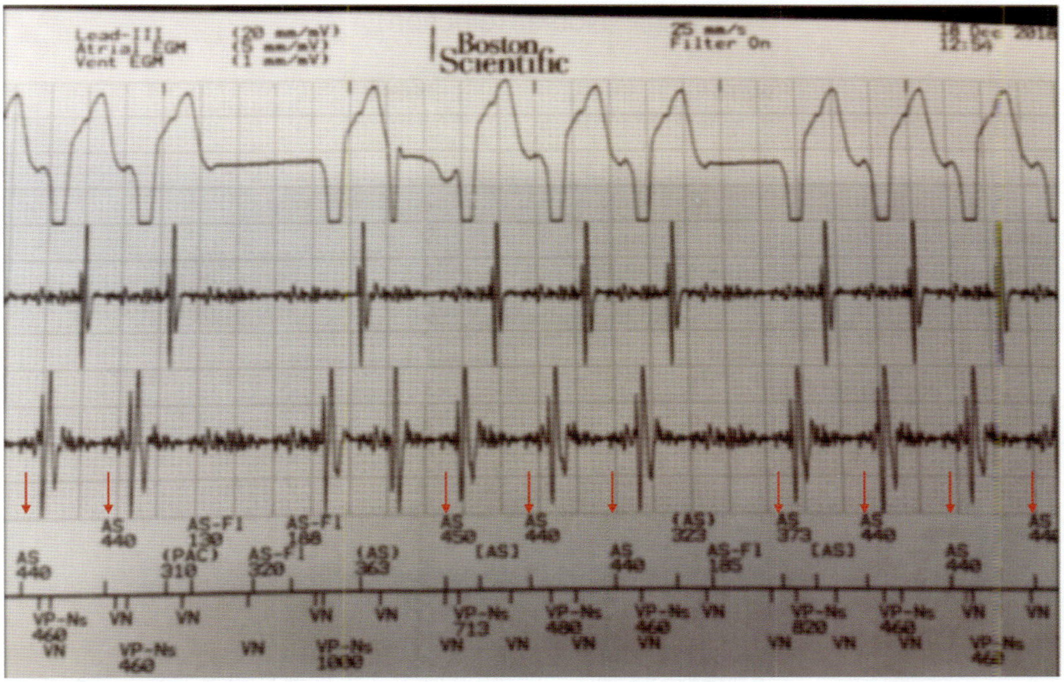

图 8-55　心室噪声运作腔内图

波士顿科学噪声反应运行腔内图，可见心室通道存在持续性噪声，但其不影响心房通道的不应期，心房通道不应期外的感知事件（AS）（红箭头所指）会在 AV 间期结束时触发心室起搏脉冲（标记为 VP-Ns）

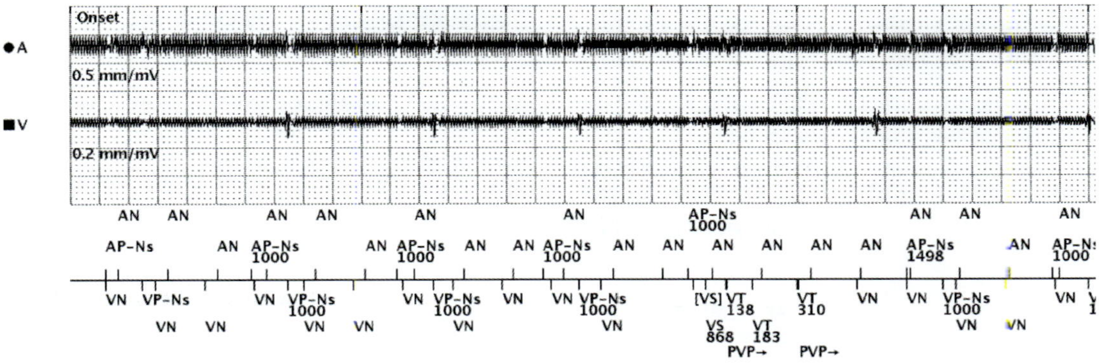

图 8-56　连续心房及心室噪声腔内图

波士顿科学 INGENIQ J174 起搏器，图中 AN 代表存在连续的心房噪声导致噪声窗口重整，VN 代表存在连续的心室噪声导致噪声窗口重整，当噪声持续整个心动周期时不重整时间间期，不影响心房、心室起搏的发放，腔内图以 AP-Ns/VP-Ns 表示，酷似 DOO 起搏

起点，重新触发一个 40 ms 的噪声窗口。如果有持续的噪声窗口内感知事件出现，会导致噪声窗口延长至整个 AV 间期，导致在 AV 间期内所有心室感知事件均为非不应期外心室感知事件，不会重整时间间期；AV 间期结束时，心室通道发放心室起搏（VP）脉冲，此时，心室起搏脉冲会在腔内图（EGM）中被标记为 VP-Ns（图 8-57，图8-58）。

如果 AV 间期内噪声窗口内无持续性心室感知事件出现，噪声窗口短于 AV 间期，AV 间期内噪声窗口外的心室感知事件（VS）会结束 AV 间期，并抑制其后心室起搏（VP）脉冲的发放（图 8-59）；如果 AV 间期内噪音窗口内无持续性心室感知事件出现，噪声窗口短于 AV 间期，AV 间期内噪音窗口外无心室感知事件发放，AV 间期结束时

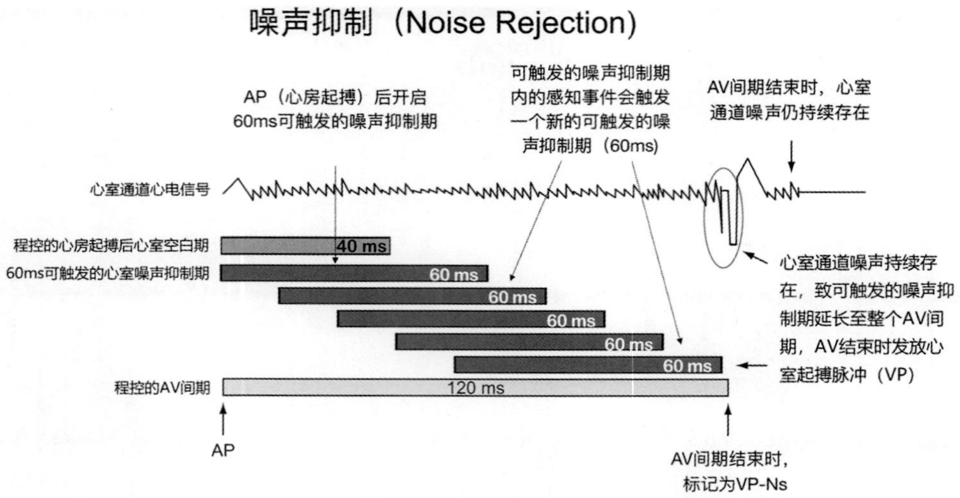

图 8-57　AV 间期内持续存在噪声时噪声抑制工作示意图

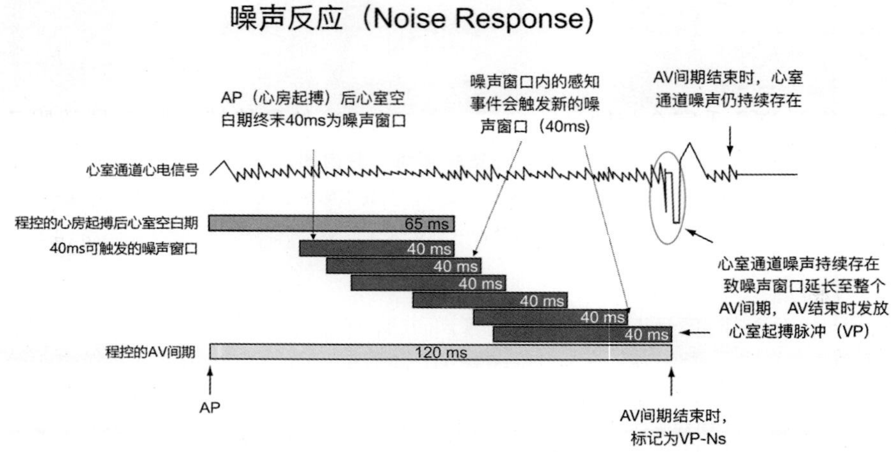

图 8-58　AV 间期内持续存在噪声时噪声反应工作示意图

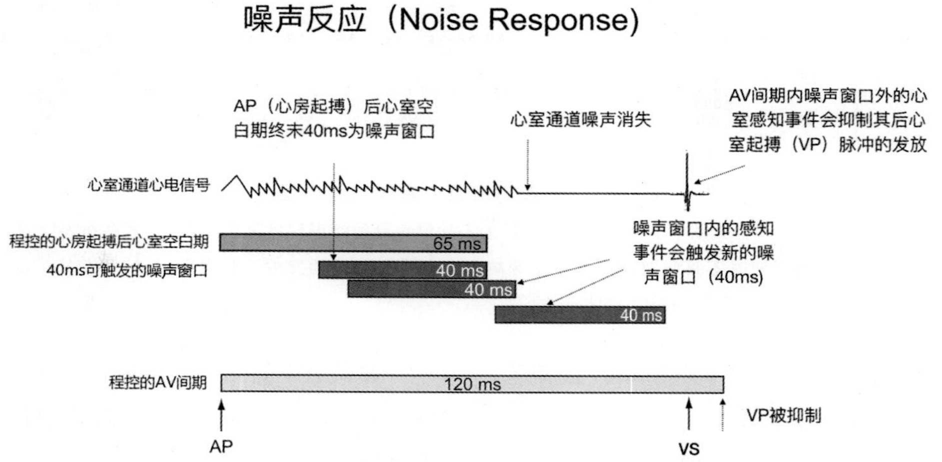

图 8-59　噪声窗口短于 AV 间期，VP 被抑制示意图

正常发放心室起搏（VP）脉冲（图8-60）。

如果存在交叉感知，即在噪声窗口心室通道感知到心房起搏脉冲信号，会再次触发噪声窗口，因心房起搏脉冲信号不会持续，所以由交叉感知所导致的噪声窗口不会持续重整，因而几乎不会抑制 AV 间期结束时 VP 的发放；因此，噪声抑

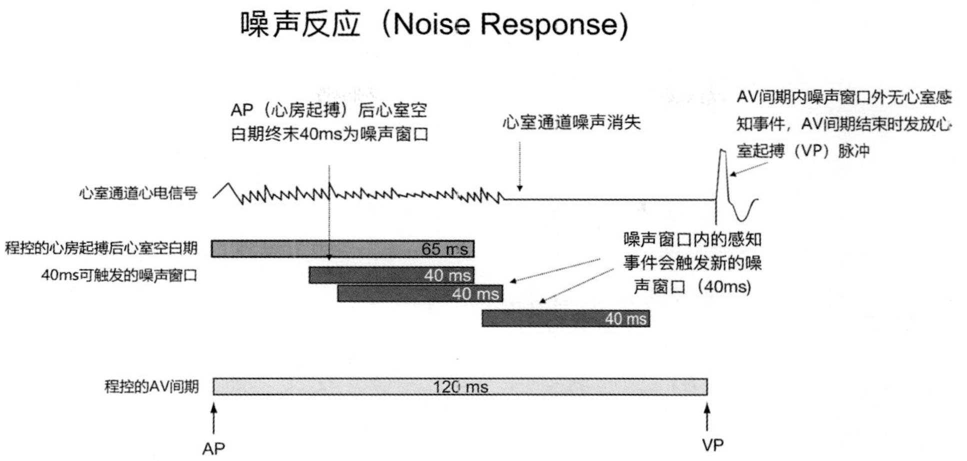

图 8-60　噪声窗口短于 AV 间期示意图

制与噪声反应的运行可以避免因交叉感知导致的心室起搏脉冲的不恰当抑制。

在双腔起搏器中，对于交叉感知的处理，噪声抑制运作方式与噪声反应几乎完全相同。

（三）腔内图标记

1. 噪声反应：

（1）噪声窗口内感知到的信号会在感知的心腔通道上标记为[AS]/[VS]/[RVS]/[LVS]。

（2）如果噪声持续，导致噪声窗口的持续重整，会在相应的心腔通道上每 340 ms 标记为 AN/VN/RVN/LVN 。

（3）如果持续的噪声导致噪声窗口持续延长至整个心动周期，其后发放的起搏脉冲会在相应的心腔标记为 AP-Ns/VP-Ns/RVP-Ns/LVP-Ns。

2. 噪声抑制：如果持续噪声导致可触发的噪声抑制期延长至整个心动周期，其后发放的起搏脉冲会在相应的心腔被标记为 AP-Ns/VP-Ns。

第三节　其他干扰管理功能

远场保护间期——雅培（圣犹达）

远场保护间期（Far Field Protection，FFP）设置的目的是防止心房通道远场过感知干扰，提供更准确的模式转换和 AT/AF 诊断。工作方式为在感知到 P 波之后，起搏器触发 16 ms 的远场保护间期，如果在 16 ms 的远场保护间期内感知到心室事件，则其前面的 P 波被认为是远场感知的 R 波，P 波感知无效，此心室感知被认为是室性早搏（PVC）并触发 PVC 反应程序（图 8-61）；如果在远场保护间期内未感知到心室事件，则 P 波被计数并启动新的起搏间期（图 8-62）。

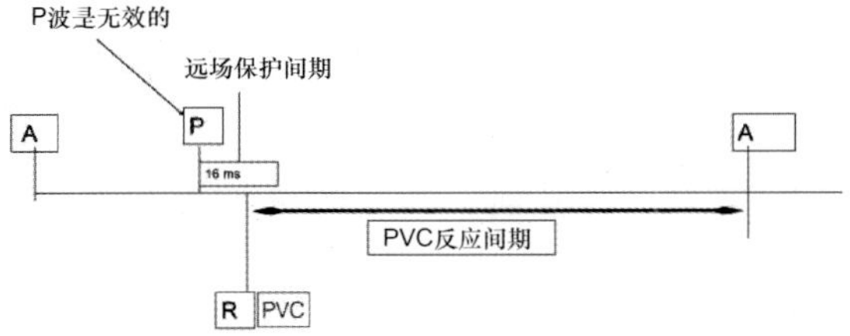

图 8-61　远场保护间期示意图（一）

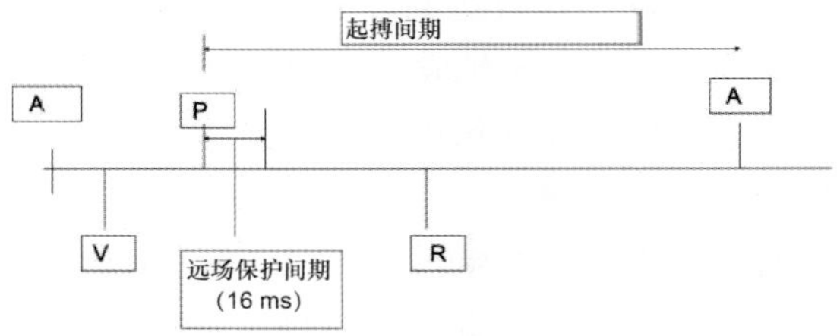

图 8-62　远场保护间期示意图（二）

交叉空白期与远场空白期——百多力

交叉感知是指双腔起搏器中，一个心腔的起搏信号被另外一个心腔的导线所感知。远场感知是一个心腔的心肌电活动信号被另外一个心腔的导线所感知，两者均可影响起搏器的正常运作。为避免以上情况，百多力起搏器设置了交叉空白期（Cross Channel Blanking，CCB）及远场空白期（Far-field Blanking，FFB）参数（图 8-63）。

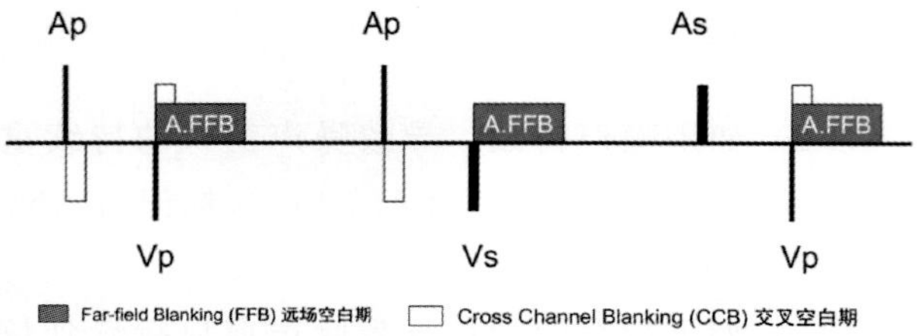

图 8-63　交叉空白期与远场空白期示意图

1. 交叉空白期：分为心房交叉空白期和心室交叉空白期，心房交叉空白期发生在心房通道，由心室起搏脉冲触发，相当于美敦力起搏器的心室后心房空白期，心室交叉空白期发生在心室通道，由心房起搏脉冲触发，相当于美敦力起搏器的心房后心室空白期。

2. 远场空白期：通常状态下，很少发生心室导线感知远场 P 波，所以不需要“心室远场空白期”，只有心房远场空白期，由心室事件（Vp/Vs）触发。

3. 交叉空白期与远场空白期的程控：

（1）交叉（通道）空白期 A（Cross channel blank A）：56 ms。

（2）交叉（通道）空白期 V（Cross channel blank V）：16 ms，24 ms，32 ms，40 ms，48 ms，56 ms，72 ms。

（3）远场空白期（Vs、Vp 后）（Far field Blanking after Vs，Vp）：56 ms…（25 ms）…200 ms。

在 E 系列起搏器，两者名称及设置有所不同，交叉空白期仅存在于心房起搏后，称为 Ap 后的心室空白期，远场空白期分为两个参数，分别称为 Vs 后的远场保护和 Vp 后的远场保护，两者可分别程控。

（1）Ap 后的心室空白期（Ventricular Blanking Period after Ap）：30 ms…（5 ms）…70 ms。

（2）Vs 后的远场保护（Far-field Protection after Vs）：100 ms…（10 ms）…220 ms。

（3）Vp 后的远场保护（Far-field Protection after Vp）：100 ms…（10 ms）…220 ms。

远场 R 波标准——美敦力

美敦力 AT500 起搏器提供对于房性心动过速/心房扑动的自动识别及治疗功能，即心房 ATP 治疗（Atrial ATP Therapy）。其对于房性心动过速及心房扑动的识别是通过持续监测 P 波与 R 波的比例，当一个心动周期中的 P 波大于或等于 2 时，会进行计数，当计数达到设置的数值时，房性心动过速/心房扑动诊断成立。但在窦性心律情况下，如果心房导线远场感知 R 波，会导致一个心动周期中 P 波数量大于 1 个，可能引起起搏器的误诊断及不恰当地发放心房 ATP 治疗。为避免此类情况发生，AT500 起搏器设置了远场 R 波标准（Far-field R-wave Criterion），以排除远场 R 波感知的影响，此为起搏器内置参数，无法程控。

算法：

如果在一个心动周期（两个相邻的心室事件）中存在两个心房感知事件（P 波），起搏器会分析 P/R 之间的逻辑关系，以确定其中一个心房感知事件（P 波）是否为远场感知的 R 波。当一个心房感知事件（P 波）同时符合以下两条标准时，其会被认定为远场感知事件：

1. 此 P 波与其前、其后的 P 波形成的 PP 间期为短-长周期。

2. 具有短 PR 间期（＜60 ms）或短 RP 间期（＜160 ms）。

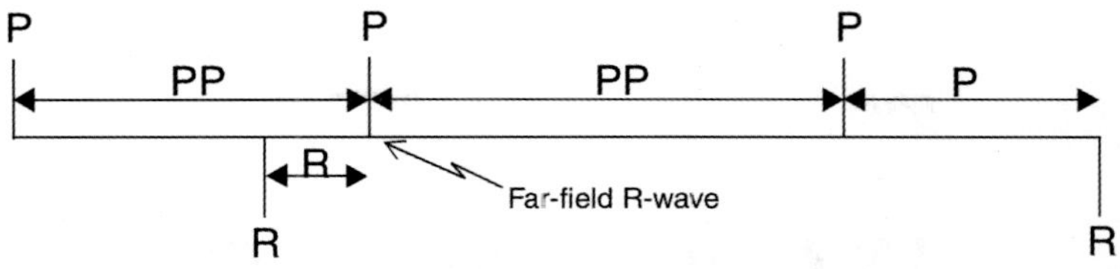

图 8-64　远场 R 波标准示意图

现代起搏器的特殊功能非常多，心电图表现复杂多变，对干扰的预防和处理是起搏器保证患者安全的一个基本又重要的功能。掌握各品牌起搏器对干扰信号处理的具体算法和心电图表现形式，可以让我们准确识别这种起搏器特殊功能的运作，判断起搏器的工作状态是否正常，避免误判；也可以从中初步识别起搏器品牌，为起搏器心电图的分析带来便利。

（吉亚军　陈顾江）

第九章　导线管理

起搏器工作过程中，电极导线的完整性对于起搏器功能的实现至关重要。在起搏器使用期间，因机体活动、心脏的跳动以及术中的不当操作等，可能会造成起搏器导线故障，包括导线绝缘层磨损、导线断裂等。这些导线问题将会影响起搏器功能的正常运作，甚至造成起搏器功能完全丧失。起搏器导线完整性被破坏后会造成导线阻抗的变化，因此，各厂家的起搏器均有通过监测导线阻抗来及时发现导线问题的功能。有些厂家的导线监测功能运作会在心电图上有相应的特殊表现，了解导线监测功能运作的原理，有助于更好地进行起搏器术后管理，避免功能的误判。

自动电极导线监测功能——美敦力

起搏器工作过程中，电极导线的完整性对于起搏器功能的实现至关重要，起搏器导线完整性被破坏后会造成导线阻抗的变化，美敦力起搏器的自动电极导线监测（Lead Monitor）功能是在起搏器工作期间持续监测导线阻抗，如果起搏器监测到导线阻抗超出正常范围，会自动将起搏及感知极性由双极改为单极，并在下次程控时显示警告信息。同时，自动电极导线监测功能会在起搏器植入时自动识别并配置导线极性；自动电极导线监测可运行于所有起搏模式下。

一、相关参数及程控设置（图 9-1）

1. 心房电极导线监测（Atrial Lead Monitor）：Configure；Monitor Only（仅监测）；Adaptive（自适应调整）；Off（关闭）。

2. 心室电极导线监测（Ventricular Lead Monitor）：Configure；Monitor Only（仅监测）；Adaptive（自适应调整）；Off（关闭）。

3. 最小阻抗（Notify If＜）：200 ohms（非程控参数）。

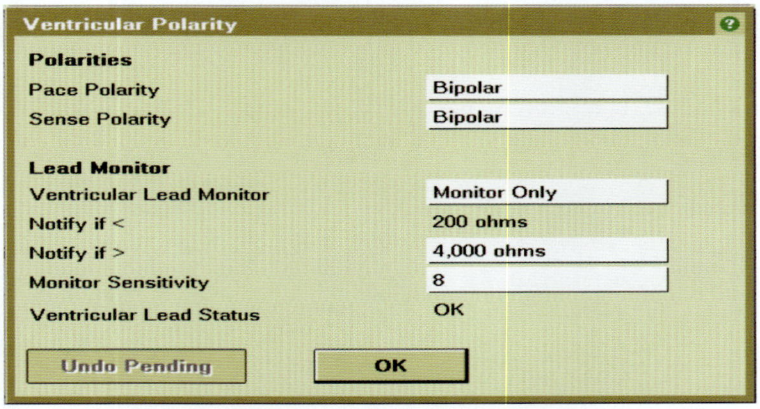

图 9-1　心室电极导线监测程控界面

4. 最大阻抗（Notify If＞）：1000 ohms，2000 ohms，3000 ohms，4000 ohms。

5. 监测灵敏度（Monitor Sensitivity）：2，3，4……16。

二、电极导线监测运作方式

电极导线监测在导线与脉冲发生器连接后开始激活，植入识别结束后会根据导线极性配置自动设置为“仅监测”或“自适应调整”。如果导线阻抗超出设置的范围，起搏器会在下一次询问时在程控仪界面上显示一条警告信息。

1. Configure：在起搏器植入时自动识别并配置导线极性。

2. 自适应调整：双极起搏时监测导线阻抗，当检测到高阻抗时，双极起搏脉冲后发放单极起搏备用脉冲。当起搏器检测到导线阻抗过低或过高，并达到设置的监测灵敏度（Monitor Sensitivity）标准（即16个起搏脉冲中高阻抗或低阻抗个数达到设置的监测灵敏度数值）时，起搏器自动将起搏及感知极性由双极转换为单极，并将电极导线监测自动设置为“仅监测”。

3. 仅监测：在单极或双极起搏情况下仅监测导线阻抗，而不会在导线阻抗超出范围时转换起搏及感知极性。

对于同时具有埋藏式心脏复律除颤器（ICD）的起搏器患者，自动电极导线监测不能程控为“自适应调整”。因为当导线阻抗异常并达到电极导线监测设置的灵敏度标准时，“自适应调整”设置会自动调整导线为单极起搏及感知，此时可能会导致ICD不恰当地治疗或抑制其正常治疗的发放。

三、双极导线监测

Kappa 400系列起搏器最早具有导线监测功能，称为双极导线监测（Bipolar Lead Monitor，BLM），可程控参数有所不同（图9-2）。

双极导线监测可以在起搏器整个使用寿命过程中，通过测量导线阻抗监测导线的工作状况。如果导线双极工作方式阻抗出现异常，会自动将工作极性转换为单极。双极导线监测可用于所有起搏模式，但会减少起搏器工作寿命1个月左右。

BLM在设置的起搏模式下，监测起搏心腔的导线阻抗，其导线阻抗的测量是通过每20 s在起搏事件或感知事件时同步发放阈下刺激，单极及双极工作方式下测试方法相同。如果双极导线阻抗超出设置的范围，达到设置的个数时，会转换为单极工作方式（可设置）；如果单、双极导线测试阻抗数值均超出设置范围，导线极性不会发生转换。

Parameter	Models KDR401/403 Settings	Models KSR401/403 Settings
Atrial Polarity Switch*	Monitor Only, Monitor/Switch, Off	
Ventricular Polarity Switch*	Monitor Only, Monitor/Switch, Off	
Notify if <	50, 100, 150, … 300, 400, 500, 1000, 1500, 2000, … 4000 Ohms	
Notify if >	50, 100, 150, … 300, 400, 500, 1000, 1500, 2000, … 4000 Ohms	
Monitor Sensitivity	2, 3, … 32	

图9-2　Kappa 400系列双极导线监测可程控参数

植入识别功能——美敦力

在植入起搏器特别是更换起搏器时，目前起搏器起搏及感知极性出厂设置多为双极；如果起搏导线为单极导线，会导致起搏环路不成立；如果未及时手动调整参数，起搏器将无法正常工作。

为避免此类情况发生，美敦力自 Kappa 400 系列起搏器后设置了植入识别（Implant Detection）功能，能够在起搏器植入手术时自动检测并配置起搏及感知极性。

起搏器植入时，通过导线阻抗测试确认每个导线与起搏器已连接，进入植入识别；植入识别过程为 30 min（Kappa 400 植入识别过程为 2 h），植入识别过程包括核实导线连接及导线极性配置。植入识别在任何起搏模式下均可用。

一、植入识别的程控（图 9-3）

1. 可程控参数：On/Restart；Off/Complete。

2. 植入识别的出厂设置为“On/Restart”，电极导线监测的出厂设置为“Configure”，如果植入手术前程控改变两者出厂设置，导线与脉冲发生器连接后，不会进行植入识别。如果起搏器植入前导线监测的参数被程控为“仅监测”，在植入识别过程中不会进行导线的自动极性配置，但仍然会有 30 min 的检测过程。

3. 如果在 30 min 的自动极性配置阶段未完成之前，程控植入识别为“Off/Complete”，需要手动程控导线工作极性及电极导线监测参数。同时，起搏器自动化功能会自动激活。

4. 手动程控植入识别为“On/Restart”会重新开始植入识别过程。

5. 植入识别过程中，任何时候进行程控会导致植入识别过程重新开始。

6. 如果双腔起搏器程控为单腔模式，植入识别过程中仅工作心腔的导线会完成极性配置。如果植入识别过程完成后，起搏模式被程控为双腔起搏模式，医生需要将另外一个未完成配置心腔导线的电极导线监测参数由“Configure”程控为“自适应调整”或“仅监测”，并手动程控起搏及感知极性。

7. 植入识别过程完成后，由于其他原因导致导线与脉冲发生器分离，当导线与脉冲发生器再次连接时，起搏器不会重新开始植入识别过程，医生需要重新程控植入识别为“On/Restar”，这样会自动重设电极导线监测参数为“Configure”，重新开始植入识别过程。

二、核实导线连接

当导线与脉冲发生器连接后，起搏器开始通过测试每一个起搏脉冲的阻抗来核实导线连接的完成。如果测试的阻抗在可接受的范围，即完成导线连接的核实，进入自动极性配置。在导线连接核实及自动极性配置过程中，高阻抗起搏会导致植入识别重新设置；低阻抗起搏或持续的感知是可以接受的。

三、自动极性配置

植入识别过程中，自动极性配置分为两个阶段：初始极性配置阶段（5 min）和极性确认阶段（25 min）（图 9-4）。在此期间，起搏器持续测试起搏阻抗。

1. 初始极性配置阶段：导线连接核实完成后，仅提供单极起搏方式的起搏器会设置起搏及

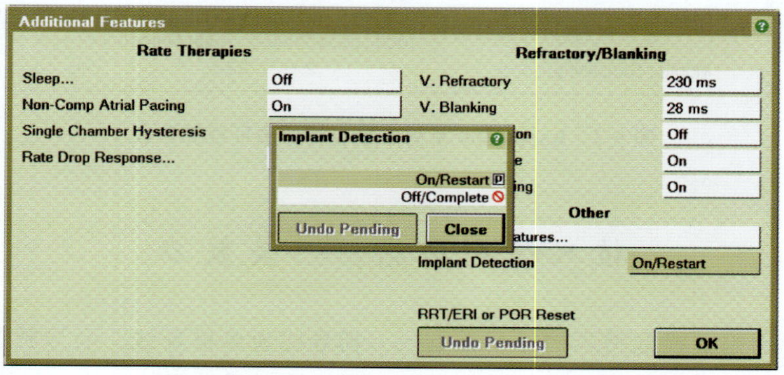

图 9-3　植入识别的程控界面

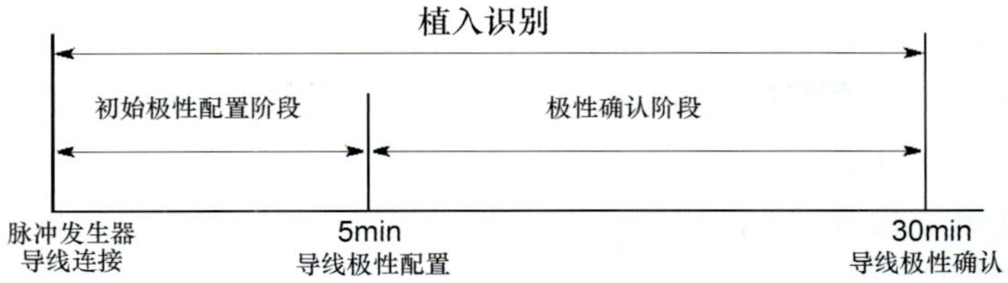

图 9-4　植入识别运作过程示意图

感知极性为单极，并始终以单极的方式工作。对于可提供双极起搏方式的起搏器，不论导线为单极或双极，会以以下方式进行导线工作极性的初始配置：

（1）起搏器首先发放双极起搏并立即核对其是否为高阻抗起搏，如果起搏阻抗在正常范围，以双极起搏及感知作为初始配置并监测每一次起搏脉冲的阻抗。如果监测到双极高阻抗起搏，立即发放单极备用脉冲；如果监测到双极低阻抗起搏，不发放单极备用脉冲。为避免低阻抗起搏导致的持续性起搏失夺获，当 16 个起搏脉冲中有 3 个低阻抗起搏时，起搏及感知极性设置为单极。

（2）如果单极备用脉冲发放，起搏器会监测其是否为高阻抗起搏，如果起搏阻抗处于正常范围，起搏及感知极性配置为单极。如果出现高阻抗起搏，起搏器会认定为导线连接问题并重新开始植入识别过程。

（3）导线与脉冲发生器连接后，如果没有出现高阻抗单极起搏重设植入识别；低阻抗双极起搏导致起搏极性设置为单极或出现持续的感知等情况，起搏器将在完成导线连接核实 5 min 后，以磁铁频率发放 3 个非同步起搏脉冲（图 9-5A）并根据以下反应完成初始极性设置：

a）3 个起搏脉冲中至少有 2 个脉冲被确定为正常双极起搏，起搏器仍旧将起搏及感知极性设置为双极（有单极备用脉冲）并进入极性确认阶段。

b）3 个起搏脉冲中至少有 2 个脉冲被确定为正常单极起搏，起搏器设置起搏及感知极性为单极，不再需要其后的极性确认阶段。

c）如果 3 个非同步起搏脉冲中任何一个心腔出现高阻抗单极起搏，起搏器会重新开始 2 个心腔的植入识别过程（极性配置仅在受影响的心腔重新开始）。

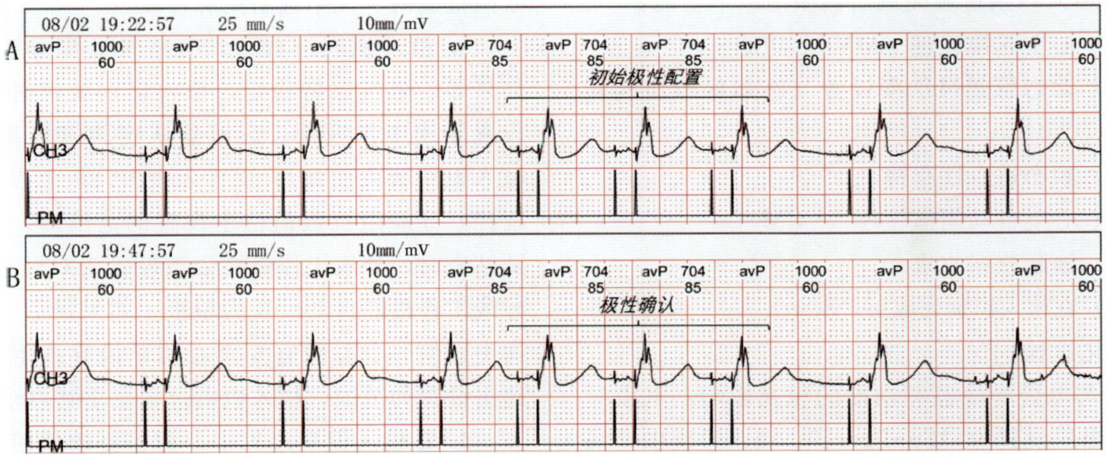

图 9-5　美敦力起搏器植入识别心电图记录片段

美敦力 Relia RED01 双腔起搏器，上图 A、B 为启动植入识别过程中记录的动态心电图片段。图 A 中间可见 3 次以磁铁频率（85 次/分）发放的房室起搏，为起搏器在进行初始极性配置测试。图 B 为 25 min 后记录到 3 次磁铁频率的房室起搏，为起搏器在进行导线工作极性确认

2. 极性确认阶段：初始极性配置完成后，如果导线工作极性配置为双极，其后 25 min 为极性确认阶段，起搏器会继续持续监测有无高阻抗或低阻抗起搏出现。如果起搏阻抗超出设置范围的个数达到设置的监测灵敏度数值时，起搏器会自动将导线工作极性重新配置为单极。

极性确认阶段结束时，如果期间未出现因起搏阻抗异常导致起搏工作极性由双极转换为单极，起搏器会以磁铁频率发放 3 个非同步起搏脉冲进行最终导线工作极性的确认（图 9-5B）。

（1）3 个起搏脉冲中至少有 2 个脉冲被确定为正常双极起搏，起搏器会设置起搏及感知极性为双极。

（2）3 个起搏脉冲中至少有 2 个脉冲被确定为正常单极起搏，起搏器会设置起搏及感知极性为单极。

在极性确认阶段的 25 min 内，如果因起搏阻抗异常而导致导线工作极性由双极转换为单极，会持续以单极方式工作，极性确认阶段结束时不会再发放非同步起搏脉冲。植入识别整个过程中，双极起搏时如果监测到高阻抗起搏，其后立即发放单极备用脉冲。

四、与其他功能的相互影响

1. 植入识别过程完成后会激活以下功能：

（1）心室起搏管理（MVP）功能。

（2）动态感知灵敏度设置（感知保障功能开启）。

（3）频率适应性起搏。

（4）心室自动阈值管理（VCM）。

（5）诊断数据收集。

（6）在植入识别完成后，Search AV＋有 60 min 的初始化过程。

2. 与电极导线监测功能的相互影响：电极导线监测出厂设置为“Configure”，植入过程中导线连接后开始植入识别过程，如果术前及术中手动程控设置导线极性，需要更改电极导线监测的出厂设置。植入识别完成后，如果监测到导线稳定，电极导线监测参数会自动按以下方式设置：

（1）起搏器植入前，如果起搏器出厂设置为双极工作方式，导线监测设置为“Configure”；植入识别结束后，不论导线工作极性确认为单极或双极，导线监测被自动设置为“仅监测”。

（2）起搏器植入前，如果起搏器出厂设置为双极工作方式，导线监测设置为“自适应调整”；植入识别结束后，如果导线工作极性确认为双极，导线监测设置仍为“自适应调整”；如果导线工作极性确认为单极，导线监测设置会被自动设置为“仅监测”。

（3）起搏器植入前，如果起搏器出厂设置为单极工作方式，导线监测设置为“仅监测”，在植入识别过程中及植入识别之后，此参数设置保持不变。

五、Kappa 400 系列起搏器

植入识别最早应用于美敦力公司 Kappa 400 系列起搏器，其运行与其他系列起搏器有所不同，植入识别过程为 2 h。植入术中导线与脉冲发生器连接后，开始植入识别过程：

1. 通过发放阈下刺激脉冲测试导线阻抗，刺激脉冲于感知事件或起搏事件时同步发放。

2. 如果测试双极导线阻抗数值在设置的范围内，导线被认定为双极。如果双极导线阻抗数值超出设置的范围，导线被认定为单极。但双极导线阻抗高时，无单极备用脉冲发放。

3. 植入识别过程中，会持续监测导线阻抗，如果导线阻抗保持稳定，植入识别结束时会自动设置导线工作极性。起搏器认定为双极导线时，植入识别结束前最后 32 个心搏中 28 个心搏（可程控）导线阻抗数值位于设置的范围内，植入识别结束时，导线工作极性会被设置为双极；否则，导线工作极性自动设置为单极。如果最后 32 个心搏中任何一个心腔有 5 个心搏单极导线阻抗数值超出设置的范围，植入识别过程会重新启动。

4. 在植入识别过程中，程控更改任何其他参数将会导致植入识别过程的暂停，程控结束后，如果所有导线均为双极工作方式，植入识别过程会继续；如果任何一个心腔导线为单极工作方式，植入识别过程会重新启动。

导线监测——雅培（圣犹达）

雅培（圣犹达）公司的 Victory、Zehpyr、Sustain 及 Accent 系列起搏器具有导线监测（Lead Monitoring）功能，之前的起搏器无此功能。与美敦力公司的自动电极导线监测功能类似，可自动监测导线阻抗；在双极工作方式下，如果导线阻抗超出设置的范围，可自动转换为单极工作方式，并在 FashPath 小结界面中显示警告信息。

一、相关程控参数（图 9-6）

1. 导线监测：关闭（Off）；监测（Monitor）；自动极性转换（Polarity Switch）。

2. 下限：200 Ω（不可程控）

3. 上限：750 Ω，1000 Ω，1250 Ω，1500 Ω，1750 Ω，2000 Ω。

二、导线监测运行

1. 导线监测功能出厂设置为“关闭”，当植入日期被设定时或第一次测得的导线阻抗在正常范围时，心房和心室导线监测功能被自动程控为“监测”。

2. 当导线监测功能被设置为“监测”或“自动极性转换”时，会每天自动测试导线阻抗。导线阻抗测试在当前起搏极性下测试，如果为起搏事件，以程控的电压（最小 2.5 V）和脉宽进行测试；如果为感知事件，在感知事件后 20 ms 发放起搏脉冲进行测试（图 9-7，图 9-8）。测试数值会自动记录，生成导线阻抗趋势图（图 9-9）。

3. 当导线监测功能被设置为“自动极性转换”时，如果双极工作方式下导线阻抗超出设置的范围，起搏器将额外测试 4 次阻抗。如果 4 个额外测试的值中有一个仍超出范围，起搏器自动将工作极性由双极转换为单极，并在 FashPath 小结界面中显示警告信息：“Vent. Auto Polarity Switch occurred”（发生了心室自动极性转换）或“Atrial Auto Polarity Switch occurred”（发生了心房自动极性转换）。如果 4 个额外测试的值都没有超出范围，起搏器不会触发极性转换。

4. 因导线阻抗异常，起搏及感知极性由双极转换为单极时，会自动设置以下参数：

（1）起搏电压最小为 5.0 V，如果设置值大于 5.0 V，则数值不变。

（2）心室感知灵敏度最大为 2.0 mV，如果心室感知灵敏度设置值小于 2.0 mV，则数值不变。

（3）心房感知灵敏度最大为 1.0 mV，如果心房感知灵敏度设置值小于 1.0 mV，则数值不变。

5. 出现以下情况时，导线阻抗测试暂停，并于 23 h 后重新测试：

（1）测试导线所在心腔的平均自主心率＞170 次/分。

（2）当测试心房导线阻抗时，≥5 个室性早搏（PVC）被检测到。

（3）起搏器表面放置磁铁也会导致导线阻抗测

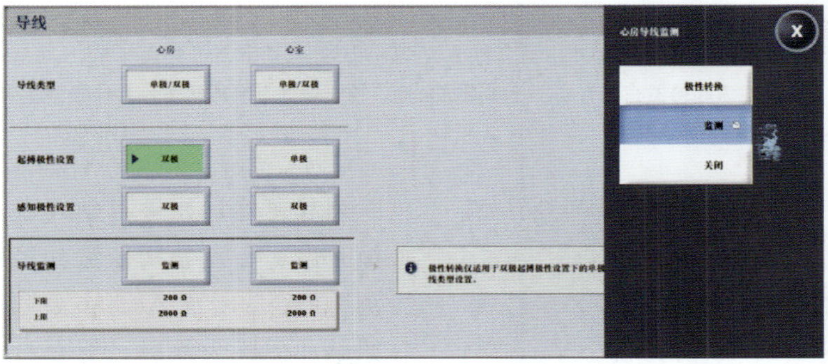

图 9-6　圣犹达导线监测程控界面

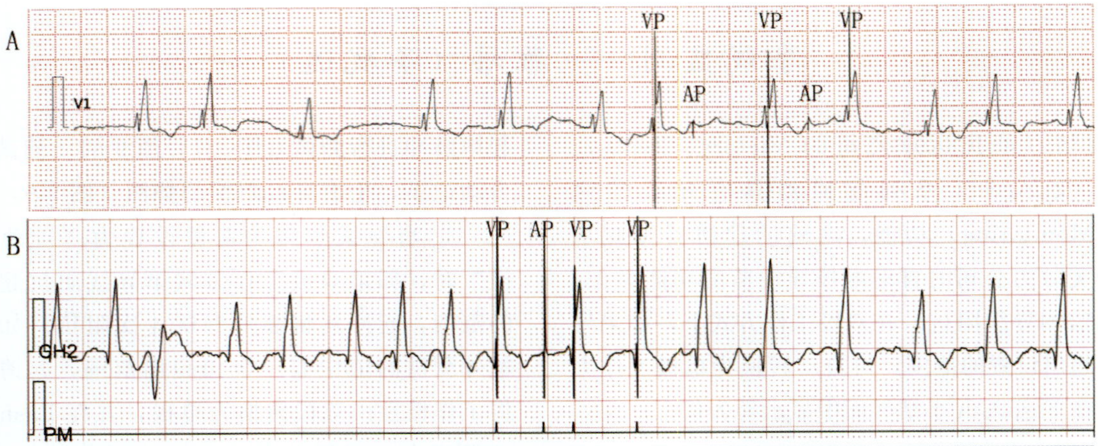

频率		AT/AF 检测和反应		导线	心房	心室
基本频率	60次/分	自动模式转换	DDI	导线类型	单极/双极	单极/双极
休息频率	关闭	房性心动过速检测频率	180次/分	起搏极性设置	单极	单极
最大跟踪频率	130次/分	AMS基本频率	60次/分	感知极性设置	双极	双极
最大传感器频率	130次/分	AF Suppression™	关闭	导线监测	监测	监测
滞后频率	关闭			下限	200Ω	200Ω
				上限	2000Ω	2000Ω

图 9-7　圣犹达 DDI 模式下导线监测

圣犹达 Zephyr XL DR 5826 起搏器，上图 A、B 为不同时间记录的导线监测运作时心电图，下方为起搏器部分程控设置参数。患者因病窦综合征植入圣犹达双腔起搏器，后因心房颤动，起搏器自动模式转换为 DDI 工作模式，基本频率 60 次/分。图 A 为常规心电图记录到的导线监测，起搏器在感知自身房/室事件后发放了 2 次心房测试脉冲（AP）、3 次心室测试脉冲（VP）。图 B 为动态心电图记录的导线监测，起搏器发放了 1 次心房测试脉冲、3 次心室测试脉冲

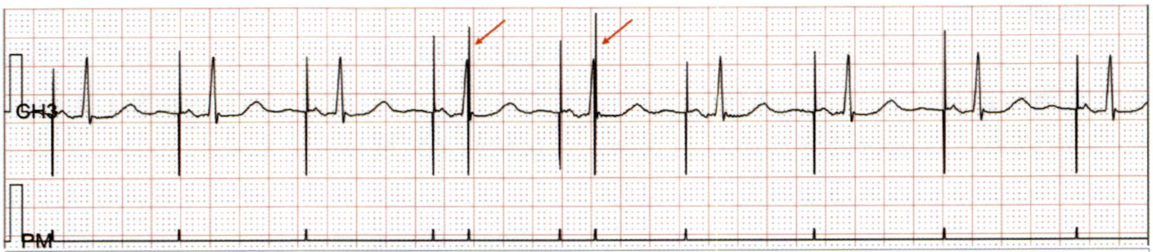

频率		间期	初始	导线	心房	心室
基本频率	60次/分	起搏的AV间期	200 ms	导线类型	单极/双极	单极/双极
休息频率	关闭	感知的AV间期	150 ms	起搏极性设置	单极	单极
最大跟踪频率	130次/分	心室自身优先功能（VIP™）	125 ms	感知极性设置	双极	双极
最大传感器频率	130次/分	搜索间期	1 min	导线监测	监测	监测
滞后频率	关闭	搜索周期	2	下限	200Ω	200Ω
		负向AV滞后/搜索	关闭	上限	2000Ω	2000Ω

图 9-8　圣犹达 DDD 模式下导线监测

圣犹达 Victory XL DR 5816 起搏器，设置模式 DDDR。上图为动态心电图记录片段，起搏器处于 VIP 功能激活状态，以 AP-VS 方式工作时，可见 2 次心室脉冲落在自身 QRS 波中（箭头所示）。其 AP-VP 间期既不符合基础 PAV 间期（200 ms），也不符合 VIP 状态下的 PAV 间期（325 ms）；实为起搏器在进行心室导线阻抗监测。而心房处于起搏状态，其导线监测采用原起搏脉冲以程控电压进行监测

试暂停，移开磁铁后，导线阻抗测试立即重新开始。

三、与其他功能的相互影响

1. 自动夺获（AutoCapture）功能：Victory 系列起搏器，如果自动夺获功能开启或在询问时被开启，心室导线监测功能将会自动设置为“监测”。Zephyr 及 Accent 系列起搏器，如果起搏初始脉冲配置为双极，那么自动夺获功能开启时导线监测功能可以同时设置为“监测或自动极性转

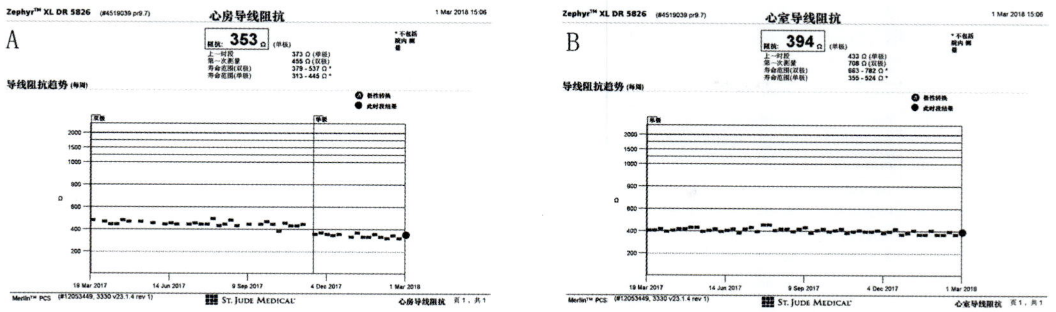

图 9-9　圣犹达 Zephyr XL DR 5826 起搏器导线阻抗趋势图

换”；如果当时程控的起搏初始脉冲配置为单极，那么极性转换将不会发生。自动夺获功能开启时，在进行导线阻抗测试时，会额外发放一个 1.0 V 的脉冲进行测试。

2. 单极设置：导线监测功能开启时，仅测试所配置起搏极性的导线阻抗，如果双极导线程控为单极起搏方式，那么导线结构中最外层绝缘层及外层线圈（环电极）的破坏不会被导线监测功能所检测到。

3. 自动极性转换仅发生于双极起搏时，单极起搏时“自动极性转换”设置不可用。如果双极起搏状态下监测到导线阻抗异常会将起搏极性转换为单极；但单极起搏导线阻抗同样超出正常范围时，起搏器不会将起搏极性恢复至双极。

4. 导线类型设置：如果心房/心室导线类型被设置为“Uncode”“Unipolar”“Bipolar Only”时，“自动极性转换”设置不可用。

安全转换功能——波士顿科学

波士顿科学起搏器用于监测起搏器导线完整性的功能称为安全转换（Lead Safety Switch），当导线阻抗超过正常范围时，会自动将起搏及感知极性由双极转换为单极。

一、相关程控设置

1. 安全转换（Lead Safety Switch）：On；Off；Reset（默认为 Off）（图 9-10）。

2. 导线阻抗正常范围：100～2500 Ω，部分型号起搏器导线的上限及下限值可程控（表 9-1）。

3. 每日导线阻抗测试（Daily Lead Measurements）关闭时，无法开启安全转换。

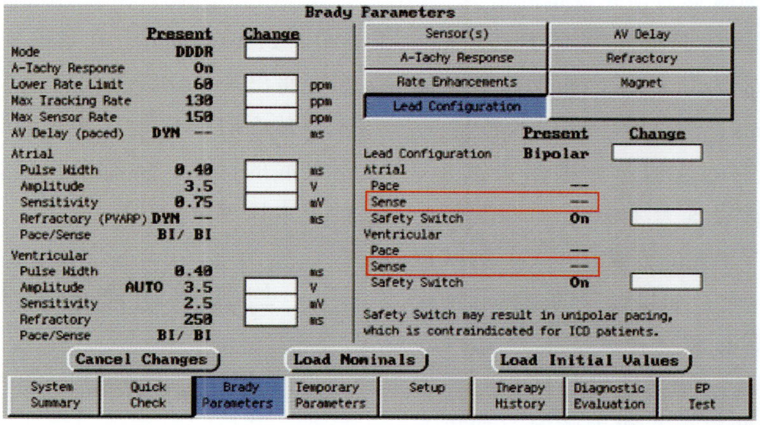

图 9-10　安全转换程控界面

表 9-1 每日导线阻抗测试可程控参数

参数	程控范围	默认值
Atrial Intrinsic Amplitude	On; Off	On
Ventricular Intrinsic Amplitude	On; Off	On
Intrinsic Amplitude (single-chamber models)	On; Off	On
Atrial Pace Impedance	On; Off	On
Ventricular Pace Impedance	On; Off	On
Pace Impedance (single-chamber models)	On; Off	On
Atrial Low Impedance Limit (Ω)	200; 250; ...; 500	200
Atrial High Impedance Limit (Ω)	2000; 2250;...; 3000	2000
Ventricular Low Impedance Limit (Ω)	200; 250; ...; 500	200
Ventricular High Impedance Limit (Ω)	2000; 2250;...; 3000	2000
Low Impedance Limit (Ω) (single-chamber models)	200; 250; ...; 500	200
High Impedance Limit (Ω) (single-chamber models)	2000; 2250;...; 3000	2000
Post-Operative System Test (POST) (hours)	Off; 2; 3; ...; 24	4

二、安全转换运作方式

1. 安全转换开启时，起搏器通过每日导线阻抗测试来判断电极导线的完整性，当导线阻抗值不在正常范围时，该导线的起搏和感知配置会自动转换为单极，并保持为单极配置，选择 Reset 可以清除转换指示。

2. 每日导线阻抗测试（Daily Lead Measurements）：起搏器出厂后处于运输模式，起搏模式为 DOO 或 SOO。此时心房和心室导线阻抗默认为单极，脉冲发生器会每 2 s 发放 80 μA 的电流进行导线阻抗测试（单双极均测试）。如果检测到导线阻抗＜2500 Ω，则认为脉冲发生器已经植入；起搏器会自动转为正常默认参数，并自动启动每日导线阻抗测试。每日导线阻抗测试的运行与安全转换功能是否开启无关，通过发放起搏脉冲，每 21 h 测试一次，不会影响正常的起搏治疗。测试时，起搏脉冲振幅和脉宽为预先设定的值。

（1）如果当前程控的起搏脉宽小于 0.4 ms，测试脉宽会被临时设置为 0.4 ms，如果起搏脉宽设置大于或等于 0.4 ms，测试脉宽保持不变。

（2）如果当前程控的起搏脉冲振幅为 3.5 V 或更低，测试振幅会被设置为 3.5 V；如果程控的起搏脉冲振幅为 4.0 V、4.5 V 或 5.0 V，测试振幅会被临时设置为 5.0 V；如果设置的起搏脉冲振幅为 6.5 V，测试振幅不变。

每日导线阻抗测试只能测试可起搏心腔导线的阻抗，如发生快速性房性心律失常时，如果起搏器自动转换为非心房起搏模式（VDI），此时无法在心房中进行导线阻抗测试。如果被测试导线所在心腔有感知事件时，会在感知事件后空白期内发放 80 μA 电流的测试脉冲，室性早搏（PVC）、不应期感知事件或者自身心率快于最大跟踪频率（MTR）时，不会触发测试脉冲。当起搏器运行在双腔模式时，心房、心室测试会分开进行，每个心腔的电极导线阻抗测试会独立进行，但测试的时间接近。

每日导线阻抗测试每 21 h 进行一次，可能会在某一天的 24 h 内存在 2 个测试值。在 PULSAR MAX 和 PULSAR MAX Ⅱ系列起搏器中，若最近 8 次的每日阻抗测试数值中有 2 个在正常范围以外，将自动转换为单极起搏和单极感知。INSIGNIA™ 和 ALTRUA™ 系列及之后的起搏器，只要出现 1 次每日阻抗测试数值在正常范围以外，就会自动转换为单极。

如果发生了安全转换，起搏器的询问界面上将出现“导线极性自动转换提示（Automatic Lead Configuration Switch Notification）”窗口（图 9-11A）。此外，在系统总览界面的临床事件窗口，将出现“导线极性转换”的信息（图 9-11B）。不论什么时候出现这些信息，导线系统都必须进行彻底的评估，从而了解阻抗数值超出正常范围的根本原因。

三、与其他功能的相互影响

1. 高阻抗电极导线：如果使用高阻抗的电极导线，其导线阻抗值可能大于 2500 Ω，此时不建议开启安全转换。

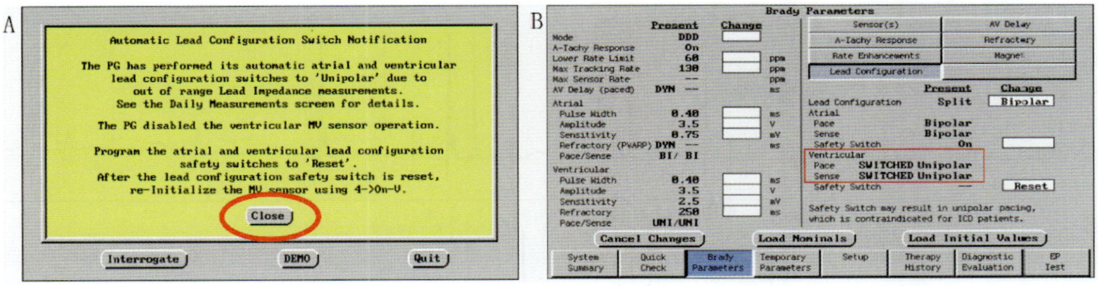

图 9-11　INSIGNIA/ALTRUA 系列安全转换提示信息

2. 分钟通气量传感器（MV）：当分钟通气量传感器使用的电极导线转换至单极时，分钟通气量传感器功能自动禁用，此时可以选择“Reset”来重新初始化设置中的分钟通气量传感器功能，然后重新计算分钟通气量基线。

3. 埋藏式心脏复律除颤器（ICD）：单极起搏会导致 ICD 的不恰当诊断及治疗，建议此类患者中安全转换设置为“Off”。

导线核查功能——百多力

百多力起搏器的导线核查（Lead Check）功能用于核查导线阻抗是否超出正常范围，在双极工作方式下，如果导线阻抗超出正常范围，自动转为单极工作方式，并在下一次程控时在程控仪界面上显示相关信息。

一、程控选择及相关参数

1. 导线核查（Lead Check）可程控选择：OFF；ON。

2. E 系列起搏器可程控参数为：自动导线核查（Automatic Lead Check）：OFF；ON。

3. 导线阻抗数值的正常范围：200～3000 Ω（Protos 系列起搏器为 300～3000 Ω，E 系列起搏器为 100～2500 Ω），无法程控。

二、运作方式

1. 逐跳核查：E 系列之前的起搏器导线核查开启后，在起搏工作状态下，会利用起搏脉冲逐跳核查（测量）导线阻抗，导线核查的电压工作范围是 1.4～5.8 V（Axios、Philos、Protos 系列起搏器为高于 2.4 V）。

2. 自动导线阻抗测试：

（1）E 系列之前的起搏器如果起搏工作电压低于前述导线核查的电压工作范围（如开启自动阈值功能）或出现持续感知不能逐跳核查导线阻抗时，将应用心房/心室阻抗趋势图（A/V Impedance Trend）功能的自动导线阻抗测试数值。其运作方式为：每隔 90 min，发放 2～4 个 4.8 V 或程控更高电压的测试脉冲；如果有感知事件，则于 P 波或 QRS 波被感知后发放测试脉冲（图9-12）。

（2）E 系列起搏器不会逐跳核查导线阻抗，而是应用导线阻抗趋势图（Lead Impedance Trends）功能的自动导线阻抗测试（Automatic Lead Impedance Measurement）的数值，自动导线阻抗测试出厂时自动开启，无法关闭。其运作方式为：每 30 s 测试一次，起搏感知时都可进行测试；其测试脉冲在心房感知或起搏（As/Ap）事件、心室感知或起搏（RVs/RVp）事件后的 90 ms 处发放，脉冲为阈下刺激［100 μA（20～150 mV），30 μs］，心电图上不可见（图 9-13）。

三、导线核查结果及反应

1. E 系列之前的起搏器：当连续 3 次测试的导线阻抗超出正常范围，如果此时导线为双极工作方式，会被自动转变为单极工作方式，并在下

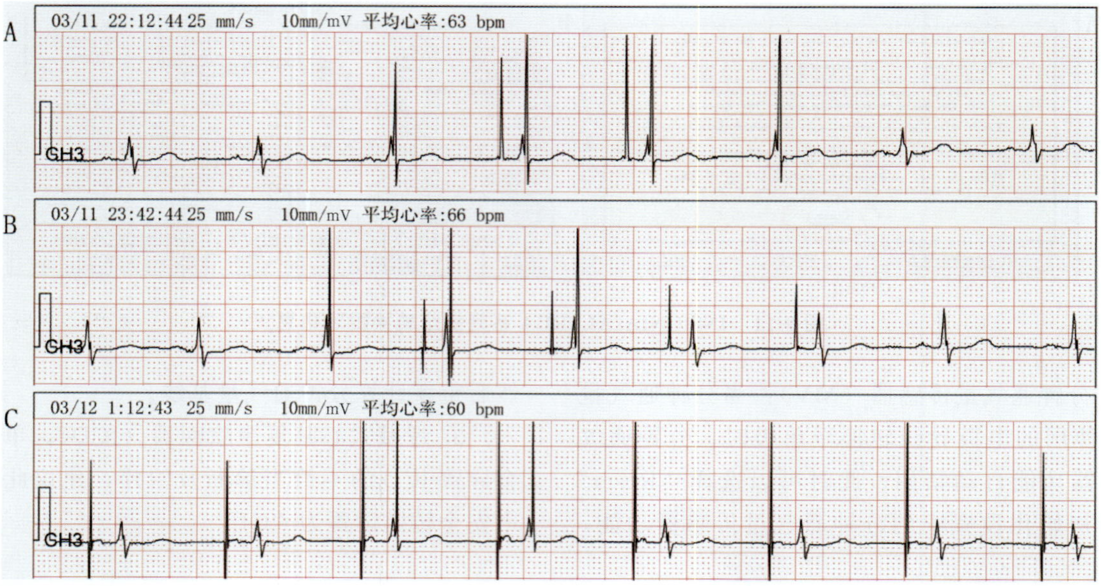

图 9-12 PHILOS Ⅱ 起搏器的自动导线阻抗测试

PHILOS Ⅱ D 双腔起搏器，设置模式 DDD，基础频率 60 次/分，AV 延迟 200 ms，感知校正 −45 ms，开启 IRSplus 功能，滞后 AV 延迟 300 ms；动态心电图记录中见到每隔 90 min 运作 1 次的自动导线阻抗测试。图 A 在感知自身心房/心室事件后，发放了 4 次心室测试脉冲、2 次心房测试脉冲。图 B 在感知自身心房/心室事件后发放了 3 次心室测试脉冲、4 次心房测试脉冲。图 C 在心房起搏心室感知状态下，心室感知后发放了 2 次测试脉冲；心房测试利用原有的心房起搏脉冲，在心电图上无法体现

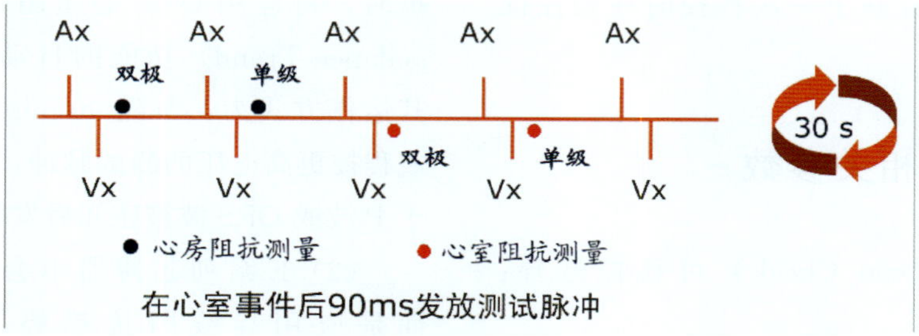

图 9-13 百多力 E 系列起搏器自动导线阻抗测试示意图

一次程控时在程控仪界面上显示相关信息。如果此时导线为单极工作方式，导线核查功能会自动失活，同样也会在下一次程控时在程控仪界面上显示相关信息，以提醒医生关注导线状态。

2. E 系列起搏器：如果导线阻抗值超出范围（100～2500 Ω），会额外增加 2 次测试，连续 3 次测试导线阻抗异常，会根据导线的工作方式做出相应的反应并在家庭监护（Home Monitoring，HM）发送通知。

（1）如果导线为双极工作方式，起搏器会自动完成以下操作：

a）自动转变为单极工作方式。

b）在程控仪界面的“Event list”和“Trend-View”里生成一个信息。

c）调整自动感知的最大感知灵敏度（按单极的数值）。

d）启动一个自动阈值搜索（如果自动阈值管理功能开启）。

（2）如果导线为单极工作方式，起搏器会自动完成以下操作：

a）开启一个 90 min 的核实期。

b）90 min 的核实期后，再重复 3 次测试，如果测试值在正常范围，系统恢复正常；3 次测试中有 1 个超出正常范围，即考虑导线故障。

c）在程控仪界面的“Event list”和“Trend-View”里生成一个信息。

四、与其他功能的相互影响

1. 心房/心室阻抗趋势图（A/V Impedance Trend）：心房/心室阻抗趋势图的导线阻抗测量与导线核查功能是否开启无关，默认为开启状态，始终在后台运行，每 90 min，会发放 2～4 个 4.8 V 起搏脉冲（如果程控的电压高于 4.8 V，用当时电压）测量阻抗，生成阻抗趋势图。导线阻抗测试数值超过正常范围时，会在阻抗趋势图中生成一个信息。心房/心室阻抗趋势图常规程控时无法关闭，只能用密码关闭。此功能在 Philos 系列起搏器后称为导线阻抗趋势图（Lead Impedance Trends）。

2. 开启某一心腔的导线核查功能，则设置的起搏模式，该心腔必须具有起搏功能。

3. 磁铁：当在脉冲发生器上放置磁铁时，导线核查功能暂时失活。

4. 择期更换指征（RRT/ERI）：当起搏器达到择期更换指征时，导线核查功能会自动失活。

5. 埋藏式心脏复律除颤器（ICD）：当植入百多力起搏器患者同时具有 ICD 功能时，如果起搏器导线核查功能开启，导线阻抗异常时会导致起搏工作方式由双极自动转变为单极，单极起搏脉冲可能会导致 ICD 的错误诊断和治疗，对于 ICD 植入患者来说是不合适的。

（吉亚军）

第十章　心脏再同步治疗中的新功能

因心力衰竭（心衰）而接受心脏再同步治疗（Cardiac Resynchronization Therapy，CRT）的患者，应尽可能多地接受双心室起搏，从而纠正左、右心室电活动和机械活动的失同步情况，改善心功能。但双心室起搏可以被自身下传的心室事件、室性早搏、室性心动过速及心房颤动（房颤）导致的快速心室率所抑制。双心室起搏比例的下降将会降低 CRT 的总体效果。为了提高 CRT 的心室起搏比例，除了可以将起搏模式设置为 DDT(V) 之外，还有一些其他的新功能如心室感知反应、心房跟踪恢复、房颤传导反应等可以提高自身感知事件时的双心室起搏比例。接受 CRT 的患者都存在不同程度的心力衰竭，CRT 脉冲发生器有些新功能如美敦力的 OptiVol 技术、圣犹达的 CorVue 功能可以监测患者肺部液体潴留情况做出心衰预警，则可以让患者得到更及时的治疗，降低心衰住院率，并减少医疗费用。

心室感知反应功能——美敦力

心室感知反应（Ventricular Sense Response，VSR）是美敦力公司部分 CRT 具备的在心室感知情况下维持双心室起搏的功能。

一、程控参数

1. 心室感知反应（V. Sense Response）：On/Off；默认设置为 On。

2. 最大反应频率（Maximum Rate）：95 次/分；100 次/分……130 次/分……150 次/分；默认设置 130 次/分。

二、运作方式

1. VSR 反应在右心室感知事件后 8 ms 发放双心室同步起搏，V-V 起搏延迟 4 ms，与程控设置 V-V 起搏延迟无关。只有非不应期内的心室感知事件才会触发 VSR 反应，且 VSR 起搏频率不能大于程控设定的 VSR 最大反应频率（图 10-1）。

2. 心室感知反应在非跟踪和跟踪模式下均可

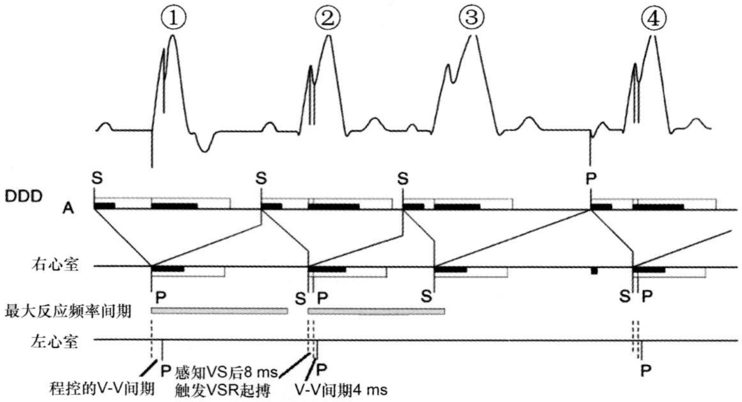

图 10-1　DDD 模式 VSR 运作示意图

①为 CRT 起搏；②④为 AV 间期内右心室感知触发 VSR 起搏；③为心室感知事件超过 VSR 最大反应频率，不触发心室起搏

运作。非跟踪模式下，右心室感知事件触发 VSR 起搏（图 10-2）。跟踪模式下，在程控设置的 PAV/SAV 间期内的右心室感知事件才会触发 VSR 起搏（图 10-3）。

3. 心室感知反应与心室安全起搏同时开启时，如果在心室安全起搏间期内感知到心室事件，则触发心室安全起搏而不触发心室感知反应。心室安全起搏间期结束后，心室感知反应功能生效。

4. 心室感知反应在快速性心律失常治疗、系统测试、EP 研究诱导、手动测试、ATP 治疗、心脏电复律和除颤治疗期间暂停运作；在阻抗测试或充放电测试期间，心室感知反应不暂停。

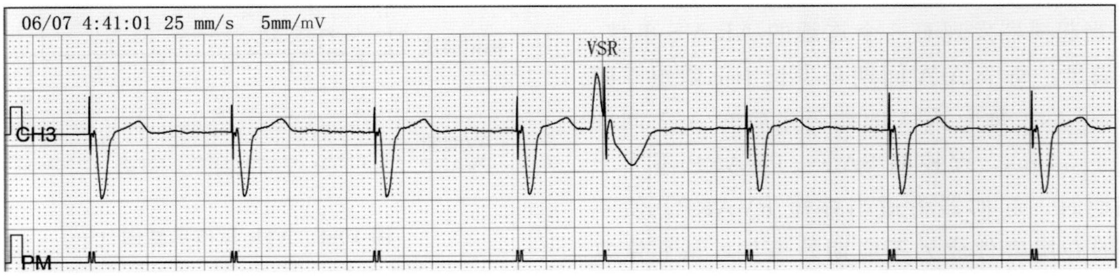

图 10-2　非跟踪模式下 VSR 运作

美敦力 Syncra CRT-P C2TR01 起搏器，设置模式 VVI，低限频率 60 次/分，心室起搏：LV→RV，V-V 起搏延迟 30 ms；V. Sense Response：On，Maximum Rate：130 次/分。图中见室性早搏触发 VSR 起搏

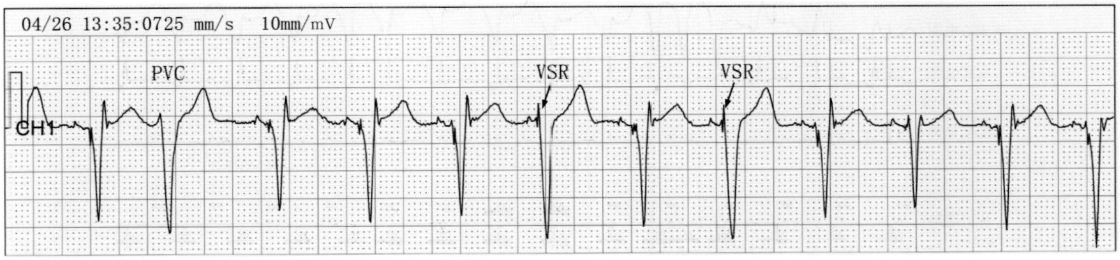

图 10-3　跟踪模式下 VSR 运作

美敦力 Egida CRT-D D394TRG 起搏器，设置模式 DDDR，低限频率 50 次/分，上限跟踪频率 130 次/分，上限传感器频率 120 次/分；心室起搏：LV→RV，V-V 起搏延迟 20 ms；V. Sense Response：On，Maximum Rate：130 次/分。上图起搏器以 VAT 方式工作，图中出现 3 次室性早搏；其中第 1 个符合起搏器对室性早搏（PVC）的定义未触发 VSR 起搏；第 2、3 个室性早搏发生于自身 P 波后 SAV 间期之内，触发 VSR 起搏

心房跟踪恢复功能——美敦力

进行心脏再同步治疗的患者，一个或更多的室性早搏，可以导致随后的自身 P 波落在心室后不应期（PVARP）内，起搏器将该心房事件定义为不应期内心房感知（AR），心室无法跟踪起搏；如果该 P 波可以缓慢下传心室，可能会再次导致其后的 P 波落入 PVARP 中而不被跟踪，如果此种情况持续，将导致持续的心室起搏被抑制。心房跟踪恢复（Atrial Tracking Recovery，ATR）功能有助于解决这种情况，及时恢复房室同步并保持心室再同步起搏。心房跟踪恢复可以在心房跟踪模式（DDD 和 DDDR）中开启，而发生模式转换后失活。

一、程控参数

心房跟踪恢复（Atrial Tracking Recovery）：On/Off；默认：Off。

二、运作方式

1. 当起搏器发现有 8 个连续的 AR-VS 事件，并同时满足：每个 A-A 间期至少长于上限跟踪频率间期 50 ms，每个 A-A 间期与之前的 A-A 间期相差小于 50 ms，程控的 SAV＋PVARP 不大于 A-A 间期时，起搏器将适当缩短 PVARP，使不应期内的心房事件成为不应期外事件，从而恢复心房跟踪和 CRT 起搏（图 10-4，图 10-5）。

2. 心房跟踪恢复功能只有在自身心房频率低于程控的上限跟踪频率下才会运作。因此，如果起搏器设置的上限跟踪频率较高，AV 间期较短或开启频率自适应 AV 间期，或 PVARP 设置较短，可跟踪较高的心房率时，则不太需要开启 ATR 功能。

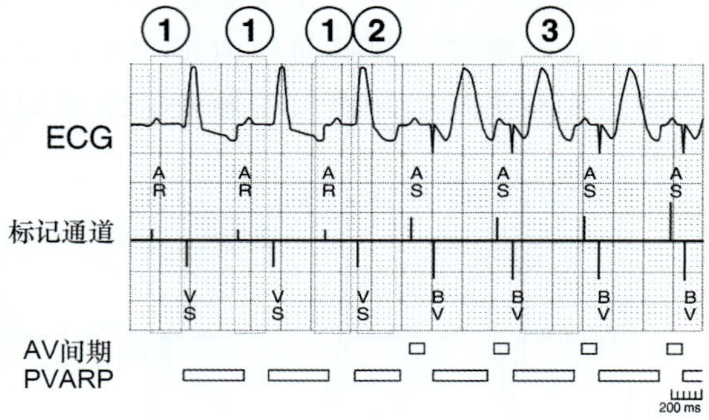

图 10-4　ATR 运作示意图（一）

①心房事件落在 PVARP 内，未触发心室跟踪产生 CRT 起搏。②ATR 功能干预启动，缩短 PVARP，心房跟踪恢复。③ATR 干预继续，直到程控的 SAV 间期恢复心房跟踪和 CRT 起搏

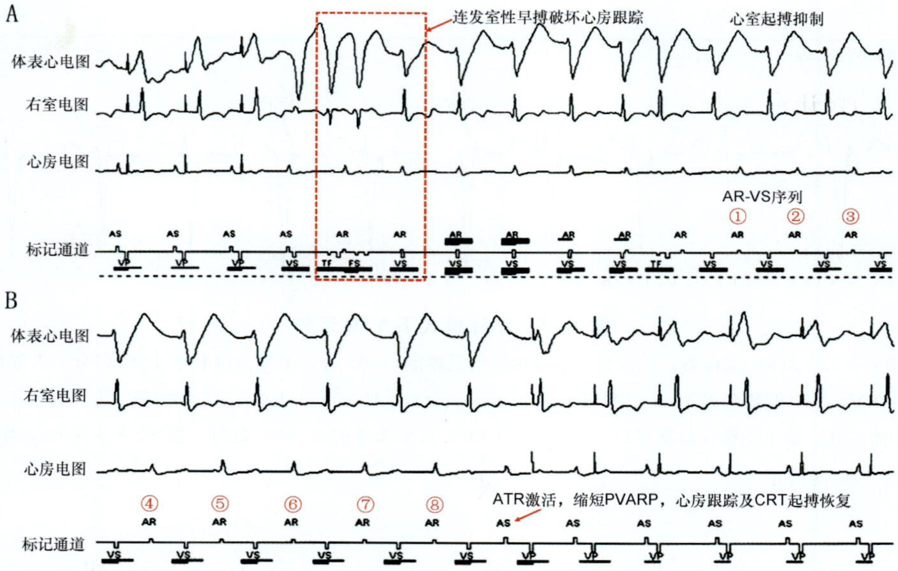

图 10-5　ATR 运作示意图（二）

房颤传导反应功能——美敦力

为了增加 AT/AF 发作而房室传导功能良好患者的 CRT 双室起搏比例，可以程控开启房颤传导反应（Conducted AF Response，CAFR）功能（具体算法见第三章第四节），不仅能够消除房颤时的心室长短周期，还可以使其能够根据患者的内在需求提高起搏频率；同时配合 VSR 功能可进一步增加心室起搏比例（图 10-6）。

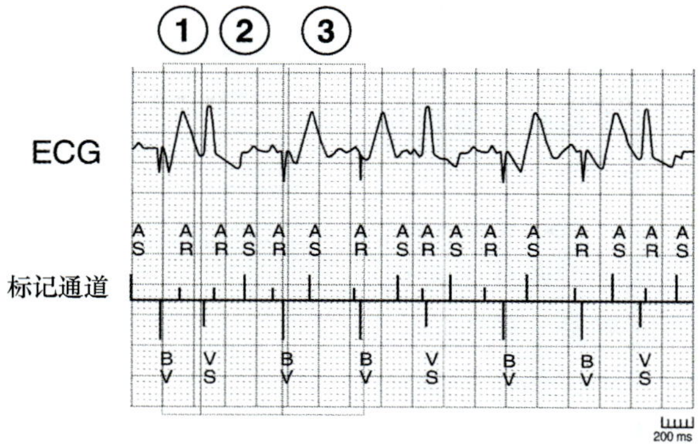

图 10-6　CAFR 运作示意图

①如果将 CAFR 反应级别设定为低或中等，BV-AR-VS 序列则会使起搏频率增加 1 次/分；②VS-BV 序列后起搏频率不变；③BV-BV 序列后起搏频率降低 1 次/分

OptiVol 技术——美敦力

肺淤血是心力衰竭的主要表现之一，也是患者反复入院治疗的常见原因。中度至重度心力衰竭患者往往存在全身和胸腔内的液体潴留，有进一步心脏功能失代偿的风险，如果能够早期发现胸腔内的液体潴留，让患者得到更及时的治疗，可以明显降低心衰住院率，并减少医疗费用。

临床资料表明，胸腔或肺部的胸内阻抗与液体积聚呈反比关系，随着患者肺部淤血加剧，胸内阻抗趋于降低；同样，胸内阻抗的增加可能表明患者的肺部淤血减少。如果能够准确测量胸内阻抗变化，即可使心衰早期预警成为可能。OptiVol 技术即由此而来，由美籍华裔科学家王励博士于 1996 年首先提出，美国食品与药物管理局（FDA）2004 年正式批准 OptiVol 技术应用于临床。美敦力公司先后在其 ICD 平台（ICD、CRTD 及 Advisa 等系列）部分型号起搏器推出 OptiVol 液体状态监测功能。

一、OptiVol 的程控（图 10-7）

1. OptiVol 阈值（OptiVol Threshold）：范围：30，40，50，60……180；默认 60。除非对使用 OptiVol 液体状态监测非常有经验，一般不建议修改默认设置。如果有太多的 OptiVol 观察结果提示或警报，阈值可能被设置为太敏感（阈值偏低），需考虑提高阈值。如果患者存在肺淤血而 OptiVol 警报没有发出或延迟，阈值可能设置为太不敏感（阈值偏高），需考虑降低阈值。

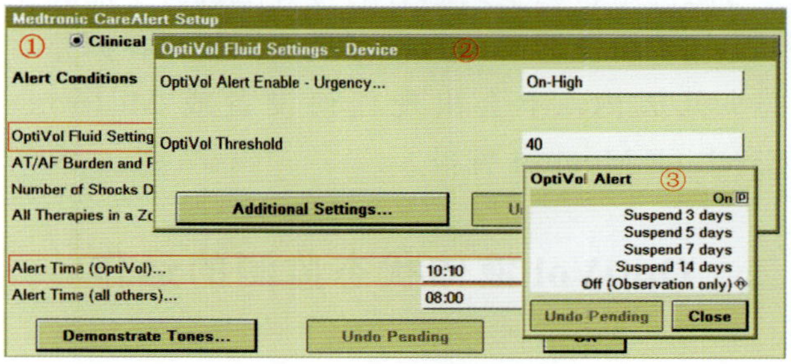

图 10-7　OptiVol 的程控界面

2. OptiVol 紧急警报（OptiVol Alert Urgency）：设置级别为高（High）或低（Low），同时可以设置 OptiVol 警报声音的音调，使其独立于其他 CareAlert 事件。还可以程控报警的时间：00:00，00:10…10:10…23:50，默认 10:10 时。在 34 天的参考阻抗初始化期间，OptiVol 警报不发音。建议不要在阻抗初始化结束之前启用 OptiVol 警报。在设置 OptiVol 警报之前，可以先评估正常情况下的经胸阻抗趋势以及每日和参考阻抗的相关性。

3. OptiVol Alert Enable（OptiVol 警报音功能）：可程控为：On，暂停 3 天、5 天、7 天、14 天，Off。暂停功能可以使患者的液体状态稳定下来才启用 OptiVol 警报；当暂停时，警报仍然处于启用状态，但警报音要到指定的天数之后才会发出。暂停警报音不会改变患者观察指示器和其他起搏器处理警报状态的方式。

4. 调整参考阻抗（Adjusting the Reference Impedance）：在适当的情况下，可以调整参考阻抗，使它更接近患者的每日阻抗测量（图 10-8）。只有在下列所有条件都成立时，才应该调整参考阻抗：① 患者有稳定的肺液状态；② OptiVol 趋势显示患者的每日阻抗是稳定的，而参考阻抗还没有调整到患者的每日阻抗。

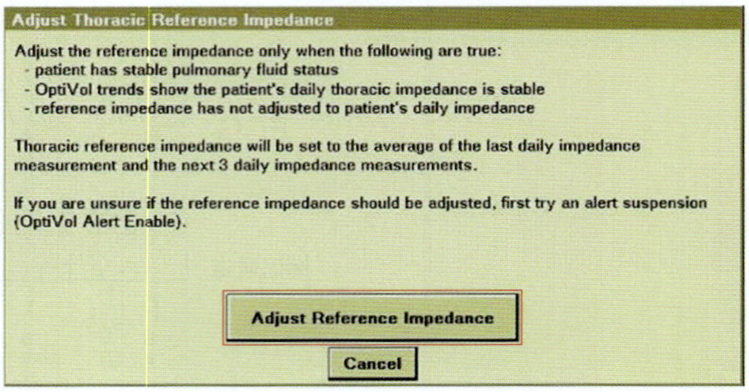

图 10-8 调整参考阻抗

调整过程需要几天时间，参考阻抗被设置为最后的每日阻抗测量和接下来的 3 日阻抗测量的平均值。但需要注意的是，在调整参考阻抗之前，建议暂停 OptiVol 警报，观察在暂停期间结束时，参考阻抗是否调整到患者的每日阻抗。不能在参考阻抗初始化期间进行参考阻抗调整，在调整后的头几天内，不会出现任何设备或 Medtronic CareLink Monitor 警报。

二、OptiVol 液体状态监测的运作

OptiVol 技术通过右室电极（ICD、CRTD 为右室除颤线圈）发放测试脉冲，测定右心室电极与起搏器金属外壳之间的阻抗，以监测患者胸内阻抗。该通路穿过胸腔内的组织，胸腔内液体的增加导致该通路阻抗的降低，胸腔液体的减少引起这个通路阻抗的增加。

1. 每日阻抗测试和参考阻抗的计算：每日阻抗测试在中午 12 时至下午 5 时进行，因为这一时段胸内阻抗与肺血及心功能的相关性最佳。测试每 20 min 进行 1 次，每次在 4 次心搏（心室起搏或感知事件）中进行阻抗值测定（图 10-9，图 10-10），全天共采样 64 次，并计算出平均值作为每日阻抗实测值。由于测试采样时间跨度大，患者呼吸及体位对阻抗值的影响可以降至最低。如果右心室起搏电压大于 5 V，则不执行 OptiVol 阻抗测量。

每日阻抗值同时被起搏器用来更新缓慢变化的阻抗趋势称为参考阻抗。参考阻抗有个初始化

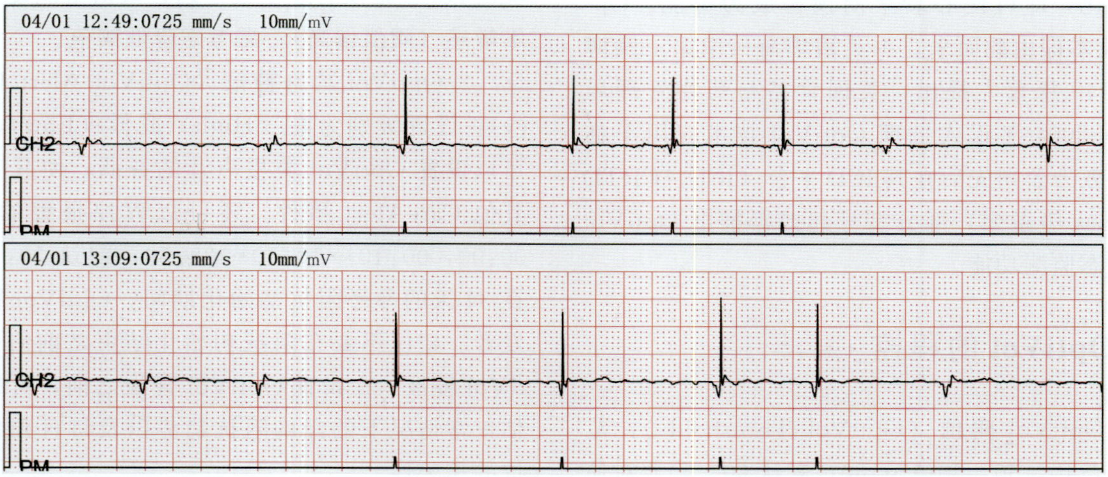

图 10-9 单腔 ICD 起搏器 OptiVol 运作

美敦力单腔 ICD 起搏器，设置起搏模式 VVI，低限频率 40 次/分，每日中午 12 时开始执行 OptiVol 测试，上下两图间隔 20 min。可见起搏器在感知自身心室事件（VS）后发放测试脉冲，每次测试连续发放 4 个测试脉冲，该脉冲落在自身 QRS 波之上为无效刺激

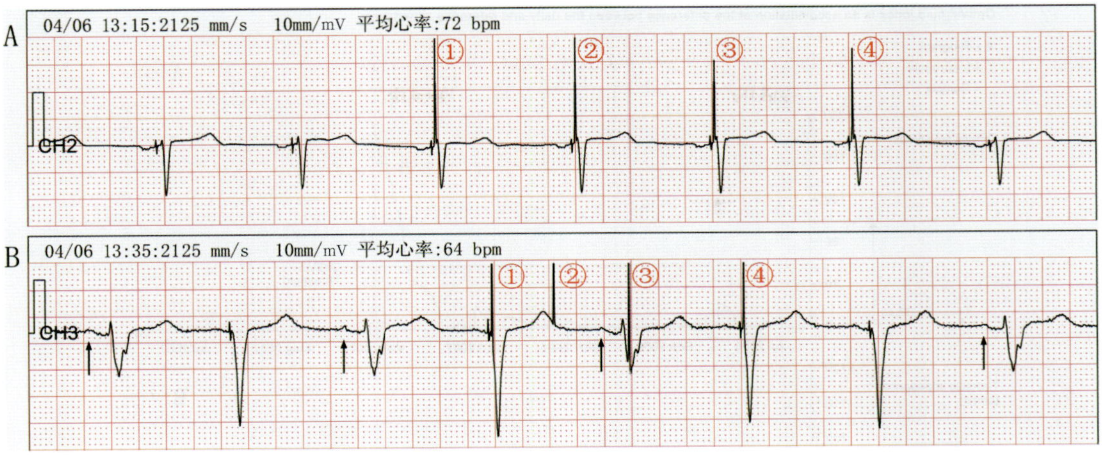

图 10-10　CRT-D 起搏器 OptiVol 运作

美敦力 CRT-D 起搏器，设置模式 DDD，低限频率 50 次/分，上限跟踪频率 130 次/分，PAV 间期 150 ms，SAV 间期 100 ms，心室起搏 LV→RV，V-V 延迟 10 ms；VSR 功能开启，最大频率 130 次/分；NCAP 功能开启，室早反应功能开启。上图 A、B 为起搏器在 VAT 工作状态下执行 OptiVol 测试。图 A 见起搏器在双室同步起搏后发放 OptiVol 测试脉冲，连续 4 次后测试结束。图 B 为 20 min 后的下一次 OptiVol 测试，4 个测试脉冲中①④为心室起搏后发放测试脉冲；测试②落在 T 波降支，为起搏器误感知 T 波后发放测试脉冲。心室误感知触发室早反应，其后 PVARP 延长至 400 ms，导致下一个 P 波（↑示）成为不应期内事件（AR），不触发心室跟踪起搏，其后出现自身下传 QRS 波，其中③触发 OptiVol 测试

周期，首先计算在植入后的第 34 天阻抗测量值；如果患者的导线仍处于成熟期，患者存在肺部液体潴留，或者起搏器囊袋周围有组织肿胀，参考阻抗可能需要更多的时间来适应患者的每日阻抗。

2. OptiVol 液体指数：如果每日阻抗低于参考阻抗，表明液体在患者的胸腔中积聚。每日阻抗值和参考阻抗值之间的差值被加入到 OptiVol 液体指数中，每日阻抗保持在参考阻抗之下的每一天，液体指数继续增加。如果每日阻抗开始上升，表示胸腔积液正在消除；每日和参考阻抗之间差值逐渐缩小；当每日阻抗返回到参考阻抗时，OptiVol 液体指数被重置为 0，液体潴留事件被认为已经结束。

3. 触发 OptiVol 警报：如果每日阻抗持续低于参考阻抗，则 OptiVol 液体指数可能上升到超过程控设置的 OptiVol 阈值。这将触发患者警报和 Medtronic CareAlert 通知（开启家庭监测功能时），然后患者可以根据医生预先告知的指示做出反应。只有当每日阻抗返回到参考阻抗，OptiVol 液体指数重置为 0 时患者警报才会停止。在评估 OptiVol 警报时必须验证导线的完整性，由于导线断裂、绝缘层破裂或右心室除颤线圈完整性的丧失等都可能对 OptiVol 警报的正确性产生影响。

4. 查看 OptiVol 液体检测趋势：在程控仪中选择报告模块，在心衰管理报告中可以显示长达 14 个月的患者 OptiVol 液体趋势数据（图 10-11）。

OptiVol 液体状态监测作为一项敏感且可靠的技术，用于诊断和预报慢性心衰患者心功能的潜在恶化，敏感性高达 76.9%，预警误报率为人均 1.5%；但不可能为所有的液体潴留提供预警。因此，即使患者 OptiVol 监测特征表明肺液状况可以接受，也应告知患者在感觉不适时立即寻求医生帮助。同时，OptiVol 只是患者管理的另一个信息来源，并不能取代标准临床评估。

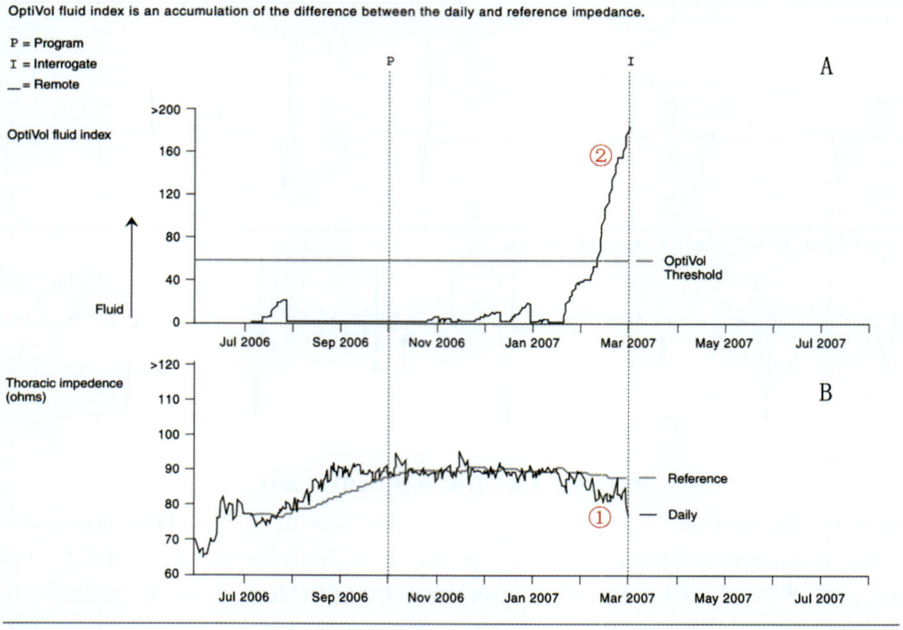

图 10-11　心衰管理报告举例

图 A 为 OptiVol 液体指数，是每日阻抗和参考阻抗值之间累积差异的图表。图 B 为每日阻抗和参考阻抗的对比趋势图。如果每日阻抗小于参考阻抗①，则 OptiVol 液体指数趋势上升②

CorVue 心衰预警功能——雅培（圣犹达）

圣犹达 CorVue 心衰预警功能通过多向量监测经胸阻抗，当肺部液体增加（肺水肿）时会导致经胸阻抗降低，但为避免短时阻抗变化可能产生的假阳性报警，CorVue 心衰预警功能会在一段时间（可程控）持续的低阻抗时才会发出心衰预警。

一、CorVue 的程控

1. CorVue 经胸阻抗监测（CorVue Thoracic Impedance Monitoring Feature）：On/Off，默认 Off。

2. CorVue 肺水肿触发器（CorVue Threshold）：8 天，9 天……18 天；CRTD、ICD 默认 14 天，CRTP 及普通起搏器为 16 天。

二、CorVue 的算法

1. CorVue 肺水肿监测方法：CorVue 功能被程控开启（On）后，起搏器在心肌生理性不应期时发放阈下脉冲，通过测量两个经胸向量不同极性之间的电压（V）和电流（I）变化，运用欧姆定律 R＝V/I 算出经胸阻抗值（图 10-12）：

（1）Unify 系列：左心室环状电极至机壳（LV Ring to Can）、右心室除颤线圈至机壳（RV Coil to Can）。

（2）Fortify 系列：右心室环状电极至机壳（RV Ring to Can）、右心室除颤线圈至机壳（RV Coil to Can）；如果右心室为整合双极，那么只能

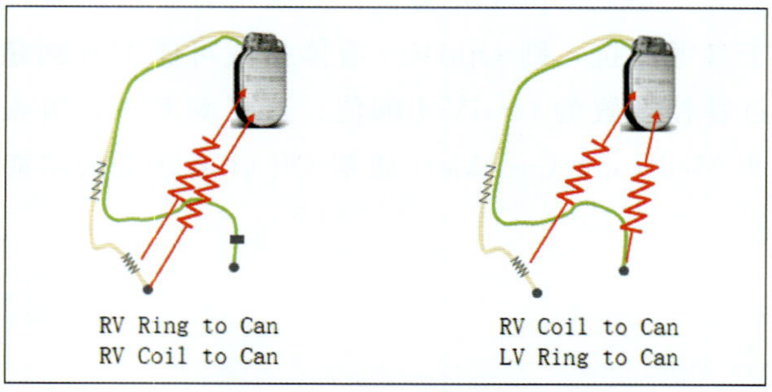

图 10-12　CorVue 阻抗测试向量示意图

使用 RV Coil to Can。

日阻抗平均值：CorVue 阻抗测量每 2 h 进行一次；如果没有暂停事件影响；理想情况下，一天将有 12 个阻抗测量值，然后得出日阻抗平均值。

参考阻抗平均值：最初的 12 天（Fortify 系列，144 个阻抗值）或 14 天（Unify 系列，168 个阻抗值）的阻抗数据的平均值为参考阻抗平均值。在首次计算参考阻抗期间，程控仪上不显示任何数据。

在得到第一个参考阻抗平均值之后，起搏器开始根据接下来的每个阻抗测量值滚动计算日阻抗平均值和参考阻抗平均值（移动平均）。建议在术后 30 天后开启监测功能，以避免术后囊袋原因（例如血肿）造成的阻抗测量不准确，因为任何囊袋内的液体或空气都有可能影响阻抗的测量。

2. CorVue 肺水肿指数（congestion index）计算：当每个日阻抗平均值（最后 12 个测量值的平均值）低于参考阻抗平均值（最近 144 个阻抗测量值的平均值）时，不管阻抗下降的幅度有多大，肺水肿指数都会增加 1。当日阻抗平均值等于或高于参考阻抗平均值时，肺水肿指数都会减少 1。如果肺水肿持续存在或不存在，则肺水肿指数呈线性上升或下降（图 10-13）。

肺水肿指数是一个线性计数器，根据日阻抗平均值和参考阻抗平均比较值，其递增/递减数为 1，在肺水肿指数中增加 12 个计数可视为一个肺水肿日（Congestion Days）。如果这种增加是连续的，则一个肺水肿日相当于一个日历日（Calendar Days）；如果肺水肿指数有波动，则一个肺水肿日可能比日历日长。例如，当肺水肿指数达到 12 个计数时，算法将其视为一个肺水肿日；当肺水肿指数达到 24 个计数时，则被视为第二次肺水肿日，依此类推。

肺水肿指数必须超过程控的肺水肿触发器设置值，才能被视为一个肺水肿事件。假如 CorVue 肺水肿触发器设置为 10 天；那么，此时肺水肿触发器值为 10×12＝120 个计数（因为一天中有 12 个阻抗测量值），即需要至少有 10 个肺水肿日（即肺水肿指数应至少为 120 个）才能被视为一个肺水肿事件。对于患者警报的算法，必须在程控的肺水肿触发器设置的基础上增加额外的 12 个连续计数来确认该事件；以上述为例，在 120＋12 个肺水肿计数之上时，才可以触发患者警报。

由于肺水肿指数总是按 1 递增或递减呈线性变化；当日阻抗平均值在参考阻抗平均值上下波动时，可以增加或减少肺水肿指数，而不会导致指数重置（图 10-14）；肺水肿指数值在一个日历日结束时不必定为 12（如图 10-14 中第 2 天的肺水肿指数）。如果在一定时间内肺水肿指数连续递减，当肺水肿指数达到 0 时将会被重置（肺水肿指数不会低于 0）；如果此后日阻抗平均值小于参考阻抗平均值，则肺水肿指数将重新开始递增；肺水肿指数重置不可程控。

3. CorVue 测量中止的情况：如果出现下列任何一种情况，CorVue 测量将被暂停。

（1）潜在事件正在发生；

（2）除颤后起搏；

（3）高压阻抗测试；

（4）导线起搏阻抗测试；

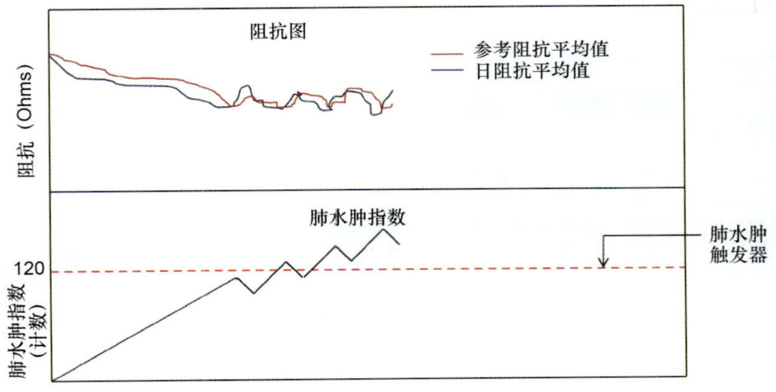

图 10-13　肺水肿指数计算示意图

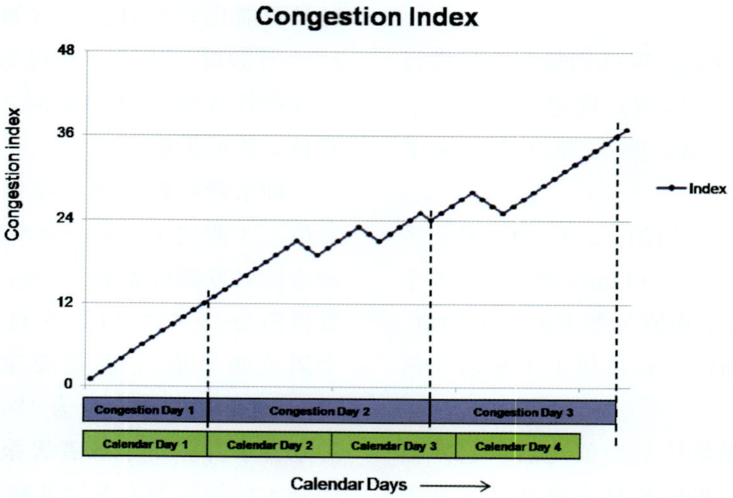

图 10-14 肺水肿日与日历日的差别

（5）电容器维护；

（6）心室或心房噪声反转；

（7）遥测信号通道已打开；

（8）形态学模板维护。

一旦发生暂停事件，CorVue 将在 5 min 后重试；在进行下一个 2 h 的测量之前，最多重试 3 次（15 min）。如果 3 次重试后仍然存在 CorVue 暂停事件，则该算法将等待下一个 2 h 的测量。

三、CorVue 数据存储与显示

CorVue 算法计算每 2 h 发生一次，该算法最多可以存储一年的 CorVue 诊断数据及最多 20 个肺水肿事件。

程控仪默认显示 3 个月的视图，用户可以选择 CorVue 数据的特定区域，然后放大以查看 1 个月的视图；或者缩小以查看 1 年的数据。程控仪将肺水肿日数转换显示为水平条形图，这样做是为了避免用户将肺水肿指数的线性增长解释为肺水肿的严重程度。当肺水肿日大于 7 天时，将显示蓝色条；当达到肺水肿警报条件时（触发器＋1），条形图的颜色将变为“橙色”；程控仪不会显示少于 7 天的任何肺水肿事件（图 10-15）。

CorVue 允许用户使用“临床评论”按钮输入/编辑/删除临床评论（最多 5 条），包括评论被输入的日期以及评论内容（图 10-16）。

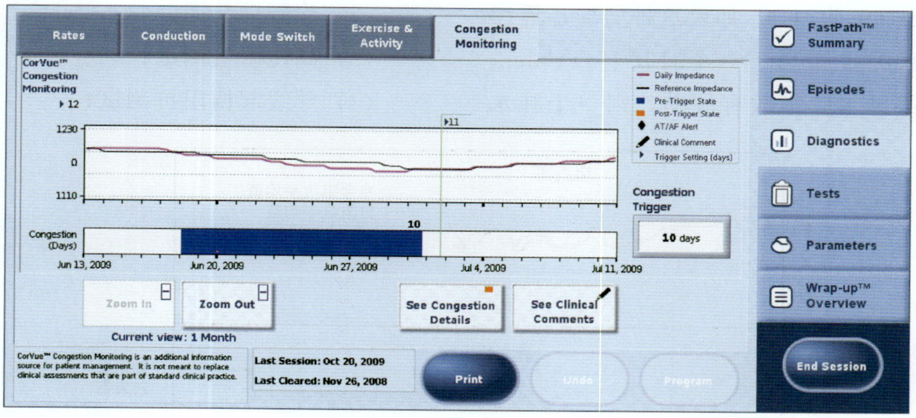

图 10-15 肺水肿事件程控仪视图

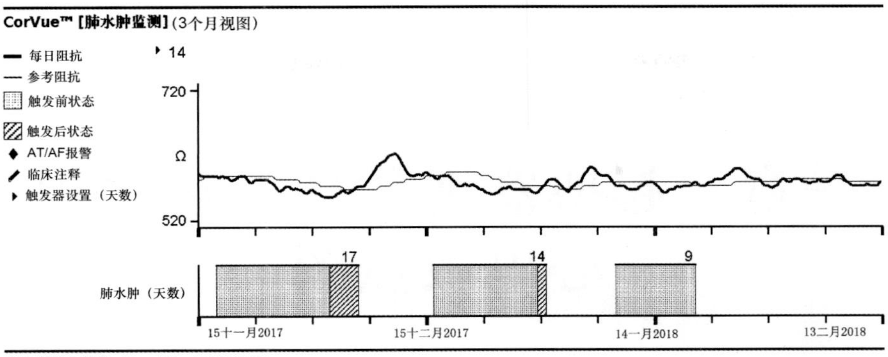

肺水肿详细信息（上一时段：23六月2017）

触发日期	
30 十二月 2017	6:00
2 十二月 2017	22:00
3 三月 2017	2:00
8 七月 2015	0:00

临床注释

11三月2017	一周前肺水肿报警，活动时少许气促，目前报警解除，嘱注意尿量及体重。
16十月2015	上腹部不适，感腹胀。
14八月2015	利尿剂改每日2次。

图 10-16　程控仪导出的 CorVue 诊断数据

（陈顾江）

第十一章　起搏器现代功能运作相关的心电散点图

起搏器现代功能运作时，为了确保特殊任务的顺利完成，往往会临时自动改变起搏器工作参数，包括起搏频率间期的变化和起搏器房室间期（PAV/SAV间期）变化等。比如起搏器的睡眠频率、休息频率、夜间模式、频率滞后等功能启动时，会出现起搏频率下降至相应状态下的特殊频率，从而引起RR间期的相应变化；起搏器心房、心室阈值检测和鼓励房室结自身下传类似功能运作时，往往会伴随PAV/SAV间期的变化，从而导致相应RR间期的变化。而动态心电图软件中的时间-RR间期散点图或Lorenz-RR散点图是反映RR间期变化非常灵敏的工具，当起搏器现代功能运作出现RR间期变化时，在上述散点图中往往会伴随相应的吸引子改变，配合心电散点图实时逆向回放功能，可以快速查看相应现代功能启动时的心电图片段，从而快速识别对应的起搏器现代功能，在起搏器动态心电图分析中具有独到的作用与价值。本章内容将常见的起搏器现代功能运作时对应心电散点图上的变化，做简要的归纳与总结。

第一节　起搏器的时间间期

休息频率及滞后频率

雅培起搏器休息频率指起搏器判断患者处于长时间休息或睡眠状态时，将起搏器工作频率降低到低于基本频率。滞后频率指起搏器在感知到自身事件或定时将起搏频率降低至滞后频率以搜索自身心律，如果有自身感知事件，则维持滞后频率；如果未搜索到自身心律，则以滞后频率连续起搏数次（搜索周期）后恢复基本起搏频率。这两种特殊频率启动时，心电图上均表现为起搏频率突然减慢，又突然恢复到基本频率，在24 h时间-RR间期散点图上形成低于基本频率的RR间期，在Lorenz-RR散点图上形成低于基本频率的独立吸引子（图11-1至图11-3）。

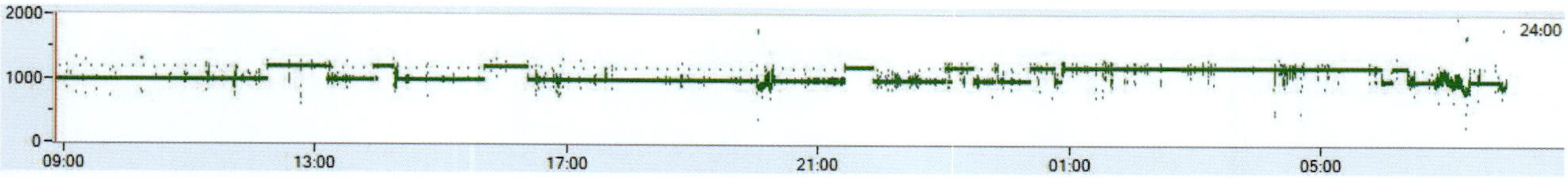

图11-1　24 h时间-RR间期散点图

雅培双腔起搏器，DDD起搏模式，基本频率60次/分。时间-RR间期散点图可见部分时段起搏器以基本频率60次/分起搏，部分时段起搏频率降低至50次/分

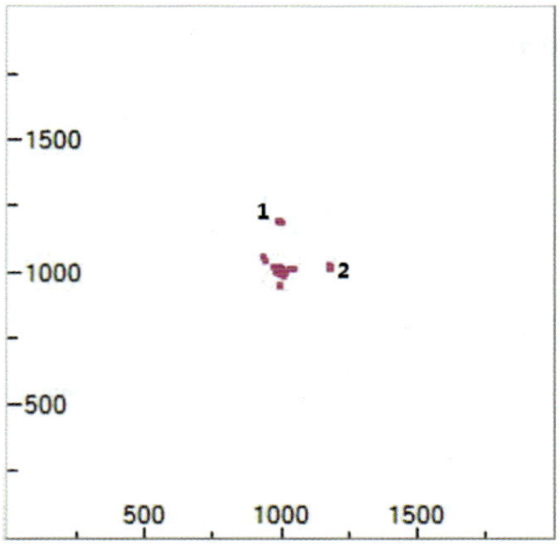

图 11-2　10:00—11:00 小时起搏 Lorenz-RR 散点图

雅培双腔起搏器，DDD 起搏模式，基本频率 60 次/分，滞后频率功能开启。Lorenz-RR 散点图可见后周期或前周期长于基本频率间期的吸引子 1、2

图 11-1 可见 24 h 时间-RR 间期散点图呈上下两档无规律的平直阶梯分布，下档平直阶梯 RR 间期 1000 ms，为基本频率 60 次/分；上档平直阶梯 RR 间期 1200 ms，为休息频率功能运作，起搏频率 50 次/分。

逆向回放图 11-2 吸引子 1，为图 11-3 中 R4 心搏，前周期为基本频率间期（1000 ms，为 60 次/分基本频率），后周期（1200 ms，起搏频率 50 次/分）长于基本频率间期。吸引子 2 为图 11-3 中 R5 心搏，前周期长于基本频率间期，后周期为基本频率间期。R5 心搏起搏频率突然由 60 次/分下降至 50 次/分，未搜索到自身心搏，起搏器再次将起搏频率恢复至 60 次/分的程控值，为雅培双腔起搏器滞后频率功能运作形成的长短 RR 间期变化。

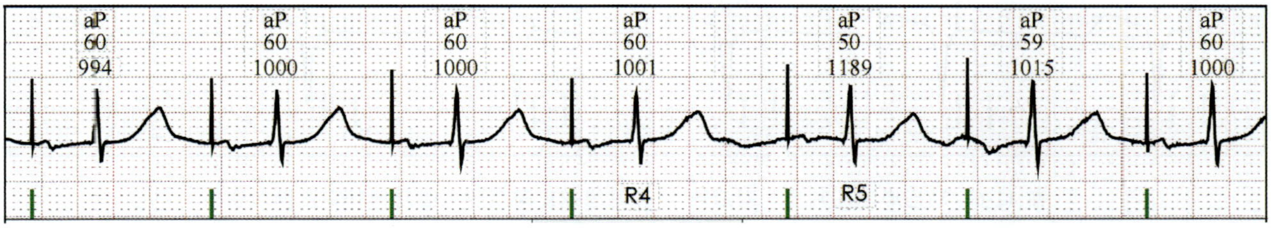

图 11-3　动态心电图片段，对应图 11-2 吸引子 1、2，为雅培双腔起搏器滞后频率功能运作

睡眠功能

美敦力起搏器睡眠功能可在一个特定的睡眠周期，以较低的睡眠频率取代低限频率起搏。在心电图上表现为起搏器在设定的睡眠时间开始后 30 min 内，起搏器逐渐降低起搏频率至睡眠频率，起搏频率的改变势必会伴随 RR 间期的变化，从而在 24 h 时间-RR 间期散点图上出现相应的频率带变化（图 11-4 至图 11-6）。

逆向回放时间-RR 间期散点图 22:30 左右如图 11-5，可见房室顺序起搏，低限频率 60 次/分，R3 开始起搏频率在 30 min 内逐渐减慢至 50 次/

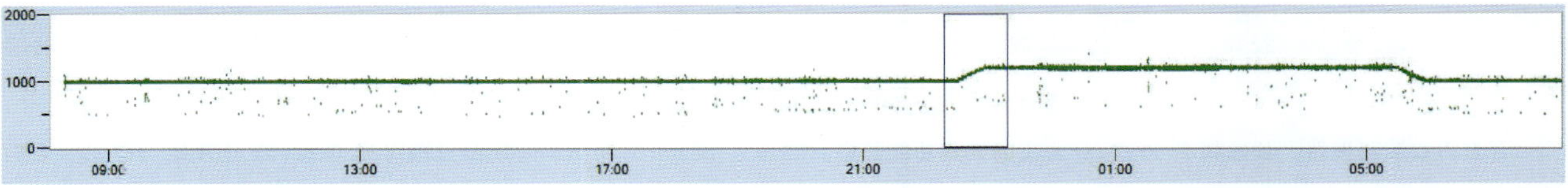

图 11-4　24 h 时间-RR 间期散点图

美敦力双腔起搏器，低限频率 60 次/分，睡眠功能开启，Sleep Rate 50 次/分，Bed Time 10:30PM，Wake Time 05:30AM。22:30 开始后 30 min 内（见蓝色框标记处），RR 间期从低限频率间期 1000 ms（起搏频率 60 次/分）逐渐延长至 1200 ms（起搏频率 50 次/分），随后在夜间起搏频率间期保持 1200 ms 不变；在清晨 05:30 开始后 30 min 内，起搏器又逐渐缩短起搏频率间期至 1000 ms

分；逆向回放时间-RR 间期散点图 5:30 左右如图 11-6，可见房室顺序起搏，R3 前起搏频率 50 次/分，R3 后 30 min 内起搏频率开始逐渐增快至 60 次/分，结合 24 h 时间-RR 间期散点图起搏器于夜间睡眠期间起搏频率保持 50 次/分不变，为美敦力双腔起搏器睡眠功能运作。

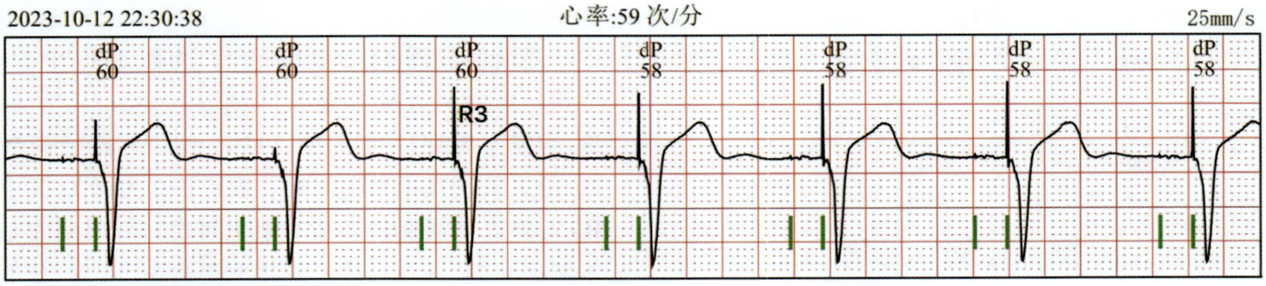

图 11-5　动态心电图片段，对应图 11-4 时间-RR 间期散点图起搏频率逐渐减慢

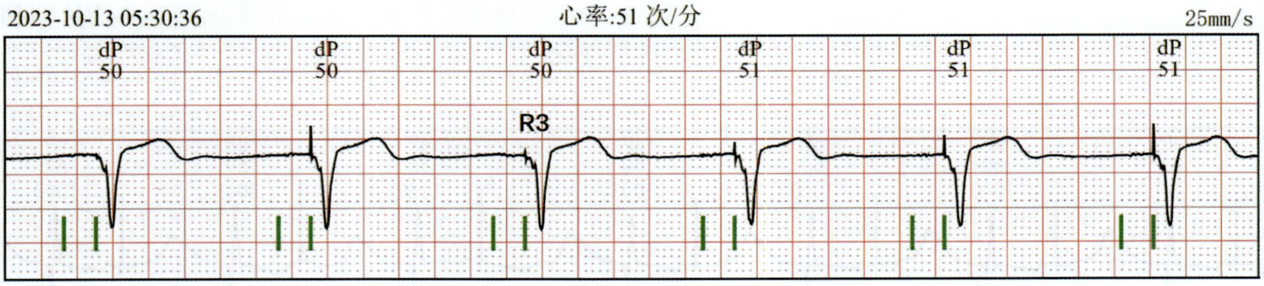

图 11-6　动态心电图片段，对应图 11-4 时间-RR 间期散点图起搏频率逐渐增快

夜间模式

百多力起搏器的夜间模式，通过设置夜间频率、夜间起始时间和结束时间来控制起搏器在夜间睡眠时间段降低起搏频率。心电图上表现为起搏器在设定的夜间起始时间，逐步将频率下降至夜间频率，起搏频率的改变势必会伴随 RR 间期的变化，从而在 24 h 时间-RR 间期散点图上出现相应的频率带变化及 Lorenz-RR 散点图上出现相应的吸引子团（图 11-7，图 11-8）。

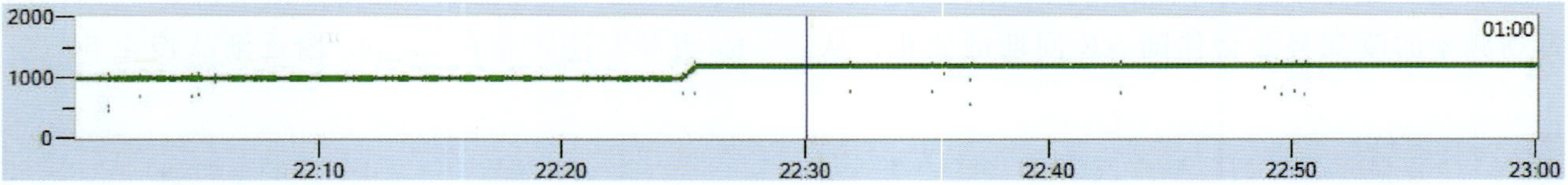

图 11-7　22:00—23:00 时间-RR 间期散点图

百多力双腔起搏器，基础频率 60 次/分，夜间模式功能开启。22:00—23:00 时间-RR 间期散点图可见于 22:25 分开始，在 30 s 左右时间内，RR 间期从基础频率间期 1000 ms（起搏频率 60 次/分）逐渐延长至 1200 ms（起搏频率 50 次/分），随后在夜间起搏频率间期保持 1200 ms（起搏频率 50 次/分）不变

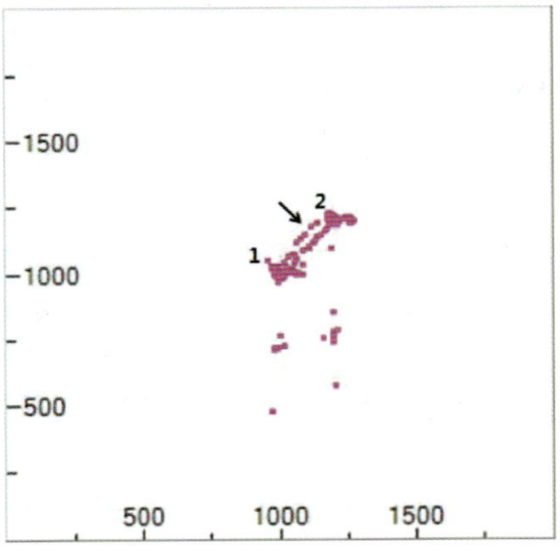

图 11-8　22:00—23:00 小时起搏 Lorenz-RR 散点图对应图 11-7 时间-RR 间期散点图

Lorenz-RR 散点图可见 45°线远端出现前后周期由基础频率间期 1000 ms（起搏频率 60 次/分）逐渐延长至 1200 ms 间期（起搏频率 50 次/分）的吸引子团 1、2

图 11-8 可见吸引子团 1 为程控 60 次/分基础频率心搏吸引子团，吸引子团 2 为夜间模式 50 次/分心搏吸引子团，两个吸引子团之间可见心率逐渐下降的心搏吸引子（黑色箭头所示）。结合时间-RR 间期散点图在 30s 左右时间内，起搏频率从基础频率 60 次/分逐渐降低至 50 次/分，随后在夜间保持 50 次/分起搏，为百多力起搏器夜间模式功能运作。

上限跟踪频率

起搏器在跟踪模式下，为避免快速性房性心律失常时心室起搏频率过快，起搏器设置了上限跟踪频率（Upper Tracking Rate，UTR），即感知 P 波后触发的最大心室起搏频率。当自身 P 波频率等于或小于 UTR 时呈 1∶1 跟踪触发心室起搏；当自身 P 波频率大于 UTR，而小于起搏器 2∶1 跟踪点及模式转换频率时，心室频率受 UTR 限制，会表现出起搏器文氏现象，心室起搏频率等于 UTR。这种 RR 间期的规律变化，在 Lorenz-RR 散点图对应跟踪心房起搏心室的心搏中（即 AS-VP 状态下的起搏心搏），形成特征性吸引子团的散点图表现。

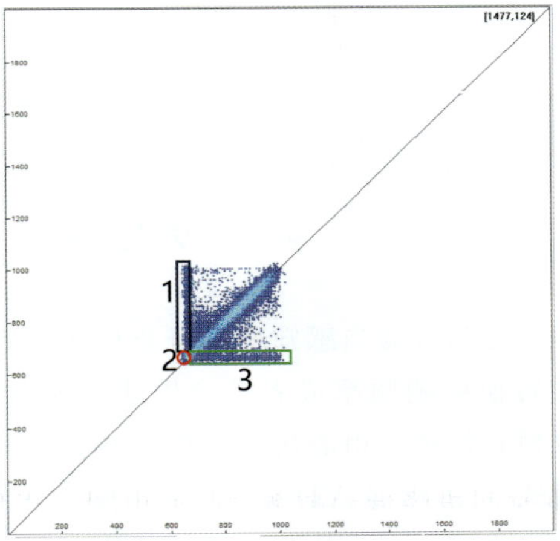

图 11-9　全程心室起搏心搏 Lorenz-RR 散点图

双腔起搏器，DDD 模式，低限频率 60 次/分，上限跟踪频率 90 次/分。全程 VAT 方式起搏心搏 Lorenz-RR 散点图，45°线近端可见黑色方框内吸引子团 1 为前周期（约 665 ms）一致的散点集，垂直于 X 轴；红色圆圈内吸引子团 2 为前后周期（约 665 ms）一致的散点集；绿色方框内吸引子团 3 为后周期（约 665 ms）一致的散点集，垂直于 Y 轴。吸引子团 1、2、3 在心室起搏心搏 Lorenz-RR 散点图 45°线近端共同形成曲尺状特征散点图

跟踪模式下（图 11-9，图 11-10）：

逆向回放图 11-9 黑色方框内吸引子团 1，为图 11-10 中 A 图的 R4 及 C 图的 R2、R8 心搏特征的 QRS 波组成，为房性早搏或窦性 P 波频率大于 UTR 时，起搏器受 UTR 限制跟踪心房起搏心室的心搏，形成上限跟踪频率散点集（UTR，心室跟踪频率 90 次/分），其前周期一致（约 665 ms），在 45°线近端垂直于 X 轴；图 11-9 红色圆圈内吸引子团 2，为图 11-10 中 B 图的 R1～R11 及 C 图 R4～R7 心搏特征的 QRS 波组成，为前后周期一致（约 665 ms），起搏频率 90 次/分的上限跟踪频率散点集；绿色方框内吸引子团 3，为 11-10 中 A 图的 R3 及 C 图的 R3、R9 心搏特征的 QRS 波组

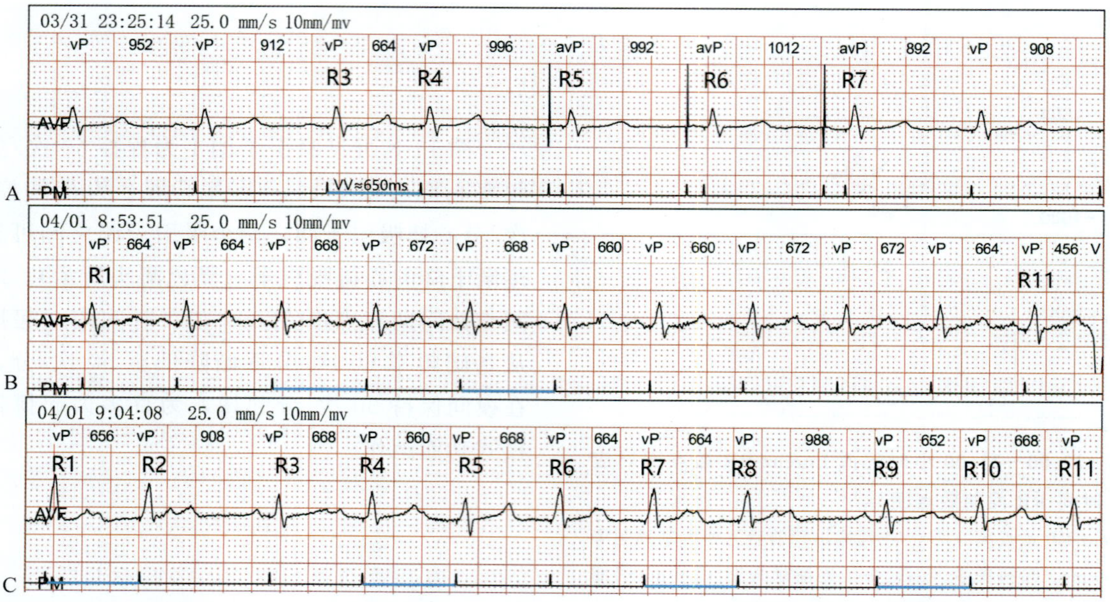

图 11-10　动态心电图片段，对应图 11-9 吸引子团 1、2、3，为起搏器上限跟踪频率运作，图 A、B、C 为非连续记录

成，后周期一致（约 665 ms）的上限跟踪频率前散点集，其散点在 45°线近端垂直于 Y 轴；吸引子团 1、2、3 在心室起搏 Lorenz-RR 散点图近端 45°线共同形成曲尺状特征性散点图。

第二节　快速性房性心律失常管理

美敦力起搏器自动模式转换 40 ms 现象

美敦力起搏器当感知的自身心房事件频率超过模式转换检测频率或者符合模式转换条件时，将触发模式转换。由心房跟踪模式转换为非心房跟踪模式（DDIR 或 VDIR）的正转换，当快速房性心律失常终止后，达到模式反转换条件，在超速起搏功能未开启时，立即转回程控的起搏模式，在 DDD（R）模式与 DDIR 模式相互转换初始将进入心室率调整阶段，并出现特征性的每搏延长或缩短 40 ms，逐渐过渡至传感器频率或低限频率。在心电图上表现为 RR 间期以 40 ms 逐搏递增或逐搏递减现象，从而在 Lorenz-RR 散点图形成阶梯状的吸引子团（图 11-11，图 11-12）。

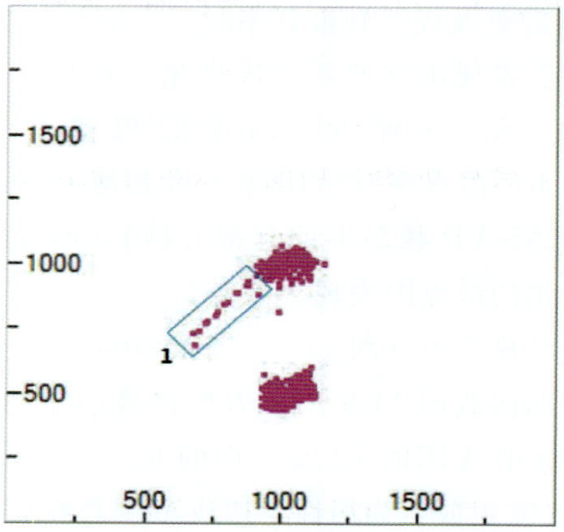

图 11-11　10:00—11:00 小时起搏 Lorenz-RR 散点图

美敦力双腔起搏器，低限频率 60 次/分，模式转换功能开启。Lorenz-RR 散点图 45°线上可见阶梯状排列的吸引子团 1（蓝色方框内）

逆向回放图 11-11 中蓝色方框内散点吸引子团 1，为图 11-12 中 R9 至 R17 心搏特征的 QRS 波组成，R3～R8 出现连续的快速房性心律失常事件，此时起搏器处于 DDD 模式，呈 VAT 方式起搏，当心房感知事件符合模式转换条件后，起搏模式转换为 DDIR，并启动频率调整，即从 R9 心搏开始心房

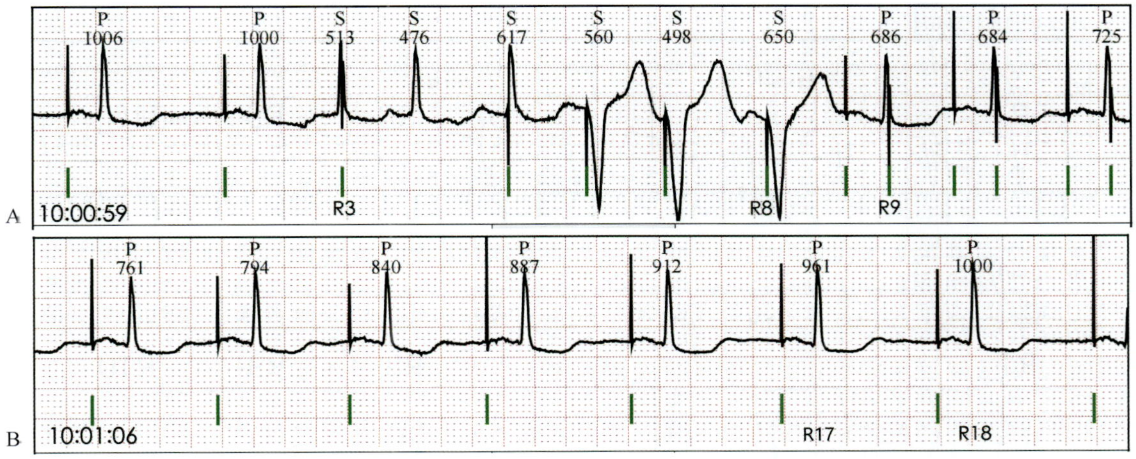

图 11-12　动态心电图片段，对应图 11-11 吸引子团 1 为美敦力起搏器自动模式转换功能运作，图 A、B 为连续记录

起搏频率间期按 40 ms 逐搏递增，在连续 5 次心房起搏后模式反转换为 DDD，由于当前起搏频率未降至低限频率，频率间期继续以 40 ms 逐搏递增，直至起搏频率下降至 60 次/分。频率间期以 40 ms 递增所导致 RR 间期逐渐延长的过程在 Lorenz-RR 散点图上形成沿 45°线分布的阶梯状吸引子团 1。

空白期房扑搜索功能

美敦力公司自 Kappa700 系列后的双腔起搏器具有空白期房扑搜索（Blanking Flutter Search，BFS）功能，但除外双腔 ICD、ICD 平台起搏器如 Enrhythm、Advisa 系列起搏器及 CRT-D。当起搏器检测到当前工作状态为 AS-VP，连续 8 个 AA 间期短于 2 倍的心房总空白期，连续 8 个 AA 间期短于 2 倍模式转换频率间期，有可能为心房扑动（房扑）或房性心动过速（房速）2∶1 心室跟踪时，会启动 BFS 功能，以尽可能识别房扑或房速，并及时进行模式转换。此时起搏器将延长第 8 个 VP 的心室后心房不应期（Post Ventricular Atrial Refractory Period，PVARP），使心房总不应期等于 2 倍的心房总空白期，导致原来的心房感知事件（标记为 AS）落入 PVARP 中，成为不应期内感知事件（标记为 AR），不触发心室起搏，并以 AR 为起点，开启心房警觉期（略长于 AA 间期的一半），在此期间如果出现 AS 事件，且 AR-AS 间期小于模式转换频率间期，便于 AS 后 80 ms 发放心室起搏脉冲（VP），并立即进行模式转换。如果未检测到 AS，于 AR 后警觉期结束时发放心房起搏脉冲（AP），AP 后 80 ms 发放心室起搏脉冲（VP），并于 90s 后重新搜索，此 PAV 间期较程控值缩短，起搏频率快于低限起搏频率，在散点图中会分离出独立的吸引子，通过逆向回放技术可以快速找到 BFS 运作的心电图片段，并统计 BFS 搜索的次数。

跟踪模式下空白期房扑搜索功能（图 11-13 至图 11-15）：

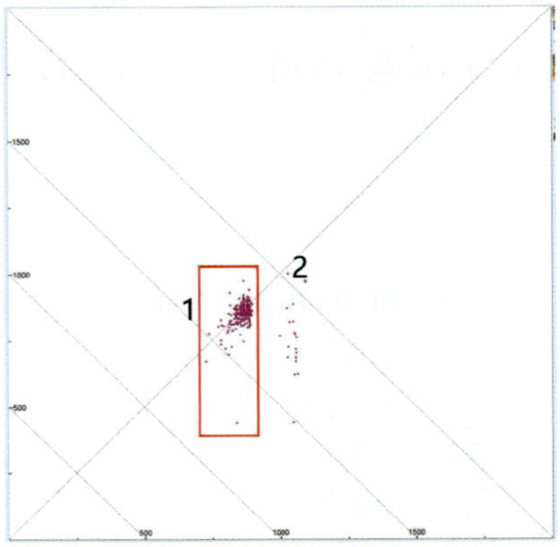

图 11-13　全程房室顺序起搏 Lorenz-RR 散点图

美敦力双腔起搏器，全程房室顺序起搏心搏 Lorenz-RR 散点图，出现前后周期短于低限频率间期的吸引子团 1（红色方框内）及稍长于低限频率间期 1000 ms（起搏频率 60 次/分）的吸引子团 2

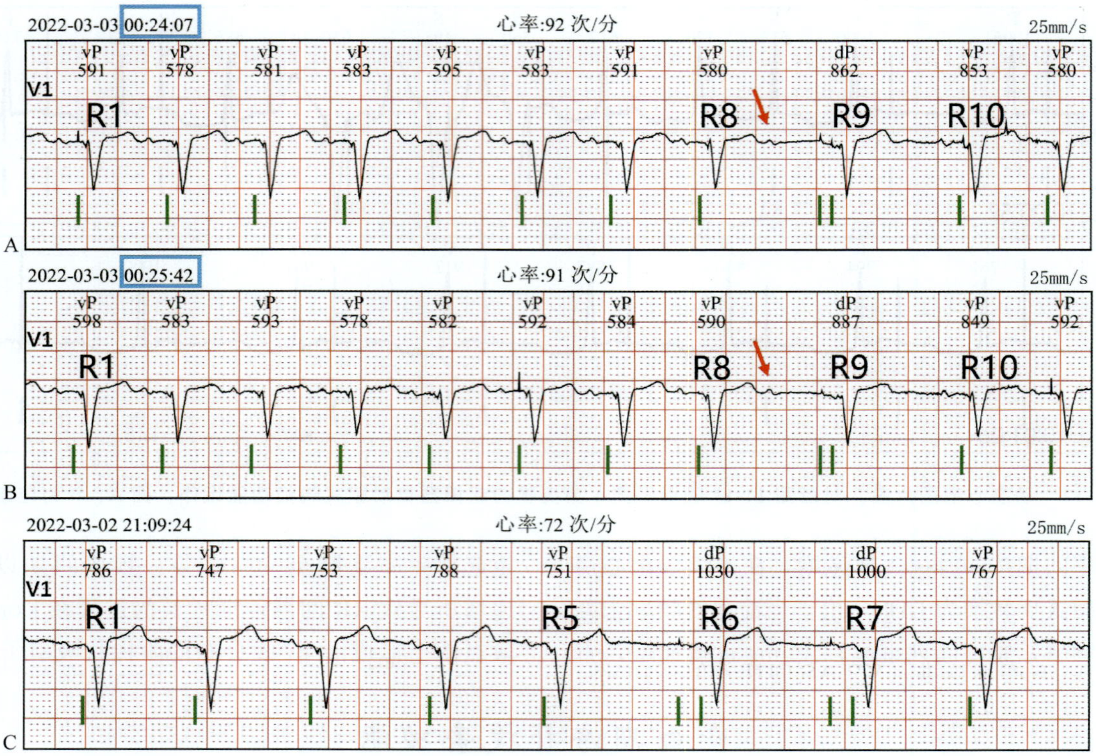

图 11-14　动态心电图片段，对应图 11-13 散点图吸引子团 1、2，为美敦力起搏器空白期房扑搜索功能运作，图 A、B 为连续记录，C 为非连续记录

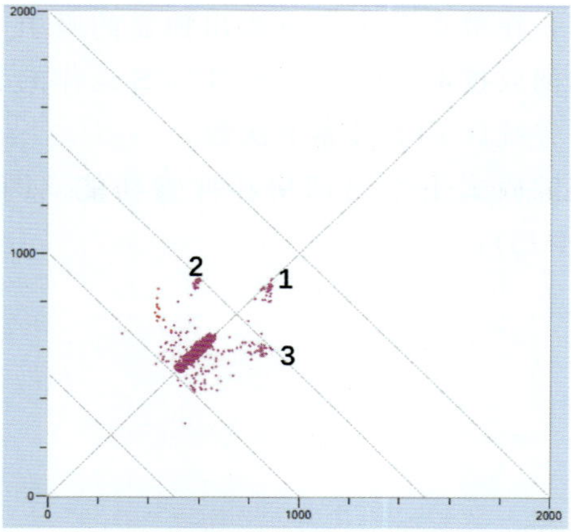

图 11-15　0:00—01:00 小时起搏 Lorenz-RR 散点图

图 11-15 与图 11-13 为同一患者，选取 00:00～01:00 的 Lorenz-RR 散点图。心房率较快，在 45°线形成主吸引子团，其旁远端出现前后周期短于低限频率间期的三组独立吸引子团 1、2、3，形成类似房室传导阻滞散点图

逆向回放图 11-13 吸引子团 1，为图 11-14 中 A、B 图 R9 处心搏特征的 QRS 波组成，PAV 间期 80 ms；其前 R1～R8 为 AS-VP 状态，频率 90 次/分以上，满足起搏器 BFS 运行的条件后，起搏器延长 R8 处 VP 后 PVARP，使红色箭头所示 P 波成为 AR 事件，AR 开始后警觉期中无 AS 事件，便于警觉期结束时发放 AP，其后 80 ms 发放 VP 脉冲，此房室顺序起搏心动周期的 RR 间期分别为 862 ms、887 ms，短于起搏器程控设置的低限频率间期 1000 ms，在散点图中单独分离出。如果快心房率持续，BFS 功能 90s 后再次进行搜索（如图 11-14A、B 图左上方蓝色方框内时间），如此反复，便呈现出起搏频率快于低限起搏频率，PAV 间期 80 ms 的房室顺序起搏，使 RR 间期短于低限频率间期。因心房频率不同，导致警觉期稍有变化，BFS 搜索脉冲频率随之稍有变化，在房室顺序起搏心搏 Lorenz-RR 散点图中，散点分布于低限频率散点内 45°线附近，前周期稍有变化，并接近低限频率端散点，形成吸引子团 1；图 11-13 吸引子团 2，为图 11-14 中 C 图 R6 心搏特征的 QRS 波组成，R5 处 SAV 间期短于 PAV 间期，使 R6 处 RR 间期稍长于低限频率间期 1000 ms，形成感知心房后触发的下一次

房室顺序起搏的周期稍长于低限频率间期的吸引子团2。

逆向回放图11-15，心房率较快，吸引子团1为图11-14中A、B图的R9处心搏特征的QRS波组成，为BFS功能心房警觉期结束时PAV间期80 ms的心搏，由于AR事件不触发心室起搏及AP夺获心房并重整窦性节律，使此处心搏形成前后周期延长，但小于低限频率间期，散点从45°线远端纵向分离出；吸引子团2为吸引子团1前一心搏，对应图11-14中A、B图的R8特征的心搏组成，形成前短后长周期，从45°线上方横向分离；吸引子团3为吸引子团1后一心搏，对应图11-14中A、B图的R10特征的心搏组成，形成前长后短周期，使散点从45°线下方横向分离，45°线主吸引子团与其旁远端三组独立的吸引子团1、2、3，形成特征性类似房室传导阻滞的散点图，特征性的PAV间期80 ms的心搏可与之相鉴别。

2∶1锁定保护功能

百多力双腔起搏器2∶1锁定保护功能开启时，在起搏器呈VAT工作方式，且心房率较快时，当8个连续的VP-AS间期小于2∶1锁定保护的VP-AS间期标准，VP-AS间期差值<40 ms；起搏器会运作2∶1锁定保护功能，延长AV间期，同时启动Mini. PVARP（最小心室后心房不应期）。此时，如果有隐藏在远场空白期中的房扑波，将会被暴露于AV间期中，标记为心房不应期感知（Ars）事件，便确定为2∶1锁定状态，如果AS-Ars频率超过模式转换频率，将转换为非跟踪模式；如果延长的AV间期中无Ars事件，2∶1锁定状态未被确认，AV间期将逐渐缩短为程控值，并于120s后重新检测。由于AV间期的改变，同时百多力起搏器为A-A计时，会引起RR间期变化，在Lorenz-RR散点图上从45°线窦性周期中分离出来，形成独立吸引子（如图11-16中吸引子5）。

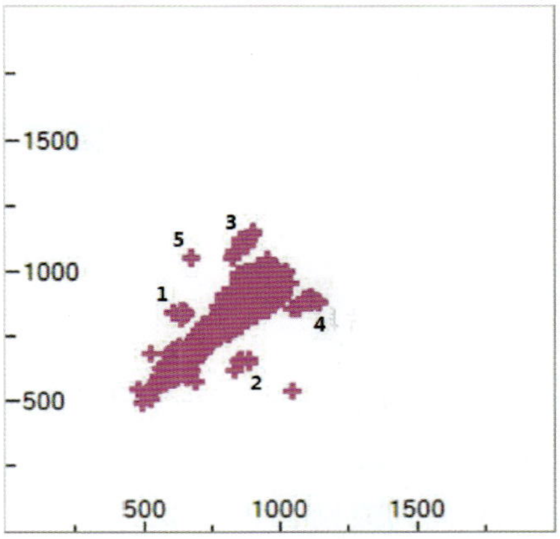

图11-16　08:00—09:00小时起搏Lorenz-RR散点图

百多力双腔起搏器，DDD起搏模式，基础频率60次/分，2∶1锁定保护功能开启。Lorenz-RR散点图可见45°线两侧各有两团平行于45°线的吸引子团（1、2、3、4）及独立吸引子5

图11-16中吸引子团1、2、3、4，平行于45°线对称分布，符合百多力起搏器IRSplus功能运作散点图特点，逆向回放可明确。

图11-17为图11-16散点图独立吸引子5逆向回放后对应的心电图片段，可见吸引子5为图A中R10心搏，此时为窦性心动过速（频率115次/分），VP-AS间期及心动过速频率均符合2∶1锁定怀疑标准，起搏器便在R10处将SAV间期从120 ms延长150 ms至270 ms，未发现远场空白期内心房事件，2∶1锁定保护未被确认，R10后窦性P波落入Mini. PVARP内，R11的AP脉冲按R10窦性P波以基础频率发放，PAV间期300 ms，之后AV间期逐渐缩短到程控值。由于R10心搏前周期延长，后周期等于基础频率间期，此心搏吸引子便从窦性周期中分离出来（在45°线上方横向分离），并与IRSplus功能运作心搏前后周期特点不同，形成独立吸引子。

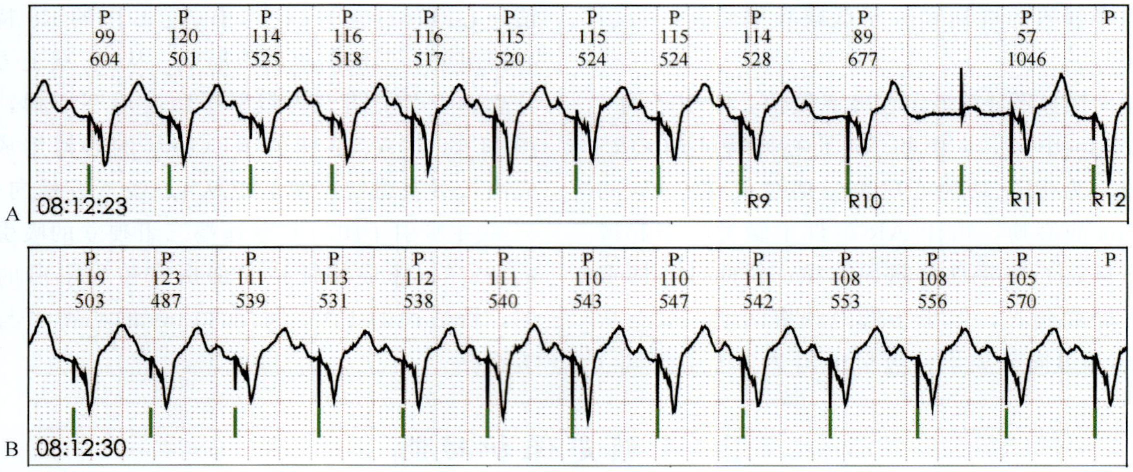

图 11-17　动态心电图片段，对应图 11-16 独立吸引子 5，为百多力双腔起搏器 2∶1 锁定保护功能运作，图 A、B 为连续记录

第三节　房室传导管理

心室自身优先功能

雅培双腔起搏器心室自身优先（Ventricular Intrinsic Preference，VIP）功能运作时，起搏器通过延长 AV 间期鼓励自身房室下传，当 VIP 激活 AV 间期延长时或 VIP 失活 AV 间期缩短至程控 AV 间期时，可出现 RR 间期的长短变化，在 Lorenz-RR 散点图上形成对应的吸引子团（图 11-18，图 11-19）。

逆向回放图 11-18 吸引子团 1，对应图 11-19 中 R3 心搏，当前窦性节律，起搏器以 VAT 方式工作，R4～R6 心搏 SAV 间期延长，VIP 功能激活，延长 3 次未见自身下传 QRS 波，VIP 功能失活，R7 心搏开始恢复为程控的 AV 间期，为雅培双腔起搏器 VIP 功能运作。在窦性节律下，R4 的

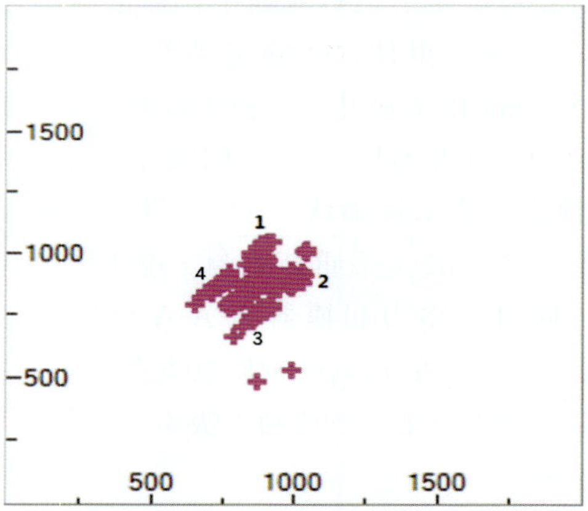

图 11-18　08:00—09:00 小时起搏 Lorenz-RR 散点图

雅培双腔起搏器，基本频率 60 次/分，VIP 功能开启。Lorenz-RR 散点图可见 45°线两侧各有两团平行于 45°线的吸引子团 1、2、3、4

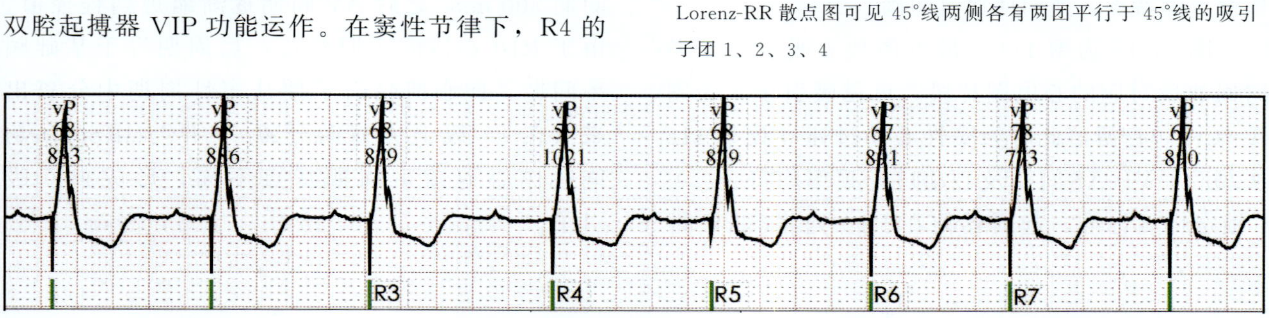

图 11-19　动态心电图片段，对应图 11-18 吸引子团 1、2、3、4，为雅培双腔起搏器 VIP 功能运作

AV 间期延长，使 R3 心搏的后周期长于窦性节律周期，在散点图上从 45°线的窦性节律吸引子团远端上方横向分离出，形成吸引子团 1。R4 心搏为首个延长 AV 间期的心搏，其后 AV 间期与 R4 相同，使 R4 的后周期等于窦性节律周期，形成了前长后短的 RR 间期，在散点图上从 45°线窦性节律吸引子团远端下方横向分离出，形成吸引子团 2。R7 心搏开始恢复为程控的 AV 间期，使 R6 后周期短于窦性节律周期，R6 特征心搏便形成前长后短的 RR 间期，在散点图上从 45°线近端窦性节律吸引子团下方横向分离出，形成吸引子团 3。R7 特征心搏形成前短后长的 RR 间期，在散点图上从 45°线近端窦性节律吸引子团上方横向分离出，形成吸引子团 4。

Search AV＋功能

美敦力双腔起搏器 Search AV＋功能通过延长 AV 间期来搜索和鼓励患者的自身房室传导，减少心室起搏。当 AV 间期由短变长或由长变短时，均可伴随 RR 间期的变化，从而在 Lorenz-RR 散点图上形成独立的吸引子团（图 11-20，图 11-21）。

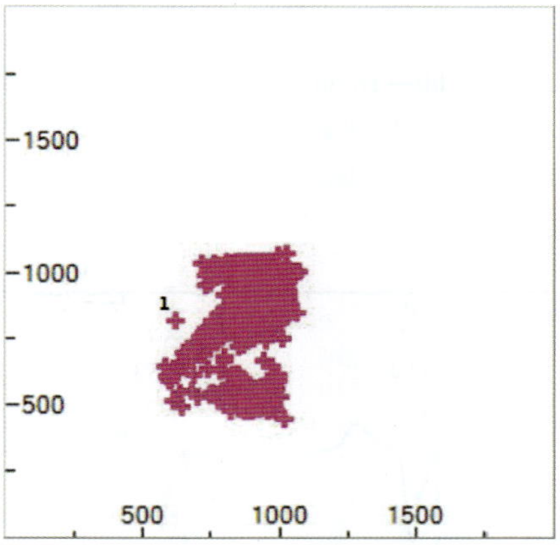

图 11-20　18:00—19:00 小时起搏 Lorenz-RR 散点图

美敦力双腔起搏器，低限频率 60 次/分，Search AV＋功能开启。散点图可见 45°线横向分离出来的吸引子 1

逆向回放图 11-20 吸引子 1 为图 11-21 中 R6 特征心搏，此时起搏器呈 VAT 工作方式，R6 之前为长 AV 间期，SAV 间期 270 ms，R6 心搏起 SAV 间期恢复为程控 SAV 间期 100 ms，使 R6 心搏与前一心搏形成短 RR 间期，使此心搏从窦性 45°线横向分离出来，形成独立的吸引子 1，为美敦力双腔起搏器 Search AV＋功能失活时，SAV 间期由长变短导致相应 RR 间期变化。

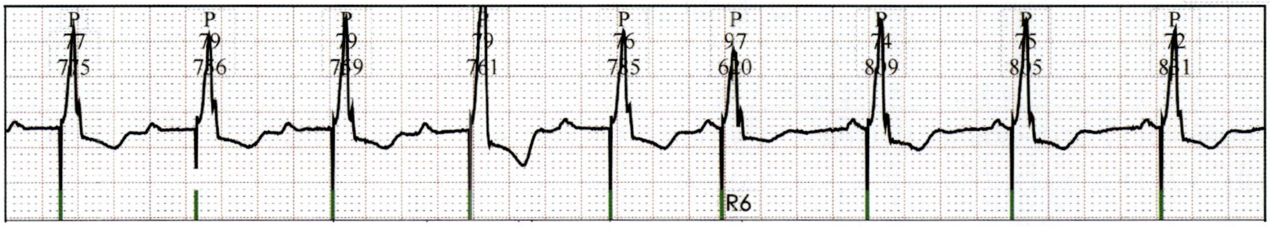

图 11-21　动态心电图片段，对应图 11-20 吸引子 1，为美敦力双腔起搏器 Search AV＋功能运作

自主心律支持功能

百多力起搏器自主心律支持（Intrinsic Rhythm Support，IRSplus/I-Opt）功能是百多力双腔起搏器的 AV 滞后、AV 重复滞后和 AV 扫描滞后的一键激活功能，通过延长 AV 间期鼓励自身房室下传，从而减少不必要的心室起搏。在心电图上表现为 AV 间期间歇性延长或缩短，形成 RR 间期的长短变化，从而在散点图上形成对应的吸引子团（图 11-22，图 11-23）。

吸引子团 1，由图 11-23 中 R2 特征的心搏组成，R3～R7 心搏 SAV 间期延长，延长 5 次未见自身房室下传，R8 心搏恢复为程控的 AV 间期，为百多力双腔起搏器 IRSplus 功能运作。在窦性

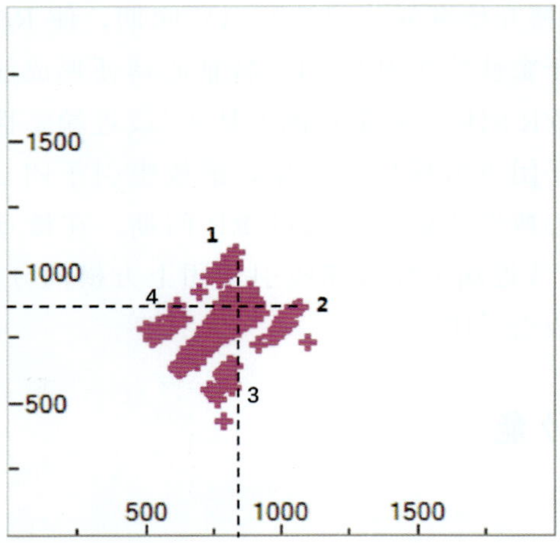

图 11-22　15:00—16:00 小时起搏 Lorenz-RR 散点图

百多力双腔起搏器，基础频率 60 次/分，IRSplus 功能开启。散点图可见 45°线两侧各有两团平行于 45°线的吸引子团 1、2、3、4

节律下，R3 的 AV 间期延长，使 R2 心搏的后周期长于窦性节律周期，在散点图上从 45°线的窦性节律吸引子团远端上方横向分离出，形成吸引子团 1。R3 为首个延长的 AV 间期心搏，其后 AV 间期与 R3 相同，使 R3 的后周期等于窦性节律周期，形成了前长后短的 RR 间期，在散点图上从 45°线窦性节律吸引子团远端下方横向分离出，形成吸引子团 2。R8 心搏开始恢复为程控的 AV 间期，使 R7 后周期短于窦性节律周期，R7 特征心搏便形成前长后短的 RR 间期，在散点图上从 45°线近端窦性节律吸引子团下方横向分离出，形成吸引子团 3。R8 特征心搏形成前短后长的 RR 间期，在散点图上从 45°线近端窦性节律吸引子团上方横向分离出，形成吸引子团 4。

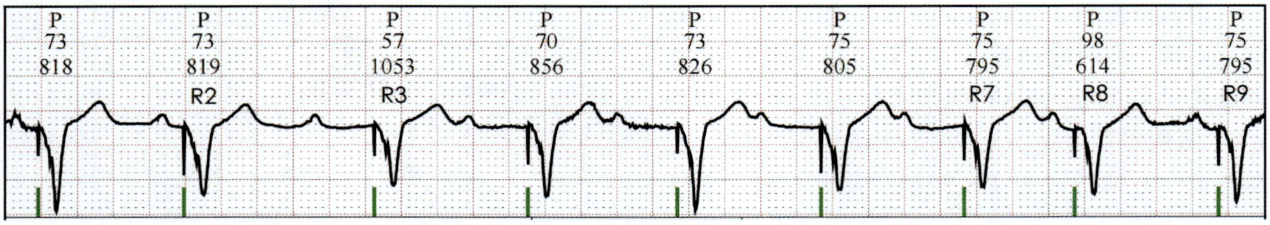

图 11-23　动态心电图片段对应图 11-22 吸引子团 1、2、3、4，为百多力双腔起搏器 IRSplus 功能运作

心室起搏管理功能

美敦力双腔起搏器心室起搏管理（MVP）功能运作时，起搏器可在 AAI（R）＋与 DDD（R）工作模式之间进行自动转换。在 AAI（R）＋模式下时，当出现单次的房室传导阻滞致心室漏搏，起搏器会出现心房不跟踪，而是在预计的下一个心房起搏后 80 ms 发放心室备用起搏，形成较长的心室 RR 间期，从而在 Lorenz-RR 散点图远端形成独立的吸引子团（图 11-24，图 11-25）。

吸引子团 1 由图 11-25 中的 R2 特征心搏组成，吸引子团 2 由图 11-25 中的 R3 特征心搏组成，吸引子团 3 由图 11-25 中的 R4 特征心搏组成。图 11-25 起搏器运作在 AAI＋起搏模式下，R2 之后的 AP 脉冲夺获心房出现房室传导阻滞致

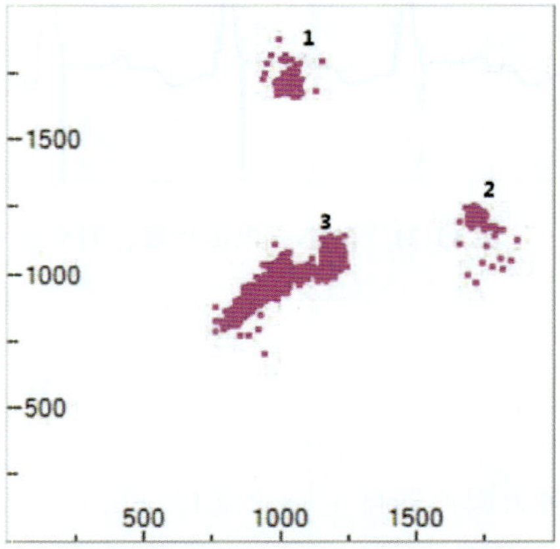

图 11-24　全程起搏 Lorenz-RR 散点图

美敦力双腔起搏器，低限频率 60 次/分，MVP 功能开启。全程起搏 Lorenz-RR 散点图可见 45°线远端两团吸引子，后周期明显长于低限频率间期的吸引子团 1 及前周期明显长于低限频率间期的吸引子团 2；45°线主吸引子团远端，前周期略长于低限频率间期的吸引子团 3

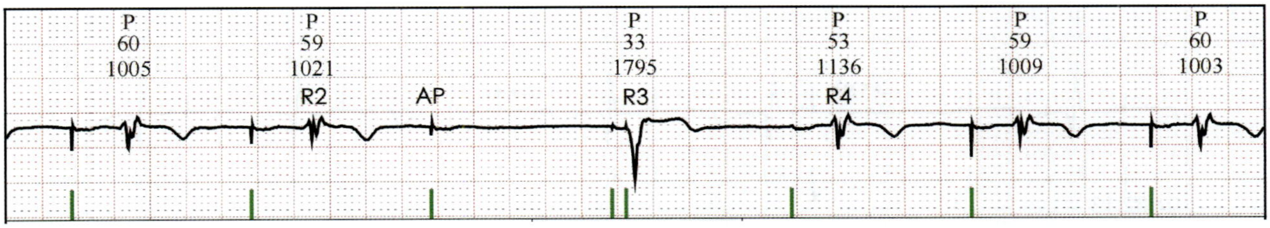

图 11-25　动态心电图片段，对应图 11-24 吸引子 1、2、3，为美敦力双腔起搏器心室起搏管理功能（MVP）运作

心室漏搏，起搏器在预计的下一个心房起搏后 80 ms 发放心室备用起搏（R3），使 R2-R3 间期明显长于低限频率间期，为美敦力双腔起搏器心室起搏管理（MVP）功能运作。R4 处 AP 脉冲夺获心房，房室传导恢复致 R4 的前周期稍长于低限频率间期，形成对应 R4 心搏的吸引子团 3。

心室起搏抑制功能

百多力双腔起搏器心室起搏抑制（VP Suppression）功能是起搏器通过检查自身房室传导，实现 DDD（R）⇔ADI（R）之间模式自动转换，存在房室传导时，起搏器采用 ADI（R）模式工作以减少不必要的心室起搏，当自主房室传导受阻时，转换为 DDD（R）模式工作。在功能运作过程中，AV 间期变化及房室传导中断会形成 RR 间期变化，在 Lorenz-RR 散点图的近端及远端形成独立的吸引子团（图 11-26 至图 11-28）。

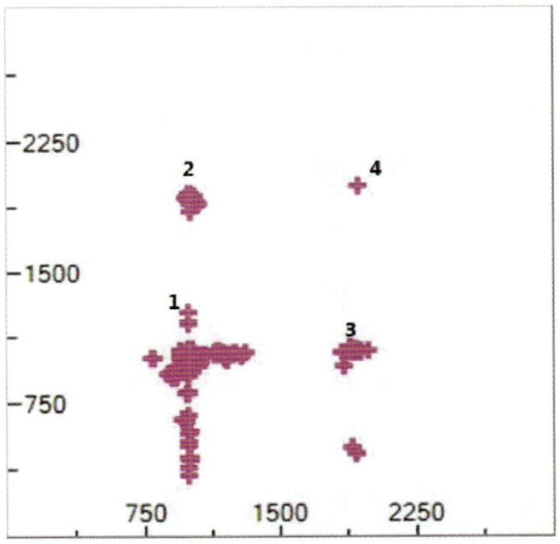

图 11-26　04:00—05:00 小时起搏 Lorenz-RR 散点图

百多力双腔起搏器，基础频率 60 次/分，VP Suppression 功能开启，“2 out of 8”。Lorenz-RR 散点图可见 45°线远端及两侧独立吸引子团 1、2、3、4

吸引子团 1，前周期为基础频率间期，后周期略长于基础频率间期，逆向回放吸引子团 1 为图 11-27 中 R1 心搏，图 11-27 中 R2 心搏开始 PAV 间期延长至 450 ms，形成 R1 后周期长于基础频

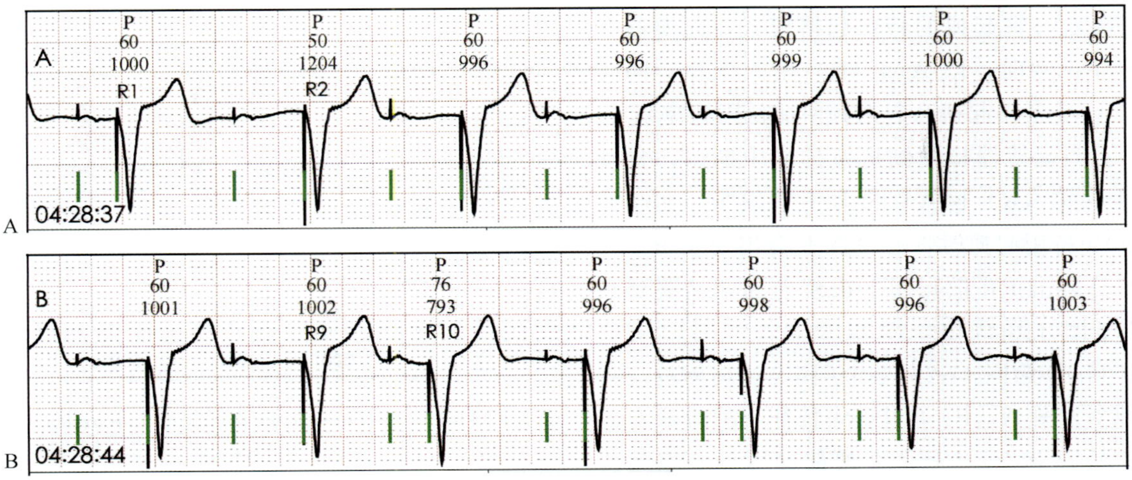

图 11-27　动态心电图片段对应图 11-26 吸引子团 1，为百多力双腔起搏器心室起搏抑制功能运作，图 A、B 为连续记录

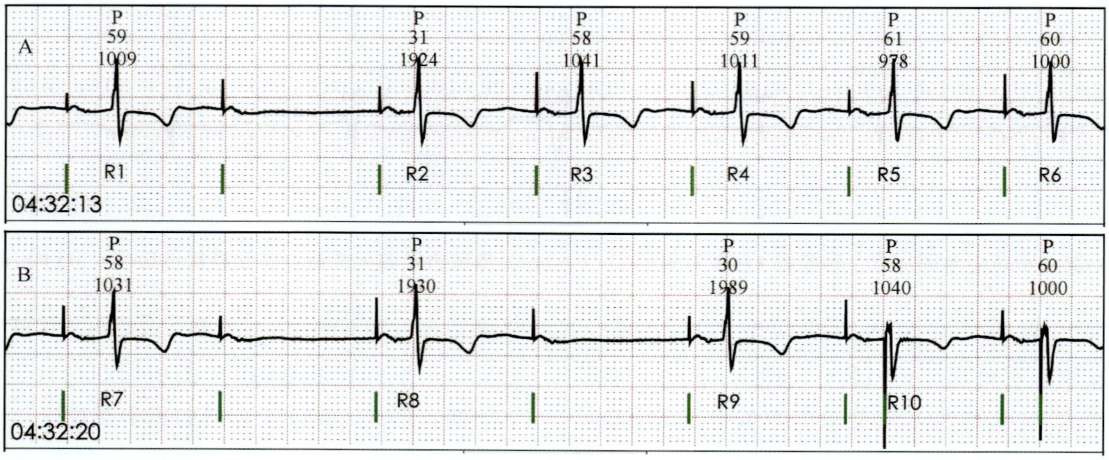

图 11-28 动态心电图片段，对应图 11-26 吸引子团 2、3、4，为百多力双腔起搏器心室起搏抑制功能运作，图 A、B 为连续记录

率间期，使 R1 吸引子从基础频率间期纵向分离。PAV 间期共延长 8 次，未见自身房室下传，R10 心搏恢复至程控 AV 间期。

吸引子团 2，前周期为基础频率间期，后周期延长至接近 2 倍基础频率间期，逆向回放吸引子团 2 为图 11-28 中 R1 及 R7 特征心搏吸引子组成，起搏器运作在 ADI 模式下鼓励房室结自身下传，ADI 模式下出现了房室传导中断，因 ADI 模式下起搏器 AP 脉冲后 VP 抑制，形成了长 RR 间期，散点图上形成了前短后长的独立吸引子团 2。

吸引子团 3 对应图 11-28 中 R2 心搏，前周期出现房室传导中断，形成接近 2 倍基础频率间期的长 RR 间期，后周期约等于基础频率间期的吸引子团。

吸引子 4 为图 11-28 中 R8 心搏，前后周期均出现房室传导中断，前后周期形成近似等长的长 RR 间期，在 45°线远端形成独立吸引子。

图 11-28 连续记录图中，在连续 8 个 AP 脉冲后出现 2 次房室传导中断，符合“2 out of 8”原则，于 R10 心搏恢复至 DDD 工作模式。

RYTHMIQ 功能

波士顿科学双腔起搏器 RYTHMIQ 功能是减少不必要右心室起搏的特殊起搏模式，起搏器在房室传导正常时，以 AAI（R）模式工作，同时心室以 VVI 备用起搏（起搏频率比低限频率低 15 次/分）；当起搏器检测到房室传导中断时，自动切换到 DDD（R）模式以恢复房室同步。在起搏器按 VVI 备用起搏时，心电图上会出现长 RR 间期，在 Lorenz-RR 散点图上出现前周期显著延长的吸引子团（图 11-29，图 11-30）。

图 11-30 为图 11-29 吸引子团 2 逆向回放，吸引子团 2 为图 A、B、C 中 R4 特征心搏组成，起搏频率为 35 次/分，三个心搏前均可见心室起搏脉冲，此脉冲距离 R3 室性早搏心搏间期为 1700 ms

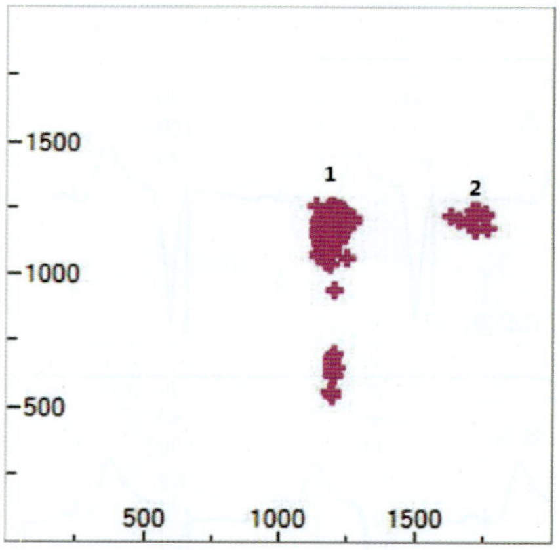

图 11-29 15:00—16:00 小时起搏 Lorenz-RR 散点图

波士顿科学双腔起搏器，低限频率 50 次/分，RYTHMIQ 功能开启。Lorenz-RR 散点图可见 50 次/分低限频率工作心搏形成的吸引子团 1 及起搏间期明显长于低限频率间期的吸引子团 2

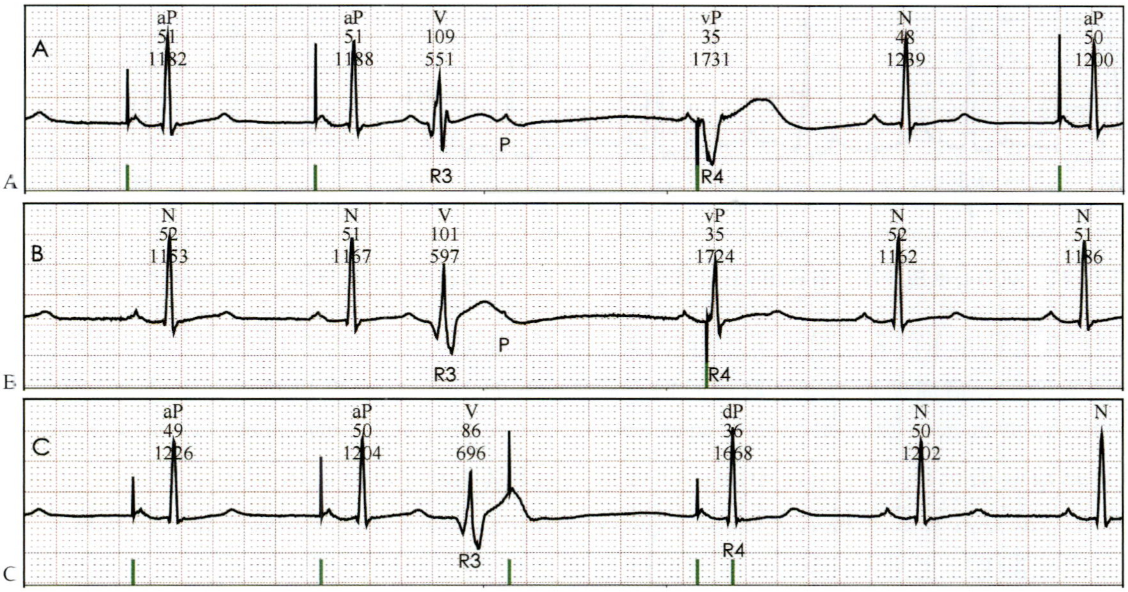

图 11-30　动态心电图片段，对应图 11-29 吸引子团 2，为波士顿科学双腔起搏器 RYTHMIQ 功能运作，图 A、B、C 均为非连续记录

左右。图 A、B 中 R4 心搏前可见窦性 P 波，但 SAV 间期不等，而距离其前的室性早搏 R3 间期一致，可见心室起搏脉冲并非按 SAV 间期发放，而是按室性早搏 R3 后 1700 ms（频率 35 次/分）发放。图 A、B、C 的窦性 P 波及心房起搏脉冲均重整心房低限频率间期，QRS 波重整比低限频率低 15 次/分的 VVI 备用起搏间期，符合 AAI 模式伴 VVI 备用（RYTHMIQ 功能运作）。

第四节　起搏器对室性早搏的反应

雅培起搏器室性早搏反应功能

雅培双腔起搏器采用改良的心房计时，感知到的心室事件（VS）之前没有起搏或感知的心房事件（AS）；或者当感知到 VS 事件之前存在 PVARP 内心房事件（AR），但 AR-VS 间距＞280 ms 时，此 VS 事件均被起搏器定义为室性早搏（室早）。雅培双腔起搏器的室性早搏反应功能选择 A pace on PVC 时，会在检测到室性早搏后，自动延长室性早搏后 PVARP，并根据 PVARP 内有无心房事件及心房事件位置的不同，按不同间期发放心房起搏脉冲，在心电图上表现为室早后不同的“VA 间期”，从而在 Lorenz-RR 散点图上形成室早后周期不同的吸引子团（图 11-31，图 11-32）。

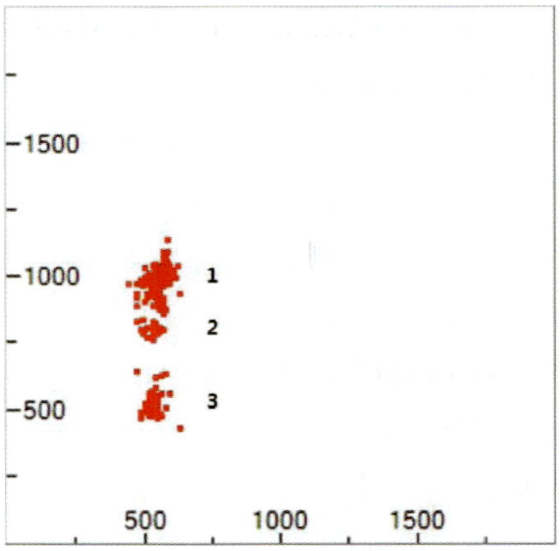

图 11-31　室性早搏 Lorenz-RR 散点图

雅培双腔起搏器，基本频率 60 次/分，PAV 间期 250 ms，“A pace on PVC”开启。室性早搏 Lorenz-RR 散点图可见室性早搏在联律间期基本相同情况下，出现后周期不同的 1、2、3 吸引子团

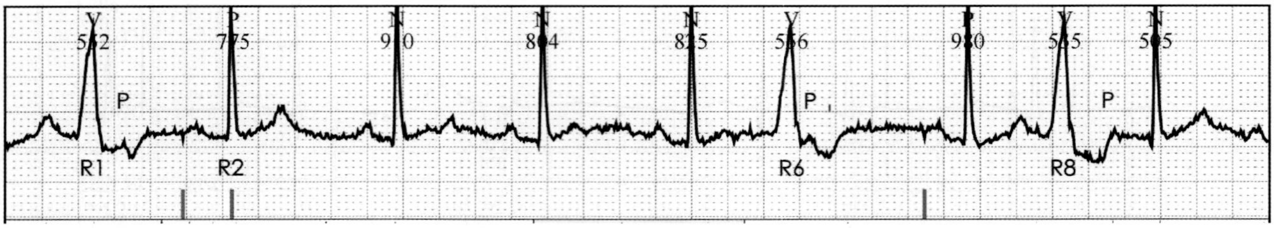

图 11-32　动态心电图片段，对应图 11-31 吸引子团 1、2、3，为雅培双腔起搏器“A pace on PVC”功能运作

图 11-31 Lorenz-RR 散点图可见室性早搏分布呈三团吸引子，前周期均为室早联律间期，后周期不同，在散点图上形成不同特征的吸引子团。逆向回放吸引子团 1、2、3：图 11-32 可见 R1 心搏后 P 波落入室性早搏后 PVARP 内心房警觉期（AR 事件），P 波后 330 ms 发放心房起搏脉冲并于 PAV 间期后起搏心室，为室早选项“A pace on PVC”功能运作，R1 心搏特征的 QRS 波形成吸引子团 2，室早后周期短于基本频率间期。R6 心搏后 P 波落入室性早搏后 PVARP 起始 150 ms 的空白期内，启动 VA 间期触发下一次心房起搏，R6 心搏后周期较 R1 后周期长，为基本频率间期，R6 特征的 QRS 波形成吸引子团 1。R8 心搏后 P 波落入室性早搏后 PVARP 的 330 ms 相对不应期内，P 波在 330 ms 内经房室结下传心室致 R8 后周期较短，R8 心搏特征的 QRS 波形成吸引子团 3，其后周期较吸引子团 2 更短。

美敦力起搏器室性早搏反应功能

美敦力双腔起搏器采用改良的心房计时，感知到一个心室感知事件（VS）与前一个心室事件之间无起搏或感知的心房事件，则此次心室感知事件被定义为室性早搏。当室性早搏反应功能开启时，会强制激活非竞争性心房起搏（Non-Competitive Atrial Pacing，NCAP）功能。在室性早搏后的 PVARP 有心房感知事件（AR），则会开启一个非竞争性心房起搏（NCAP）间期，在 NCAP 间期内不允许发放 AP，如果预计的 AP 脉冲位于 NCAP 间期内，则推迟 AP 脉冲至 NCAP 间期结束时发放。由于 NCAP 功能运作时保持 VV 间期相对稳定，在室性早搏 Lorenz-RR 散点图上可见室早后周期等于低限频率间期或当前传感器频率间期的散点图，美敦力双腔起搏器是改良的心房计时，在 NCAP 功能运作伴 AV 间期缩短的心搏，对室早后后点心搏的前周期产生改变，在 Lorenz-RR 散点图上形成相应的吸引子团（图 11-33，图 11-34）。

逆向回放图 11-33A，吸引子团 1 为图 11-34A R5 室早特点，其后 P 波落在室早后 PVARP 内（AR），AR 事件后启动 NCAP 间期，此时起搏器以 60 次/分低限频率工作，因此时 NCAP 间期内无预计的心房起搏脉冲，R5 室性早搏便启动改良的心房计时，按 VA 间期（AA 间期-AV 间期）触发下一次 AP，室性早搏后周期为低限频率间期。吸引子 2 为图 11-34B R6 室早特点，R6 后 P 波落在室早后 PVARP 内（AR），启动 NCAP 间期，在 NCAP 间期内有预计的心房起搏脉冲，推迟 AP 脉冲发放，为保持 VV 间期相对稳定，便缩短 PAV 间期，此时起搏频率约为 85 次/分，室性早搏后周期为当前的起搏频率间期。吸引子 3 为图 11-34C R5 室早特点，R5 室早后 PVARP 内有感知 P 波（AR），启动 NCAP 间期，在 NCAP 间期内无预计的心房起搏脉冲，R5 室早便启动改良的心房计时，VA 间期触发下一次 AP，此时起搏频率约为 70 次/分，室性早搏后周期为当前起搏频率间期。图 11-34 为 DDDR 模式工作。

以上室性早搏反应中室早后周期相对稳定，三种情况的后周期不同与当时的频率应答功能有关。即 NCAP 功能运作时对室性早搏后周期无影响，由于美敦力双腔起搏器是改良的心房计时，

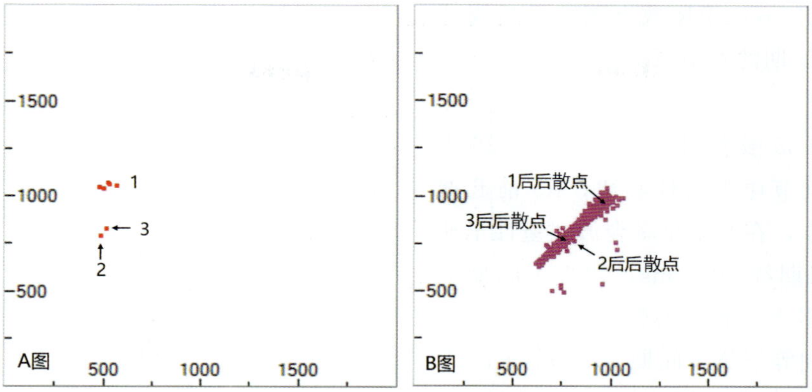

图 11-33　A 图为室性早搏 08:30—09:30 小时 Lorenz-RR 散点图；B 图为起搏心搏 08:30—09:30 小时 Lorenz-RR 散点图

美敦力双腔起搏器，设置模式 DDDR，低限频率 60 次/分，PAV 间期 150 ms，室性早搏反应功能开启，A 图为 08 30—09:30 室性早搏 Lorenz-RR 散点图，B 图为 08:30—09:30 DDDR 起搏心搏 Lorenz-RR 散点图。A 图可见在室性早搏联律间期基本相同情况下，出现后周期不同的吸引子团 1、2、3；B 图箭头所示的 3 个吸引子为 A 图室早散点心搏所对应的后后散点

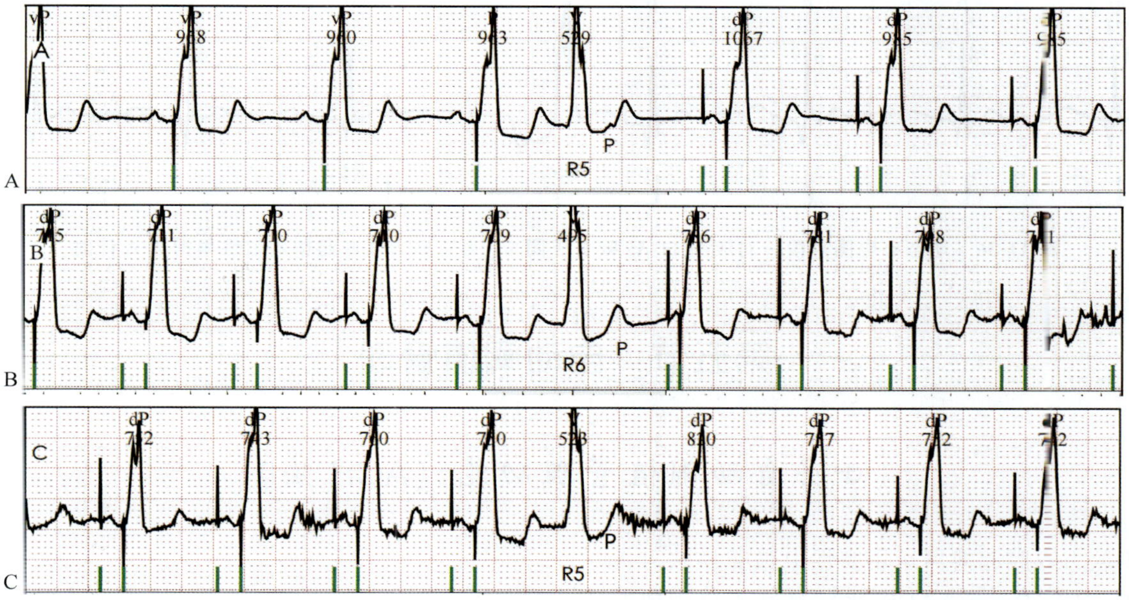

图 11-34　动态心电图片段，对应图 11-33 A 图吸引子团 1、2、3 及 B 图吸引子团 2 后后散点，为美敦力双腔起搏器室性早搏反应功能运作，图 A、B、C 为非连续记录

对于图 11-34B R6 室早后 AR 事件启动的 NCAP 间期中有无预计的心房起搏脉冲，受 NCAP 功能影响，AP 推迟，PAV 间期缩短（图 11-34B 中 R7），下一跳 PAV 间期恢复程控值（图 11-34B 中 R8），因 PAV 间期短长变化，导致 R8 心搏（即室早后第二次心搏）的前周期延长，此心搏散点将在靠近 DDDR 散点 45°线下方分离出，见图 11-33B 中箭头所示的吸引子团 2 后后点。

百多力双腔起搏器室性早搏

百多力双腔起搏器采用心房计时（A-A 计时），起搏器定义的室性早搏（PVC）会重整起搏频率间期，室性早搏至下一个心房起搏事件的间期等于当前的起搏频率间期，即 VA 间期＝AA

间期。在室性早搏 Lorenz-RR 散点图可见后周期长于基础起搏频率间期的吸引子团（图 11-35，图 11-36）。

逆向回放图 11-35 吸引团子 1，为图 11-36 中室性早搏 R5，基础节律为窦性心律，R5 前起搏器以 VAT 方式工作，在心室呈融合波，室性早搏 R5 至 R6 处 AP 间期约 1000 ms，即 VA 间期＝AA 间期，符合百多力双腔起搏器 A-A 计时。R5 与其后心搏 R6 间期等于 AA 间期 1000 ms＋PAV 间期/（自身下传的房室间期）AP-VS 间期 200 ms 为 1200 ms，故在百多力双腔起搏器出现室早后周期明显长于基础频率间期吸引子团 1。由于 VA 间期＝AA 间期，可与频率滞后功能相鉴别。

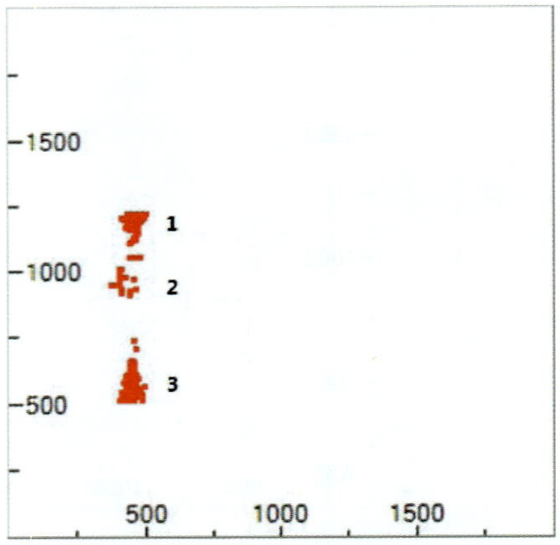

图 11-35　室性早搏 Lorenz-RR 散点图

百多力双腔起搏器，基础频率 60 次/分，室性早搏 Lorenz-RR 散点图近端出现后周期长于基础频率间期的吸引子团 1

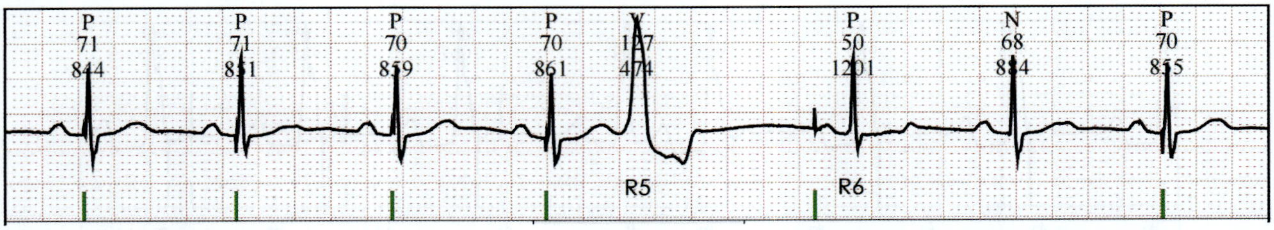

图 11-36　动态心电图片段，对应图 11-35 吸引子团 1，为百多力双腔起搏器室性早搏 A-A 计时

第五节　自动阈值管理

心房自动阈值管理功能（ACR 法）

美敦力双腔起搏器运用窦性 P 波重整法（Atrial Chamber Reset，ACR 法）测试心房阈值时，在稳定的窦性节律下，通过提高心房起搏频率，延长 AV 间期，是否重整窦性节律间期，从而间接判断心房起搏脉冲是否夺获心房，进行心房阈值测试。在动态心电图记录中，因 AV 间期的变化及 AP 脉冲提前，在 Lorenz-RR 散点图中出现相应的吸引子团（图 11-13，图 11-38）。

图 11-38 为图 11-37 吸引子团 1 逆向回放，可见吸引子团 1 为图 A 中 R7 及图 B 中 R2、R8 特征心搏组成，图 A 可见窦性节律，起搏器呈 VAT 工作方式，R4 心搏开始 SAV 间期延长，起搏器开始启动心房阈值检测 ACR 法。图 B 中 R2 与 R8

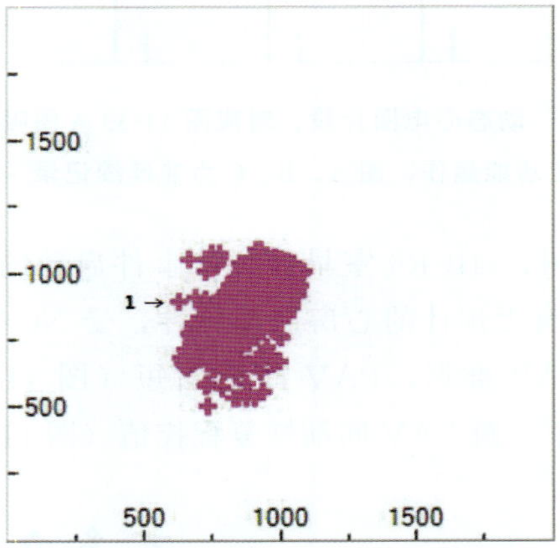

图 11-37　01:00—02:00 小时起搏 Lorenz-RR 散点图

美敦力双腔起搏器，低限频率 60 次/分，凌晨 01:00—02:00 小时起搏心搏 Lorenz-RR 散点图，可见 45°线近端上方出现一组吸引子团 1

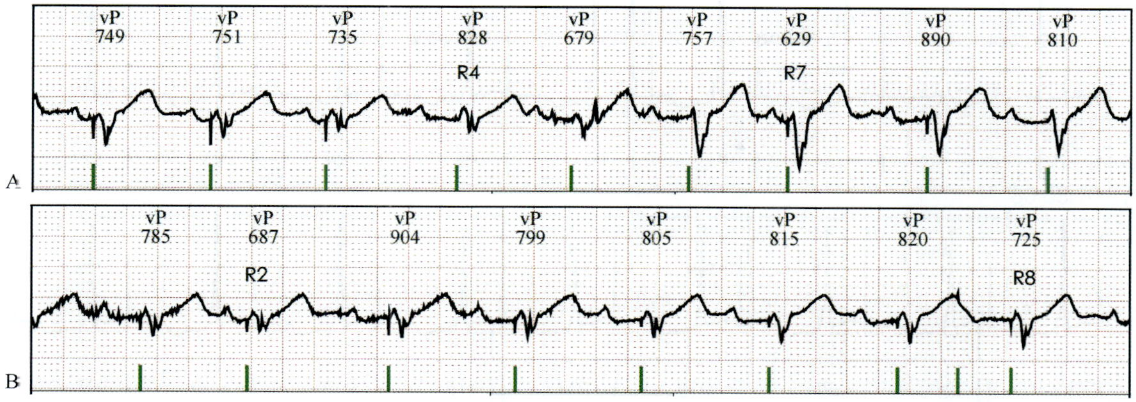

图 11-38　动态心电图片段，对应图 11-37 吸引子团 1，为心房自动阈值管理功能（ACR 法）运作，图 A、B 为非连续记录

心搏间隔 5 次长 SAV 间期心搏，R8 心搏可见心房脉冲提前的房室顺序起搏，为心房阈值测试脉冲发放夺获心房。图 A 中 R7 及图 B 中 R2 心搏前的 P 波，为心房测试脉冲失夺获后的窦性 P 波。心房测试脉冲提前发放，导致心室起搏脉冲提前，在散点图上出现同样的窦性频率下前周期短于窦性频率，后周期长于窦性频率，从 45°线分离出来的吸引子团 1。

心房自动阈值管理功能（AVC 法）

美敦力起搏器心房阈值测试时首先进行心房节律稳定性检测，检测结束当选择采用房室传导法（Atrial-Ventricular Conduction，AVC 法）检测时，心房超速起搏数次（频率为稳定性检测时心房率＋15 次/分），并在此频率基础上进行心房阈值测试，心房测试脉冲（AP）提前 70 ms 发放，70 ms 后发放心房备用脉冲（AB），两次测试间隔 3 个支持周期，测试脉冲能否夺获心房会形成 RR 间期的规律变化，在 Lorenz-RR 散点图上形成相应的吸引子团（图 11-39，图 11-40）。

逆向回放 11-39 吸引子团 1，为前后周期均为连续的 800 ms（75 次/分）的心房起搏，逆向回放可见该吸引子团为心房阈值测试开始的心房起搏频率提速及测试过程中支持频率，如图 11-40 中 R1～R6 及 R10 心搏特征的 QRS 波组成，因此频率快于起搏器设置的低限频率。

吸引子团 2，前周期短于 800 ms（75 次/分），后周期为 800 ms（75 次/分），逆向回放可见该吸引子团为心房阈值测试心搏如图 11-40 中 R8、R12 心搏特征的 QRS 波组成，测试脉冲按前一次心房起搏脉冲发放后 730 ms（800－70 ms）发放，测试脉冲夺获心房并下传心室，使 R8、R12 心搏的前周期短于支持频率周期，形成独立吸引子团。

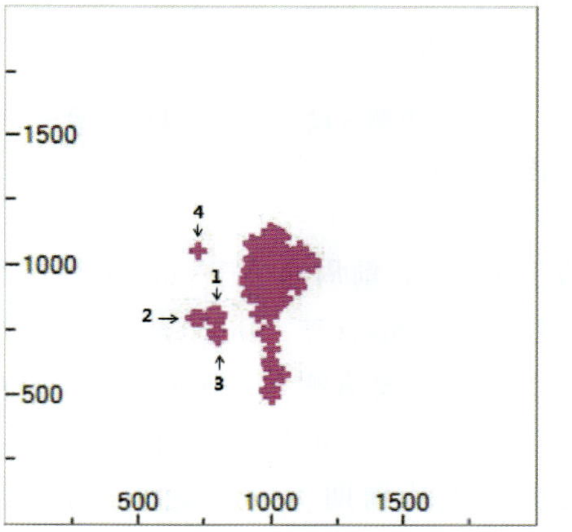

图 11-39　全程房室顺序起搏心搏 Lorenz-RR 散点图

美敦力双腔起搏器，低限频率 60 次/分。全程房室顺序起搏心搏 Lorenz-RR 散点图可见前后周期均短于低限频率间期，且沿 45°线呈类三角形分布的吸引子团 1、2、3

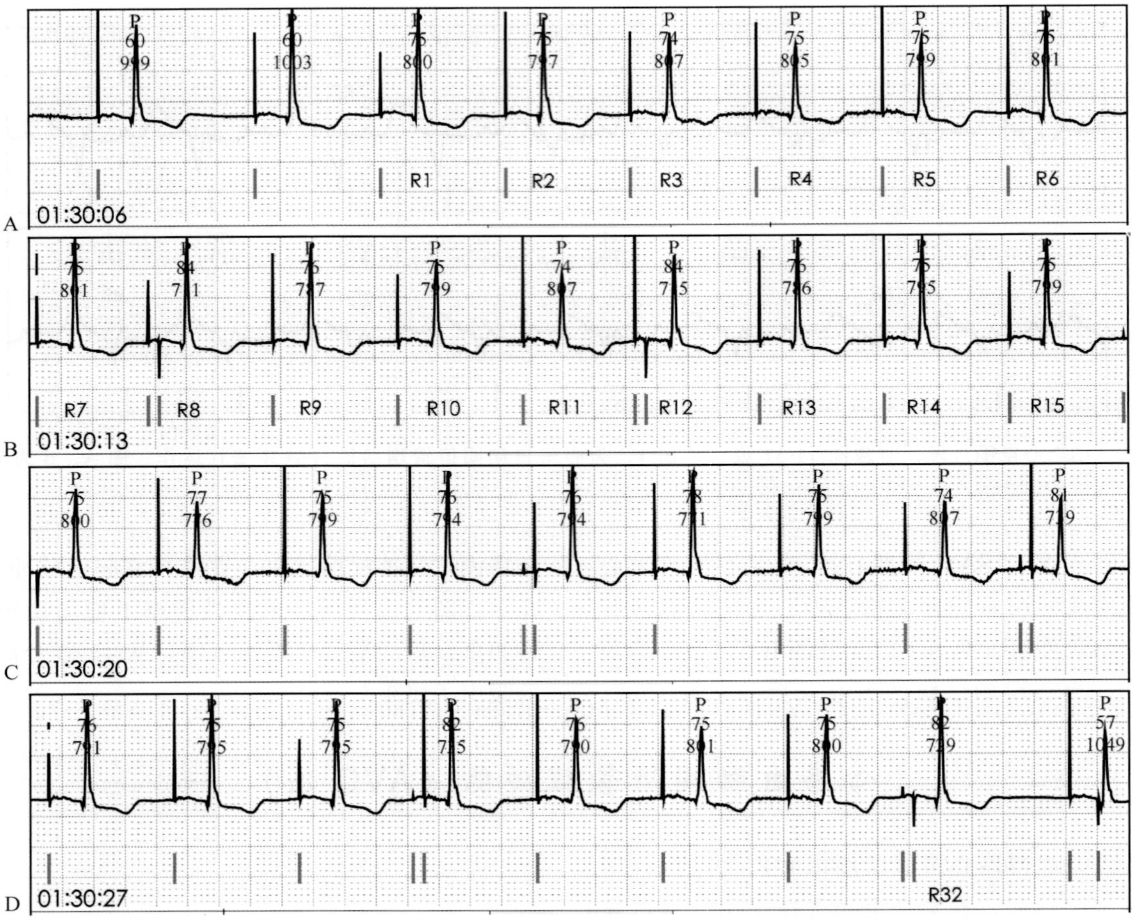

图 11-40　动态心电图片段，对应图 11-39 吸引子团 1、2、3、4，为心房自动阈值管理功能（AVC 法）运作，图 A、B、C、D 为连续记录

吸引子团 3，前周期等于 800 ms（75 次/分），后周期短于 800 ms（75 次/分），逆向回放可见该吸引子团为心房阈值测试心搏前一次支持周期如图 11-40 中 R7、R11 心搏特征的 QRS 波组成，测试脉冲短于支持周期 70 ms 发放，并下传心室，形成独立吸引子团。

独立吸引子 4，为前周期短于 800 ms（75 次/分），后周期为起搏器低限频率间期，逆向回放可见该吸引子为最后一次心房阈值测试心搏（图 11-40 中 R32），测试脉冲按前一次心房起搏脉冲发放后 730 ms（800－70 ms）发放，测试完成后恢复低限频率间期，形成独立吸引子。

右心房自动阈值功能

波士顿科学（波科）双腔起搏器右心房自动阈值（Right Atrial Automatic Threshold，RAAT）功能测试时，缩短 PAV/SAV 间期为 85 ms/55 ms，起搏频率＜110 次/分，为平均心房率、低限频率或传感器频率中较快的频率，或者在当前起搏频率/自身频率基础上＋10 次/分，在 Lorenz-RR 散点图上可以形成相应独立于低限频率的吸引子团（图 11-41，图 11-42）。

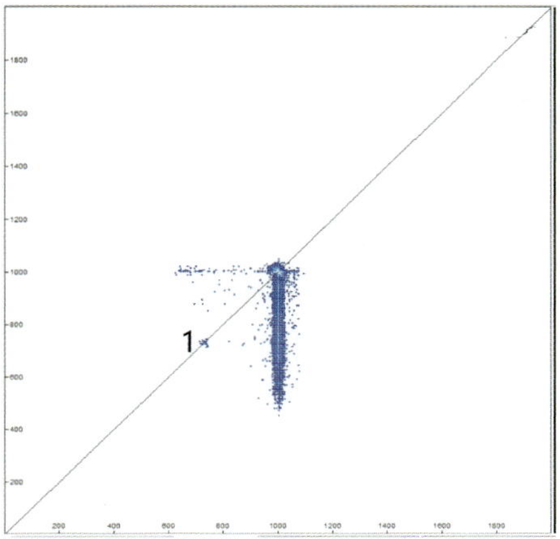

图 11-41　全程房室顺序起搏心搏 Lorenz-RR 散点图

波士顿科学双腔起搏器，全程房室顺序起搏心搏 Lorenz-RR 散点图，低限频率 60 次/分，在 45°线近端出现前后周期一致，且位于低限频率间期的吸引子团 1

逆向回放图 11-41 吸引子团 1，为图 11-42 中 R5～R21 处心搏特征的 QRS 波组成，除 R5 处 PAV 间期约 60 ms，其余 PAV 间期均为 85 ms，心搏前后周期基本一致，约 750 ms，起搏频率约 80 次/分，起搏频率提速，便在 45°线低限频率间期内形成吸引子团 1，符合波士顿科学双腔起搏器右心房自动阈值（RAAT）功能运作。R5 处 PAV 间期更短，为动态 AV 延迟功能运作。

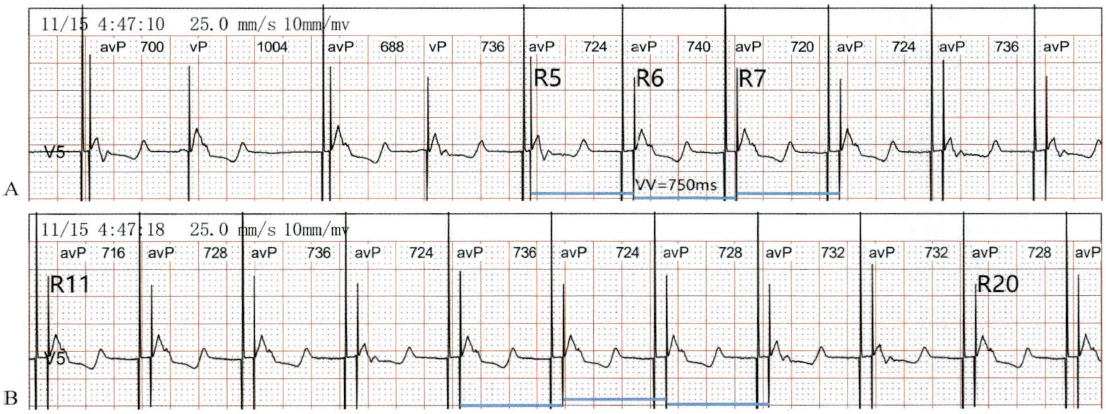

图 11-42　动态心电图片段，对应图 11-41 吸引子团 1 为右心房自动阈值（RAAT）功能测试，图 A、B 为连续记录

心房夺获控制与心室夺获控制功能

百多力双腔起搏器心房夺获控制（Atrial Capture Control，ACC）功能运作时，首先将 AV 间期缩短至 50 ms 连续起搏 6 次，随后以自主平均心房率或基础起搏频率＋20%，作为测试频率进行心房阈值测试，同时采用以心房为基准的 DDI 工作模式。

心室夺获控制（Ventricular Capture Control，VCC）功能运作时，在单腔起搏器，通过提高起搏频率进行心室阈值测试；在双腔起搏器通过 AA 间期不变，将 PAV/SAV 间期缩短为 50/15 ms 进行。当 PAV/SAV 间期缩短及测试脉冲失夺获后备用脉冲夺获时，心电图上表现为 RR 间期的轻微缩短或延长。在心房、心室阈值测试过程中，频率的变化、失夺获时 RR 间期的变化，会在 Lorenz-RR 散点图上形成相应的吸引子团（图 11-43 至图 11-47）。

图 11-43 中吸引子团 1 位于 45°线上，前后周期均短于基础频率间期，逆向回放为具有图 11-44 中 R5 特征的心搏组成，前后周期均为 833 ms（72 次/分），且 PAV 间期 50 ms，此图 R1～R3

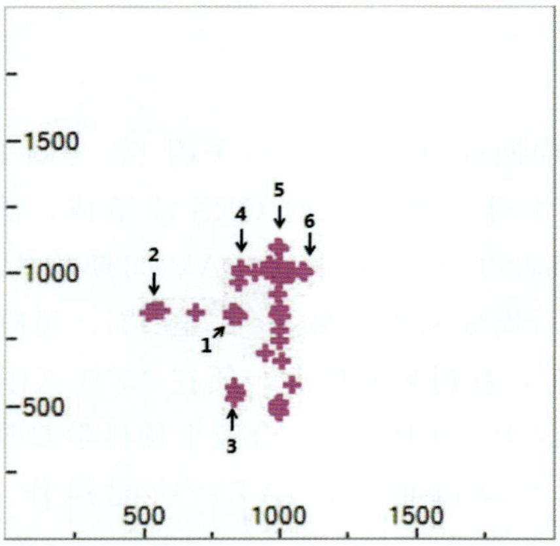

图 11-43　01:30—02:30 小时起搏心搏 Lorenz-RR 散点图

百多力双腔起搏器，基础频率 60 次/分。01:30—02:30 起搏心搏 Lorenz-RR 散点图，出现了多组前后周期短于 1000 ms 的吸引子团 1、2、3、4 及前后周期长于 1000 ms 的吸引子团 5、6

为基础频率间期 1000 ms（60 次/分），PAV 间期 50 ms，R4 开始起搏频率提升 20%，即 72 次/分，符合 ACC 运作的特点。

吸引子团 2，前周期明显快于吸引子团 1，后周期与吸引子团 1 相同，逆向回放可见，为具有图 11-45 中 R5 特征的心搏组成。由百多力起搏器心房阈值测试特点可知，R3～R4 之间出现 P 波，说明 R3 处心房测试脉冲失夺获，R4 处心房起搏脉冲被抑制，R5 处心房起搏脉冲以 R4 前 P 波为基准的 DDI 工作模式以 833 ms（72 次/分）发放，其后 50 ms 发放 VP 脉冲，使 R4～R5 心搏间期缩短，R6 处 AP 脉冲仍以 R5 处 AP 脉冲为计时周期，按 833 ms（72 次/分）发放，形成前短后长的吸引子团 2。

吸引子团 3，前周期与吸引子团 1 前周期一致，后周期与吸引子团 2 前周期一致，逆向回放可见，为具有图 11-45 中 R4 特征的心搏组成。

吸引子团 4，前周期快于基础频率间期，后周期为 1000 ms（60 次/分），逆向回放可见，为图 11-46 中 R3 特征的心搏组成，PAV 间期为 50 ms，AP 脉冲按基础频率间期 1000 ms（60 次/分）发放，因 AV 间期缩短，R3 与前一心搏 RR 间期略短于基础频率间期，后周期仍以 AP 为计时周期的基础频率间期 1000 ms（60 次/分）发放。R3～R7 为 50 ms 短 AP-VP 脉冲，R8～R12 为 AP-VP-VB 脉冲，符合百多力起搏器心室阈值测试信号质量检测过程。

逆向回放吸引子团 5、6，图 11-47 中 R5、R6 处可见 3 脉冲，为心室阈值测试脉冲失夺获，备用脉冲夺获心室，R4～R5 间期形成略长于基础频率间期 1000 ms。吸引子团 5 为图 11-47 中 R4 特征的心搏组成，前周期为基础频率间期，后周期略长于基础频率间期；吸引子团 6 为图 11-47 中 R5 特征的心搏组成，前周期略长于基础频率间期，后周期为基础频率间期。

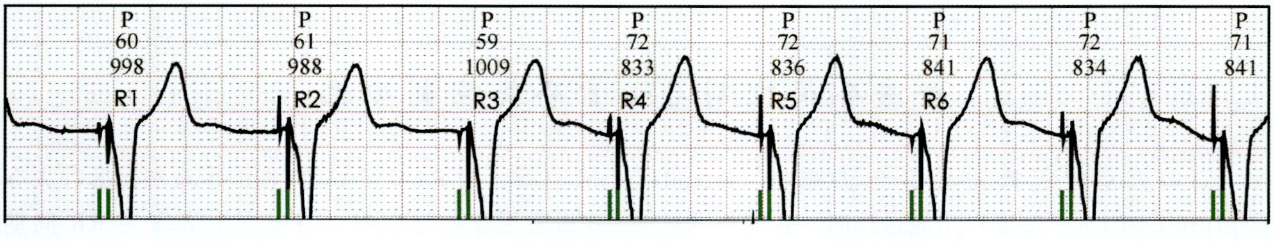

图 11-44　动态心电图片段，对应图 11-43 吸引子团 1，为心房夺获控制（ACC）功能运作

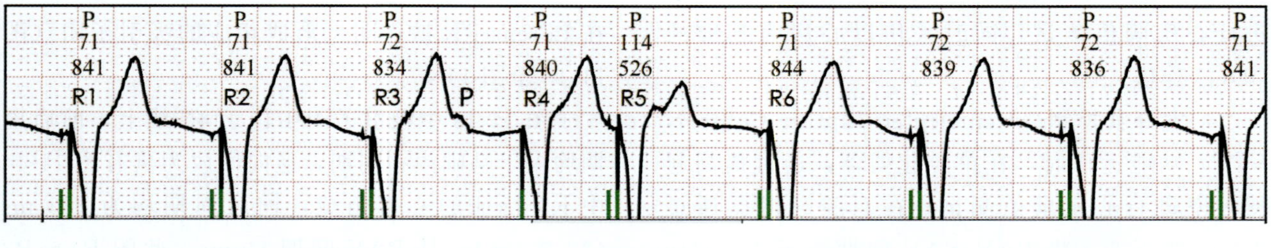

图 11-45　动态心电图片段，对应图 11-43 吸引子团 2、3，为心房夺获控制（ACC）功能运作

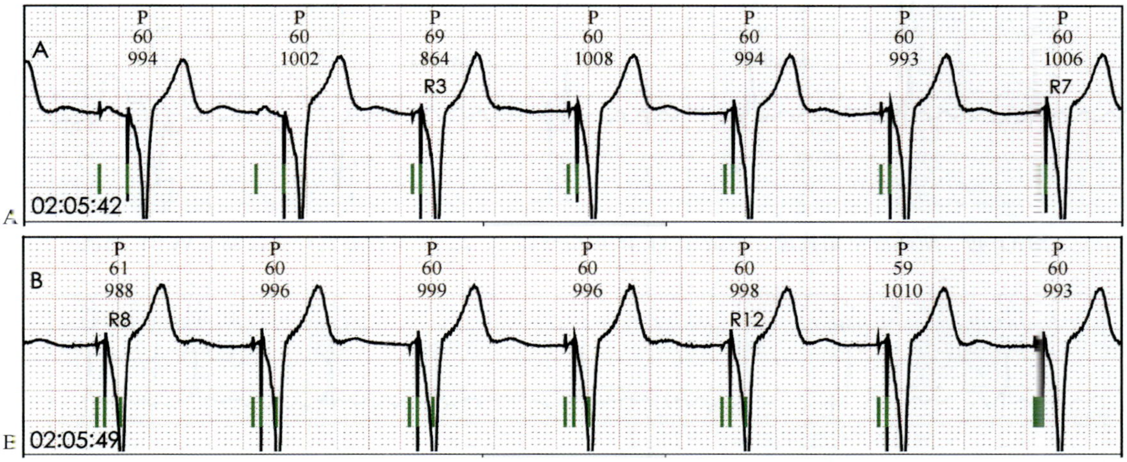

图 11-46 动态心电图片段，对应图 11-43 吸引子团 4，为心室夺获控制（VCC）功能运作，图 A、B 为连续记录

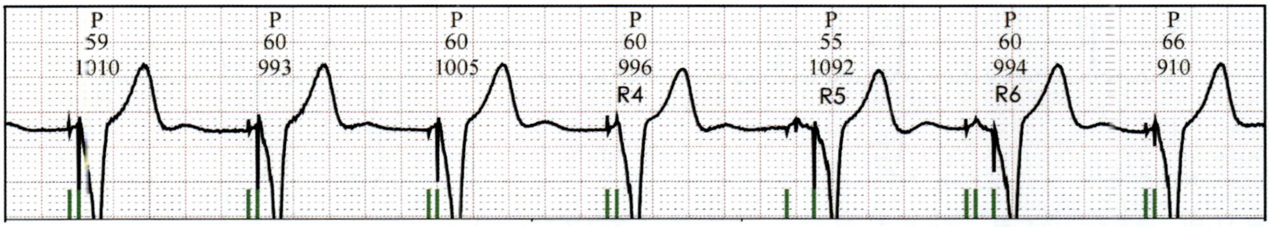

图 11-47 动态心电图片段，对应图 11-43 吸引子团 5、6，为心房夺获控制（ACC）功能运作

单腔起搏器心室夺获控制功能（一）

百多力单腔起搏器开启心室夺获控制（Ventricular Capture Control，VCC）功能，当心室脉冲失夺获或发生融合波致心室备用脉冲发放时，会强制启动频率滞后 10 次/分，起搏一次后，恢复至基础起搏频率，连续三次心室备用脉冲发放或者 2/3 心室备用脉冲发放后触发超速起搏两跳进行夺获确认。心电图上表现为起搏频率突然减慢及增快现象，从而在 Lorenz-RR 散点图上形成相应的吸引子团（图 11-48 至图 11-50）。

逆向回放 11-48 吸引子团 1，为图 11-49 中 R5 心室双脉冲，可见 VP 脉冲与自身下传的 QRS 波形成伪室性融合波，起搏器发放心室备用起搏。随后 R6 心搏的心室起搏频率下降 10 次/分，R6 起搏脉冲夺获心室后，起搏频率再次恢复为基础频率 60 次/分，为百多力单腔起搏器 VCC 运作。这一运作过程使 R5 心搏的后周期长于基础频率间期，在散点图上形成前周期为基础频率间期、后

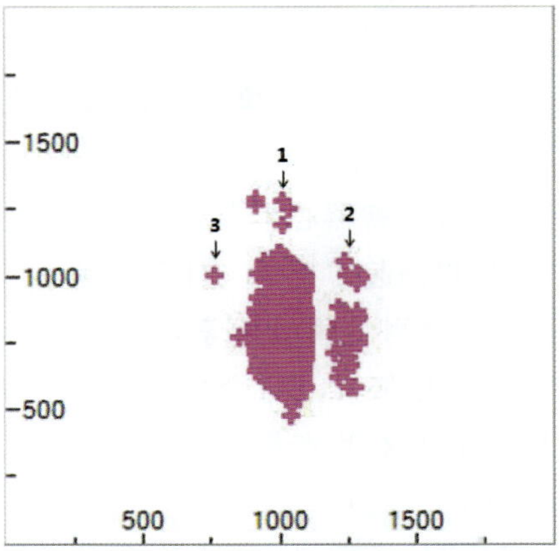

图 11-48 10:00—11:00 小时起搏心搏 Lorenz-RR 散点图

百多力单腔起搏器，VVI 工作模式，基础频率 60 次/分，VCC 功能开启。10:00—11:00 小时起搏心搏 Lorenz-RR 散点图可见吸引子团 1、2、3

周期长于基础频率间期的吸引子团 1。R6 则形成类似于频率滞后功能散点，前周期慢于基础频率

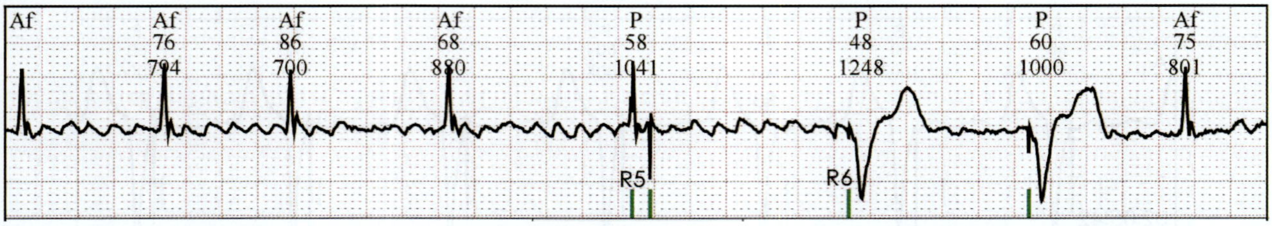

图 11-49　动态心电图片段，对应图 11-48 吸引子团 1、2，为单腔心室夺获控制（VCC）功能

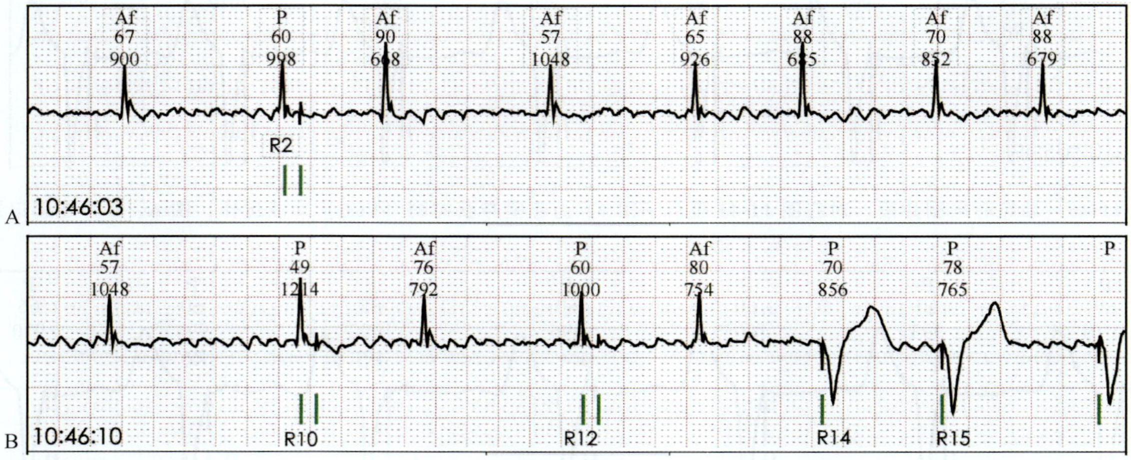

图 11-50　动态心电图片段，对应图 11-48 吸引子团 3，为心室夺获控制（VCC）功能——超速起搏 2 跳进行夺获确认，图 A、B 为连续记录

间期的吸引子团 2。

独立吸引子 3，逆向回放为图 11-50 中 R15，其前可见 R2、R10、R12 连续 3 次心室起搏伪融合波被起搏判断为不夺获事件，触发超速起搏 2 跳即 R14、R15 以 78 次/分的频率进行夺获确认，两次均夺获心室，其后恢复基础频率起搏，形成 R15 心搏前周期缩短、后周期为基础起搏频率间期的独立吸引子。

单腔起搏器心室夺获控制功能（二）

百多力单腔起搏器心室夺获控制功能运作阈值测试时，通过提高起搏频率（自主心率+10 次/分）进行信号质量检测及阈值搜索，在阈值测试过程中发生夺获及失夺获，均会导致 RR 间期变化，从而在 Lorenz-RR 散点图中形成相应吸引子团（图 11-51，图 11-52）。

逆向回放图 11-51 吸引子及吸引子团 1～7，为图 11-52 连续记录 R2～R25 心搏，可见基础心律为心房扑动。R2 为心室起搏，起搏频率为 85 次/分，较患者自身心室率 75 次/分提升了 10 次/分，即 R2～R12 连续 10 次心室起搏中，先连续发放 5 次心室单脉冲，再连续发放 5 次心室双脉冲，频率均为 85 次/分，为心室阈值测试建立心

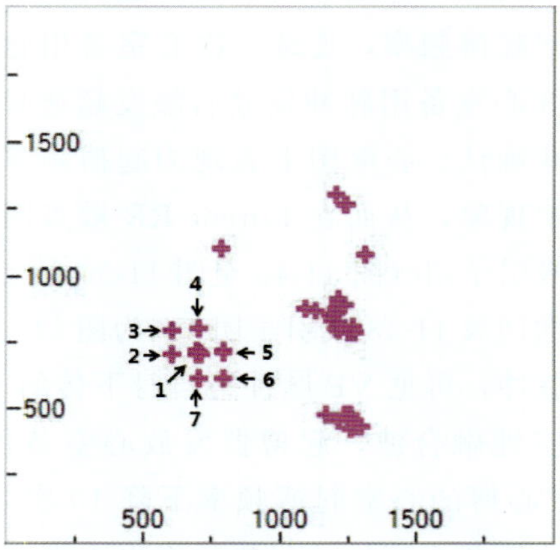

图 11-51　全程 VVI 工作模式起搏心搏 Lorenz-RR 散点图

百多力单腔起搏器，基础频率 50 次/分，VVI 工作模式起搏心搏 Lorenz-RR 散点图。可见一组长短周期均短于基础频率间期的吸引子团 1～7

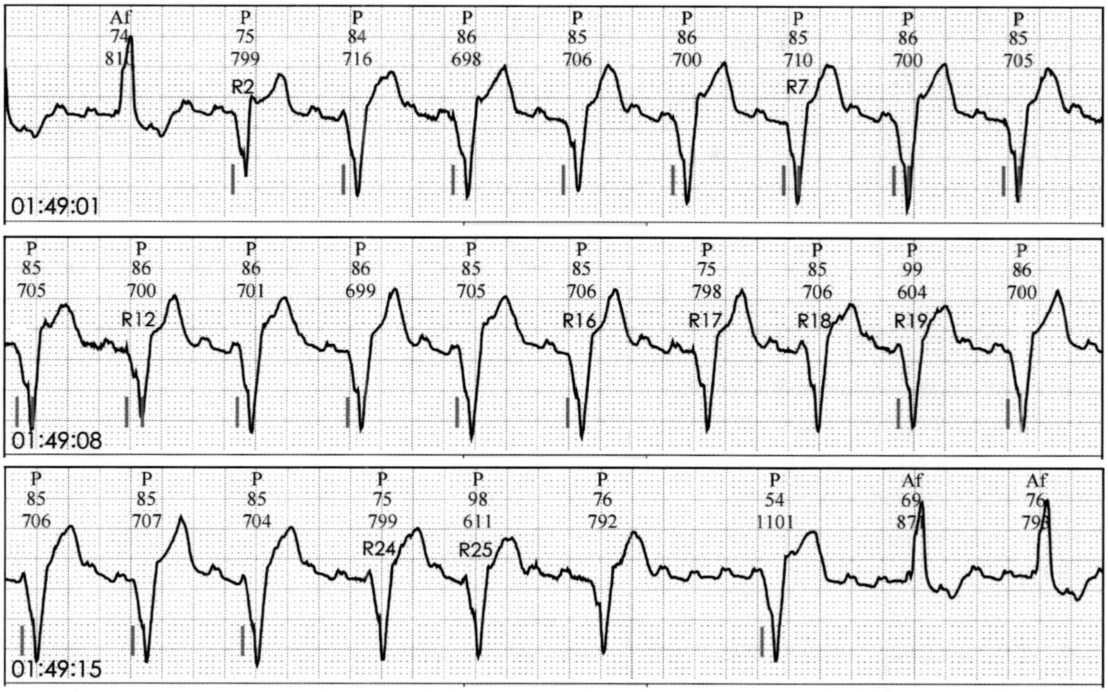

图 11-52　动态心电图片段，对应图 11-51 吸引子及吸引子团 1～7，为心室夺获控制（VCC）功能运作，图 A、B、C 为连续记录

室夺获及不夺获模板阶段。吸引子团 1 靠近 45°线，且前后周期均短于基础频率间期，为心室阈值测试过程中前后周期均约为 706 ms（起搏频率 85 次/分）的吸引子团组成。2、3 两个独立的吸引子，前周期均短于 706 ms（起搏频率高于 85 次/分的测试频率），为 R19、R25 两次心搏，频率加快，其原因为前一心搏的测试脉冲失夺获，备用脉冲夺获心室，阈值测试过程中，始终以测试脉冲重整起搏频率周期。失夺获心搏 R24 则形成吸引子 6。R19 后一次心搏测试脉冲夺获心室，形成吸引子 2。R25 后一次心搏测试脉冲失夺获，备用脉冲夺获心室，形成吸引子 3。吸引子 4，前周期与吸引子团 1 相同，后周期长于吸引子团 1，为 R16 心搏。连续两次失夺获 R17、R18 心搏分别形成吸引子 5、7。

心室自动阈值管理功能

美敦力起搏器心室自动阈值管理（Ventricular Capture Management，VCM）功能运作时，为避免自身节律对阈值检测的影响，保证顺利测试心室起搏阈值，测试脉冲会提前出现，快于支持周期的频率，形成 RR 间期规律变化，在 Lorenz-RR 散点图上形成相应的吸引子团（图 11-53 至图 11-57）。

非心房跟踪模式的心室阈值自动搜索：

逆向回放图 11-53 吸引子团 1，为由图 11-54 中 R4 心搏特征的 QRS 波组成，当前窦性节律，VVI 方式工作，R4 心搏可见心室双脉冲（测试脉冲及备用脉冲），测试脉冲在低限频率 60 次/分的基础上增加 15 次/分，以 75 次/分的频率发放并起搏心室，其后 110 ms 发放心室备用脉冲。阈值测试后第一次支持周期的心室起搏脉冲发放按测试脉冲计时，出现前周期 800 ms 而后周期

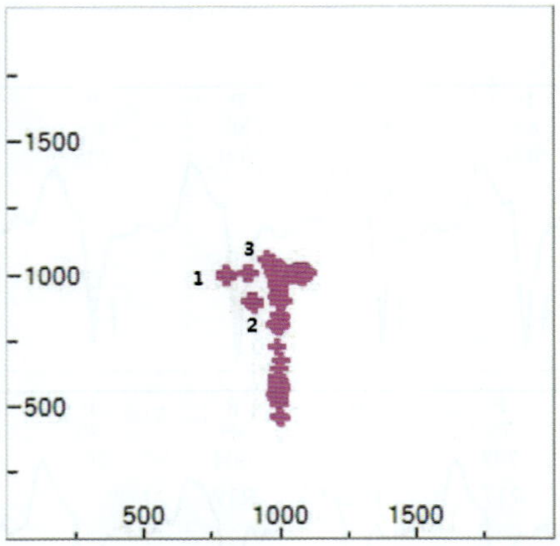

图 11-53　起搏心搏 Lorenz-RR 散点图

美敦力单腔起搏器，VVI 工作模式起搏，低限频率 60 次/分。Lorenz-RR 散点图可见前周期短于低限频率间期的吸引子团 1、3，及前后周期均短于低限频率间期的吸引子团 2

1000 ms 的吸引子团。

吸引子团 2，为由图 11-55 中 R4 心搏特征的 QRS 波组成，此心搏可见心室双脉冲，测试脉冲按 75 次/分频率发放未起搏心室，其后 110 ms 发放备用脉冲起搏心室。阈值测试后第一次支持周期的心室起搏脉冲发放按测试脉冲计时，出现前周期 900 ms 而后周期 900 ms 的吸引子团。

吸引子团 3，为由图 11-55 中 R5 心搏特征的 QRS 波组成，此心搏为测试脉冲后第一次支持周期，因 R4 为心室备用脉冲起搏心室，导致 R5 心搏前周期心室备用脉冲-心室起搏间期为 900 ms，R5 之后的支持周期为 1000 ms 的特征性吸引子团。

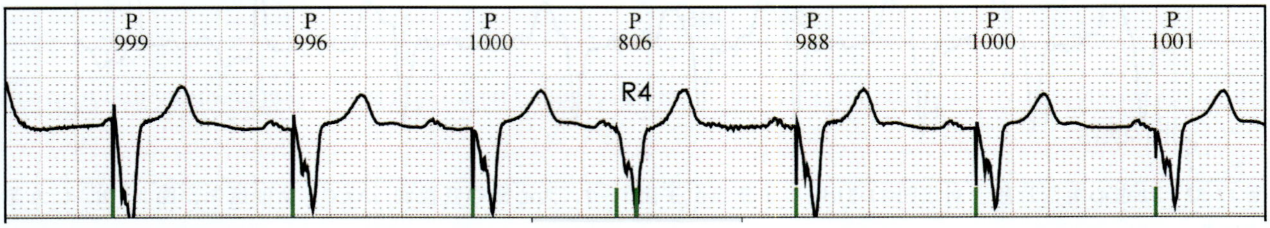

图 11-54　动态心电图片段，对应图 11-53 吸引子团 1，为心室阈值管理（VCM）功能运作

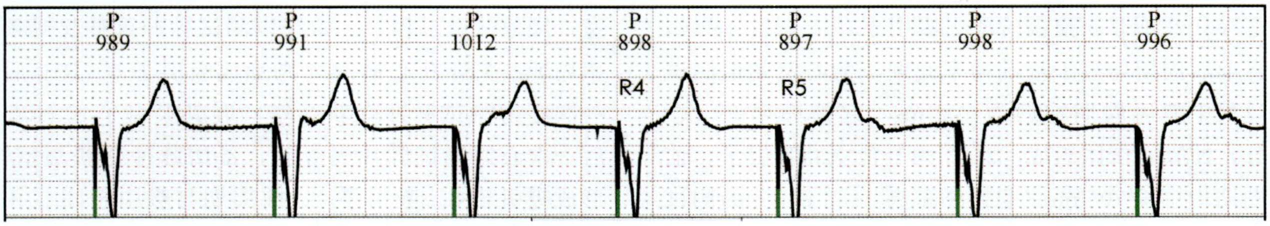

图 11-55　动态心电图片段，对应图 11-53 吸引子团 2、3，为心室阈值管理（VCM）功能运作

房室顺序起搏模式下心室阈值自动搜索：

逆向回放图 11-56，吸引子团 1，为图 11-57 中 R2、R6 心搏特征的 QRS 波组成；吸引子团 2，为图 11-57 中 R3、R7 心搏特征的 QRS 波组成。R2 及 R6 心搏为心室阈值测试。心房起搏状态下，测试脉冲发放时 AP 脉冲推迟 125 ms，VP-VP 间期保持恒定，此病例自适应 PAV 间期值为 130 ms，因此测试脉冲（R2、R6）发放时 RR 间期等于低限频率间期。测试脉冲后，第一个支持周期，仍为改良的心房计时，AP 按低限频率间期触发下一次 AP，自适应 PAV 间期后发放 VP，形成测试脉冲心搏后周期长于低限频率间期，即测试脉冲后一心搏的前周期长于低限频率间期。

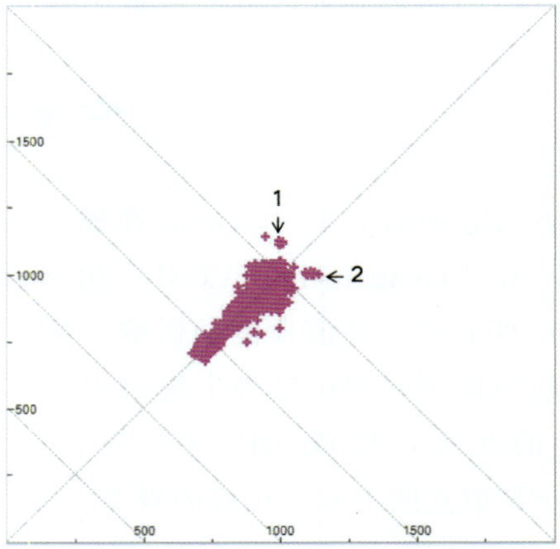

图 11-56　全程房室顺序起搏心搏 Lorenz-RR 散点图

美敦力双腔起搏器，全程房室顺序起搏心搏 Lorenz-RR 散点图，低限频率 60 次/分，出现后周期长于低限频率间期的吸引子团 1，及前周期长于低限频率间期的吸引子团 2

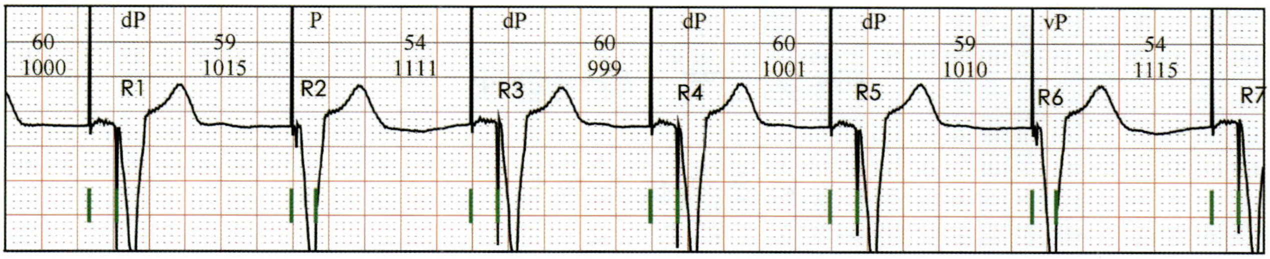

图 11-57　动态心电图片段，对应图 11-56 吸引子团 1、2，为心室阈值管理（VCM）功能运作

第六节　干扰管理

美敦力起搏器噪声反转

美敦力起搏器噪声反转是指起搏器对于发生在空白期外、不应期内的感知事件，不会重整起搏频率间期，但会以感知事件为起点，重新启动一个新的不应期（即不应期重整）。起搏器在延长的不应期达到当前起搏频率间期时发放起搏脉冲，使起搏脉冲距其前感知事件明显小于低限起搏频率间期且不等。在心电图上表现为快频率起搏，且起搏频率间期不等，在 Lorenz-RR 散点图的近端形成频率不等的吸引子团（图 11-58，图 11-59）。

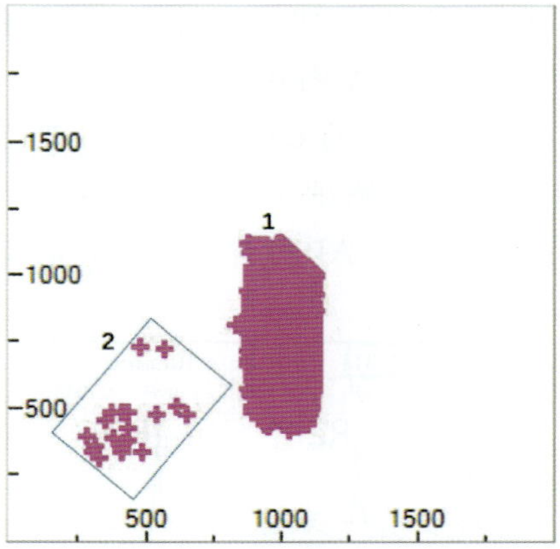

图 11-58　全程心室起搏 Lorenz-RR 散点图

美敦力单腔起搏器，VVI 工作模式，低限频率 60 次/分；在靠近坐标原点处，出现快频率起搏，且起搏频率不等的吸引子团 2（蓝色方框内）

逆向回放图 11-58 吸引子团 2，选取蓝色方框内散点，显示图 11-59 基础心律为快室率心房颤动，可见 R6、R15 两次心室起搏事件（VP），每次 VP 距离其前第一个自身 QRS 波间期明显小于低限频率间期。测量发现 R6、R15 两次心室起搏前 1000 ms 处都刚好有一次心室事件（VS），而 1000 ms 内的自身心室事件间隔均＜330 ms，考虑为不应期内感知事件，因其不重整低限频率间期，故 VP 仍以感知的心室事件（VS）按照低限频率间期发放，符合起搏器噪声反转功能运作，可与间歇性心室感知不足相鉴别。

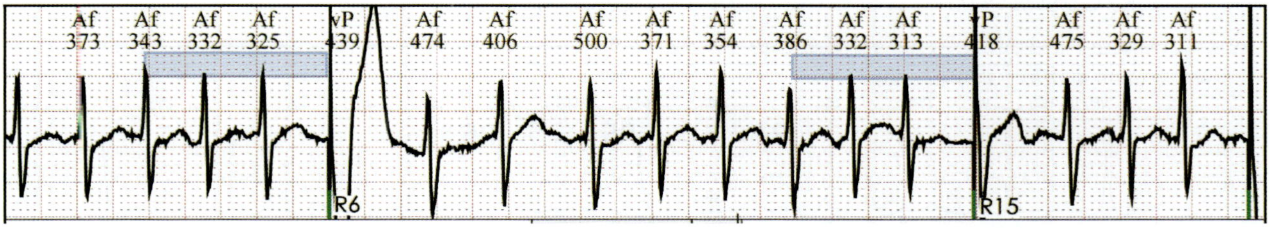

图 11-59　动态心电图片段，对应图 11-58 吸引子团 2，为美敦力起搏器噪声反转功能运作

第七节 导线管理

导线核查功能

百多力 E 系列之前起搏器导线核查功能自动导线阻抗测试时，每隔 90min 发放 2～4 个 4．8V 或程控更高电压的测试脉冲；如果有感知事件，则于感知 P 波或者 QRS 波后发放脉冲，在心电图上表现为起搏频率快于基础起搏频率、AV 间期缩短，在 Lorenz-RR 散点图上会分离出额外的吸引子，方便快速逆向回放相应心电图片段（图 11-60，图 11-61）。

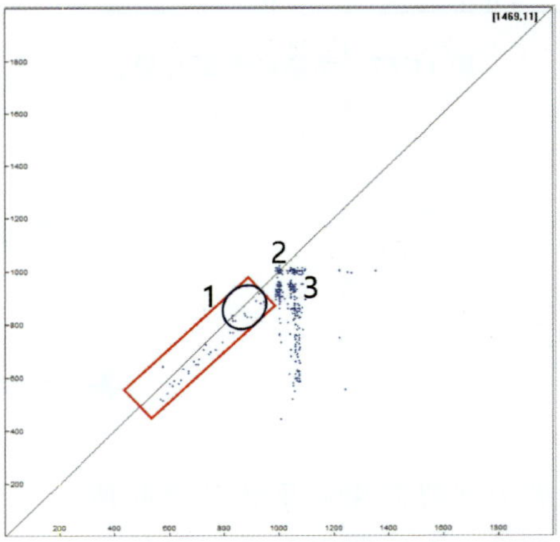

图 11-60 全程房室顺序起搏心搏 Lorenz-RR 散点图

百多力双腔起搏器，全程房室顺序起搏心搏 Lorenz-RR 散点图，基础频率 60 次/分（吸引子团 2），在 45°线附近出现前后周期短于基础频率间期的吸引子团 1（红色方框内），及前周期长于基础频率间期的吸引子团 3

跟踪模式下的导线核查功能：

逆向回放图 11-60 吸引子团 1，选取椭圆圈内散点，为图 11-61 A 图中 R5～R7，B、C 图中 R4～R6 处心搏特征的 QRS 波组成。在心房跟踪模式下，导线核查测试脉冲在感知 P 波后发放，为此处的 AP 脉冲，AP 脉冲后无感知的 QRS 波，

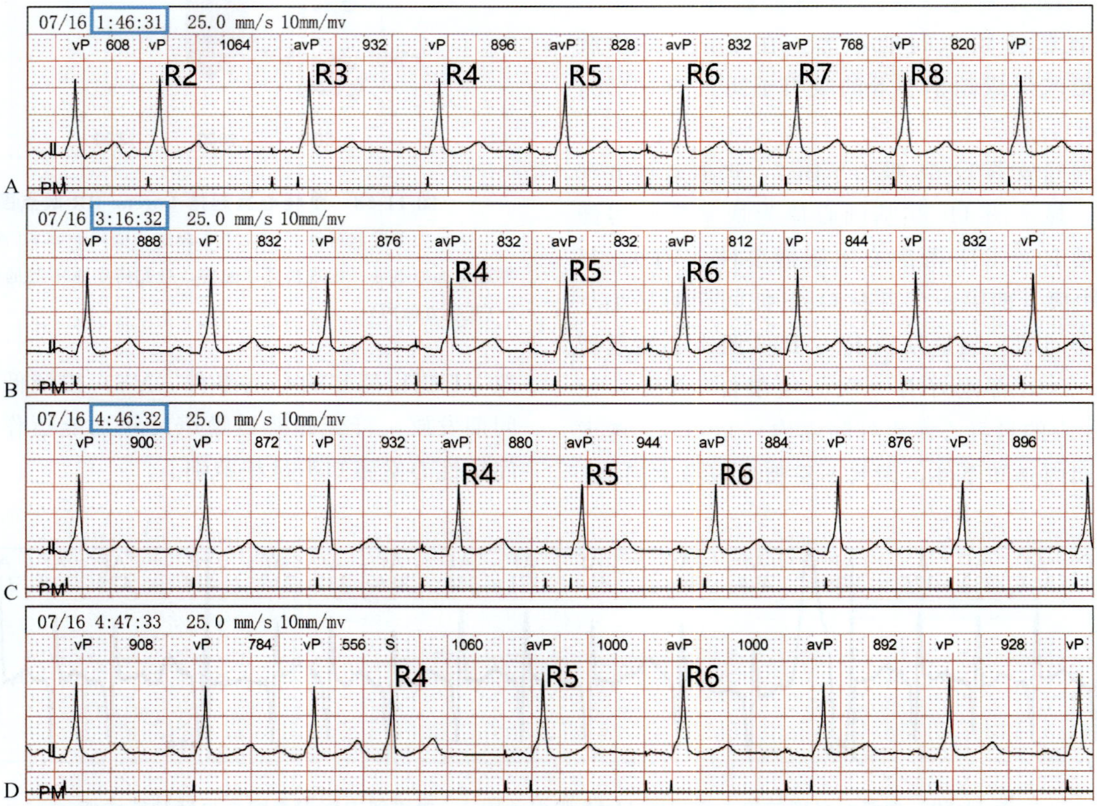

图 11-61 动态心电图片段，对应图 11-60 吸引子团 1、2、3，为百多力导线核查功能运作，图 A、B、C、D 为非连续记录

便在SAV间期结束时发放测试脉冲，即此处的VP脉冲。因此在有心房感知时，测试脉冲发放时起搏频率快于基础起搏频率，使RR间期（图11-61中A图R5～R7，B、C图R4～R6）短于基础频率间期（1000 ms）。因心房频率不同，导致测试脉冲频率不同，在房室顺序起搏心搏散点图中，散点分布于基础频率散点内45°线附近，形成吸引子团1（红色方框内散点），PAV间期稍短于程控PAV间期，这些测试脉冲每阵2～4次，间隔90 min（如图11-61 A～C图左上角蓝色方框所示时间）出现，可与频率应答功能相鉴别。图11-60吸引子团2，为图11-61 D图中R6心搏特征的QRS波组成，其前后周期1000 ms，为基础起搏频率散点。图11-60吸引子团3，为图11-61 A图中R3、D图中R5心搏特征的QRS波组成，SAV间期短于PAV间期，使图11-61 A图中R2～R3间期及图11-61 D图中R4～R5间期长于基础频率间期，形成感知心房后触发的下一次房室顺序起搏的周期稍长于基础频率间期。

第八节　心脏再同步治疗中的新功能

单腔ICD心室阈值管理功能及OptiVol技术

美敦力起搏器心室阈值管理（Ventricular Capture Management，VCM）功能运作时，为避免自身节律对阈值检测的影响，保证顺利测试心室起搏阈值，测试脉冲提前出现，快于支持周期的频率，出现3＋1现象，形成RR间期规律变化。OptiVol技术通过测量胸腔内阻抗，以监测患者肺内液体潴留状况，在心电图上表现为每日中午12时至下午5时期间，每隔20min进行1次，每次在4次心搏（心室起搏或感知事件）中进行阻抗值测定（图11-62至图11-65）。

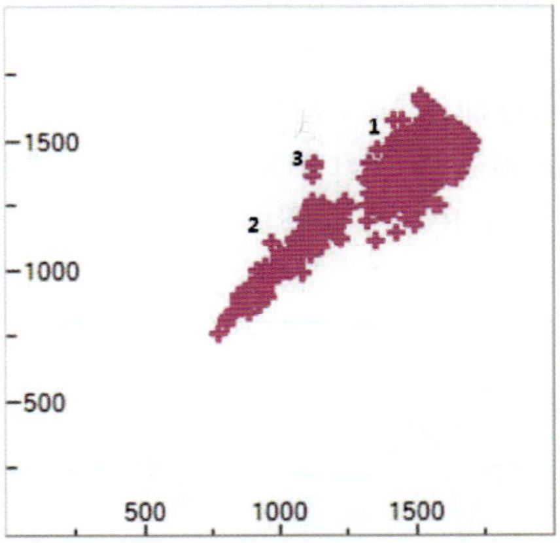

图11-62　全程起搏心搏Lorenz-RR散点图

美敦力单腔ICD起搏器，VVI工作模式，低限频率40次/分。Lorenz-RR散点图可见3组起搏间期不等的吸引子团1、2、3

逆向回放图11-62吸引子团1，为图11-63中R2、R3心搏特征的QRS波组成，RR间期1500 ms，即起搏频率40次/分，VVI模式工作。

图11-64为吸引子团2逆向回放，可见吸引子团2为图A、B中R3～R6心搏特征的QRS波组成，起搏器感知自身QRS波后发放心室起搏脉冲，4次为一组，间隔20 min，为心衰预警功能OptiVol技术运作。OptiVol技术运作时起搏器在感知自身心室事件后发放测试脉冲，起搏脉冲跟

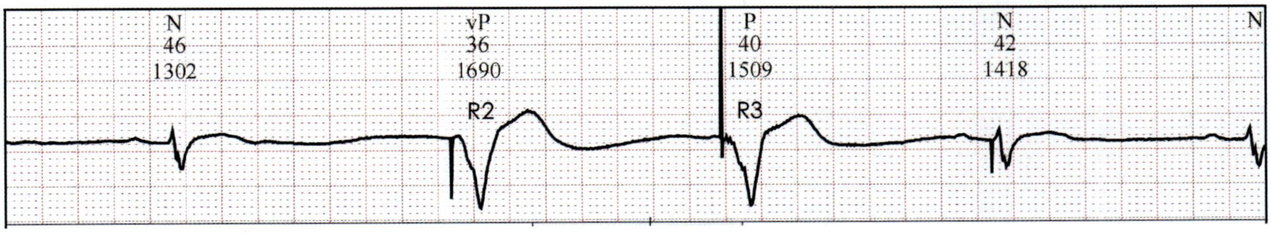

图11-63　动态心电图片段，对应图11-62吸引子团1，VVI工作模式

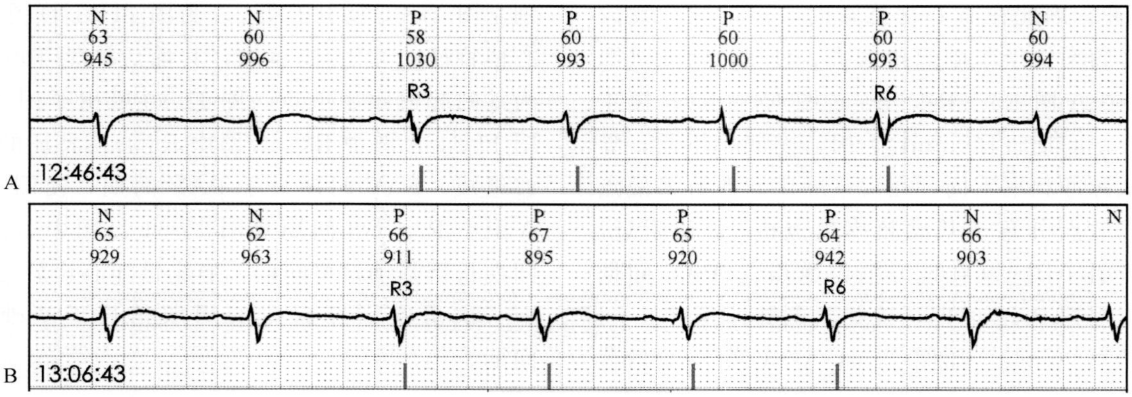

图 11-64　动态心电图片段，对应图 11-62 吸引子团 2，为美敦力起搏器 OptiVol 技术运作，图 A、B 为非连续记录

随自身 QRS 波发放，故在 45°线上形成与窦性节律一致的吸引子团 2。

逆向回放吸引子团 3 为图 11-65 中 A、B 的 R1、R5、R9 特征的心搏组成，可见窦性节律，频率约 55 次/分，于 R1、R5、R9 可见提前出现的心室双脉冲伴 3＋1 现象，为美敦力单腔 ICD 心室自动阈值管理（VCM）功能运作心电图表现。阈值测试时 R1、R5、R9 测试脉冲以 70 次/分（支持周期时的最快频率 55 次/分＋15 次/分）超速起搏未能夺获心室，起搏器间隔 90 ms 发放备用脉冲夺获心室，使测试心搏的散点偏移到当前节律的加速区，而测试心搏的后周期延长，失夺获时其后周期最长为低限频率间期 1500 ms－90 ms（心室起搏脉冲—心室备用脉冲间期），夺获时最长为低限频率间期 1500m（起搏频率 40 次/分），偏移到减速区。

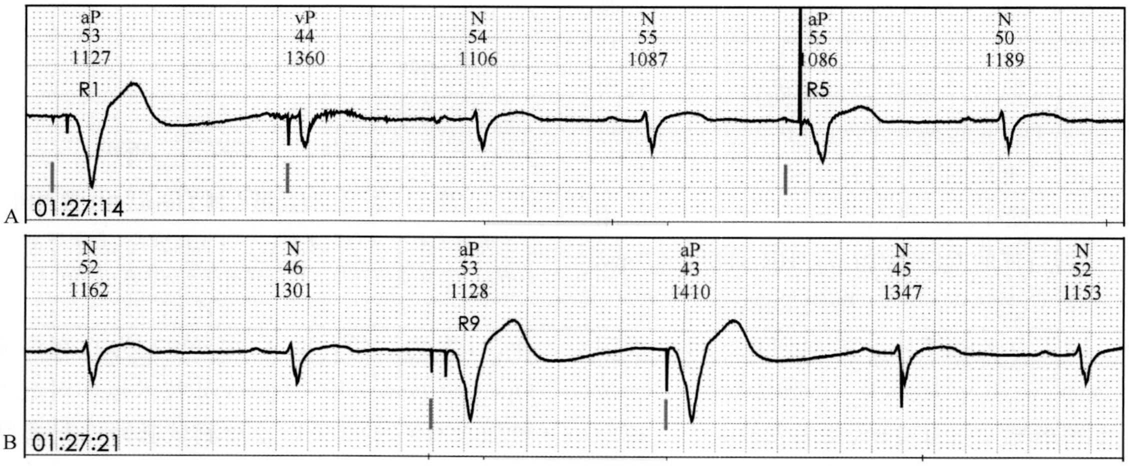

图 11-65　动态心电图片段，对应图 11-62 吸引子团 3，为美敦力起搏器心室自动阈值管理（VCM）功能运作，图 A、B 为连续记录

第九节　无导线起搏器

美敦力 Micra AV 无导线起搏器 VDD 模式及 VVI+ 模式

美敦力 Micra AV 无导线起搏器，出厂默认模式 VDD，低限频率 50 次/分，自动模式转换功能运作时，起搏器可在 VDD、VVI+（频率 40 次/分）、VDIR 模式之间发生自动转换，心电图上表现为起搏频率改变，相应的 RR 间期发生变化，在 Lorenz-RR 散点图上形成多组吸引子团（图 11-66，图 11-67）。

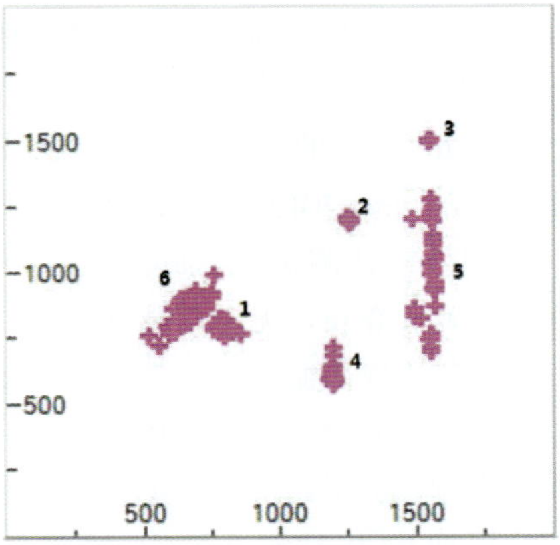

图 11-66　起搏心搏 Lorenz-RR 散点图

美敦力 Micra AV 无导线起搏器，低限频率 50 次/分，自动模式转换功能开启。Lorenz-RR 散点图可见多组吸引子团，其中 1、2、3 三组沿 45°线分布

图 11-67 为 Lorenz-RR 散点图 1、2、3 三组吸引子团逆向回放。吸引子团 1 为图 A 中 R5、R6 特征心搏，心室起搏脉冲跟随其前的窦性 P 波，起搏器呈 VAT 工作方式。吸引子团 2 前后周期均为 1200 ms（心搏频率 50 次/分），为图 A 中 R3、图 C 中 R8 特征心搏，未感知到 P 波，呈 VVI 工作方式，可见图 A 为 VDD 工作模式。吸引子团 3 前后周期均为 1500 ms（心搏频率 40 次/分），为图 B 中 R2 特征心搏，未感知到 P 波，仍以 VVI 方式工作，起搏频率间期为 1500 ms（起搏频率 40 次/分），且 R2、R3 连续两次 40 次/分心室起搏后，R4 心室起搏恢复至 50 次/分，起搏器自动模式转换运作，从 VVI+模式转为 VDD 模式。

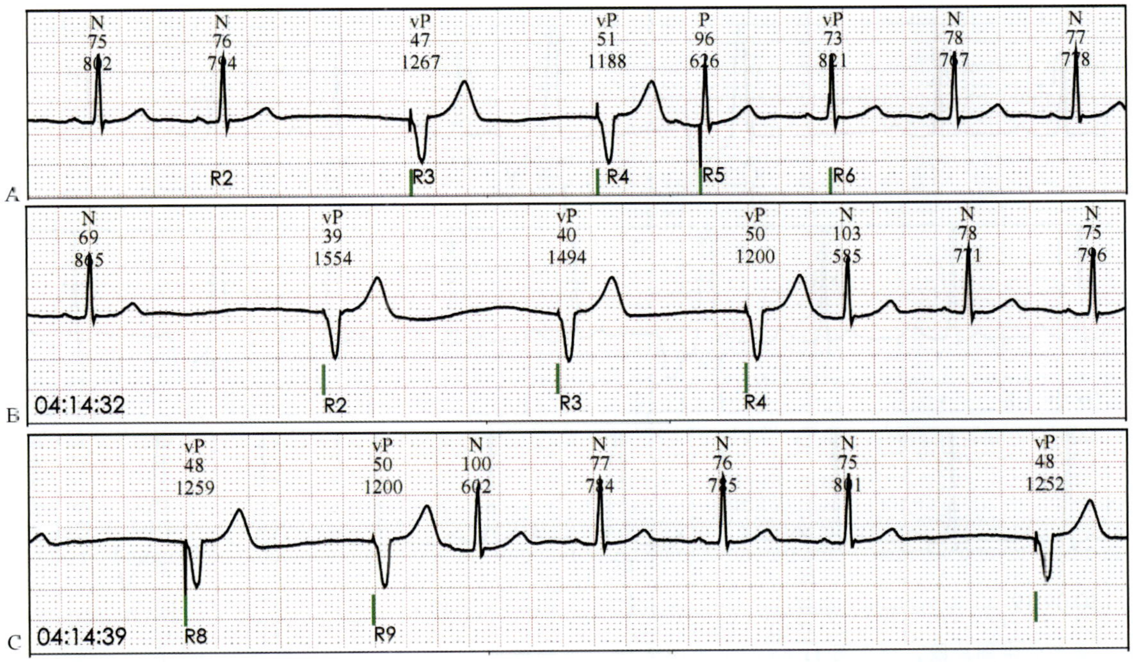

图 11-67　动态心电图片段，对应图 11-66 吸引子团 1、2、3，为 Micra AV 无导线起搏器自动模式转换运作，图 B、C 为连续记录

美敦力 Micra AV 无导线起搏器心室阈值测试

美敦力 Micra AV 无导线起搏器心室阈值测试通常在午夜 0 时运行，在节律稳定性测试成功后，VVI 模式下，3 次支持周期后，进行 1 次心室阈值测试，发放超速心室起搏脉冲，当支持周期频率≤60 次/分时，测试频率为 70 次/分；当支持周期频率>60 次/分时，测试的起搏间期为 3 次支持周期中的最小值−150 ms。阈值搜索成功后起搏器每小时运作一次阈值确认测试，发放测试脉冲≤3 次，确保 2 次阈值确认夺获，无备用脉冲发放。心电图上形成 RR 间期的规律变化，在 Lorenz-RR 散点图 45°线上方形成独立的吸引子团（图 11-68）。

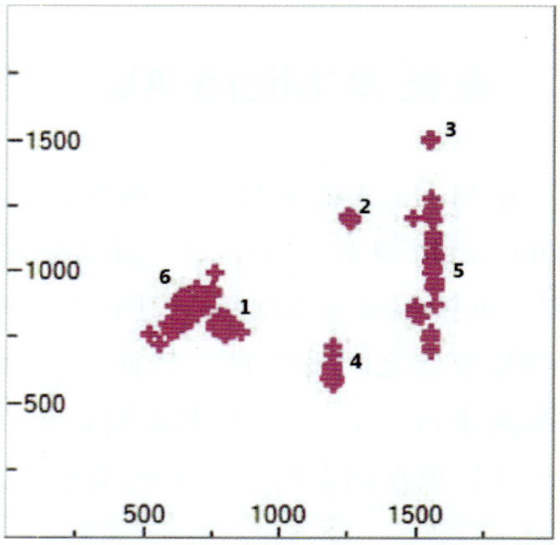

图 11-68 起搏心搏 Lorenz-RR 散点图

图 11-68 中美敦力 Micra AV 无导线起搏器，低限频率 50 次/分，模式转换功能开启。起搏心搏 Lorenz-RR 散点图中可见沿 45°线分布的吸引子团 1、2、3 及吸引子团 1 旁沿 45°线上方横向分离出吸引子团 6

图 11-69 为吸引子团 2、6 逆向回放，吸引子团 2，前后周期均为 1200 ms（心搏频率 50 次/分），为图 A 中 R3 特征心搏组成，VP 与 P 波无关，呈 VVI 工作方式；吸引子团 6，为图 B 中 R4、R8 及图 C 中 R5、R9 特征心搏组成，这些心搏处 VP 脉冲距离前一 QRS 波约 580～660 ms，且在 3 次窦性心搏后规律出现，呈“3+1”现象，VP 的发放为 3 次窦性周期中的最小 RR 间期值−150 ms（散点图上按 RR 间期计算，周期会稍长于 R-VP 脉冲距离），无备用脉冲发放，符合美敦力 Micra AV 无导线起搏器心室阈值测试功能运作。图 B、C 为间隔 1 小时图，正是起搏器每小时运作一次阈值确认测试，确保 2 次阈值确认夺获，阈值确认测试成功。

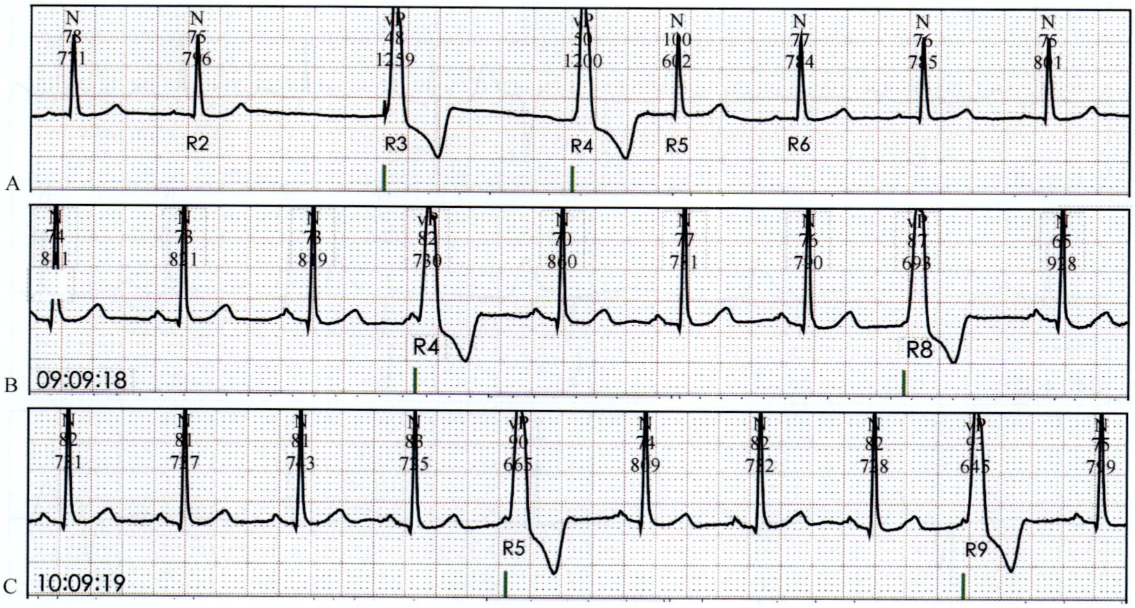

图 11-69 动态心电图片段，对应图 11-68 吸引子团 2、6，为美敦力 Micra AV 无导线起搏器心室自动阈值测试，图 A、B、C 为非连续记录

附录一　各公司程控仪所显示的标识及意义

美敦力

腔内图标记	中文注析	英文注析
AP	心房起搏	Atrial Pace
AS	心房感知	Atrial Sense
AR	心房不应期感知	Atrial Refractory Sense
Ab	空白期心房感知	Atrial Sense in PVAB
VP	心室起搏	Ventricular Pace
VS	心室感知	Ventricular Sense
VR	心室不应期感知	Ventricular Refractory Sense
TP	触发起搏	Triggered Pace（AAT and VVT Pacing Mode）
MS	模式转换	Mode Switch（switch to non-atrial tracking mode and back to atrial tracking mode）
ER	标记错误	Error Marker flags a marker signal that could not be decoded
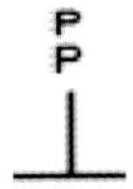	心房主动起搏	Proactive Pace
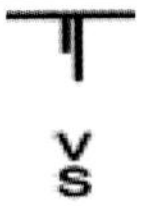	心室安全起搏/心室感知反应起搏	Ventricular Safety Pace/Ventricular Sense Response Pace
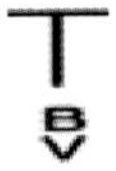	双心室起搏	Biventricular Pace
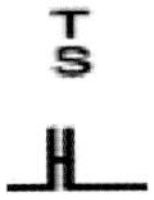	房速/房颤心房感知	AT/AF Sense
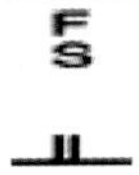	快房速/房颤心房感知	Fast AT/AF Sense
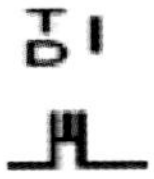	房速/房颤诊断成立	AT/AF Detection
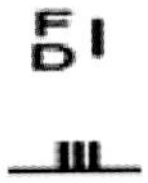	快房速/房颤诊断成立	Fast AT/AF Detection

续表

腔内图标记	中文注析	英文注析
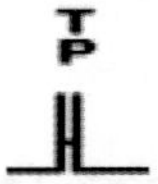	心房快速起搏	Atrial Tachy Pace
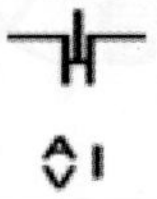	快心房/心室率诊断成立	Fast A & V Detection
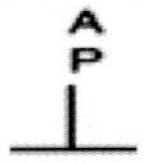	心房 50Hz 程序刺激	Atrial 50 Hz Burst
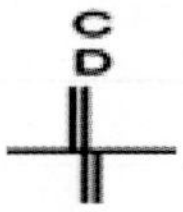	心房电复律脉冲	Cardioversion Pulse
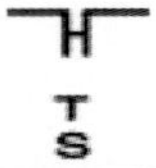	室速感知	VT Sense
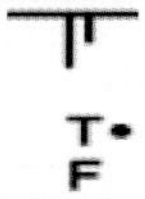	分自室速区快室速感知	FVT Sense via VT
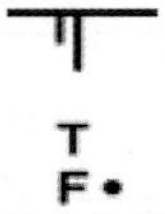	分自室颤区快室速感知	FVT Sense via VF
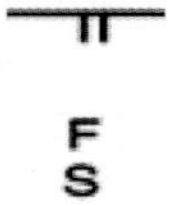	室颤感知	VF Sense
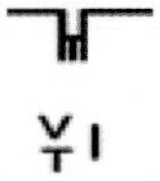	室速监测诊断成立	VT Monitor Detection
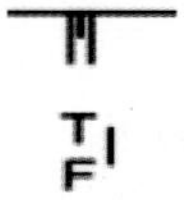	快室速诊断成立	FVT Detection
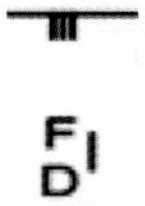	室颤诊断成立	VF Detection
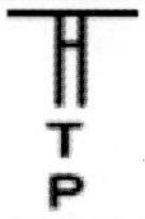	心室快速起搏	Ventricular Tachy Pace
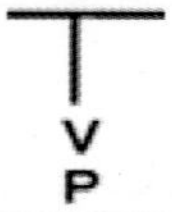	心室 50Hz 程序刺激	50 Hz Burst Induction
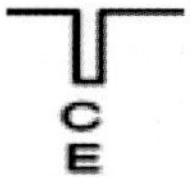	充电结束	Charge End
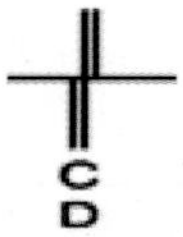	心室电复律/除颤脉冲	Cardioversion/Defibrillation Pulse

雅培（圣犹达）

腔内图标记	中文注析	英文注析
AS	心房感知事件	Atrial Sensed Event
AP	心房起搏事件	Atrial Paced Event
VS	心室感知事件	Ventricular sensed inside the refractory period
VP	心室起搏事件	Ventricular Paced Event
APP	心房备用脉冲	Atrial pulse followed by a back-up safety pulse（ACap™ confirm）
Autocapture	自动夺获功能打开	AutoCapture™ pacing System is operating
HAR	心房高频事件	High atrial rate detected
HVR	心室高频事件	High ventricular rate detected
HYS	频率滞后	Hysteresis Rate is started by search timer or by a sensed event
Magnet	磁铁反应	Magnet placement detected
PMT	起搏器介导性心动过速	Pacemaker-mediated tachycardia detected
PVC	室性早搏	Premature ventricular contraction detected
AMS	自动模式转换	Auto mode switch event
-->AMS	自动模式转换开始检测	AMS entry detected
<--AMS	自动模式转换终止检测	AMS exit detected
AT/AF	检测到房速/房颤事件	An AT/AF event has been detected
VPP	心室备用脉冲	Ventricular pulse followed by a back-up safety pulse（AutoCapture™ pacing System）
VSP	心室安全起搏	Ventricular safety standby beat（ventricular sensed event followed by a paced beat）
SIR	传感器指示频率	Activity Sensor-indicated rate
VIP	心室自身优先功能运作	VIP search started
Neg-HYS	负向 AV 滞后功能运作	Negative AV Hysteresis Search started
LOC	失夺获	Loss of capture
SyncAV	同步 AV 间期功能运作	Sync AV search started
BiST	双室触发事件	Biventricular triggered event
AST	心房触发事件	Atrial triggered event
VST	心室触发事件	Ventricular triggered event
T	心室感知按频率进入室速区	Binned interval：VT zone
T1	心室感知按频率进入室速 1 区	Binned interval：VT-1 zone
T2	心室感知按频率进入室速 2 区	Binned interval：VT-2 zone
F	心室感知按频率进入室颤区	Binned interval：VF zone
SVT	室上速诊断成立	SVT diagnosis
VT	室速诊断成立	VT，VT-1，or VT-2 diagnosis
VF	室颤诊断成立	VF diagnosis

续表

腔内图标记	中文注析	英文注析
(ATP---)	抗心动过速治疗	ATP therapy
(ATP * ---)	充电时 ATP 治疗	ATP while charging
*	充电	Charging for shock delivery
(HV)	高能量放电	High-voltage therapy
AS	不应期心房感知事件	Atrial sensed inside the refractory period
VS	不应期心室感知事件	Ventricular sensed inside the refractory period
AR	不应期心房感知事件（ICD 平台起搏器标记）	Atrial sensed inside the refractory period
VP	仅左室起搏	LV only
VP	仅右室起搏	RV only
BP	双室起搏左室领先	LV First
BP	双室起搏右室领先	RV First
BP	双心室同步起搏	Simultaneous
BiS	双室感知	Biventricular Sensed event
NIPS: Burst--- STIM STIM STIM	电生理研究短阵刺激	NIPS S1 Burst stimulation
√	形态与模板匹配	Tamplate match
X	形态与模板不匹配	Tamplate non-match
100 VS ✓	形态与模板百分之百匹配	Morphology Score（100% Match）
36J	放电 36 J	Shock delivered 36J

续表

腔内图标记	中文注析	英文注析
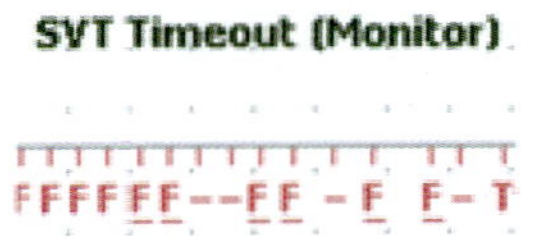	室上速鉴别超时	Expired SVT Discrimination Timeout
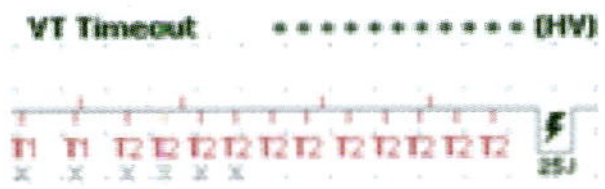	室速治疗超时	Expired VT Therapy Timeout
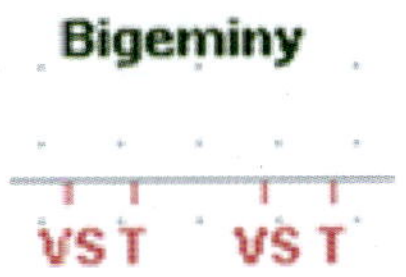	因二联律诊断为 SVT	SVT diagnosis due to bigeminal rhythm
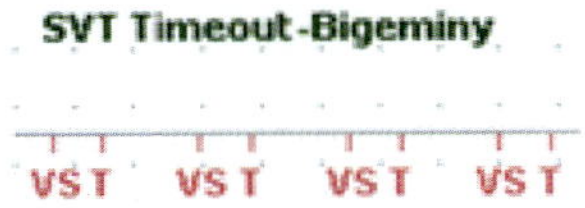	室上速鉴别超时因二联律抑制治疗	Expired SVT Discrimination Timeout but therapy inhibited due to bigeminal rhythm

波士顿科学

腔内图标记	中文注析	英文注析
AP	心房低限频率起搏	Atrial pace-lower rate
AP↓	心房起搏心率平滑下降	Atrial pace-down rate smoothing
AP↑	心房起搏心率平滑上升	Atrial pace-up rate smoothing
AP-Tr	触发模式心房起搏	Atrial pace-trigger mode
AP-Sr	传感器频率心房起搏	Atrial pace-sensor
AP→	房扑保护后插入心房起搏	Atrial pace-Inserted after Atrial flutter protection
AP-Ns	感知放大器噪声心房起搏	Atrial pace-sense amp noise
AP-FB	模式转换时心房起搏	Atrial pace-Fallback
AP-PP	心房优先起搏	Atrial pace-atrial pace preference
AP-SBR	心率骤降反应心房起搏	Atrial pace-sudden brady response
AS	不应期外心房感知	Atrial sense-after refractory/atrial flutter protection
AS-Hy	主动滞后心房感知	Atrial sense-rate hysteresis active
AS-FL	心房扑动感知	Atrial sense-in atrial flutter response
(AF)	不应期内心房扑动感知	AFib in TARP
(AS)	心房不应期感知	Atrial sense-during PVARP
[AS]	心房空白期感知	Atrial sense-during blanking
VP	低限频率/跟踪心房心室起搏	Ventricular pace-lower rate/atrial tracked
VP↓	心室起搏平滑频率下降	Ventricular pace-down rate smoothing
VP↑	心室起搏平滑频率上升	Ventricular pace-up rate smoothing
VP-Tr	触发模式心室起搏	Ventricular pace-trigger mode

续表

腔内图标记	中文注析	英文注析
VP-Sr	传感器频率心室起搏	Ventricular pace-sensor
VP-FB	模式转换时心室起搏	Ventricular pace-Fallback
VP-Ns	感知放大器噪声心室起搏	Ventricular pace-sense amp noise
VP-MT	最大跟踪频率心室起搏	Ventricular pace-atrial tracked，MTR
VP-VR	心室率规则之心室起搏	Ventricular pace-ventricular rate regulation
VP-PP	心房优先起搏之心室起搏	Ventricular pace-after A-pace during atrial pace preference
VP-SBR	心率骤降反应心室起搏	Ventricular pace-sudden brady response
VP-Hy	频率主动滞后心室起搏	Ventricular pace-rate hysteresis active
VS	不应期外心室感知	Ventricular sense-after refractory
VS-Hy	AV 间期主动滞后心室感知	Ventricular sense-AV hysteresis active
VS-Hy	频率主动滞后心室感知	Ventricular sense-rate hysteresis active
（VS）	不应期心室感知	Ventricular sense-during refractory
［VS］	空白期心室感知触发噪声	Ventricular sense-noise first trigger
PAC	不应期外房性早搏	PAC-after refractory
（PAC）	不应期内房性早搏	PAC in TARP
PVC	不应期外室性早搏	PVC-after refractory
PVP→	心室后心房不应期扩展终止	PVARP extension end
ATR↑	房性心动过速反应计数加	Atrial tachycardia sense-count up
ATR↓	房性心动过速反应计数减	Atrial tachycardia sense-count down
ATR-Dur	房速反应持续时间开始	Atrial tachycardia sense-duration started
ATR-End	房性心动过速反应结束	Atrial tachy response end
PMT-B	PMT 诊断成立 PVARP 扩展	PMT detection and PVARP extension
VT-1	室速 1 区心室感知	VT-1 Zone sense
VT	室速区心室感知	VT Zone sense
VF	室颤区心室感知	VF Zone sense
V-Detect	室速诊断成立	Ventricular detection met
Chrg	开始充电/充电结束	start/end charge
Dvrt	发放治疗	Therapy delivered

Vitatron

腔内图标记	中文注析	英文注析
AP	心房起搏	Atrial Pace
AS	心房感知	Atrial Sense
BS	空白期心房感知	Atrial Sense in Blanking Period
PC	房性早搏	Premature Atrial Contraction
RC	室房逆传心房感知	Retrograde Atrial Sense
RS	心房不应期感知	Atrial Sense in Refractory Period

续表

腔内图标记	中文注析	英文注析
SP	心房同步起搏	Atrial Synchronization Pace
TS	快速心房事件感知	Atrial Tachy Sense
+P	触发心房起搏（标记在心房腔）	Triggered Atrial Pace
RS	心室不应期感知	Ventricular Sense in Refractory Period
VE	室性早搏	Premature Ventricular Contraction
VP	心室起搏	Ventricular Pace
VS	心室感知	Ventricular Sense
XP	心室安全起搏	Ventricular Safety Pace
+P	触发心室起搏（标记在心室腔）	Triggered Ventricular Pace

索林（创领心律医疗）

腔内图标记	中文注析	英文注析
AP	心房起搏	Paced atrium
As	心房感知	Sensed atrium
Ar	不应期心房感知	Sensed atrium inside WARAD or ARP
An	心房不应期起搏	Paced atrium in refractory period
Vp	心室起搏	Paced ventricle
Vs	心室感知	Sensed ventricle
Vn	心室安全起搏	Paced V in refr. period（at the end of committed window）
Vr	心室不应期感知	Sensed ventricle inside the committed window
Committed Window 安全起搏窗	WARAD：心房率加速检测窗	ARP：心房不应期

百多力

腔内图标记	中文注析	
AP	心房起搏	
As	心房感知	
Ars	心房不应期内感知事件	
Ars（FFP）	心房远场保护间期内的感知事件	
As（PVARP）	PVARP 内的心房感知事件	
Vs	心室感知事件	
Vrs	心室不应期内的感知事件	
Vp	心室起搏事件	
LVp	左室起搏	
LVs	左室感知	
Det VF	VF 检测	

续表

腔内图标记	中文注析	
Det VT1	VT1 检测	
Det VT2	VT2 检测	
VT1	室速 1 事件	
VT2	室速 2 事件	
VF	室颤事件	
Afib	房颤事件	
Aflut	房扑事件	
SVT	室上速事件	
Msw-DDI	模式转换，转换成 DDI	
Psh-DDI	除颤后起搏，DDI 模式	
Psh-VVI	除颤后起搏，VVI 模式	
Ramp	ATP 类型，ramp 刺激	
Burst	ATP 类型，Burst 刺激	
Perm DDD	永久程序，DDD 模式	

附录二 起搏器现代功能常用术语速查表

(Automatic) Mode Conversion		(自动)模式转变	百多力
+AV/PV 滞后			雅培(圣犹达)
+PVARP on PVC			雅培(圣犹达)
2∶1 Lock-in Protection		2∶1 锁定保护	百多力
A Pace on PVC			雅培(圣犹达)
A-Blank after RV-Sense		右室感知后心房空白期	波士顿科学
A-Blank after V-Pace		心室起搏后心房空白期	波士顿科学
A/V Impedance Trend		心房/心室阻抗趋势图	百多力
AAI safe R			创领心律医疗(索林)
Absolute Refractory		绝对不应期	波士顿科学
ACap Confirm	ACC	心房自动夺获	雅培(圣犹达)
Active Capture Control	ACC	动态夺获控制	百多力
Activities of Daily Living Rate		ADL 频率	美敦力
Adaptive AV Delay		适应性 AV 延迟	Vitatron
Advanced Hysteresis		高级滞后	雅培(圣犹达)
AF Suppression		房颤抑制	雅培(圣犹达)
AF Suppression Pacing-Driving Rate		房颤抑制功能起搏频率	雅培(圣犹达)
AMS Base Rate		模式转换后基本频率	雅培(圣犹达)
Anti-PMT		抗 PMT	创领心律医疗(索林)
ARP Extension		心房不应期扩展	百多力
ATR Lower Rate Limit		ATR 下限频率	波士顿科学
Atrial Capture Control	ACC	心房夺获控制	百多力
Atrial Capture Management	ACM	心房自动阈值管理	美敦力
Atrial Flutter Response	AFR	房扑反应	波士顿科学
Atrial Lead Monitor		心房电极导线监测	美敦力
Atrial Preference Pacing	APP	心房优先起搏	美敦力
Atrial Preference Pacing/ProACt	APP	心房起搏优先	波士顿科学
Atrial Protect Interval	API	心房保护间期	雅培(圣犹达)
Atrial Rate Stabilization	ARS	心房频率稳定	美敦力
Atrial Reactive ATP		心房反应性抗心动过速治疗	美敦力
Atrial Refractory Period after Atrial-sensed Event		心房感知事件后心房不应期	波士顿科学
Atrial Synchronization Pace	ASP	心房同步起搏	Vitatron
Atrial Tachy Response/ATR Mode Switch	ATR	房性心动过速反应	波士顿科学
Atrial Tachycardia Detection Rate	ATDR	房性心动过速检测频率	雅培(圣犹达)
Atrial Tracking Recovery	ATR	心房跟踪恢复	美敦力
Atrial Upper Rate		心房上限频率	百多力

Atrial Hysteresis		心房滞后	Vitatron
Auto Blanking		自动心室空白期	雅培（圣犹达）
Auto Capture	AC	自动夺获	雅培（圣犹达）
Auto Mode Switch	AMS	自动模式转换	雅培（圣犹达）
Auto Sense		自动感知	波士顿科学
Autointrinsic Conduction Search	AICS	自动自主传导搜索	雅培（圣犹达）
Automatic Capture	AC	自动阈值	波士顿科学
Automatic detection of retrograde conduction		逆传自动检测功能	Vitatron
Automatic Gain Control	AGC	自动增益控制	波士顿科学
Automatic Lead Check		自动导线核查	百多力
Automatic Lead Impedance Measurement		自动导线阻抗测试	百多力
Automatic PVARP		自动 PVARP	美敦力
Automatic Sensitivity Control	ASC	自动感知控制	百多力
AV Delay Hysteresis and Scanning		AV 延迟滞后与扫描	Vitatron
AV Hysteresis		AV 滞后	百多力
AV Interval/AV Delay	AVI/AVD	AV 间期/AV 延迟	
AV Repetitive Hysteresis		AV 重复滞后	百多力
AV Scan Hysteresis		AV 扫描滞后	百多力
AV Search Hysteresis	AVSH	AV 搜索滞后	波士顿科学
AV Search＋	AVSH＋	延长型 AV 搜索滞后	波士顿科学
Base Rate		基本频率	雅培（圣犹达）
Basic Rate		基础频率	百多力
Basic Rate		基础频率	创领心律医疗（索林）
Beat-to-Beat Mode Switching		逐跳模式转换	Vitatron
Bipolar Lead Monitor	BLM	双极导线监测	美敦力
Blanking Flutter Search	BFS	空白期房扑搜索	美敦力
Committed Period		制约期（安全窗）	创领心律医疗（索林）
Conditional Hysteresis		条件滞后	Vitatron
Conducted AF Response	CAFR	房颤传导反应	美敦力
CorVue 心衰预警功能		CorVue 心衰预警功能	雅培（圣犹达）
Cross Channel Blanking	CCB	交叉空白期	百多力
Cross-chamber Blanking		交叉空白期	波士顿科学
Crosstalk Sensing Window		交叉感知窗	美敦力
Daily Lead Measurements		每日导线阻抗测试	波士顿科学
Decay Delay		衰减延迟	雅培（圣犹达）
DVI on PVC			雅培（圣犹达）
Dynamic ARP	DARP	动态心房不应期	美敦力
Dynamic AV Delay		动态 AV 延迟	波士顿科学
Dynamic AV Delay		动态 AV 延迟	百多力
Dynamic Noise Algorithm	DNA	动态噪声算法	波士顿科学
Fallback Mode Switch	FMS	回退模式转换	创领心律医疗（索林）
Far Field Protection	FFP	远场保护间期	圣犹达
Far-Field Blanking	FFB	远场空白期	百多力
Far-Field R-Wave Criterion		远场 R 波标准	美敦力

Filtered Atrial Rate	FAR	心房滤过频率	雅培（圣犹达）
Fixed Refractory		固定不应期	波士顿科学
Flywheel Mode		飞轮模式	Vitatron
Hysteresis Rate		滞后频率	雅培（圣犹达）
Implant Detection		植入识别	美敦力
Interference Interval		干扰间期	百多力
Interference Management		干扰管理	Vitatron
Interference Mode		干扰模式	Vitatron
Intrinsic Rhythm Support	IRSplus/I-Opt	自主心律支持	百多力
Lead Check		导线核查	百多力
Lead Impedance Trends		导线阻抗趋势图	百多力
Lead Monitor		电极导线监测	美敦力
Lead Monitoring		导线监测	雅培（圣犹达）
Lead Safety Switch		安全转换	波士顿科学
Left Ventricular Capture Management	LVCM	左室自动阈值管理	美敦力
Left Ventricular Refractory Period	LVRP	左室不应期	波士顿科学
Lower Rate		低限频率	美敦力
Lower Rate Limit		低限频率	波士顿科学
LV-Blank after A-Pace		心房起搏后左室空白期	波士顿科学
LVCap Confirm		左室自动夺获	雅培（圣犹达）
Managed Ventricular Pacing	MVP	心室起搏管理	美敦力
Max Activity Rate		最大传感器频率	百多力
Max Sensor Rate		最大传感器频率	雅培（圣犹达）
Max Sensor Rate		最大传感器频率	波士顿科学
Max Tracking Rate	MTR	最大跟踪频率	波士顿科学
Max Tracking Rate	MTR	最大跟踪频率	雅培（圣犹达）
Maximum AV Delay		最大 AV 间期	雅培（圣犹达）
Maximum AV Delay		最大 AV 延迟	波士顿科学
Maximum Offset		AV 最大偏移值	美敦力
Maximum Pacing Rate	MPR	最大起搏频率	Vitatron
Maximum Sensed AV Delay		最大感知 AV 延迟	波士顿科学
Maximum Sensor Rate	MSR	最大传感器频率	波士顿科学
Maximum Tracking Rate	MTR	最大跟踪频率	Vitatron
Maximum Tracking Rate	MTR	最大跟踪频率	波士顿科学
Mean Atrial Rate	MAR	平均心房率	美敦力
Minimum Sensed AV Delay		最小感知 AV 延迟	波士顿科学
Minimum AV Delay		最小 AV 延迟	波士顿科学
Mode Conversion		模式转变	百多力
Mode Switch	MS	自动模式转换	美敦力
Mode Switch Basic Rate		模式转换期间的基础频率	百多力
Mode Switching		模式转换	百多力
Mode Switching		模式转换	Vitatron
Mode Switching Sensitivity		模式转换灵敏度	Vitatron
Negative AV Hysteresis		AV 负滞后	百多力

Negative AV Hysteresis with Search		负向 AV 滞后伴搜索	雅培（圣犹达）
Night Lower Rate		夜间低限频率	Vitatron
Night Mode		夜间模式	百多力
Night Rate		夜间频率	百多力
Night Tachy Fallback Rate		夜间快速性心律失常回落频率	Vitatron
Noise Window		噪声窗口	波士顿科学公司
Noise Response		噪声反应	波士顿科学
Noise Reversion		噪声反转	美敦力
Noise Reversion		噪声反转	雅培（圣犹达）
Non-Competitive Atrial Pacing	NCAP	非竞争性心房起搏	美敦力
OptiVol			美敦力
Overdrive Pacing		超速起搏	百多力
PAC Suppression		房早抑制	Vitatron
Pace Conditioning		起搏调控	Vitatron
Physiological Band/Physiological Window		生理性频率带 /生理性窗口	Vitatron
Physiological Rate		生理性频率	Vitatron
PMT Intervention	PMTI	PMT 干预	美敦力
PMT Options		PMT 选项	雅培（圣犹达）
PMT Protection		PMT 保护	百多力
PMT Termination		PMT 终止	波士顿科学
Polarity Switch		自动极性转换	雅培（圣犹达）
Post Mode Switch Overdrive Pacing	PMOP	模式转换后的超速起搏	美敦力
Post PAC Pacing		房早后起搏	百多力
Post-AF Response		房颤后反应	Vitatron
Post-Exercise Response		运动后反应	Vitatron
Post-PAC Response		房早后反应	Vitatron
Post-PVC Response		室早后反应/PVC 滞后	Vitatron
Premature Ventricular Contraction Response		室性早搏反应	创领心律医疗（索林）
PVARP After PVC			百多力
PVARP After PVC/PAC			波士顿科学
PVC Lock-in Protection		PVC 锁定保护	百多力
PVC Options		PVC 选项	雅培（圣犹达）
PVC Response		室性早搏反应	美敦力
PVC Response		室性早搏反应	Vitatron
PVC Synchronous Atrial Stimulation/PVC Synchronous Astim		室早后心房同步刺激	Vitatron
Rate Adaptive AV	RAAV	频率适应性房室间期	美敦力
Rate Drop Response	RDR	频率骤降反应	美敦力
Rate Fading	RF	频率递减	百多力
Rate Hysteresis		频率滞后	波士顿科学
Rate Hysteresis		频率滞后	百多力
Rate Hysteresis		频率滞后	美敦力
Rate Responsive AV Delay	RRAVD	频率适应性 AV 间期	雅培（圣犹达）
Rate Smoothing	RS	节律平滑	波士顿科学

Rate Stabilization		模式转换期间的频率稳定	百多力
Refined Atrial Pacing	RAP	精确的心房起搏	Vitatron
Refined Ventricular Pacing	RVP	精确的心室起搏	Vitatron
Repetitive Hysteresis		重复滞后	百多力
Rest Rate		休息频率	雅培（圣犹达）
Right Atrial Automatic Threshold Measurement	RAAT	心房自动阈值测试	波士顿科学
Right Ventricular Automatic Capture	RVAC	右室自动夺获	波士顿科学
Right Ventricular Refractory Period	RVRP	右室不应期	波士顿科学
RV-Blank after A-Pace		心房起搏后右室空白期	波士顿科学
RVCap Confirm		右室自动夺获	雅培（圣犹达）
RYTHMIQ			波士顿科学
SafeR			创领心律医疗（索林）
Safety AV delay		安全 AV 延迟	百多力
Safety Window		安全感知窗	创领心律医疗（索林）
Scan Hysteresis		扫描滞后	百多力
Search AV			美敦力
Search AV+			美敦力
Sense Compensation		感知校正	百多力
SenseAbility		自动感知灵敏度调整	雅培（圣犹达）
Sensed AV Offset		感知 AV 偏移值	波士顿科学
Sensing Assurance		感知保障	美敦力
Shortest AV Delay		最短 AV 间期	雅培（圣犹达）
Single Chamber Hysteresis		单腔滞后	美敦力
Sinus Prefenrence		窦性优先	美敦力
Sleep Function		睡眠功能	美敦力
Sleep Rate		睡眠频率	美敦力
Sudden Brady Response	SBR	突发心动过缓反应	波士顿科学
Sudden Rate Drop Intervention		频率骤降干预	Vitatron
Tachy Fallback Rate		快速性心律失常回落频率	Vitatron
Threshold Margin Test	TMT	安全阈值测试	美敦力
Upper Rate	UR	上限频率	Vitatron
Upper Sensor Rate	USR	传感器上限频率	美敦力
Upper Tracking Rate	UTR	上限跟踪频率	百多力
Upper Tracking Rate	UTR	上限跟踪频率	美敦力
V Rate Stabilization	VRS	心室频率稳定功能	Vitatron
V-Blanking after A-Pace		心房起搏后心室空白期	波士顿科学
V. Blank Post VP		心室起搏后心室空白期	美敦力
Vario			雅培（圣犹达）
Ventricular Auto-Threshold		心室自动阈值调整	创领心律医疗（索林）
Ventricular Blanking	VB	心室空白期	雅培（圣犹达）
Ventricular Capture Control	VCC	心室夺获控制	百多力
Ventricular Capture Management	VCM	心室自动阈值管理	美敦力
Ventricular Intrinsic Preference	VIP	心室自身优先	雅培（圣犹达）
Ventricular Lead Monitor		心室电极导线监测	美敦力

Ventricular Paced Preference	VPP	心室起搏优先	美敦力
Ventricular Rate Regulation	VRR	心室频率规整	波士顿科学
Ventricular Rate Stabilization	VRS	室率稳定程序	Vitatron
Ventricular Response Pacing	VRP	心室反应性起搏	美敦力
Ventricular Safety Pacing	VSP	心室安全起搏	美敦力
Ventricular Safety Standby	VSS	心室安全备用	雅培（圣犹达）
Ventricular Sense Response	VSR	心室感知反应	美敦力
VP Suppression		心室起搏抑制	百多力
VS Continuity Search		VS连续性搜索	百多力
VSP Switch Rate		心室安全起搏转换频率	美敦力
Window of Atrial Rate Acceleration Detection	WARAD	心房率加速检测窗	创领心律医疗（索林）